内容提要

本丛书共6集，第1、2集主要收录第一批国家名老中医146位的1850例医案，第3、4集主要收录第二批国家名老中医142位的1884例医案，第5、6集主要收录第三批国家名老中医和部分前两批国家名老中医及中医博士生导师共146位的1438例医案。6集共收录434位名中医的5172例医案。

本丛书特点：①所选名中医在全国有广泛影响，极具权威性。②各集内对名中医均按行政区划和军队分类编排。③每一医案均由名老中医自己亲自选定，真实、可靠。其中一部分名老中医现已作古，因此所收医案尤为珍贵。④每一医案后均有按语，或为名医自己所撰，或由后人、门徒所加。⑤每位名中医的医案后都有编者评注。该评注均系本丛书主编、副主编所撰，因他们长期从事中医临床工作，具有较高的学术水平。评注以简洁的语言，高屋建瓴地概括了该名中医的学术思想和诊疗特点，结合所选医案予以剖析，每能抓住名中医的学术精髓，突出要点，对读者有所启迪。⑥每集正文后附有该集的病名病证索引，第6集书末附有丛书总病名病证索引，以便读者查阅。

本丛书对提高中医各科各级临床医生诊疗水平有较大的参考价值，如能细心品读，反复钻研，掌握精髓，那他距离名医的目标也就不远了。应该肯定，这套丛书的出版，对名老中医诊疗特色的继承和诊疗经验的抢救有特殊意义。

中国现代名中医医案精粹

第5集

主　编　王永炎　陶广正
副主编　杨晋翔　王亚芬　李　琴　崔京艳　赵宜军
编　委　王永炎　陶广正　杨晋翔　王亚芬　李　琴　崔京艳　赵宜军　王学华　张晨光　宋计敏

人民卫生出版社

图书在版编目（CIP）数据

中国现代名中医医案精粹．第5集/王永炎等主编．
—北京：人民卫生出版社，2010.12
ISBN 978-7-117-12641-0

Ⅰ．①中…　Ⅱ．①王…　Ⅲ．①医案—汇编—中国—
现代　Ⅳ．①R249.7

中国版本图书馆CIP数据核字（2010）第024024号

中国现代名中医医案精粹
第5集

主　　编：王永炎　陶广正
出版发行：人民卫生出版社（中继线010-59780011）
地　　址：北京市朝阳区潘家园南里19号
邮　　编：100021
E - mail：pmph @ pmph.com
购书热线：010-59787592　010-59787584　010-65264830
印　　刷：北京铭成印刷有限公司
经　　销：新华书店
开　　本：787×1092　1/16　　**印张：**41
字　　数：1050千字
版　　次：2010年12月第1版　2023年12月第1版第9次印刷
标准书号：ISBN 978-7-117-12641-0
定　　价：85.00元
打击盗版举报电话：010-59787491　E-mail：WQ @ pmph.com
质量问题联系电话：010-59787234　E-mail：zhiliang @ pmph.com
数字融合服务电话：4001118166　E-mail：zengzhi @ pmph.com

出版者的话

继承和发扬我国古代医药学遗产，是当今中医发展的主要方向；传承当今名老中医鲜活的临证经验，是发展中医的坚实基础。中医几千年的发展史，从某种意义上讲也是众多中医名家的成才史，而众多的中医名家的学术思想与临床经验，在中医发展中又起着举足轻重的作用。

历代中医医家都非常重视医案的整理和编撰工作，这些医案是历代中医学家灵活运用中医理法方药治病救人的真实记录，其中蕴藏着许多新发现、新创造、新见解。因此，学习名家医案是中医师提高临床诊疗水平的重要途径之一。

我社历来重视名老中医经验的整理出版工作，建社 57 年以来，我社出版了大量的中医名家的学术著作和医案、医论、医话等。自上个世纪 70、80 年代，我社先后出版了《蒲辅周经验集》、《蒲辅周医案》、《岳美中医案》、《岳美中医话》等老一辈名老中医的临床经验，其中《蒲辅周医案》、《蒲辅周经验集》还是在周恩来总理的亲自关心下整理出版的。90 年代至本世纪初的这 10 年，我社规划出版了大量的著名老中医经验集，尤其是国家三批名老中医的著作是我社策划组织出版的重点。如："十五"国家科技攻关计划"名老中医学术思想、经验传承研究"课题结题后，我们策划出版了《当代名老中医典型医案集》系列，分内科（上、中、下）、外伤科、妇科、儿科、五官科、针灸推拿等 8 册出版。此外还有《全国著名中医经验集丛书》、《现代名医证治丛书》等。这些名老中医经验著作的出版，对传承名老中医经验发挥了积极的作用，在读者中产生了很好的影响。

当代中医名家辈出，而由卫生部、人事部、国家中医药管理局评选的全国三批名老中医，是众多名医中的佼佼者。他们分布在全国不同地区，倾心为患者服务，成就了现代中医的辉煌。

本丛书 6 集共收录 434 位全国三批名老中医的 5172 则医案，按行政区划和军队分类排序。本丛书的编写由著名中医大家董建华、王永炎两位院士发起，先后向全国第一、二、三批名老中医发出征文，请他们将在临床中看病最拿手的医案整理出来，将医案中蕴含的诊疗思路和治疗方法总结出来，为当代医生提供借鉴。这些受邀的名老中医遂将其毕生积累的临证精粹予以总结，不少人亲自整理了自己的诊疗医案，分析其机理，探讨用方用药奥秘。

与其他同类名医医案、经验集不同的是，本丛书的医案多出自名医本人之手，为第一手资料，可信度高。这些医案就像一个个鲜活的患者呈现在我们面前，名老中医带领着读者一步一步诊治患者，思考分析，判定实践。年轻的中医医生能沿着这条被名医引领的路不断走下去，潜心研究，用心实践，那他距离成长为名医的目标也就不远了。

整理与出版名老中医经验是中医发展的必由之路，在中医发展中起着助推器的作用。我社将一如既往地做好名老中医经验传承的出版工作，为中医学术的进一步发展，为中医临床水平进一步提高，为培养造就更多的中医名家，出版更好更多的作品。

人民卫生出版社

2010 年 8 月

编者说明

中国医药学是一个伟大的宝库，中医医案则是这个宝库的重要组成部分。据不完全统计，深具影响的中医医案著作载于《中医联合图书目录》者约有360多种，未经收入《中医联合图书目录》的近现代名家医案著作更是难以计数。无疑，这些医案著作都是研究中医学的宝贵财富，也是研究中医学的真凭实据。

在著名中医专家、教授董建华院士倡导下，由王永炎院士等中医专家群体编纂的《中国现代名中医医案精华》连续出版了1～6册之后，深受广大中医工作者青睐，并在海内外产生了较大影响，因此又精心编写了第7～9册。但由于北京出版社改制，不再出版医学书籍，却又难以割舍这部由高层次中医专家群体编纂的、在社会上颇有影响的长销书，几次请作者耐心等待其出版社"研究"，以致一拖再拖延误了两年。最后还是忍痛割爱出具证明放弃版权。

本丛书转由人民卫生出版社继续出版后，出于全面考虑，将该书书名改为《中国现代名中医医案精粹》，并将已经出版的前6册重新厘订、整理，交由人民卫生出版社统一规划刊印发行。将原来的32开本换成16开本，改原计划的共9册为6集，将原第1～6册合并为新丛书的前4集，新编的第7～9册改为新丛书的第5、6集，所有医家的肖像分别放置在每位医家生平传略的右上角，使读者在研读名医医案之前既可以了解医家的生平传略，又可以一睹著名医家的风采。

编　者

2010年6月26日

崔　序

（《中国现代名中医医案精华》序）

中国医药学是一个伟大的宝库，是一门具有独特理论体系和丰富临床经验的科学。几千年来，中医药学对中华民族的繁衍昌盛，作出了重大贡献。早在唐代，中国已经成为亚洲医药学的中心，对亚洲和世界医学的发展曾经产生过深远的影响。新中国成立以来，在继承的基础上，中医药学又取得了许多重要的科研成果，对世界医药学的发展起到了积极的促进作用。近年来，中医药学在国际上的影响越来越大，不少国家出现了“中医热”；世界上一些知名的科学家认为，中医中药可能给生命科学带来新的突破。欧美和东南亚的许多国家，都加强了对中医中药的研究，某些课题已经取得一定的成果。对于中医中药发源地的中国来说，振兴中医中药事业，造福全人类，更是一项义不容辞的历史使命。

具有高深的中医理论、独到的学术思想、丰富的临床经验的名中医，是中华民族的宝贵财富。整理、继承、发扬他们的学术思想和实践经验，是振兴中医的重要内容之一。董建华教授率北京中医学院的几位门人，致力于振兴中医事业，将 23 个省、市、自治区的和人民解放军系统的共 146 位著名中医专家的医案精华汇集在一起，编辑成《中国现代名中医医案精华》一书，这对继承我国传统医药学的丰富遗产，整理和发扬现代名中医的诊治经验，无疑是一种有益的贡献。

我期望中医界能有更多的医案精华问世，更希望中医界的同志们团结一致，艰苦奋斗，不断探索，不断创新，为振兴中医作出更多更大的贡献。

中华人民共和国卫生部部长　崔月犁

1986 年 8 月

余序

（《中国现代名中医医案精华》续编序）

十年前，国内一部重要的医案著作——《中国现代名中医医案精华》（一、二、三）（主编：董建华，副主编：王永炎、杜怀棠、马朋人、陶广正）刊行问世，受到中医界的广泛重视。该书是作为建国后的大型医案汇编，第一批发行了三大册，共收选全国23个省、市、自治区和人民解放军系统总计146位名医、1850余例医案记述，包括临床各科常见多发病及若干疑难危重病证。在编撰中，为了加强学术理论与临床实践的有机结合，编者在精选医案学验精粹的同时，撰写了提炼、启发性按语和精要的评注，使读者易于领悟，亦便于临证借鉴、参考。当时，卫生部部长崔月犁十分看重并支持这部医案专著的编写，并在百忙中提笔作序。崔部长以宏观的气势看待今后中医药学的发展，他在序文中特别提到"世界上一些知名的科学家认为，中医中药可能给生命科学带来新的突破……"敝见认为，这种"新的突破"，古今医案中丰富的临床内涵将发挥至关重要的作用。

我历来重视医案著作的学习与运用，数十年来泛览数以百计的古代名家验案，往往不忍轻易释卷。医界共知，治法有常法、变法、定法、活法之别，医案著作中诸法毕备，而临床医师要学习变法、活法，尤须研读古今名家医案。唐初许胤宗尝谓："医者意也，在人思虑……"（《旧唐书·列传·第一百四十一》），我国临床医学奠基人——东汉·张仲景给后世创立了辨证论治诊疗思想体系和施治大法的规范。而在疏方论治方面，又善于同中求异，异中求同，反复推敲，认真酌定。正如梁·陶弘景所说："仲景用药，善以意消息。"此处所说"消息"，系指立方、遣药时的斟酌加减和善于化裁变通。《续医说·吴恩序》又说："御寇有言，医者理也，理者意也……理言治，意言识。得理与意，料理于未见，曰医。"这是对"医者意也"一段绝妙的注笔。由此可知，"求意"亦即"求理"，所谓"医者意也"，是指医生在精细辨证的基础上，经过认真思考而获得的证治概念和处治大法。学习先哲、今贤的医案，有利于读者开阔诊治思路，逐步达到"审证确、思虑精"的临床水平。

今值《中国现代名中医医案精华》第四～六册即将编成、刊印之际，我还须向读者郑重推荐的是，该书为了进一步完善宏编、提高编写质量，收选更多现代名中医医案。四～六册的主编人员又作了相应的调整、充实，由董建华、王永炎两位中国工程院院士领衔主编，杜怀棠、陶广正、江扬清、杨晋翔教授任副主编。收选全国142位名医、约1884例治案，编写体例大致同前。我们翻阅诸家医案，可以从中学习现代名中医察病之机宜与遣方、用药之要妙。对于各科医师诊治复杂多变的疑难病证，每能起到"发智灯于暗室，渡宝筏于迷津"（见清·申士秀《金匮悬解·后叙》）的临床指导作用，须予着重提出的是，读者阅习此书案例，可以在诊疗过程中学到"操纵于规矩之中，神明于规矩之外"，一些相当生动的活法与变法，其中之融化机变、圆机活法，颇能取法观摩，发人深思。再者，这部医案新作，编者能进一步精选全国各地名医的临证医案予以总汇。在编法方面，突出以医家为纲，以病证为目。并以介绍中医病名和立法作为表述的主旨，体现了主编者编撰此书的主要学术特色。

综上所述，我认为该书具有鲜明的时代性和临床实用性，其中不乏具有临床深入探索、总结和开发、推广的治法、方药。当前我们正处于中医药发展“机遇与挑战并存”的新世纪，北京出版社以重点出版项目，刊印《中国现代名中医医案精华》之续编，是符合广大中医临床工作者迫切需求的。有鉴于此，聊书杂感以为序。

全国古籍领导小组成员
中国中医研究院学术委员 **余瀛鳌**

2001年5月

李序

中医学之发展进步，历来十分重视医疗经验的自我总结与书写。医案可谓是自我总结与书写，成为十分珍贵而富有指导意义的创作。医案之著，更富有理论紧密联系临床实际的特点，而且鲜活理论与经验历历在目。医案之作，对后学者之成长，知识领域之开阔，处理临床疑难病证之借鉴，可以说受益无穷。

太史公司马迁撰《史记》，在医学方面独书《扁鹊仓公列传》，特别所述仓公淳于意25例医案——《诊籍》，“备书其治病死生，主名病状”，“求合神圣之道，以立权度于万世”，令人感慨，令人肃然起敬。他似乎抓住了医学发展之真谛。

此之后，医案记述为历代医学家所关注，医家专著、文史丛书、个人医案等，逐渐兴起，不断发展、进步并趋完美。据《全国中医图书联合目录》(1991年版)所收录，从淳于意到1911年，收录历代中医医案类撰著360多种，抄本或刊刻者880多次，而现存各图书馆之医案版次著作有2700多套册。分析两千多年来医案之发展历程，这期间约有两个里程碑意义的整理研究。第一次当以明·江瓘《名医类案》(1549)为代表；第二次是由清·魏之琇《续名医类案》(1770)完成的。

第一次里程碑意义的医案整理研究，富有承先启后的作用及影响者，我以为当推江瓘对明以前诸种文献所记历代中医名家之医案整理而成的《名医类案》为代表。其所收录可以说是明以前医家医案之大成，这是一次创作。

江瓘公，在叙述其以终生之力，广罗明以前名医医案撰《名医类案》的动机时，深刻指出：“今余斯编，虽未敢僭拟先哲，然宣明往范，昭示来者，即不诡于圣经，复易通乎时俗，指迷广见，或庶几焉耳。学者譬之由规矩以求班，因彀以求羿”。

《名医类案》参考收集文献十分广泛，在编辑上也有着严格的统一要求。对诸子百家文献中所收录医案会心者分门析类；凡编入者或署医家之名或注其所出；需加附说者则取先贤之言，或加管见与医案作者之共议；对所列处方用药或有、或无、或详、或略，皆本诸书之旧；凡有自己经验者亦附各该类之后供作采择；每类内容皆按时代排列其序等。该书共列205种病证，每种病证收录医案数家乃至数十家或更多，例如伤寒所收医案多达117例。不但对研究历代临床医家有很高的参考价值，也为疾病史研究提供了珍贵的资料，为研究中国人在医学领域之创造发明提供了宝贵的素材和依据，功业大矣。

第二次里程碑式的医案整理研究，是清代魏之琇《续名医类案》完成的，共分340多种病证，以明之后医案为主，结合当代实际，其温热病医案更为突出。《四库全书总目提要》赞其“采摭既博，变证悉备，实足与江瓘之书互资参考。又所附按语尤多所发明辩驳，较诸空谈医理固有实证虚揣之别焉”。

两部医案巨著分别在公元1549年与公元1770年问世，或分别刻行，或合刻刊行，400多年来不同版本之刻印面世者达30多次，现存世之线装本25种、195部套。其中石印本、铅印本及人民卫生出版社等影印铅印者更有成千上万册在流传。还必须指出，个人医案流传广泛者，喻嘉言《寓意草》(1643)，在社会流传刻本有36种；叶天士《临证指南医案》(1746)，在社会流传之刻本、石印铅印本竟多达54种。医案专著之受到历代读者之重视、欢迎，其作用、影响之深广，不言自明。

清代著名医学家喻嘉言十分重视临证医案之书写，他在教导门生时以《与门人定仪病式》为题，特别强调医案书写之格式、要点、次第、内容要求等，并着重告诫："若是则医案之在人者，工拙自定，积之数十年，治千万人而不爽也。"

我在学习中医的过程中，研究医史的实践中，逐渐体会到历代医案著作，是中国医药学伟大宝库的重要组成部分，是一个十分重要的富矿，可以供给求学者分析研究之参考与借鉴。30多年前，我在参阅《名医类案》时，突然闪现出一个念头，即将其中可以用症状诊断知识，能鉴别出疑似为现代医学病名之例案，提出来分类编成《古医案新编》，其目的用以帮助西医学习、研究中医之参考与借鉴，为他们提供学习、研究之捷径。虽然集成一个小册子，但因形势变化，这个想法与做法已经过去，只好不了了之。其后，响应国家号召，总结研究常见病、多发病疾病史，研究室在陈邦贤老的指导下，对痢疾史、疟疾史、传染性肝炎史、流行性感冒史、营养缺乏性疾病史等，进行了比较有计划有系统的研究。历代医学家之医案成为我们参考阅读、分析研究探索的重要内容，也多成为重要的论述依据。在如此启示下，我更认识到医案著作内容的珍贵和可信的科学价值。因此，我在培养研究生的工作中，启发与引导他们作疾病史选题。疾病史研究虽然在取材、研究方法与具体要求上不尽相同，但借鉴古人理论经验，提供有价值、真实可靠的鲜活素材，其研究的目的、意义等，则是完全一致的。

古往今来，任何一位凡欲在其事业上获得成功的人士，不论是政治家、军事家、经济家、科学家、医学家、艺术家、哲学家，几乎毫不例外都是很认真地借鉴了前人的知识成就，才有可能获得成功，他们无不是站在前人肩上攀登而达到成功的顶点的。

20世纪50年代，中华人民共和国建立后，关于中国医疗卫生发展的方针政策，毛泽东主席严厉批评了当时卫生部门看不起中医的错误，亲自制定了重视中医、发展中医的大政方针，明确要求建立中医研究机构等重要措施，继承发扬中医，高度赞扬中医对中国人民、世界人民的重大贡献，甚至具体提出，要求各级卫生领导、研究机构等，要继承与整理老中医的治疗经验。我记得中医研究院正是在周恩来总理的督促下为老中医配徒，帮助老中医整理他们的经验与临证医案。蒲辅周老的临证经验与医案，可能是全国第一部正是此刻完成出版的，其带头影响所及是很深广的。此后，从中央到地方名老中医医案著作的问世犹如雨后春笋般。

中国现代名中医，中央、省市、县恐怕当以千计，他们适逢盛世，其经验、医案著作，用琳琅满目形容当不为过。我没有精确统计，他们的医案报道、出版的医案著作，其涉及的案例恐怕要数以万计。面对如此丰富的资源，两代中医巨匠董建华院士、王永炎院士，师生联袂，共同主编，同窗后学参与，默默耕耘，撰著《中国现代名中医医案精华》，2001年已出版了第一、二、三、四、五、六册，共收现代名中医288位的3734例医案，得到广大中医药学界的肯定与赞赏，不知有多少个医师、医学家们从中汲取了宝贵的营养，提高了他们在临证中、研究中、教授学生中的知识与技能。

《中国现代名中医医案精华》第7～9册，经改换出版社，被《中国现代名中医医案精粹》收编在第5、6集，目前已经相继编撰完成，共收当代名中医146位之医案1438例。综观1～6集，蔚为壮观，伟哉、大哉，她必将为中医学之继续发展进步建立不朽的业绩。面对如此伟业，作者约我为该巨著第5、6集之出版写序，我不顾老朽思拙之陋，竟欣然命笔，写了一些感想。虽然自觉颇有些手不随心，时时断意，但还是以之为序，请多批评指正。

李经纬

2007年金秋于中国中医科学院

第5、6集前言

中国医药学是一个伟大的宝库，中医医案学则是其中的重要组成部分。众所周知，中医药学重视临床医学，其精髓源于临床，其根基贯通古今，其宗旨务求实效，乃科学与人文融合的典范。中医药学之所以历数千年而葆其青春，且代有发扬，不仅仅在于它有系统而独特的理论体系，更重要的还在于它有确切的临床疗效，并从养生和治疗等多方面为中华民族的繁衍昌盛做出了不可磨灭的历史贡献。中医在数千年同各种疾病（涵盖传染病和流行病）的斗争中积累了丰富的鲜活的临床经验。以原创的思维在大量的临床实践中又不断产生新理论，使中医理论体系日臻完善，同时也造就了诸多著名医家。而历代名医为我们留下了许许多多珍贵的可资验证的经验，这些宝贵经验都保留在他们毕生心血所倾注的医案之中。应该说数以千万计的医案不仅是中医理论的有力见证，而且也是中医理论不断发展丰富的摇篮。这就是我们需要花大力气下大工夫去研究中医医案的根本原因。先贤梁启超先生说过："治学重在真凭实据。"那么我们治中医学即是中医研究的真凭实据在哪里呢？医案则是最主要的载体。中医医案就是医家在几十年的临床实践中反复验证、辗转思考、不断探索，将其最具心得的经验及教训总结出来的真凭实据。清代医家周学海十分重视并称赞中医医案。他说："宋以后医书，唯医案最好看，不似注释古书之多穿凿也。每部医案中必有一生最得力处，潜心研究最能汲取众家之所长。"近哲章太炎先生进一步加以肯定指出："中医之成绩，医案最著。欲求前人之经验心得，医案最有线索可寻，循此钻研，事半功倍。"

我们一直主张中医文献研究应该与中医临床相结合。那么这个结合点在哪里呢？其实就是中医医案。可以肯定，中医医案是中医文献研究中与中医临床联系最为密切的科研领域。因此，中医医案值得我们认真地学习、研究和总结。专门从事科研的人员要挖掘中医宝库，要总结前人经验，要研究学术思想，要升华中医理论，必须认真研究中医医案。即便不是作为专门研究，哪怕仅仅是临床医生，要汲取前人的经验，要开阔自己的眼界，要启迪辨证论治的思路，要提高临床疗效水平，认真学习中医名家医案也是十分必要的。

历代名医医案要研究，现代名医医案也要研究，所谓"善言古者必有验于今"。汲古可以鉴今，有继承才能发展。中国现代名中医为我们的中医事业，为中国民众乃至世界人民的健康做出了卓越的贡献，也取得了许多宝贵经验，值得认真总结和发扬。有鉴于此，在著名老中医董建华院士倡导下，由中国中医科学院名誉院长王永炎院士等专家群体陆续编纂了《中国现代名中医医案精华》丛书。这一丛书的第1～6册业已出版多年，深受广大中医工作者所喜爱，在海内外均产生了较大影响。现在该丛书第7～9册经认真编辑反复修润，已濒脱稿，即将付梓，但由于原出版社改制后不再出版医学书籍，却又舍不得放弃我们这部在社会上深具影响的长销书，将该书续编压了一年半之久。最后该社还是忍痛割爱，并出具证明放弃版权。自此，该书转由人民卫生出版社梓行，书名改为《中国现代名中医医案精粹》。

第7～9册内容，在新丛书中被拆分在第5、6集，其编写体例与前几册基本相同，仅仅做了某些技术性调整。诸如前几册是将作者肖像统一放在书的前几页，这次是将作者肖像与其医案并行，即放置在医家的生平传略的右上角，以便读者对医家姓名、肖像及传略能一目了然。庶使视觉上或有自然和谐之感。

王永炎　陶广正

2007年10月1日

第5、6集凡例

一、本丛书第5、6集是继《中国现代名中医医案精华》第1～6册之续作，其体例与前6册大致相同。主编、副主编人员作如下变更：主编为王永炎、陶广正，副主编为杨晋翔、赵宜军、王亚芬、李琴、崔京艳。

二、本丛书第5、6集共收录全国25个省市自治区及解放军系统共146名著名老中医的1438例验案。

三、省市自治区的排列次序无一定程式，完全是随机编排。每一地区（或系统）名医的先后排序则按姓氏笔画排序。

四、为了使读者对现代名中医的生平和风采有更直观的了解，本丛书将作者的生平传略和照片展示在其医案之前。

五、自古以来，中医医案因医家不同而有不同风格、不同体例。为了方便研读，本书编纂过程中本着不害意、不失真的原则做了些许体例规范和文字加工，对个别按语也微加润色。

六、案例后边的按语，如为医家自撰，则一律不再署名。如由子女或学生整理，则于括弧内署名某人整理。

七、每位医家全部医案之后均有"编者评注"一项，系本书编者所加，意在提要钩玄，评其纲纪。

八、本书所收医案一般都采用中医病名，少数医案沿用了原案所用的西医病名。亦有一些医案出于中西医结合之需要，采用中西对照法，将西医病名以括弧的形式附于中医病名之后。

九、为方便当代读者阅读，本书中的药物剂量、检查和化验结果等的计量单位一律采用法定计量单位。

十、每集之后，附有病名病证索引，以便读者查阅。

目　录

北京名医医案

上海名医医案

天津名医医案

吉林名医医案

安徽名医医案

江西名医医案

河北名医医案

河南名医医案

陕西名医医案

广东名医医案

甘肃名医医案

山东名医医案

北京名医医案

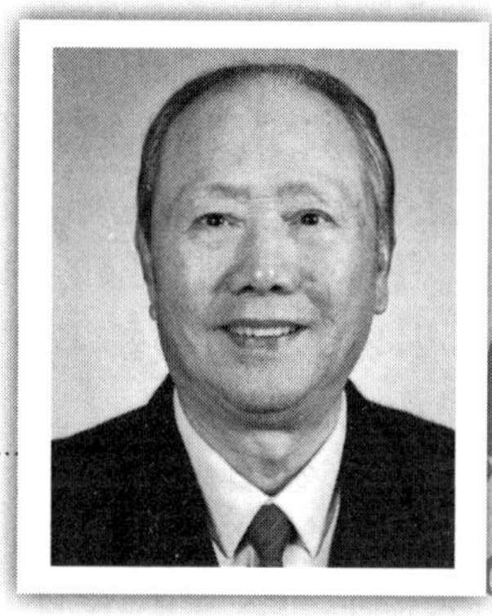

王嘉麟医案

【生平传略】

王嘉麟，全国名老中医肛肠病专家、主任医师。1925年3月出生在北京，17岁随父学医并佐诊，后又拜名医陈慎吾、赵锡武为师，1951年独立私人行医，1956年在北京中医医院工作，现任北京中医医院肛肠科主任医师，肛肠科学术带头人。数十年临床实践的用心积累，对慢性结肠炎、直肠脱垂、直肠前突、复杂肛瘘、耳前瘘管等疑难病证的治疗经验丰富，有独特疗效。

一、益气健脾、利湿清热治愈高龄慢性溃疡结肠炎一例

陈某，男，75岁。

初诊日期：2002年4月8日。

主诉及病史：间歇性脓血便4～5年，2002年4月初行结肠镜检查诊为“慢性溃疡结肠炎”，曾住院治疗，症状时轻时重，目前脓血便日5～6次，伴小腹坠痛，肠鸣，周身乏力，自感虚弱，行走需家人搀扶。

诊查：年迈体弱，痛苦面容，面色㿠白，舌苔白厚腻，舌质淡，边有齿痕，脉弦细无力。

大便常规：黏液(＋＋)，WBC 20～30/HP，RBC 10～20/HP。

结肠镜检查：直肠内黏膜水肿，可见散在糜烂、溃疡。

辨证：脾肾两虚、湿毒内蕴、气滞血瘀、络伤肉腐。

治法：健脾益肾、利湿解毒、理气活血。

处方：太子参30g　生芪20g　二芍各10g　丹参20g　吴茱萸3g　川连10g　木香3g

焦榔 10g　炒二术各 10g　土茯苓 20g　焦山楂 10g　厚朴 6g　地榆炭 10g　白头翁 10g　秦皮 10g　甘草 3g

14 剂　每日 1 剂　每剂 1、2 煎内服，第 3 煎浓煎 100ml 保留灌肠，每日 1 次。

二诊：2002 年 4 月 22 日。服药后大便次数逐渐减少，现日便 2～3 次，为半成形便，仍有肠鸣，脓血便不明显，腹坠痛见缓，精神体力有所恢复，舌、脉同前。

处方：太子参 30g　生芪 15g　吴茱萸 3g　川连 10g　木香 3g　焦榔 10g　土茯苓 20g　焦山楂 10g　厚朴 6g　白头翁 10g　秦皮 10g　大腹皮 10g　香附 10g　炮姜炭 6g　焦薏仁 20g　甘草 3g

14 剂，服法、灌肠同前。

三诊：2002 年 5 月 6 日。服药后大便日 1～2 次，基本成形，未有脓血，偶有肠鸣，精神好，舌苔薄白微腻，舌质淡，边有齿痕，脉同前。

处方：太子参 30g　生芪 15g　川连 10g　木香 3g　焦榔 10g　焦山楂 10g　炮姜炭 10g　升麻 10g　葛根 6g　柴胡 6g　山药 15g　茯苓 15g　肉果 10g　小茴香 10g　补骨脂 10g　炒二术各 10g　甘草 3g

14 剂，服法、灌肠同前。

四诊：2002 年 5 月 20 日。服药后大便日 1 次，软便成形，精神体力好。每日独自散步 2 小时左右。结肠镜检查：部分黏膜轻度水肿，未见溃疡。继服前方 14 剂，以巩固疗效。汤剂服完后，改服固本益肠片，每次 8 片，每日 3 次，连服 1 个月。3 个月后随访未言复发。

【按语】本例患者为高龄老人，且病程迁延数年，屡经治疗，反复发作，致使体质日渐虚弱。本来年过七旬之人，脏腑功能已渐衰退，加之有形湿滞瘀阻中道，使运化不能，脏腑失濡，抗邪无力，病久难愈，日久化毒，伤络腐肉，故便脓血。治以健脾益气为主，利湿解毒、理气活血、温里固肾为辅。补益之品太子参、生芪始终贯穿于治疗中，目的是扶助正气，一、二诊中化滞（焦榔、木香）、祛湿（川连、秦皮）、清热解毒（白头翁、土茯苓）并用，二、三诊中向温中健脾（炮姜炭、焦薏仁）转化，进而三、四诊用温肾固涩之品（肉果、小茴香、补骨脂）巩固疗效。整个治疗过程是前半程重在祛邪，后半程加重补益。邪去正复则病愈。

二、清热解毒、活血透脓、化腐生肌治愈 50 年耳仓瘘一例

陈某，女，52 岁。

初诊：2002 年 5 月 4 日。

主诉及病史：病程 50 年，主要症状：左耳前反复发作肿痛、流脓水，曾到西医医院以切开排脓及内服抗生素治疗，症状缓解后于耳前切口处遗有一针尖状小孔，不定时原位复发，屡犯屡治，迁延数十年，近年发作频繁，伴有左侧偏头痛、头晕，影响正常工作、生活。

诊查：左耳前耳轮根部有 3 个疮孔，内蓄脓水，周围焮肿。舌苔薄白腻，质淡，边有齿痕，脉弦滑。

辨证：毒热瘀滞、腐肉成脓。

治法：清热解毒、活血透脓、化腐生肌。局部扩创。

处方：双花 20g　连翘 10g　公英 15g　栀子 6g　胆草 6g　花粉 10g　白芷 6g　皂刺 6g　桔梗 10g　甘草 3g　柴胡 6g　陈皮 10g　川芎 6g　浙贝 10g

7 剂　每日 1 剂　水煎服。早、晚各 1 次。

二诊:2002 年 5 月 11 日。药后耳前焮肿明显消退,遂局麻下切开耳前瘘管,修剪四周皮瓣,刮去腐烂组织,用中药提毒散、红粉纱条每日换药,两周后痊愈。患者高兴不已。4 个月后电话随访,患者未诉局部异常。

【按语】耳仓瘘为先天发育不良,耳部形成畸形仓管,因而仓毒瘀滞,阻塞经络,日久腐肉成脓,引起耳前脓肿,虽经切开引流,未达根治,故缠绵数十年不愈。瘘管迂回,脓毒旁串,逐渐加重。正当焮肿之时,先以清热解毒、活血透脓之剂以消肿止痛,双花、花粉、白芷、皂刺、浙贝、陈皮取《仙方活命饮》(《外科发挥》)之意,桔梗、甘草为《桔梗汤》(《金匮要略》)之用,待红肿消退局部扩创用中药提毒散、红粉纱条上药以化腐生肌,直至痊愈。

三、治愈婴儿肛旁脓肿继发肛瘘一例

孙某,男,2 个月。

初诊:2002 年 8 月 26 日。

主诉及病史:家长诉患儿 1 周来肛门左侧红肿,伴有发热,日夜啼哭。曾到某医院儿外科以抗炎治疗,症状不减,遂来我院就诊。

诊查:发育中等胖型,痛苦病容,声声啼哭,舌苔薄白腻,舌尖红,脉滑数。肛门局部左侧红肿,似核桃大小,成脓未溃。

辨证:胎热下注肛肠,复染毒邪,毒热互搏,腐肉成脓。

治法:清热解毒,活血透脓,化腐生肌。

处方:银花 3g　连翘 2g　公英 3g　赤芍 2g　浙贝 2g　皂刺 1.5g　桔梗 3g　甘草 1.5g

5 剂　每日 1 剂,水煎服,早晚各一。

外治法:急行脓肿切开引流,每日用红纱条换药,外敷化毒散膏。

二诊:2002 年 9 月 2 日。药后肛门红肿消退。遂局麻下行肛瘘挂线术,3 天后皮线自行脱落,1 周后伤口愈合而治愈。

【按语】婴幼儿肛旁脓肿中医认为“胎毒”所致,孕期妇女过于进补,内热蕴毒传于胎儿,导致气血凝滞,经络阻隔,肉腐成脓。以清热解毒、活血透脓之剂内服,红肿很快消失,急行切开为引毒外出,欲根治非手术不能,挂线术已有千年历史,尤其适用肛瘘,特别是小儿,损伤组织少,痛苦小,愈合快。

四、益气养血、止血消痔治愈三期内痔便血致严重贫血老人一例

刘某,男,82 岁。

初诊:2002 年 3 月 18 日。

主诉及病史:患内外痔 20 余年,排便时痔自肛内脱出,便后须卧床休息且用手送还,症状逐渐加重,近 2 个月便血频繁,常感头晕,全身乏力,大便秘结,在外院输血 800ml,仍便血不止,查血红蛋白 50g/L,遂来我院诊治。

诊查:患者精神不振,眼睑苍白,舌质淡,脉细缓。局部检查,内痔 4 组,其中一组有明显出血点。诊断为三期内痔,继发贫血。

辨证:气血不足,中气下陷。

治法：益气养血，止血消痔。

1. 急治其标，找到内痔出血点，用"消痔灵"与1%利多卡因配成1：2之低浓度注射液10ml，行内痔注射，使内痔萎缩，奏立竿见影之效，达到止血的目的。

2. 拟益气养血、清热润肠之剂

处方：西洋参12g　生芪20g　当归20g　生熟地各12g　全瓜蒌30g　双花20g　连翘10g　陈皮10g　甘草3g　三七粉3g(分冲)

共服14剂。

二诊：2002年4月1日。注射及服药后，未再出现便血，体力逐渐恢复，查血红蛋白80g/L，遂将其余内痔分别行"消痔灵"注射，达到不脱出的目的。患者十分满意，5个月后电话随访，言血红蛋白10g/L，无便血及脱出。

【按语】本病例为82岁高龄老人，患痔多年，年老体衰，中气下陷，则肛内肿物脱出；脾运无力则便秘；脾失统摄，加之便秘用力，则便下鲜血，八旬老者，本已气血俱不足，又便血2月余，故血虚现贫血状，虽经输血，然出血不止，补亦无功。治当先行止血，"消痔灵"是以中药为主要成分的硬化型注射剂，能使内痔萎缩，虽然不能达到根除目的，但能起到止血固脱作用，对于高龄老人来讲，行痔的根治手术难以承受，缓解症状提高生活质量最为重要，"消痔灵"注射法符合这一要求。临床上一般"消痔灵"注射内痔用2：1或1：1浓度，此患者年高体弱，故用1：2之低浓度，保证最大安全。血止后，若单靠患者自身恢复恐短期不能奏效，所以配合益气养血之剂，促其身体尽快康复。

五、清热解毒、利湿化滞、健脾益气治愈儿童溃疡性结肠炎一例

于某，男，9岁。

初诊：1999年12月17日。

主诉及病史：腹泻伴黏液血便四月余，大便每日4～5次，曾于1个月前行结肠镜检查：直肠(肛内10cm范围内)见12个大型溃疡，每个直径为1.0cm，底红少苔，边缘水肿。病理：少许非特异性坏死组织。曾用"硫氮磺胺吡啶"、"艾迪莎"等药治疗，现每日大便上仍附着黏液血性物，伴纳差、乏力。家长述患儿喜好运动，贪凉。

诊查：面色㿠白，形体瘦弱，倦怠状，依偎于其父怀中。舌质淡，苔薄黄微腻，脉细滑。

辨证：湿热内蕴，脾气虚弱。

治法：清热解毒，利湿化滞，健脾益气。

处方：白头翁6g　秦皮6g　二芍各6g　川连10g　木香3g　吴萸4g　煨葛根4g　双花15g　焦榔6g　地榆6g　土茯苓6g　甘草3g　14剂。

二诊：1999年12月30日。服药后，大便每日1～3次，基本无血及黏液。上方加焦三仙各20g，鸡内金6g。服14剂。

三诊：2000年1月13日。现大便日一行，无脓血，饮食量有所增加，家人感患儿体力有些增强。

处方：白头翁6g　秦皮6g　二芍各6g　川连6g　木香3g　煨葛根4g　白术6g　茯苓10g　扁豆10g　陈皮6g　川楝子6g　甘草3g　14剂。

四诊：2000年1月27日。近日大便成形，日1行，体力渐恢复，有玩耍之举。三诊方加太子参10g，继服14剂。

五诊：2000年2月14日。适逢春节，饮食种类稍杂，大便日2行，有少许黏液，但患儿体

力恢复好。

处方:白头翁 6g 秦皮 6g 二芍各 6g 川连 6g 木香 3g 煨葛根 4g 白术 6g 茯苓 10g 炮姜 3g 焦楂 10g 甘草 3g 太子参 10g 14 剂。隔日 1 剂。

六诊:2000 年 4 月 13 日。上药服完,至今已停药 1 月余,未有不适感,大便日 1 行,每日可进食水果(苹果、橘子)。

处方:白头翁 6g 秦皮 6g 二芍各 6g 川连 6g 木香 3g 白术 6g 茯苓 10g 山药 10g 焦楂 10g 甘草 3g 太子参 10g 14 剂。隔日 1 剂。

七诊:2000 年 5 月 25 日。大便正常,体力基本恢复病前状态,已能参加体育课。

处方:白头翁 6g 秦皮 6g 川连 6g 木香 3g 白术 6g 茯苓 10g 焦楂 10g 太子参 10g 小茴香 3g 肉果 6g 甘草 3g

14 剂。隔日 1 剂。症状平稳,服药以巩固疗效。

该病例至今连续追踪两年,患儿家人告知未曾复发。

【按语】溃疡性结肠炎属于难治性疾病,易复发。本病例为 9 岁儿童,平素好运动且贪凉,为内热涌动、中焦受损之缘,脾失健运,水湿停留,"湿盛则泻",故每日泻下多次且伴黏液,湿热互结停留于大肠,蕴久化毒,伤络则下血,见黏液血便;年少者长而未成,泻下 4 月余,气血生化不抵消耗,故乏力、瘦弱、倦怠、面白。治疗以清热解毒贯穿始终,目的是不留余毒,以防复发。1、2 方中清热解毒(白头翁、双花、土茯苓)、利湿化滞(川连、秦皮、焦榔、木香)为主,使热毒、湿滞尽去;三诊开始加入健脾益气之品(白术、茯苓、扁豆、太子参)使脾气回复,增强运化能力;五诊后增醒脾开胃(焦楂、肉果、小茴香)使胃气开、食量增,促自身正常功能恢复,以巩固疗效。

六、清热解毒、养阴透脓配合挂线引流术治愈肛瘘一例

俞某,男,72 岁。

初诊:2002 年 2 月 16 日。

主诉及病史:4 个月前开始肛旁红肿疼痛,伴有恶寒发热,精神不振,在外院诊为"肛旁感染",经输液治疗肿疼减轻。此后反复发作肿疼,仍用前法治疗,效果不显,近来发作频繁,自觉全身无力,欲求助于中医疗法,遂来我院。

诊查:年迈体虚,痛苦面容,步履蹒跚;舌质淡,苔白腻;脉弦缓。局部检查:肛门左后方距肛缘 3cm 红肿面积 3cm×3cm×3cm。

辨证:湿热内蕴,下注肛肠,兼染毒邪,瘀阻成脓,溃破成瘘。

治法:清热解毒,托里透脓,育阴化瘀。

处方:银花 20g 连翘 10g 公英 20g 太子参 30g 生芪 15g 花粉 15g 陈皮 10g 桔梗 10g 炒皂刺 10g 浙贝 10g 白芷 6g 甘草 3g

14 剂。每日 1 剂,水煎服,早晚各 1 次。

外治法:局麻下行脓肿切开引流。

二诊:2002 年 2 月 23 日。两周后肛门肿痛消退,体力渐恢复,遂行肛瘘挂线术,每日中药红纱条换药,直至痊愈。追踪半年未见异常。

【按语】肛瘘非手术不能根治,中医挂线术历史悠久,至今仍广泛应用于临床。此病例关键在于前期用药,因患者七十有二,脏腑功能生理性减退,病痛折磨 4 月余,导致身体虚衰,抗邪无力,表现在局部为红肿面积大,若强行手术恐创面大,痛苦甚,病程长,病患难以承受。从中医整

体观念出发，先行清热解毒，托里透脓，育阴化瘀之治，使毒热得以清，正气得以复，给手术创造出一个较好的条件。方中银花、连翘、公英为清热解毒之重品，配合花粉、陈皮、浙贝以消痈散毒；生芪、太子参以扶助正气，配炒皂刺取《透脓散》(《外科正宗》)之意；邪去正复，及时挂线，得以康复。本病例说明中药内服剂在外科也有着相当重要的作用，它直接关系到手术的成败。

七、益气养阴、清热润肠配合枯痔法治愈老年内痔便血一例

张某，男，80岁。

初诊：2002年11月6日。

主诉及病史：便鲜血4月余。平素大便干燥，排便困难，肛门下坠胀疼，便血以来曾在他院门诊及住院止血治疗，效不显，仍便血不止，且感身软无力。他院医生建议手术治疗，家人顾虑，欲求助于中医，遂来我院。

诊查：患者年迈，面色晄白，倦怠病容。舌质淡，苔白腻；脉弦缓。局部检查：肛门镜下可见3组内痔，痔黏膜表面糜烂、渗血。

辨证：气阴两虚、肠燥便秘、络伤便血。

治法：益气养阴、清热润肠、消痔止血。

处方：北沙参30g　生芪12g　元参15g　生地15g　双花20g　连翘10g　全瓜蒌30g　当归20g　二芍各10g　黄芩10g　栀子6g　地榆炭10g　甘草3g

7剂，每日1剂，水煎服，早晚各1次。

局部治疗：用"消痔灵"注射液将三组内痔分别注射。

二诊：2002年11月13日。服药及注射后未再出现便血，肛门坠疼减轻，大便每日1次。局部检查见内痔已萎缩。拟一润肠方必要时服用。

处方：全瓜蒌30g　当归20g　肉苁蓉30g　郁李仁12g　杏仁10g　火麻仁10g　麦冬10g　生地10g　元参10g　黄芩10g　菊花20g　决明子15g　枳壳10g　甘草3g

若便秘时1剂水煎服。

【按语】本病例为八旬老人，患内痔多年，平素大便干燥，排便困难。高龄老者气阴双虚，以致便秘；用力强努，筋脉横解，肠澼为痔；络伤则便血；下血不止，并染毒邪，气血瘀阻，则肛门坠疼及痔黏膜表面糜烂；治疗当以益气养阴通便为主，用北沙参、生芪、元参、生地、全瓜蒌、当归之品，气复阴液生则肠得润，便得通，脉络调顺，气血通畅，血止坠减；配以清热解毒之双花、连翘、黄芩、栀子，使痔黏膜表面糜烂修复愈合，给进一步的内痔注射打好基础。便秘是便血的原因，内痔是便血的基础，注射以消痔，服药以通便，两者结合才能从根本上起到止血的目的。本病例中便秘是导致疾病的主要原因，故防止便秘最重要。老年人气血津液不足造成肠燥便秘，故润肠方中全瓜蒌、当归、肉苁蓉、郁李仁、火麻仁、麦冬、生地、元参均为养血、滋阴、生津之润燥通便药，又恐便秘之时内有蕴热，故用黄芩、菊花、决明子以清内热，服此方热清、便通，气血调顺，身体康复。

【编者评注】王嘉麟主任医师本为世医，少年侍诊于父，嗣后拜陈慎吾、赵锡武等名医为师，深受教益。作为北京中医医院肛肠科主任医师和学术带头人，积累了丰富的临床经验，掌握了高超技艺。从本集所收的七则肛肠案例的独特疗效不难看出王嘉麟主任医师的中医造诣之深、医术之精。

邓成珊医案

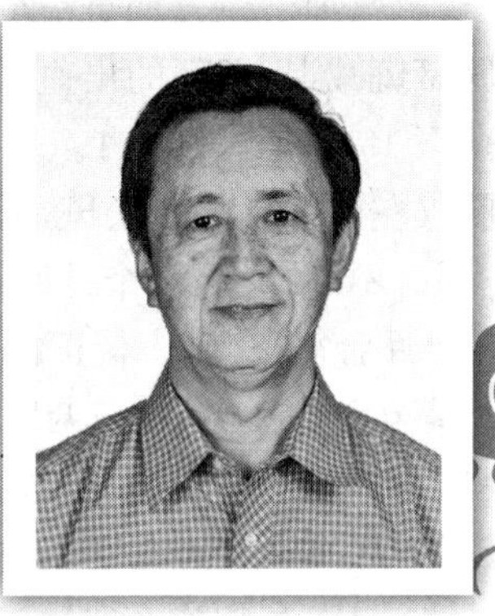

【生平传略】

邓成珊，1938 年生，汉族。研究员、主任医师。重庆合川市人。1963 年毕业于成都中医药大学医疗系本科，同年 10 月分配来北京中国中医研究院西苑医院血液科工作，曾从师于全国著名老中医王文鼎及朱颜先生，得其真传。长期从事内科临床、科研及教学工作。博士生导师、中医功底深厚、临床经验丰富。1983 年任血液病研究室副主任、1986 年任西苑医院副院长。1986 年获卫生部重大科技成果乙等奖、1993 年获国务院医药科技突出贡献者政府津贴，并任全国中医血液病医疗中心主任、中国中医研究院专家委员会委员、中国中西医结合学会血液学专业委员会委员、北京市海淀区医学会副会长，1997 年评为全国 500 名老中医师带徒导师、1999 年获国家中医药管理局科技成果三等奖、国家药品监督管理局中药新药评审专家。发表论文 50 余篇，主编《当代中西医结合血液病学》、《新编常用中西成药的功能用法与禁忌》等 8 本书籍。擅长血液病、免疫系统疾病及内科杂病。

一、益气养阴、化瘀止血兼补脾阴治愈血小板减少性紫癜一例

余某，女，72 岁。

初诊：1997 年 2 月 26 日。

主诉及病史：皮肤紫斑 1 年。患者 1 年前无明显诱因，出现皮肤紫斑，血小板减少、骨髓穿刺提示巨核细胞生成障碍。曾服用中药调治，病情无明显改善。

诊查：刻诊皮肤紫斑、牙龈渗血、口干、舌红、少苔，脉弦细。查体：全身皮肤多处散在瘀斑、肝脾及淋巴结不大。外周血小板 $41\times10^9/L$，血红蛋白及白细胞正常。

诊断及辨证：中医诊断为血证，属气阴两虚、阴虚内热。西医诊断为特发性血小板减少性紫癜(慢性型)。

治法：益气养阴(血)、化瘀止血、兼补脾阴。

处方：拟当归补血汤合二至丸加味：黄芪 18g　当归 6g　女贞子 15g　旱莲草 15g　生地 15g　锁阳 15g　茜草 15g　紫草 15g　仙鹤草 30g　卷柏 15g　土大黄 15g　黄精 15g

山药 12g。每日一剂，水煎服。

3 月 26 日二诊：服药 1 个月，皮肤瘀斑散在，无新的出血点，血小板 69×10^9/L，口鼻干燥，舌红，苔薄黄干，脉弦细。原方加黄精至 18g、生地 18g，并加桑椹 15g。继服 1 个月。

三诊：皮肤瘀斑减退，无新的出血倾向，有时乏力、口干，舌脉未变，血小板 83×10^9/L，谨守原方，加山药至 15g，再服 1 个月。

四诊：皮肤仅左前臂一小块瘀斑，无出血症状及其他不适，舌淡红、苔薄黄、脉小弦，血小板 101×10^9/L。原方不变，又服 1 个月后复查，血小板升至 138×10^9/L，皮肤瘀斑消退。仍予原方巩固疗效，3 个月后复查，血小板正常，疾病痊愈。

【按语】本病为本虚标实，气阴两虚、气血不足为基本病机。益气养血滋阴为治疗本病的基本方法，选当归补血汤加二至丸为基本方剂。气血不足、阴虚内热乃至瘀血出血，瘀斑明显者、加紫草、茜草化瘀止血。大剂量生地有免疫抑制作用。锁阳可促进巨核细胞分化与成熟。一般认为，本病在骨髓，与肾关系密切，故常从肾治，尤其在慢性期，多温肾阳、滋肾阴，但部分患者长期补肾，往往无效。若患者除出血外，伴有乏力、口干等症，表现为脾阴虚证，不妨养脾阴，我喜用山药、黄精健脾养阴，收效甚佳。仙鹤草、卷柏、土大黄亦有升血小板作用，临床亦常习用。

二、益气养阴、解毒抗癌治愈急性白血病一例

赵某，女，43 岁。

初诊：1981 年 11 月 24 日。

主诉及病史：心悸、气短、发热，皮下出血 1 月余。

诊查：刻诊心悸、气短、发热，手足心热，面色苍白、肌衄、舌淡、苔白、脉细数。查体：T 39.4℃，皮下散在出血点，胸骨压痛(＋)、两肺散在湿性啰音，心脏(－)，浅表淋巴结及肝脾无肿大。血象：白细胞 7×10^9/L，幼稚细胞占 15%，血红蛋白 45g/L，血小板 20×10^9/L；骨髓象：增生明显活跃，原幼单核细胞占 52%。

诊断及辨证：中医诊断为急劳，属气阴两虚，邪毒内蕴。西医诊断为急性白血病 M_{5b}，合并肺部感染。

治法：益气养阴、解毒抗癌。

处方：熟地黄 12g　麦冬 15g　黄芪 25g　当归 12g　枸杞子 15g　女贞子 15g　五味子 12g　白花蛇舌草 20g　龙葵 20g，每日一剂，水煎服，连续服用。

并用 HOAP(高三尖杉 3mg、长春新碱 2mg、阿糖胞苷 100mg、泼尼松 30mg)方案化疗、6 天为 1 疗程，同时用抗生素控制感染。血红蛋白低于 60g/L 时于化疗前后少量输血。

经中药治疗及 5 个疗程化疗后达到完全缓解。继用原方案巩固治疗。3 年后仍处于完全缓解。停用化疗，单服中药原方加阿胶、鹿角胶、桃仁、红花等约 3 个月。生黄芪每日 60g，煎煮后代茶饮半年。于 1985 年底停用一切药物。经随访至今约 20 年仍处于完全缓解，一切如常，并坚持正常工作或家务劳动。

【按语】中医认为："邪之所凑，其气必虚"，目前认为白血病属邪毒内陷、耗伤气血。临床多见正虚标实之象如发热、气短、乏力、多汗、手足心热等。故采用扶正祛邪法。以益气养阴为主，佐以解毒抗癌。选方当归补血汤，重用黄芪，并取左归饮之意以养阴。且配合补血药的阿胶、鹿角胶，活血药的桃仁、红花。扶正之力甚强。抗癌药选常用于白血病的一对配伍组合，龙

葵配白花蛇舌草，有相须为用之功。本例能长期缓解，并最终治愈，除化疗外，中药对增强机体的抵抗力，减少感染机会，杀灭残留白血病细胞，减低化疗副作用等的综合作用，是不能低估的。

三、结节性多动脉炎合并类风湿关节炎治验一例

郑某，女，63岁，干部。

初诊：1998年8月26日。

主诉及病史：多发性皮下结节3月余。患者因"脊椎炎"腰痛，用神经妥罗平静注10天，痛止，但血沉增快，24～38mm/h，并出现多部位皮下结节，以右下肢为主，共约9～10个，最大似蚕豆，初起发红、深部压痛，伴有关节痛，晨起手胀，乏力，夜间口干。类风湿因子阳性。既往有类风湿关节炎，曾治愈。舌红、苔薄黄腻，脉沉细。

诊断及辨证：中医诊断为痹证，属气阴两虚，毒瘀互结。西医诊断为结节性多动脉炎合并类风湿关节炎。

治法：益气养阴、解毒化瘀、散结蠲痹。

处方：四妙勇安汤加味：黄芪 15g　生地 18g　玄参 12g　银花 18g　当归 10g　甘草 10g　赤芍 12g　紫草 12g　莪术 15g　半枝莲 12g　老鹳草 15g　钻地风 15g　苡仁 12g　秦艽 15g。水煎服，每日一剂。

连服3周，下肢皮下结节变薄变小，无新起，血沉降至25mm/h，关节痛减，晨起手指关节略发硬，舌脉如上，原方去苡仁，加青风藤15g，连服3个月，皮下结节全部消失，关节不痛，手指不硬不胀，血沉降至8mm/h，类风湿因子转阴，病情平稳。巩固治疗2个月，症状未再反复。原有胸闷，服用消心痛，现已停用，亦无胸闷症状。

【按语】四妙勇安汤是中医治疗脱疽的传统方剂，药少而力专。但此方解毒之功较专，而化瘀之力不够。根据风湿性疾病的特点，病程较长，病情反复、关节疼痛及皮肤局部瘀斑、结节等瘀血之症明显，因此，尚需加强活血化瘀之功。赤芍、紫草活血散瘀解毒，现代药理研究认为，这两味药均具有抗炎作用。结节性多动脉炎，大多数由于动脉狭窄和闭塞所致，其皮肤损害除其共有特点外，常有皮下结节，几个至几十个不等，反复出现，为瘀毒聚集。因此，在原方基础上加强破血解毒之力，以达到软坚散结之功，莪术破血散结，具有抗血栓作用。类风湿关节炎以关节病变为主，关节肿痛，僵硬，甚则畸形。除瘀毒互阻外，常以风湿痹阻为重。宜加用祛风除湿、蠲痹通络之品。秦艽具有祛风除湿、通络舒筋作用，药理研究认为其可对抗实验性关节炎，抑制炎性渗出，并有镇痛作用。老鹳草祛风、活血、解毒，药理研究发现其具有抗实验性关节炎作用。

【编者评注】邓成珊教授早岁毕业于成都中医学院医疗系，中医基础理论雄厚扎实。长期从事临床与科研，经验宏富。本集所选三则医案实为平生最得力之笔。所治三种疾病也都是当今中西医界共认的难题。邓教授在辨治疑难病证时却显得从容流畅、按部就班。所加按语皆自肺腑中细绎而出，后学者读之定会备受启迪。

田从豁医案

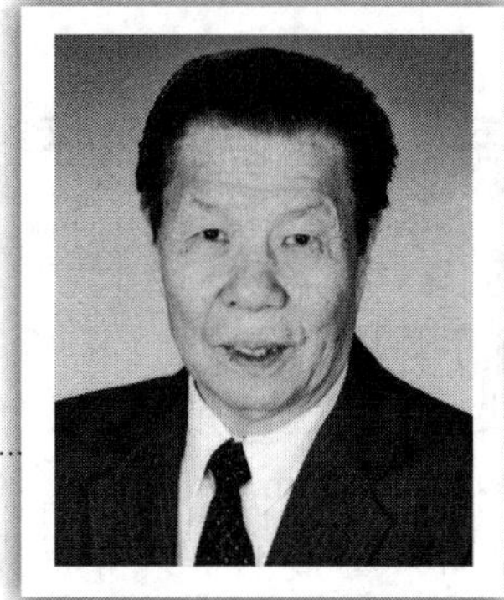

【生平传略】

田从豁，男，生于1930年8月23日，河北滦南人，汉族，中共党员。1951年毕业于中国医科大学。曾任卫生部中医研究院针灸所内科研究室副主任，北京国际针灸培训中心副主任，现任中国中医研究院广安门医院主任医师、研究生导师，北京国际针灸培训中心教授，中国针灸学会常务理事副秘书长，北京市针灸学会常务理事，《中国针灸》杂志编委，天津、甘肃中医学院顾问，西班牙、意大利、墨西哥、波兰等针灸学会名誉理事，为全国500名老中医之一，师带徒导师。

近50年来一直从事中西医结合的针灸、中药临床医疗、科研与教学工作，有较高的专业理论水平和丰富的临床经验，在针灸治疗中强调中医辨证论治，注重理、法、方、穴、术的有机结合，主张当针则针，当药则药，或针药并用以及中西医结合治疗，一切以疗效为先。擅长治疗内科呼吸、消化系统疾病，对各种灸法、穴位贴敷有深入研究，在全国首次提出"冬病夏治"这一概念。主持研制的"冬病夏治消喘膏"治疗喘息性支气管炎和哮喘有预防复发等较好的远期效果，曾获卫生部科技成果奖。并为国内外培养了大量针灸专业人才和研究生。曾在国内外发表论文60余篇。著有《针灸医学验集》、《中国灸法集粹》、《针灸百病经验(西文版)》、《古代针灸医案释》、《田从豁临床经验》等书。

一、胃脘痛治验一例

段某，男，52岁。

初诊：1979年3月30日。

主诉及病史：胃脘部胀痛，两胁部胀满，嗳气方舒，睡卧不安。1月前出差时过度劳累，加之心情不舒，以致诸症加重，半月来几未饮食，全靠输液维持营养。不能入睡，疲乏无力，并有烧心，恶心，大便条状，色黑，检查大便潜血阳性，诊断为慢性浅表性胃炎，曾用中西药物治疗，未见明显好转。

诊查：舌苔薄黄，脉沉弦。

辨证：肝气犯胃。

治法：疏肝和胃。

处方治疗：第一次针刺足三里，用平补平泻手法，待气至后患者自觉有一股气直接达到胃部，行针过程中患者半个月来第一次主动要喝水，20分钟后起针，胃脘痛明显减轻，但进少量饮食后仍有轻度恶心。第二次以后加刺期门、内关。连续针刺3次，胃痛消失，脘腹胀满、嗳气等明显好转，食欲正常，复查大便潜血阴性，以后改为隔日针刺1次，治疗10次后临床症状消失出院。出院后继续门诊治疗。3个月后复查X线钡餐和纤维胃镜活检，浅表性炎症消失，萎缩性胃窦炎明显好转。1982年9月随访，3年多来病情稳定，未再治疗，一直正常工作。

【按语】上述胃脘痛病案，为现代医学中的慢性胃炎，在祖国医学中亦可称为“脘胀”、“痞满”等证。关于本病的针灸治疗，我国最早的医籍《灵枢·胀论》中就有明确记载：“三里而泻，近者一下，远者三下”，“三而不下，必更其道，气下乃止，不下复始，可以万全”以及“明知逆顺，针数不失”等，这里提出针刺的穴位（足三里），手法（泻法），以及更换穴位，掌握针刺次数等。另外，还强调了选用腧穴，根据病情的虚实，妥善施行补泻的重要性，如《灵枢·海论》指出：“审守其输，而调其虚实，无犯其害，顺其得复，逆者必败”。我们根据以上论据及脾胃的生理、病理特点。并结合个人的实践经验，认为本病与脾经、胃经和肝经的关系较为密切，其病机多为肝胃不和、脾胃虚弱或虚寒以及胃阴不足等，在治疗上必须根据经络脏腑的关系和穴位的特性，当泻者泻，当补者补，重点在于疏导经气，调和脾胃。

二、针刺治愈气瘿痛证的病案报告一例

宋某，女，27岁，已婚。

初诊：1981年3月3日。

主诉及病史：右颈部有一肿块，疼痛已10余天。病者于2月17日早晨起床时突然感到颈部疼痛，随即发现右侧颈前区有一肿块，如鸽子蛋大。当即到某医院，未作任何治疗。近来肿块逐渐增大，疼痛明显，而来我院求治。患者右侧颈前区有一明显肿块，有自发痛，并向下颌身后放散，颈部发紧，如绳所缚，咽东西时稍感咽痛，似有物堵塞，胸闷气憋，烦躁易怒，两胁胀闷，心悸，四肢无力，近一年来食欲不振，体重明显减轻。大小便正常，月经正常。既往无甲状腺肿大史，无特殊家族史，近半年来因家庭矛盾，易生闷气，心情不畅。

诊查：发育正常，营养欠佳，神清合作，忧郁痛苦病容。舌质淡红，舌苔薄白而腻，脉弦滑，体温37℃，血压100/80mmHg，右侧甲状腺肿大5cm×5cm，随吞咽动作而上下活动，表面光滑，质地硬韧，皮色正常，压痛（＋），转动颈部时肿块疼痛明显。周围淋巴结无肿大，眼球无突出，心率104次/分，律齐。肺部听诊无异常。肝脾未触及。白细胞总数7.98×10^{9}/L，中性66%，淋巴32%，单核2%，甲状腺^{131}I扫描，甲状腺右叶示踪较稀疏，右叶结节部位功能差，为冷结节。

诊断：中医：气瘿痛证。

　　　西医：亚急性甲状腺炎。

治则：理气解郁，疏经活血，消痰散结。

取穴：大椎、风池、合谷及肿块周围四针。

手法：大椎、风池、合谷针刺用泻法，给以中、重度刺激，留针10分钟。肿块周围分上下左

右取4个针刺点，进针后斜向肿块部位刺入，针尖触及肿块时停止进针，施以雀啄捣针震颤法（约30～40次），留针30分钟，每隔3分钟行针1次。

二诊（3月4日）：针后自觉颈部轻松，已无自发痛，放射痛也消失，吞咽时咽痛不明显，但仍有堵塞感。肿块变软，体积似缩小，压痛减轻，体温36.5℃，舌脉同前。取穴：肿块周围四针，风池、足三里，针刺手法同上。

三诊（3月5日）：右侧颈前区肿块变平，已缩小，触之深部肿块为2cm×2cm，质软，光滑移动，压痛（＋）。转动颈部时肿块疼痛消失，咽部稍有堵塞感，仰卧时偶有胸闷，纳食尚可。心率86次/分，血压：110/80mmHg。脉细弦，苔薄白。取穴：水突（双），阳陵泉（双）。手法：平补平泻，中等强度刺激。留针15分钟。

四诊（3月7日）：右颈部肿块已基本消失。压痛消失。患者对肿块迅速消失甚感惊奇，精神愉快，睡眠良好，饮食增加。脉细弦，苔薄白。取穴及手法同上。

两天后复查（3月9日），右侧甲状腺正常，迄今为止随访观察已4年，未见复发。

【按语】祖国医学认为本病属"瘿病范畴"。古代文献中有五瘿之分，如《外科正宗》引薛立斋云："筋骨呈露曰筋瘿，赤脉交接曰血瘿，皮色不变曰肉瘿，随忧喜各消长曰气瘿，坚硬不可移曰石瘿，此瘿之五名也。"该患者素有脾虚，又因心情不畅，肝气郁结，复感时邪病毒，致使气血郁滞，痰瘀互凝，搏结于颈部结喉两侧而为气瘿痛证。正如《诸病源候论》中也有记载："有血瘿可破之，有息肉可割之，有气瘿可具针之。"明确指出针刺可以治疗气瘿。

根据经脉循行，所主病后及辨证施治的原则，选穴施针，方能奏效。从《灵枢·经脉》中的有关记载可知，本病与手阳明大肠经、足阳明胃经和足少阳胆经关系密切。经云："大肠手阳明之脉……其支者从缺盆上颈，贯颊……""是动则病齿痛，颈肿……"。"胃足阳明之脉，……其支者从大迎前下人迎，循喉咙入缺盆……"，"是主则…颈肿，喉痹……"。"胆足少阳之脉……其支者别锐眦，下大迎，和于手少阳……下颈，合缺盆……"，"是主……则马刀侠瘿。"其中所提到的"颈肿"、"侠瘿"皆属于本经的经脉病候，故按循经取穴的原则取上述诸穴，即取得了良好的效果。

风池系足少阳胆经、手少阳三焦经和阳维脉之交会穴，能疏导三焦肝胆之郁滞，用以散气消痰。大椎系督脉和手足三阳之会穴，可通调诸阳之气。合谷系手阳明大肠经之原穴。因该经行于颈部，远道用之以疏通气血。3穴皆用泻法。水突及肿块局部四针为局部取穴，能疏通局部经络气血，以行瘀消痰散结。二、三诊时，取足三里、阳陵泉，用平补平泻手法，可理气健脾，疏肝解郁，加强消痰散结的效果。

三、针刺治疗哮喘报告一例

赵某，男，42岁。

初诊：1998年7月22日。

主诉及病史：患者自8岁因感冒引起咳嗽，继而出现哮喘，经用药后可缓解，但每年均发作，至12岁时胸片已发现有"支气管扩张"，哮喘的同时出现咳血，经用药后咳血已止，哮喘仍存，至就诊时已连续出现哮喘34年。每逢夏季6月份始出现哮喘，持续到10月份可缓解，近2年喘促加剧，已2次住院治疗，用过多种抗生素、激素及进口止喘药，效果均不明显，就诊时喘息明显，行走约500米需休息片刻，不能上下楼梯，精神倦怠，西医已诊断为："喘息性支气管炎，部分肺不张"，对十几种物质过敏。

诊查：表情痛苦，精神萎靡，形体消瘦，面色萎黄，张口抬肩，气短懒言，舌淡体胖，苔白，脉沉无力。听诊：双肺遍布哮鸣音，右肺呼吸音低。

诊断：中医：喘证（肺脾气虚）。

西医：慢性喘息性支气管炎。

治则：益气平喘。

治疗：首取颈6～7、胸1～2夹脊、定喘、孔最穴，用平补平泻手法，起针后背部走罐，加用"消喘膏"贴敷肺俞、心俞、膈俞。5次后加取肾俞，双侧，用补法，10次后取膻中、足三里、天突、三阴交，用补法。如此反复，10次为一个疗程，2组穴位交替使用。

疗效：针第一次后，感觉咳喘减轻，胸中憋闷减轻，针治疗10次后，哮喘明显好转。治疗20次后，哮喘已除，可自行上下楼梯，精神好转，体力大增，继续治疗共4个疗程，患者哮喘未发作，曾有一次感冒，但经用少量感冒药后已痊愈，未引发哮喘。晨起可做跑步锻炼，听诊：双肺哮鸣音已消失，双肺呼吸音略粗，其他阳性体征已消失。

【按语】此患者长期哮喘达30余年，久喘伤肺，肺气渐虚，日久损伤中气，致使中气虚弱，肺气失充，二者相互影响成脾肺气虚之证。治疗重在益气而平喘。颈6至胸2华佗夹脊穴为经验取穴，可益肺定喘，定喘穴及孔最穴均有定喘之效，加用背部沿膀胱经两侧及督脉走罐，可振奋人体阳气，加强抵御外邪的抗病能力。第2组腧穴中的膻中、天突穴可理气平喘，加补足三里、三阴交以加强调补中气的作用，与第1组穴位交替使用，培补中焦，补益肺气，固本扶正而平喘。加贴"消喘膏"，以加强补气平喘之效。诸穴相配，标本同治，达到理想的效果。

四、针刺治疗神经性皮炎一例

雷某，男，45岁。

初诊：1997年5月5日。

主诉及病史：患者主因"关节周围皮损伴瘙痒2年，加重1年"前来就诊。患者两年前无明显诱因出现双肘关节及骶尾部对称性皮肤潮红，瘙痒，经北京市某大医院诊为"神经性皮炎"，口服多种西药后，症状逐渐减轻，后皮损消失。近1年来由于工作紧张，类似皮损又发生于右眼周围及双手拇指指关节处。初诊时所见：右眼内眦及右眼睑各有1约两分钱硬币大的皮损区，皮损呈淡褐色，局部皮肤肥厚、粗糙，表面覆盖有少量皮屑。舌质暗红，苔薄白，脉数。

诊断：中医：牛皮癣（气血瘀滞）。

西医：神经性皮炎。

治则：活血祛风止痒。

治疗：1. 火针皮损局部点刺。

2. 毫针刺风池、翳风、膈俞、胃俞。

疗效：一诊后患者皮损局部皮屑消失，睡眠明显改善。四诊后皮损变薄并缩小，瘙痒症状明显缓解。十诊后皮损基本痊愈。一年后随访，病情未再复发。

【按语】该病例因皮损局部呈褐色，并且病程历时两年，故辨证应属气血瘀滞型。治疗上，用火针点刺局部，取火针的疏风止痒作用，另火针性质温热，温能通散，所以又兼有化滞化瘀的功效。毫针选风池、翳风用以疏风止痒，膈俞和血止痒，胃俞调和中焦，中焦为气血之海，所以取之既调气又调血，气血调和，病乃安康。

五、针刺治疗雷诺综合征一例

石某，女，42岁，教师。

初诊：1997年6月4日。

主诉及病史：患者10年前无明显诱因出现感寒后双手刺痛，着冷水后双手苍白，继而青紫，后每逢冬季发作，夏季缓解。近1年诸症加重，感寒后双手由苍白变紫，继而出现瘀斑，伴有双手肿胀。曾服用多种中药，效果不明显。

诊查：双手外观无异常，按之不痛。舌质淡，苔白，脉沉迟。

辨证：寒湿阻络。

诊断：中医：瘀证。

西医：雷诺综合征。

治则：温经散寒通络。

治疗：首取风池、胸3～腰2华佗夹脊、太溪，起针后，中指指腹点刺放血，大椎拔罐。三诊后改取大椎、脾俞、膈俞、肾俞、绝骨、外关加灸。

疗效：治疗1次后，患者诉双手着凉后苍白时间缩短，治疗3次后，感凉时瘀斑消失，刺痛及肿胀减轻。共治疗10次，双手着凉后已无明显苍白，未出现刺痛及肿胀。

【按语】此例患者每逢感寒双手即出现苍白、青紫、刺痛，此乃寒凝经脉之证，故治疗以温经散寒为法。方中风池散风祛寒，大椎温经散寒通络，华佗夹脊穴位于膀胱经与督脉之经，故具有与相应背俞穴同样的作用。脾俞益气以活血通络，肾俞温补元阳以通络，加用局部取穴以加强活血通络的作用。更加用刺血疗法以祛瘀通络，艾灸以温经通络。寒邪去、瘀血除、经脉通而显效。

六、肿瘤放化疗后一例

赵某，男，68岁，干部。

初诊：1994年7月16日。

主诉及病史：患者一年前出现柏油样黑便，无其他不适感。经当地医院做纤维胃镜，诊断为“胃癌”。因考虑患者体质较弱，未行手术治疗，改为药物化疗。就诊时已化疗3个月。患者出现恶心、呕吐，不思饮食，精神倦怠，身倦乏力，胃脘部时有隐痛，胃脘痞闷。大便溏薄不成形，小便尚可。

诊查：患者形体消瘦，精神倦怠，面色灰暗，胃脘部拒按不明显，舌质暗，苔白，脉沉迟。

诊断：中医：虚劳。

西医：胃癌。

治则：益气健脾。

治疗：取中脘、梁门、膏肓俞、足三里、内关，均用补法，艾灸神阙，足三里针上加灸。起针后大椎、脾俞、肾俞、肝俞拔罐。

疗效：针刺1次后，患者诉恶心、呕吐基本消失，食欲较前好转，精神转佳。治疗10次后，恶心感未出现，饮食增加，体力改善，精神好转，共治疗20次，因患者要求返回外地工作单位而停止治疗。

【按语】本例患者以脾气虚损，中焦失运而出现一系列症状，故治疗重点在于强健中焦。以中脘、梁门、足三里健脾益气，和胃止呕；以膏肓增补元气以加强补中益气的作用；内关和胃降逆，诸穴配伍，共奏健运中焦的作用，使后天之本强健，得以化生和运化水谷精微，使病症解除。

肿瘤一证，虽曰不治之症，但为解除痛苦，延缓疾病的发展，而应积极寻求治疗。针灸疗法虽不能去之病因，但对缓解临床症状却有着独到之处，本例病案就是一个很好的佐证。

【编者评注】田从豁教授以针灸见长，50多年来从事针灸临床和教学。理论水平较高，临床经验丰富。强调中医辨证论治和针药结合，更提出“冬病夏治”概念，对治疗慢性支气管炎和哮喘能收远期疗效。这些经验所收六则医案中均有体现，值得借鉴。

刘燕池医案

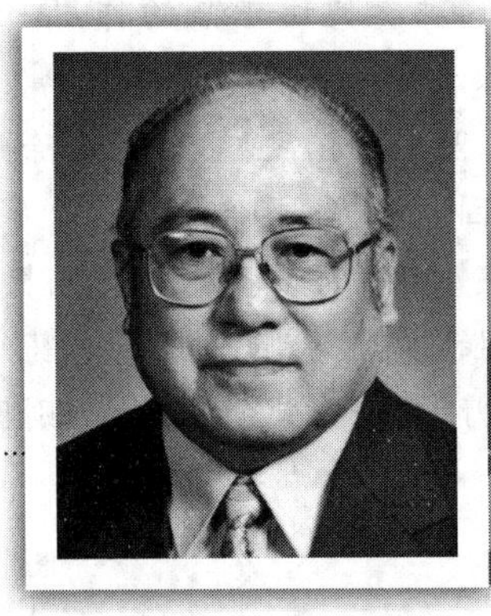

【生平传略】

刘燕池,1937年生,汉族,河北定州人。教授、主任医师、博士生导师。国内外知名中医学家,全国第三批师带徒名老中医。1962年首届毕业于北京中医学院,现任北京中医药大学基础医学院顾问。曾任院长、所长多年。教育部考试中心硕士入学综合命题中医专家组组长、全国中医医师资格考试《中医基础理论》命题委员、中华中医药学会理事和中国康复医学会理事、中国性学会常务理事、北京朝阳区医药学会副会长。享受国务院专家特殊津贴。出身于中医世家,师承北京名医刘奉五,为清末太医院御医韩一斋隔代传人。从事中医教学、医疗、科研40余年,学验俱丰,成就卓著。对中医学五行学说系统结构的制化调节和胜复调节有所阐发,并对中医病机学说的系统整理,在层次和结构方面提出了规范化的创新见解,为病机学说的研究和发展奠定了基础。主持并参与了《中医基础理论》五版统编教材和六版规划教材、中国医学百科全书《中医基础理论》卷、《大百科·中医》等书的编写工作。在国内外出版《中国传统医学精要》(美国哥伦比亚大学出版社);《详解中医基础理论》(日本东洋学术出版社);《中医基础学》、《中医辨证论治概要》和《糖尿病(消渴)证治概要》(台湾志远书局)等论著35种。发表《冠心病心绞痛治验》、《慢性肾变期肾炎治疗报告》等论文50余篇,培养硕士生6名,博士生6名。主持并担负部局级科研和校级科研课题多项,研究方向为脏腑调控机理的系统整理和实验研究、高强磁场损伤和老年性痴呆(AD)的中医药防治及实验研究,获得进展与好评。曾先后出访澳洲、前苏联、日本、香港和台湾等国家和地区,进行讲学和学术交流,受到欢迎。先后荣获国家教委科技进步三等奖、国家中医药局中医药宣传先进个人奖和北京先进教育工作者奖状。传记载入《中国中医人名辞典》、英国剑桥《世界名人传记辞典》等辞书。临床长于肝病、肾病、冠心病,胃病,以及月经不调、乳腺病、不孕症、慢性盆腔炎等内、妇科病证的治疗,受到患者好评。

一、通阳开郁、活血通络治愈冠心病心绞痛一例

张某，男，36岁。

初诊：1963年2月4日。

主诉及病史：患者发病于1962年初，开始发作时心前区有压迫性疼痛，同时向左上肢、左肩胛及左颈部放散，并伴有汗出、气短、烦躁、心悸不安等症状。发作持续时间一般不超过2～3分钟，多由于劳累或饱餐所诱发。近一年来病势逐渐加重，疼痛发作频繁，有时每天可发作5～6次，每次持续时间可长达30分钟。西医确诊为“冠心病心绞痛”。本次严重发作系由饮酒过多所诱发。日发作3次左右，每次约半小时，除发作时具有上述典型心绞痛症状外，平时尚有咳嗽多痰，痰色白黏兼有泡沫，虚汗频出，心悸气短，烦躁不安等症状。大便常秘滞不畅，便后心悸加重，小溲色白量少。

诊查：舌苔薄白质淡，脉弦滑稍数。

辨证：上焦阳虚，痰湿壅阻，心脉瘀滞所致之胸痹。西医诊断为冠状动脉硬化心绞痛。

治法：通阳开郁祛痰，兼以活血通络。

处方：宗瓜蒌薤白半夏汤、失笑散加减。

瓜蒌18g　清半夏6g　薤白6g　麦冬10g　生地15g　火麻仁10g　杭白芍12g　川贝12g　菖蒲9g　郁金9g　地龙9g　红花8g

服上药3剂，另加苏合香丸每次半丸，日服3次。其后发作间隔时间延长，一天仅发作一次，疼痛也较前减轻。仍拟上方加减，生地改为21g，杭芍改为15g，另加当归9g，广木香3g，琥珀粉1.5g(分冲)。服药2剂，症状再减。以后又续服上方4剂，疼痛递减。然心悸气短等症仍时有发作，脉弦滑稍数。脉症互参，此乃气滞血瘀未净之故，上药虽效，但恐方意繁杂，牵制药力发挥，因此将上方改为汤、散、丸3种剂型应用，佐以安神宁志之品。

(1) 瓜蒌9g　薤白6g　杭白芍15g　川贝6g　广木香3g　川郁金9g　菖蒲6g　当归9g　丹参9g　地龙6g　红花3g　灵磁石9g(先煎)　朱远志9g　炒枣仁9g

煎汤日2次服。

(2) 生蒲黄3g　炒灵脂3g　乳香3g　没药3g　琥珀粉1.5g　上药研极细末，分为4包，每服1包，日2次随汤剂冲服。

(3) 苏合香丸，每次半丸，日服3次。

服上药4剂，病证基本好转，胸痛未曾发作，肩背等放散疼痛均消失，胸闷气短亦见减轻。睡眠转佳。饮食二便皆正常，便后心悸已不明显，脉象弦缓。乃于2月16日携上述汤、散、丸药各4日量出院休养。并拟配丸药1料，待服完汤剂后应用。

瓜蒌30g　薤白30g　杭白芍30g　川贝15g　广木香15g　川郁金15g　当归30g　紫丹参30g　菖蒲30g　地龙15g　红花9g　灵磁石15g(先煎)　朱远志15g　炒枣仁15g　生蒲黄15g(炒)　灵脂15g　乳香9g　没药9g　琥珀粉9g

共研细末，炼蜜为丸，每丸重9g，每日早晚各服1丸。

患者于4月15日复查：服上药后心绞痛未见发作，仅偶因走路过多劳累后，曾有两次出现胸闷，随即自行缓解。饮食增加，二便正常，已开始半日工作。舌苔薄白，脉象弦缓，为巩固疗效，又拟上丸药1料，继续服用。于5月中旬起停药观察5个月，未见复发。

【按语】本病例的临床表现在中医学上属于“胸痹”范畴，治以通阳开郁，祛痰活血通络为

法，所用方药以瓜蒌薤白半夏汤、失笑散、苏合香丸为主，兼用理气开郁、养血活血止痛之品。初起虽用药获效，但并不理想，后依上法改用汤、散、丸三种剂型分用，始取得良好近期疗效。盖汤者，荡也，本例虽久病属虚，但临床所见咳唾痰阻，胸满憋闷，乃痰浊瘀滞之征，故用行气开郁、豁痰通窍之苏合香丸，以巩固汤剂荡涤之功。其散剂由失笑散另加乳香、没药、琥珀研粉所制成，取其简便易服、效力专一之功，用以控制疼痛之发作。后用自配丸剂较长期服用，以巩固疗效。经两年追访未再发病。

本病案发表于《中医杂志》1964年6月。1997年据中国中医研究院于天星教授谈及在其编写"冠心苏合丸治疗冠心病发展史"时，经查阅当时所有发表的关于冠心病的报道，首用苏合香丸治愈冠心病心绞痛者，以拙文此病案为先，因此有首用温开方药治疗冠心病，开拓创新治疗思路和途径之功。

二、宣肺健脾、清热利尿法治愈肾病综合征一例

范某，男，15岁。

初诊：1973年1月10日

主诉及病史：尿少，面部及下肢明显浮肿。尿检：蛋白＋＋＋、颗粒管型＋、红细胞＋、白细胞少量。血压150/90mmHg。诊断为急性肾小球肾炎、肾性高血压。于1972年11月13日入院治疗。住院40天，曾给予青霉素、氢氯噻嗪、呋塞米、螺内酯、醋氮酰胺、降压灵、芦丁、水解蛋白等药物治疗。但效果不明显，病热日趋加重，尿蛋白增至＋＋＋＋，发展成肾变期肾炎、肾病综合征，因而转中医治疗。

诊查：患者颜面浮肿，㿠白不泽，下肢肿势明显，按之如泥，腹部肿胀，有腹水，小溲量少，尿色棕赤。气喘胸满，并伴有恶心呕吐，纳呆食少，周身困重乏力，舌淡苔白，脉象弦滑。

辨证：脾肺气虚，水邪泛滥，兼有肝阳亢逆。

治法：宣肺健脾，清热利尿。

处方：先予麻黄连翘赤小豆汤、五皮饮、八正散加减。

蜜麻黄15g　连翘15g　桂枝3g　桑白皮15g　泽泻10g　大腹皮15g　茯苓皮15g　萆薢15g　猪苓10g　萹蓄10g　瞿麦15g　木通10g　滑石粉15g(包)　益母草15g　白茅根30g　车前子10g(包)　冬瓜皮15g

服上方9剂，尿量逐渐增加，肿势渐退，腹水亦减，但继而出现腹冷喜热敷，腰酸痛，腿凉，口干喜热饮等症。脉症合参，说明脾肾阳虚之象已现，宜用温补脾肾，宣肺利尿之法治之。处方为：

蜜麻黄22g　猪茯苓各15g　泽泻10g　益母草15g　苍白术各10g　生黄芪15g　党参15g　熟附片10g(先煎)　肉桂3g　防己10g　大腹皮15g　萆薢15g　车前子10g(包)　草蔻仁10g　鸡内金10g　焦楂曲各10g

又服7剂则尿量明显增加，每日出量均保持在1200～1700ml，腹水明显消退，食欲增加，但尿检情况仍无明显改善，故重用温肾健脾利水方药如下：

生熟地各15g　熟附片15g(先煎)　肉桂3g　金樱子15g　芡实15g　女贞子10g　茯苓15g　泽泻10g　生黄芪30g　萆薢15g　生地榆15g　白茅根30g　蜜麻黄15g　木通10g

另：每日石韦30g，煎水代饮。胎盘片，每次6片，日3次服。

共服用上方12剂，利尿消肿作用甚为明显，每日尿量保持在1800ml左右。至1973年1月22日腹水完全消失。患者精神好转，浮肿消退，恶心呕吐消失，食量增加，腰腹已不觉寒冷，唇干但口不渴，血压降至120/80mmHg。面色仍现皖白，自觉腰酸困乏，舌淡胖嫩边有齿痕，苔薄白，脉沉弦。根据病情，乃予温补脾肾之金匮肾气丸、济生肾气丸加减，并重用黄芪、党参、益母草、石韦、河车粉等药物，共服药30余剂，尿蛋白始从＋＋＋＋降至＋＋。

为了彻底解决尿蛋白问题，继以金匮肾气丸、六味地黄丸、济生肾气丸、防己黄芪汤、四君子汤等方药加减。仍用石韦30g，每日煎水代茶；口服河车粉或胎盘片；并曾静脉注射黄芪注射液5ml加25％葡萄糖10ml，每日1次。共治疗两个月，尿蛋白始逐渐从＋＋降至±，肾功能亦有明显恢复。

为了巩固疗效，续用上述方药(汤剂或丸剂)，至1973年11月中旬，尿蛋白稳定转阴，其他肾功能检查亦均属正常，最后以基本痊愈的满意疗效而出院。

1976年1月追访，患者身体康复，两年来经常进行尿化验未见异常，肾炎再未复发。1979年7月追访，患者已于1976年秋参军入伍，身体正常。证实远期疗效巩固。

【按语】本病案发表于《北京中医学院学报》1982年4月。肾小球肾炎系变态反应性疾病，中医古代文献虽无“肾炎”病名，但对于肾炎水肿、腹水、蛋白尿、肾性高血压及肾功能受损等病症，却都有较深刻的了解，并有较好的解决办法。

关于肾炎的发病学原因，中医临床除认识到外在因素，如寒、湿、风温等作用外，还特别强调其内在因素(如脏腑虚损)的决定性作用，认为只有在“内虚”的情况下才能发病。

《素问·水热穴论》所谓“肾汗出逢于风”的“风”，《难经》所谓“久坐湿地，强力入水则伤肾”的“湿”和“水”，即是指诱发因素而言。而“肾(虚)汗出”及《诸病源候论·水病诸候》中多次提到的“脾肾气虚”，方是肾炎发病的主要内在因素。可以看出，这与现代医学所说的肾炎水肿，是由于细菌感染病变后引发变态反应所引起的两侧肾脏弥漫性肾小球损害，从而使肾小球内压增高，导致滤过障碍，以致肾小管重吸收相对增多，钠盐水分潴留而发生水肿。从免疫发病机理来说，中西医学两相对照，在观点上确有一致之处。所以，肾炎的病因病机，在内则是以脾肾虚损为主，而以肾气虚、肾阳不足为其关键。

中医临床“辨证论治”，重点在于调整机体的阴阳平衡，解决疾病的共性。临床经验证实，肾炎的治疗仅仅满足于辨证论治，解决病变矛盾的共性是不够的，还必须“病证同治”。所谓“病证同治”，即要求不仅根据病者的临床表现，按中医的理、法、方、药进行辨证论治，解决其共性。而且亦应辨病，即根据现代医学对本病的认识和诊断(包括检验数据)，在辨证论治处方用药的基础上，加用某些具有针对性的药物，以提高其治疗水平。

根据临床观察，慢性肾炎水肿大多以温补脾肾、利水消肿而取效，且疗效能够稳定。健脾、补肾、温阳利水等方药，不单有较好的消肿效果，且可消除蛋白尿，使实验室指标转阴，并有一定的改善肾功能作用。因此，一般公认，温补脾肾乃是治疗慢性肾炎的基本方法。

但是，治疗顽固性的肾炎水肿或腹水，上述祛水途径和方药有时并不明显，若体质尚可，则运用较大剂量的麻黄即可取得明显的利尿消肿作用。根据临床体会，用麻黄以蜜炙为佳，其用量常需10g至30g，麻黄虽能辛温解表而发汗，但用于水邪弥漫的顽固性肾炎水肿，则并不出汗，且无亡阳虚脱之虑。但应指出，长期大量服用麻黄，可出现药物性血压升高，故高血压患者应慎用。

此外，河车粉、石韦、楮实子、益母草、人参、黄芪等，对于消除蛋白尿，改善肾功能，均有一定疗效。金匮肾气丸、济生肾气丸、六味地黄丸、五子衍宗丸、金锁固精丸、水陆二仙丹等亦可选用。

活血化瘀方药用于急、慢性肾炎的治疗，无论在消除水肿、蛋白尿，改善肾功能方面，其疗效都有所提高。笔者认为，从辨病的角度考虑，基于肾炎发病具有肾小球血管凝血之病理改变，因此根据不同的证型，伍用活血化瘀方药，仍不失为提高肾炎治疗水平的新途径。

三、滋阴凉血、清热解毒治愈重症过敏性紫癜一例

赵某，女，51 岁。

初诊：1963 年 7 月 9 日。

主诉及病史：患者因一天来四肢及遍身发作出血性红斑而入院。患者有过敏性紫癜发作史。此次发病，因感冒头痛，自己购服市售药物(成分和名称不详)，约 20 分钟后，即从脚上开始出现血性红斑数块，瘙痒难忍，感觉局部灼热，以后出血斑陆续增多，遍及两腿及两臂。同时出现全身不适，发热，烦躁，坐卧不宁等症。牙痛不止，未发现牙龈及口腔黏膜出血，饮食一般，大便稍干，口干喜饮，小溲正常。伴有心跳、气短、夜寐不安等症。西医诊断为过敏性紫癜严重发作。

体检：体温 37.2℃，脉搏 88 次/分，血压 125/90mmHg，两臂两腿及臀部，遍布斑片状红色血斑，稍隆起于皮肤，压之不褪色；两小腿残存数个陈旧性瘀斑，色素沉着，呈黑色；束臂试验阳性，在肘窝 6cm 直径圆圈内，出血点多于 8 个；舌苔薄白，舌质绛赤，脉弦滑而数。

化验：血红蛋白 115g/L，红细胞 3.85×10^{12}/L，白细胞 4.5×10^{9}/L，碱性 1%，中性 59%，淋巴 38%，大单核 2%，血小板 100×10^{9}/L。血沉：第一小时 25mm，第二小时 50mm，出血时间 1 分钟。尿检：蛋白极微量，白细胞 5～6/HP，红细胞 2～3/HP，上皮细胞 8～9/HP。

辨证：证属血分蕴热，风毒留于肌腠。

治法：治宜清热凉血解毒，兼以祛风。

处方：大青叶 12g　丹皮 12g　地骨皮 9g　丹参 15g　赤芍 9g　茅根 15g　生地 15g　元参 15g　阿胶珠 9g　天花粉 9g　金银花 15g　连翘 15g　蒲公英 15g　川贝母 9g　蝉蜕 6g　生甘草 6g

服上药 1 剂，斑疹稍见色深，有集中趋势，未发新斑，痒势渐减，舌苔薄白，脉仍滑数；再拟前方加减：

大青叶 15g　地骨皮 12g　丹参 15g　赤芍 9g　茅根 15g　生地 15g　元参 9g　阿胶珠 9g　天花粉 9g　金银花 15g　连翘 30g　蒲公英 15g　川贝母 9g　蝉蜕 6g　木通 9g　竹叶 3g　大小蓟各 9g　广犀角粉 3g(包冲)

连续服上药 5 剂，诸症基本痊愈，两臂、两腿红斑退尽，遗留灰褐色色素沉着，新斑未发，痒感消除。头痛、牙痛均止。化验：尿中蛋白及红细胞消失。饮食、二便正常。1963 年 7 月 15 日出院，出院时予上药 3 剂，继续服用，以巩固疗效。追访半年，未再发病。

【按语】本病案发表于上海中医药杂志，1964 年 7 月。该病例发病系药物性严重过敏所致，但因为患者不识字，故无从询问其服用何种药物及其成分。过敏性紫癜为皮下出血而发作瘀斑性病证，属于中医学温热病“发斑”、“肌衄”范畴，过敏性紫癜多数属于阳斑。热入营血，血热壅盛，兼感风毒之邪为该病基本病机。过敏性紫癜常无虚象，其“瘀斑”多属血热，其特点是初起似疹，继则其色变为绛紫，成斑成片，高出于皮肤，并有严重瘙痒感，出没无常，甚则伴有烦躁不宁，或发热，病情发作较为急重。该病案，发病急速，西医诊断明确，证属血热风毒。盖血

属阴而主静，风毒入于营血而化热，血热壅盛，迫血妄行，流溢于肌腠皮肤，则发斑疹。瘀血不散，阻滞络脉，络破血出，发为肌衄，遍及四肢臀部。痒为风象，风毒留于肌腠，化热动血，故尿可见红细胞，此正是动血、出血之微观征象。

关于斑疹的治疗，一般治疗原则是疹宜清透，斑宜消解。血热肌衄的治疗原则应是凉血止血。过敏性紫癜兼有斑疹与肌衄之特点，故宜清热解毒，透斑散结，凉血止血为法。方用金银花、连翘、蒲公英、大小蓟、大青叶清热解毒；生地、元参、阿胶珠、丹皮、地骨皮、犀角清热凉血，滋阴润燥；丹参、赤芍活血祛瘀；贝母、蒲公英、连翘清热散结；茅根凉血止血，清热利尿；蝉蜕疏散风热而透斑疹；木通、竹叶则泻热利水。全方清营血之热，凉血透斑散结之力较强，故其证虽重，用药五剂而霍然痊愈。

四、宣肺益气、温肾健脾、活血化瘀利水法治愈肝硬化腹水一例

康某，男，33岁。

初诊：1997年6月10日。

主诉及病史：患乙型肝炎11年，因地处边防，工作忙碌，未做任何治疗。半年前无明显诱因出现腹胀，周身乏力，双下肢浮肿而就诊于哈尔滨某大医院，确诊为"慢性乙型肝炎"、"肝硬化、腹水"。住院治疗4个多月，症状未获缓解，遂转诊于北京某大医院。住院月余，给予保肝、间断补充人血白蛋白及放腹水等治疗，效果亦不明显，故于1997年2月17日转至本院进行中西医结合治疗。经检查及B超确诊为肝硬化(失代偿期)伴有腹水、脾大、乙型肝炎。查ALT、AST、TTT在正常范围。血浆总蛋白偏低，TP 5.0g/L、Alb 3.6g/L、A/G 2.5；肾功能异常，有所低下，BUN 37mg/dl、Cr 2.2mg/dl、CO_2CP 56VOL%。

入院后，经保肝治疗(给予肝泰乐、复合维生素、肌酐等)、补充人血白蛋白及利尿药等治疗，并穿刺放腹水共8次，其最后3次放腹水总量达12200ml、15000ml、11000ml，亦曾同时应用大剂量人血白蛋白输注，进行冲击疗法，但效果仍不理想，腹水增长较快，未能控制，腹围增至106cm。血浆总蛋白仍低，A/G倒置。肾功能异常，血清尿毒氮、血清肌酐较高，CO_2CP数值偏低。而且血压增高170/110mmHg，可能系由肝肾综合征所引起。在此期间亦曾同时进行中医药治疗，共服汤药98剂而腹水不消，未获效果。故于1997年6月10日邀余诊治。

诊查：患者面色晦暗，体瘦，倦怠乏力，由人扶持尚可下床活动，自诉头晕嗜睡，脘腹胀满，气短喘息不畅。腹部膨隆，可见青筋暴露，即腹壁浅表静脉曲张，并由脐部向四周放散，腹壁紧张度增高，可见"海蛇头"征象。肝脾触及不满意，移动性浊音(+)。双下肢及踝部轻度浮肿，颈部、前胸及上肢可见多个蜘蛛痣，小便色黄，大便不畅，苔白质绛，边尖有瘀点瘀斑，脉沉弦稍滑。

实验检查 BUN 28～35mg/dl(正常值1～2)、Cr 2.1mg/dl(正常值1～2)、CO_2CP 44VOL%(正常值45～65)；肝功能正常，乙肝五项为大三阳，TP 5.8g/L(正常值60～80)、ALB 3.2～3.4g/L(正常值40～55)、A/G 1.2(正常比值1.5～2.5∶1)。

辨证：久病肝郁脾虚湿滞，进而气滞血瘀成积，累及肺肾，气化不利，湿浊久蕴而导致水积腹中或肌腠，证属正虚邪实膨胀为患。

治法：宣肺利水，益气活血，通腑攻逐。

处方：蜜麻黄10g　连翘15g　赤小豆10g　滑石粉15g(包)　木通10g　车前子10g

(包) 瞿麦 15g 萹蓄 15g 大腹皮 30g 炒槲片 15g 红人参 10g(另煎) 丹参 15g 红花 10g 萆薢 15g 泽泻 10g 大黄 10g 元明粉 6g(分冲)

二诊:(6 月 24 日)服上药 14 剂,证大减,尿量明显增加,出量大于进量,腹水明显见消,腹围减至 91cm,大便不成形,日 2 行,两下肢已无浮肿,精神见好,身感疲乏,纳化尚好,苔薄边尖赤,脉沉滑。经检测肾功能有所恢复:BUN 23mg/dl、Cr 1.7mg/dl、CO_2CP 53.7VOL%。总蛋白量及 A/G 亦有所好转 TP 6.0g/L、ALB 3.5g/L、A/G 1.40。查乙肝五项则 HbsAg、HbeAg 及 HbeAb 仍为阳性。故去元明粉,继续服用。

三诊:(7 月 8 日)服上药 12 剂,麻黄增至 15g,腹水继续消退,腹围减至 89cm,体重下降明显,尿量增加,大便成形,日 1 次。血压已降至 140/90mmHg,周身疲乏无力,头昏嗜睡,畏寒肢冷,食纳呆滞,有饥饿感而不欲食,苔白质绛,脉沉滑。肾功能、血清总蛋白量及 A/G 比例继续好转。BUN 17.3mg/dl、Cr 1.8mg/dl、CO_2CP 50VOL%;TP 6.6g/L、ALB 3.7g/L、A/G 1.3。说明腹水已经消退大半,因而脾肾阳虚之象显现,气虚血瘀水停。故继以健脾益气,温肾宣肺,利水化瘀,养血通络为法。

处方:红人参 10~15g 炙黄芪 30g 熟附片 10~20g 茯苓 15~30g 炒白术 10g 泽泻 20g 宣木瓜 15g 大腹皮 15g 桑白皮 15g 冬瓜皮 15g 蜜麻黄 15g 瞿麦 15g 萹蓄 15g 萆薢 15g 车前子 15g(包) 滑石粉 15g(包) 鸡血藤 15~20g 炒土鳖虫 10g 三七粉 3g(分冲)

四诊:(8 月 5 日)继续服上药加减,每日 1 剂,共 28 剂,病证大减,从 7 月 20 日后腹水基本消退,腹软,腹围减至 87cm,再未减少或增加。体重见增,精神明显好转,纳化正常。前胸及上肢蜘蛛痣消退,腹壁静脉曲张消失,可见多处暗褐色皮纹。血压正常,120/90mmHg,自觉口干喜饮,颈部淋巴结微痛,苔薄,脉沉稍滑。化验检查,除 HbsAg、HbeAg 及 HbeAb(+)外,其余均在正常范围内。再拟健脾益气,宣肺利水,养血通络为法。

处方:党参 15g 炙黄芪 30g 茯苓 30g 泽泻 20g 炒白术 15g 木瓜 15g 大腹皮 15g 桑白皮 15g 冬瓜皮 15g 蜜麻黄 15~18g 瞿麦 15g 萹蓄 15g 滑石粉 15g(包) 车前子 20g(包) 鸡血藤 15g 丹参 15g 益母草 30g 炒土鳖虫 15g 地龙 15g 虎杖 30g

上药共服 42 剂,至 1997 年 9 月 16 日诊查:腹水基本消失,腹围维持在 87cm 左右,蜘蛛痣消失,血压正常。血浆总蛋白升至 7.2g/dl,BUN 降至 16.1mg/dl、Cr 降至 1.5mg/dl,均属于正常范围。体力恢复正常,饮食二便均佳。说明肝硬化腹水基本治愈。遂带上方汤药 20 剂出院。并以上方 4 剂量配成丸药 1 料,每服 1 丸,日服 2 次,以继续巩固疗效,嘱注意休息,避免劳累。

于 1998 年 8 月和 1999 年 3 月两次随访,肝硬化腹水未复发,生活、工作正常,长期疗效亦较满意。

【按语】肝硬化病证分为早期(无腹水期)和晚期(腹水期)两类。早期肝硬化相当于中医学的"胁痛"、"积聚"和"癥瘕",而晚期肝硬化腹水则属于中医学的"臌胀"或"单腹胀"范围。

本病例患慢性乙型肝炎病程长达 11 年,发现肝硬化、腹水后曾入住哈尔滨和北京两所大医院及本院达 5 个多月,先后给予保肝、补充人血白蛋白、利尿剂、放腹水以及大剂量人血白蛋白输注冲击疗法等治疗,效果不明显,病势加重,腹水增长未能控制,且血压增高。遂转中医治疗。

该病例治疗过程分为两个阶段。第一阶段以消除腹水为要务。其病机特点是久病肝郁脾虚湿滞,气滞血瘀成积,累及肺肾,气化障碍而成腹水,故以宣肺利水,益气活血,通腑攻逐为法，以消除腹水，方以麻黄连翘赤小豆汤、八正散及益气、活血、通腑等药物加减而取效。方用蜜麻黄、赤小豆、滑石粉、车前子、瞿麦、萹蓄等宣肺利水通淋而消腹水；连翘、木通清热降火而散结；萆薢、泽泻利水渗湿；大腹皮、焦槟榔片下气消积利水而消肿；丹参、红花活血祛瘀；大黄、元明粉则攻积逐瘀而泄热导滞，以顺势而利导水邪之消退。此阶段的用药特点是吸取了接手治疗前诸多名医用药的经验和教训，特别重用了宣肺利水消肿方药，亦助长其气化而达到强心利尿消除腹水的功效。

第二阶段则以健脾温肾以恢复气化功能，化瘀通络，以缓解肝硬化病变，巩固疗效为目的。其病机特点是阴寒水邪已经消退大半，脾肾阳虚之象显露，应着重于解决阳气不足，温化无力，气虚血瘀而水停之矛盾。故继以健脾益气，温肾宣肺，利水化瘀，养血通络为法，方以参附汤、五皮饮、八正散及养血活血化瘀方药加减，方用红参、黄芪益气升阳而利水；熟附片温肾而助气化；茯苓、白术、泽泻健脾利水渗湿；宣木瓜和胃活络而化湿；桑白皮、冬瓜皮行水而消肿；车前子利水通淋；鸡血藤、益母草养血行血而活络；土鳖虫、地龙破血逐瘀、通络利尿而散结；三七粉则止血散瘀而消肿。重用虎杖，则在于其入肝经，可清热利湿，活血通络，并能抑制乙肝病毒的复制，有益于疗效的巩固。此阶段的治疗特点是重用熟附片，以温肾助阳化气，恢复患者自身的气化功能。并加用活血通络化瘀之品，以恢复肝脏功能，从而达到肝硬化腹水临床基本痊愈的目的。

五、补肝益肾、温经散寒、养血化瘀，治愈慢性盆腔炎月经后期腰腹疼痛一例

刘某，女，35岁，已婚。

初诊：1999年10月18日。

主诉及病史：近年来，因情志不遂，并曾感受寒湿，致使月经失调、后期或前提或衍期，但每月必至。经血量少，色紫有血块，带经3～4日。白带清稀量稍多。月经前痛经不甚严重。而经期或经后则发作严重的少腹寒凉或两侧隐痛，腰酸痛坠如折，喜暖喜按，并有逐渐加重之势。末次月经10月16日。

诊查：苔白质稍淡紫，脉沉弦。

辨证：肝肾不足，血虚寒盛，气滞血瘀。西医诊断为慢性盆腔炎发作。

治法：补肝益肾，温经散寒，养血化瘀。

处方：宗暖宫定痛汤、失笑散加减。

橘核20g　荔枝核20g　炒小茴香10g　桑寄生15g　川续断10g　菟丝子10g　嫩桂枝10g　吴茱萸10g　全当归15g　川芎10g　鸡血藤10g　赤白芍各10g　益母草20g　延胡索10g　生蒲黄10g　炒五灵脂10g　蒲公英30g　三七粉3g(包冲)　3剂

药后少腹寒凉隐痛、腰酸痛坠霍然消失，又继续服上方两剂以巩固药效。11月月经正常来潮，经前、经后腹痛及腰酸痛坠未发作，故未服药。12月11日来诊，诉因天气渐冷，恐腰酸痛坠再次发作，故于经前一周又服上方3剂。则经期少腹痛与经后腰痛再未发作。嘱避免受寒，以防慢性盆腔炎发病。此后1年未来就诊。

于2001年1月7日来诊，诉又因感寒，月经后腰酸痛坠、少腹冷痛又有轻度发作。故又予上方去公英连服7剂而愈。此后，经期少腹冷痛及经后腰痛再未发作。慢性盆腔炎经查亦同时得到控制。追访至2002年12月，疗效较为满意。

【按语】慢性盆腔炎为妇科常见病证之一，临床分为急性和慢性两类，其病证属于中医学"寒湿"、"湿热下注"、"内痈"或"癥瘕"等范围，并以少腹痛、腰痛，白带量多或有发热为主症。多因湿热或寒湿之邪侵袭而诱发。其病机为寒湿内生或湿热内蕴，气滞血瘀，冲任受阻，胞络凝滞于下焦。由于盆腔炎急性或亚急性发作，多有热象及血象白细胞增高，故多采用中西药物结合治疗而取效。而慢性盆腔炎或寒湿或虚寒或气滞血瘀，则多由中医药治疗，且获效迅速。

该病例所用方药以刘奉五老师所创主治寒湿型慢性盆腔炎之经验方暖宫定痛汤和四物汤、失笑散等化裁，并加用补益肝肾之品。方用橘核、荔枝核、炒小茴香、桂枝、吴茱萸温经散寒，以除下焦之寒湿；用延胡索、生蒲黄、炒灵脂以行气活血，化瘀止痛；用桑寄生、川断、菟丝子补肝益肾、强筋而活络。用当归、鸡血藤、益母草、川芎、赤白芍以养血活血而调理冲任；用三七粉以散瘀消肿而定痛。重用蒲公英30g，兼以清热解毒消肿，以消其盆腔炎症。

六、养血活血、温经散寒、化瘀通经治愈血虚气滞寒凝痛经一例

王某，女，26岁，未婚。

初诊：2001年10月25日。

主诉及病史：痛经严重发作十余年，初潮14岁。月经周期前提2～3天，每月来经前两天痛经严重发作，少腹胀坠疼痛难忍，甚则影响工作生活。少腹寒凉，喜暖喜按，月经量尚可，经色紫暗有血块，带经4～5天，经水来潮血块下则少腹胀痛方可缓解。经后则觉腰酸疲乏。白带清稀，量不多。平素性情急躁，易发脾气。体质尚可。末次月经9月30日。

诊查：舌苔薄白，脉沉细。妇科检查：子宫轻度后倾。

辨证：冲任虚损，血虚不足，寒湿凝滞。西医诊断：原发性痛经。

治法：养血活血、温经散寒、化瘀通经。

处方：宗温经汤、桃红四物汤及加味乌药汤化裁。

全当归15g　鸡血藤15g　大川芎15g　赤白芍各10g　吴茱萸10g　炮姜10g　嫩桂枝10g　益母草20g　桃仁10g　红花10g　广郁金10g　延胡索10g　乌药10g　泽兰10g　路路通10g　炙甘草6g　三七粉3g(包冲)　7剂

药后痛经大减。于10月28日夜，本月月经来潮，少腹痛未曾发作，十年痛经仅服上方四剂竟霍然而愈。少腹寒凉及经后腰酸乏力亦大为减轻。为加强和巩固疗效，经患者主动要求又继续进服上药十四剂。于11月月经正常来潮，痛经再未发作，经量、经色亦较为正常，有小血块，少腹寒凉大见好转。该病例随访至2002年10月底。痛经基本痊愈，疗效较为满意。

【按语】痛经病证，系指妇女在行经前或经期中间少腹疼痛而不能耐受，甚则影响正常生活和工作。临床一般分为原发性痛经和继发性痛经两类。原发性痛经多发于青年妇女，从初潮起，即有痛经发作。继发性痛经则多见于诸如盆腔炎症、子宫内膜异位等病变。

痛经的病机，主要是气血运行不畅，经行涩滞不利。其病机病证分类则有虚实两类。属于实者多为气滞血瘀、寒湿凝滞及血热郁结。属于虚者则多为气血虚弱，经行无力。刘奉五老师则将痛经的病因病机归为7类，即肝郁气滞、血瘀气阻、寒湿凝滞、肝郁血热、湿热下注、气血亏虚和脾胃虚亏、血脉虚寒等，其辨证论治，则更符合临床实际。

本例痛经为原发性痛经，多由经期感寒或饮食生冷所致。寒湿之邪客于胞中，凝滞气血，气滞血瘀，冲任经脉滞涩而不行，气血不通则发痛经。血瘀则气阻，血不循经，留滞胞中则形成

瘀血，并进而阻碍气机，故发作少腹坠胀疼痛。经行过后，腰酸困而乏力，脉见沉细，则属气血虚亏之征。

该方以当归、鸡血藤、党参、白芍养血益气而调经；吴茱萸、炮姜、桂枝温经散寒，以祛除冲任之寒湿；川芎、赤芍、益母草则和血调经而祛瘀；桃仁、红花、泽兰活血化瘀而通经；郁金、延胡索、乌药、路路通行气解郁通络而止痛；三七粉活血散瘀而定痛；用炙甘草以调和诸药。全方温经散寒，活血化瘀调经之力较专，故用治寒湿气滞血瘀之原发性痛经，可取显效。

【编者评注】刘燕池教授系北京中医学院首届毕业生。出身世医之家，又师承北京名医刘奉五，得其真传。长期从事医疗与教学，因而学验俱丰，著述亦夥。临床长于内科与妇科。本集所收验案皆具特色。其中瓜蒌薤白半夏汤合失笑散、苏合香丸治冠心病心绞痛，汤散丸三种剂型分期使用，疗效颇佳；宣肺益气、温肾健脾、活血化瘀、利水消肿法治肝硬化腹水一案，根据病情缓急分两个阶段进行治疗。先期以消腹水为主，二期以健脾温肾恢复气化功能为务。终使肝硬化腹水这一顽证达到临床痊愈。其中辨证与辨病相结合与标本缓急之治尤具巧思。

许建中医案

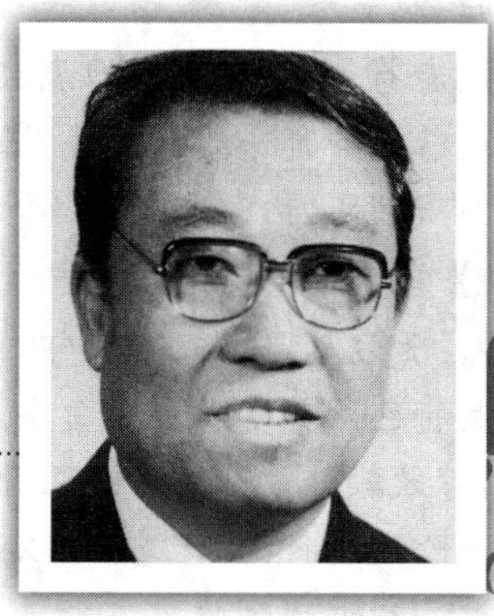

【生平传略】

许建中，1930年7月10日生于北京市，祖籍福建省莆田县。1954年山西医学院毕业，曾任中国中医研究院西苑医院呼吸科主任兼研究室主任、主任医师，中国中医研究院研究生部客座教授，中国中医研究院中西医结合博士、硕士学位评审委员会委员，现任中国中西医结合学会呼吸专业委员会主任委员。1992年起享受国务院颁发的政府特殊津贴。主要从事医学临床、科研及教学工作，重点研究中西医结合呼吸病防治；曾获部级以上科研成果4项，中国中医研究院级科研成果9项。国内外发表论文80余篇，主编及参编专著12部。在意大利讲学期间，用英文编写《中药学》及《常见病中医防治》，并由意大利医生译成意大利文，已在罗马出版。1985年被编入卫生部及国家中医药管理局专家咨询中心及国内20余种中医人才荟萃录等，1993年先后被美国及英国传记中心载入世界名人录。被英国传统医学中心聘为传统医学顾问。是香港《亚洲医药》杂志及江西《实用中西医结合临床》编委。1997年2月16日国家中医药管理局颁布两部（教育部、卫生部）一局（国家中医药管理局）全国500名老中医带徒弟导师之一。

一、感冒，急性支气管炎（风热外感咳嗽）一例

李某，女，26岁。

初诊：1995年5月20日。

主诉：咳嗽20余日不愈。

现病史：20天前受凉感冒，体温38.2～39℃，汗多发热、胸中热感、不能食，口渴欲饮，咳嗽全身乏力，四肢倦怠，咳痰少许。服用中西成药3天后体温已降至37～37.6℃，但咳嗽不愈，痰量增多变黄。

诊查：面色红润，额部有汗，急性病容。汗多，咳嗽声重浊，口干苦欲饮，痰色稍黄，每日咯痰20ml以上，咽红、咽痒、鼻塞、流涕，大便干，脉浮数，舌质偏红舌苔薄黄。听诊：两肺野少许干啰音。

辨证：风热袭肺、上气而咳。

治法：辛凉解表，宣肺止嗽。

处方：银花 20g　连翘 12g　竹叶 15g　淡豆豉 12g　薄荷 12g（后下）　桑叶 12g　菊花 15g　黄芩 12g　栀子 10g　麻黄 6g　生石膏 30g　杏仁 12g　前胡 15g　枇杷叶 15g　浙贝 20g　鱼腥草 30g　4 剂　水煎服。

二诊：1995 年 5 月 24 日。

咳嗽大减，咯痰减半，痰已变白色有少许泡沫，全身乏力已明显改善，食纳增进，偶尔仍有少许咳嗽。舌脉：仍浮，舌质淡红，薄白苔。外邪已减轻，但余表邪未尽，咽仍痒，口苦，肺气不宣，少许咳嗽。

处方：银花 15g　连翘 12g　桑叶 15g　麻黄 6g　杏仁 12g　生石膏 30g　生甘草 10g　前胡 15g　白前 12g　枇杷叶 15g　浙贝 15g　板蓝根 20g　4 剂　水煎服。

三诊：1995 年 5 月 27 日。

咳嗽、咯痰已愈，食纳已如常，精神充沛，已恢复工作。脉弦缓，舌淡红少津，苔薄白。

咳嗽、咯痰已消失，体力已恢复，仅少许口干欲饮，发热伤阴仍未复原，属肺气阴虚。

处方：北沙参 12g　太子参 10g　川贝 12g　麦冬 12g　梨皮 12g　枇杷叶 15g　前胡 15g　3 剂　水煎服。以善其后。

【按语】风热外感治以辛凉，解表宣肺，是为常法。后期如是阴伤，自应养阴润肺。

二、慢性支气管炎并肺气肿（咳嗽、哮喘）一例

张某，男，75 岁。

初诊：1992 年 5 月 17 日。

主诉：咳嗽 10 年气喘 2 年余，近 1 周加重。

现病史：素有吸烟史 40 余年，1 包（20 支）/日，2 年前已戒烟。10 年来每逢冬季，咯白色泡沫痰，每日约 50ml 以上，逢外感时痰量增倍，至 2 年前咳嗽、咯痰加重且并发气喘，夜间睡眠喉中有痰喘声，近 1 周来受凉，咳喘、胸闷加重，下午低烧，37.5～37.8℃曾服中西成药未愈。夜间咳嗽频数，气短不能平卧。

诊查：面色无华，张口抬肩。脉弦数，舌少津，暗红苔、苔薄白微黄。

辨证：内外合邪，痰湿阻肺，肺失宣降，气逆喘咳。

治法：疏风解表，清肺化痰，平喘止咳。

处方：防风 15g　芥穗 12g　牛蒡子 12g　银花 20g　连翘 12g　竹叶 12g　菊花 15g　薄荷 12g（后下）　麻黄 10g　杏仁 10g　生石膏 20g　射干 12g　百部 12g　冬花 15g　川贝 15g　紫菀 12g　鱼腥草 30g　4 剂　水煎服。

二诊：1992 年 5 月 21 日。患者服药后体温降至正常，咳嗽明显减轻，气喘已见平息，仍感胸闷不舒，活动时仍感气憋，痰量已减 2/3，体力恢复，食纳改善。脉弦缓，两尺无力，舌仍暗红，苔薄白仍少津。外邪已解，肺热伤阴未能复原，咳喘仍存。

治法：润肺养阴，宣肺化痰，平喘降逆。

处方：百合 15g　元参 12g　北沙参 12g　麻黄 10g　杏仁 12g　生石膏 15g　射干 12g　瓜蒌 15g　百部 12g　紫菀 15g　冬花 15g　前胡 15g　双花 20g　6 剂　水煎服。

服药后证候明显好转，精神转佳，每日散步数次，每次 15 分钟，食纳增进。

三诊：1992 年 5 月 28 日再次来诊，面色转佳，精神较前充沛，仍感气短尤以活动时为著。咳嗽少许，痰色白，每日痰量 20ml 左右。

舌脉同前，仍用原方，(5 月 21 日)减紫菀 15g、加川贝 15g。6 剂，水煎服。

四诊：1992 年 6 月 4 日，咳嗽甚少，气短胸闷已好转，仍感上 3 楼气促气短，脉弦缓，两尺无力，舌质淡红稍胖，苔薄白，津液已见改善。外邪已去，痰热已清，本证显现肺肾不足。属肺肾气虚，肾不纳气之证。

治法：润肺养阴，补肾纳气，健脾豁痰，止咳平喘，取标本兼治之法。

处方：百合 12g　元参 12g　生黄芪 15g　太子参 15g　炒白术 12g　陈皮 15g　半夏 10g　麻黄 6g　杏仁 12g　生石膏 20g　前胡 15g　百部 12g　川贝 15g　枸杞子 15g　仙灵脾 12g　何首乌 12g　双花 20g　6 剂，水煎服。

五诊：1992 年 6 月 10 日。

咳嗽已消，白痰少许，不足 10ml，气短仍存，尤其上楼或走上坡路时仍感气短、胸闷、食纳、精神均见好转，每早参加晨练，体力逐渐恢复。但时有脘腹痞满，四肢不温。

脉弦缓，舌质淡红稍暗，少津，苔薄白腻。肺脾肾仍显气虚。

治法：益气固表，健脾补肾纳气，扶正固本，继续巩固疗效，提高生活质量。

处方：生黄芪 15g　防风 12g　炒白术 10g　陈皮 12g　半夏 10g　枸杞子 15g　女贞子 12g　补骨脂 10g　仙灵脾 10g　蛤蚧 1 对。4 剂，研末制成水丸，如梧桐子大，每日 3 次，每次 6 粒。

【按语】该病例属慢性支气管炎并肺气肿，是呼吸病中非常多见的中老年的慢性痼疾。肺功能按其病程有不同程度的损伤，按中医辨证急性期治其标，缓解期治其本的原则，均可收到良好的效果。肺功能会明显的改善，提高了患者生活质量。本例为慢性支气管炎并肺气肿，久治无效或难以缓解，在外邪袭表，内外合邪，痰热壅肺所致急性发作时，首先疏散外邪，或标本兼治，以疏风解表，兼清肺利痰平喘。待炎症完全消除后，进入缓解期取扶正固本，益气固表，健脾补肾。缓解期可长期服用蜜丸或水丸药以巩固疗效。

三、支气管哮喘(哮喘—寒哮)一例

高某，女，37 岁，已婚。

初诊：1999 年 4 月 28 日。

主诉及病史：哮喘已 30 余年，自 2 岁时患肺炎，治疗后肺炎已愈，长年遗留咳嗽，不愈。4 岁起呼吸不畅，气促，其母亲说患者在感冒后咳嗽迁延不愈，睡眠时喉中经常有喘鸣，5 岁时北京儿童医院诊断为支气管哮喘，每年春、夏季之际，约有 2～3 次大喘，必须立即医院急诊抢救。常用激素及抗生素并服用中成药数十年，病情未能痊愈，时轻时重，经常请假休息。近一周哮喘又有发作，咯痰白色少许，并咳嗽加重，全身倦怠，食纳差，身体消瘦，月经正常。

诊查：面色无华，胸廓呈桶状，慢性病容。脉浮数，舌暗红，苔薄白。

辨证：脾肾阳虚，膈间伏饮，外邪侵袭，引动痰饮，阻塞气道，发为寒哮。

治法：辛温解表，温化寒痰，宣肺平喘。

处方：防风 15g　荆芥 12g　苏叶 15g　葱白 6g　干姜 10g　桂枝 10g　炒白芍 12g　炙甘草 12g　牛蒡子 12g　厚朴 12g　细辛 3g　五味子 10g　麻黄 10g　杏仁 12g　射干 12g　瓜蒌 15g　鱼腥草 20g　板蓝根 20g　5 剂，水煎服。

二诊:1999 年 5 月 2 日。

服药 2 剂后气喘已明显好转,痰已减少,胸闷消失,四肢转温,食纳略有增进,大小便如常,夜间睡眠中未再有喘鸣声,听诊哮鸣音已消失。

处方:前方减葱白、荆芥,加枸杞子 15g、首乌 12g、麦冬 12g。6 剂　水煎服。

三诊:1999 年 5 月 8 日。

气喘已基本消除,仍有少许咳嗽、气短,身感无力,四肢倦怠,腰部困乏,下肢不温无力。脉弦缓,两尺脉无力。舌质暗红,苔薄白。继续温化寒痰,宣肺定喘,兼补脾肾活血化瘀。

处方:干姜 10g　桂枝 10g　麻黄 6g　杏仁 12g　厚朴 15g　瓜蒌 15g　射干 15g　地龙 15g　枸杞子 15g　首乌 12g　仙茅 10g　丹参 15g　川芎 12g　板蓝根 20g　6 剂　水煎服。

四诊:1999 年 5 月 14 日。

气喘证候已消,但动则仍感气促、气短,全身证候已恢复,食纳增进,口稍干,仍不欲饮。

治法:养阴润燥,健脾补肾纳气,活血化瘀。

处方:北沙参 15g　百合 12g　麻黄 6g　厚朴 15g　射干 12g　瓜蒌 15g　丹参 15g　川芎 12g　玫瑰花 12g　枸杞子 15g　女贞子 12g　首乌 12g　仙灵脾 12g　7 剂　水煎服。

五诊:1999 年 5 月 21 日。

扶正固本,以善其后。

处方:枸杞子 15g　防风 15g　炒白术 12g　女贞子 12g　首乌 12g　仙灵脾 12g　蛤蚧 1 对(去头)以上诸药 6 剂研末制成水丸,每日 3g,1 日 2 次。

【按语】20 余年寒喘、已成喘家。正虚邪实,反复发作。发作时,宜先治标而兼顾扶正。喘止邪消,则宜扶正固本,少佐祛邪。一旦外邪内饮全部消除,则宜专补脾肾,稍佐活血化瘀,以防久病入络也。

四、支气管哮喘(哮喘—热哮)一例

徐某,男,41 岁。

初诊:1999 年 12 月 15 日。

主诉及病史:哮喘已 20 余年反复发作,近 1 周又发。

无吸烟史,20 年前因患肺炎经中西药治疗痊愈,以后常感气短,气喘,经北京市某医院诊断为支气管哮喘(对多种过敏原示阳性,主要为螨及花粉),气短、气喘,时轻时重,常用激素及抗生素口服或静点,2001 年后某医院给予必可酮气雾剂 250μg/喷,1 日 2 次,及支扩药物,病情减轻,但每日仍有轻度哮喘,或胸闷气憋,痰较多。感冒或并发感染时也常有气喘加重不能平卧。

诊查:面色无华,两颊潮红,口唇及四肢末端有轻度紫绀征。呈慢性病容,呼吸促迫,肺部弥漫性哮鸣音。脉浮数,舌暗红,有瘀斑,少津,苔薄黄。

辨证:表邪未尽,引动伏饮,痰气交阻,气道不畅,郁而化热,是为热哮。

治法:辛凉解表,清肺利痰,宣肺定喘。

处方:桑叶 15g　银花 20g　连翘 12g　黄芩 15g　竹叶 12g　菊花 15g　薄荷 12g(后下)　北沙参 15g　百合 12g　麦冬 15g　麻黄 10g　杏仁 12g　生石膏 30g　苇茎 30g

丹参 15g　川芎 12g　板蓝根 30g　蒲公英 20g　4 剂，水煎服。

因用激素有数年不便骤停，用必可酮气雾剂 1 喷，2 次/日不变。

二诊：1999 年 12 月 19 日。服药后症情好转，气喘改善，胸闷已除。肺内听诊仍存少许的哮鸣音，必可酮气雾剂减半，1 日 1 喷。仍感口干咽燥。脉弦数，舌质仍红少津，苔薄黄。

处方：仍用前方减去桑叶、银花、连翘、黄芩、竹叶、菊花等解表药，加元参 12g，射干 12g。6 剂，水煎服。必可酮使用同前。

三诊：1999 年 12 月 26 日，痰热、气喘已消失，呼吸如常，上感症状已无，咳嗽、胸闷已除。听诊肺内哮鸣音消失。精神好转，夜能平稳入睡，夜间已无咳喘。脉弦缓，舌质暗红，苔薄白。

热哮之证平熄仍因热痰久郁，仍呈现津液亏损，肺燥之象。

处方：北沙参 15g　元参 12g　百合 12g　山药 12g　橘红 12g　半夏 10g　麻黄 10g　杏仁 12g　生石膏 20g　枸杞子 15g　首乌 12g　双花 20g　6 剂，水煎服。以善其后扶正固本。7 剂。必可酮仍用 1 喷，1 日 1 次(250μg/喷)。

四诊：2000 年 1 月 2 日。气喘未发，咳嗽、咯痰已基本消除，肺部哮鸣音已消。但脉象弦缓两尺脉无力，舌质偏暗红苔薄白。

处方：生黄芪 15g　防风 12g　炒白术 10g　百合 12g　山药 10g　麦冬 15g　麻黄 6g　杏仁 12g　枸杞子 15g　首乌 12g　仙灵脾 12g　蛤蚧 1 对　6 剂。

用法：研为细末，制成水丸。每次 6 粒，3 次/日，以善其后。一个月后返东北哈尔滨家，已停用必可酮吸入半个月，未有哮喘发作，半年后仅服水丸(以上研制的水丸)不用激素未再有哮喘发作。

【按语】本案与案三同为哮喘，唯寒热有异，故治疗大法略同。

五、特发性肺间质纤维化(喘证、血瘀证)一例

赵某，女，45 岁。

初诊：2001 年 5 月 17 日。

主诉与病史：无吸烟史，素健，无呼吸道症状，于一月前，感到上楼时呼吸不畅，气短，少许咳嗽，干咳无痰，去本市某医院就诊，胸透，两肺下叶纹理重，给予口服抗生素，止咳药，症状稍见好转，2 周后气短、干咳加重，再次去医院就诊，拍胸片及 CT 片，摄片初步诊断肺间质纤维化。后经皮肺穿刺，活检病理报告，诊断为肺间质纤维化。

同年 5 月 17 日来我院专家门诊就诊。

诊查：脉沉弦数，两尺脉无力，舌质暗红，少津，苔薄白。面色无华，口唇少许紫绀，手指呈现典型杵状指，两肺基底可闻及高调的爆裂音。

辨证：气虚血瘀、化热伤阴、肾不纳气。

治法：养阴润燥，益气活血，软坚祛瘀。

处方：生黄芪 20g　太子参 12g　北沙参 15g　元参 12g　麻黄 10g　杏仁 12g　生石膏 20g　射干 12g　地龙 15g　瓜蒌 15g　丹参 20g　川芎 12g　三棱 12g　莪术 12g　乳香 6g　没药 6g　板蓝根 30g　5 剂　水煎服。

因患者正在服用激素已造成激素依赖，不可骤停(泼尼松 30mg/d)，仍按原量继续服用。

二诊：2001 年 5 月 22 日。

患者服药后，活动后气短、气喘有所减轻，口干有所缓解，但乏力未能减轻。

舌脉同前，无不良副反应，仍用原方，6剂，水煎服。激素量不减。

三诊：2001年5月29日。

患者气短气喘有明显好转，能咯少许黏液稀痰，但活动后仍感气短气喘。

舌脉大致同前，仍用前方丹参改为30g，乳香、没药各改为10g，嘱每周服6剂，休息1天，再服6剂，水煎服。激素量同前。

四诊：2001年6月18日。

患者气短气喘继续有所减轻。此服药期间未并发肺部感染，口唇、四肢紫绀有所减轻，肺部胸片对比，(2001年6月15日摄)肺部纹理阴影稍见减轻，舌脉同前，汤药仍用前方，隔日水煎服1剂，再服2周。激素量减为25mg/d。

五诊：2001年7月1日。

患者服药后，自觉较前好转，气短气喘都有相应减轻，口唇手指紫绀皆见减轻，胸片复查无明显改变(与6月18日相比)舌脉大致同前，嘱暂停汤药，改用以下水丸。

生黄芪20g　防风12g　炒白术12g　生地12g　元参15g　麦冬15g　麻黄10g　杏仁12g　生石膏20g　射干12g　地龙15g　蜈蚣1条　蛤蚧1对　僵蚕12g　丹参30g

以上6剂，研末制成水丸。每次2g，3次/日。激素量泼尼松改为20mg/d。

六诊：2002年1月17日。

由东北再次来诊病情未见恶化，气短、气喘尚能保持2001年7月水平，激素已减至15mg。

七诊：2002年3月再次来诊，证候保持2001年7月水平，嘱继续服用水丸，剂量同前，激素口服量改为10mg/d。

【按语】肺间质纤维化而成咳喘，中西两法迄无特效。西医靠激素缓解症状，既不能根治而副作用堪忧。中医辨证论治间有愈者而不能十痊。本案经数月治疗使激素渐减而证候渐轻，亦辨证论治之功也。

【编者评注】许建中教授不愧为呼吸专业委员会主任委员，所收五则病案除第一例为普通风热外感外，其余四例皆为疑难重症。经许教授精心调治后均做到了临床痊愈或较大程度改善，认真研读这些医案总会有不同程度的启迪和有益的借鉴。

孙伯扬医案

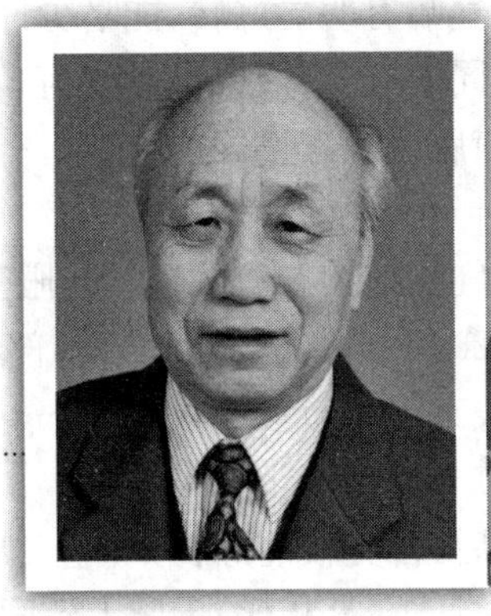

【生平传略】

孙伯扬，1926年生，汉族。中医教授。1953年10月毕业于北京市中医进修学校，1960年于南京中医学院师资班研修。孙伯扬先生精通中医理论，在临床、医疗、教学、科研等方面的学识与经验俱丰。在学术上博采众长，尊古融今，临证主张“病”、“证”结合，注重实效；在医疗上注重“先”、“后”天的培养与调理，对中老年更重视气血之盛衰。擅治内科疑难杂病，对老年病颇有研究，对糖尿病、高血压、脑梗死、神经衰弱及发热等病证更有独到见解。在多年的教学、临床实践中发表过有价值的学术论文20余篇。培养过很多学生，其中不乏国际友人及研究生。受到中国中西医研究会和北京市中医管理局“继承老中医学术经验指导老师”的表彰，并颁发荣誉证书各一。据高血压、眩晕症的发病机制，结合自己的医疗实践研制的“清脑平肝片”、“醒脑延寿片”良方成药，对不同证型的高血压及脑动脉硬化、脑梗死、椎—基底动脉供血不足等引起的缺血性眩晕症疗效显著。在“醒脑清眩片治疗原发性高血压病的临床研究”和“醒脑清眩片治疗高血压病临床及实验研究”的课题论文中，提出益气与活血同治、滋肾与平肝并重、化痰与通瘀兼顾等降压原则，具有很高的中医理论及学术价值。先后荣获北京市局级科研成果二等奖和北京市科技进步三等奖。参编《中医药延缓衰老400题》，主编《中老年眩晕临证选录》。

一、滋阴补肾、清利湿热法治疗消渴一例

张某，女，51岁，工人。

初诊：1988年4月2日。

主诉及病史：多饮、多尿5～6年，皮肤瘙痒2～3年，伴有多食，渐瘦，便溏，时多不爽，乏力，反复皮肤起疖，手足麻。血糖最高达580mg%。既往有高血压病史20余年。服中西药无效。经朋友介绍来北京中医医院门诊。

诊查：多饮，多食，多尿，身痒难耐，头晕，走路不稳，颈部发紧面肿，身无力乃至不愿睁眼。

苔白，舌暗微红，脉沉弦细。尿糖(+)，血压 25.3/14.6kPa。

辨证：肝肾阴亏，湿热内蕴。

治法：滋阴补肾、清利湿热。

处方：生地 30g　丹皮 12g　泽泻 15g　土茯苓 15g　知柏各 10g　川断 15g　花粉 30g　白鲜皮 15g　萆薢 10g　生苡仁 30g　地骨皮 20g

二诊：上方服 7 剂，诸症均减，仍感全身瘙痒，舌脉同前。原方加防风 10g、乌梅 10g(合生苡仁有脱敏作用)以加强祛风止痒之力。

三诊：加味方又服 7 剂，身痒减轻，其他诸症继有好转。苔薄白，舌淡红，脉沉弦细。前方去生地、萆薢，再加元参、军炭以导热下行，使湿热之邪泄有出路。

四诊：上方再服 7 剂，身痒已止，三多诸症均消失，头不晕，自觉有力，精神佳，饮食如常。苔薄白，舌淡红，脉沉弦细。查血糖 118mg%，尿糖(-)，酮体(-)，胆固醇 193mg%，β-脂蛋白 475mg%，甘油三酯 153mg%。

患者自初诊以来，共服药 21 剂，西药均停服。疗效显著。此次来诊的目的，是为了巩固疗效。遂将原方再服 10 剂后，加生黄芪 30g、当归 10g、陈皮 10g、猪胰脏一具，3 倍量配蜜丸 10g 重。早晚各服 1 丸调养。

二、滋补肝肾、益气活血法治疗消渴一例

李某，男，61 岁。

初诊：1986 年 11 月 1 日。

主诉及病史：足心麻渐及足跟，加重半年。1 年前发现糖尿病，继而高血压。近半年来头晕，视物模糊，乏力倦怠较甚。4 个月前经某医院诊为糖尿病。经服中西药效不显，遂来北京中医医院诊治。

诊查：头晕目眩，两眼视物模糊，乏力身疲，腿脚凉肿，脚掌不能着地负重，四肢时麻似蚁行感，便干，三多症不明显。苔薄白，舌较暗淡，脉沉弦细。尿蛋白(++)，尿糖(++)，血糖 320mg%，血胆固醇 281mg%，血压 26.7/12kPa。眼底：糖尿病性视网膜病变Ⅱ～Ⅲ期。

辨证：肝肾两亏目失濡养，气虚血滞脉络失和。

治法：滋补肝肾，益气活血。

处方：北沙参 30g　大生地 30g　玉竹 15g　菊花 12g　枸杞子 15g　生黄芪 60g　当归 15g　丹皮 12g　仙灵脾 10g　大芸 30g　肉桂 5g　川断 15g

二诊：上方服 7 剂，头晕目眩减轻，肢凉麻稍减，他症无明显变化，尿糖(++)，血压 26.60/11.97kPa，舌脉同前。效不更方，原方继服。

三诊：上方再服 7 剂，头晕、下肢肿均减轻，便秘、足冷好转，仍感手足麻木，乏力，视物不清，苔薄白，舌暗淡，中稍转淡红，脉沉弦细。尿糖(+)。前方去肉桂、当归，加川芎 8g、葛根 15g、豨莶草 30g，以加强清头目降压之力。

四诊：上方继服 7 剂，下肢肿渐消，仍凉湿，肢麻蚁行感无明显改善，尚觉口干，纳可，便调，舌脉同前。尿糖(++)，血压 25.3/12kPa。上方稍加减(主要加大黄芪用量以增强益气之力)。

处方：生黄芪 90g　川芎 8g　枸杞子 15g　仙灵脾 10g　菊花 12g　川断 15g　上肉桂 3g　豨莶草 30g　葛根 15g　大芸 30g　花粉 30g　沙参 30g　玉竹 15g

五诊：上方又服7剂后，共服28剂，头晕轻，下肢觉有力，脚掌渐能着地负重，腿凉湿感消失，四肢蚁行感明显好转。苔薄白，舌暗淡，脉弦滑细。尿蛋白(±)，尿糖(+)，血压24/12kPa。症显，上方再服7剂后，继服北京中医医院自制“醒脑延寿片”调养。

三、益气活血、化痰通络法治疗眩晕一例

樊某，男，55岁，工人。

初诊：1987年8月11日。

主诉及病史：头晕及步行不稳近1年，加重1周。1年前始发头晕，甚则旋转视物不清，渐至走路不稳，需人搀扶步行，并伴腰膝酸软，足掌麻木、厚胀感，乏力，时语言不利。查颈、腰椎骨质增生。诊为椎—基底动脉供血不足。经中西药治疗无效，而来北京中医医院门诊。

诊查：眩晕时轻时重，语言时感不利，腿软乏力，行走不稳，苔白，舌暗淡，脉弦细。

辨证：气虚血滞，痰阻经脉，头脑失养。

治法：益气活血，化痰通络。

处方：生黄芪30g　川芎10g　地龙10g　僵蚕10g　鸡血藤30g　半夏12g　橘红10g　茯苓15g　川断15g　白芍30g　牛膝12g　甘草8g

再诊：上方服7剂，头晕渐轻，次数减少，步行较前稳，余症及舌脉如前。效不更方，原方生黄芪改为45g，甘草改为10g。

三诊：上方继用14剂后，头晕继减，步行可不用搀扶，尚有腰膝酸软，手足时凉感，仍按上方减半夏、橘红，黄芪改为60g，加淡附片30g(先煎)、白芥子10g，以达温阳化痰通络之效。

四诊：上方又进14剂后，病情继有好转，除手足凉，但觉口干，头晕不适，血压18.6/13.3kPa，症见热象，原方减附片为20g，再加生地30g，以凉血清热而防伤阴。

五诊：经前治疗，头晕明显减轻，步履轻快，腰腿酸软亦好转，舌苔薄白，舌质转红，脉沉弦细，疗效显著，遂将前方三倍量配蜜丸，每丸10g重，早晚各服1丸，调理善后。

四、益气活血、化痰降逆法治愈眩晕一例

袭某，女，40岁，干部。

初诊：1987年4月10日。

主诉及病史：头晕2年，加重1月余，眩晕频作，甚则视物旋转，恶心，肢软乏力，劳累时症状尤明显，常感手足逆冷，时有胸闷嗜睡，影响工作。某医院检查：脑电图正常，脑血流图示：额叶及枕叶波形异常，额部光电血流图异常。平时血压14.6/8kPa，诊为椎—基底动脉供血不足，经用烟草酸、谷维素、杞菊地黄丸等治疗无效，来北京中医医院门诊。

诊查：频发眩晕，肢软恶心，胸闷嗜睡，劳则加重，经期不准，色暗有块，苔白舌暗淡，脉沉弦细。

辨证：气虚血滞，痰血瘀阻，头脑失养。

治法：益气活血、化痰降逆。

处方：生黄芪20g　川芎10g　半夏15g　川断15g　橘红10g　菖蒲10g　郁金12g　僵蚕10g　佛手10g　瓜蒌15g　甘草10g

二诊：服上方7剂，病情无明显变化，细观舌暗有瘀点，结合脉细，手足逆冷，虑为气虚加

瘀，阳气受阻。拟用前法加附子温阳通脉。

处方：生黄芪 30g　川芎 10g　当归 10g　鸡血藤 30g　菖蒲 10g　郁金 12g　川断 15g　淡附片 20g(先煎)　桑枝 30g　甘草 10g　生姜 3 片

三诊：上方用 5 剂，头晕好转，手冷已除，尚感头脑时时胀重，舌强不利，舌脉同前，服药见效，再用本方去当归，加半夏 12g，以化痰浊，考虑另有月经不调，色黑有块，原方再加益母草 15g、泽泻 10g、泽兰 10g 以化瘀调经。

四诊：上方服 10 剂，诸症明显好转，头不晕，恶心除，手足温，苔白舌色稍荣，原方去生姜，加熟地 20g，以三倍量配成蜜丸，每丸 10g 重，早晚各服 1 丸，以调养之。

1 年后因他病前来就诊，前症未复发，效果明显。

五、益气活血、清化痰热、温通经络法治愈眩晕一例

金某，男，50 岁，某研究所干部。

初诊：1986 年 12 月 16 日。

主诉及病史：左半身活动不灵活 1 年，眩晕加重 1 月余，近 1 年来左半身常感凉麻、活动不利，眩晕无明显规律性，甚则觉自身旋转，目视模糊不欲睁眼，1 月前眩晕突然加重，已病休半年，经服中西药维脑路通、脑复康及扩张血管药不效，来北京中医医院门诊。

诊查：眩晕影响工作，不能看书，醒后难以入寐，颈部不适，左半身凉麻，便溏日 2～3 行，苔白腻舌尖红，脉沉弦细，经查椎体后缘均有骨质增生且压迫椎间孔变小，$C_{5\sim6}$椎间隙变窄，诊为颈椎病，脑椎—基底动脉供血不足，血脂偏高，胆固醇 280mg%，β-脂蛋白 687mg%，甘油三酯 179mg%，查其眼底血管痉挛，脑血流图示：血管阻力强，搏动性血管容量普遍偏低。

辨证：气虚血滞，痰热上扰。

治法：益气活血，清化痰热。

处方：生黄芪 30g　川芎 10g　赤芍 15g　黄连 8g　半夏 15g　橘红 10g　竹茹 10g　枳壳 8g　云苓 15g　葛根 15g　甘草 10g

再诊：本方服 10 剂，头晕减，左肢较有力仍麻，颈项脊部酸痛麻木感，夜间仍觉明显，便溏如前，原方加减，温通经络。

处方：生黄芪 60g　川芎 10g　白芍 30g　葛根 18g　桂枝 10g　桑枝 30g　川断 15g　陈皮 10g　云苓 15g　甘草 10g　淡附片 15g(先煎)

三诊：头晕肢麻凉消失，仅右项部偶有不适，纳好，寐安，便调，已恢复半日工作，苔白微黄舌淡红，脉沉弦细，停药 1 周后无不适。遂将上方 3 倍量为蜜丸，每丸 10g 重，早晚各 1 丸，以巩固疗效。

【按语】椎—基底动脉供血不全的病因病机与气虚血滞夹痰上扰，气机被阻，脑失濡养有关。从其病因病机及其特点来看，对本病应从中医眩晕、痰浊、厥证等病症进行辨证施治。益气活血为治本病眩晕之关键，因其病机主要为气虚血瘀所致的气机逆乱，故本病后期的疗效均由于运用助阳药以使阳气升而浊阴降。阴阳气血贯通而收功。正如《素问・调经论》所说："血气者，喜温而恶寒，寒则泣而不能流，温则消而去之"。治疗本病要在补气助阳的同时(或先其时)，还须配合温化痰浊或清化痰热之法。因痰为阴邪，阻塞阳道，这也是造成本病的一个重要方面，不可忽视。辨证本病，除运用上述治则外，如能针对颈椎病骨质增生的病变，正确遣方用药，疗效更佳。

六、平肝潜阳、滋阴熄风法治愈眩晕一例

赵某，男，51岁。

初诊：1990年11月17日。

主诉及病史：患高血压10多年，血压多在24～22.6/16～14.6kPa，常感头晕脑胀，甚则影响工作。经某医院检查：血脂偏高。双眼视网动脉硬化Ⅱ期，诊为Ⅱ期高血压病。经服中西药及针灸年余不效，即来北京中医医院诊治。

诊查：头晕胀劳累后加重，甚则摇头项强，烦急多梦，腿软无力，纳可，饮不多。苔微黄腻，舌暗红，脉弦滑细。血压22.6/14.6kPa。有吸烟嗜茶习惯。

辨证：肝郁化火，痰热上扰。

治法：平肝潜阳，清化痰热，佐以熄风。

处方：天麻钩藤汤加减。明天麻10g　钩藤15g　菊花12g　石决明30g　白芍30g　白蒺藜15g　怀牛膝15g　川断15g　石菖蒲8g　远志10g　坤草15g　豨莶草30g

二诊：上方服7剂，头晕胀消失，仅在劳累、动怒后小有晕胀，仍有摇头、晨起时恶心，胃喜暖，胸部凉感，腿软无力未减。苔微黄腻，舌尖红，脉滑细。原方去白芍、牛膝，加半夏15g、橘红10g、茯苓15g、生姜3片，以增加温胃化痰之力。

三诊：上方继服7剂后，头晕头胀未作，血压较稳定，多在19.95/11.97kPa，仍有恶心，且有胸腹凉感，但手足心觉热，摇头仍不能控制，舌脉同前。据证改予养血温中化痰和胃法。

处方：白芍30g　大熟地20g　半夏15g　熟附片20g　天麻10g　白蒺藜15g　陈皮10g　茯苓15g　川芎10g　菖蒲10g　远志10g　豨莶草30g　生姜3片

四诊：再服上方7剂，未见有头晕胀，血压亦较稳定，胸腹凉感明显好转，但项强未除，摇头仍不减，紧张时尤甚。苔微黄腻，舌暗红，脉弦滑细。再以养血熄风滋阴潜镇为主治。

处方：白芍30g　川芎10g　赤芍15g　地龙10g　元参15g　生牡蛎30g　白蒺藜15g　天麻10g　龟甲30g　夜交藤30g　陈皮炭10g　全蝎3g　钩藤10g　甘草8g

五诊：上方又服7剂，项强除，摇头亦减，目珠微红。舌脉同前。上方去陈皮炭，加丹参20g、决明子15g、泽泻15g、泽兰15g，接服7剂后，患者谓此方效最佳，近1周感全身舒适，头脑清爽，睡眠好，摇头基本已止。随将本方3倍量配蜜丸10g重，早晚各服1丸，以巩固疗效。

【按语】细观本案，理法方药并不够严谨，且三易其法，而在方中又有半夏、附子一对反药，但疗效甚佳。随访2年血压平稳，精力亦较佳，正常工作，无明显不适，并补述：①服有反药方后，胸闷畏寒除；②服有全蝎方后，项强愈；③服养血熄风药方后，摇头未再发作。故录此案，供同道研讨。

七、和解少阳、兼调营卫法治愈感冒一例

袁某，女，46岁，教师。

初诊：1977年2月16日。

主诉及病史：感冒烧退后，怕冷怕风1周。有慢性肝病史，素日常易感冒。1周前感冒风寒，始见恶寒发热，身体疼痛，体温38℃上下。服辛凉清解剂并重用生石膏45g后，烧退热大减。

诊查：但觉恶寒怕风加重，口苦，纳少，有汗，头痛鼻塞，清涕间黄稠，周身关节疼痛，苔白稍腻，舌紫暗，脉沉弦无力。

辨证：邪郁少阳，营卫失和。

治法：和解表里，兼调营卫。

处方：柴胡桂枝汤加减。

柴胡 10g　桂枝 10g　白芍 10g　黄芩 10g　半夏 10g　白芷 10g　桑枝 30g　甘草 6g　苍耳子 10g　生姜 3 片　大枣 4 枚

2 月 26 日再诊，上方服 3 剂，药后觉周身舒适，微热恶寒怕风，他症亦明显减轻；但在病愈后 4 天，复感风寒，又发烧至 38℃，且伴有身痛怕风，鼻塞流涕等症状。又进前方去桂枝，加生石膏 30g。药后虽发烧减至 37℃，但恶风寒加重，仍鼻堵流涕，口苦纳少，有汗，周身关节疼痛，苔白，舌暗，脉弦无力。证属体虚复感风寒，再以扶正祛邪，和解少阳兼调营卫之法。

处方：柴胡 10g　黄芩 12g　半夏 10g　党参 15g　桂枝 10g　白芍 10g　陈皮 10g　甘草 6g　生姜 3 片　大枣 4 枚

3 月 1 日三诊，上方服 3 剂，药后烧退，食欲增，恶风寒已无，唯全身乏力不减。前方去黄芩，党参加至 30g。继服 3 剂，病告愈后 1 年未感冒。

【按语】此例体虚感受风寒，初起虽有发热，按常法应予扶正祛邪。由于病初过用发散表虚，以致阳虚益甚，而邪留少阳不解、营卫失和。因用和解表里兼调营卫之柴胡桂枝汤加减而取效。然病愈后复感风寒，又因发烧而医者虽遵前方出入，竟减去温阳祛邪之桂枝，而再次重用生石膏，致使热虽退而恶寒之阳虚证复又加重。此时若不用生石膏，而加大柴胡用量，亦能取得烧退之功效，又无冰伏外邪伤阳之弊，拟方用药方为得当。再者本例如初诊即用扶正之党参，以助气胜邪，则不致延误病，定能早日收效。

【编者评注】孙伯扬教授从医五十余年，经验宏富。对内科疑难杂证有较深研究，尤其对糖尿病、高血压、脑梗死等证之辨治更具独到见解。在高血压一证的研究中提出益气与活血同治，滋肾与平肝并重，化痰与通瘀兼顾的治疗原则有较高的学术价值。

孙桂芝医案

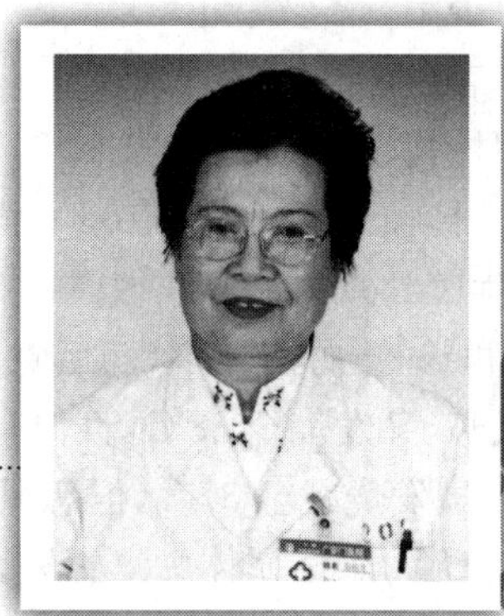

【生平传略】

孙桂芝，1937年生，汉族。中西医结合肿瘤专业，教授，主任医师。山东淄博人。中国中医研究院广安门医院肿瘤科教授，主任医师，博士生导师，享受国务院特殊津贴专家，中医肿瘤医疗中心副主任。山东医科大学毕业后又参加了全国西医离职学习中医班学习，嗣后一直在中国中医研究院广安门医院肿瘤科从事中医临床及实验研究工作。社会兼职：国际癌病康复会理事，中国中西医结合研究会北京分会理事，中西医结合研究会肿瘤专业学会北京分会委员，全国中医药中医康复学会理事等。30多年来一直从事中医及中西医结合肿瘤临床和实验研究工作，在采用中西医两法治疗常见恶性肿瘤方面取得了显著成绩，对胃癌、肠癌、肝癌、肺癌、乳癌、鼻咽癌等探索出一套疗效较好的抗转移防复发的治疗方案及中成药制剂。先后参加主持了国家"六五"、"七五"、"八五"中医肿瘤攻关课题及中医药管理局科研课题，研制出减轻化疗药物毒副反应的"健脾益肾冲剂"、防复发抗转移的"扶正防癌口服液"、减毒增效的"养胃抗瘤冲剂"以及"抗癌Ⅰ号"、"抗癌Ⅱ号"、"益髓胶囊"、"软肝煎"等。先后获得研究院级、部级、国家级科研成果奖9项，培养硕士研究生7名，博士生2名。主要著作：主编《常见肿瘤诊治指南》，合编《中西医结合治疗癌症有效病历选》、《中西医结合防治肿瘤》等。撰写了健脾益肾冲剂治疗晚期胃癌扶正作用的临床与实验研究、扶正防癌口服液合并化疗治疗中晚期胃肠癌临床及实验研究、养胃抗瘤冲剂治疗晚期带瘤胃癌疗效观察等40余篇论文。擅长中西医结合治疗常见恶性肿瘤、癌前病变。

一、疏肝和胃、理气化滞、消癖散积治疗食管癌一例

戴某，男，50岁。

初诊：1979年10月9日。

主诉及病史：食管癌姑息切除术后1个月。患者于1979年9月因食管癌行手术治疗，术中发现，癌组织与周围粘连，纵隔淋巴结肿大，即行手术剥离姑息切除。病理证实：食管鳞状细胞癌，纵隔及周围有淋巴结转移。刻下：心事重重，胸闷胁痛，进食不畅，纳食不香，烧心反酸，口干口苦，大便秘结。

诊查：诊时正值手术后1个月，胸闷胁痛不已，脉象细弦，苔薄黄。

辨证：肝胃不和，气滞上焦。

治法：疏肝和胃，行气化滞，佐以抗癌。

处方：柴胡10g　赤芍10g　杭白芍10g　郁金10g　茯苓10g　白术10g　莪术10g　威灵仙15g　天花粉15g　沉香6g　玫瑰花10g　绿萼梅10g　白花蛇舌草30g

每日1剂，早晚服，连服7剂。

二诊：10月16日。胸闷胁痛减轻，烧心反酸，口苦口干，大便干结均有所好转。治法：在原治法基础上加益气补肾药，枸杞子15g　女贞子15g　太子参15g，每日1剂，早晚服。梅花点舌丹3g，每日3次，饭后服。共服2周。

三诊：11月2日。一诊时的症状基本消失，纳眠可，二便调。唯有近日腰膝酸软。治法：健脾益肾，消癖散积，处方：党参15g　白术10g　茯苓12g　枸杞子15g　女贞子15g　桑寄生15g　生黄芪30g　莪术15g　郁金10g　菟丝子10g　白花蛇舌草15g　半枝莲15g继续服用，每日1剂。并用梅花点舌丹3g，一日3次，与人工牛黄散，每日3次，每次2粒，隔日交替使用。服用半年。

四诊：1980年5月16日。基本无明显不适。为巩固疗效防止复发，根据古代名医张仲景"噎膈、反胃当以脾肾"的理论，仍用健脾补肾，消癖化积法，处方：太子参15g　白术12g　土茯苓15g　枸杞子15g　女贞子15g　全瓜蒌15g　清半夏10g　莪术15g　威灵仙15g　白花蛇舌草30g　半枝莲15g　每剂煎两次，分两日早晚服。加味牛黄散3g，每日3次。坚持服药，每年检查1次，对原方稍有加减，继续服用，服药3年后，正式上班，坚持8小时工作，现已退休。自就诊至今已21年仍能正常生活。

【按语】该患者患食管癌后，因情绪郁闷，而致肝气郁结，疏泄失常，而影响脾胃，纳食不香，胸闷胁痛，久郁化热，口苦口干。为肝胃不和，气滞上焦之证，故初诊时以柴胡、郁金、玫瑰花、绿萼梅疏肝解郁，当归、白芍、赤芍养血活血调肝，茯苓、白术健脾益气，佐以莪术、威灵仙消癖散积以抗癌。

二、健脾益气、补血安神、消积解毒治疗胃癌一例

马某，男，56岁，山东省人，干部。

初诊：1981年7月12日。

主诉及病史：患者于1981年1月出现进行性消瘦，贫血，胃脘胀满，纳食后加重，嗳气陈腐，大便黑而溏，每日1～2次，即于同年5月去某医院就诊，大便潜血"++"，胃镜检查发现胃窦小弯侧肿瘤，表面溃烂易出血，活检病理为胃腺癌，收住院做开腹探查术，术中发现肿瘤部位与周围组织粘连，与胰腺粘连无法剥离，行胃腔肠吻合术。刻下诉：心悸气短，纳差便溏，四肢无力，夜寐不宁。

诊查：面色苍白无华，脉象沉细稍数，苔白，舌质淡胖。

辨证：心脾两虚，正虚邪实。

治法：健脾益气、补血安神、消积解毒。

处方：人参归脾汤加味。

生晒参 10g　白术 10g　黄芪 30g　远志 10g　茯苓 10g　当归 10g　炒枣仁 15g　龙眼肉 10g　仙鹤草 30g　白芷 10g　露蜂房 4g　白花蛇舌草 15g　木香 6g　大枣 5 枚

每日 1 剂，水煎分 3 次服，连服 7 天。

二诊：1981 年 7 月 21 日。服药 7 剂后：睡眠好转，心悸减轻，大便次数减少，但仍不成形。原方加郁金 10g、白屈菜 15g、山药 10g，30 剂，每日 1 剂。并给予梅花点舌丹 3g，肌内注射 501 注射液（本院自制）4ml，一日 2 次。体力增强，食欲增加，大便每日 1 行，胃脘部不适，时而恶心。

三诊：1981 年 10 月 15 日收住院治疗。住院检查，面色无华，消瘦，巩膜皮肤无黄染，上腹部可触及 10cm×8cm 包块质硬，活动度差，无腹水。化验结果肝肾功能正常，血红蛋白 10g/L，白细胞 4.8×10^9/L，血小板 89.5×10^9/L。给予小剂量化疗 5-氟尿嘧啶 250mg，静脉点滴，隔日 1 次。肌注 501 注射液，每次 4mg，每日 2 次。配合中药健脾益肾方：太子参 15g、白术 10g、女贞子 15g、枸杞子 15g、茯苓 15g、大枣 5 枚、淡竹茹 12g、清半夏 10g。每日 1 剂，水煎分次服。连续用药 5 周，无不良反应，自觉胃脘不适好转，胃纳比以前好转，精神佳。化疗后 B 超复查，上腹部肿块缩小，为 6cm×4cm 大小。带汤药和加味西黄丸出院治疗，在家期间自煎“藤虎膏”：藤梨根 30g、虎杖 15g、生薏仁 30g、白芷 15g、蜂房 10g、血余炭 10g。10 剂水煎 3 次，合并药液浓缩成膏状加蜂蜜 500g 调均匀，每次 2 茶匙，每日 2 次。结果病情稳定不变，体重增加，精神体力明显好转。于 1982～1983 年先后住院化疗 3 次。患者带瘤存活 3 年 1 个月，最后因上消化道出血死亡。

【按语】 此例患者已属胃癌Ⅳ期不能手术者，体质较弱，大便潜血持续阳性，肿块侵及胰腺，心悸气短，纳差便溏，四肢无力，夜寐不宁，表现为心脾两虚，正虚邪实。故采用人参归脾汤中的参、苓、术、芪、枣补脾益气，远志、枣仁、龙眼、当归甘温酸苦，养血补心安神，木香理气醒脾使补而不滞，白花蛇舌草，清热散瘀，消痈解毒。诸药合而用之，健脾益气、补血安神、消积解毒。该患者经中西医结合治疗后，带瘤存活 3 年 1 个月，说明中医药在治疗晚期肿瘤，改善症状，延长生存期方面发挥了积极作用。一般而论已属晚期且不能手术者 1～2 年内会死亡。我们采用此法则治疗 80 多例Ⅳ期胃癌，均有不同程度的改善，延长了生存期。

三、温补脾肾、散瘀除痞治疗胃癌一例

梁某，男，41 岁，河北省人，教师。

初诊：1983 年 1 月 12 日。

主诉及病史：因上消化道出血而急诊入院，经外科开腹探查，发现胃体部巨大肿物，与胰腺、腹主动脉粘连，无法切除，由外科转我科保守治疗。刻下：胃脘胀满，隐痛不已，口泛清水，喜温怕冷，纳差便溏，腰膝酸软。

诊查：面色苍白无华，锁骨上淋巴结未见肿大，腹部手术刀口愈合良好，肝脾触及不清，上腹轻度触痛。脉象细稍弦，苔黄，舌红有齿痕。

辨证：脾肾阳虚，正虚邪盛。

治法：温补脾肾，散瘀消痞。

处方：桂附地黄丸加味。

熟地 10g　山药 10g　山萸肉 12g　泽泻 15g　炮附片 6g　肉桂 6g　茯苓 12g　菟丝子 10g　党参 15g　白术 10g　生薏仁 15g　藤梨根 15g　大枣 5 枚　半枝莲 15g　焦楂曲各 15g

一日 1 剂，水煎服，连服药两周，胃脘症状有所减轻，食欲增加，大便软不成形。原方加川断 15g，加服加味西黄丸。每次 2 粒，每日 3 次，饭后服。继续观察两周，患者体质逐渐恢复，精神、食欲均比前好转。左上腹部触及拳头大小肿物，质硬，不活动，边界不清，无腹水。生化检查基本正常，脉象沉细，苔薄白，舌暗红。给中药加化疗治疗。5-氟尿嘧啶 250mg，静脉点滴，每周 2 次。501 注射液 4ml，肌内注射每日 1 次。乌头碱注射液 2ml，肌内注射，每日 1 次。两周后改为健脾补肾，散瘀除痞中药汤剂：

太子参 15g　白术 10g　枸杞子 15g　女贞子 15g　菟丝子 10g　补骨脂 10g　仙鹤草 30g　白芷 10g　蜂房 6g　血余炭 10g　清半夏 10g　淡竹茹 12g。每日 1 剂，浓煎，分次口服，连续治疗 6 周。化疗后复查，自觉症状明显好转，面色红润，体重增加，左上腹肿块明显缩小，呈扁平状。同年 5 月患者带药回家继续治疗。服用加味西黄丸 2 粒，每日 3 次。汤药：

生黄芪 60g　当归 20g　太子参 60g　生薏仁（包煎）60g　枸杞子 30g　女贞子 40g　夏枯草 60g　白花蛇舌草 100g　半枝莲 60g　白芷 30g　蜂房 30g　血余炭 30g　清半夏 30g　郁金 10g　香附 10g　大枣 30 枚，以上中药加水煎煮 3 次，回收药液，蒸发回流浓缩成膏，1 匙，每日 3 次服。加服征癌片，每次 3 片，一日 3 次。自觉恢复良好。

二诊：1983 年 9 月 6 日。服药后恢复良好，纳食佳，眠可，二便调，为巩固疗效，再次住院。给予丝裂霉素 4mg 静脉点滴莫非氏壶中冲入，一周 1 次，5-氟尿嘧啶 500mg，静脉点滴，隔日 1 次，每周两次，长春新碱 1mg，静脉点滴，由莫非氏壶中冲入，一周 1 次，共作 6 周为 1 疗程。化疗中口服扶正冲剂，1 包，1 日 2 次；加味西黄丸 2 粒，一日 3 次。服药后病情大有好转，面色红润而有光泽，体重增加，食欲食量比前明显好转。回当地，曾怀疑胃癌诊断有误。患者经过长期中药或中成药和间断小量化疗，带瘤存活 3 年 6 个月。

【按语】该患者因上消化道出血而急诊入院，经外科开腹探查，发现胃体部巨大肿物，与胰腺、腹主动脉粘连，无法切除，而转由中医保守治疗。就诊时胃脘胀满，隐痛不已，口泛清水，喜温怕冷，纳差便溏，腰膝酸软。脉象细稍弦，苔黄，舌红有齿痕。属脾肾阳虚，正虚邪盛，诸症皆由肾阳不足所致，肾阳为人身阳气的根本，肾阳虚损，则喜温怕冷，纳差便溏，腰膝酸软。肾阳有化气行水的作用，肾阳虚损，不能行水化气，则水液失调而壅滞为患，水湿停滞于内而见胃脘胀满，隐痛不已，口泛清水，故用六味地黄丸壮水之主，加桂、附补水中之火，以鼓舞肾气，以党参、白术、大枣补脾胃之气，如此通过脾肾水火并补，则阴阳协调，邪去正复，肾气自健。更加藤梨根、半枝莲以清热解毒、散瘀、消痞、抗癌之功。在治疗过程中始终注意了健脾补肾，清热解毒，散瘀消痞，抗癌的宗旨而取得较好疗效。

四、健脾养心、益气补血、解毒消痈治疗肠癌一例

刘某，女，48 岁，北京人。

初诊：1982 年 2 月 2 日。

主诉及病史：大便反复带血半年余，曾按痔疮治疗，时好时差，便血越来越严重，经某医院做乙状结肠镜检查，发现乙状结肠和直肠交界处肿物，表面溃烂，肠腔狭窄，活检诊断腺癌，即转某医院行手术治疗。于 1981 年 12 月在该院外科开腹探查，发现肿物与大血管粘连无法剥

离，行降结肠造瘘术，肿瘤未动。手术后恢复良好。就诊时主症：大便稀，1日5～6次不规律，原肛门下坠胀痛，时有血性黏液分泌物，胸闷、心悸、失眠、体倦、食少。

诊查：降结肠腹部造瘘术后，脉象细数，苔白质红。

辨证：心脾两虚，血不养心。

治法：健脾益气，养心安神，解毒消痈。

处方：归脾汤加味。

党参15g　炒白术10g　黄芪30g　龙眼肉10g　远志10g　茯苓10g　炒枣仁15g　广木香10g　大枣5枚　马齿苋15g　槐花15g　地榆12g　柴胡6g　藤梨根15g　焦六曲30g　诃子肉10g，每日1剂，连服15天。

二诊：1982年2月19日。睡眠好转，心悸减轻，进食增加，大便稀。每日2～3次或3～5次，不规律，肛门坠胀，脉象细结代，苔薄白，舌红。原方加郁金10g、儿茶10g、炒黄柏10g，加服加味西黄散，每次2粒，每日3次，饭后服，服药2周。

三诊：1982年3月3日。患者恢复良好，面色红润，精神比前好转，大便不规律。原肛门分泌物较多。脉象细，苔黄，舌红。改方：

党参10g　白术10g　茯苓10g　薏仁15g　黄芪30g　败酱草12g　焦楂榔各15g　炒黄柏10g　苍术10g　白花蛇舌草30g　草河车15g　升麻3g　甘草6g。每日1剂，配合加味西黄散、征癌片。患者相信气功，每天晨起坚持气功锻炼。精神食欲良好，无明显痛苦，每半年去手术医院复查1次，带瘤生存。1983年8月突然从肛门流出污血，无痛苦，腰骶部酸胀，余无不适。动员患者口服化疗药，FT207，每次2片(100mg)，每天3次，坚持治疗两个月，肛门流血停止，腰骶酸胀好转，仍服中药及中成药治疗。面色红润，精神佳，食欲增加，眠可。带瘤存活6年，1987年底死于大出血。

【按语】本例结肠癌便血日久而致心悸、失眠、体倦、食少，心脾两虚，久虚湿热内蕴肛门重坠胀痛，故拟方以参、芪、术、苓、枣补脾益气，木香理气醒脾使补而不滞，龙眼肉、远志、炒枣仁养血补心安神，更用马齿苋、槐花、地榆、柴胡、藤梨根、诃子肉清热除湿涩肠，全方健脾益气，养心安神，解毒消痈。

五、清热利湿、疏肝健脾、消积散聚治疗肝癌一例

肖某，男，49岁，北京市人。

初诊：1972年3月6日。

主诉及病史：两个月前在外院诊断肝癌，并发腹水，辗转多个大医院，无特殊治疗，遂找中医。自诉：腹胀，肝区疼痛，纳差，小便少而黄，大便坠而溏，有排便不尽感。

诊查：搀扶到门诊，面色晦暗，腹隆如蛛，下肢浮肿，腹水征阳性，肝肋下触及，质硬表面结节状，剑下7cm。巩膜轻度黄染，下肢凹陷性浮肿，口干不欲饮，苔黄腻，舌质红绛，脉象弦数重取无力。

辨证：肝胆湿热，水湿内停。

治法：清热利湿，疏肝健脾，消积散聚。

处方：茵陈蒿汤合五苓散加味。

茵陈30g　炒山栀15g　猪苓30g　茯苓15g　泽泻15g　杏仁10g　车前子15g(包煎)　龙葵15g　桃仁10g　赤芍10g　郁金10g　广木香10g　半边莲15g　延胡索10g

甘草 6g

1 日 1 剂，水煎分两次服，连服 7 剂。

二诊：5 月 13 日。服药后，腹胀减轻，小便增多，大便好转，下肢浮肿减轻，但仍有腹胀，纳差。脉象弦细稍数，苔黄腻，舌质红绛。原方加枳壳 10g、川朴 10g、蝼蛄 1 对、商陆 10g，继进 7 剂。小便由赤转黄，量明显增多，腹胀明显好转，有饥饿感，食量增加，精神好转。

三诊：5 月 23 日。已能自己走进诊室。但仍为面色晦暗，腹水中等量，小便黄，大便每日 2～3次。中药汤剂：

党参 12g　白术 10g　土茯苓 30g　川朴 10g　枳壳 10g　薏仁 30g　八月札 12g　水红花子 10g　猪苓 30g　车前子 15g(包煎)　半边莲 15g　虎杖 15g　藤梨根 15g

一日 1 剂，给予鳖甲煎丸 1 丸，一日 2 次，加强软坚散结，活血祛瘀之功。治疗 1 个月后，病情大有好转，腹水明显减少，但肝区疼痛明显，小腹冷痛，喜按喜温，下肢怕寒，舌红绛，苔褐黄，出现上热下寒症状。按原方继服加肉桂 6g，合龟龄散每次 2g，一日 2 次，同时给予加味西黄散，每次 2 粒胶囊，每日 3 次，饭后服。病情稳定，食量增加，体质大有好转，下肢浮肿消退，能自行活动。

四诊：1973 年 4 月 18 日。因服药后病情稳定，食量增加，体质大有好转，下肢浮肿消退，能自行活动。去西医医院复查，曾被否定原诊断。认为是肝硬化腹水，患者自行停药 2 个月，既往症状再次出现，腹水增加，巩膜黄染，小便短赤，大便发黑，一日 2～3 次，肝区疼痛，失眠，纳差。再次来我科诊治，经中药平肝饮：

太子参 15g　白术 10g　土茯苓 30g　陈皮 10g　广木香 10g　郁金 10g　柴胡 10g　茵陈 30g　猪苓 30g　赤小豆 30g　八月札 15g　凌霄花 12g　生山楂 12g　白花蛇舌草 30g，一日 1 剂，给予克癥坚丸（本院自拟方）1 丸，一日 2 次，合龟龄散 2g，一日 2 次，症状逐渐好转，患者带癌已存活 18 年。

【按语】《诸病源候论》指出："癥瘕积聚，病因为寒温不调，饮食不节，阴阳不和，脏腑虚损，并受风邪留滞不去而成也"。由此可知肝积之成，可因寒温不调，饮食不节，阴阳不和，脏腑虚损。肝癌已成，肝失疏泄条达之功，又使脾胃运化失职，水液失调而积聚，久之生热。故茵陈、炒山栀、半边莲、猪苓、茯苓、泽泻清热利湿，桃仁、赤芍、郁金、延胡索、广木香、甘草疏肝理气健脾，共奏清热利湿、疏肝健脾、消积散聚之功。

六、清胃健脾、活血止痛、散积消聚治疗胰腺癌一例

朴某，男，59 岁。

初诊：1987 年 11 月 2 日。

主诉及病史：逆源病史于 7 月初开始左上腹疼痛，纳差，消瘦。行 B 型超声波检查，发现胰尾实性占位病变，考虑为胰腺癌。1987 年 9 月 15 日行手术治疗，切除胰尾部肿瘤及脾脏。术后病理：高分化腺癌，腹腔淋巴结转移。10 月初又感上腹部疼痛，以左上腹为重，持续性疼，阵发性加重，伴有恶心，不思饮食，溲黄便结。B 超及 CT 检查发现胰体部肿物，约 4.9cm×3.6cm 大小，诊为胰腺癌术后复发。

诊查：腹痛如引，巩膜黄染，脉象弦滑，舌质暗红，苔黄腻。

辨证：脾胃湿热，瘀毒内阻。

治法：清胃健脾，活血止痛，散积消聚。

处方：茵陈 30g　栀子 15g　龙胆草 10g　茯苓 12g　白术 12g　泽泻 15g　莪术 10g　桃仁 10g　延胡索 10g　龙葵 12g　蛇莓 15g　蜀羊泉 15g　焦曲楂各 15g。水煎服，每日 1 剂，14 剂。

二诊：1987 年 11 月 22 日。服 14 剂后上述症状明显缓解，黄疸基本消失。治以前方化裁，加生黄芪 30g、生薏仁 30g、当归 10g，服用 3 月余，并合用化疗 MF 方案 3 个周期。经 B 超 CT 检查胰体肿物明显缩小。继续中药治疗。

三诊：1988 年 9 月 6 日。门诊复查，肝、肾功能、血象、二便均正常，腹部 B 超未发现胰腺肿物，腹腔淋巴结不大。肝脾无异常，给予征癌片（夏枯草、草河车、山豆根、生黄芪、生薏仁等）合加味西黄丸，带药回当地继续巩固治疗，未见复发，身体状况一直良好。

【按语】该患者为晚期胰腺癌病人，手术后出现复发，初诊病机为湿热困脾，瘀毒内阻，故以茵陈、栀子、龙胆草、龙葵、蛇莓、泽泻清热祛毒除湿，更以茯苓、白术健脾渗湿，莪术、桃仁、延胡索化瘀散结止痛。二诊后根据前人张洁古"养正积自除"和"扶正以祛邪"之说，在前法基础上加用健脾益气之品以扶助正气，气血两补，消瘀化积以治癌。

七、滋阴清热、化痰散结治疗鼻咽癌一例

蔡某，男，44 岁，教师。

初诊：1988 年 1 月 4 日。

主诉及病史：因鼻咽癌经放射治疗 1 年后复发，颌下淋巴结转移，面神经受侵犯，转来我院门诊就诊。诊时：头痛，流脓鼻涕带血，下颌关节固定，张口困难，口眼歪斜。已失去再放疗机会。要求中药治疗。

诊查：双侧颈部和面颊部有放疗留下的色素沉着斑，局部僵硬，下颌处有肿大淋巴结，质较硬尚能活动，左眼不能闭合，左侧鼻唇沟变浅。脉象细弦，苔剥脱，舌鲜红有裂纹。

辨证：热毒伤阴，痰核累聚。

治法：滋阴清热，化痰散结。

处方：生地 12g　元参 15g　双花 30g　连翘 15g　夏枯草 15g　山豆根 10g　射干 10g　川芎 10g　赤芍 10g　白花蛇舌草 30g　芦根 30g　浙贝母 10g　焦三仙各 10g　生薏仁 15g

1 日 1 剂，15 剂，水煎服。牛黄醒消散（雄黄、人工牛黄、乳香、没药等），每次 2 粒，每日 3 次。

二诊：1988 年 1 月 28 日。服药两周后，自觉症状减轻，鼻流脓涕明显减少，下颌肿大淋巴结有所缩小，但仍有头痛，进食困难，口干，脉象细弦，舌质鲜红。原方加菊花 10g、蔓荆子 10g、葛根 15g，牛黄醒消散每次 2 粒，每日 3 次，继续服药两周。

三诊：1988 年 2 月 14 日。头痛减轻，偶有面部抽痛，鼻腔分泌物明显减少，只能进半流食，张口困难。患者要求服中成药，改服扶正解毒冲剂（生地、双花、元参、生芪、枸杞子、黄芩等），每日 2 次，每次 1 包，合牛黄醒消散，每次 2 粒，每日 3 次，坚持服药，无特殊不适，颌下淋巴结无增大。

四诊：1989 年 1 月因感冒后发烧，诱发头痛，流涕，咳嗽，吐黄黏痰，舌苔薄黄脉象浮数。

处方：芦根 30g　杏仁 10g　冬瓜仁 10g　生薏仁 15g　双花 30g　桑叶 10g　野菊花 10g　白芷 10g　桔梗 10g　白花蛇舌草 15g　白屈菜 15g　僵蚕 10g

连服7剂，以上症状基本好转。发现右腮近下颌角处皮下结节，大小约1.5cm×1cm，无红无痛，不活动，建议拍颅底片。结果：颅底骨质破坏，腮部结节未与其有关。继续中药治疗。

生地12g　山萸肉12g　土茯苓15g　生牡蛎15g　生薏仁15g　石上柏30g　枸杞子15g　土贝母12g　半枝莲15g　生山楂12g　焦三仙各10g　夏枯草15g　锦灯笼10g

1日1剂。加服加味西黄丸(麝香、人工牛黄、乳香、没药、三七粉、山慈菇等)，每次2粒，每日3次，饭后服。扶正解毒冲剂，每次1包，每日2次。随访11年身体状况良好，能工作半日。

【按语】鼻咽癌属中医"鼻渊"范畴。该患者肺胃火盛，又曾接受放射治疗，两者均能助火动血，损伤鼻中血络，血随热涌则鼻衄。方用生地、元参、双花、连翘、夏枯草、白花蛇舌草、芦根、山豆根、射干养阴清热，解肺胃之热毒，以泄火解毒，川芎、赤芍配以浙贝母、生薏仁、夏枯草、牛黄醒消散，软坚散聚，化痰散结。诸药合用共奏清热滋阴，化痰散结之妙。

八、健脾益气、清热化痰、散结消积治疗肺癌一例

沙某，男，43岁，大学教师。

初诊：1983年8月15日。

主诉及病史：1982年3月反复感冒，咳嗽，发烧，经抗炎治疗症状缓解，但时常反复，咳痰中偶有血丝。同年4月在当地医院检查，X线拍片发现右肺门处阴影，边缘不整，肺纹理增重。给予抗痨治疗一个月，再行拍片，肿物未见缩小，症状无缓解。乏力，纳差，消瘦，咳嗽，胸骨后闷痛，疑为肺癌。同年7月行支气管镜活检，证实为"肺腺癌"，为中心型，无法切除，在北京某医院行化疗治疗，方案为"MFV"方案，症状有所缓解，咳嗽减轻，痰中血丝消失，X片提示肺门阴影有缩小，断层测量缩小不足25%，稳定出院。于1983年8月发现右锁骨上有肿物，胸闷，气短，咳嗽加重，吐白黏痰。转来我门诊，就诊时除以上症状外，纳差，便溏。

诊查：面色苍白无华，右锁骨上肿块明显，约4cm×3cm，多个淋巴结融合在一起。听诊右肺呼吸音低，无干湿啰音，脉象沉细数，苔白腻，舌质淡红。

辨证：肺脾气虚，痰湿凝聚。

治法：健脾益气，清热化痰，散结消积。

处方：党参12g　白术10g　百合10g　茯苓15g　陈皮10g　清半夏10g　生薏仁15g　浙贝母10g　桔梗12g　夏枯草15g　山海螺10g　草河车15g　败酱草12g　白花蛇舌草15g　甘草10g

1日1剂，水煎分2次服。连服7剂。

二诊：食欲增加，咳痰比前好转，二便正常，仍有咳嗽，胸闷，眠差梦多，脉象细数，苔白，舌质淡红有齿痕。原汤药方加杏仁10g、僵蚕10g、远志10g，继续服14剂。给予加味西黄散，每日2次。1983年11月收住我科行中药加化疗治疗。以AFM方案化疗同时配合中药以补肺健脾，益气升血，生黄芪30g、当归10g、生地10g、党参15g、白术10g、土茯苓15g、清半夏10g、桔梗10g、杏仁10g、冬虫夏草6g、甘草10g。1日1剂，浓煎分两次服，化疗反应不明显。化疗后X片复查，肺部阴影无明显改变，右锁骨上淋巴结稍有缩小，咳嗽等症状减轻。化疗结束后，患者要求带药回当地治疗。

带方：芦根30g　桃仁10g　杏仁10g　冬瓜仁10g　生薏仁15g　鱼腥草30g　僵蚕10g　百部15g　桔梗12g　浙贝母12g　太子参15g　仙鹤草15g　白花蛇舌草15g　草

河车 15g，30 剂。又给予人工牛黄散 1 料，每次 2 粒，每日 3 次。患者精神好转，食量增加，右锁骨上淋巴结明显缩小，大者 1.5cm×1cm，小者 1cm×0.5cm，质硬，不痛，不影响颈部活动，并能坚持轻工作，此后坚持服中药或中成药，带瘤存活 4 年零 2 个月。患者死于感冒发热并发感染。

【按语】本例患者肺脾气虚气阴两虚，是肺癌常见的临床证型。肺合皮毛，司呼吸，且为娇脏，不耐寒热，故感受外邪，首先犯肺。因“肺为贮痰之器”，故不管肺之寒热虚实，阴阳表里，凡病之后，必多痰聚，壅闭肺络，而见咳嗽、胸闷气短，咯血。脾“为生痰之源”，脾虚不能散精，肺因之更虚，故以党参、白术、百合、茯苓甘润之品健脾，使肺清肃之令得行。更用茯苓、陈皮、清半夏、浙贝母、桔梗、甘草化痰止咳，又结合现代药理研究之结果，采用夏枯草、山海螺、草河车、败酱草、白花蛇舌草抑制肿瘤细胞的生长，促进机体的抗病能力。在该患者的治疗中坚持攻补兼施，长期用药，不可仅限于肿块本身的缩小，而要重视维护正气，调动机体的抗病能力。

九、清热涤痰、宣肺宁心治疗肺癌一例

左某，男，51 岁，大学讲师。

初诊：1984 年 7 月 22 日。

主诉及病史：自 1984 年春节后无明显诱因出现胸内刺痛，时发时止，尤在夜间加重，服止痛药片可缓解，曾按冠心病治疗无效，日渐消瘦，2 个月内体重减轻 5kg，疲乏无力，胸痛，咳嗽，痰中带血。在当地医院拍 X 片，发现右肺中外部有阴影，周围毛刺状，并有肺门淋巴结肿大。转来北京肿瘤医院行支气管镜检查，活检病理诊断为右肺小细胞未分化癌，劝其住院治疗。患者恐惧化疗自动出院，要求中医药治疗。初诊时：胸痛，胸闷，咳嗽无痰，消瘦，乏力，心悸失眠，既往有毒化学物质长期接触史。

诊查：脉象细稍数，舌质红，苔黄腻。

辨证：痰热互结，邪气凌心。

治法：清热涤痰，宣肺宁心。

处方：瓜蒌 15g　清半夏 10g　黄连 5g　薤白 10g　橘红 10g　桔梗 10g　苏梗 10g　浙贝母 10g　冬花 10g　夏枯草 15g　鱼腥草 15g　延胡索 10g　郁金 10g　草河车 15g　莲子心 6g　甘草 10g。每日 1 剂，水煎浓缩，分 2 次服，连服 15 剂。

二诊：1984 年 8 月 16 日。服药后胸痛好转，胸闷减轻，眠可，食欲增加，精神改善。收住院中药加化疗治疗。于同年 8 月 19 日开始化疗，第 1 疗程 VEP 方案，VCR1mg，静脉点滴中冲入；Endoxan800mg，静脉滴注，均为一周 1 次。泼尼松 30mg，一日 2 次，每周递减 10mg，共用 6 周。配合中药，X 线拍片检查，肿瘤没有完全消失。放疗 5 周，因血象降低在正常以下，肝功能 GPT 增高，恶心、食欲不振，口干、咽燥有所加重，咳黄痰，遂停止放疗。在放疗期间配合滋阴清热，解毒抗癌中药：

沙参 15g　麦冬 15g　天冬 12g　双花 15g　连翘 10g　板蓝根 15g　生芪 30g　生薏仁 30g　生地 12g　枸杞子 15g　清半夏 10g　淡竹茹 10g　甘草 10g

一日 1 剂，放疗期间一直服用。X 线拍片复查，肿物基本消失，两肺纹理增重。为巩固治疗，给予千金苇茎汤合百合固金汤加味：

苇茎 30g　桃仁 10g　杏仁 10g　冬瓜仁 10g　生薏仁 15g　百合 10g　生地黄 12g　沙参 15g　百部 15g　川贝母 12g　鱼腥草 15g　桔梗 12g　生芪 30g　紫菀 10g　败酱草

12g　草河车 15g，配以加味西黄散，辅以气功调息气血，及饮食治疗，治疗 2 年后，患者坚持边治疗，边工作。目前已移居国外，身体情况良好，如常人一样生活，自患病至今已 16 年。

【按语】该例患者是采用中西医结合治疗，其病理诊断为右肺小细胞未分化癌，对化疗敏感疗效好。中医病机属于痰热互结，邪气凌心故用黄连、冬花、夏枯草、鱼腥草、草河车、莲子心苦寒泻心清热，瓜蒌、清半夏、橘红、桔梗、苏梗、浙贝母清热化痰，宽胸开结。在化疗、放疗期间配合气阴兼顾，清热化痰之中药。坚持中西医结合，长期治疗，必定取得良好疗效。

十、疏肝理气、软坚散结治疗乳腺癌一例

肖某，女，38 岁。

初诊：1982 年 4 月 8 日。

主诉及病史：1977 年 6 月发现左乳腺肿物，同年 8 月行改良根治术，病理报告为腺癌。术后未进行其他治疗。1982 年 3 月发现手术部位有肿块隆起，边不清中等硬，约 1.0cm×1.5cm，取活检病理为转移性腺癌。因恐惧化疗，遂找中医治疗。刻下心烦急躁，纳食少，胸胁胀痛。

诊查：脉象弦细，苔薄黄。

辨证：肝郁气滞。

治法：疏肝理气，软坚散结。

处方：炒柴胡 7g　当归 10g　杭白芍 12g　香附 7g　郁金 10g　青陈皮各 9g　草河车 15g　夏枯草 15g　白花蛇舌草 15g　山慈菇 10g　生牡蛎 15g。中成药加味西黄丸胶囊 2 粒，每日 2 次。服药半年肿物未见长大，症状缓解。

二诊：1983 年 2 月 5 日。自 1 月开始咳嗽，胸疼，腰疼，活动后加重，心烦，面红目赤，小便短赤，舌质暗，有瘀斑，脉象弦数。胸片正侧位：双肺转移癌。证属瘀毒壅肺，遂以活血化瘀，清热解毒法。处方：桃红四物汤，银花甘草汤加减。

桃仁 7g　红花 10g　赤芍 12g　延胡索 12g　郁金 12g　银花 30g　甘草 3g　公英 12g　紫花地丁 12g　草河车 15g　半枝莲 15g。水煎服，24 剂。

三诊：1983 年 3 月 5 日。服药 24 剂后疼痛减轻，但仍有咳嗽，痰稀色白，气促，浮肿，腹胀，便溏，四肢无力，舌质淡红，苔厚边有齿痕，脉象濡无力。证属肺脾两虚型。治以益肺健脾，解毒去邪。

处方：党参 30g　白术 12g　茯苓 15g　清半夏 12g　桑皮 10g　桔梗 6g　生薏仁 15g　苇茎 15g　冬虫夏草 6g　草河车 12g　川贝 12g　焦曲楂各 15g。中成药加味西黄丸胶囊 2 粒，每日 2 次。服药半年病情稳定。未再服药。

四诊：1985 年 2 月 3 日。停药 12 个月后于 1984 年 12 月开始头疼，恶心，呕吐。脑 CT 检查，颅内占位病变，脑转移，行全脑放射治疗，放疗中口干，头晕，纳呆，便干，脉数，苔黄，伍用扶正解毒冲剂，养阴清热，凉补气血，减轻了化疗反应，使放疗顺利完成。放疗后肿瘤缩小，但仍有头晕，目眩，心悸气短，神疲乏力，纳少腹胀。舌质淡，脉象沉细无力。辨证：气血双亏，予以补气养血，佐以抗癌。处方：益气养荣汤，当归补血汤加减。

党参 15g　炒白术 12g　茯苓 15g　炙甘草 3g　陈皮 9g　当归 10g　地黄 12g　杭白芍 10g　香附 7g　川贝 12g　黄芪 30g　丹参 15g　白花蛇舌草 15g　山慈菇 12g。中成药加味西黄丸每次 2 粒，每日 3 次。连续服药 2 年。于 1987 年 1 月 12 日因癌组织全身扩散，局

部复发，双肺转移，脑转移，骨转移等恶病质，全身衰竭死亡。

【按语】此例患者乳腺癌术后5年复发转移后，开始接受中医治疗，在双肺转移后接受中医治疗生存4年，脑转移后生存2年1个月。由此给我们的提示是：乳腺癌即使早期作根治术也应定期检查。很多学者都认为：癌症局部复发和远处转移都说明癌症患者虽经各种治疗后仍难避免体内没有残存的癌细胞，为防止万一，术后应接受其他治疗。临床常见许多中晚期患者，经中医治疗后，带瘤生存多年，有的在姑息术后亦生存多年未见复发或转移，但有的患者在术后或放化疗后不久即出现复发或转移。这些除与手术的彻底性癌瘤的病理类型和生物学特性有关外，更重要的是与患者自身的防御功能及整体功能的下降和失调有关，所以，有效的防止复发和转移，除了做彻底的根治术，使无残留的瘤细胞外，更重要的是提高机体的抗病能力和抗癌能力，保持内环境的稳定和平衡，此时采用中医中药进行辨证施治，可取得理想的效果。

【编者评注】孙桂芝教授本系西医院校毕业，离职学习中医班毕业后一直从事中医临床及实验工作，30多年来中西医结合对肿瘤治疗有很深造诣，积累了很多宝贵经验。不仅使众多中晚期癌症患者带瘤存活多年并提高了患者的生活质量，而且也不乏彻底治愈癌症的典型病例。究其原因，不外乎遵循辨证论治的基本规律、巧妙地运用中西医结合和因人制宜的圆机活法。所举十例医案，看似轻描淡写，但仔细体味，却是平淡中出神奇。

杜怀棠医案

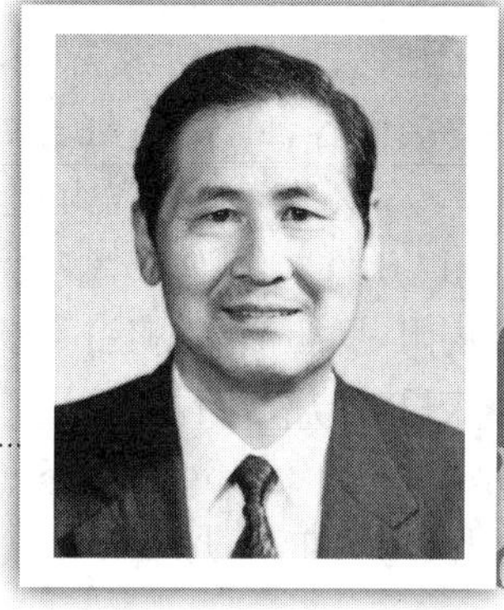

【生平传略】

杜怀棠，男，1935年生，北京人，汉族。中医内科教授、主任医师、博士生导师。1963年7月毕业于北京中医学院，并留校在附属东直门医院，一直从事内科医疗、教学、科研工作。1973年9月～1974年8月在北京协和医院内科进修心、肾、呼吸专业。1985年12月～1993年10月任北京中医药大学附属东直门医院院长兼中医系主任。1995年～1999年曾先后在西班牙、美国从事医疗工作三年。曾历任中华中医学会内科分会委员、急诊分会委员，全国中医内科热病专业委员会主委。中国老年学学会中医研究委员会副主委。北京中医药学会内科分会副主委。《中医杂志》、《中国中医药学报》特邀编辑。《中国中医急症》杂志编委。

在治学方面，既注重学习中医经典著作，又注意收集历代医家验案精华，同时对现代科技成果亦尽力摭取，取长补短学以致用，不断提高自己临床水平。在多年临床实践中，坚持整体观念、辨证施治，深切体会到，不管治急性病还是慢性病，灵活运用中医综合疗法，将内治外治、药物非药物疗法结合起来，才能收到理想效果。“百病生于气”，在临床治病过程中，疏通气机，调和阴阳气血也是不可忽视的治则，即使以虚衰为特征的老年病，施补亦当调补或通补，切忌纯补或峻补。

重视医疗，亦重视教学科研，在急症热病、老年病领域，先后培养硕士、博士研究生15名，承担多项国家科委、教委科研课题，先后获部、局级科技进步奖5项，曾发表学术论文40多篇，主编及合编中医著作约八部。

一、大柴胡汤加味治愈急性胰腺炎一例

邹某，女，42岁。

初诊：1984年4月20日。

主诉及病史：怕冷发烧两天，上腹痛半天。两天前感受风寒，发热头昏，不思饮食，自服藿香正气丸、感冒清热冲剂，诸症好转。昨晚因家务矛盾郁怒不畅，整夜难眠，今晨突发上腹部绞痛，恶心欲呕，发热恶寒、头身不适，遂来急诊；当时主症：上腹痛胀拒按，胸闷泛恶，时有呃逆，口苦纳呆，大便干结二日未引，小溲赤少，发热微恶风寒，时有汗出，烦躁易怒。

诊查：急性疼痛面容，目赤，舌红苔黄腻，脉弦数。体温37.8℃，血压110/70mmHg，两肺呼吸音清晰，心率95次/分，心律齐，心电图正常，肝脾未触及，上腹压痛，无肌紧张。化验：血白细胞12×10^9/L，中性粒细胞80%，血淀粉酶4560U，尿淀粉酶920U，西医考虑急性胰腺炎。

辨证：湿食内阻，肝胆郁滞，腑引不畅，疏泄失常。

治法：和解表里，清热通腑。

处方：柴胡12g　赤芍15g　黄芩12g　法半夏10g　枳实10g　生大黄5g(后下)　葛根15g　生石膏30g(先下)　丹参10g　郁金10g　厚朴10g　炙甘草5g　生姜3片　大枣5枚

3剂，水煎服，每日1剂。饮食宜清淡易消化。

二诊：4月23日，药后大便通，上腹胀痛明显减少，寒热亦解，仍有胸闷呃逆，大便解而不畅，苔腻脉弦，尚心境愁郁，头晕心烦，时悲伤欲哭，夜难入睡，眠而不实，乱梦纷纭，查体温36.7℃，血白细胞8.2×10^9/L，中性粒细胞72%，继以前方化裁。

柴胡10g　赤白芍20g　黄芩10g　法半夏10g　枳实10g　生大黄5g　当归10g　陈皮10g　莱菔子15g　浮小麦30g　炙甘草6g　大枣5枚　茯苓15g　远志6g

3剂，水煎服，每日1剂。

三诊：4月27日，大便通畅，腹胀腹痛基本控制，食欲渐增，呃逆已少，昨天月经来潮，量少色暗有块，时有腰酸，少腹隐痛，心烦胸闷，夜眠不安，舌红苔黄，脉弦细，肝郁好转，胃腑和降，主症近解。经潮未畅，表明气血瘀滞情况未缓，改以加味逍遥散化裁。

丹皮10g　焦栀子10g　当归15g　赤芍15g　柴胡10g　茯苓15g　生白术15g　枳壳10g　制香附10g　炙草5g　益母草20g　生姜3片　薄荷5g

5剂，水煎服，每日1剂。

四诊：5月4日，服上方3剂后，月经量增色转鲜红，血块明显减少，腰酸腹胀痛均缓，心烦胸闷失眠也好转。肝胃不和、胃气壅滞情况未波动，复查血清淀粉酶165U，尿淀粉酶283U，急性胰腺炎告愈。后用加味逍遥丸、安神补心丸，调理善后。

【按语】本案急性胰腺炎，根据其临床表现，从中医角度分析，乃为伤食感冒未愈，又挟肝胆郁滞、胃失通降、湿食气血结阻，内外合邪致病，证属少阳阳明合病，故选用大柴胡汤加味施治，方中加葛根、石膏合柴、芩、夏，以清解少阳阳明郁热；厚朴合枳、军泻热通腑下气宽中，乃小承气意；丹参、郁金合芍、草以加强活血化瘀解痉止痛。故全方内攻外攘、通达表里、调和气血，切中病机，6剂药后即收全功。

二、掌握标本缓急、兼顾肺脾肾治疗喘证二例

例一　张某，男，47岁，农民。

初诊：1987年10月15日。

主诉及病史：喘咳胸憋3年多，每年秋凉必作，近一周再次发作。患者于1984年秋收时，因劳倦过度，夜卧露宿，感受风寒，遂见咳嗽缠绵不愈，受凉即发，后伴痰鸣气喘，已连续3年秋

冬皆发作。曾经某医院诊为慢性喘息性支气管炎，用消炎镇咳，解痉平喘药有近期疗效，但极易反复发作，要求服中药治疗。

就诊时症情：喘息咳嗽一周，多白黏痰，咯之不爽，喉中痰鸣，胸满，夜难平卧，恶风寒，不发热，时泛恶，欲呕，大便溏薄，日 2、3 次。

诊查：形体肥胖，面黄不华，痰鸣气粗，舌质暗红，苔白腻，脉细滑而数。胸廓对称无畸形，两肺散在哮鸣音，心率 95 次/分，心律齐，体温 36.8℃，血白细胞总数 9×10^9/L，中性 80%。肝脾未触及。胸透两肺纹理增重。西医诊断符合慢性喘息性气管炎急性发作。

辨证：久喘久咳、肺脾两虚；外邪引动，痰饮迫肺。

治法：宣肺解表，止咳平喘。

处方：杏仁泥 12g　苏叶 10g　橘红 10g　清半夏 10g　前胡 10g　桔梗 6g　黄芩 10g　牛蒡子 15g　苏子 10g　浙贝母 10g　茯苓 15g　生甘草 5g

4 剂，水煎服，每日 1 剂。

二诊：10 月 20 日，进上方 4 剂，肺气得宣，咳痰爽利，喘咳胸满喉阻均减，恶风寒，头身酸楚等表证均解，肺内哮鸣音亦减少。痰涎量仍多，动则喘甚，汗出，纳呆泛恶，大便溏，苔白腻，脉滑缓。虽肺卫得宣，但痰浊阻肺、脾失健运情况不见好转，改拟运脾化痰，降气定喘：

茯苓 15g　桂枝 10g　炒白术 12g　炙甘草 5g　陈皮 10g　清半夏 10g　苏子 10g　冬瓜子 15g　黄芩 10g　厚朴 10g　当归 10g　神曲 15g　地龙 10g

7 剂，水煎服，每日 1 剂。

三诊：10 月 29 日，又服 7 剂药后，痰少，喘咳近平，腻苔已化，食欲增加，仍大便溏薄，肢倦乏力，故于前方去厚朴、当归，加太子参 15g、炒苡仁 30g、白芍 10g，再水煎服 6 剂，喘咳基本控制，大便不成形，日 1 次。两肺哮鸣音消失。后嘱病人用参苓白术丸，益脾保肺，缓图固本。间断服丸剂 1 个半月，喘咳未见反复，精神好，体力增，食便如常。1990 年国庆节时，见到该患者，知其 3 年来喘咳未发作，并能胜任一般农业劳动。

例二　于某，男，54 岁，干部。

初诊：2001 年 11 月 6 日。

主诉及病史：气喘咳嗽反复发作 6 年余，近 1 周喘息痰阻不能平卧。缘 6 年前因感冒咳嗽不愈，后伴气喘痰多，逢秋冬气候突变，受风寒必作。曾到西医院就治，诊为慢性气管炎、肺气肿。一周前因感受风寒、喘咳宿疾发作、喘息咳嗽，咯白黏痰，喉中痰鸣，胸满气逆，夜难平卧，大便 3 日未引，伴咽干喉痒，恶风寒，手足不温，喘而汗出，时有胃脘隐痛，不思食，夜溲多。有慢性胃炎史。

诊查：喘息态、张口抬肩，下肢不肿，唇甲青紫、舌质淡暗、苔白厚腻、边有齿痕，脉细滑而数。胸廓桶状、两肺散在干啰音、哨笛音，心率 102 次/分，心律齐，多瓣膜未闻及病理性杂音，肝脾未触及。血常规：血白细胞总数 8.2×10^9/L，中性 76%，其他均在正常范围。尿常规(一)，胸部 X 线检查：符合慢性支气管炎表现。

辨证：喘咳数载，肺肾两虚，痰浊内阻，外邪引动。

治法：宣肺化痰，降逆平喘，佐以和血解痉。

处方：炙麻黄 6g　北杏仁 12g　牛蒡子 10g　白果 10g　黄芩 10g　苏子 12g　葶苈子 15g　姜半夏 10g　厚朴 10g　茯苓 15g　山药 30g　橘红 10g　当归 10g　白芍 15g　炙甘草 5g　地龙 10g

7 剂，水煎服，每日 1 剂。嘱避风寒。

二诊：2001年11月14日，上方7剂后，黏痰变稀易咯出，痰鸣轻，喘咳大减，夜能平卧，眠安，纳增，唯肢倦乏力，散步时尚觉气喘汗出，前方去白芍，加太子参15g、浙贝母10g，以益气运脾化痰。

三诊：2001年11月20日，又服6剂，喘咳基本控制，白痰量多易咯出，尚有大便结滞不畅，舌暗苔厚腻，脉细滑，继宗前法。

炙麻黄6g　白果10g　杏仁泥12g　苏子10g　黄芩12g　姜半夏10g　厚朴10g　葶苈子15g　牛蒡子15g　山药30g　当归12g　莱菔子15g　炙甘草5g　地龙10g　橘红10g　茯苓15g

四诊：2001年12月4日，上方水煎服14剂，证情稳定，喘咳近平，痰少纳增，大便通畅，唯上午外出散步遇冷风吹后，咽喉紧，胸满欲喘样，腰酸胫软，乏力易汗，舌质暗、苔薄腻、脉沉细。后以前方为基础加补骨脂15g，炒杜仲12g，配蜜丸常服，缓图固本。10剂，共为细末，炼蜜为丸，每服6g，一天3次。并嘱坚持户外活动，上午练呼吸保健操、下午适度散步。

2003年2月10日随访：患者1年多来，先后服所配蜜丸5个多月，并坚持适度的锻炼，证情基本稳定，体质明显增强，去年入冬时感冒一次，咳喘咯痰但程度轻，自服中成药后，1个礼拜就好了。

【按语】上述两个案例，均为慢性气管炎，例二合并肺气肿。两例均有反复感冒，诱发咳、痰、喘病史，属于中医“喘咳”、“痰饮”病范畴，虽然病程长短不一，并发症有别，但综合脉证分析，均属虚中挟实，本虚标实证。例一为肺脾气虚、风寒外闭，痰饮上壅，病在上、中二焦，病程较短、病情较轻，治愈容易。例二系由肺脾及肾，有肾不纳气表现，病及下焦，病程较长，病情较重，治愈困难。正如《景岳全书·杂证谟》中说：“凡虚喘之证……若肺脾气虚者，不过在中、上二焦，化源未亏，其病犹浅。若肝肾气虚，则病出下焦，而本末俱病，其病则深……。”治疗方面，两例均本着标本兼顾原则。例一肺脾气虚、风寒闭肺、痰浊阻肺突出，故开始以杏苏散合二陈汤化裁，先疏表宣肺化痰，待表寒解、肺气宣之后，去宣解药，加苓、桂、术诸品，着重运脾化痰，10剂药即喘定咳平。最后以参苓白术丸健脾保肺固本收功。例二肺脾肾俱病，治以定喘、二陈汤加补肾纳气大复方。肺脾肾同治，定喘汤为治肺寒膈热喘证良方，二陈汤乃是痰饮咳喘通治剂，加牛蒡子、葶苈子、厚朴有助清肺利咽、除痰定喘；佐山药、补骨脂、杜仲以补肾纳气定喘。此外，慢性反复发作性喘咳病，必然导致气虚血瘀络阻，故我常用当归、芍药、地龙，和血通络、祛瘀解痉定喘，每获良效。

三、益肾平肝、镇潜通络法治疗高血压、高血脂一例

高某，男，46岁，干部。

初诊：2001年11月6日。

主诉及病史：经常头晕头昏，走路不稳已四、五年，近日又伴肩背酸沉。4～5年前，工作紧张，夜眠少，后渐感头晕头重，查血压180/100mmHg，西医诊为高血压，曾服复方降压片等药，症情时有波动，眩晕头重足轻，肩、背、颈部酸紧，失眠、心悸等未能控制，血压多在180～200/100～120mmHg之间，于2001年10月30日查血胆固醇5.58mmol/L（正常2.50～5.20mmol/L），甘油三酯2.18mmol/L（正常0.45～1.72mmol/L），高密度脂蛋白1.23mmol/L（正常0.78～2.20mmol/L），低密度脂蛋白4.01mmol/L（正常1.10～3.60mmol/L）。心电图大致正常，颈椎相C_{5-7}有骨质增生，西医诊断：高血压，高血脂，颈椎病。于2001年11月6日来中医门诊：当

时主症，头晕目眩项背强几几、胸闷心烦，夜难入睡，腰酸胫软，食便正常。

诊查：形体偏胖，舌质暗红、苔黄，脉弦细。

辨证：肝肾阴虚，肝阳上亢，神不安舍，络脉痹阻。

治法：益肾平肝、镇潜安神，佐以化瘀通络。

处方：桑寄生 30g　杜仲 10g　天麻 6g　钩藤 15g　珍珠母 30g（先下）　龙齿 20g（先下）　草决明 20g　菊花 12g　夏枯草 10g　益母草 15g　赤芍 15g　丹参 15g　葛根 15g　生山楂 15g

7 剂，水煎服，每日 1 剂。

二诊：2001 年 11 月 13 日，药后眩晕减轻减少、夜眠转安，仍感项背酸痛，血压 130/100mmHg，舌红苔薄黄，脉弦缓，继以前方加牛膝 15g、车前子 15g，改菊花 10g，草决明 30g，生山楂 10g，每日 1 包，代茶饮。

三诊：上方共服 20 剂，于 2001 年 12 月 11 日来诊，证情稳定，夜眠好，眩晕基本控制，颈项强痉亦缓，血压维持 120～130/80～90mmHg 之间。复查血脂诸项在正常范围。后以上方配小蜜丸，并以草决明、菊花、山楂代茶饮。坚持低脂高纤维素饮食，打太极拳、颈腰部保健操。半年后随访，血压血脂稳定，眩晕未波动，精神夜眠如常，体重也接近正常范围。

【按语】高血压、高血脂、肥胖是现代常见病。本案主症是眩晕、头项腰背酸痛、心烦失眠……一派肝肾阴虚、肝阳上亢、络脉瘀阻、心神不安的表现。治以天麻钩藤饮化裁，方中天麻、钩藤平肝熄风；菊花、草决明、夏枯草、益母草清热平肝；桑寄生、杜仲、牛膝益肾平肝；珍珠母、生龙齿镇肝熄风安神；丹参、赤芍、山楂、葛根活血化瘀通络，诸药相合，益肾平肝、降火熄风、通络安神，切中病机，收效较佳。参考现代实验研究报导：钩藤、寄生、杜仲、益母草等药确有降压作用。山楂、草决明、菊花可调节血脂；葛根中的有效成分葛根黄酮，可改善心脑供血情况，为我们提供了中药复方降压降脂、改善症状的实验依据。高血压病是终身疾患，特别是二期、三期有并发症者，更需要长年用降压药维持。如能配用辨证施治中药，调节阴阳脏腑功能，这样中西结合，疗效好，副作用小，故此治疗方案可广泛应用于临床。

四、滋燥养荣、调补阴阳气血治疗干燥综合征一例

蔡某，女，44 岁。

初诊：2000 年 3 月 6 日。

主诉及病史：口燥咽干目涩已 5 年多，近 1 年加重，并伴有手足关节痛。病起于 1995 年初，开始觉口干少津液，饮水后略轻，阵阵心烦急躁，易发脾气，后口干加重伴咽燥，两眼亦干涩，缺乏唾液、泪液，皮肤亦干燥，手指关节痛，时心悸失眠，曾自服草珊瑚、藏青果含片，六味地黄丸、柏子养心丸等中成药，效果不显，于 1995 年底至 1996 年初，先后到北京铁路医院及协和医院就诊，确诊为干燥综合征，类风湿关节炎。用激素及止痛镇静等西药系统治疗，但疗效不理想。于 2000 年 3 月 6 日来中医门诊。当时主症：口燥咽干目涩，唾液泪液很少，心烦心悸，肢倦乏力，手足关节肿胀疼痛，指节屈伸不利轻度变形，夜难入睡、腰以下凉有冷风吹感、食少纳呆，大便干结，小溲黄少。

诊查：体瘦面黄不华，手指二三指节肿胀变形，手足凉，舌质暗红、苔燥少津，脉沉细无力而数，血沉 45mm/h，类风湿因子（＋），抗核抗体测定（＋），抗双链 DNA 抗体 25.7%（正常＜20%），C 反应蛋白 57.8μg/ml（正常＜5），免疫球蛋白 G 测定 19.01g/L。现每天服泼尼

松 40mg。

辨证：气阴两虚，阴津失布，络脉痹阻，关节肿痛。

治法：益气养阴化瘀通络。

处方：生黄芪 30g　北沙参 30g　天麦冬各 20g　生熟地 30g　当归 10g　白芍 15g　五味子 6g　山药 20g　淫羊藿 15g　炮附片 10g　炙甘草 10g　威灵仙 12g　茯苓 15g　木瓜 15g

7 剂，水煎服，每日 1 剂。

二诊：2000 年 3 月 13 日，药后自觉口咽干燥减轻，精神体力亦有好转，唯大便溏薄，日 2、3 次，畏寒腰以下冷感如旧，手足关节痛不减，继以前方加陈皮 10g，炒白术 12g，水煎服 14 剂。

三诊：2000 年 4 月 2 日，上方又服 14 剂，自觉口咽干燥续减，两目不涩似有泪液，手足关节肿胀减轻，但仍有酸痛，心烦好转，夜眠渐安，腰以下冷感亦轻，大便软，日 1、2 行，舌暗红，苔薄腻，脉沉细转缓，效不更法，前方去山药、五味子，加桂枝 10g，乌梅 10g，以增通络开痹，酸甘化津之力。

生黄芪 30g　北沙参 30g　天麦冬各 20g　生熟地各 30g　当归 10g　白芍 15g　桂枝 10g　炮附片 10g　仙灵脾 15g　威灵仙 12g　茯苓 15g　炙甘草 10g　炒白术 12g　陈皮 10g　乌梅 10g　木瓜 15g

14 剂，水煎服，每两天服 1 剂。

四诊：2000 年 5 月 4 日，坚持两天 1 剂，证情基本稳定，口、咽、目干燥已明显好转，手足关节肿胀近消，疼痛亦轻，腰以下冷感已消失，精神好，夜眠安，食便转常，舌红苔薄，脉细弦，考虑气阴渐复，络脉转畅，即将进入炎热夏季，减少原方辛热温阳药剂量，改桂枝 5g、炮附片 5g、仙灵脾 10g，继服 2 日 1 剂。每天增加户外散步，进行适度的功能锻炼。

五诊：2000 年 9 月 6 日，整个夏季，坚持服汤剂，证情稳定，口燥咽干目涩情况基本消失，有时关节作痛、食眠二便如常，精神好体力增，要求服丸药，故即以三诊处方 10 剂，配蜜丸，每服 6g，1 天 3 次。于 2001 年 3 月 5 日复诊，近半年一直服用丸剂，证情仍属稳定，干燥、痹痛主症基本没有波动，既往秋冬季节非常容易感冒，随之证情加重。去冬今春一次感冒也未发生，证情稳定，说明全身情况明显好转。继续服用丸剂，在接受中医治疗的同时，也定期到西医院就诊，在两位大夫指导下，逐渐减少泼尼松用量。

2003 年 11 月 9 日家访：近两年多，患者坚持服用中药丸剂，自今年 7 月以来，泼尼松 6.25mg/d，甲氨蝶呤 6 片/周，萘普生 2 片，3 次/日，证情基本稳定，除变形手足关节疼痛外，其他无明显不适。

【按语】本案西医确诊为干燥综合征。系属自身免疫性疾患。其临床特征是口干、眼睛干涩性角膜结膜炎及类风湿关节炎症状。从临床表现来看，与中医的内伤燥病、痹证等相类。“诸涩枯涸，干劲皴揭，皆属于燥。”《医学正传》有“夫燥之为病，血液衰少，不能荣养百骸故也。”治疗皆本着燥者润之、虚者补之的原则，选用滋燥养荣之方。本案既有阴血耗竭，又有阳气虚衰，故治以人参固本汤，阴阳气血双补。方中未用人参恐其温燥，改用北沙参配麦冬滋养肺胃阴津，二地与天冬柔养肝肾阴血；加用黄芪、术、苓配归、芍，可益气生血活血并滋其化源。另据中医阴阳互根、阴阳气化之精义，本方在运用大量滋阴养血药同时，始终加用桂枝、附子、仙灵脾等补阳温阳，以取阳中求阴、阳生阴长之意。另外威灵仙、木瓜通经活络止痛；乌梅、甘草酸甘化津以生阴。全方标本兼顾，阴阳气血并调，故疗效较好。

五、滋阴潜阳、熄风通络法治疗虚痉不遂一例

游某，女，45岁，旅欧华侨。

初诊：2003年3月15日。

主诉及病史：去年11月21日因子宫肌瘤出血拟在西班牙V1G0医院行子宫切除术时，突然出现麻醉意外，昏迷休克，呼吸骤停，经复苏抢救两分钟后呼吸恢复，但休克昏迷状态不见转机，而且阵发肢体及面部肌肉痉挛抽动，中度发热。西医在抗休克、防感染的同时，还运用大量镇静剂及冬眠疗法，于2003年1月呼吸循环逐渐稳定，神志渐清，但精神倦怠，反应迟钝，肢体活动障碍，时有肌肉痉挛，虽经西医多种支持疗法及功能康复措施，效果不满意，故于2003年3月15日邀余会诊，用中医疗法。当时症情：神清但反应迟缓，语言謇涩不利，肢体活动不灵，肩髋关节固定，手足凉，指趾关节僵硬，四肢肌肉轻度萎缩，肌力2级，口燥咽干，心悸心烦、夜难入睡，饮食尚可，大便干，小便黄。时有自汗盗汗。

诊查：面容憔悴，颧红，舌体瘦，舌质红有裂痕，根部黄苔，两脉沉细而数，时有间歇，生理反射存在，病理反射未引出。心率101次/分，律不齐，偶有期前收缩，各瓣膜未闻及病理性杂音，两肺(一)、肝脾肋下未及。

辨证：麻醉意外，耗伤气阴，阴不锁阳，虚阳亢越，痉悸而痿。

治法：滋阴潜阳，熄风通络养血安神。

处方：生地15g　麦冬10g　五味子6g　白芍30g　党参15g　炙鳖甲10g(先煎)　龟甲10g(先煎)　生牡蛎30g(先煎)　天麻10g　钩藤15g　首乌藤30g　炙甘草5g　丹参15g　陈皮10g　清半夏10g　远志6g

10剂，水煎服，每日1剂。

外洗剂：当归15g　苏木15g　豨莶草30g　茜草30g　鸡血藤30g　络石藤30g

每日1剂，水煎熏洗外敷手足，每天2次，每次30分钟。

二诊：2003年4月16日，前方先服20剂，结合外洗剂及常规针刺疗法，诸症明显好转，手足转温，肢节僵硬情况亦好转。自汗盗汗已少，精神气力有增，在护理人员帮助下，每天上、下午在床上能坐20～30分钟，肌体和面部仍有痉挛发作。闭经五个月后，昨天月经来潮，说明阴气渐复；经脉渐畅。继以前法出入。

生熟地各30g　麦冬12g　五味子10g　党参15g　当归10g　白芍30g　生牡蛎30g(先煎)　茯苓15g　丹参15g　钩藤15g　全蝎粉5g　清半夏10g　陈皮10g　炙甘草5g　制香附10g

6剂，水煎服，每日1剂。外洗方同前继用。

三诊：2003年4月23日，前方服第5剂时，月经已净，因经期月经量多，倦怠乏力，腰酸腹胀，故未进行功能锻炼，刻下尚感疲惫乏力，时心慌气短自汗，手足不温，仍有肌痉挛发作。夜眠不实，食便如常。舌红有裂纹、脉细弦略数。继以三甲复脉汤化裁。

生熟地各30g　麦冬12g　五味子10g　龟甲15g(先煎)　炙鳖甲20g(先煎)　生牡蛎30g(先煎)　太子参20g　茯苓15g　白芍30g　炙甘草5g　炒白术12g　陈皮10g　丹参15g　远志10g　当归10g　焦三仙30g

14剂，水煎服，两日1剂。

外洗药不变，改每晚睡前熏洗1次。

2003年6月1日电话随诊：又经1个多月的内治外治、功能锻炼等综合治疗，证情继续好转，精神好，气力增，食眠佳，肢倦腰酸失眠心悸自汗等症基本消失。语言流利，四肢肌肉萎缩改善，肌力增强，已能在床边活动，肌痉挛仅发作二次，转瞬即停程度亦轻。效不更方，再用10剂，两天1剂。鉴于证情稳定，可改用丸剂，缓图固本，建议到国内购买麦味地黄丸和人参归脾丸及大活络丹。待汤剂服完后，早服人参归脾丸一粒，晚服麦味地黄丸一粒，中午服大活络丹一粒，这样脾肾双补，益气养血，通经活络，以求尽功。

2003年8月17日电话随访，患者家属告之，服完前方汤剂后，即坚持服用所开三种丸剂至今，证情一直稳定，食眠二便如常，肢体功能明显恢复，目前在护理人员的照护下，已能到户外活动，一般坚持饭后散步10分钟左右。

【按语】此案系麻醉意外复苏抢救后，气阴耗伤、阴不锁阳、络脉瘀阻的痉悸痿痹证，故选用吴鞠通氏治疗温病虚痉的三甲复脉汤法化裁，收到满意疗效。方中地黄、麦冬、五味子、党参滋阴益气锁汗安神；龟甲、鳖甲、生牡蛎沉潜质静滋阴潜阳熄风；丹参、当归、白芍养血活血化瘀通络；初治时因肌痉挛频作，曾伍用天麻、钩藤、全蝎等以清热平肝熄风，但收效不显。考虑患者虚痉仍时有发作，故坚守滋阴潜镇养血通络的同时，始终重用白芍配甘草，取芍药甘草汤意，肢体僵硬痉挛情况逐渐缓解。此外方中的远志、茯苓定志宁心以安神；陈皮、焦三仙理气消导，既防滋补剂碍胃，又可助消化保胃气。

所用外洗剂中，当归、苏木、鸡血藤、茜草可舒筋活血祛瘀通络；豨莶草、络石藤通经活络。每天熏洗热敷，在迅速改善手足关节僵冷不利方面，也发挥了重要作用。另外针刺疗法功能锻炼的辅助作用，也不可忽视。

总之通过该案治验过程，表明对某些慢性难治病中医的内外治相结合的综合疗法，是行之有效的。

六、用益气养阴、双补脾肾为主治疗肾癌术后一例

焦某，男，54岁。

初诊：1994年2月16日。

主诉及病史：右肾腺癌切除术后一年多，腰膝酸软、乏力倦怠。1992年底出现低热、乏力头晕腰酸，在当地医院曾按感冒治疗不效，后来又见贫血，血压偏高，遂转上海某医院，通过系统的理化检查，并进行肾区X线、B超、CT扫描，最后确诊为右肾肿瘤，于1993年1月10日行右肾切除术，术后除对症、支持疗法外，尚进行两个疗程的化学治疗。出院后一般情况还好，一直在家休息。间断服用六味地黄丸、逍遥丸等中成药，半年后到医院复查：血、尿常规、血清C反应蛋白、碱性磷酸酶、乳酸脱氢酶等均呈阴性，证情稳定。1993年春节回北京探亲，因过度劳累，自感肢倦乏力，腰酸胫软，遂来中医门诊。当时主症：腰膝酸软，时有头晕耳鸣，气短乏力，口燥咽干，夜眠多梦，食谷乏味，时有腹胀但按之无块，小溲赤少，大便结，2日1行。

诊查：舌红少苔有裂痕，少津液，脉沉细无力，面黄不华，形体略瘦，血压130/80mmHg，尿常规(—)、血常规(—)、血脂四项、血钙血糖化验均在正常范围。

辨证：肾癌术后，元气大伤，劳倦过度，更耗气阴。

治法：益气养阴，脾肾兼顾。

处方：太子参20g　生白术20g　茯苓15g　生黄芪15g　女贞子15g　生地黄15g　当归10g　元参15g　旱莲草15g　白花蛇舌草20g　炙甘草5g　天门冬12g　陈皮10g

生谷麦芽各30g

7剂，水煎服，每日1剂。

二诊：1994年2月24日，药后食欲改善，脘次畅，大便利，自觉精神体力好转，仍夜眠差，头晕耳鸣，腰酸痛，舌红有薄白苔，继以前法化裁：

太子参20g 生黄芪15g 生白术15g 茯苓15g 女贞子15g 旱莲草15g 当归10g 天门冬12g 生地黄15g 炒枣仁15g 陈皮10g 炙甘草5g 白花蛇舌草30g 焦三仙30g

14剂，水煎服，每日1剂。

三诊：1994年3月10日，食眠二便如常，但眩晕腰膝酸软时作。舌红苔薄白，脉沉弦，血压140/90mmHg。前方加减继治。

太子参15g 茯苓15g 生白术15g 女贞子15g 旱莲草15g 夏枯草10g 桑寄生30g 白花蛇舌草30g 生地黄15g 天门冬12g 炙甘草5g 焦三仙30g 生牡蛎30g 陈皮10g 生黄芪15g

14剂，水煎服，两天1剂。

四诊：1994年4月15日，上方隔日1剂，坚持服药，证情基本控制，精神好，食便如常，眩晕腰酸等症基本消失，血压一直波动在130～140/80～90mmHg。舌净脉缓、患者拟回南方老家，要求提供长期服用药方。故予丸剂：

太子参15g 生白术15g 茯苓15g 炙甘草5g 女贞子15g 旱莲草15g 夏枯草15g 白花蛇舌草30g 桑寄生30g 生地15g 天冬12g 生牡蛎30g 陈皮10g 法半夏10g 焦三仙30g 生黄芪30g

14剂，共为细末，炼蜜为丸，每服9g，日2服。

五诊：1995年3月10日，前丸药方先后共配3料断续服用8个多月。这一年病情稳定，虽然夏秋季节感冒2次，但病情亦未波动，曾到上海医院复查一次，各项理化检验结果均在正常范围。刻诊面色红润，舌淡红苔薄白，脉弦细，血压130/85mmHg，无明显自觉症状，嘱病人继服前丸药方，每年可服2～3料缓图固本。另外要坚持适度的户外活动，注意精神饮食调养。可用冬虫夏草3g、西洋参5g、枸杞子10g，与排骨炖汤，每月2次，以作食疗。

2003年9月10日电话随访：最近3年多已停服中药丸剂，证情稳定，一般无明显不适，能经常参加一些老年活动，每年做1次体格检查，均未发现异常。

【按语】该案系右肾腺癌术后，气阴本已耗伤，复因操劳过度、调养失宜，以致脾肾双亏免疫力更加低下，一派虚损之象。故依据中医“虚则补之”的治则，选用四君子汤合二至丸加味、益气健脾滋阴补肾。方中加黄芪、当归，既助四君益气之力，又可促进气血生化。四君加陈皮即五味异功也。方中伍生地、天冬，既可助二至滋肾之功，又能凉血清虚热；白花蛇舌草是传统解毒抗癌防癌之品；生谷麦芽消积化滞，养胃生津，有助于滋补药作用的发挥。复诊中因心烦失眠加炒枣仁；因眩晕耳鸣腰膝酸软症状改善不明显，加夏枯草、生牡蛎、桑寄生，以益肾平肝。治疗初期用汤剂控制症状后，改用蜜丸缓图，使脾肾功能逐渐恢复，取得较好效果。

据近年有关补益中药抗癌作用实验研究报道：癌瘤的发生与正常细胞的染色体突变有密切关系。益气养阴健脾补肾小复方，均有反突变作用，邱氏采用国际通用的V_{79}细胞突变试验，发现四君子汤抗突变作用最明显。不少学者认为，中医的虚证，可能与染色体断裂后形成的不正常结构——微核有关，而补气养阴类方药“补”的基础之一，可能就在于对染色体的保护作用，免其受损或受损后易于修复。该案肾癌术后已近12年，目前病情稳定，一般情况好，生活质量高，足以说明服用中药补益剂的作用，是不容忽视的。

【编者评注】杜怀棠教授中医理论基础坚实，学验俱丰。注意汲取历代名医之长及现代科技成果，因此在临床处理疑难病证时，常采用综合疗法，即内治与外治结合，药物疗法与非药物疗法结合，治身与治心相结合。从而彰显出中医治病之特色，使疗效显著提高。本集所收10余则病案，看似平淡，却蕴含着高手之功力。

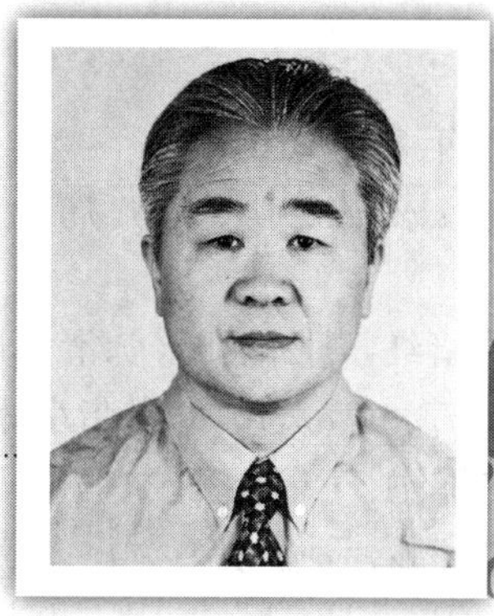

李曰庆医案

【生平传略】

李曰庆，男，主任医师，教授，1970年毕业于北京中医药大学。现为博士研究生导师，北京中医药大学临床学位分会主席，北京市重点学科——中医外科学学科带头人。兼任全国中医药高等教育学会临床教育研究会理事长、卫生部高级专业技术资格评审委员会副主任委员、国家食品药品监督管理局药品审评专家、中国性学会常务理事、中国性学会中医性学专业委员会主任委员、中央人民广播电台医学顾问、中华中医药学会中医外科学会副主任委员兼秘书长、中华中医药学会男科分会副主任委员、北京市药品审评委员、《中国临床医生》杂志编委会副主任委员等职。曾任北京中医药大学第一临床医学院院长。

长期从事泌尿外科、男性科的临床、教学和科研工作，能熟练应用中西医两法诊治前列腺疾病、男性不育症、性功能障碍、性传播疾病、泌尿系肿瘤、泌尿系结石等，积累了丰富的经验。曾去日本、法国、韩国、香港等国家和地区讲学，受到欢迎，并多次组织和主持全国性学术会议，推动和促进了学术的发展，受到学术界好评。

主编新世纪全国高等中医药院校规划教材《中医外科学》以及《实用中西医结合泌尿男科学》、《中医外科治疗大成》、《中医老年病学》、《男性不育》、《中西医结合不育与不孕研究新进展》、《前列腺疾病临床荟萃》、《性功能障碍研究新进展》、《女性性功能障碍诊疗学》、《中医外科学题解》等书，发表论文40余篇。培养博士研究生10名，硕士研究生5名，指导博士后1名。曾获北京市高等院校优秀教学成果1等奖和2等奖各1项，国家级优秀教学成果2等奖1项，中国人民解放军科学技术进步3等奖2项和北京中医药大学科技进步奖1项。1994年度被评为国家有突出贡献的中青年专家。

一、清热利湿、活血化瘀法治愈慢性前列腺炎一例

刘某，男，36岁，已婚。

初诊：2002年2月26日。

主诉及病史：尿频、会阴坠胀疼痛8月余，尿道灼热不适，排尿淋漓不尽，阴囊潮湿，纳可，眠差。

诊查：舌质暗红，苔白根腻，脉滑。肛门指诊：前列腺质地均匀，未扪及结节，轻度压痛。EPS镜检：WBC 12～15/Hp，卵磷脂小体轻度减少。尿常规正常。

辨证：湿热下注、气滞血瘀。

治法：清热利湿、活血化瘀。

处方：黄柏10g　生地黄12g　萆薢15g　川牛膝15g　萹蓄15g　生黄芪20g　白芷10g　苍术10g　泽泻15g　王不留行15g　益母草15g　生甘草6g　7剂

嘱患者禁酒、辣椒，保持正常性生活，每日临睡前排尽大便，温水坐浴15min，然后将前列栓塞入肛门。

二诊：3月5日。排尿症状及阴囊潮湿减轻，仍会阴疼痛不适，治以前法化裁。

处方：生地黄12g　萆薢15g　川牛膝15g　萹蓄15g　生黄芪20g　白芷10g　苍术10g　泽泻15g　王不留行15g　益母草15g　土茯苓30g　川芎15g　生甘草6g　7剂

守上方加减治疗6周，诸症消失，复查前列腺液WBC 4～6/Hp，卵磷脂小体轻度减少。

【按语】慢性前列腺炎属中医“淋浊”、“白淫”、“精浊”等范畴，其病机特点为邪实者多，本虚者少。邪实多为湿热、气滞、血瘀、寒凝，本虚多为肝、脾、肾不足。初病多为湿热下注、寒凝肝脉、肝气郁滞。不治或误治，湿阻、寒凝、气滞均可致经脉受阻，气血瘀滞；久病又可耗伤正气，致肝、脾、肾亏虚。本例因湿热下注，膀胱气化不利，故小便频数，尿道灼热不适，阴囊潮湿。会阴疼痛，舌质暗，为湿浊蕴结日久，阻塞经脉，气血瘀滞所致。初诊以黄柏、苍术、萆薢、萹蓄、泽泻等清利湿热；川牛膝、生黄芪、白芷、王不留行、益母草行气活血，祛瘀止痛；生地黄配益母草滋阴养血，生甘草调和诸药。全方清利湿热，祛邪而不伤阴，养血活血。同时，配合生活指导，使血气调和，膀胱气化功能得以恢复。

（李兰群整理）

二、益肾活血、利尿通淋法治愈尿道综合征一例

张某，女，38岁，已婚。

初诊：2002年4月1日。

主诉及病史：尿频、尿急半年，夜尿5～6次，无尿痛，伴少腹胀痛不适，大便干，纳谷不馨，眠差。

诊查：舌质暗红，苔白微腻，尺脉弱。尿常规：WBC 1～3/Hp，中段尿培养阴性。

辨证：湿热下注、肾虚血瘀。

治法：益肾活血、利尿通淋。

处方：熟地黄15g　黄柏10g　萆薢15g　川牛膝15g　车前子(包煎)10g　生军(后下)3g　生黄芪20g　生白术15g　白芷10g　肉苁蓉10g　益母草15g　鸡内金9g　海金沙

10g　生甘草 6g　7 剂

二诊:4 月 8 日。自觉尿急减轻,大便正常,仍尿频,排尿通畅,治以前法化裁。

处方:熟地黄 15g　山萸肉 10g　肉苁蓉 15g　白茅根 15g　生黄芪 20g　白芷 10g　制附子 9g　肉桂 6g　益母草 15g　黄柏 10g　三七粉(冲服)1.5g　生甘草 6g　7 剂

三诊:4 月 15 日。尿频减轻,夜尿 3～4 次,守方加减 2 个月,症状基本消失。

【按语】尿道综合征属中医"淋证"中的"劳淋"范畴。《诸病源候论·诸淋候》指出"诸淋者,由肾虚而膀胱热故也。……肾虚则小便数,膀胱热则水下涩,数而且涩,则淋漓不宣,故谓之淋"。"劳淋者,谓劳伤肾气而生热成淋也……劳倦即发也"。其病位在肾与膀胱,病性为本虚标实、虚实夹杂。本虚为肾元亏虚,标实为湿热、血瘀。由于久病体虚、劳累内伤及房室不洁等多种因素致使肾气亏虚,不能温阳化气行水,膀胱开合失度,固摄无权,外邪乘虚侵入,酿湿生热,水道不利,小便淋漓涩痛。湿浊阻滞气机可致气血运行不畅,继而兼见气血瘀阻等证。初诊以肉苁蓉、熟地黄益肾养阴;黄柏清热燥湿,川牛膝祛湿活血,引药下行,为三妙丸去苍术之苦燥。草薢、车前子、益母草、海金沙清热利湿通淋;鸡内金配海金沙,取三金汤之义,既能通淋,又配白术健脾养胃;生黄芪、白芷清热解毒,行气止痛;生军通腑泻热;生甘草调和诸药。全方寒温并用,苦寒不碍胃,祛湿不伤阴,清热利湿通淋,益肾活血止痛。二诊加山萸肉、制附子、肉桂益肾阳,助气化,重在治本,故诸症得消。

(李兰群整理)

三、滋阴降火、凉血止血法治愈血精一例

朱某,男,47 岁,已婚。

初诊:2002 年 3 月 12 日。

主诉及病史:发现精液含血、呈暗红色 1 月余,偶有射精后会阴部疼痛不适。精液化验红细胞满视野。

诊查:舌质红,苔薄白,脉细弦。尿常规正常。

辨证:阴虚内热、血热妄行。

治法:滋阴降火、凉血止血。

处方:生地黄 12g　女贞子 10g　旱莲草 10g　虎杖 12g　大小蓟各 15g　白茅根 15g　茜草 15g　地榆炭 10g　生黄芪 20g　玄参 10g　三七粉(冲服)1.5g　车前子(包)10g　生甘草 6g　14 剂

二诊:3 月 26 日。精液淡红,带有血丝,会阴部不适较前减轻,治以前法化裁。

处方:生地黄 12g　女贞子 10g　旱莲草 10g　土茯苓 30g　大小蓟各 15g　白茅根 15g　茜草 15g　地榆炭 10g　丹皮 10g　玄参 10g　三七粉(冲服)1.5g　车前子(包)10g　生甘草 6g　14 剂

嘱服药 14 剂后,服知柏地黄丸 6g,2 次/日;云南白药胶囊 2 粒,2 次/日。旨在滋肾阴,泄相火,凉血止血,治疗 2 个月,血精得愈。

【按语】本例血精,缘于肝肾阴虚,相火浮动,内生虚热,动扰精室,灼伤血络,血行脉外,故精血相混而出;脉外之血,停聚成瘀,故会阴部疼痛不适。舌红、脉细为肝肾阴虚、虚热内扰之故;脉弦主气血瘀滞。初诊以生地、女贞子、旱莲草、玄参等补肝益肾,滋阴养血,凉血清热;大小蓟、茜草、地榆炭、三七凉血止血;虎杖、生黄芪清热解毒,活血止痛;白茅根、车前子通利小

便；生甘草调和诸药。全方以滋阴补肾、凉血止血为主，配以清热解毒，活血止痛，导邪热外出，是标本兼治之法。后以丸药调理，谨守补益肝肾、降泄相火、凉血止血之法，故离经之血得止。

（李兰群整理）

四、行气活血、利尿排石法治愈尿石症一例

尹某，男，41岁。

初诊：2002年6月3日。

主诉及病史：左腰部绞痛3天，疼痛向外阴部放射，甚则恶心、呕吐，伴有血尿。

诊查：左肾区叩击痛明显，舌质暗红，苔薄黄，脉弦滑。尿常规：RBC满视野。B超：左输尿管上段结石，约0.7cm×0.8cm，左肾盂积水。

辨证：湿热蕴结、气血瘀阻。

治法：行气活血、通淋排石。

处方：金钱草10g　海金沙10g　冬葵子10g　鸡内金9g　丹参15g　王不留行15g　车前子(包)10g　补骨脂10g　川牛膝15g　川楝子10g　生甘草6g　7剂

嘱患者多饮水，疼痛缓解后作蹦跳运动，以利于排石。

二诊：6月10日。腰痛明显减轻，肉眼血尿消失，尿常规：RBC：10～20/Hp，治以前法化裁。

处方：金钱草10g　海金沙10g　冬葵子10g　鸡内金9g　丹参15g　王不留行15g　车前子(包)10g　补骨脂10g　川牛膝15g　白芍12g　川楝子10g　生甘草6g　7剂

服药4剂后，患者排出结石1枚，诸症消失。予六味地黄丸、云南白药，连服10天，复查尿常规正常。

【按语】中医认为，尿石症属于“淋证”范畴。“诸淋者，肾虚而膀胱热故也。”本例尿石症，因肾气不足，膀胱气化不利，津液运化失司，则水湿停聚，湿浊郁而化热，煎熬日久成石，阻塞窍道，故腰痛并向外阴放射；结石损伤血脉，血行脉外，故见血尿；舌暗、脉弦乃血脉瘀滞之故，苔黄、脉滑为湿热所致。初诊以金钱草、海金沙、冬葵子、鸡内金、车前子等清热利湿，通淋排石；补骨脂补益肾气；丹参、王不留行、川牛膝等活血化瘀；川楝子行气止痛；白芍、甘草缓急定痛。全方以清热通利为主，配以行气活血，重在排石；治标同时兼顾治本，故肾气充，湿热去，结石得以排出。

（李兰群整理）

五、疏肝理气、益肾活血法治愈阳痿一例

吴某，男，48岁，已婚。

初诊：2002年4月1日。

主诉及病史：一年来逐渐出现阴茎勃起不坚，性欲正常，伴腰酸乏力，头晕心烦，情志抑郁，失眠多梦。

诊查：舌质暗红，苔薄白，脉沉弦。

辨证：肝气郁结、肾虚血瘀。

治法：疏肝理气、益肾活血。

处方：柴胡 10g　赤白芍各 12g　当归 10g　怀牛膝 15g　仙灵脾 15g　蜈蚣 2 条　九香虫 9g　鹿角胶(烊化)10g　红花 10g　川芎 12g　炙马钱子粉(冲服)0.6g　远志 6g　7 剂

二诊：4 月 8 日。阴茎勃起好转，头晕、腰酸、失眠等症较前为轻，治以前法化裁。

处方：柴胡 10g　赤白芍各 12g　当归 10g　怀牛膝 15g　仙灵脾 15g　蜈蚣 2 条　九香虫 9g　鹿角胶(烊化)10g　红花 10g　山茱萸 10g　远志 6g　7 剂

服 14 剂后，阴茎勃起明显好转，能够完成房室，夜寐佳，情志好转，继守上方治疗 2 个月，性功能正常，余症消失。

【按语】本例阳痿，因情志不遂，所愿不得，致肝气郁结，疏泄不利，日久则气滞血瘀，宗筋失养，发为阳痿。肝失条达、气血逆乱，故情志抑郁，头晕心烦，失眠多梦。又因肝肾同源，肝血不能充养肾精，肾元亏虚，故腰酸乏力。舌暗、苔白、脉沉弦乃气血瘀滞之象。方中柴胡疏肝理气，当归、白芍养血柔肝，蜈蚣疏肝通络；仙灵脾、怀牛膝、鹿角胶、九香虫等补肾填精，振奋元阳；红花、川芎、赤芍活血化瘀；马钱子通络兴痿，远志安神定志。全方疏肝柔肝，益肾兴阳，理气活血，调补兼施，使气机条达，精血充盛，宗筋得养，故房事自如。

（李兰群整理）

【编者评注】李曰庆教授治学颇勤，成果亦著。作为泌尿外科的学科带头人，医疗、教学和科研三箭齐发，多有建树。在泌尿外科和男性疾病方面积累了丰富的经验，所收医案五则看似平淡，但理法方药丝丝入扣，确实显示了不一般的功力。

李秀敏医案

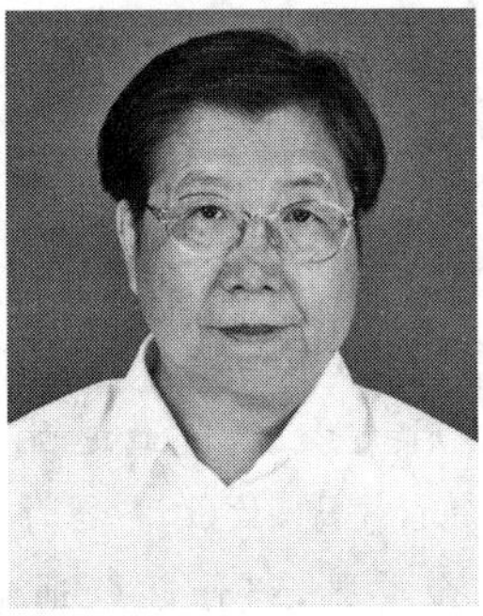

【生平传略】

李秀敏，1940年生，汉族。中医皮肤科教授、主任医师。北京市人。1965年毕业于北京中医药大学中医系，在附属东直门医院皮科任职。1993年晋升为正高级双职称。历任皮肤科主任，皮科教研室主任，研究生导师。北京市政府第5、6届专家顾问团顾问，中华全国中医外科学会美容分会委员，中华全国中西医结合会北京皮科分会委员，日本富山医科药科大学皮肤科客座研究员。多次公派到日本、泰国、埃及、荷兰等国进行学术交流、讲学和临床医疗工作。因医德医术良好，反响较大，受到国内外患者及同道好评。曾师从著名皮肤科专家赵炳南、马海德、陈集舟等教授。主张弘扬中医特长，力求中医现代化及中西医相结合，中医从整体宏观辨证诊断与现代医学微观诊断相结合，创建与皮科相关的多种临床实验检查室，治疗中既明确诊断又突出了中医特色。重点研究色素性、损容性、红斑鳞屑性、变应性、胶原性及疱病等皮肤病的中医治疗。专业论文，专家笔谈10余篇，著作10部。代表作《古今健美方汇粹》。

一、理气化瘀、除湿解毒法治愈结节性痒疹一例

王某，女，37岁，已婚。

初诊：1980年7月14日。

主诉及病史：四肢起丘疹、结节伴瘙痒一年。二年前因婚变情志抑郁，失眠多梦。近一年来从下肢延至上肢起丘疹，结节多处，瘙痒逐渐加重，搔之后，有少许血水溢出，迁延增多。易烦躁，纳食欠佳，经水不调，便秘等。

诊查：四肢外侧散在半球形灰褐色结节，抓痕累累，精神疲惫，面色无华，舌质紫暗，舌苔薄黄，脉象弦滑。

辨证：气郁化火，湿热蕴肤。

治法：疏肝解郁，除湿解毒。

处方：龙胆草6g　山栀10g　黄芩10g　柴胡10g　大生地15g　车前子15g　当归

12g　泽兰 10g　炙大黄 6g　地龙 10g　土茯苓 30g　生甘草 12g　7 剂　水煎服。

二诊：7 月 21 日。服药 7 剂，痒稍好转，疹色亦浅，加用疏风通络法，以促进活血化瘀之作用。前方加荆芥 12g、路路通 20g、桑枝 20g　7 剂。

三诊：7 月 28 日。原黄豆大结节已变小，绿豆大小结节已渐平复。嘱以“逍遥丸”、“大黄䗪虫丸”早晚各服 6g，再进药 4 周，结节全部消失，遗留色素斑已不痒，半年后随访未复发。

【按语】本例因情志抑郁，气滞血瘀，血不归经，阻络蕴肤，聚瘀成结。理气方能化瘀，除湿方可解毒，活血而后散风，风邪消退，瘙痒尽消。以胆草、柴胡、黄芩、山栀、车前子等泻其肝火，通畅气机；以生地、当归、泽兰、大黄、地龙等养血育阴，化瘀通络；土茯苓、生甘草等除湿解毒，引热下行排泄。继诊加用引经并散风之荆芥、路路通、桑枝，有助于除湿止痒散结。待诸症转轻后以成药善后而愈。

二、活血化瘀法治疗黄褐斑一例

邓某，女，30 岁，已婚。

初诊：1984 年 5 月 30 日。

主诉及病史：去外地旅游 1 周日晒较多，回京后半个月发现双颊黄褐斑并向双眉弓部发展。患者平素身体瘦弱，易头晕，头痛，多梦，心悸、气短，腰酸，月经衍期，白带量多，双足跟痛，素患小腿部结节性红斑。

诊查：面色少华，双眉弓及双颊部暗褐色斑片沉着、舌质紫红少苔，脉象弦细。

辨证：肾阴不足，血不养肤，气滞血瘀。

治法：益肾养肤，化瘀祛斑。

处方：自制“益阴丸”化裁。

菟丝子 20g　女贞子 20g　生熟地各 30g　桑寄生 30g　旱莲草 30g　天花粉 20g　当归尾 10g　鸡血藤 25g　牡丹皮 15g　怀牛膝 12g　白茯苓 30g　生甘草 10g　上药炼水蜜丸，梧桐子大小，早晚各服 40 丸。

服上药 10 天后头痛消退，眠佳梦少，小腿结节红斑水肿减轻。1 个月后眉部、颊部黄褐斑色淡，结节性红斑消退，足跟痛亦消失，共服药 3 个月黄褐斑获痊愈。兼证均消。

【按语】黄褐斑病因复杂，综合脉证，本人将其归纳成肝郁、脾虚、肾亏 3 型。本例为肝肾亏损型，因肾水不足而致腰酸腿痛，心肾不交而少眠多梦，精血亏虚无以华面，气滞血瘀面呈黧黑斑片。用益肾阴以济肾阳，入血之剂养血以润肤，一味云苓健脾利湿，取其补后天以益先天之意。全方共达育阴滋肾，益气养血调和脏腑，畅通经络，祛瘀化斑而收其功。

三、健脾利湿、消导通腑法治疗小儿湿疹一例

宋某，男，4 岁。

初诊：1989 年 5 月 6 日。

主诉及病史：其母携童就诊，诉及小儿 1 年来面部、双手、双小腿等多处起小疹，抓之流水，干后结痂。口中食臭味重，大便干球状，贪食厚味油腻。

诊查：患儿白嫩肥胖，周身多处对称丘疹，水疱、结痂、抓痕。舌质红绛，苔黄厚腻、脉象滑数。

辨证：恣纵口、腹，湿热内蕴，脾失健运，湿邪困扰肌肤，破而外溢，酿成丘疹。

治法：健脾消导，清热利湿。

处方：云苓 15g　苍白术各 5g　厚朴 6g　陈皮 9g　枳壳 10g　炒黄柏 6g　焦三仙各 4g　生草 6g　7 剂　水煎服

二诊：皮疹较前干枯，水疱减少，痒轻。原来 2～3 天 1 行球形大便转成每日 1 行，成小球状或条形便。前方加龙胆草 4g，白鲜皮 6g，鸡内金 10g，去苍术，再进 7 剂。

三诊：5 月 20 日，前 2 诊用药 14 剂，皮疹已近全消，遗留有色素沉着斑，皮肤逐渐滋润。大便每日 1 次，成形。嘱其母：服用"大山楂丸"早晚各 1 丸。1 周后收功。月后追访未复发。

【按语】湿疹一病，中医认为有内因与外因之分，其中以内因多见。内因之中又以内湿为首。内湿多由脾失健运引起。脾失健运的形成多为小儿多食膏粱厚味，煎炸油腻或炙煿鱼虾，因恣纵口腹而发。随着生活水平的提高及独生子女增多，对小儿百般娇惯，喂养过好、过饱，脾胃失和，宿食不化，腑气不通；脾为湿困，久而化热，湿疹由此而发。故在治疗中，在清除风、湿、热、燥的基础上，凡见腑气不通，运化阻滞之证，皆适当加入消导之味：枳壳、厚朴、莱菔子、焦三仙、鸡内金等均可清肠胃，消积滞，除脾湿。待消化转佳，脾气得以健运之后，风、湿、热则易于消除。血得清，毒得解，燥得润，湿疹则可告愈，本法屡见效验。

四、凉血解毒、祛风安神法治验银屑病一例

李某，男，24 岁，未婚。

初诊：1976 年 9 月 1 日。

主诉及病史：唐山地震，大受惊吓，尔后大雨淋浸而发烧，咽痛，加之地震中失去亲人，精神刺激很重，数日焦躁不眠。半月后全身遍发红色丘疹，上面附着白色皮屑，瘙痒难耐，寝食不宁。

诊查：全身大部分皮肤呈红色丘疹，银屑刮之有出血点，头皮疹集聚使头发呈束状，有红皮病倾向，刻下体温不高。神态焦躁不安。舌质红，苔黄厚腻，咽红，脉滑数，大便 1 周未行，小溲短赤。

辨证：血热内蕴，外感风邪。

治法：凉血解毒，祛风安神。

处方：水牛角片(先煎)30g　银花 20g　连翘 12g　板蓝根 30g　白茅根 30g　钩藤 20g　珍珠母(先煎)30g　莱菔子 20g　决明子 20g　皂刺 10g　生甘草 12g　炙甘草 12g　7 剂　水煎服

二诊：1 周后来诊。瘙痒已退大半，咽痛近消，睡眠转佳，精神渐复。皮疹尚红，大便 2 日 1 行，仍干。前方加丹参 30g、紫草根 15g、虎杖 20g，去珍珠母。服 14 剂，内服兼以药外洗。

三诊：9 月 23 日，皮肤瘙痒已近消失，咽痛全消，皮疹色泽已暗淡，脱屑明显减少，大便每日 1 行，不干。前方去虎杖、决明子，加炒白芍 10g、鸡血藤 30g，再进 14 剂，内服兼外洗。服药共月余告愈。2 年后曾少许复发，又予前方 2 周治疗后皮疹消退，未再复发。

【按语】本病一般分为血热、血燥、血虚、血瘀四型。血热是进行期银屑病的主要病因，而血热的形成与机体的多种因素有关，本例是七情内伤，外感风邪，气机壅滞，郁久化火，心火亢盛，使热伏营血，内外之邪交困于肌肤，热壅血络发疹。先以凉血为主，佐以安神。后期加入养血之味，使心神有所守属，逐渐平复。

五、健脾除湿、解毒凉血法治红斑性天疱疮一例

陆某，男，73岁，已婚。

初诊：2002年6月14日。

主诉及病史：后背、双腋前红斑水疱，4个多月。4个多月前于背部逐渐出现数个水疱，由绿豆至甲盖大小，基底稍红，发痒，抓破流黏液，结痂。天气转暖，皮疹发展至腋前，陆续起水疱。取病理切片检查，确诊为红斑性天疱疮。患者平素有高血压及糖尿病，均用西药治疗。发现本病后用泼尼松治疗，每日40mg，五周后病情仍在发展，即来我院就诊。

诊查：后背、腋前有密集或散在绿豆至甲盖样晶莹水疱，基底红，周围皮肤微有红肿。舌红，舌根苔白腻，脉象弦滑。血压150/90mmHg，白细胞11×10^{9}/L，其中中性占86%，空腹血糖185mg/dl。

辨证：脾虚湿蕴，血热不化。

治法：健脾除湿，解毒凉血。

处方：白茯苓30g　土茯苓30g　炒白术10g　生白术10g　生薏仁30g　怀山药30g　金银花30g　牡丹皮15g　紫丹参20g　车前子12g　苦参10g　生甘草10g　7剂

泼尼松维持原量每日40mg(早20mg，午10mg，晚10mg)

二诊：一周后瘙痒稍轻，疱疹周围水肿微消，大便调顺，舌苔转薄白略腻。前方加生芪15g、南北沙参各10g、冬瓜皮20g、地肤子20g，7剂。

三诊：服药2周，未见新皮疹，原水疱部结痂或脱落。血压146/88mmHg，空腹血糖150mg/dl，白细胞10×10^{9}/L，中性占82%。舌色已淡，白腻苔尚存。前方加藿香10g、佩兰10g，14剂。泼尼松减去晚间10mg，改为每日早20mg，午10mg。

四诊：共服药4周后皮疹大部消退，遗留色素沉着斑，微痒，前方再进3周，泼尼松再减去中午10mg，仅留晨服20mg，共治疗4个月后泼尼松逐渐停用，以医院内自制中成药"芩萎清利丸"及"化瘀祛斑丸"收功。半年后随访未复发。

【按语】本例红斑性天疱疮为年高体弱脾虚运化失职，西医所谓免疫功能失调。素有消渴及伴有眩晕诸症，实为气阴两虚之体。又受湿热浸淫，湿热久蕴不化，导致毒伏血分，溢于肌表，酿成疱疹。患者年迈，标实本虚，故以健脾除湿为主，解毒凉血为辅，不可倒置。药后脾虚得复，湿邪得除，纳食运化得宜，尔后毒解血清，诸症自消。本例为中西结合治疗，突出了中医辨证施治特色，又适量运用激素，并逐渐减量乃至最终停用。中西药相辅相成、相得益彰。如果开始时硬性弃用激素则不一定圆满奏效，切记为要。

【编者评注】皮肤病虽非重证，但有时很顽固。银屑病就是其中之一。临床每见此类患者苦恼万分。奇痒难忍，寝食不安，经常反复。每遇精神刺激则必加重。李秀敏教授对本病颇有研究，将其分为血热、血燥、血虚、血瘀四种证型。更能结合病人机体的多种因素，伏其所主而先其所因，尤其重视七情内伤，郁久化火，故凉血不忘安神，使疗效显著。对于小儿湿疹更能从喂养过剩、脾胃失和、食滞不化、腑气欠通而致内湿蕴热发为湿疹为着眼点，先消食滞、除脾湿，然后再治在表之湿毒，常收事半功倍之效。

李学武医案

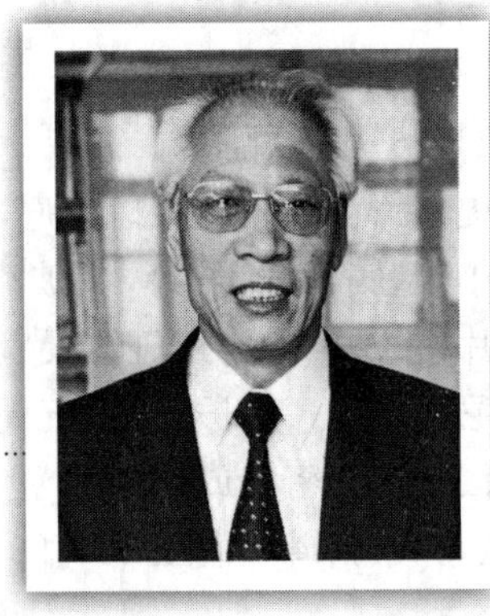

【生平传略】

李学武(曾用名李耀祖),1940年生于河北省平山县,出身于中医世家,1965年毕业于北京中医学院。现任北京中医药大学教授、博士生导师、针灸推拿系针法灸法教研室主任、全国针法灸法研究会理事、针灸器材委员会副秘书长。著名中医针灸专家。

大学毕业后一直从事中医针灸临床、教学及科研工作,担任本科生、硕士生、博士生以及外国留学生针灸课教学数十年,并应邀到英国、美国、意大利、韩国、日本、巴西等国考察、讲学及医疗,受到高度赞扬,学生遍布世界20多个国家。

专业特长:研究老年病及抗衰老多年,提倡调补脾肾、增强免疫、活血通络、防病抗衰,以达到延年益寿的目的。在临床上主张针药结合治疗疑难病证。尤其是针药结合治疗脑血管病(中风)、胃肠病具有丰富的临床经验和独特的疗效。针灸治疗头痛、面瘫、某些眼病、腰腿痛、肩周炎等,以及一些疑难杂症,具有30多年的临床经验。

著有《保健针灸与按摩》、主编过《针灸推拿全书》、编写过《针灸学》等8部著作,发表过"保健灸的临床应用"、"睛明穴刺法实践"等30余篇针灸论文。

一、小儿腹泻一例

赵某,女,1岁。

初诊:1975年9月11日。

主诉及病史:腹泻绿水样便及不消化食物半个月。病儿营养不良,半月前因进食不洁,引起腹泻,每日十余次,大便呈黄绿色水样,伴有不消化食物,有时带少量黏液,食欲减退,无呕吐,患者体质消瘦,精神欠佳,无发热,曾服西药克泻痢宁、盐酸小檗碱等无效,前来求治。

诊查:患儿神志清楚,精神倦怠,面色萎黄,形体消瘦,呈轻度脱水状,泻下稀薄,呈黄绿色,伴少量黏液,无脓血,镜析有少量白细胞及不消化食物,舌质淡,苔薄。声低息弱,大便略带腥味。腹软,脉细弱。

诊断:小儿腹泻(脾虚湿困)。

辨证:脾失健运,清浊不分。

治法:健脾和胃,利湿止泻。

处方:膏肓俞(双)、足三里(双)。

治疗手法:先针膏肓俞穴(双侧),常规消毒后,用1.5寸长,直径0.30mm的毫针刺入穴位,针尖稍偏向脐中方向,进针1～1.2寸,捻转约半分钟即可出针,然后再刺双侧足三里穴,亦用1.5寸毫针,进针1寸左右,每穴提插捻转半分钟～一分钟出针,均不留针。

治疗过程及疗效:患儿第二天上午由其母抱来复诊,谓针后当天只大便二次,按上述方法又针一次后大便转为正常,每日1～2次,为软便,为巩固疗效,又针一次,痊愈。

【按语】

1. 为什么取膏肓俞穴透脐中? 本例小儿腹泻为脾胃虚弱,湿邪所困,法当以健脾和胃利湿,按常规取穴当用天枢、中脘、足三里、阴陵泉等穴,我曾用上述穴位治疗小儿腹泻多例,取得了满意的疗效,而本例为什么改用膏肓俞、足三里呢? 盖因多年前,一位农村医生向我介绍祖传秘法治疗小儿腹泻一针即效,谓取神阙穴深刺也,我欲试针之,但又虑神阙穴为禁针穴,《针灸大成》记载:“此穴灸之可以,主中风不省人事……泄利不止,肠鸣状如流水声,腹痛绕脐,小儿奶利不绝……。禁针,针之使之脐中恶疡溃,屎出者死”。看来神阙穴虽可治疗腹泻,但不易消毒,容易引起感染,且进针亦较难,故古人禁针之说是有道理的,为此,我取肓俞穴稍斜向脐中方向进针,可达到针刺神阙的作用,同时古书记载肓俞穴主治腹痛、便秘、腹胀肠鸣等症,根据针灸具有良性双向调节作用,因此,膏肓俞穴可以调整胃肠功能,对腹泻亦应有效。通过临床实践证明,膏肓俞透神阙穴深刺对小儿腹泻具有立竿见影的效果,而无针刺神阙的危险。

2. 针刺深度与刺激量　本例小儿仅一岁左右,且体质瘦弱而腹部穴的针刺深度达一寸左右,从其深度来说,已达腹腔。我曾用此法治疗80多例小儿,均经1～3次治愈,且未发生事故,但针刺时仍应慎重,除需手法熟练(不然小儿哭时腹肌紧张,不宜进针)之外,还应注意不宜用粗针,不能留针,亦不能反复提插,以免损伤肠壁,但若刺激量不够疗效不好。因此,应在进针后适当捻转半分钟左右,以达到所要求的刺激量。

3. 足三里为足阳明胃经合穴　根据“合治内腑”以及“肚腹三里留”的原则,此穴为治疗胃肠疾病最常用的腧穴,临床证明其疗效可靠,我取得了较好的效果,但对本文所述腹泻次数多,时间长的较重病儿,则需以膏肓俞为主,配足三里才能取得较好的效果,而单用足三里穴则显不足。

二、脑外伤后遗症一例

王某,男,11岁。

初诊:1993年3月18日。

主诉及病史:外伤后左侧面瘫、耳聋、斜视2月余。患者于2个月前被车撞倒,头部严重摔伤,左脑后颅骨骨折,昏迷数分钟后被送往医院,当时头痛欲裂,24小时内曾多次吐血,左侧面瘫、左眼向内斜视、左耳丧失听力,经CT检查显示颅内血肿,住院一个月,经保守治疗后症状好转,未出现肢体瘫痪,上下肢活动自如,头痛亦明显减轻,呕吐及吐血已止,但面瘫、斜视、耳聋症状突出。

诊查:来诊时,左侧面瘫,左鼻唇沟消失,口角下垂,吃饭饮水时左口角漏水,左眼睑不能闭合，左眼向内斜视，视物成双影，左耳全聋，听不到任何声音。望诊：神清合作，营养略差，左鼻唇沟消失，口角下垂，左面颊略肿胀，左眼向内斜视约40°，舌尖红，伸舌时舌尖偏左，苔薄。闻诊：语言较清楚，但不流利。切诊：脉细滑。

诊断：脑外伤后遗症（左面瘫、斜视、耳聋）。

辨证：气血瘀滞，经筋失养。

治法：活血化瘀，疏通经络。

处方：①睛明、攒竹、球后、太阳；②听宫（听会）、恩聋；③下关、地仓、颊车、迎香、颧髎、风池、合谷、足三里、三阴交、太冲。

方解：本症以局部取穴配合远端循经取穴，睛明、攒竹、球后、太阳为主治眼病之常用要穴；恩聋、听宫（听会）为治疗耳聋、耳鸣之局部取穴；下关、地仓、颊车、迎香、颧髎、风池主治面瘫，风池又可治各种眼病及耳聋等症。合谷为手阳明大肠经原穴，足三里为足阳明胃经合穴，手足阳明经循行于面部，故为远端循经取穴。同时，阳明经又为多气多血之经，针之可促使气血通畅，荣卫调和，消除气血之瘀滞，太冲为肝经原穴，肝经之脉系目系，上巅顶，故可平调肝气，疏通经络，为治疗头目诸病之常用穴。

治疗手法：上述睛明与球后穴，听宫与听会穴交替使用，其他各穴基本每次都用，地仓与颊车穴对刺，下关穴直刺1.2～1.5寸，风池穴向对侧眼球方向刺1寸左右，使针感向头顶或前额方向扩散，余穴常规刺法，以得气为度，留针30～40分钟，每隔10分钟运针1次，隔日治疗1次。

治疗过程及效果：第一次治疗后患儿自述左耳出现耳鸣现象加重，但仍不能听见说话声；治疗5次后，耳鸣现象减轻，已能听到大声说话的声音，且视物双影现象好转；治疗10次后，左耳听力明显好转，已能听到近处正常说话声，左眼斜视明显减轻（20°左右），视物双影亦进一步好转，看30公分距离的物体基本没有了双影，左侧面瘫亦略好转。

【按语】

1. 睛明与球后穴的刺法　眼区穴位容易出血，故需熟练掌握针刺技术方可深刺，为了避免出血及刺伤眼球，针睛明穴选较细（32号粗细）的毫针从目内眦上外方进针，直刺1～1.5寸，若遇到较硬的阻力，或患者有刺痛感时，不可强力捻转，应将针略退些许，调整方向再进针，以免刺伤血管及眼球，进针到一定深度，患者有酸胀感时，可小幅度捻转后留针，不可提插，出针时应缓慢退针，并用消毒棉球按压针孔片刻，以防出血。

2. 恩聋穴　在耳根与乳突连接处，大约与耳轮脚相平而略下的耳背处，相当于耳迷根穴处，但在针刺时要用指腹细心触摸有凹陷处进针，针尖向耳鼓膜方向刺入约5～6分，然后用刮柄手法，使患者耳内有痒感传向鼓膜方好，此穴不必深刺，如无此感觉时可调换针尖方向，务必使达到预期的针感方能有效。

3. 此例因出国讲学而未能继续治疗　根据个人经验，对脑外伤或手术后之后遗症，如肢体瘫痪，语言不利，小便障碍等，若能及时针灸治疗（在两个月之内开始治疗），往往能收到很好的效果，但若半年或一年后再行治疗则疗效多不理想。

三、慢性胃炎一例

赵某，女，39岁。

初诊：1992年11月20日。

主诉及病史：胃脘胀痛1年多，近2个月症状加重。素体较弱，1年前开始胃脘胀痛不适，时轻时重，无节律性，常在饭后疼痛较明显，痛连两胁，但有时饭前亦痛。伴有食欲不振、嗳气、疲乏无力、无恶心呕吐、大便不成形，每日1～2次，曾服中成药三九胃泰等药治疗，效果不明显。伴有月经不调、经期错后、经量较少、腹部隐痛等。经胃镜检查诊断为慢性浅表性胃炎。望诊：形体消瘦、面色黄无光泽、舌质红、苔薄白。切诊：上腹部轻度压痛，范围广泛，无局限性压痛点，脉细弦。

诊断：胃脘痛（慢性浅表性胃炎）。

辨证：肝郁气滞，脾胃虚弱。

治法：疏肝理气，健脾和胃。

处方：针灸取穴：①中脘、梁门、天枢、足三里、地机、太冲；②膈俞、脾俞、胃俞、三阴交。两组穴交替使用。

方解：中脘为腑会，又为胃募，天枢为大肠募穴，梁门为胃经穴，是治疗胃病的常用局部穴。此3穴相配可调节胃肠功能，足三里为胃经合穴，四大总穴歌有："肚腹三里留"之说，是治疗胃肠病首选穴位，可促进胃肠蠕动，调节胃肠功能，地机为脾经郄穴，具有健脾和胃之功，太冲为肝经原穴，可疏肝解郁。第2组穴膈俞、脾俞、胃俞可调节胃肠功能，肝俞疏肝理气，配三阴交健脾和胃。

治疗手法：腹部穴中脘、梁门、天枢均直刺1～1.3寸，以患者得气为度，得气后持续捻转（平补平泻）1分钟左右，足三里直刺1～1.5寸，使酸胀感下传至足背部，地机穴直刺1～1.3寸，太冲穴直刺0.5～0.8寸，均在得气后捻转1分钟左右，然后留针40分钟，每隔10分钟运针1次（主穴中脘、足三里，每次均捻转1分钟左右）。

背部腧穴在膈俞、肝俞附近有压痛点，略靠近脊柱，距背正中线约1寸处，在压痛敏感反应点进针，针尖略向内斜刺（约呈80°角刺入）1.2～1.3寸左右。脾俞、胃俞亦取距背中线一寸左右，刺法同膈俞、肝俞，留针40分钟，每隔10分钟捻转运针1次，每周治疗3次。上述先用第1组穴治疗5次，然后用背部穴治疗5次，以后轮流使用。

治疗过程及疗效：第1次针刺后，病人诉胃脘部胀痛减轻。11月22日来复诊时，诉针后感觉腹胀虽减，维持仅数小时，针后第2天又感不适，继续用上穴治疗五次后，患者症状减轻，但仍有反复，后改用第2组穴位继续治疗，1个疗程（10次）后，病人述脘腹胀痛、嗳气等症状均已明显减轻，治疗2个月后，诸症基本消失，为巩固疗效，改为每周2次又治疗1个月。

【按语】

1. 针灸对慢性胃炎有较好的效果，但需坚持较长时间的治疗，本例共治疗32次，前后近3个月时间，停止治疗后2个月未见复发，但仍需注意饮食，避免辛辣等刺激性食物，忌烈性酒，并保持精神愉快，才能使疗效得以巩固，并建议病人注意锻炼身体，增强体质。

2. 腹部穴位针刺时应掌握好针刺深度及刺激量，太浅疗效较差而过深则易伤及内脏，而其针刺深度又因人的胖瘦差异极大，瘦人可能只需刺1寸左右，而胖人则可刺2寸以上，故要灵活掌握，一般不宜刺入腹腔内。

上背部腧穴除靠近脊柱的夹脊穴（距背中线1寸以内）可以直刺外，其他穴位，如旁开中线1.5寸的各背俞穴，均应向脊柱方向斜刺为宜，以免引起气胸等事故。

四、中风先兆一例

赵某，男，65岁。

初诊：1992年11月5日。

主诉及病史：头晕、视物不清1个月。患者素有高血压30多年，一般血压经常在170～180/110～120mmHg之间，服降压药可维持在150～170/100～110mmHg之间，经常头晕头痛，1年前因感觉左侧肢体无力而住院治疗1个月，诊断为高血压动脉硬化、脑血栓形成，经治疗好转后出院，2个月前再次因感觉肢体麻木无力、视物不清住院治疗1个月，好转后出院。

出院后仍感眼睛疲乏、视物不清，因而不能看书看报，病人极度悲观，情绪低落，伴有左侧肢体轻度麻木，力量稍差，但不影响日常生活（可走路，亦可持物），伴头晕，仍每天服降压药维持血压在150～170/100～110mmHg之间，为防止病情发展，经人介绍来我院针灸治疗。

既往史：高血压病，动脉粥样硬化，冠心病。

诊查：神清，形体肥胖，面红，舌质暗红，苔薄黄。脉弦滑。

诊断：眩晕（高血压病，动脉粥样硬化），中风先兆（轻度缺血性脑血管病）。

辨证：肝阳上犯巅顶，痰湿流窜经络。

治法：平肝潜阳，健脾化痰通络。

处方：百会、风池、印堂、太阳、曲池、手三里、合谷、足三里、阳陵泉、三阴交、太冲。

方解：百会、风池平肝潜阳，配太阳、印堂为局部取穴，具有清头明目之功，太冲为肝经原穴，阳陵泉为胆经合穴，又为筋会，故两穴具有平肝潜阳及疏通经络的作用，三阴交健脾化痰通络，又因阳明经多气多血，其气血通畅，则肢体麻木无力等易于恢复，故取阳明经之曲池、手三里、合谷、足三里诸穴，以通经活络。

治疗手法：上述穴位均以毫针刺，捻转泻法。

每周针3次，每次留针30～40分钟，每隔10分钟运针1次。

治疗效果：针3次后，病人自觉肢体麻木减轻，视力已完全恢复，能看书报，故精神愉快，恢复了信心，治疗15次后，病人头晕，肢体麻木无力均告消失，已基本不服降压药，但血压仍不稳定，有时较高，临时服少量降压药物，为巩固疗效，以后改为每周2次，继续治疗10次。此病人5个月后随访，未出现不适，但血压仍不稳定，有时偏高（尤其是舒张压一般仍在100mmHg左右），因个人体会各种治疗方法，对舒张压的作用均不理想，此病人高血压病史多年，舒张压常在110～120mmHg，故很难恢复正常，为了避免复发，建议病人可每周作1～2次针灸治疗，以达养生保健之目的。

【按语】针灸对中风先兆的防治，在古代医著《针灸大成》中就有明确记载："未中风时，1、2个月前，或3、4个月前不时足胫上发酸重麻，良久方解，此将中风之候也，便宜急灸三里，绝骨4处，各3壮，……如春交夏时，夏交秋时，俱宜灸，常令二足（即两侧足三里穴）有灸疮为妙"。

针灸对防治中风确有良好的效果，古代用灸法较多，因其容易掌握，普通人亦能施行，但因有人对其烟雾气味不习惯，今改用针法，每周2～3次，其效显著，本人认为针与灸在养生保健、延年益寿方面，有着极其广阔的前景，不限于中风一病。

五、呃逆一例

马某，男，48岁。

初诊：1976年7月24日。

主诉及病史：呃逆频频持续不断1天多。患者因急性阑尾炎住院治疗，作阑尾切除术后第2天出现呃逆，喉间呃呃连声，声短而频，不能自制，已1天1夜持续不断，不能进食、饮水，夜间亦不能安睡，因呃逆不止不仅手术伤口疼痛较重，而且上腹部肌肉亦出现疼痛。因呃逆，患者术后2天多尚未进食，靠输液维持营养，术后亦无大便，小便清长。曾肌内注射镇静剂药物无效，又经针刺内关、足三里亦未效。

诊查：患者卧床，精神尚可，略现疲乏，营养中等，面色微黄，舌质淡红，苔薄。呃声连连，影响说话及呼吸。脉细弦。

诊断：呃逆（膈肌痉挛）。

辨证：胃气不降，上逆而呃。

治法：降气平呃。

处方：耳穴耳中（膈）、膻中、素髎。

方解：耳中穴（膈）是取耳穴与内脏相对应的部位（本病为膈肌痉挛，故取膈）；膻中为八会穴之气会，具有降逆止呃之功效；素髎为经验穴。据现代研究，此穴对兴奋呼吸中枢，治疗呼吸衰竭有显著效果，并可增强膈肌运动，故亦可止呃逆。

治疗方法及过程：因病人曾用内关、足三里等常规针刺未效，故我来诊治时考虑改变治疗方法，先用耳穴取其相应部位耳中，用30号（直径0.32mm）1寸毫针刺入，用较强手法捻转1分钟，病人呃逆即止，留针1小时后出针。

出针后病人因两天未吃东西，故不久即进食，食后呃逆又发，再次用耳穴未能立效，故改膻中穴，用30号1寸毫针斜刺入0.5寸左右，针尖达胸骨表面，施予较强刺激后呃逆即止，此次留针1小时后起针，不敢当即进食。

第2次针后约3小时，患者因吃生冷水果，呃逆再次发作，再针膻中穴也未能立止，后又加刺素髎（为经验用穴），用1寸毫针向上斜刺约5分，下针后呃逆立即停止，捻转1分钟后留针，留针约4小时，起针后入睡，次日早饭进热食未发（因怕复发，暂时未食），此后一直未发，直至1周后出院。

【按语】

1. 辨证与临床经验　本例患者属术后气机逆乱、胃气不降、上逆胸膈所致，病房医生取内关、足三里治疗，宽胸、理气、和胃应能收效。本例可能因针刺手法不熟练及刺激量不当，故未得理想的效果，我接诊后，根据以往治疗经验，先用耳针取相应部位膈，下针后呃逆即止，再次发作时，先后改用膻中、素髎理气降逆，给予较强刺激，收到较好效果。

从反复发作的情况看，对本病应变换不同的刺激方法，虽然其治法相似，但可宽胸理气，和胃降逆的穴位甚多，究竟选择哪个穴位更好，常需根据医生的临床经验决定。因此，辨证虽是临床治疗的关键，而对有些病例，则医生的经验及针刺手法也很重要，是不可忽视的。

2. 穴位交替在临床治疗中的作用　我在临床治疗中，体会到对某些病例，尤其是慢性病，常需在辨证的基础上，选用2～3组穴位交替使用，效果较好。有时选1组穴位，治疗开始时常能收效，继续治疗则疗效不再明显，而当换用另1组穴位时，又可收到较好效果，故在治疗中常常几组穴轮换使用。不过这也要根据具体情况分析，有时某1组穴位可连续使用1个疗程，再换另1组，但对急性病这种情况不甚明显，仅呃逆一症，一般要在下针后即能见效，如无效时应换其他穴位，务使当即看到效果为宜，虽然有些病例还会复发，但即时均应使呃逆停止或明显减少，有些顽固病例，尤其是由其他器质性病变引起的，通过针灸不一定都能治好(如：肿瘤等所致者)，但亦可不同程度的使症状减轻，而一般无严重器质性病变的呃逆，针灸均可使之停止。

【编者评注】李学武教授自1965年于北京中医学院毕业后一直留校从事针灸教学、临床与科研。理论娴熟，手法轻灵，经验老到。既能继承传统，又能融汇新知。治学严谨，略无夸诞。精益求精，嘉惠病人；诱掖后学，绝无保守。所收医案，论理透彻。手法精准、方解详尽，按语发微，委实难能可贵。

李春生医案

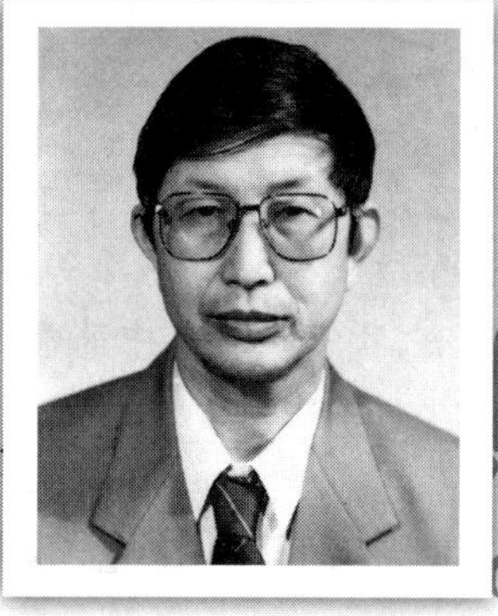

【生平传略】

李春生，男，汉族，1941年5月出生，河南省邓州市人。主任医师。1965年毕业于河南中医学院医疗系，1981年2月毕业于中国中医研究院研究生班，获医学硕士学位。曾任中国中医研究院西苑医院呼吸科副主任、急诊科主任，现任急症研究室主任，内科教授，博士研究生导师。兼任北京中西医结合学会理事、老年医学专业委员会主任委员，中华医学会北京分会老年医学学会副主任委员，中国老年学学会抗衰老科学技术委员会副主任委员，中国老年学学会老年医学委员会常委，中国保健科学技术学会肥胖症研究会理事，中国中西医结合学会急救医学专业委员会委员，中国中医药学会急诊医学分会委员，北京中医药学会急诊专业委员会副主任委员，《中国中医急症》杂志第二届编委，中华全国工商业联合会美容化妆品业商会第三届专家委员会委员，民盟北京市委卫生工作委员会副主任委员，北京市海淀区第六届政协委员等。

主要业绩：自从医开始，注意吸收中、西医两家之长，为我所用。在跟随岳美中、方药中教授攻读硕士研究生期间，努力学习导师的学术经验，博览古医籍，打下了较深厚的中医学基础。1981年4月至今，长期与我国著名的中西医结合专家、中国科学院院士陈可冀教授合作，从事老年医学、急诊医学、宫廷医学、康复医学和养生学研究。1993年担任急诊科主任以后，积极开展老年急症、热病和中毒研究，组织开展急性心肌梗死住院前溶栓治疗，组织开展创伤急诊和脑出血穿颅引流，创建重症监护病室(ICU)，带领全科人员进行科研投标，培养了一批热爱急诊事业的医护人员，促进了西苑医院中医、中西医结合急诊整体医疗水平的提高。科研课题有：国家科委高技术司九五应用基础研究子课题1项，国家自然科学基金3项，国家中医药管理局基金4项，西苑医院基金1项，初步改变了科室面貌。1996年4月被国家中医药管理局评为1995年度全国急症工作先进个人，受到表彰。1999年12月，获中国中医研究院荣誉奖章。2000年12月，被中国中医研究院聘任为第一批学术带头人。完成科研课题12项，获奖9项，其中继承整理名老中医学术经验《岳美中医话集》，获1982年度卫生部乙级奖；《模拟失重时肌肉功能下降的某些因素分析》，获1993年度国防科工委科技进步二等奖；《肾虚痹证发生机理的研究》，获北京市科技进步三等奖。《御制平安丹防治晕动病（运动病）的临床和实验研究》，达到国际先进水平。发表医学论文及其他医学文章136篇，主持或参加编写并已出版的医学著作43种。论文获奖3篇，医学著作获国家级1等奖1种，2等奖2种，3等奖1种，区省级1等奖2种。代表作有《新编抗衰老中药学》等。

一、清热利湿、益气养阴、苦寒直折治愈肠伤寒高热一例

曹某，男，22岁，未婚。

初诊：1993年9月16日。

主诉及病史：秋初起病，已历17日，发热恶寒，周身困重，咽痒不利，干咳少痰，经服清热利湿中药，诸症有减，然未愈食复，遂高热少寒，昼轻夜重，汗泄不多，大便溏薄，脘痞泛恶，咳黄黏痰，口干欲饮，烦躁不寐，消瘦乏力。

诊查：体温40℃，舌红绛苔黄腻，脉弦滑。

辨证：湿热弥漫，热重于湿，气液受伤。

治法：清热利湿，凉营透达，苦寒直折。

处方：杏仁12g　蔻仁12g　薏苡仁30g　半夏15g　厚朴10g　滑石15g　通草15g　竹叶6g　黄连12g　黄芩10g　黄柏10g　栀子10g　水牛角10g（先煎）　玄参10g　青黛6g　4剂

二诊：9月20日，服药1剂，遂觉脘腹凉爽，半身汗出，小溲爽利，身热略减。进2、3剂，汗泄溱溱，热退身凉，利下止，进糜粥1碗，然口唇干燥，频频欲饮，乏力消瘦，舌红绛苔薄黄少津，脉沉细数。当以养阴生津，兼清余热。

处方：生地30g　石斛12g　白茅根20g　麦冬12g　元参15g　沙参20g　生甘草10g　竹叶12g　生石膏20g（先煎）　莱菔子10g　枳壳10g　4剂

三诊：9月24日，服药后，诸症均减，然消瘦乏力，大便3日1行，舌尖略红，苔白中部略厚，脉革。当以清热养阴，兼清湿热。

处方：生地30g　石斛12g　白茅根20g　麦冬12g　元参15g　沙参15g　生甘草10g　竹叶12g　黄连10g　半夏10g　4剂

四诊：9月29日，未诉不适，舌红苔薄白中微腻，脉濡。以益气养阴，清热收功。

处方：生地30g　石斛12g　白茅根20g　麦冬12g　元参15g　沙参20g　生甘草10g　竹叶12g　黄连6g　白术12g　党参15g　云苓10g　焦三仙30g　4剂

嘱其清淡饮食，以防食复。

【按语】本例确诊为肠伤寒，秋初起病，湿温表现，与“长夏受暑，过夏而发”相符，故中医诊为“伏暑”。外受风凉，内蕴伏暑，伏暑化热，暑必夹湿，湿热弥漫，故身热恶寒，周身困重。湿热交结，非易速解，肥甘厚味，助湿生热。暑热鸱张，流连气分，漫布三焦，热甚湿轻，遂见发热两候，昼轻夜重，热甚于寒而汗少。湿热熏蒸上焦，盘踞中焦，流注下焦，咳逆黄痰，脘痞不舒，利

下不止。伏温由气渐营，由浅渐深，伤津耗气，故见心烦不寐，口渴欲饮。其舌脉均为湿热充斥，热重湿轻之征象。急则治标，以三仁汤合黄连解毒汤清热利湿，苦寒直折，宣畅三焦，并水牛角、玄参、青黛凉营透达。服后汗泄，湿热渐退；二、三诊虚象显露，气阴不足，然湿热缠绵，难于速解，不宜急补，故养阴生津，兼清余邪，以增液汤加石膏、黄连、莱菔子、枳壳、半夏等品。四诊时诸症已退，增液汤合四君子汤合用，加黄连等品，益气养阴，清热收功。

二、滋阴润燥、清肺化痰治愈大叶性肺炎一例

曹某，男，61岁，已婚。

初诊：1997年12月26日。

主诉及病史：劳累过度，外受风凉，始作寒热，热甚寒轻，干咳阵作，痰少难出，黄黏结块，入夜尤甚，胸痛隐隐，口干欲饮，纳少便干，头痛乏力，对多种抗生素过敏。

诊查：体温39℃，舌红苔黄微腻，脉弦，胸片显示：右肺大叶性肺炎。

辨证：阴虚肺燥，肺热痰生。

治法：滋阴润燥，清肺化痰。

处方：生地12g　元参18g　麦冬10g　生石膏30g（先煎）　知母12g　竹叶10g　牛膝15g　葛根15g　升麻6g　僵蚕12g　前胡12g　芦根30g　蝉衣12g　卷柏10g　14剂，每日两剂，6小时一次。

同时配用清开灵注射液60ml加入5%葡萄糖注射液500ml中静点，每日2次。

嘱其多饮水，并以梨皮煮水，汲汲饮之，禁食辛辣、肥甘之品，饮食宜清淡。

二诊：1998年1月2日，服药后热退，咳减痰清，口干得解，大便得通，然仍有轻咳，咽部不爽，舌红苔黄微干，脉弦细。效不更方，上方去卷柏10g，继服7剂而愈。

【按语】本例确诊为大叶性肺炎。急性咳痰，临床所见多为实证，或外感，或痰热，然不可一概而论。本例患者，年届花甲，素体阴虚，虽感寒凉，渐成燥热。肺卫同气，肺燥津伤，燥热内盛，灼津为痰，灼伤肺络，肺失清肃，肺气上逆，故见寒热咳嗽，痰黄难出，胸痛隐隐，入夜尤甚。肺卫燥热，移热大肠，便秘口干。舌脉均为阴虚肺燥，肺热痰生之征象。治疗当表里、虚实兼顾，以增液汤合白虎汤加减，清金肃肺，润肺化痰，兼解表邪，并用牛膝、竹叶等品引热下行，诸症得愈，切不可犯虚虚实实之戒。

三、化痰开窍、益气活血治疗真心痛一例

田某，女，62岁，已婚。

初诊：1999年10月20日。

主诉及病史：逐年体胖，素有胸痛，阵发而作，此次感寒，胸痛不止，状如针刺，胸痛彻背，难以转侧，气短难续，汗泄如雨，四肢厥冷，呕恶难平，头重不爽，大便秘结。

诊查：体胖腹甚，舌淡苔白腻，脉弦细。

辨证：痰瘀痹阻，胸阳不振，脾虚湿盛。

治法：活血化瘀，化痰通阳。

处方：瓜蒌30g　薤白10g　半夏10g　厚朴10g　枳实10g　桂枝6g　茯苓10g　干姜6g　川芎10g　丹参30g　桃仁12g　赤芍12g　甘草6g　5剂

二诊:10 月 25 日,胸痛有减,胸闷气短,时欲出汗,纳少便干。舌淡苔白略腻,脉细弦。效不更方,6 剂。

三诊:11 月 2 日,胸痛未发,胸闷不畅,常喜叹息,口干饮少,体困乏力舌暗红,边有瘀斑,舌苔薄白,脉沉缓无力。益气升阳,活血化瘀。

处方:党参 10g　白术 10g　当归 10g　陈皮 10g　升麻 6g　柴胡 10g　黄芪 10g　甘草 10g　丹参 15g　赤芍 10g　桃仁 10g　茯苓 10g　7 剂

嘱其调情志,节饮食,适寒温,注意保持大便通畅。

四诊:诸症均减,仍余乏力困重,舌淡有齿痕及瘀斑,苔薄白,脉沉。上方加防己 10g 以利湿,7 剂。

【按语】本例确诊为急性前壁、下壁心梗,《诸病源候论》曰:"寒气客于五脏六腑,因虚而发,上冲胸间,则胸痹。"本例患者年届花甲,平素体胖,气虚痰盛。胸为清阳之腑,痰浊盘踞,胸阳不振,寒气乘之,寒性凝滞,痰浊闭阻,气机不畅,心脉不通,不通则痛,而发胸痛彻背,状如针刺,固定不移,气短难续。痰浊瘀血,阻遏阳气,表失卫固,肢失温煦,清窍不利,诸症乃见。舌脉均为胸阳不振,血瘀痰阻,脾虚湿盛之征象。急当化痰开窍,通阳化瘀。以瓜蒌薤白半夏汤合四物汤加减,痰浊得化,血脉得通,胸阳得振,诸证当减。及至三诊实邪渐退,虚象显露,脾气虚损,中阳不足,胸阳不振,气虚血瘀,故胸闷不爽,喜叹息,体困乏力。当标本兼顾,扶正祛邪,健脾益气,活血化瘀,以补中益气汤加减,中气得升,胸阳得振,而血脉通,病症乃愈。

四、舒肝健脾、通腹泻热治愈慢性胰腺炎一例

宋某,男,39 岁,已婚。

初诊:2000 年 10 月 9 日。

主诉及病史:素有消渴,嗜烟好酒,此次饮食不节,胃脘作痛,状如针刺,彻及腰胁,疼痛不定,喜温喜按,已历半年,服益气健脾方药,经治无效。现疼痛如前,胁下胀痛,咳嗽干呕,食少纳呆,大便秘结,口苦不爽,乏力消瘦。

诊查:消瘦面黄,舌体胖大,舌质紫暗,舌苔薄黄,脉弦。

辨证:肝郁热积,脾气虚弱。

治法:疏肝理气,清热消积。

处方:柴胡 15g　木香 10g　黄连 10g　栀子 12g　郁金 15g　花粉 12g　大黄 10g　枳实 10g　甘草 8g　4 剂

二诊～六诊:10 月 13 日～11 月 10 日,服药后,腹痛明显减轻,时有胁胀,腹泻便溏,夜寐不安。舌体胖大,舌质紫暗,舌苔薄白,脉濡数。

处方:在上方的基础上,随证加减,党参 10g　当归 10g　白术 10g　莪术 5g　槲片 12g

七诊:11 月 17 日,服药后,诸症已消失,然天气转凉,胁下偏痛,胃脘隐痛,喜温喜按,喜饮热水,二便正常,舌体胖大,舌苔薄白而腻,舌边齿痕,脉沉紧滑数。

处方:党参 12g　制附片 8g　细辛 3g　大黄 10g　茵陈 30g　栀子 15g　甘草 8g　红枣 10g　4 剂

八诊:11 月 21 日,腹痛已消失,偶有腹胀,大便微溏,余症消失。舌胖苔薄白,脉濡。

处方:上方加姜黄 10g

【按语】本例确诊为慢性胰腺炎,合并糖尿病。患者中年,饮食不节,消渴日久,气阴渐伤。

肝为刚脏，体阴有阳，肝失柔润，气机郁结，肝郁生热，克犯脾土。脾气素虚，为木所乘，再嗜烟酒，助湿生热，湿热夹滞，久羁不去。肝脾不和，气机不利，积热内生，移热阳明，胃失和降，木火刑金，久痛入络，而见胁胀作痛，胃脘不舒，咳嗽便秘。病变日久，气阴两伤，虚象已成，故腹痛喜按，纳少乏力。舌脉均为肝郁热积，脾气虚弱之征。急则治标，以清胰汤合承气汤加减，疏肝理气，清热消积，抑木扶土，以达邪去正安之目的。药后症减，实邪得退，虚象渐露，然素体有热，不宜急补，以防壅滞，原方加入党参、当归、白术等品，攻补兼施，诸证乃愈。再诊时分，肝脾不和，外感寒邪，阴寒成聚，偏着一处，克犯虚位，阴寒固结，阳气不运，故胁痛不移。舌脉均为阴寒内聚，脾气虚弱之象。正所谓"胁下偏痛，发热，其脉紧弦，此寒也，以温药下之，宜大黄附子汤。"急以之温经散寒，通便止痛，因其素有湿热内蕴，不宜偏执，加入党参、茵陈、栀子等品，诸证兼顾，攻补兼施，而愈。

（周育平）

五、养阴活血、益气清热治疗糖尿病肾病一例

赵某，男，36岁，已婚。

初诊：2000年3月24日。

主诉及病史：面目浮肿，已逾10年，多方医治，益气健脾，利湿消肿，效不显著。现仍浮肿，面目尤甚，状如卧蚕，晨起明显，小便混浊，昼频夜安，会阴疼痛，口渴多饮，消谷善饥，大便溏薄，项强头晕，乏力短气，动则喘憋，心烦寐可。

诊查：体胖面赤，舌质紫暗舌苔薄白，脉沉涩。尿蛋白＋，尿糖＋＋＋，尿潜血＋＋＋＋，空腹血糖13.8mmol/L。

辨证：气阴两伤，瘀血阻络，水湿内停，兼有内热。

治则：养阴活血，通络消肿。

处方：元参30g　苍术15g　僵蚕12g　蝉衣12g　丹参30g　赤芍15g　红花10g　益母草20g　杜仲15g　川断15g　7剂

二诊～四诊：4月3日～6月26日，服药后，血糖逐渐下降至9.0mmol/L，6.6mmol/L，尿蛋白＋，尿糖－，尿潜血＋，浮肿已退，诸症均减，精力充沛，时有腰痛，背部不适，有蚁行感，小便灼热，乏力早泄。舌暗苔白微腻，脉涩。

处方：上方加沙苑蒺藜12g　土元10g　当归10g　黄柏10g　益母草20g

五诊：7月13日。患者服药后，诸症减轻，然不慎外感，经服中药，已好转，现余咳嗽，痰黄难出，复有腰痛，偶有浮肿，小便灼热，乏力胸闷。舌质暗红，舌苔薄黄，脉弦弱。空腹血糖8.6mmol/L，尿蛋白＋。

处方：党参15g　麦冬12g　竹叶10g　生石膏30g(先煎)　半夏10g　赤芍12g　黄芩10g　黄连10g　僵蚕12g　浙贝12g　地骨皮12g　甘草8g　7剂

六诊：8月18日，服药后，自觉体力充沛，浮肿已退，咳嗽消失，小便无热。唯有乏力胸闷，汗出多。舌质紫暗，舌苔薄白，脉缓弱。空腹血糖6.6mmol/L，尿蛋白＋。

处方：党参15g　麦冬12g　五味子8g　丹参18g　赤芍12g　僵蚕12g　川断15g　益母草15g　炒山栀12g　茅根30g　7剂

嘱其调饮食，适寒暑，防止感冒。

【按语】本例确诊为糖尿病肾病。患者平素体胖，肥人气虚，气虚不运，水湿内停，泛溢肌

表；病变日久，气不化津，气阴两伤，渐成消渴，水湿留恋，脉络瘀阻，脉道涩迟，阻滞不通，水道不利，因而水肿渐重，小便涩痛。气阴不足，津伤化热，水谷不化，清阳不升，胸阳不振，水饮上泛，乃见消渴多食，胸闷头昏，大便溏薄，气短难续，舌脉均为气阴两伤，瘀血阻络，水湿内停，兼有内热之征象。此若益气健脾，利水消肿，多难速效，瘀血不祛，水肿不除，急投养阴活血消肿之法，以冠心2号方加减，瘀血祛，脉道通，水饮得化，气津渐复，实验室检查血糖及尿蛋白均下降。此类病人，最忌外感，再诊时分，气阴两伤，复感风热，如予补益，又恐留邪，攻补兼施，益气清热，以竹叶石膏汤加减，余热渐清，气阴得复。患者本虚标实，实邪渐退，虚象明显，然此病人，切忌纯用补益，以防水湿不行，瘀血来复，生脉散合丹参、赤芍、栀子等品，益气养阴，活血通络，清热利水而收功。

（以上由周育平整理）

【编者评注】李春生教授中医功底扎实，又兼中西合璧对中医急症和老年病等方面均有较深造诣。本集所收五则医案只能反映李春生教授临证经验之一斑，但其辨证精审和治疗上的巧思却是足资取法的。

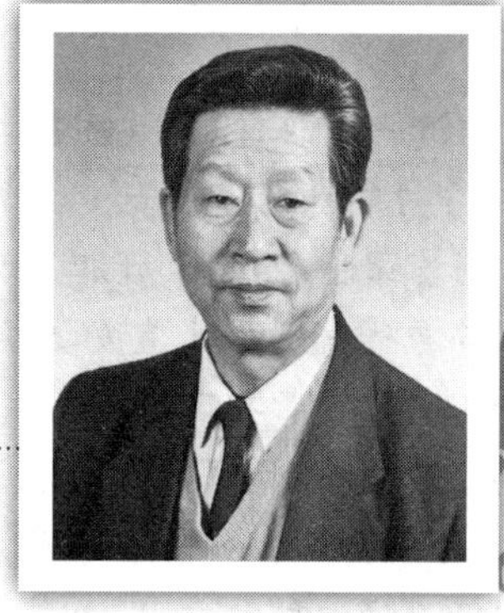

李淑良医案

【生平传略】

李淑良，1938年1月16日生，男，汉族，北京人，1963年毕业于北京中医学院，现就职于中国中医研究院西苑医院，1990年任主任医师，博士生导师，国家中医药管理局任命为全国第二批500名名老中医师带徒老师，药品监督管理局新药审评专家库专家、中药品种保护委员会委员；全国中医药学会中医耳鼻喉学会副主任委员，康复医学外科分会副主任委员，临床药理分会委员等。

1963年毕业后，从师全国著名中医喉科专家耿鉴庭老中医学习，30多年来一直从事中医耳鼻喉科研、教学、临床工作，在中医理论指导下，研究古代文献的基础上，根据中医脏腑与耳窍相关学说，阐发了耳与肺在生理、病理以及耳病从肺论治的理论依据，并运用于临床，多年来，积累了丰富的经验；总结了中医中药对耳聋的治疗规律，如对突发性耳聋从肺论治、过敏性鼻炎从肺脾肾论治、嗓音病从肝脾肾及痰瘀论治等经验，研制了鼻窦炎、耳聋的有效方，效果显著。撰写了近30部著作，如《中医症状鉴别诊断学》、《中医证候鉴别诊断学》、《中国中医传统康复医学》、《中国基本中成药》1、2部、《中医耳鼻喉》、《实用中西医结合诊断治疗学》、《中医老年病学》等。

一、疏风宣肺、活血通窍法治愈突发性耳聋一例

谢某，女，48岁，干部。

初诊：1997年11月5日。

主诉及病史：继受凉感冒后，一周前突感左耳听力下降，耳胀耳鸣，伴鼻塞不时流清涕，咳嗽声重。曾在外院检查，诊断为“突发性耳聋”，因有心脏疾病，无法行高压氧治疗，遂来我院就诊。

诊查：电测听检查：气导、骨导均下降。平均听域损失65dB。苔薄白，脉细数。

辨证：风邪袭肺、耳窍郁闭。

治法：疏风宣肺，活血通窍。

处方：荆芥10g　防风10g　苍耳子10g　辛夷10g　白芷10g　川芎10g　葛根2g

路路通 10g　赤芍 10g　细辛 3g　甘草 3g

3 剂。

二诊：3 剂后，耳胀闷、鼻塞减轻，听力自觉好转，原方去荆芥、细辛，加丹参、地龙各 10g，6 剂。

6 剂后，听力进一步改善，其他症状均消失，宗原方重用活血祛瘀通窍药物，半月后，听力检测恢复正常。3 月后随访无复发。

【按语】本例暴聋患者，既无肝胆风火湿热之症，又无脾胃痰浊内阻之象，有感冒病史，以耳聋鼻塞，咳嗽声重等肺气失于宣发之候为特征。李淑良教授认为，耳聋之病机虽各别，体征各异，然凡具肺卫见症者，均可从肺论治。依据“耳者，宗脉之所附，脉虚而风邪乘之，风入于耳之脉，使经气痞而不宣，是谓风聋”及“耳聋治肺，自是肺经风热、痰涎闭郁之证。肺之络会于耳中，其气不通，故令耳聋”的论述，在暴聋发病早期，从风邪袭肺入手，拟定出疏风祛邪、宣肺通窍之法，并辅以活血通络解毒之品，常能奏效。

二、疏风清热、肃肺通窍法治愈卡他性中耳炎一例

吴某，女，11 岁。

初诊：1997 年 5 月 17 日。

主诉及病史：一周前感冒，继而左耳痛，耳堵二天，伴鼻塞流涕，咳嗽痰黄。

诊查：左耳鼓膜充血，呈樱红色，稍凸，光锥消失。鼻黏膜充血，鼻道有脓性分泌物。舌质红，苔黄腻，脉浮数。

辨证：风热犯肺，肺失宣降，窍络俱闭。

治法：疏风清热，肃肺通窍。

处方：荆芥 10g　防风 10g　桑白皮 10g　葶苈子 10g　苍耳子 10g　白芷 10g　车前草 10g　败酱草 15g　甘草 3g

3 剂。

二诊：上药服 3 剂后，耳痛明显减轻，黄涕减少，检查鼓膜充血明显好转，仍有轻微咳嗽，伴少许黄痰，苔黄腻，脉数。外感已解，宗原方去荆芥、防风，加杏仁、浙贝母各 10g，黄芩 10g，焦三仙各 10g。继服 3 剂而告痊愈。

【按语】非化脓性中耳炎为耳科临床中发病率较高的疾病，常继发于上呼吸道感染之后，以儿童多见，其病因为咽鼓管通气受阻，鼓室形成负压而造成中耳黏膜炎性变及渗液。李教授认为，本病虽证型各异，然临床中初期以风热犯肺最为多见，此因外感风热之邪袭肺，或风寒郁久化热，肺卫失调，宣降失常，肺窍不通，邪气沿络入耳，闭塞络脉，加之肺失通调，水液上犯，积聚中耳，导致耳堵闷、耳痛、耳鸣、听力下降、自声增强、耳膜充血、内陷、积液等，并伴有咳嗽、咯黄痰、鼻塞、流黄涕、咽痛、口干、发热、恶风、大便干、舌边尖红、苔薄黄等肺卫风热之症。《证治概要》云：“耳聋耳鸣，属于风热上壅者，多于外感热病中求之。”因此，治疗当以疏风清热宣肺，通窍泻肺利水为之。

三、燥湿化痰、泻肺通窍法治愈耳眩晕一例

吴某，女，54 岁，幼教。

初诊：1999年5月8日。

主诉及病史：患者素有眩晕病史5年余，每年发作3～5次，每于劳累过度时诱发，西医诊断为梅尼埃病。3天前眩晕又作，此次发病更为严重，视物旋转，闭目畏光，恶闻喧哗，胸闷呕恶，心烦厌食，伴耳鸣，耳堵闷，听力减退，伴见咳嗽痰黏。

诊查：舌质淡、苔薄腻，脉弦滑。

辨证：痰湿阻肺，蒙蔽清窍。

治法：燥湿化痰、泻肺通窍。

处方：半夏10g　陈皮10g　茯苓15g　竹茹10g　白术10g　泽泻10g　桑白皮15g　葶苈子15g　桂枝10g　生姜6g　甘草6g

3剂。

二诊：3剂后，诸症减轻，唯睡眠较差，守上方加夜交藤30g，炒枣仁30g，1周后告愈，此时，肺之痰湿已祛，然脾气亏虚未解，嘱服参苓白术散一月余，随访至今未复发。

【按语】耳源性眩晕，其病因复杂，历代医家论述颇多，《黄帝内经》论眩皆属于肝；《金匮要略》论眩以痰饮为主；丹溪有"无痰不作眩"之论；景岳主"无虚不作眩"之说。现代中医大都认为，本病的发生当责之肝、脾、肾三经，并未论及肺。李淑良教授从多年临床中总结出证属痰湿阻肺型眩晕并不少见。脾为生痰之源，脾气亏虚，健运失常，则聚湿生痰；肺为贮痰之器，痰湿阻肺，肺经痰湿之邪沿肺络入耳，蒙蔽清窍而发眩晕。并同时伴有痰湿阻肺的症状，如咳嗽痰多，性黏色白，胸膈满闷，甚则气喘痰鸣，舌淡、苔白腻，脉滑。此例眩晕为本虚标实之证，故治疗上宜先祛肺之痰湿，后议补脾益气，达到标本兼顾的目的。

（以上三例由夏仁慧整理）

四、活血化瘀、化痰散结法治愈声带小结一例

郭某，女，38岁，律师。

初诊：1998年4月23日。

主诉及病史：声哑4年，于焦虑、语多后加重，曾行纤维喉镜检查，诊为"声带小结，声带肥厚"，予雾化吸入及黄氏响声丸治疗2个月无效，声休后发音有短暂好转，劳累后声嘶又剧，伴咽干、异物感、咽喉部发紧，平素性情急躁易怒。

诊查：双声带充血增厚，前中1/3处对称性突起，色淡，声门闭合不严。舌红，苔薄黄，脉弦数。

辨证：痰瘀凝结。

治法：活血化瘀、化痰散结。

处方：丹参30g　珍珠母10g　僵蚕10g　浙贝10g　橘核10g　荔枝核10g　海浮石10g　胖大海10g　诃子10g　生月石1g

10剂，每日1剂，水煎服。

尽剂后声哑明显好转，检查：声带色泽如常，小结未消。再进20剂，发音完全恢复，诸症消失，检查：声带边缘光滑，声门闭合好，随访1年无复发。

【按语】中医认为异常有形之物的形成，为瘀血阻滞，痰饮结聚所致，如王清任《医林改错》曰："无论何处皆有气血……气无形不能结块，结块者，必有形之血也。"唐宗海《血证论》云："血积既久，亦能化痰水。"本例患者因情志不舒，郁火内生，灼津成痰，气滞不行，血脉瘀滞，痰瘀结

聚于喉而为病。治疗以丹参、珍珠母为君，活血化瘀，软坚散结，辅以僵蚕、浙贝、橘核、荔枝核、生月石，加强理气化痰散结的作用，配伍胖大海、诃子润喉利咽，诸药合用，共奏活血化瘀、化痰散结之功。

五、透表达邪、益气养阴法治愈喉源性咳嗽一例

夏某，女，51岁，干部。

初诊：1999年2月24日。

主诉及病史：3月前受凉后，咽痛，发热，体温38.5℃，咳嗽，黄痰，在外院诊为“急性扁桃体炎”，予青霉素静点6天后，热退咽痛好转，惟咽痒，干咳无痰，呈阵发性，每于受风冷或嗅刺激性气味后发作频繁，夜间咳甚难以入睡，血常规、X线胸透无异常。曾服多种抗生素及清咽利喉药无效。

诊查：双扁桃体Ⅰ度，无充血及脓栓，咽淡红，咽后壁淋巴滤泡增生。舌淡苔薄，脉细弱。

辨证：客邪恋肺，气阴两虚。

治法：透表达邪，益气养阴。

处方：柴胡、黄芩、半夏、太子参、麦冬、五味子、杏仁、桔梗各10g，僵蚕6g，每日1剂，水煎服。

4剂后咽痒咳嗽明显减轻，夜寐安稳，守上方4剂，诸症皆除。

【按语】《伤寒论》96条云：“若咳者，小柴胡汤主之”。小柴胡汤方后亦提到“若咳者，去人参、大枣、生姜，加五味子半升，干姜2两”。急性咽炎初期风邪犯肺，肺气不宣，久咳由肺及肝，肝胆之气失于条达，横逆反侮，以致木扣金鸣。肝肺同病，治宜标本兼顾，小柴胡汤为达表和里之剂，既能导邪外达，又能疏泄肝胆，本例咳久气阴两虚，故用小柴胡汤与生脉散合方，药证合拍而愈。

六、清泄胆热、和解枢机法治愈鼻窦炎一例

刘某，女，30岁，工人。

初诊：1998年5月18日。

主诉及病史：患者鼻塞，时流黄绿色浊涕月余。西药迭进抗生素治疗未愈。刻下患者鼻流浊涕，头昏，头痛，咽干口苦，目眩，胸闷不舒；纳差，便干。

诊查：鼻黏膜轻度充血，双下甲稍肿大，鼻中道有黄色黏稠性分泌物。鼻窦柯氏位片示：急性额窦炎。舌边红苔薄黄，脉弦。

辨证：胆热上熏、枢机不利。

治法：清泄胆热，和解枢机。

处方：柴胡10g　黄芩10g　半夏10g　辛夷10g　赤芍10g　路路通10g　生石膏30g　车前草15g　大青叶15g　生薏仁15g　甘草5g

患者服上方6剂后，鼻塞流浊涕，头昏痛，目眩等症状均明显改善，再予上方去大青叶10g，服5剂而愈。

【按语】鼻窦炎属祖国医学“鼻渊”范畴，临床多以肺属论治为常法。因鼻为肺窍，肺气通于鼻，足阳明胃经起于鼻旁，夹鼻上行，相交于鼻根部，旁入目内眦。然李淑良教授认为此乃胆

经郁热，用小柴胡汤治疗每获捷效。胆为刚脏，内寄相火，其气通于脑。《济生方·鼻门》“热留胆府，邪移于脑，遂致鼻渊……”。《续名医类案》卷十七亦云“……盖肝脉上络巅顶，督脉会脑为髓海，为龙火郁蒸，故脓浊腥秽，源源而下，有若渊然”。邪热犯胆，胆经热盛，上蒸于脑，迫津下渗，发为鼻渊，故予小柴胡汤去人参、大枣之甘补，加石膏、大青叶以清热，辛夷、路路通、赤芍宣通鼻窍，车前草清热利湿以祛涕而获效。

（四、五、六例由刘瑞娟整理）

【编者评注】李淑良主任医师早年毕业于北京中医学院，中医理论基础雄厚；长期从事临床工作，医疗经验丰富；从师耳鼻喉科专家耿鉴庭老中医，更得真传巧思。因此所提供的几则病案，皆有心得之处。从肺治耳，泻胆治鼻，其中精巧，实属难得。

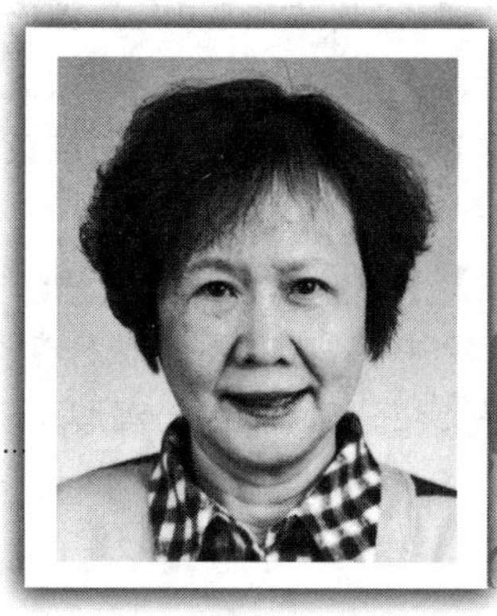

肖承悰医案

【生平传略】

肖承悰，女，1940年11月出生于北京，出身于中医世家，为北京四大名医肖龙友嫡孙女。1959年至1965年在北京中医学院中医系学习。1965年毕业后留附属东直门医院工作至今。现为北京中医药大学东直门医院教授、主任医师、博士生导师，担任中华中医药学会妇科专业委员会副主任委员、中华中医妇科杂志编委会副主任、国家药品监督管理局药品评审专家等职。从事临床近40年，学术上既遵循古训，又有创新，主张辨证与辨病相结合，重视标本兼治，重视女性的生理病理特点，疗效显著。几十年来临床教学科研工作不遗余力，培养本科生、留学生、进修生遍及海内外，指导毕业研究生、博士生20余名。多次国外讲学受到好评。发表多篇论文，参与多部专著的编写。任《现代中医妇科治疗学》及北京市精品教材《中医妇科学》等书主编。

一、温经活血、化瘀止痛治疗子宫内膜异位症一例

袁某，女，28岁，已婚。

初诊：2000年5月9日。

主诉及病史：经行腹痛加重2年。患者于2年前洗澡时突然下腹剧痛，到当地妇产医院检查，诊为“子宫内膜异位症”。此后服用“内美通”5盒，1次1粒，1周2次，治疗半年。此期间月经未潮，无腹痛，停药2个月后月经复潮，仍有经行腹痛，疼痛程度未减轻。2000年4月B超提示：盆腔低回声包块(子宫内膜异位症)。在我院门诊服中药治疗，经行腹痛减轻。LMP：5月9日。刻下：行经第1天，右下腹胀痛较甚，腹凉，喜暖，腰酸，畏寒肢冷，月经量少，色暗，无血块，伴经行乳房胀痛，不能触衣，饮食可，尿频，大便干，失眠。舌质淡暗，苔薄白腻，脉沉弦。

月经史及孕产史：13岁月经初潮，6～7/28天。孕0。

妇科内诊：外阴已婚未产型；阴道通畅，后穹隆处可触及2～3个黄豆大结节，触痛；宫颈光滑；宫体后位，质中，大小正常，无压痛，活动可；附件无增厚，无压痛。

盆腔超声检查：2000 年 4 月 B 超：子宫 4.8cm×4.2cm×3.8cm，子宫后方见一 3.4cm×2.2cm 低回声。双附件(一)。提示为：盆腔低回声包块(子宫内膜异位症)。

乳腺彩超检查：双乳小叶囊性增生明显。

西医诊断：1. 子宫内膜异位症；2. 乳腺小叶增生。

中医诊断：1. 痛经；2. 癥瘕；3. 乳癖。

辨证：寒凝血瘀。

治法：温经活血，化瘀止痛。

处方：桂枝 10g　吴茱萸 6g　台乌药 15g　鬼箭羽 15g　急性子 12g　马鞭草 15g　肉苁蓉 15g　生首乌 15g　丹参皮各 15g　赤芍 15g　川牛膝 15g　合欢皮 12g　延胡索 15g　制没药 10g　蜈蚣 2 条

日 1 剂。

以上方为主治疗 3 个月，非经期配合异位痛经灌肠方(本院制剂)肛门导入，功能活血化瘀。3 个月后，患者病情显著好转。复查盆腔超声：盆腔低回声包块消失；妇科内诊复查：后穹隆处疼痛结节已消失。

【按语】该患者为子宫内膜异位症，属中医“痛经”、“癥瘕”范畴。辨证为寒凝血瘀。因寒邪客于冲任、胞中阻滞气血运行，瘀血内留，新血不得归经，溢于脉外而成离经之血，血瘀日渐加重，聚而成癥；寒邪与经血搏结，使经血运行不畅，故于行经期小腹冷痛；寒邪阻滞气机，使阳气不达四末，故畏寒肢冷；血为寒凝，故经量少，色暗。舌质淡暗，苔薄白腻均为寒邪凝滞，气血瘀滞之征。方中以桂枝、吴茱萸、台乌药温经散寒，通络止痛；鬼箭羽、急性子、马鞭草活血化瘀，软坚散结；延胡索、制没药活血化瘀，行气止痛；丹参皮、赤芍活血化瘀，兼能清热，以防桂枝等药辛温助热；合欢皮疏肝理气安神；川牛膝补肾强腰，引药下行；蜈蚣破血通络，逐瘀止痛，镇静安神；因患者大便干燥，用肉苁蓉、生首乌，功能润便，同时又有消癥之功，此一箭双雕也。全方温经散寒、活血祛瘀、散结止痛以去除少腹瘀血，使离经之瘀血去，冲脉通，通则不痛。

二、补肾疏肝、活血散结治疗慢性盆腔炎一例

李某，女，36 岁，已婚。

初诊：2002 年 9 月 3 日。

主诉及病史：下腹及腰部疼痛 2 年，加重 1 周。患者 2 年前即开始腰痛、小腹疼痛，在外院被诊断为“盆腔炎”、“宫颈轻度糜烂”，曾接受西药抗生素治疗及口服“妇科千金片”等治疗，症状时好时坏，经后加重。近 2 周下腹痛及腰痛加重。月经 5～6/21～27 天，经量中等，色暗黑，夹有血块，经行第 1 天小腹疼痛，下坠感。末次月经 2002 年 8 月 18 日至 24 日，量色质同既往，伴腰部酸痛明显。刻下症：下腹疼痛，左侧少腹明显，腰酸痛，带下量多，色黄，质稀，无异味，无外阴瘙痒，心烦，纳可，多梦，二便调。

诊查：舌质暗红，苔黄腻，脉弦细。

孕产史：孕 3 产 0，分别于 1996 年、1998 年 2 次药物流产，2001 年 4 月孕 40 余天时自然流产。现约半年未避孕。

妇科检查：

外阴：已婚未产式。

阴道：通畅，少许淡黄色分泌物。

宫颈：光滑。

子宫：前位，偏左，大小正常，活动度差，压痛（+）。

附件：双侧附件增厚，左侧附件压痛（++），右侧附件压痛（+）。

镜检：清洁度Ⅰ°，未见滴虫及霉菌。

盆腔B超：子宫前位，大小6.1cm×5.3cm×4.7cm，回声欠均，双侧附件区回声增强，左侧附件区明显增厚，子宫直肠窝可探及液性暗区，2.1cm×1.5cm。提示：1. 附件炎；2. 盆腔积液。

血常规：WBC：6.7×10^9/ml，N%：67%。

西医诊断：慢性盆腔炎。

中医诊断：妇人腹痛。

辨证：肾虚肝郁，兼有湿热瘀血。

治法：补肾疏肝，兼以清热祛湿，活血散结。

处方：夏枯草15g　郁金15g　赤芍15g　川断15g　川牛膝15g　桑寄生15g　败酱草30g　延胡索15g　杜仲15g　红藤15g　土茯苓15g　生甘草6g　14剂

二诊：2002年9月17日。

用药后下腹痛及腰痛明显减轻，刻下症：正值经期第5天，经量中等，色红，无血块，伴轻微小腹坠，轻微腰痛，心烦起急，气短，喜太息，纳眠可，二便调。舌质暗红，苔薄黄，脉滑。

处方：效不更方，上方继服14剂。

患者治疗2月后，诸症基本缓解，2003年3月受孕。

【按语】本例慢性盆腔炎，时轻时重，反复发作，病久及肾，肾气日虚，正气不足，故腰酸痛，带下量多质稀。又患者素体多郁，肝气郁结，疏泄失常，再加上病情迁延反复发作，以致精神抑郁，即“久病致郁”，少腹属肝，故少腹疼痛，心烦多梦。肝郁乘脾，脾失健运，湿从内生，湿郁化热，任带损伤而带下量多色黄，舌苔黄腻。方中以川断、桑寄生、杜仲补肾强腰，郁金、赤芍、延胡索、夏枯草等药疏肝清肝，活血行气。牛膝既可活血，又可补肝肾，且引药下行。败酱草、红藤、土茯苓等清热利湿。全方有补有清，治气亦治血，单味药亦是如此，有静有动，有补有通。诸药相配，标本同治；补肝肾治其本，清热利湿活血顾其标。

三、滋肾养肝、宁心安神治疗更年期综合征一例

张某，女，49岁，已婚。

初诊：2002年3月6日。

主诉及病史：绝经3年，烘热汗出6个月。患者绝经3年，近6个月时面部烘热汗出，伴头晕、失眠，烦躁易怒，腰膝酸痛，皮肤蚁走感，疲乏，心悸，纳可，眠差梦多，大便干，2日1行，小便调。

月经及孕产史：月经14岁初潮，月经周期26～30天，经期4～6天，经量中等，有痛经史，46岁绝经。孕2产1。

查体：体温36.3℃，血压130/80mmHg，心率82次/分，心律齐，各瓣膜区未闻及病理性杂音，双肺呼吸音清。腹软，肝脾肋下未触及。

舌质暗红，舌尖红，苔薄黄，脉弦细。

理化检查：血清性激素水平：E_2：62.00pmol/L，FSH：123.00U/L，LH 55.10U/L，T（睾

酮):55.70nmol/L,P(孕酮):0.34nmol/L。心电图正常。

西医诊断:更年期综合征。

中医诊断:绝经后诸证。

辨证:肝肾阴虚,心肾不交。

治法:滋肾养肝,宁心安神。

处方:女贞子 15g 旱莲草 15g 生地 15g 枸杞子 15g 白芍 15g 莲子心 4g 生龙牡各 30g 百合 30g 丹参 15g 盐知柏各 12g 潼白蒺藜各 15g 浮小麦 30g 夏枯草 15g

14 剂。

二诊:3 月 20 日。无明显头晕,烘热汗出减轻,睡眠好转,仍有皮肤蚁走感。舌质暗红,苔薄白,脉细略弦。

处方:上方去夏枯草,加鸡血藤 15g,继服 14 剂。

三诊:4 月 4 日。初诊诸证基本消失。嘱其继服 14 剂,后改用坤宝丸口服以巩固疗效,并嘱其避气恼,加强锻炼,陶冶情志。

【按语】本例更年期综合征患者辨证为肝肾阴虚、心肾不交。患者年在七七,肾气衰,天癸已竭,则月经闭止;肝肾阴虚,虚热内生,阳无所附,营阴外泄,故烘热汗出;肾水不足,不能上济心脉,君火不宁,则心悸失眠多梦;腰为肾之外府,肾主骨,肾精不足,故腰膝酸痛;肝肾阴亏,水不涵木,肝阳上亢,则头目眩晕,烦躁易怒;阴虚血燥,肌肤失养,则皮肤蚁走感。方中女贞子、旱莲草、生地、枸杞子、白芍滋肾养肝清热;莲子心交通心肾,配百合清心宁神;知柏盐炒入肾经,滋阴润燥,清虚热;生龙牡平肝潜阳,镇惊安神,配浮小麦益气敛阴,固涩止汗;潼蒺藜补肾固精;白蒺藜、夏枯草平肝阳,清肝热;丹参养血活血,安神定志。全方切合病机,肝肾心同治,故二诊病情即减轻,唯皮肤蚁走感同前,故加鸡血藤以加强活血补血、舒筋活络之力。三诊诸症好转,守方以巩固疗效。在药物治疗的同时,耐心对患者进行心理疏导,解除其思想负担,并指导患者选择合适的体育锻炼方式,劳逸结合,调畅情志。

四、当归芍药散加味治愈卵巢囊肿一例

宁某,女,30 岁,已婚。

初诊:2000 年 11 月 21 日。

主诉:发生右侧卵巢囊肿 3 个月。症见下腹部坠胀不适,腰痛,带下量多,色白质黏。月经 7/25～30 天,量多,色暗夹有血块,轻微痛经。且诸症逐渐加重。

诊查:舌质淡暗,苔薄白,脉沉细。

妇科检查:外阴经产型,阴道畅,有较多量白色分泌物,宫颈光,子宫前位,大小正常,质中,于右附件区触及一大小约 4cm×3cm 包块,表面光滑,呈囊性感,无压痛,左附件(－)。

盆腔 B 超检查:子宫 6.2cm×5.4cm×4.1cm,子宫右后方见一 4.3cm×2.8cm 无回声区。提示:右侧卵巢囊肿。

西医诊断:卵巢囊肿。

中医诊断:肠覃。

辨证:肝郁脾虚,气滞血瘀,痰瘀互结。

治法:养血疏肝,健脾利湿,活血散结。

处方：当归芍药散加泽兰、枳实等。

当归 15g　赤白芍各 15g　白术 15g　茯苓 15g　泽兰 15g　枳实 15g

给予上方口服治疗 3 个月，经期停服后，患者诸症悉愈；复查 B 超提示：子宫及双附件区未见明显异常。

【按语】卵巢囊肿属于中医“肠覃”范畴。因妇女以血为本，在月经、胎孕、产育、哺乳的特殊生理活动中，均易耗伤阴血，致使机体常处于阴血不足，气偏有余，气血相对失衡的状态。若肝血不足，失之柔养，则肝郁不疏，气滞血瘀；日久肝郁乘脾，脾失健运，则水湿不化，聚而成痰。痰湿属阴，重着黏滞，影响血之畅行，加重血瘀。瘀血阻滞，气机失调，水湿不运，又使痰湿加重。终致痰瘀互结，阻于冲任，日久而成肠覃。

以方论证，卵巢囊肿是肝郁脾虚之证，其本是肝血不足，失之柔养，恰与当归芍药散病机相符，故选用当归芍药散为基础方治疗本证。白芍补肝血、柔肝体，使肝血充足，肝体得养，疏泄有序，为治本之品。赤芍泻肝活血，散结通络，能行血中之滞，与白芍相配，补散结合，以防白芍敛邪之弊。当归养血活血，配白芍以养肝疏肝。白术补气健脾，利湿消痰。茯苓甘淡渗湿补中，下行而利水湿，配白术加强健脾、行湿祛痰的作用。泽兰辛散温通，活血祛瘀利水。枳实化痰消癥，破气散结。诸药相配，肝脾两调，气、血、水同治，扶正与祛邪并重，治标与治本相兼。共奏养血柔肝，健脾化湿，活血祛瘀，祛痰消癥之功。

五、消补结合、分期治疗子宫肌瘤一例

刘某，女，35 岁，已婚。

初诊：2001 年 8 月 17 日。

主诉及病史：月经期延长伴经量增多 1 年余。既往月经 5～7/26～30 天，量中，色红，有小血块，无痛经。于 1 年前无明显诱因出现月经期延长，持续 10 余天方净，经量较前增多约 1/3，色暗红，夹有大血块。2002 年 1 月曾因阴道出血量多，持续半月不净就诊于安贞医院，B 超检查提示为多发性子宫肌瘤。此后间断服中药及安络血、止血敏等药物治疗，疗效不佳。末次月经 7 月 8 日，现正值经前，自觉小腹坠胀，腰酸，乳胀，口干，头晕，乏力，困倦，带下正常，纳可，寐安，二便调。舌淡暗，边有瘀斑，舌苔白腻，脉沉弱。

孕产史：孕 1 产 1，1992 年顺产一女婴。现夫妻分居，未避孕。

既往史：既往体健，无药物过敏史。

妇科检查：

外阴：已婚经产式外阴。

阴道：通畅。

宫颈：轻度糜烂。

子宫：前位，增大如孕 7 周余大小，质硬，活动度好，无压痛。

附件：右附件区增厚，无压痛，左附件区未扪及异常。

镜检：清洁度 Ⅰ°，未见滴虫及霉菌。

盆腔 B 超：子宫 7.7cm×7.4cm×6.4cm，肌层回声不均，于子宫前壁可探及径约 1.2cm 及 1.3cm 的减低回声区，于子宫底部可探及一径约 1.1cm 的减低回声，于子宫后壁可探及一径约 1.8cm 的减低回声区，双侧附件区未探及异常。提示多发性子宫肌瘤。

血常规：WBC $4.7\times10^{9}/L$，RBC $3.82\times10^{12}/L$，Hb 82g/L，N 65.8%，L 32.7%。

西医诊断：1. 多发性子宫肌瘤；2. 继发性贫血。

中医诊断：癥瘕。

辨证：气虚血瘀，痰瘀互结。

治法：活血化瘀，软坚散结，兼以益气。

处方：1. 党参 15g　黄芪 15g　夏枯草 15g　川芎 10g　生牡蛎先下30g　川牛膝 15g　肉苁蓉 12g　鬼箭羽 15g　急性子 12g　生首乌 10g　昆布 20g　鸡内金 15g　大贝母 15g　川断 15g　郁金 10g

7 剂

2. 益气维血颗粒 10g，3 次/日。

二诊：8 月 24 日。患者 23 日行经，经量中，色暗红，夹血块，自觉腹部胀痛可忍，腰酸，下肢发凉，全身无力，头晕较前有所好转，纳可，便调，舌淡暗，有瘀斑，舌苔白腻，脉沉细滑。

患者正值经期，应以益气缩宫，祛瘀止血，兼以软坚消癥为主治疗，处方如下：

黄芪 15g　党参 15g　太子参 15g　南沙参 15g　白术 15g　枳壳 15g　首乌 15g　阿胶珠 12g　益母草 15g　香附 10g　花蕊石打10g　郁金 12g　夏枯草 15g　煅龙牡各 30g　鸡血藤 12g　川断 15g

7 剂

三诊：9 月 1 日。患者昨日阴道出血已净，自觉经量较前稍有减少，色暗红，有血块。服上药后乏力，头晕好转，仍有腰酸，小腹隐痛，纳眠可，二便调，舌淡暗，有瘀斑，舌苔白微腻，脉沉细。

嘱患者续服上方 2 剂，待经净 3 天后，服用肌瘤内消丸治疗，于经期停药改用安宫止血丸治疗。经治疗 3 个月经周期后患者经量及经期均恢复正常，复查 B 超：子宫 6.8cm×6.0cm×5.4cm，子宫后壁可探及一径约 1.6cm 的减低回声团，双附件未见异常。

【按语】子宫肌瘤属中医“癥瘕”范畴，以腹中包块，有形可征为主症，审证求因，本病当属血瘀证。造成血瘀的原因可因摄生不慎，寒邪侵袭，寒凝血瘀；或因情志不畅，肝郁日久，气滞血瘀；或因忧思劳倦伤脾，气虚运血无力而致。瘀血阻滞胞中，气血不畅，日久成癥，故见腹中包块，小腹胀痛；瘀血阻滞冲任，血不归经，故见月经期延长，经量多，经色暗红，有血块；本病病程长，迁延日久，气随血耗，久则导致气虚，故可见头晕，乏力等；痰瘀同源，瘀血阻滞于内，气机不利，痰湿内生，痰瘀互结，故见困倦，乏力；痰瘀内阻，津不上承，故见口干。舌淡暗，有瘀斑，舌苔白腻，脉沉弱亦为气虚血瘀，痰瘀互结之象。本病患者初诊时为非经期，故遵《黄帝内经》“坚者削之”，“结者散之”的原则，以消为主，寓消于补之中。方中以党参、黄芪益气；鬼箭羽、急性子活血化瘀，软坚消癥而不峻猛；肉苁蓉补肾化瘤；生首乌调气和血，散结消肿；川牛膝活血散瘀止痛，补肾强腰，并能引药下行；夏枯草散郁结，清郁热，消痰核；生牡蛎、大贝母、昆布化痰软坚散结；川断补肾强腰；川芎、郁金行气活血；鸡内金散结消癥。全方消补兼施，以消为主，共奏益气化瘀，软坚消癥之效。二诊时患者正值经期，且经量多经期长，故应以补气止血为主兼以消癥。方中以党参健脾益气，温而不燥，太子参平补气血，南沙参滋阴益气，三药共用加大了补气的力度；黄芪补气；生首乌调气和血散结消肿；白术补中益气；枳壳破气消积，化痰消痞，与白术合用增强子宫收缩，祛瘀止血；阿胶珠养血止血；益母草祛瘀生新，活血调经；花蕊石化瘀止血；煅龙牡镇惊潜阳，收敛止血，软坚散结；香附、郁金行气解郁；夏枯草散郁结；川断补肾强腰；鸡血藤养血调经。诸药配合止血不留瘀，共奏益气缩宫，祛瘀止血消癥之效。三诊时患者阴道出血已止，且经量及经期均有好转，故在月经干净后 3 天，继续以上治疗，所不同的是改用丸剂口服，因子宫肌瘤属慢性病，宜徐图缓攻。故治疗3个月后患者临床症状及体征均有明显好转。可见根据女性的生理规律，采用消补结合分期治疗的方法治疗本病，可达到化瘀消瘤不动血，止血不留瘀的目的。

【编者评注】肖承悰教授既为科班出身，中西两法兼备，又秉家学渊源，匠心独具。审证求因，非常仔细。如“癥瘕”一证，或责寒凝血瘀、或责情志不畅，肝郁气滞血瘀，或责忧思劳倦伤脾，气虚血运无力而致血瘀。虽皆本“坚者消之”、“结者散之”的治疗大法，却时刻不忘“先其所因”。知其所致之由，兼而治之，宜乎奏效之捷也。

余瀛鳌医案

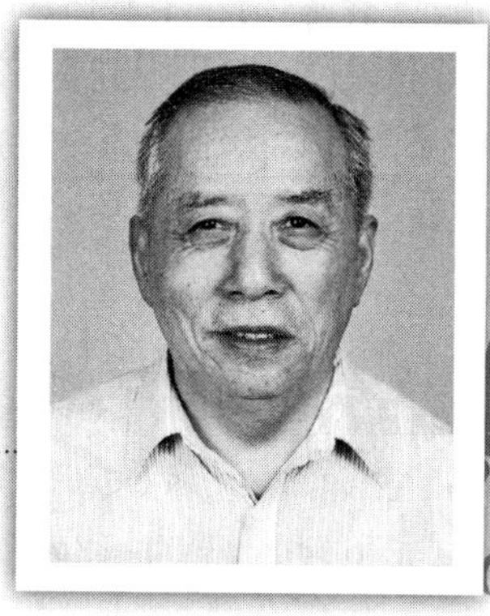

【生平传略】

余瀛鳌，江苏阜宁人。1933 年 2 月出生于名医世家。1955 年毕业于上海第二医学院。同年冬，参加卫生部首届西医学习中医研究班系统学习中医，1958 年以优异成绩结业。之后一直在中医研究院（现改名中国中医科学院）工作迄今。研究员，博士生导师。曾任院专家委员会委员、中国医史文献研究所所长、北京中医药大学客座教授、全国优秀科技图书评委会委员等职；现任中国中医科学院首届学术委员会委员；兼任全国古籍领导小组成员、中华中医药学会医史文献分会名誉主委、当代中医药技术中心顾问等职。1992 年起享受国务院特殊津贴。论著丰富，早年即与其师秦伯未先生合编《（重订）内经类证》。其后陆续编撰二十余种医籍。领衔主编的有《新安医籍丛刊》、《中国科学技术典籍通汇·医药学卷》、《历代中医名著精华丛书》、《中华文化通志·医学卷》、《中国传统医学大系》、《中医古籍珍本提要》、《现代名中医类案选》、《中医文献辞典》、《中医古籍新点、新校、新参考系列》（丛书）、《中华古籍临床新用丛书》、《宋以前医方选》等书；参与主编《中华大典·医药卫生典》、《中医大辞典》等书。毕生学术临床并重，精于内科，亦擅长妇科。其经验方已被收载《名医名方录》等多种医著。自 1978 年迄今，已先后招带硕士、博士生 26 名。目前的工作重点仍偏重于古籍整理、文献及临床研究。其事迹已被收入英国剑桥传记中心所编《国际知识分子名人录》和国内多种著作中。

一、急性肾炎（风水）一例

周某，男，28 岁。

初诊：1959 年 9 月 4 日。

主诉及病史：患者在 2 周前觉面浮、腿肿逐步明显，自上周起，胸腹、腰部亦有压痕，微热，体乏，厌食，腰酸；尿量减少，尿色偏于褐红。血压：148/80mmHg。尿检：蛋白、潜血均为 3+，并有少量颗粒管型。在北京中央直属机关第二医院已确诊为急性肾炎。

患者见证以水肿为主，肿的发病情况与特点，与古代中医临床医著的风水、皮水相近似。特别是风水，初见于张仲景《金匮要略》，多由脾肾气虚、肺气失宣、水湿壅滞所致。清·吴谦《医宗金鉴·肿胀总括》尝谓："上肿曰风，下肿曰水。故风水之证，面与胫足同肿也。"又说："从上肿者，多外感风邪，故宜乎汗；从下肿者，多内生湿邪，故宜乎利水。"患者除上述症状外，其脉浮濡、尺弱，苔白腻。治重祛风宣肺、益肾、利水渗湿法。方治如下：

麻黄(先煎)6g　苏叶(后下)10g　防风己各10g　生熟地各15g　炙桑皮10g　大腹皮12g　泽泻、通草各10g　云茯苓15g　丹皮、车前子各12g　小蓟15g

以上方据证加减，治疗约20余日后，患者肿势明显消减，体力增强。尿化验：蛋白和潜血均减为(＋)。此病后期当以益肾补气、健脾和中为主，改方如下：

生黄芪24g　熟地24g　陈皮6g　山萸肉10g　山药15g　丹皮12g　云苓15g　小蓟12g　制附片(先煎)4g　寄生12g

上方服3周后，肿势全消，腰证除，尿检正常。再嘱患者接服六味地黄丸一个月以巩固疗效。

二、慢性肾炎(水肿)一例

董某，女，46岁。患者来自山东青岛市，1972年秋，因水肿(主要是胫踝部水肿，按之深陷不起)腰痛、腰际觉冷，身乏，夜尿频数、起夜4～5次，兼有高血压(174/106mmHg)。在该市某医院住院治疗。尿检查：蛋白3＋，潜血2＋，颗粒管型2＋，确诊为慢性肾炎。在当地治疗二年左右，效验不著。来诊时仍有水肿，腰楚，血压：150/80mmHg。尿检查：蛋白3＋，潜血±，颗粒管型仍为2＋，并有中度贫血，血红蛋白90g/L，已于今春绝经。其脉沉濡、尺弱，苔薄微腻，舌边齿痕。证属脾肾两虚、肝血不足，水湿泛溢，治宜益肾健脾、消肿扶阳、养血通络、平肝降压法，方治如下：

熟地30g　陈皮6g　山萸肉10g　山药20g　云苓20g　车前子草各12g　炙黄芪50g　当归12g　芡实、桑椹子各12g　制附片(先煎)8g　丹参15g　生石决(先煎)12g　夏枯草10g　杜仲12g

上方连服一个半月，肿势消减殆尽，腰楚除，血压恢复正常，体力转佳。尿化验：蛋白±，颗粒管型转－；血检：红细胞4.4×10^{12}/L，血红蛋白117g/L。改用补肾扶阳、健脾通络法以巩固疗效，改用蜜丸制剂施治。疏方如下：

生熟地各40g　山萸肉36g　山药45g　芡实45g　丹皮40g　车前子各30g　云苓60g　制附片24g　补骨脂40g　肉桂18g　怀牛膝45g　丹参50g　益母草40g

上药共研细末，炼蜜为丸，丸重10g，每服1丸，1日2次，温开水送服。患者先后服上述蜜丸2料，已一切恢复正常。

三、病毒性肝炎(胁痛、黄疸)一例

刘某，男，37岁。1994年10月来诊。患者3年前曾患急性黄疸型肝炎(乙型)，症见肝区胀痛，轻度寒热，黄疸(周身染黄、巩膜亦黄)，恶心、食谷欠馨，乏力、消瘦等症。初在武汉同济医院诊治，体检除黄疸外，肝大肋下一指余，肝功检查：谷丙酶、谷草酶均明显增高；病原学检查：肝功5项有4项阳性。在该院住院经治20余日后，黄疸消退，肝仍轻度肿大(肋下不足一指)，仍有胁腹胀感，体力衰惫。其后在武汉多方治疗两年余，未见著效，已转慢性肝炎，遂来京求治。根据辨证论治与辨病论治相结合的观点，患者除前述症状外，查手显示“肝掌”，并有身肢乏力，咽干口燥，手足心热，食谷不馨，大便偏稀等症。证属肝郁阴虚，脾气不足，经脉阻滞夹湿。治宜调肝育阴、健脾理气、通络化湿法。疏方如下：

柴胡 10g　制香附 8g　川楝子 10g　当归 10g　生地 30g　麦冬 15g　枸杞子 12g　云苓 15g　苍白术各 12g　川厚朴 6g　苡仁 20g　鸡内金 12g　鸡血藤 15g　鸡骨草 30g

患者用上方辨证加减约 4 个月，诸症悉缓，体力增强，肝功恢复正常。

须予说明的是，我在 1961 年三年困难时期，曾诊治较多的慢性肝炎患者，服药后肝区痛感消减虽亦较多，但主症之一的肝区痞痛在服药后难以减轻症状者也不少。嗣后，我请益于业师秦伯未(当时任卫生部中医顾问)先生，他嘱我须参考《续名医类案》魏之琇的“治肝燥胁痛法”。也就是说不要忘记慢性肝炎常有肝肾阴虚的病理、病机。因为治肝燥胁痛的名方是“一贯煎”(魏之琇方)，而上述处方实际上是一贯煎的加减方，方中“三鸡”(鸡内金、鸡血藤、鸡骨草)合用，则是我的经验用法，谨供参阅。

四、肝硬化(臌胀)一例

顾某，男，56 岁。1989 年 5 月来诊。患者于 17 年前患急性传染性肝炎(乙型)，虽经多方面医疗，但经常中断施治，症情反复，后转为慢性肝炎。消化功能差，肝大肋下一指，肝区微觉胀痛。从去年开始有腹水，面呈暗褐无华色，消瘦，身肢乏力，恶心，噫膈，腹胀大如鼓状(中度积水)。在北京朝阳医院作肝功检查：血转氨酶、转肽酶均升高，白蛋白降低，球蛋白较高，凝血酶原时间延长；X 光钡餐造影：食管下端及胃贲门部静脉曲张；肝组织活检：肝细胞纤维化明显，并有微小叶。医院确诊为肝硬化。来诊时症如前述，脉沉弦，苔白腻。据上述症脉，证属肝脾失调，气滞湿郁、瘀阻肝络。治宜调肝软坚、逐水通络、和中健脾理气，兼补气血法。

柴胡 10g　青陈皮各 4g　䗪虫 6g　鳖甲(先煎)12g　三棱 12g　莪术 10g　苍白术各 10g　云苓 20g　黑丑 6g　苏梗 10g　川厚朴 6g　炙黄芪 24g　当归 12g

以上方据证稍作加减，服药半年余，腹水基本肝区触诊正常消减，消化功能改善，体重增加；血白蛋白与球蛋白比例恢复正常，转氨酶、转肽酶均接近正常。后以实脾饮加减法善其后。

柴胡 36g　制香附 30g　莪白术各 40g　云苓 60g　炮姜 24g　大腹皮 40g　川厚朴 24g　当归 40g　炙甘草 30g　熟地 60g　鸡内金 40g　鸡骨草 100g　生炙黄芪各 40g

上药共研细末，炼蜜为丸，丸重 10g，每服 1 丸，1 日 2 次，温开水送服。

五、糖尿病肾病(消渴)一例

刘某，男，54 岁。1997 年冬，患者以久患Ⅱ型糖尿病(病史已近 10 年)到北京鼓楼中医院“京城名医馆”求诊。患者告称数年来常去北京医科大学附属医院诊治。身有轻至中度浮肿，头觉眩晕，耳有轻度蝉鸣，目视睆睆，食饮颇多；大便干结，腰痛殊甚，血压 168/94mmHg。尿化验：蛋白 2+，并有轻度氮质血症；空腹血糖 11.8mmol/L，餐后血糖 15.1mmol/L。医院检测已有继发性肾损伤，并有糖尿病性肾小球硬化，肾乳头部分坏死。证属气阴耗损、脾肾两虚、肝阳上逆、湿毒内滞、络脉瘀阻，属本虚标实之证。治宜益气阴、补脾肾、平肝、化湿、通络、润腑法。

生黄芪 36g　太子参 12g　元参 15g　麦冬 12g　苍白术各 12g　云苓 20g　苡仁 15g　生熟地各 15g　丹参 18g　沙苑子 12g　夏枯草 10g　车前子草各 12g　寄生 15g　麻仁 20g

服上方据证加减约 4 个月，患者病情有明显轻缓。体力转佳，头晕、耳鸣渐除，腰楚亦减，浮肿已消，血压降至 140/82mmHg。尿蛋白＋，氮质血症亦已控制。

根据患者症情的变化，遂以前法酌情加减予治。方药如下：

生黄芪 100g　元参 60g　麦冬 60g　苍术 40g　苡仁 50g　丹参 60g　沙苑子 50g　熟地 80g　陈皮 24g　夏枯草 45g　车前草 50g　当归 50g　麻仁 80g

上药共研极细末，装瓶待用。每服 6～8g，开水冲服，1 日 2 次。其后患者病情较稳定，已无明显症状。近查血糖，空腹 6.5，餐后 8.9；尿化验：蛋白多为±或－，患者比较满意。

六、尿崩症（消渴）一例

崔某，男，32 岁。1960 年 5 月在包头市包钢职工医院住院治疗。主诉恶心、呕吐，口渴多饮、多尿，尿次频数、尿量多等症，已有 2 月余，人体较前显著消瘦；尿量平均每天在 8000ml 以上，尿比重低，全身并有轻度浮肿，医院确诊为尿崩症。当时医院的主要治法是注射垂体后叶素（剂量为 10 单位，肌注，1 日 2 次）。尿量为 7400ml/日，尿比重 1.005，十天后尿量为 7800ml/日，尿量未见减少。患者面色皖白、浮肿、神衰，口渴多饮，饮则溲频、竟达 20 次/日左右，目困倦欲睡，睡而不安，头额晕痛，肢体沉重，胃纳呆滞，食则腹胀，泛恶欲吐，大便日 2 行、伴有黏液，并无下坠腹痛；唇及目胞浮，面色少华。舌苔淡白，其脉濡弦、尺弱。证属久病体亏，脾气虚弱，肾阴匮乏，阳明失调，营血不足。据证分析，此属“消渴”范畴。拟先以滋肾阴、和脾胃、益气生津法治之。拟方如下：

党参 10g　北沙参 20g　麦冬 12g　玉竹、生石斛、天花粉、山药、炒白术、制首乌、山萸肉各 10g　泽泻 6g　生地 20g　贡胶（烊化）10g　陈皮 6g

经上方据证加减服用一月有余，尿量减至 5000ml 左右/日，尿比重由 1.005 增至 1.008，尿次减为 12～14 次/日，渴饮亦减，头晕已除，精神较好，食欲转佳而无呕恶感，大便中已无黏液。改以扶脾益肾、生津固涩法。

党参 12g　炙黄芪 20g　麦冬、玉竹、天花粉、生石斛、山药、山萸肉、枸杞子、金樱子、芡实各 10g　炙甘草 6g

服上方两星期，尿量减至 2800ml/日，尿频亦除，症情明显减轻。出院前再化验尿比重已恢复正常，医患均较满意。

尿崩症系水液代谢障碍性疾患，乃神经－内分泌机能失调所致。临证之渴饮、多尿、消瘦等症，与中医消渴证相类似，但由于病因、病机的不同和辨证、辨病的差异，施治亦同中有别。

七、脑梗死（中风）一例

孙某，男，57 岁。1982 年冬，患者因突发左脑动脉分支梗塞，住北京市社会福利中心偏瘫医院住院治疗。该院请余（当时为该院特聘中医顾问）会诊。症见神识半昏迷，右肢偏瘫、麻木不仁，手不能上举，无握力，足艰于举动；口眼㖞斜，言謇、音声不利，口角流涎，咽中有痰、不易咯出；兼有头晕、目眩，腑行干结。患者有高血压病史十余年，平素嗜酒，饮量颇多，经测血压为

184/110mmHg。证属肝阳上亢，脑络梗塞、蒙蔽清窍，痰邪阻逆，阳明结滞。治宜平肝益气、化痰开窍、活血通络、润导法。方药如下：

生黄芪 50g　当归尾 8g　天麻 10g　钩藤(后下)15g　赤芍 12g　川芎 15g　地龙 12g　桃杏仁各 10g　红花 8g　竹茹 10g　陈皮 6g　胆南星 6g　麻仁 20g　熟大黄 4g　并嘱患者完全戒酒。

经上方据证加减治疗 50 天后，患者神识清明，头晕已除，血压降至 140/86mmHg，肢体活动度大大增强，右手上抬勉能及顶，原有握力恢复过半，行步偏跛大大改善，流涎及喉痰均止，腑行艰下已明显润通，约 2 日 1 行。患者出院时，嘱续服蜜丸如下。

生黄芪 100g　当归 50g　赤白芍各 40g　熟地 80g　生石决明 60g　陈皮 30g　制半夏 30g　僵蚕 24g　地龙 45g　桃杏仁各 36g　红花 40g　夏枯草 40g　车前草 40g

上药共研细末，炼蜜为丸，丸重 10g，每服 1 丸，1 日 2 次，温开水送服。

八、癫痫一例

杨某，男，18 岁。1998 年 5 月由河北沧州来北京市鼓楼中医院所设“京城名医馆”就诊。主诉有多年癫痫病史，初发于 4～5 岁，发作时意识障碍、轻度昏迷，肢体抽搐，咽中咯出痰涎颇多；或有惊呼啼叫，每次发作约 3～4 分钟，嗣后逐步恢复常态。患者此证并无明显家族史及外伤史，每月约发作 2～3 次，兼有大便燥结、头晕肢乏，烦躁不宁。10 年前经天津医科大学附属医院作神经系检查，确诊为“痫证”，故专程来北京求治。其脉偏于滑数，舌苔淡黄而有中度腻。证属肝失潜镇，痰气郁结、上行冲脑，络脉不和。治宜潜镇止痫、化痰活络、通窍润腑。疏方如下：

生牡蛎(先煎)30g　生龙齿(先煎)24g　白矾(先煎)2.5g　郁金 10g　赤白芍各 12g　龙胆草 10g　僵蚕 6g　竹茹 10g　胆南星 6g　陈皮 6g　川芎 15g　丹参 15g　麻仁 20g

据上方辨证加减，疗程一年余，症情逐步减轻，2000 年后，已无明显痫证发作。

按此方与古代某些治痫名方有密切的关系。方中所用之白矾、郁金，古方名之为“白金丸”(又名矾郁丸、白玉化痰丸)，方见清·王洪绪《外科全生集·新增马氏试验秘方》，主治痰阻心窍诱发之癫痫发狂。按癫、痫二字，古义相通，《诸病源候论》明确提出：“10 岁以上为癫，10 岁以下为痫。”近现代已将癫痫称为“痫病”。我治痫病的处方，是在前人的基础上有所变创，立法较为全面，经治多例，疗效颇著。

九、食管癌(噎膈)一例

张某，女，67 岁。1961 年 9 月初诊。

患者因饮食梗阻，难以进食，食后噎塞呕恶，2 个月来不断加重，前往某职工医院就诊。除上述主症外，兼见胸闷、胸骨后隐痛，口苦，时吐痰涎，大便干结，常多日不解，肢体羸瘦，精神疲惫、抑郁。面色皖白无华，眼圈略显青灰色，舌体瘦缩，舌质暗红，舌面无津，脉象细弦微涩。经该院外科诊断为食管癌。放射科钡餐造影摄片，显示食管下端近贲门处约有拇指头大肿块，病理切片为鳞状细胞癌。后去北京某医院复查，诊断同前，并已有锁骨上、腹股沟等处淋巴结转移，外科认为已非手术适应证。经包钢职工医院介绍，遂往会诊。根据上述脉症，病属噎膈，由气郁瘀滞、肺胃津耗所致。治宜开郁活瘀，润燥化痰为主，方用启膈散加减：北沙参 18g　丹参

10g　当归 12g　川贝 6g　杏仁 10g　郁金 10g　瓜蒌皮 10g　砂仁壳 5g　桃仁 10g　红花 5g　荷叶蒂 10g　杵头糠 10g

服上方 20 剂，食后噎阻明显减轻，能吃半流质饮食。近半月来未有呕吐，口已不苦，胸闷、胸骨后隐痛亦见轻缓。面色好转、眼圈黑色渐淡，惟痰涎仍较多。仍以前方加减：

北沙参 15g　丹参 10g　当归 10g　川贝 10g　杏仁 10g　瓜蒌皮 10g　枳壳 5g　姜半夏 6g　砂仁壳 5g　川芎 10g　桃仁 10g　红花 5g

服上方约半月余，诸症悉缓，痰涎明显减少，能进软食，体重增加，患者心情舒畅。后经放射科检查，局部肿块缩小过半，原淋巴结肿大处亦相应消减。患者但觉咽干，胸微闷，大便偏于干燥，遂以琼玉膏加味方以竟全功：吉林参 60g　生地 150g　茯苓 60g　瓜蒌皮 75g　半夏曲 60g

上方浓煎取汁，兑入白蜜 500g，炼蜜收膏，每服 1 匙，1 日 2 次，温开水冲服。

在以后的 4 年中，曾两次接到其家属来信，告称患者食眠如常，噎膈诸症未见复发。

十、崩中（出血性子宫病）一例

王某，女，41 岁，1965 年 2 月下旬求诊。主诉 3 个月前先有闭经、过期 1 月后，突发阴道流血，渐次增多（倍于月经期之经血），色暗红，少腹不适，腰部酸楚，烦热口渴，心微悸，晕眩，夜眠欠实，唇舌干燥、苔黄，脉滑数。两周前在某医院妇科求治，诊为出血性子宫病（病理检查：子宫内膜厚，呈息肉样；右侧卵巢含有囊肿之滤泡），给以注射针剂及服药均无效。诊为“血热型崩中”，治以清血热为主，兼以养阴调经止血。处以“茅地治崩汤”（自订方）：

白茅根 30g　生地 30g　杭芍（酒炒）10g　黄芩 15g　蒲黄（炒）6g　小蓟根 12g　生石斛 18g　益母草 12g　椿根白皮 10g　阿胶（烊化）12g。另加十灰散 12g 水煎服。

服上方 4 剂后，血量大减，诸症悉缓；又服 1 周，崩血渐止。后以调理脾胃、补气益血法以竟其功。

余治崩中因于热者用方经验为：白茅根、生地二药用量宜大，否则不足以挽崩中之急，黄芪用量亦宜多于其他诸味。血热重者尚可加黄连 6g、黄柏 10g，以加强清血热、凉血疗崩之效。在多年临证实践中体会到先贤治崩之三法符合临证现实。但又不宜拘执，重在详辨患者的体质和证候，虚实寒热及有关兼夹之病理。临床医生须多临证、多思考。

余治崩用炭类药重在“辨证用炭”，又不宜过于拘执。如气虚，加莲房炭、藕节炭、升麻炭；阴虚，加血余炭、陈棕炭、丹皮炭；阳虚，加艾炭、姜炭、百草霜（或另加伏龙肝等药）；血热，加地榆炭、苦参炭、侧柏炭；血瘀，加茜草炭、艾叶炭。

治疗轻证血崩或漏下，善用简效方药：其一为前贤用炭类药的变化方（莲房炭、百草霜、荆芥炭各 6g，棕榈炭 10g。共研、和匀，分 2 次酒调服或米饮调服）；其二是《罗氏会约医镜》中的一个验方，药用艾叶、血余炭、阿胶（烊化）各 15g，水煎服。

【编者评注】余瀛鳌教授出世医之家，其父、祖皆名医。年轻时先学西医，毕业后转学中医。是我国首批西医离职学习中医班的优秀学员。几十年来一直从事中医临床文献研究和临证医疗工作，因而学验宏富。本集所收医验十则，各具特色，皆中绳墨，稍加揣摩，便受启迪。

邹治文医案

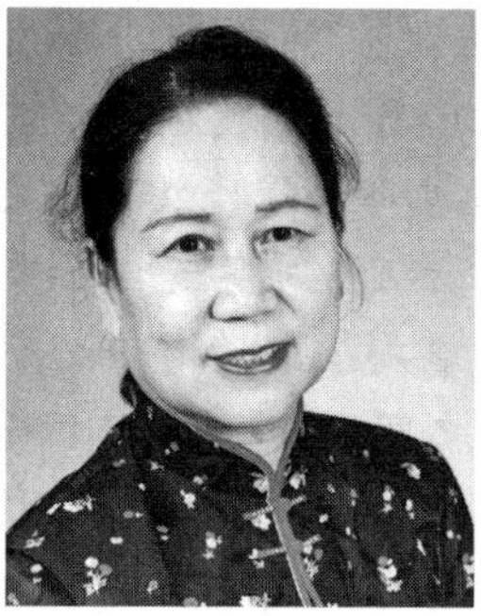

【生平传略】

邹治文，女，生于福建福州中医世家，1955年毕业于福建医学院医疗系。现任中国中医研究院研究员、广安门医院儿科主任医师，全国师承制及研究生导师。北京桃杨儿童多动症中医药技术研究所所长。为全国第二届500名中医专家之一。兼任美国国际针灸医学院中医教授、国家药品监督管理局药品审评专家库专家、中国中医儿科学会副会长、北京中医药学会儿科委员会委员、“中医儿科”杂志编委。

临床、科研、教学40余年。20世纪80年代研制“强壮灵”治疗厌食症，获国家中医药管理局科技进步奖，中国中医研究院科技进步奖各一项。近20多年致力儿童多动症、抽动一秽语综合征的防治研究，研制出“滋肾益脑”、“滋肾平肝”系列方，取得满意疗效。代表作有《儿童多动症、抽动一秽语综合征防治300问》、《实用中医儿科学》等。在国内外发表论文60余篇。

一、先运脾后健脾法治愈复感儿一例

王某，女，8岁。

初诊：1999年10月25日。

主诉及病史：患儿自幼纳呆，体瘦乏力，汗多，经常感冒，平均每月感冒1次，睡眠不安，大便偏干。

诊查：形体消瘦，面色萎黄，咽红，扁桃体不大，舌质淡，苔薄白，心肺腹未见异常，脉细无力。

辨证：脾虚胃弱。

治法：运脾和胃。

处方：生龙牡各30g（先下）　浮小麦10g　莲子心3g　青黛3g　苍术9g　化橘红9g　藿香9g　莱菔子9g　云苓10g　建曲10g　焦山楂10g　鸡内金10g　7剂

二诊：11月1日。7剂药后，纳食增加，大便亦不干，效不更方，继上方加入黄精9g，五味子 6g 等健脾益气之品，14 剂。

三诊：11 月 15 日。服上药后，纳食明显好转，身高增加 2cm，面色转红润，有光泽，睡眠踏实，一直未感冒，大便调。查体：咽不红，舌淡红，苔薄白，心肺未见异常。

处方：前方去藿香、莱菔子，加黄芪 10g，7 剂

2 个月后随访，患儿纳食正常，经过 1 年未感冒。

【按语】复感儿即反复呼吸道感染的简称。大多数患儿有纳呆、烦急、汗多、面色不华、体瘦无力等。以上诸症多因脾气虚弱，引起吸收运化水谷精微功能降低而纳呆；气血生成，来源减少以致气血亏虚，表现面色不华。另一方面脾肺互为母子关系，母病及子，肺脾气虚，阳气不能循于皮肤分肉之间，以温皮毛腠理而成卫外之用，故汗多，易感外邪。治病求本首先运脾佐和胃，用苍术、化橘红、鸡内金等，后用健脾佐益气，加黄精、五味子、黄芪，去藿香、莱菔子。随访一年未感冒。达到"四季脾旺不受邪"的目的。

二、宣肺平喘治标、调理脾胃治本法治愈哮喘一例

赵某，男，5 岁半。

初诊：1998 年 12 月 2 日。

主诉及病史：哮喘发作 3 天，加重半天。患儿 1 岁 8 月患"支气管哮喘"，以后每年哮喘发作 3～4 次，在外院就诊，诊为"哮喘"。去年 9 月开始每天吸入治疗，至今，哮喘仍有发作，每次发作均为对症处理。3 天前，咳嗽、无痰、流涕，半天前加重，夜咳明显伴喘憋，纳少，大便偏干。

诊查：精神差、面色不华、形体虚胖，呼吸气粗，咽不红，扁桃体Ⅰ°肿大，心脏听诊未见异常，双肺呼吸音粗，可闻及哮鸣音，舌红有裂纹，苔白，脉细略数。

辨证：外感风寒，肺失宣降。

治法：宣肺止咳平喘以治标。

处方：炙麻黄 5g　杏仁 9g　银杏 9g　甘草 3g　紫菀 9g　苏子 9g　莱菔子 9g　瓜蒌 15g　前胡 9g　枇杷叶 9g　川贝 9g　地龙 9g　3 剂

二诊：12 月 5 日。3 剂药后，咳嗽减轻，夜咳消失，有痰，纳食增，大便调，舌红尖有芒刺，苔花剥，心未见异常，双肺呼吸音粗，右肺偶及干鸣音，脉细。治法不变，继用上方去瓜蒌，加沙参 9g，再进 4 剂。

三诊：12 月 9 日。已不咳喘，但烦躁起急，纳可，大便调。咽红，心肺未见异常，舌淡红苔薄白，脉细。按缓则治其本原则，予以调理脾胃治本，预防哮喘再发作。

处方：生龙牡各 30g(先下)　浮小麦 9g　青黛(先下)3g　莲子心 3g　白芍 9g　甘草 3g　藿香 6g　莱菔子 9g　化橘红 6g　苍术 9g　7 剂。

四诊：12 月 16 日。服上方后，烦躁减轻，继以上方加五味子、枸杞子，去藿香、莱菔子，再进 14 剂，患儿纳食佳，性情平和不烦，二便调。随访 2 年，哮喘未再发作。

【按语】哮喘病因，外感多是风寒，内伤饮食等。发作多在天气阴冷之时，病程较长，反复不愈，本例系外感风寒，引动伏痰，肺失宣降所致。宣肺止咳平喘仅可解除哮喘症状的一种治标常法。而真正的治本，宜抓紧缓解期的预防治疗，目的在于改变患儿的体质。在调理脾胃的基础上佐入滋补肾阴之品。在选药上应考虑到小儿脏腑娇嫩，消化力薄的特点，给予补而不燥，滋而不腻的药物，使调理得以顺利进行。本组药物曾通过透射电镜研究巨噬细胞超微结

构，表明能增强巨噬细胞功能。同时又能增加免疫球蛋白活性，特别是使 IgG 达到正常。继承和发扬了“四季肝脏不受邪”、“元气根于脾”理论的科学性和实用性。

三、滋肾益脑法治愈儿童多动症一例

宋某，男，15 岁。

初诊：1999 年 4 月 7 日。

主诉及病史：注意力不集中 7 年余。患儿从 8 岁出现注意力不集中，好动，多语，学习成绩下降，学习紧张时症状加重，挑食，大便调。曾服“利他林”及外院中药治疗，效果不明显。现诸症加重，且伴烦躁易怒。

诊查：精神差，体瘦，咽不红，舌质红，苔少，脉细数。心肺未见异常。

辨证：肾阴不足，肝阳偏旺。

治法：滋阴潜阳，益脑开窍。

处方：生龙牡各(先下)30g　青黛 3g(包)　紫草 12g　天麻 9g　生地 20g　钩藤 12g　僵蚕 12g　白芍 15g　甘草 3g　远志 12g　菖蒲 15g　14 剂

二诊：4 月 21 日。药后诸症减轻，心烦起急好转，治法不变。处方：上方去生地、钩藤，加射干 12g，锦灯笼 10g，白芷 9g。7 剂。

三诊：4 月 28 日。病情平稳，继以上方加减服用 2 个月，纳食增加，注意力较前集中，自我控制能力增强，学习成绩明显提高，且性情转变，不急躁。

【按语】儿童多动症病因为多种因素引起，发病年龄见于 6～14 岁，以 6～8 岁发病率最高，在此年龄阶段发育特点是脏腑功能蓬勃旺盛，而营养物质相对消耗过多，极易形成阴虚阳亢或虚阳上浮，从而有阳动有余，阴静不足的表现，如多动多语、烦躁易怒等症。治疗始终以调整阴阳为根本治则。通过 20 年的临床实践发现本病以肾阴不足、肝阳偏旺证为最多见，故提出“从肾论治”，突出“少年治肾”这一独具少年生理特点的治疗原则。以滋肾为本，兼以平肝、清心、健脾、安神益智，同时治标，如祛痰、化瘀等，标本同治，以本为主，总结出“滋肾益脑”系列方，取得满意的疗效。

四、滋肾平肝法治愈抽动—秽语综合征一例

陈某，女，8 岁。

初诊：1998 年 3 月 2 日。

主诉及病史：出现动鼻，眨眼 2 年余，加重 2 个月，病初家长未予重视。近 2 个月来加重，且伴有喉声，四肢抽动，纳呆，大便调，睡不安。

诊查：形体消瘦，两颧发红，喉声时作，咽红，扁桃体不大，心肺腹未见异常，舌红，苔薄白，脉细数。脑电地形图结果：异常。

辨证：肾阴不足，肝风内动。

治法：滋肾平肝，祛痰利咽。

处方：熟地 20g　半夏 6g　白芍 12g　甘草 3g　胆星 6g　天麻 6g　白芷 9g　辛夷 9g　射干 9g　草决明 15g　僵蚕 12g　紫草 10g　14 剂

二诊：3 月 16 日。药后眨眼见轻，仍鼻动，喉声减轻，声音见小，间隔时间较长，汗多，纳食

好转，二便调。继以上方去熟地，改为生地20g，去胆星，加浮小麦9g，锦灯笼9g，30剂。

三诊：4月16日。继服药1个月后，症状基本消失，偶有耸鼻，喉声。之后因感冒咳嗽，耸鼻，喉声复加重。继服上方加减，去生地。7剂。

四诊：4月23日。感冒咳嗽已愈。时有喉声，眨眼，耸鼻。但比以前均见轻。继服上方加减。

患儿共用药7个月，诸症消失，复查脑电地形图，结果正常。随访2年未见复发。

【按语】本病多与风、火、痰、湿有关，病变涉及肝、肾、脾三脏，尤与肝脏关系最为密切，肝肾同源，肝之条达宣畅，必赖肾水以濡养。本病好发年龄为5～14岁，这种特定发病年龄与肾的先天不足密切相关。治疗以调整阴阳为总则。滋肾阴、平肝风为本。同时注意急则治其标，缓则治其本，或标本同治，或以本为主等原则。滋肾平肝方常用药有：熟地或生地，青黛、紫草、天麻、半夏、胆星、白芍、甘草等抽动严重者；加龟甲或鳖甲增滋阴潜阳之力，或加钩藤、僵蚕，以增强平肝熄风安神之功。学习困难，记忆力差加九节菖蒲、远志、柏子仁以宁神益智养心开窍。本病来渐去缓，病程较长，治法贵在宗法宗方随症加减，不宜用强制之法，使其一时宁静，其实难以根治。

五、清热解毒，调和气血法治愈病毒性心肌炎一例

柳某，男，8岁。

初诊：1998年10月14日。

主诉及病史：胸闷、长出气3个月，伴入睡难，睡眠不安，纳食少，汗多。发病前曾感冒发热，在当地住院诊断为“病毒性心肌炎”，输液治疗15天，未愈出院。近一周再次感冒，胸闷憋气加重，且伴咳嗽有痰，在病友推荐下，转来我院治疗。

诊查：精神差，咽红，扁桃体Ⅰ°红肿，心率115次/分，第一心音低钝。心律不齐。双肺未见异常，舌淡暗，苔中根厚腻，脉细数，心电图有ST—T改变。

辨证：余热未尽，复感外邪。

治法：清热解毒，利咽止咳。

处方：青黛(包)3g　紫草10g　射干9g　苦参9g　山豆根6g　桔梗6g　桑白皮9g　前胡9g　百部9g　柏子仁9g　苏子9g　葶苈子9g　4剂

二诊：10月18日。4剂药后，感冒咳嗽消失，仍胸闷，长出气，睡眠不安，纳少，二便调。咽红，扁桃体不大，心率100次/分，第一心音钝，心律不齐，双肺未见异常，舌淡黯，苔中根稍腻，脉细数。此时表证已解，治以清热解毒，调和气血为主，佐以健脾安神。

处方：青黛3g(包)　紫草10g　丹参10g　苦参9g　鸡内金10g　甘松6g　建曲9g　云苓9g　化橘红9g　柏子仁9g　枣仁9g　瓜蒌15g　薤白10g　草河车9g　14剂

三诊：11月1日。服上方后胸闷憋气明显减轻，纳食增加，睡眠亦安。咽不红，心率90次/分，偶有期前收缩。继用下方：生龙牡30g(先下)，莲子心3g，青黛3g，紫草10g，丹参10g，女贞子10g，太子参10g，五味子6g，板蓝根9g，莱菔子9g。巩固治疗1个月后停药。心电图恢复正常。半年后随访，未再反复，正常上学。

【按语】病毒性心肌炎急性期常为急证、实证，多由外感毒热之邪所致。急性期过后，常有余邪未尽，同时亦有气阴不足，气滞血瘀之象，故多见胸闷，发憋、口干、面色苍白等症。气虚不能推动血脉运行，血行不畅，则出现气滞血瘀如胸闷，甚者胸痛。阴液内耗，虚火内生现烦躁、

低热等。故以清热解毒，调和气血，标本兼治。常用药青黛、紫草、苦参、丹参清热解毒调气血。远志、柏子仁宁心安神，如心律失常加甘杵。应注意心肌炎患者易反复上呼吸道感染加重病情，因此用药时常加用射干、草河车或板蓝根以预防。

【编者评注】邹治文主任医师为著名儿科专家，从事儿科临床、科研和教学40余年，学验俱丰。对小儿多动症有较深研究。其滋肾平肝法彰显了少儿治肾的理论特色。

沈绍功医案

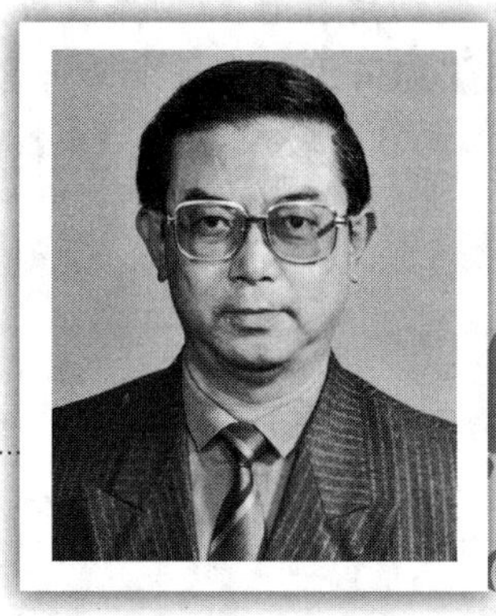

【生平传略】

沈绍功，上海市人，1939 年出生，中医世家。1963 年毕业于上海中医药大学医疗系（六年制），经国家统一分配到北京中国中医研究院参加工作。历任中国中医研究院广安门医院急诊科主任，中国中医研究院基础理论研究所副所长。现任中国中医研究院基础理论研究所胸痹急症研究室主任、学术委员会副主任委员、中国中医研究院学位委员。1990 年晋升为主任医师。1993 年起享受国务院颁发的政府特殊津贴。1998 年起被授予博士生导师。现任中国国家中医药管理局医政司全国冠心病急症协作组组长，中国中医药学会急诊医学会副主任委员，中国中医药学会内科学会心病专业委员会副主任委员兼秘书长，中国中医药学会临床药物评价专家，国家药品监督管理局药品评价中心专家，国家基本药物目录评审专家，《中国中医急症》杂志副主编。其参与的[心痛气雾剂临床应用与实验研究]、[心痛口服液临床与实验研究]分获 1987 年度和 1992 年度国家中医药管理局全国中医药重大科技成果二等奖。[补心气口服液]、[滋心阴口服液]、[心痛舒喷雾剂]分获卫生部中药三类新药，3 本新药证书和 3 个准字号生产批文并均已投产面市。参与主编《胸痹心痛证治与研究》、《痛证大成》、《现代中医心病学》、《今日中医内科上卷》。副主编兼统编《中医急诊医学》，均已出版发行。

一、温胆汤调治胸痹一例

侯某，女，39 岁，已婚，会计。

初诊：1998 年 6 月 12 日。

主诉及病史：近载胸部发憋胀痛。近年来因工作紧张，心绪不佳，用脑过度，经常出现胸膺部发憋胀痛，短则数秒，长则数分，兼见脘胀，纳呆乏味，口黏发涩，头重且晕，夜梦纷纭，检查血脂偏高，心电图异常，被诊断为高脂血症，冠心病。发作时含 1 片硝酸甘油可以缓解，但发作不止。曾服中成药复方丹参滴丸、冠心丹参片等，皆未控制发作，经病友介绍而来门诊求治。

诊查：形体肥胖，候诊时胸膺部憋痛发作1次，测血压125/80mmHg，苔黄腻，质较暗，脉弦滑。

辨证：痰浊夹瘀，痹阻心络。

治法：祛痰化瘀，疏通心络。

处方：竹茹10g　枳壳10g　云苓10g　陈皮10g　菖蒲10g　郁金10g　全瓜蒌30g　薤白10g　丹参30g　川芎10g　公英10g　生山楂15g

二诊：6月19日。上方每日1剂，水煎分2次服，加补心气口服液，每日2次，每次1支(10ml)，连服7剂，胸憋明显缓解，胸膺部胀痛发作次数减为每日1次，持续时间亦明显缩短，头晕见轻，夜梦已少，纳谷增加，苔转薄黄腻，质暗亦减，脉呈弦细。方药切证，守法续进。

处方：竹茹10g　枳壳10g　云苓10g　陈皮10g　菖蒲10g　郁金10g　全瓜蒌30g　薤白10g　丹参30g　丹皮10g　泽泻10g　莱菔子10g

三诊：6月26日。上方加补心气口服液如法连服7剂，发憋胀痛已经解除，情绪好转，纳便正常，夜梦已稀，苔薄黄，质正常，脉弦细。嘱服补心气口服液，每日2次，每日1支，每日早晚各冲服三七粉3g。1个月后复查，胸憋胀痛未复，心电图大致正常。

【按语】医者治疗冠心病均以活血化瘀、补气活血立法，殊不知近年随着生活节奏的加快，竞争力度的加大，饮食结构的改变以及环境污染的加剧，冠心病的中医证型发生了明显的改变，其痰浊证型的比例已急剧增加，而瘀血证型的含量明显的下降，证型的转化，治法必须更换，方能证治相应，发挥辨证论治的优势而提高疗效。

本案胸憋胀痛，头重且晕，口黏且涩，脘胀纳呆，苔黄腻，质较暗，脉弦滑，一派痰浊痹阻心络之征。痰浊为重，瘀血为轻，故治疗应以祛痰为主，化瘀为辅，投以温胆汤化裁并伍用菖蒲、郁金透窍解郁，利于心络之痰浊的祛除；再宗仲景之意，加入瓜蒌、薤白，更增祛痰之力；稍佐丹参、川芎之化瘀，此乃痰瘀互结，宜痰瘀同治。痰浊热化居多，症见苔黄梦多，故以公英清其痰热又不伤胃；生山楂既活瘀又化滞，为痰瘀同治的最佳辅药。补心气口服液以黄芪为君，组方并非补气化瘀而是配薤白转成补气祛痰，最切气虚痰浊之证，是为增效之配伍，仅投7剂，症情缓解。守法易药，改用丹皮增其清凉之性，莱菔子加大祛痰之力，泽泻淡渗，使邪有出路且能降脂，一举两得。最后以补心气合三七粉善后收功。中医诊治冠心病的优势在于辨证论治，切勿仅以补气化瘀一法而墨守陈规，必须辨证方能论治。凡冠心病患者见苔腻者，应当以祛痰立法，稍佐化瘀。如见气虚表现，则略加补气之品，所谓“痰瘀同治”、“补气祛痰”，方能提高疗效。

二、三参饮止心悸一例

卢某，女，53岁，已婚，公司经理。

初诊：1996年5月8日。

主诉及病史：心悸胸憋3年。3年前因恼怒，突感心悸且慌，胸膺憋闷，隐痛时作并引及肩背，即含硝酸甘油1片，安定1片顷刻缓解。次日赴医院诊治，查心电图ST段缺血改变，偶有室性早搏，血脂增高，诊断为“冠心病”。嗣后屡服硝酸甘油常致头痛且胀而不敢含服，曾服中成药效果也不明显，遂来门诊求治。

诊查：仍有心悸且慌，胸膺发闷，日作3～5次，每次5分钟左右，紧张劳累时更显。发作时头晕身重，气短乏力，食纳不香。苔薄黄腻，舌质暗红，脉来细滑。

辨证：心气虚损，痰瘀痹阻。

治法：补气祛痰，通痹宁心。

处方：丹参30g　苦参10g　菖蒲10g　郁金10g　车前草30g　生牡蛎30g　草决明30g　全瓜蒌30g　薤白10g　苏木10g　焦三仙30g　白人参另煎兑服5g

二诊：5月15日。上方每日1剂，水煎分2次服，连服7剂。心悸已除，偶感胸闷隐痛，最多1日2次，有时整日未作，每次仅1～2分钟即止。气短、头痛均见缓解，纳谷转香，舌苔薄黄，脉细小滑。守法化裁。

处方：党参15g　丹参30g　苦参10g　菖蒲10g　郁金10g　炒枣仁10g　川芎10g　全瓜蒌30g　薤白10g　仙鹤草10g　苏木10g　鸡内金15g

三诊：5月24日。上方续服近10剂，心悸胸憋皆除，精神振作，纳眠正常，二便通调，苔薄黄，脉弦细，复查心电图大致正常。嘱上方1剂水煎2次，每晚服1次，晨起冲服三七粉2g，琥珀粉1g，坚持1个月，以巩固疗效。

【按语】《诸病源候论》曰："心虚故邪乘之"，《古今医鉴》又云："心痹痛者，亦有顽痰死血"。本案心悸胸憋系心气虚损，顽痰死血痹阻心络所致，治当补气、祛痰、通痹，自拟三参饮加味。方中人参性甘温微苦，既能大补元气，又能益血生津，《本草纲目》列为"治男妇一切虚证"，乃补气之上品，是为主药。丹参活血化瘀兼清血中之热，所谓"一味丹参功同四物"矣，重用30g，一者以其化瘀清热之力，祛除瘀血痰热，二者以其养血和血之功，助人参之补气，故为臣药。苦参其性苦寒，功专清利湿热，《本草经百种录》记有："专治心经之火"。然历代医家多虑其苦寒伤胃之弊而只在外科疮疡时投用。三参饮中用苦参的苦寒清利之力，便于痰热之泄并反佐人参之温，乘其清心之使而增止痛之效，故视为佐使药。为防其苦寒伤胃，配以和胃的焦三仙、鸡内金。心悸甚者尚需宁心止悸，故入枣仁、川芎、牡蛎之类。菖蒲配郁金，前者开窍宁心，后者行瘀解郁，可增通痹之效。瓜蒌配薤白助祛痰之力。仙鹤草补气助参，苏木、三七活血止痛，车前草淡渗，利于痰瘀之除，均为巧配。三参饮紧扣气虚、痰浊、瘀血之病机，配伍得当，故疗效明显。

三、涤痰清窍法解除眩晕一例

张某，男，51岁，已婚，工程师。

初诊：1999年10月22日。

主诉及病史：眩晕耳鸣逾1年。因工作紧张，用脑过度，1年多来经常眩晕耳鸣，头重胸闷，纳呆口黏，溲黄便干，浑身困乏，精力不支，入睡困难。测血压常在160～170/100～110mmHg，服降压0号，能维持在140/90mmHg左右，一旦停药血压又升，曾服牛黄降压丸、脑立清、菊明降压丸等中成药，疗效平平。近日加班赶材料，症情加重而来门诊求治。

诊查：神情困乏，懒于言语。血压160/105mmHg，苔黄腻，脉弦滑。

辨证：痰浊中阻，上蒙神窍。

治法：涤痰化浊，清气透窍。

处方：胆星10g　天竺黄10g　全瓜蒌30g　枳壳10g　莱菔子10g　海藻15g　川芎5g　泽泻10g　菖蒲10g　郁金10g　川牛膝15g　云苓10g　陈皮10g　夏枯草15g

二诊：10月27日。上方水煎服，每日1剂，分2次服，同时加服安脑丸，每日2次，每次1丸。连服5天，眩晕耳鸣明显减轻，腑行转畅，口黏消失，食纳见增，苔腻渐退，脉仍弦滑，测血压150/90mmHg。方切病机，宜守法化裁。

处方：胆星 10g　天竺黄 5g　全瓜蒌 30g　白菊花 10g　莱菔子 10g　海藻 10g　蝉衣 5g　泽泻 10g　菖蒲 10g　郁金 10g　车前草 30g　川芎 10g

三诊：11 月 5 日。上方加安脑丸，连服 1 周，眩晕耳鸣已基本解除，食纳复常，眠便通调，测血压 130/85mmHg。嘱用上方加草决明 30g、川牛膝 15g、生山楂 10g，以 10 付剂量，共研细末，装入 1 号胶囊，早晚各服 6 粒，以巩固疗效。并逐渐减停降压 0 号。3 个月后，病友转告，眩晕一直未复，已不服西药，血压保持在 130/80mmHg 左右。

【按语】本案眩晕耳鸣，头重胸闷，结合苔黄腻，脉弦滑，责之于痰蒙神窍，纳呆口黏，足证上蒙之痰浊源于中阻，溲黄便干，始有化热之势。故立法应重在涤痰、清气和透窍。清气化痰丸、涤痰汤最为适宜，故合而化裁。胆星、竺黄、瓜蒌既涤痰又清气是为主药。痰蒙神窍务用菖蒲、枳壳透之；莱菔、海藻力专化痰；云苓、陈皮运启痰源；枯草、菊花长于清气潜降，此等均助主药涤、清、透之功，以增药效。轻用川芎、蝉衣主升，重投川牛膝、车前草利降，升清降浊，气机通调，痰浊得除，可见组方中理法方药之讲究。

四、乌梅汤巧治偏头痛一例

傅某，男，38 岁，已婚，教师。

初诊：1987 年 4 月 8 日。

主诉及病史：偏左头痛近 2 年。每因生气、劳累、用脑过度而诱发，发作时头胀跳痛，面色苍白，冷汗时出，四肢不温，恶心欲吐，心烦意乱，难以入睡，纳便尚调。曾经各项检查，均无异常发现，诊断为“血管神经性头痛”，西药仅仅临时止痛，中药理气、平肝、化瘀、滋肾诸法亦未奏效。

诊查：正值头痛发作，面色苍白，痛苦病容，测血压 125/80mmHg，苔薄黄不燥，脉沉细不数。

辨证：寒热错杂，厥阴头痛。

治法：温清并治，攻补兼施。

处方：制附片（先煎半小时）10g　肉桂 3g　干姜 5g　细辛 3g　川椒 3g　黄连 5g　黄柏 5g　党参 10g　当归 10g　乌梅 10g

二诊：4 月 15 日。上方每日 1 剂，水煎分 2 次服，连服 7 剂，偏头痛渐止，面色转红润，夜寐好转，情绪稳定，苔薄白，脉弦细。为巩固疗效，改服乌梅丸，早晚各 1 丸，嘱连服 1 个月，偏头痛未再复发。

【按语】足厥阴肝经上头循额，偏头痛与厥阴相关显然。仲景治厥阴证，以乌梅丸为主方。近人多用治胆道蛔虫之蛔厥证。先师叶心清倡导偏头痛投乌梅汤，实属奇法。临证处方，必有 3 条指征：面白，肢凉，苔润不燥，脉沉不数。乌梅汤由 10 味中药组成，热药 5 味，凉药 2 味，补药 2 味，再加大乌梅 1 枚，其方意攻补兼施，温清并治，正适用于寒热错杂之厥阴证。临证可视寒热之偏重，调整热凉药的用量。配方简练，药精量轻，只要切中病机，奏效显著，足证经方之独特。

五、理气化湿法治疗着痹一例

苗某，女，30 岁，已婚，售票员。

初诊：1998 年 8 月 26 日。

主诉及病史：四肢关节酸沉发板已逾 3 载。晨起尤著，稍事洗漱等活动则见缓解，曾经血沉等化验，在西医院诊断为“风湿性关节炎”，药治、针灸、理疗均乏效，日见加重，心境烦郁，纳谷不香，经常头沉难寐，二便尚调。

诊查：关节无畸形，不变色，触之不凉。苔薄黄腻，脉弦滑。

辨证：肝气夹湿，痹阻筋骨。

治法：理气化湿，疏通经络。

处方：茵陈后下 15g　柴胡 10g　枳壳 10g　白芍 10g　生苡仁 15g　陈皮 15g　菖蒲 10g　郁金 10g　鸡血藤 10g　地龙 10g　木瓜 10g　泽兰 10g

二诊：8 月 31 日。上方每日 1 剂，水煎分 2 次服，连服 5 剂，关节酸沉和头部发沉均见减轻，心境好转，食纳仍差，守法续进。

处方：茵陈后下 15g　柴胡 10g　枳壳 10g　生苡仁 10g　陈皮 10g　地龙 10g　菖蒲 10g　郁金 10g　鸡血藤 10g　莱菔子 10g　伸筋草 10g　路路通 10g

三诊：9 月 8 日。上方连服 7 剂，关节酸沉发板已不明显，夜寐好转，食纳增加，苔薄黄，脉弦细。嘱原方再服 5 剂后，改服木瓜丸早晚各 6g，三七粉早晚各 3g，1 个月后随访，关节不再酸沉，纳便正常。

【按语】《素问·痹论》云：“风寒湿三气杂至，合而为痹也。其风气胜者为行痹，寒气胜者为痛痹，湿气胜者为着痹”。本案关节酸沉发板，晨起明显，稍事活动后则缓解，苔薄黄腻，脉弦滑，证属着痹，系湿阻筋骨所致。其治重在化湿通络，除投生苡仁、鸡血藤、酸木瓜之类外，重用茵陈清利湿邪，惟茵陈的活性成分系挥发油，故要后下存性。肝主筋，理气之品有助祛除阻筋之湿，四逆散正合其治，且名为“茵陈四逆散”。菖蒲透窍和中，郁金理气活血，地龙剔络通痹，泽兰化瘀利水，均利于湿邪之化。伸筋草、路路通针对关节发板。全方配伍紧凑巧妙，其效显著。再以木瓜丸之化湿，三七粉之和络善后收功，巩固疗效。

六、补气养阴缓解消渴一例

闫某，女，59 岁，已婚，画家。

初诊：1988 年 11 月 2 日。

主诉及病史：患糖尿病 3 年。血糖波动在 160～210mg%之间。形瘦神疲，气短乏力，腰酸腿软，动则汗出，时有五心烦热，夜寐不酣，纳便尚调，现服达美康和消渴丸维持。

诊查：形体消瘦，精神不佳，苔薄白，脉沉细。

辨证：气阴两虚，虚火上升。

治法：益气养阴，清降虚火。

处方：白人参另煎兑服 3g　麦冬 10g　五味子 10g　葛根 10g　生地 30g　生芪 15g　黄精 15g　知母 15g　生苡仁 10g　生龙骨 30g　云苓 15g　五倍子 10g

二诊：11 月 9 日。上方每日 1 剂，水煎分 2 次服，连服 7 剂，精神振作，心悸气短明显减轻，出汗已止，烦热亦缓，夜寐仍差，腿软腰酸，苔薄白，脉沉细小弦。守法再增宁神益肾之品续进。

处方：白人参另煎兑服 3g　麦冬 10g　葛根 10g　生地 30g　生芪 15g　知母 10g　生苡仁 10g　云苓 10g　生龙骨 30g　五倍子 10g　生杜仲 10g　桑寄生 10g　炒枣仁 10g　夜交藤 30g

三诊：11 月 23 日。上方连服 2 周。腰酸已轻，夜寐转酣，精力体力均明显好转，偶有心悸，过累时稍感气短，苔薄白，脉仍细，但有力。嘱原方1剂，水煎2次，每晚服1次，达美康、消渴丸逐渐减量。2个月后复查血糖，空腹125mg%，已停达美康、消渴丸。嘱上方5付剂量，共研细末，装入1号胶囊，早晚各服6粒，善后收功。

【按语】糖尿病相当于中医的消渴病，始见于《素问·奇病论》："肥者令人内热，甘者令人中满。故其气上溢，转为消渴。"常责之于阴虚燥热，医者均以上消多饮，肺热虚损；中消多食，胃阴不足；下消多尿，肾阴亏伤，立法滋阴清热为治。殊不知，消渴病年迈病久者常以气虚表现突出，气短乏力，心悸消瘦，苔薄白，脉沉细为主症，而三多症状并不明显。其治当以补气为法。

本案除气虚主证外，尚见五心烦热，腰酸腿软，夜寐不酣兼有肾阴亏损，故投以生脉散加味。补气重用白人参、生芪。惟不可用党参，因有妨碍降低血糖之虑。如经济条件差者，可以用太子参30g代替白人参。养阴重用生地达30g。黄精1味气阴双补，系最佳配伍。知母专降相火，利于阴虚火旺之症。生龙骨、云苓、五倍子，李时珍在《本草纲目》中名为玉锁丹，今人称之"降糖Ⅱ号"，专为降血糖，除消渴所设。

糖尿病为难治病，常易复发，一则投药时用量应重，可以直达病所，另一方面要注意善后巩固并配合药疗和食疗方可取效。

七、滋肾通关法消浮肿一例

李某，女，48岁，已婚，纺织工人。

初诊：1997年10月8日。

主诉及病史：下肢浮肿半年。半年前因劳累感冒，发热39℃，咽疼咳嗽。服西药热退感冒愈，即出现腰膝酸软，下肢浮肿，神疲无力，手足心热，心烦失眠，食纳不香，检查心肺，肝肾功能正常，尿蛋白＋＋＋，血压120/80mmHg。中西医药久治不愈，浮肿始终未退，午后更显，尿蛋白＋＋～＋＋＋之间，体力更见下降，西医诊断为"慢性肾炎"。

诊查：面色不华，下肢凹陷性水肿＋＋，血压120/80mmHg，苔薄黄腻，脉细滑尺沉。

辨证：湿热下注，相火上浮。

治法：滋肾清降，泄利湿热。

处方：知母15g　黄柏15g　肉桂3g　车前草30g　泽兰10g　桑白皮10g　泽泻10g　生苡仁10g　鸡血藤15g　老鹳草10g　坤草10g　海藻10g　白花蛇舌草30g　王不留行10g

二诊：10月15日。上方每日1剂，水煎分2次服，连服7剂，下肢浮肿明显减退，腰酸已除，五心烦热缓解，夜寐转佳，尿蛋白＋，薄黄腻苔渐退，脉仍细滑，尺脉不沉。前法奏效，治宜守法。

处方：知母10g　黄柏10g　肉桂1g　车前草30g　坤草10g　海藻10g　生苡仁10g　冬瓜仁10g　丹参30g　川牛膝10g　石韦10g　白花蛇舌草30g

嘱每日1剂，水煎分2次服，连服10剂后，改为每晚服1次。1个月后复诊，下肢浮肿退尽，诸症消失，纳眠正常，二便通调，查尿蛋白＋－。苔薄黄，脉弦细。嘱服知柏地黄丸半个月，巩固疗效。

【按语】慢性肾炎常以温补脾肾为治，多投附桂、芪参之类。但其证类尚有湿热下注，相火上浮所致浮肿，本例便是此类证候。故前医以常规治疗乏效。当以滋肾通关立法。滋肾同湿热为治常有矛盾难解之处。本案宗《兰室秘藏》滋肾通关丸方意，用知柏清降相火而滋肾，不影响湿热之清，少作肉桂振奋命门气化，利于湿热之泄。车前草、桑白皮、生苡仁、冬瓜仁、泽泻、石韦，均是清利湿热之佳品。丹参清血祛瘀而除烦满；泽兰活血行水而消浮肿；王不留行功专通利消肿；坤草行血消水；川牛膝引血下行，既降相火上浮，又助湿热下利。这里动用诸多行血之品，意在血行气畅，气行湿除，皆利于浮肿之消矣。老鹳草清热利湿，稍佐鸡血藤专治湿阻腰酸，海藻苦咸寒入肝肾两经，《本经》云："下十二种水肿"，白花蛇舌草除抗癌解毒外，功专清热利湿，最适合湿热下注的肾炎浮肿之证。全方滋肾清降，泄利湿热而通关消肿。

八、桂枝汤退轰热一例

刘某，女，49岁，已婚，公务员。

初诊：1998年12月4日。

主诉及病史：天癸将绝，经期紊乱，量多淋漓，经前阵发怕风，尤以背部为著，自觉轰热心烦，但测体温正常，左半侧汗多，头晕梦多，胁胀纳差，经后心慌乏力，曾经各项检查无阳性发现，诊为"更年期综合征"，曾服疏肝理气、养血调经、补益心脾诸法乏效，症状逐月加重，由病友带来门诊求治。

诊查：正值经前，轰热心烦明显，但面色正常，苔薄白，脉弦细。

辨证：营卫不和，肝脾失调。

治法：调和营卫，疏肝扶脾。

处方：桂枝10g　炒白芍10g　菖蒲10g　郁金10g　当归10g　香附10g　葛根10g　生栀子10g　木香10g　大枣打 10枚　生龙骨30g　云苓15g

二诊：12月11日。上方每日1剂，水煎分2次服，连服7剂，经行5天而净，量已减少，轰热汗多缓解，胁胀解除，纳食增加，舌脉如前。嘱停服汤剂，改为上午服人参养荣丸6g，下午服丹栀逍遥丸6g，下月临经时复诊。

三诊：1999年元月8日。经事将临，轰热心烦没有出现，背部怕风亦已轻微，夜寐见梦，纳便正常，苔薄白，脉弦细。治守前法，佐以宁心。

处方：桂枝10g　炒白芍10g　菖蒲10g　郁金10g　当归10g　香附10g　云苓10g　陈皮10g　葛根10g　白菊花10g　仙鹤草10g　夜交藤30g

四诊：元月13日。上方连服5天，经事刚尽，精神好转，体力增强，未见心慌，纳寐已调，苔薄白，脉弦细。嘱下月经前如有轰热仍服用前方。

【按语】《灵枢·营卫生会》云："营在脉中，卫在脉外，营周不休。"营卫不和则既不能营内又不能卫外，而见轰热心烦，怕风多汗，治以桂枝汤加减以调和营卫。桂枝汤系仲景的"群方之冠"，功能解肌发表，调和营卫，在《伤寒论》中专治太阳中风即外感风寒表虚证，在《金匮要略·妇人产后病脉证并治》中别名阳旦汤，治桂枝汤证而兼心烦，口苦等里热证。

本案轰热心烦，怕风汗出，苔薄白，脉弦细，为典型的营卫不和证。但并无外感风寒，而兼头晕梦多，胁胀纳呆的肝脾失调证。故在取仲景桂枝汤时，减去姜草的解肌泄邪，调和诸药之性。方中桂枝发散通阳，温经行血，既能和营又能和卫。芍药益血养阴，收敛阴气，以防桂枝汗散太过，两者一开一合，相反相成。大枣味甘，既辅桂枝和畅血行，又助芍药和营益阴。针对肝脾失调，用当归伍芍药的柔肝，香附、木香的疏肝，云苓、陈皮伍大枣的健脾。菖蒲配郁金，一透一疏，既利于营卫之和，又利于肝脾之调，为重要的辅佐药。葛根可除背部恶风。白菊、栀子清肝热而除烦。夜交藤宁神而止梦。生龙骨重镇而敛汗。仙鹤草既可调经止漏，又可凉血和营，还能扶正补气，对经漏怕风，汗多诸症均为适宜。另外，治疗妇女经事诸症临经前、行经中宜投汤剂辨证论治，经净后应以丸剂养荣疏肝为治。一般调治1～2个月经周期，常可获效。

九、交泰丸治梦遗一例

许某，男，31岁，已婚，售票员。

初诊：1999年11月5日。

主诉及病史：梦遗1年。阳痿乏力，腰酸腿软，心烦失眠，纳差口苦，尿赤便干。曾服补肾中成药无效，进服壮阳之品，症状反而加剧。夫妇感情不和，思想负担沉重。由病友介绍来门诊求治。

诊查：面黄肌瘦，精神不振，苔薄黄，舌质红，脉细数。

辨证：心肾不交，君相火盛。

治法：交通心肾，清降君相。

处方：黄连10g　肉桂3g　蛇床子10g　女贞子10g　黄柏10g　生地10g　菖蒲10g　郁金10g　金樱子10g　川牛膝15g　云苓10g　生山楂15g

二诊：11月19日。上方每日1剂，水煎分2次服，连服14剂，梦遗明显减少，阳痿亦见改善，精神大为振作，心烦口苦缓解，纳谷转香，树立信心，要求根治。苔薄黄，脉弦细。方药中的，守法续进。

处方：黄连10g　肉桂3g　蛇床子10g　杞果10g　黄柏10g　黄精10g　菖蒲10g　郁金10g　云苓10g　芡实10g　竹叶10g　琥珀粉冲服3g

三诊：12月3日。上方每日1剂，连服10余剂，梦遗已止，阳痿亦明显好转，纳寐正常，夫妇感情缓和。嘱以黄连30g、肉桂10g、金樱子60g、蛇床子30g、琥珀粉15g，共研细末，装入1号胶囊，早晚各服5粒，巩固疗效。

【按语】《丹溪心法》曰："主闭藏者肾也，主疏泄者肝也，两者皆有相火。"肾水不足，既助相火上浮，又致心火亢盛，必见心肾不交，君相火盛之证。如本案之梦遗阳痿，腰酸腿软，心烦失眠，纳差口苦的表现，而见苔薄黄，舌质红，脉细数。丹溪创交泰丸，交通心肾实属妙方。交泰丸仅黄连、肉桂两味组成，本案取3∶1的剂量，加入生地、女贞、黄精、杞果增其滋肾之力，再宗《景岳全书》所训："善补阴者，必于阳中求阴。"配以金樱子、蛇床子，既阳中求阴，又可助芡实涩精止遗之力。黄柏、竹叶、川牛膝可助其清降君相之功。云苓、琥珀、生山楂又可清心宁神，除梦止遗。菖蒲配郁金，透窍解郁，和血宁心，均助其清降之功。前医疏于辨证，见阳痿梦遗一证，一味补肾壮阳，不切心肾不交之病机，故诸症反而加剧，实属临证时的教训矣。

十、保和丸祛湿疹一例

赵某，男，31岁，已婚，司机。

初诊：2000年2月25日。

主诉及病史：湿疹瘙痒近月。1个月前原因不明，突然夜间皮肤瘙痒难忍，皮色泛红，抓破后流黄水，以前胸、臀部、股间为多发，几经中西药内服外敷均乏效果，以致影响情绪，食欲不振，口苦失眠，尿黄便干。

诊查：前胸、臀股满布红色丘疹，有抓痕，流黄水，有的结痂。苔黄腻，舌尖红，脉弦滑。

辨证:湿热内蕴,中阻下注。

治法:消导渗湿,解毒通腑。

处方:云苓 10g 陈皮 10g 莱菔子 10g 焦三仙 30g 连翘 10g 全瓜蒌 30g 草决明 30g 野菊花 10g 炙枇叶 10g 车前草 30g 生苡仁 15g 忍冬藤 10g

二诊:3 月 3 日。上方每日 1 剂,水煎分 2 次服,药渣加薄荷 15g 煎汤外洗患处,连用 7 剂,胸部湿疹明显减退,但臀股间仍瘙痒难忍,腑行已润,尿增加,色转淡,食纳增加,苔薄黄根腻,脉弦小滑。守法增清利之品,以解下注湿毒。

处方:云苓 10g 陈皮 10g 莱菔子 10g 焦三仙 30g 连翘 10g 炒苍术 10g 生苡仁 10g 黄柏 10g 川牛膝 15g 车前草 30g 全瓜蒌 30g 草决明 30g

三诊:3 月 17 日。上方每日 1 剂,药渣仍煎汤外洗,连用 14 剂,湿疹瘙痒基本解除,纳便通调。苔薄黄,脉弦细。嘱改为每晚服 1 次,药渣仍洗,连续 7 剂,以善后收功。

【按语】常规治疗湿疹不外祛风和血,或清利湿热,或凉血解毒。本案抓住纳差,苔黄腻,系湿毒中阻之征而以保和丸消导为治。另据"肺主皮毛"之理,加入清肺的野菊、炙杷叶等品,助湿疹之消。还据"肺合大肠"之理,通腑以解毒,投以全瓜蒌、莱菔子、草决明之类。下注之湿热投《医学正传》的三妙丸加淡渗的生苡仁、车前草最适宜,故臀股间湿疹顿见解除。忍冬藤系金银花的茎叶,功同花蕾,入心经而清热解毒,又能清解经络的风热,伍入主方,既解湿毒又散风热,且能清心,正应《素问·至真要大论》"诸痛痒疮皆属于心"之论。

【编者评注】沈绍功教授系早期上海中医学院毕业生,基础理论功底深厚,临床经验亦丰。对冠心病的治疗强调从痰论治,应用"补气祛痰法"和"痰瘀同治法"进行治疗,效果显著。在长期医疗实践中总结出药疗、食疗、意疗、体疗等综合疗法之方案亦颇有新意。

张吉医案

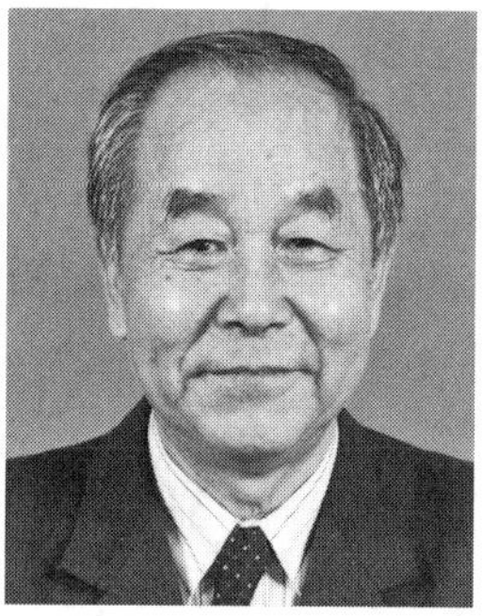

【生平传略】

张吉教授于1951年毕业于中国医科大学，1956年学习中医六年，1962年毕业于北京中医学院，曾任北京中医药大学针推系主任，为全国高等医药院校教材编审委员会委员，北京中药大学学报编委，兼任中国针灸学会理事，中国针灸学会文献研究会理事，北京针灸学会常务理事。张吉教授有丰富临床经验，从事中医临床工作40余年，为有名的中医专家，善治脑血管病、类风湿关节炎、哮喘等疑难病证，在临床上深受病人爱戴，被评为全国名老中医药专家。

张吉教授又是有名的中医教育工作者，被评为博士生导师，现已培养8名硕士研究生，6名博士研究生。他在科研方面成就突出，曾两次承担国家博士点基金会科研项目，其中一项“十四经病候辨证及取穴规律”获得科研成果三等奖，充实和完整了十四经脉病候辨证，为经脉辨证增添了新的内容，他数十年来潜心工作，钻研理论总结经验，并发表论文40余篇，专著10部。在国际上也有一定的影响，前后5次出国进行学术交流或讲座，受到国外友人的好评，是中国针灸战线上，有突出贡献的名老中医专家。享受国务院颁发的政府特殊津贴待遇。

一、口腔扁平苔藓一例

刘某，男，14岁。北京市某中学学生。

初诊：2001年3月6日。

主诉及病史：于2000年8～9月份，自觉舌体不舒，并发现舌上有斑藓。后经北京某大医院、口腔医院诊治，诊为口腔扁平苔藓，经服西药。未见明显疗效，而且逐渐扩大，家属十分焦急。

诊查：一般状态良，神志佳。舌体表面从左边缘向右越过中线，至右侧半个舌体，有白色较为粗糙、突出舌体表现的网络状白斑，与正常舌体边缘境界清楚，似有一条隆起黏膜边缘线，触之不出血，无溃疡，亦无明显疼痛，约有3cm×4cm大小的苔藓，其表面似有淡白色水珠浮现。细查其右侧口腔黏膜，亦有一个1.5cm×2cm大小的扁平斑纹，其境界亦清楚。脉弦数，脉搏

76次/分，其他无所记载。

辨证：心经郁热，湿热郁蒸。

治法：清心泻火，清利湿热。

处方：细生地15g　淡竹叶12g　木通6g　黄芩10g　黄连8g　山栀子10g　太子参12g　丹参10g　当归12g　赤芍10g　沙参12g　麦冬8g　茯苓12g　泽泻10g　地肤子10g　蚤休8g　苦参8g　生甘草6g　7剂，水煎服。

二诊：3月13日，服药1周后，症状明显好转，苔藓变薄，边缘境界之隆起已变浅。宗前方加白鲜皮10g。

三诊～六诊：服药已有1个半月，症状明显改善，苔藓面积稍有扩大，但边缘已不甚清楚，舌体上苔藓已基本消失。详细观察，尚有色淡浅表斑纹，右侧颊黏膜苔藓已不清楚，舌体颜色已基本正常。

七诊～十诊：经过2个多月的中药治疗，在原方基本上未有大的变化，增加丹皮等滋阴清热之剂，加药70余剂，而收全功。

【按语】口腔扁平苔藓为口腔科常见病但又是难治性疾病，系口腔黏膜慢性炎症。其病因尚不清楚，一般认为与感染、遗传、神经精神功能障碍、系统性疾病及免疫反应异常有关。近年来特别强调本病的发生与细胞介导免疫反应有关，涉及T淋巴细胞，角朊细胞，朗格罕细胞及多种细胞活素。尽管本病在组织学上未见明显非典型增生，但近年来常有恶变的报道，由于其恶变率大大高于正常人发生口腔癌的概率，故有人认为口腔扁平苔藓属于癌前期症状，增加了患者的恐惧感。本例通过中药辨证论治，以清泻心火、利湿通淋之剂，在2个多月时间内，基本治愈，也是一个奇效。导赤散中以生地凉血滋阴以降心火，木通上清心火、下泄小便之热；生甘草清热解毒；淡竹叶清热除烦，利尿通淋；黄连解毒汤为泻火解毒之重剂，三黄加山栀子可清上中下三焦之热，既可泻郁热，又可蒸湿热，导湿热下行，配蚤休消肿止痛，加丹参、当归、赤芍，既可治血祛瘀又可凉血活血，消瘀散结；又加渗湿利水之泽泻、茯苓；更得清热利湿而善治湿疮痒疹的地肤子，苦参之助，本方为清心泻火、利湿通淋，消炎散结之良剂，可为后世治皮肤黏膜痒疮之借鉴。

二、类风湿关节炎一例

鲁某，男，54岁，农民，内蒙古人。

初诊：1995年5月21日。

主诉及病史：患类风湿关节炎已7～8年，从20世纪90年代初，即因感受风寒、手指足趾关节肿胀疼痛，即发时止，时轻时重，每于秋冬或劳累时加重。此次犯病已有4个多月，于春节前后因感受风寒，两手指肿胀疼痛，尤其夜间疼痛严重，经当地医院诊治无效。于4月初来北京治疗，经中、西医医院诊治，诊断为类风湿关节炎。

诊查：一般状态尚好，神清，四肢运动尚可，惟有两手以指关节为主，肿胀明显，呈纺锤状，尤其两手食指、中指肿胀如鸭梨状，皮肤光泽，其色红紫如山楂，但手指活动轻度受限，屈伸活动尚可，但不能握拳，无明显粘连畸形，疼痛昼夜不休，两足趾亦有轻度肿胀疼痛。心肺未见异常，心率82次/分，脉弦数，舌质暗，舌中间为厚腻苔。类风湿因子（+），抗链“O”1∶800；血沉54mm/h。

辨证：肝肾不足，偶感风寒湿，触发肌肤。（属于类风湿关节炎急性发作期）

治法：补肝肾壮筋骨，祛风胜湿。

处方：自制祛风壮骨冲剂内服，（为北京中医药大学制药厂制剂。）服药1个月后，症状明显改善，手指肿胀已明显消退，指关节炎处出现有皱纹，颜色已变为红润，疼痛已明显控制。2个月后，症状基本消除，手指肿胀消退，已不疼痛，手指屈伸已正常，化验：血沉20mm/h，抗“O”：1∶400。类风湿因子（±），前后经过3个多月治疗，已达到临床控制。而回内蒙古。但于1998年秋季全国发生洪水灾害，于抗洪斗争中，下入齐腰深的洪水中，浸泡数小时，抗洪过后，又复发关节疼痛，以下肢、足趾及手指肿胀疼痛为重，但皮肤尚未出现紫红颜色，疼痛肿胀也较前次为轻，经服祛风壮骨冲剂1个月后，症状明显好转，疼痛已基本控制，肿胀明显消退，又继续服用“冲剂”1个月后，症状基本控制，回内蒙古参加劳动，至今已3年多未复发。

祛风壮骨冲剂主要组成：独活、寄生、威灵仙、川牛膝、杜仲、青风藤、海风藤、穿山甲、皂角、络石藤、寻骨风、制乌头、丹参、当归、木防己、防风、黄芪、秦艽。制成颗粒，每天3次，每次1包（每包10g）。

【按语】类风湿关节炎，是以多关节炎为特点的慢性全身性自身免疫性疾病。中医属于“痹证”。现代医学对其病因尚不十分清楚，多认为是由于内外部因子共同作用，所引起的免疫调节功能紊乱及其不正常的免疫反应，对机体所产生的损害，其病变不但侵犯各关节，主要以小关节多见，还可累及心、肺、血管、器官和组织。而且容易致残的疾病，目前西医对此病缺乏有效疗法。作者自制祛风壮骨冲剂，系以益肝肾壮筋骨为治本，祛风胜湿为治标。以达到扶正祛邪为目的。方中独活、寄生、杜仲、牛膝均为归肝肾之经，合用可益肝肾祛风湿止疼痛，与当归合用为独活寄生汤之主药。威灵仙祛风湿，通络止痛，有较强的止痹痛作用，加秦艽祛风除湿，通络止痛，现代药理有明显抗炎解热消肿止痛功用，再配木防己加强祛风胜湿止痛作用，对早、中期类风湿关节炎症都有抑制作用；青风藤、海风藤均有祛风通络止痛祛瘀作用，动物实验均有显著抗炎镇痛，减轻水肿作用；寻骨风活血通络止痛，有更强的消肿止痛作用，宣木瓜舒筋活络，祛湿消肿，抑制关节肿胀，消除水道；穿山甲活血通络、消肿渗湿，与丹参、川芎配合，能通络搜风养血止痛。再以黄芪、党参益气养血，扶正祛邪，与大量祛风胜湿药相伍，使祛风胜湿之力倍增，达到扶正以祛邪为目的。作者近10年来，主治类风湿关节炎已有100例，疗效显著，特别是对初期、中期患者，疗效较为肯定，对晚期患者也有缓解疼痛作用，本品经研究生实验研究有很强的免疫抑制作用，论文已公开发表。

三、心房扑动、心房颤动一例

路某，男，65岁，干部。

初诊：2000年1月24日。

主诉及病史：患冠心病已十余年，经常有前胸部憋闷不舒，有时胸痛。近年来又出现阵发性心中难受，心悸怔忡、气短、胸闷、恐惧不安。每天有1～3次阵发性心悸不安，气短胸闷，惊恐难以言状，每次发作持续数秒钟至数分钟不等，头晕目眩不敢动，四肢发凉。经住某医院3个月，进行全面检查。诊断为心房扑动、心房颤动，兼有房室传导阻滞。经中西医治疗，病情稍有好转，医院要为他安起搏器，患者未同意，即出院求中医诊治。

诊查：精神尚好，营养良，四肢运动感觉均无障碍。心率在40～57次/分之间，节律不齐，脉沉细，兼有促脉。心电图一般为基本正常波形，发作时出现F波或有早搏。舌质边暗，薄白苔。

辨证：气阴两虚，兼有阳虚之证。

治法：益气养阴，温阳复脉。

处方：宗生脉散合炙甘草汤加减。

党参 9g　麦冬 10g　五味子 10g　炙甘草 10g　桂枝 8g　制附子 6g　生地 12g　丹参 12g　川芎 10g　生龙牡各 12g　阿胶 10g(烊化)　黄芪 20g　7 付，水煎服。

二诊：(2 月 1 日)服上药，自觉心情开阔，安稳许多。有时仍有心难受，心悸气短发作，但时间较短，一周内有 3 次。大大延长间歇期。继服上方加薤白，另加西洋参片每次 5 片，每天 2～3 次。咀嚼后吞服。

三诊：(2 月 22 日)症状明显好转，这 3 周来只有 4 次发作，患者每天都作记录，脉搏在 55～57 次/分之间。一般状态好，心情安然，惊恐恐惧感已消失。

四诊：(5 月 5 日)近 1 个多月，经服中药，一般症情平稳，惟有口干舌尖赤，故原方加白芍、地龙，以加强养阴活血之力。

五诊～六诊：(6 月 5 日～7 月 2 日)大约 1 个月来复诊 1 次，病情已稳定，近 2 个月来未发作 1 次，病人精神已放松，参加一般活动。嘱患者又增服冬虫夏草含片，每天 3 片，以扶正养阴，防止再发。

近半年来的追访，也未发现发作。

【按语】本患者为不多见的难治性阵发性房扑，是在既往冠心病的基础上，心肌严重供血不足，而引起心房内一个异常起搏点，以高频率反复发出冲动，其冲动为有规律性的，本患还有阵发性房颤及二级房室传导阻滞，平时心率及脉搏均在 50～58 次/分之间，但在发作时，心房跳动极快，脉搏出现频数之象，心肌严重缺血乏氧则出现心悸怔忡，胸闷憋气，甚则气短不足以息，头晕，有恐惧之感。可持续数 10 秒至数分钟，服急救药品而缓解。其发作也十分频繁，每天发作数次或 1～2 天发作 1 次。患者心理负担十分严重，经服中药 1 年余，进药数百付，有明显的效果，已有 3 个多月未发作，又追踪半年余，未有再发作，说明中药对心肌功能改善有良好效果，是宗中医基本理论而设的药物，以党参(后用人参)、黄芪，大量的补中益气，增强心肌收缩力；以麦冬、五味子、生地养阴生津、益肺利呼吸；桂枝、制附子回阳强心，增强气化功能，加强心肌代谢；以白芍益阴养血，丹参、当归、川芎和血补血；阿胶养血，阴生则阳长，即善补阳者、阴中求阳之意。加生龙牡安神镇静，薤白宽胸理气，通阴散结，炙甘草益气扶脉，说明合理配伍，充分发挥中医的治病潜力，提高中医药理论水平，结合实践，使中医药焕发青春。

四、支气管哮喘一例

洪某，男，24 岁，山东人，职员。

初诊：2000 年 2 月 9 日。

主诉及病史：患哮喘病已 2 年余。近 1 周来哮喘加重，咳嗽频作，呼吸气急，喉中有痰鸣声，胸膈憋闷，痰出不爽，待呼吸气急缓解后，方咳出清稀黄白相间痰少量，稍后胸部宽松，时发时止，每天发作频繁，兼有鼻闭流清涕等症。

诊查：神清，营养中等，无口唇紫绀，无桶状胸、无皮疹。全肺呼吸音粗，右肺下野有密集干啰音，心率 92 次/分，律齐，脉弦数，舌体胖大、苔微黄而腻。曾去某医院试验，为狗毛(宠物)过敏，但对一般皮毛、皮衣无过敏记录，诊断为哮证(支气管哮喘)。

辨证：内有伏饮，感受外邪。

治则：清肺祛痰，降逆平喘止哮。宗定喘汤合小陷胸汤加减。银杏叶 12g　麻黄 6g　紫菀 9g　半夏 8g　黄芩 12g　瓜蒌 12g　山栀子 12g　白前 10g　川贝 8g　茯苓 12g　苏子 12g　麦冬 10g　3 剂，水煎服。

二诊：药后症状明显减轻，惟肺伏饮未退，余热未清，前方加葶苈子 6g、葛根 10g、花粉 10g，3 剂。

三诊：哮喘已基本平复。由于体虚，脾肺之气不足，应以扶正固体，消除伏邪之根基。故采用理脾肺之气，降伏痰之法。宗玉屏风散合补中益气汤：黄芪 20g　党参 10g　白术 12g　防风 12g　茯苓 10g　柴胡 10g　陈皮 12g　法半夏 10g　白术 10g　当归 10g　丹皮 10g　炙甘草 6g 又连服 10 余剂，病情稳定，哮喘缓解，嘱其远离致病之因（狗），适寒温，御外邪而防止再发。

【按语】支气管哮喘是与体内免疫机制有关的疾病之一，受体内外因素及条件的影响，外受风寒外邪侵袭，而引起气道的高反应变化，形成气道狭窄阻塞，肺气不降，呼吸不畅而致喘。本患者已有黄白相间黏痰及白而微黄之腻苔，说明已有风寒化热之势。故宜清热祛痰，开胸理气，方用降气平喘为法。宗以银杏叶、麻黄，具有宣肺定喘为主药，麻黄虽为辛温之剂，但有黄芩、山栀为佐，既清肺热而又能宣肺止喘，现代药理研究，麻黄有明显的缓解支气管痉挛作用；银杏叶的有效成分可抗血小板激活因子的有效成分，明显减轻高反应，缓解气道过敏反应。大量止咳化痰之配伍，如紫菀、白前、葶苈子、川贝等品。川贝在动物实验中小剂量，可使支气管平滑肌松弛解痉作用；葶苈子有强心利尿、泻肺平喘，减轻肺部郁血和血管渗出，以缓解哮喘；瓜蒌可清肺化痰，宽胸理气；柴胡清热与黄芩、山栀子清热之剂，在实验中均有抑菌消炎作用，再用茯苓、苏子降气平喘；葛根、花粉、麦冬润肺养阴，清心除烦，辅助黄芩、黄连之清肺热而止咳平喘，又加杏仁之润肺平喘，半夏燥湿化痰，相辅相成。作者研究支气管哮喘多年，从免疫机制研究入手，已取得初步效果，在临床中用此类方剂已观察百余例，效果明显。特别对缓解期治疗尤应深入研究，以减少其发病之内因，实属重要。

五、幽门梗阻一例

云某，女，24 岁，未婚。黑龙江省嫩江农场，知识青年。

初诊：1974 年 11 月 1 日。

主诉及病史：患者于 1974 年 6 月份起，每于饭后 2 小时左右，上腹部疼痛，腹满不适，反酸，常伴有恶心、呕吐，病情持续 3 个月，日趋严重。呕吐物为胃内容物、不消化食物，其味酸臭难闻。曾经农场医院钡餐透视，提示为胃内炎症、幽门不全梗阻。给以胃舒平、阿托品、爱茂尔一类药物，未能获效。后又经某医院给以胃舒平、维生素 U 等药物口服，病情仍在进展。由于呕吐加剧，只能进少量流食，食后胃脘剧痛难忍，并向背部放射，体质极弱，故于 1974 年 10 月 19 日入院治疗。

诊查：发育良好，营养欠佳，形体消瘦，神志清，查体合作。血压 120/80mmHg，浅表淋巴结不大，心肺未见异常，腹部平软，心窝部压痛明显，有振水音，偶见胃型，肝脾未触及。胃镜检查：可见胃角和胃窦，未见到幽门孔，胃窦部黏膜明显充血、水肿，黏膜表面附着散在食物残渣、黏膜斑块，胃窦小弯侧可见到直径 1.0cm×1.0cm 的溃疡、周围似有集中象，溃疡底黄白色、胃窦部环形蠕动良好，胃底前壁和胃体小弯侧黏膜充血，胃腔内有大量残留食物。印象诊断为小弯侧溃疡、浅表性胃炎、幽门不全梗阻。空腹胃液：食物少量、黏液少量、匿血少量、总酸度7.5。镜检：红细胞2～3，八联球菌（＋），上皮细胞2～4。临床诊断：1. 胃溃疡；2. 浅表性胃炎；3. 幽门不全梗阻。

入院后，先用颠茄、胃疡平、维生素U等药物治疗，症状未见缓解，疼痛剧烈，呕吐频繁，并持续加重。因其长期不得很好进食，体质明显衰弱，梗阻不得缓解，恐有他变，故决定给予手术治疗，但患者拒绝手术，要求服中药观察。

1974年11月1日中医诊治：呕吐频作，朝食暮吐、宿食不化、嗳气不舒、脘腹胀满、胃脘绵绵作痛，时轻时重、畏寒喜暖、手足清冷、形体消瘦、倦怠乏力，气短懒言、大便稀溏，日2～3行，面色苍白无华，脉沉无力，舌质淡、苔薄白。

辨证：胃气不降、呕吐频作。脾失健运、腹胀泄泻。

治法：和胃降逆、温中散寒、兼以益气健脾。

处方：旋覆花10g　党参15g　陈皮10g　竹茹10g　清半夏10g　茯苓15g　白术12g　枳壳10g　台乌药15g　山药30g　扁豆10g　焦三仙各10g

二诊：上方水煎温服，进药10余剂，诸症减轻。唯胃脘时时作痛，仍觉胀满，食欲稍增，脉沉无力，舌淡苔薄。于前方去山药、清夏、扁豆，加入良姜6g、吴萸6g。又进10余剂。呕吐已止，嗳气消除，腹泻亦愈，胃脘疼痛及腹满亦逐渐缓解，饮食倍增，精神、体质恢复，为巩固疗效，以原方进退调理脾胃，又进药数剂，诸症消失。

钡餐透视复查：胃及十二指肠未见异常改变。胃镜复查：幽门孔附近黏膜水肿充血，胃窦黏膜未见溃疡，可见环形蠕动，胃体前壁黏膜轻度充血水肿，后壁可见血管浅露，黏膜苍白，无食物残渣潴留、未见溃疡。经检查确定疾病痊愈，故于1974年12月25日出院，回农场工作，追访1年未复发。

【按语】本例临床表现，主要为反复呕吐，伴有上腹部疼痛不适，属于“反胃”证。本病的发生多因饮食不节，饥饱无常，或嗜食生冷、损伤脾阳，以致脾胃虚寒，不能消化谷食，饮食停留，胃浊上逆，导致呕吐频作。病久伤肾，导致下焦火衰，釜底无薪。脾肾阳虚，运化失职，故水谷不化而为腹胀，呕吐，腹泻。正如王冰所说：“食入反出，是无火也”。故以和胃降逆、温中散寒，健脾祛湿的旋覆代赭汤取得疗效。

旋覆代赭汤适用于中阳气虚、痰饮内停、痞满噫气之证。发挥补中降浊、涤痰镇逆之功，具有良好的降逆止呕吐作用。据个人经验，适用于慢性胃炎、胃及十二指肠溃疡、或幽门不全梗阻、神经性呕吐等病，卓有良效。

橘皮竹茹汤为补中益气、降逆止呕、治疗虚寒呕吐之良剂。此病例以两方化裁合用，是取其调理脾胃、降逆镇吐作用。方中加入良姜、香附、乌药、枳壳以温中散寒、理气止痛，配合降逆之品，使气下行，以加强镇呕吐之作用，并以山药、茯苓、白术健脾和胃止泻。故服药月余，不但梗阻缓解，而且经胃镜检查，溃疡消失、免于手术，故其疗效甚为满意。

六、三叉神经痛一例

丰某，女，62岁，退休干部。

初诊：1998年6月4日。

主诉及病史：右侧面部阵发性灼热痛2年余。患者2年前，因与子女不和，心情不畅，失眠，右侧面部时常出现阵发性灼热痛，西医检查，诊断为“三叉神经痛”，经口服西药卡马西平治疗，疼痛仍逐渐加重，现右侧面部疼痛从右耳以上向右面颊颧骨周围放射，呈灼热样抽痛，发作次数逐渐递增，每次发作从数秒钟发展到2～3分钟，常在洗脸刷牙、进冷饮热食物时诱发，伴有口苦、心烦、失眠、易怒。

诊查：患者来诊时，面色少华，痛苦面容，舌边尖红，苔薄黄，脉弦滑。

辨证：肝胆火旺，上犯面部经脉，气血痹阻。

治法：清泄肝胆之火，疏通面部经脉，针药并用。上病下取，远近相配。

取穴：太冲、行间、内庭、合谷，用泻法，风池、悬颅、悬厘、头维、下关、颧髎、颊车、地仓，用透刺法，平补平泻，留针30分钟，10分钟行针1次，针感要达整个面部，沉重酸胀。隔日1次，10次为1个疗程。

处方：柴胡12g　香附12g　山栀子12g　蔓荆子12g　白芷12g　细辛3g　当归12g　川芎10g　白芍15g　薄荷6g　生甘草10g　每天一付。

经针药并用治疗1周，面部疼痛明显减轻，发作次数减少至每日1～2次，连续治疗2个疗程，疼痛症状完全消失，半年后随访，未见复发。

【按语】三叉神经痛，属中医学“面痛”范畴。其病程多迁延日久，反复发作，为临床顽固性难治病证之一。本病多由风寒痰火，胃热及忧思恼怒而致肝郁化火，上扰面部经脉，致使经脉气血失和，痹阻不通，遂致面痛发作。故对本病的治疗，应从整体出发，注重病因治疗，以清泄肝胆之火，疏通面部经脉，调气血为大法。上病下取，太冲、行间、内庭、合谷，用泻法，清泄肝胆，阳明经之火，疏通经络；远近相配，取风池、悬颅、悬厘、头维、下关、颧髎、颊车、地仓，采用透刺法，以疏通面部阳经气血，祛瘀通络止痛，治其标。再配疏肝祛风解痉止痛的中药口服，针药并用治其本，既调整了整体功能，又祛除了局部的病邪，使顽疾面痛，得以消除。

七、眼外肌麻痹斜视一例

卢某，女，42岁，公司职员。

初诊：1999年12月27日。

主诉及病史：两目内斜视、复视2月余。患者2个月来，感到每当工作疲劳时即出现两眼球不能外展，两目向内偏斜，出现复视，去同仁医院检查，诊断为眼外肌麻痹斜视，给予对症治疗2个月，疗效不显，故来诊求治于针灸。

诊查：两眼向上，向下尚能自如，但外展明显受限，舌红苔黄，脉弦滑。

中医诊断：目偏视。

辨证：肝肾亏虚，风邪阻滞。

治法：祛风通络，补益肝肾。

取穴：风池、太阳、睛明、球后、合谷、三阴交、太冲、照海，针刺施以平补平泻手法，留针30分钟，10分钟行针1次，针感达眼，酸胀为度。经针刺治疗3次后，内斜视症状减轻，连续针刺治疗20次，患者内斜视，复视症状消失。随访至今，两目正常。

【按语】眼外肌麻痹斜视，多为后天性其他疾病的继发病变，临床上治疗较棘手。本病属中医“目偏视”范畴。本病多由长期工作紧张劳累，致肝肾亏虚，精血不足，复感风邪，眼部经脉阻滞，气血运行不畅，筋脉失于濡养而挛急所致目偏视。故治疗本病，应以祛风通络，补益肝肾，调整眼肌的功能为主。风为阳邪，其性轻扬，头顶之上，惟风可至，故取治风要穴，风池配以太阳，祛风散邪。配阳白、睛明，疏通眼周经络。球后为治斜视、复视和眼底病的要穴，本穴深层有视神经，针刺能直达病所，调畅气血，疏通目络。远端取合谷、三阴交、太冲，疏通头面脉络，补肝益肾，濡养目窍，肝肾阴亏，水不涵木，取照海穴之意在于此穴为足少阴与阴跷之会，跷脉上行至目，针刺照海穴，可滋水涵木，育阴潜阳，诸穴配合，标本兼在，从而使患者眼球向内斜视复视，得以纠正。

八、面肌痉挛一例

周某，女，43岁，会计。

初诊：1998年7月6日。

主诉及病史：左侧面部肌肉抽搐1年余。患者1年前，因心情不畅，工作紧张，时常感觉面部发紧，阵发性左侧面部肌肉抽动，未在意，而后逐渐左侧面部抽动次数增多，范围扩大，去医院诊治，给予西药对症治疗，效果不佳，面部发紧板滞，左侧面部肌肉抽搐次数，由每日发作2～3次渐加重至每日发作10余次，每次发作抽搐1～5分钟不等，心烦，易怒，故来诊要求针灸治疗。

诊查：患者面色灰暗，左眼裂较右眼裂缩小，左侧面部肌肉呈阵发性，不自主的抽动，时轻时重，左眼睑，口角处抽动明显，面部痛触觉较右减弱，舌暗红，薄苔，脉弦滑。

辨证：肝阴不足，气血郁滞颜面经脉。

治法：解郁化滞，滋阴养血，熄风镇痉。远端取穴与局部取穴相结合。

取穴：三阴交、肝俞、风池、瞳子髎、四白、颧髎、地仓、颊车。针刺手法，太冲、合谷、风池、后溪、阳陵泉用捻转泻法，其余诸穴施平补平泻手法，留针30分钟，10分钟行针1次，针感达面部发热为度。隔日1次，10次为1疗程。针刺治疗1疗程后，面部抽动症状基本得以控制，又巩固治疗1疗程痉愈。

【按语】面肌痉挛是针灸临床上常见的疑难病证之一，属中医学中的“瞤动”、“痉证”范围。本病多因情志内伤致肝郁化火，灼伤肝阴。因肝藏血，主筋，肝阴不足，筋脉失于濡养，筋脉拘急，引发内风，风胜则动，风为阳邪，上犯头面筋脉，而致面部肌肉抽动。故治疗大法为解郁化滞，滋阴养血，熄风镇痉。首取肝经原穴太冲，疏肝解郁，配手阳明经的原穴合谷，主治面部疾患的要穴，疏散风邪，通调气血取通督脉的后溪，疏通阳经，配筋会阳陵泉、风池舒筋通络，祛风止痉；取三阴交、肝俞，滋补肝阴养血濡筋，配面部诸穴，疏调面部经脉气血，远近相配，标本同治，共达滋阴养血，平肝熄风镇痉之效。

九、支气管哮喘一例

毛某，男，54岁，干部。

初诊：1997年7月5日。

主诉及病史：胸闷、气喘反复发作14年。患者14年来，每当感冒便引起咳喘，经中西药对症治疗，病证可缓解。最近因感冒，咳喘病复发，胸闷、憋气痰多，故来诊要求中医针灸治疗。

诊查：面色紫暗，呼吸困难，喉中痰鸣。听诊：两肺布满哮鸣音，左肺底部可闻及少量湿性啰音，舌苔黄，脉滑。

辨证：痰热蕴肺，肺失宣降。

治法：宣肺清热，化痰定喘，针药并用。

取穴：大椎、定喘、足三里、太溪，平补平泻，留针30分钟，隔日1次，10次为1个疗程。

处方：麻杏石甘汤加减：麻黄10g　杏仁6g　生石膏30g　桔梗10g　前胡12g　瓜蒌20g　清半夏12g　生苡仁15g　黄芩15g　陈皮12g　茯苓20g　葶苈子12g　莱菔子12g　生甘草10g　每天一付，经针药并用一周后，患者自感胸闷咳喘减轻，听诊：两肺哮鸣音明显减少，连续治疗一个疗程后，患者精神发，纳食佳，二便正常，咳喘症状基本消失。为巩固疗效，继续针刺治疗2月余，患者咳喘症状完全消失，恢复正常工作，随访2年，咳喘病未复发。

【按语】支气管哮喘是一种反复发作，根治困难的呼吸系统疾病。本病属中医学中的“哮证”、“喘证”，此病发病率高，发病地区广，至今尚无疗效显著的治疗方法。本病多因肺、脾、肾三脏虚损，加之内有伏痰、复感风寒而发。肺主气，脾主运化，脾为生痰之源，肺为贮痰之器，其功能若失调，则肺气郁滞、失于宣降，阻塞气道，气机不利，上逆而致咳喘。脾失健运，则生痰湿，痰壅内阻，以致哮喘痰鸣，故治疗本病，以宣肺降逆、平喘化痰，取大椎、曲池、合谷、肺俞，针刺用泻法，以清肺热、宣通肺气，使热邪从表解，配定喘、丰隆、平喘降逆化痰，治在肺，若脾虚痰盛，肾虚咳喘，治疗以健脾补肾化痰平喘为主，常取肺俞、脾俞、肾俞、足三里、太溪等穴，针、罐、中药并用，综合治疗，共同调整机体免疫功能，达到扶正祛邪，化痰平喘补虚的作用。

十、痛风性关节炎一例

李某，男，56岁，干部。

初诊：1998年9月12日。

主诉及病史：右大踇趾红肿热痛1月余。患者1月前，因在青岛参加会议，食海鲜酗酒，而后右大踇趾出现红肿疼痛，即去医院诊治，经检查，血沉快，血尿酸高于正常值，诊断为痛风。住院给予消炎静脉点滴青霉素治疗，经住院1月的治疗，症状改善不明显，故来诊。

诊查：患者右大踇趾，足背及内踝漫肿，局部有压痛，皮肤呈暗红色，走路跛行，舌边尖红，薄黄腻苔，脉弦滑。西医诊断：痛风性关节炎。

辨证：湿热下注，气血瘀滞。

治法：清热祛湿，活血通络，消肿止痛，针药并用。

针刺取穴：行间、太白、丘墟、解溪、三阴交、阴陵泉、大椎，诸穴均用泻法、留针30分钟。10分钟行针1次，隔日1次，10次为一疗程。

处方：银花12g　连翘12g　山栀子12g　汉防己12g　桑枝15g　萆薢12g　茯苓20g　黄柏12g　赤白芍各12g　丹参15g　生地榆12g　威灵仙12g　生甘草10g

经针药并用治疗1周后，右大踇趾肿痛有所减轻，足痛、内踝肿胀亦减退。连续治疗1疗程后右大踇趾肿痛消失，足痛内踝肿完全消退，患者行走自如，嘱患者注意饮食，忌食海鲜、饮酒，随访患者半年，复查血尿酸均在正常范围。

【按语】痛风性关节炎，属中医“痹证”范畴，目前临床上治疗仍无法根治。本病由于患者长期恣食膏粱厚味及酗酒，滋生湿热，损伤脾胃，使之失其运化，湿热蕴结，流注关节、筋脉，气血痹阻，瘀血内生，湿热瘀血互结而致本病发生。故治疗本病，以清热祛湿，活血通络，消肿止痛为大法。取行间、大椎、解溪配太白、丘墟，清泻湿热，通经止痛，取三阴交、阴陵泉，活血化瘀，利湿消肿，再配中药清热解毒，利湿通经，化瘀止痛，针药并用，逐邪外达，肿消痛止。从而在短时间内迅速缓解了症状，取得了较好疗效。

十一、类风湿关节炎一例

于某,女,32岁,教师。

初诊:1997年5月7日。

主诉及病史:四肢小关节肿痛伴活动受限2年余。患者于2年前,因工作劳累或天气变化时即感四肢小关节酸痛,而后逐渐加重,近半年来,又加之工作室内受空调吹袭,四肢小关节肿胀明显,晨起双手指僵硬,曾在西医院做检查:类风湿因子阳性,血沉76mm/h。西医诊断:类风湿性关节炎,给予激素及消炎镇痛治疗,症状缓解,但停药后一个月症状复发,故来诊。

诊查:心肺(一),四肢小关节肿胀,僵硬,触痛(+),双手指关节发僵、屈伸不利,舌体胖质淡红白苔,脉沉细。

辨证:风寒湿痹。

治法:祛风壮骨,温经通络,祛湿化浊。

取穴:大椎、风池、曲池、合谷、八邪、外关、阴陵泉、丰隆、解溪、悬钟、丘墟、八风,针刺施以平补平泻,留针30分钟,10分钟行针1次,针感达病所,以酸胀热为度。起针后,在大椎穴处拔火罐,留罐5~10分钟,嘱患者每天晚上施艾条灸四肢关节肿胀处及关元、足三里穴处、每次灸30~40分钟。

中药口服祛风壮骨冲剂,每天3次,每次1包(10g)饭后冲服。连续治疗1个月后,查血沉27mm/h、类风湿因子转阴,四肢关节肿痛消失,又巩固治疗3个月,复查血沉、类风湿因子均正常,诸症消失,四肢关节活动正常,随访2年无复发。

【按语】类风湿性关节炎为自身免疫性疾病,临床上以四肢小关节对称性肿胀、疼痛和功能障碍为主症,属临床上的疑难病证之一。按其临床表现,属于"痹证"范畴。因本病有病情顽固,久治难愈,疼痛遍历周身多个关节的特点,该病有别于一般的痹证,是痹证中的特殊类型。本病发生是因人体正气不足,肝肾亏虚,风寒湿之邪乘虚侵袭,邪阻经络,气血瘀滞,久而伤形,故而出现关节僵硬、肿胀、疼痛,功能障碍。因此治疗本病的大法是扶正固本祛邪。本病例是病变的早中期,故治疗是以祛风壮骨,温经通络,祛湿化浊为主。取大椎穴之意在于振奋阳气,恢复机体正气,风池、曲池、外关,祛风通络,取阴陵泉、阳陵泉、丰隆,祛湿舒筋化浊,配全身镇痛要穴合谷,消肿止痛,其他经穴均为局部取穴,诸穴相配以疏通经络,调气血,祛瘀化浊,舒筋消肿止痛。在针刺的基础上,加艾灸、拔火罐助其散寒温经通络蠲痹的作用,再配中药口服扶正壮骨以固本,共同调整机体的免疫功能,使之恢复健康。

十二、双眼睑下垂一例

沈某,62岁,退休干部。

初诊:1998年9月12日。

主诉及病史:双眼睑下垂半年余。患者于半年前起,渐觉双侧上眼睑沉重下垂,抬举无力,睑裂变小,视物困难,不能正常看书,看电视经常用手提起眼皮,去医院诊治,经检查初诊为眼肌无力,经用西药治疗,症状略改善,劳累后症状仍明显,故来诊要求针刺治疗。

诊查:两睑裂变小、眼皮松弛下垂,两眼睁开困难,舌淡红薄苔,脉沉细。

辨证:气血亏虚,经脉失养。

治法：益气养血，活络濡筋。取穴：合谷、足三里、三阴交均双侧，阳白、攒竹、鱼腰、丝竹穴、睛明、四白、头维、太阳针刺施以平补平泻，留针30分钟，每隔10分钟行针1次，针感以两眼周感觉酸胀热为度，隔日1次，10次为一疗程。针刺1疗程后，自感症状明显减轻，两眼睁开，不用手提眼皮，晨起能正常看东西，但稍疲劳时两眼抬举仍无力，连续治疗2个疗程后，患者已能正常读书看报。为巩固疗效，嘱患者服补中益气丸，每日2丸，坚持服3月余，两眼完全恢复正常，随访1年，无复发。

【按语】：眼睑下垂，多由动眼神经受损伤或炎症等所致，目前现代医学治疗效果不甚满意。本病属中医学中的"睑废"，本病多因脾虚气弱，中气下陷以致眼睑区脉络失和，气血瘀滞，胞睑失于濡养，引起眼肌弛纵不收所致。故治疗以益气养血，濡养筋脉，升举垂睑为大法，采用整体取穴与局部取穴相结合，远端取足三里、三阴交，补中益气，养血活血，使气升陷举，血充脉通。局部取眼周的穴位，阳白、鱼腰、丝竹空、太阳、四白、睛明以疏导眼区经气，调畅血脉，濡养眼目，远近相配，共达健脾益气，活血通络，濡养眼肌之功，再配中药巩固治疗，使下垂之眼睑得以升提而愈。

十三、脊髓不完全损伤一例

金某，男，18岁，韩国青年学生。

初诊：1999年3月18日。

主诉及病史：外伤术后两下肢不完全瘫痪，二便失禁9月余。患者去年6月份因骑摩托车摔伤，当时在本国医院诊断为不完全性脊髓损伤，先后做两次手术治疗。至今仍两下肢不完全瘫痪，二便失禁，故专程来中国求治于中医针灸。

诊查：膝以上感觉存在，神经反射存在，但膝以下反应迟钝，皮肤痛觉尚存在，运动功能障碍，舌体胖质暗红，薄苔脉沉。

辨证：督脉受损，经络阻滞。

治法：疏通督脉，活血通络，舒筋壮骨，针灸中药并用，配合按摩，综合治疗。

取穴：大椎、腰阳关、上髎、中髎、次髎、下髎、秩边、环跳、承扶、委中、承山、阳陵泉、绝骨、足三里、三阴交、中极、关元、水道、解溪、太溪等穴，施以平补平泻，留针30分钟，隔10分钟行针1次，起针后，按摩背腰两下肢20分钟，隔日1次，嘱家属晚上灸中极、关元、足三里、足底部40分钟。

处方：黄芪30g　党参15g　骨碎补15g　补骨脂12g　枸杞子12g　狗脊12g　巴戟天12g　仙茅6g　熟地15g　何首乌12g　甘草10g　经1个月的针药并用，灸按结合治疗，患者症状明显改善，能架拐杖行走，二便已有排便感觉，但仍不能控制，又连续治疗1个多月，运动障碍部分康复，二便基本能控制，共治疗2个半月，疗效显著。

【按语】外伤后致脊髓不完全损伤，属中医之督脉损伤，经络阻滞。本例为脊髓不完全损伤，伤及督脉，因"督脉贯脊属肾"，同时，足少阴肾经亦受损，"足少阴之脉……贯脊属肾络膀胱"，因督脉、足少阴肾经与脊髓和脑有密切关系。督脉总督诸阳，肾主骨，生髓，上通于脑，下司二便，故治疗以疏通督脉，活血化瘀，舒筋壮骨为主，针药并用，灸按结合进行综合治疗。针刺取穴，以督脉，背俞穴为主，以疏通督脉，振奋阳气，配下肢局部经穴，以舒筋通络，促进下肢关节的屈伸运动，取八髎穴之意在于通阳，促进膀胱的气化功能，修复损伤和恢复二便功能，再配合灸疗、按摩，温经活络，改善局部血液循环及神经组织损伤处的氧气和养分的供应，从而促进了脊髓的再生和修复。用中药主要起益气补肾，壮骨生髓的作用以扶正。针药并用，灸按结合，共同促进了功能、感觉的恢复，因而获得显著效果。

十四、痉挛性斜颈一例

关某，男，48岁，电大教师。

初诊：2000年2月1日。

主诉及病史：锁骨骨折术后，颈部向左斜1年余。患者1年前，因外伤致锁骨骨折，在医院做手术治疗，住院1月余。出院后即感左上肢无力，左肩关节连及颈部阵发性痉挛发抖，经医院检查，诊断为肌张力痉挛综合征。经对症治疗，症状无改善，曾在某医院针刺治疗1个疗程，效果不显，故来诊。

诊查：头颈向左倾斜明显，左肩胛处肌肉萎缩，阵发性痉挛抽动，脊柱向左弯曲，左上肢软弱无力，肌张力低，舌边尖红、薄苔、脉弦滑。

辨证：筋脉损伤，气血瘀滞，筋脉失养。

治法：舒筋活血通络，濡养筋脉，针药并用。

取穴：大椎、颈夹脊、巨骨、天宗、肩贞、肩髃、肩髎、手三里、曲池、外关、合谷，施以平补平泻手法，留针30分钟，隔10分钟行针1次，起针后，局部按摩15分钟。

处方：熟地15g　山萸肉12g　白芍15g　丹参15g　巴戟天10g　枸杞子10g　女贞子12g　肉苁蓉12g　补骨脂12g　骨碎补12g　鹿角胶(烊化)12g　龟甲12g

经针刺2次后，症状明显减轻，颈部向左斜有所改善，因春节放假，故停针刺继续服中药治疗。经服20付中药后复诊，斜颈、阵发性痉挛基本控制，为巩固疗效，继续服中药治疗1月余，随访2个月，痉挛症状未发作。

【按语】痉挛性斜颈在临床上很少见，中医称此症为"点头风"或"摇头风"，患者因骨折手术后而发本病，此为筋损伤，气血瘀滞，筋脉失濡养而致，故治疗以舒筋活血通络，濡养筋脉为主，针药并用，取大椎穴疏通督脉，以通手三阳经，配手三阳经局部经穴，通经活络，舒筋止痉，取颈夹脊穴在于通调颈部经脉气血，使颈部筋脉得濡，再配中药补益肝肾，濡筋壮骨，针药并用，共达活血通络，舒筋养筋止痉之目的。

十五、尿崩症一例

任某，女，44岁，工人。

初诊：1998年12月13日。

主诉及病史：脑垂体瘤术后口渴、尿频数半年余。患者于半年前，在医院做了脑垂体瘤手术。而后逐渐出现口渴，尿多，每天排尿3000～8000ml，伴全身软弱无力，去医院诊治，诊断尿崩症，给予对症西药治疗，经治疗半年，尿多有所控制，但仍口渴明显，排尿量仍超过正常。现全身乏力，面皖白浮肿，精神欠佳，纳食差，故来诊要求中医针灸治疗。

诊查：面部轻度浮肿，心肺(一)，舌体胖大薄苔，脉沉细。

辨证：气阴不足，脾肾阳虚，三焦气化失调。

治法：益气补阴，疏调三焦，补益肺脾，壮肾阳缩尿，针药并用。

针刺取穴：百会、肺俞、脾俞、肾俞、命门、关元、中极、足三里、三阴交，施以平补平泻手法，留针30分钟，隔10分钟行针1次，10次为1疗程，嘱患者每晚艾条灸关元、命门、足三里，每次30分钟。

处方：黄芪20g　党参15g　茯苓12g　泽泻12g　山药12g　生熟地各15g　山萸肉15g　肉苁蓉12g　制附子6g　巴戟天12g　黄精12g　花粉15g　丹参15g　生龙牡各15g　川贝12g

经针药并用治疗1周后，患者口渴减轻，饮水减少，尿量减少，精神转佳，连续治疗2月余，口渴、面浮肿、全身乏力等症状消失，尿量已趋于正常。尿崩症得以控制，患者已恢复工作，正常上班。随访1年，尿崩症无复发，一般情况良好。

【按语】尿崩症属于中医"消瘅"范畴。临床较为少见，现代医学治疗本症尚无满意疗效。本病的发生，多与肺、脾、肾三焦功能失调有关，《黄帝内经》中有关"消瘅"的治则是"溲频数而不禁，肝肾主之"，遵《黄帝内经》要旨，结合患者主症，制定出益气补阴，疏调三焦，益肺脾壮肾缩尿的大法，针灸中药并用。取百会、命门，振奋阳气，温煦脏腑，取肺俞、脾俞、肾俞强壮三脏功能，配关元、中极益下元，提升下陷之阳气，强化三焦的气化功能，取足三里、三阴交配中药，益气补阴缩尿，诸穴相配，针药结合，使尿崩病得以控制，取得了良好的疗效。

（张军整理）

【编者评注】张吉教授系西医大学毕业之后再攻中医者。临床之时能以辨病与辨证相结合，机动灵活，左右逢源。中西结合，针药并施，疗效甚捷。本集所收15则验案，看似轻描淡写，实则颇见功力。

陈增潭医案

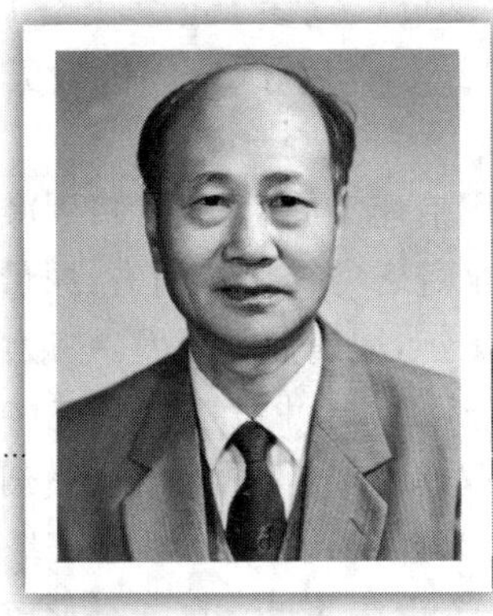

【生平传略】

陈增潭，男，1929年2月出生，福建福州人，福州英华中学毕业，1949年考入福建医学院医疗系本科，1952年被中央卫生部选送山东医学院（原齐鲁大学医学院）病理师资班进修，学成派往西康省雅安卫生学校任病理教师，1955年奉命回福建医学院复学，1957年大学毕业，接受国家统一分配到北京苏联红十字医院（现为北京友谊医院）任内科住院医师，1959年离职参加北京市第一期西医学习中医班，系统攻读中医学三年，后就职于北京中医医院任内科医师，1969年任内科肝病组组长，后升为肝病科主任、主任医师、教授。曾兼任中华全国中医药学会肝胆病专业委员会副主任委员，中国中西医结合肝病学会委员和北京市中西医结合肝病学会主任委员，中医杂志特约编辑，中西医结合肝病杂志编委。

陈氏于1969年开始专门从事肝脏病的医疗、教学、科研工作，对慢性肝炎、肝硬化的中医治疗多有研究，先后承担国家和北京市“六五”、“七五”、“八五”中医中药治疗慢性乙型肝炎课题的科技攻关研究工作，为课题第一负责人，发现肝炎血热症与循环免疫复合物的密切相关性，以及中医免疫双向调节治疗规律，阐明毒邪内伏、正气亏损、气血失调为慢性肝炎三病机论观点，确立祛邪、扶正、调理气血三结合的治疗方案，疗效卓著。提出了慢性肝炎向肝硬化、肝癌演变的病理机制和防治对策。创制了治疗慢性乙型肝炎病毒复制型的中药制剂“解毒养肝冲剂”和防治慢活肝向肝硬化进展的“滋肾柔肝冲剂”，成为治疗慢性乙型肝炎的一对姊妹药。

陈氏在国内外发表学术论文四十多篇，著有《乙型肝炎肝硬化中西医结合治验辑要》，并参与撰写《关幼波临床经验选》、《病毒性肝炎防治研究》、《中医脾胃学说应用研究》、《肝炎论治学》等书。曾九次获得国家部级、市局级科技成果奖，1988年被北京市人民政府授予有突出贡献的科技专家称号，享受国务院颁发的政府特殊津贴。

一、清热利湿、芳化活血法治愈甲型肝炎一例

李某，女，25 岁。

初诊：1996 年 7 月 10 日。

主诉及病史：1996 年 6 月初到外地公干，回京后于 7 月 7 日家人发现目黄，乃于次日到医院取血化验：血总胆红素 82.08μmol/L（相当于 4.8mg%），直接胆红素 26.5μmol/L，ALT 392.3U/L（正常值 40U/L 以下），西医诊为急性黄疸性肝炎，甲型？因不愿住院，遂请中医治疗。

诊查：身倦乏力，不思饮食，无发热，溲黄赤而短，大便日二次不实，色浅黄。两眼巩膜中度黄染，周身皮肤黄而明亮，舌苔薄白滑根有腻象，脉细滑每分钟 68 次，腹部平坦柔软，肝在右肋缘下可触及，质软，脾未及。

辨证：湿热蕴郁发为黄疸。

治法：清热利湿，芳化活血。

处方：茵陈 30g　蒲公英 30g　小蓟 15g　车前子 15g　车前草 15g　藿香 10g　银花 15g　赤芍 15g　泽兰 15g　滑石 15g　茅根 30g

每日 1 剂，水煎 2 次，得药液 600ml，每次服 200ml，早、中、晚各服 1 次。

嘱患者在家卧床休息，注意个人卫生及隔离，禁饮酒，忌辛辣烤炸油腻食品，饮食宜清淡易消化，病情如有变化应从速住院治疗。

治疗经过：遵医嘱按时服药，1 周后食欲已转佳，尿黄已退，大便正常，无明显不适。2 周后查血，总胆红素 33.5μmol/L（1.96mg%），直接胆红素 10.8μmol/L，ALT 102.5U/L。舌苔薄白，舌根腻苔已消，脉滑，鉴于病情已初步控制，继服前药，暂不改方。又过 2 周复查，血总胆红素正常，ALT 正常，抗－HAV（＋），HBsAg（－），腹平软，肝脾未触及，苔薄白，脉沉滑。拟上方减量服用，以善其后。

处方：茵陈 15g　蒲公英 15g　车前子 15g　小蓟 15g　藿香 10g　茅根 15g　泽兰 10g　白芍 10g　山楂 12g

每日 1 剂，水煎 2 次，得药液 400ml，早晚各服 200ml。

又过 3 周复查肝功能各项均正常，停药观察，以后每月复查肝功能 1 次，连续 2 次均正常，随访 2 年，无任何不适，生活工作如常。

【按语】本例出差外地可能饮食不洁，以致感染病毒性肝炎，临床经过符合甲型肝炎，后经甲肝抗体阳性证实。张仲景谓“黄疸之病，当以 18 日为期，治之 10 日以上瘥，反剧为难治”，本例 2 周时复诊，已大见好，可见先贤在约 1900 年前的观察总结与今日临床所见十分一致，这是多么难能可贵。关于甲型肝炎，其本身有自限自愈倾向，一般预后良好，但也有大约千分之一左右的病例有发展成重症肝炎（暴发性肝炎）的可能，故也不可不慎。

本例病机为湿热之邪蕴郁而发黄疸，故用茵陈、蒲公英、车前、银花、滑石清热利湿，解毒以祛邪，湿性黏腻，配藿香芳香化浊，以促进湿邪疏解。肝为血脏，热蕴肝胆易于血热相结而致瘀滞不通，配小蓟、茅根凉血，配泽兰、赤芍活血，如此配伍有助于毒热的清解，加速黄疸的消退，同时还有预防病情加重的作用。

二、凉血解毒、滋肾养肝、活血通络法治愈慢性乙型肝炎一例

叶某，女，33岁。

初诊：1990年8月25日。

主诉及病史：1980年发现澳抗阳性，当时肝功能正常，8年后因过度劳累出现腰腿酸痛，齿鼻衄血，而到医院检查谷丙转氨酶(ALT)197U/L(正常值30U/L以下)，HBsAg(+)、HBeAg(+)，经多种中西药物治疗1年半，未见效，遂邀诊治。

诊查：诉恶心、纳呆、两胁隐痛，夜眠盗汗，腰腿酸痛，齿鼻衄血，经期提前后错不定，量多有块，伴少腹痛，溲黄，大便时干。舌苔薄白黄根腻，舌质偏暗红，两脉沉弦细。腹部平软，肝肋缘下未及，脾侧位肋下1.5cm，质中偏硬，肝掌(+)。取血查ALT 158U/L，TTT 17u，TFT(+++)，A/G 3.96/3.82g%，HBsAg(+)，HBeAg(+)，乙肝病毒脱氧核糖核酸聚合酶(HBV-DNAP)265cpm，乙肝病毒脱氧核糖核酸(HBV-DNA)+++，西医诊为慢性活动性乙型肝炎。

辨证：毒热内结，肝肾阴伤，瘀血阻络。

治法：凉血解毒，滋养肝肾，活血通络。

处方：白芍15g　何首乌15g　山萸肉12g　百合15g　白茅根15g　炒酸枣仁15g　生黄芪15g　丹参15g　丹皮12g　鸡血藤15g　水红花子15g　金银花15g　蒲公英15g　生炒苡米各12g

每日1剂，水煎2次，得药液600ml，每次服200ml，每日早、中、晚各服1次。

随证加减白花蛇舌草、板蓝根、茵陈、苦参、桑枝等出入调治，1个半月后ALT正常。TTT 12u，又过1个月TTT正常，A/G 4.2/3.0g%，复越4个月HBV-DNAP转阴，HBeAg弱阳性。服药改为早晚各1次。又过3个月HBeAg(−)、抗-HBe转阳，HBV-DNA(−)，肝功能保持正常，无自觉不适。随访2年，肝功能检查各项均正常，HBeAg、HBV-DNA持续阴性，肝脾均未触及，1992年9月HBsAg转阴。

【按语】本例症见苔腻、溲黄、衄血诸点属毒热内结血分，故以金银花、蒲公英等清热解毒，配丹皮、茅根凉血、丹参、水红花子、鸡血藤活血通络，兼可养血，目的是清血分之热，解蕴结之毒。患者长期在血分毒热劫灼下，肝肾之阴亏损，故腰腿酸痛，夜间盗汗，脉细诸点可证。脾脏肿大、两胁作痛、行经腹痛、经水夹块、舌质暗、肝掌等说明瘀血阻络。其病机系毒邪未净、正气亏损、气血失调，故取解毒祛邪、扶正补虚、调理气血三结合的治疗原则。患者虚在肝肾，故以滋养肝肾为扶正的重点，用白芍、首乌、山萸肉、酸枣仁、百合等。统观以上用药，一派阴寒沉降，故配黄芪补气升阳。配生炒苡米健脾化湿，务使阴阳均衡，气血和顺，邪祛正安。而收清除乙肝病毒，恢复肝脏损害的目的。

三、清热解毒、利湿祛邪、养阴护脾法治疗丙型肝炎一例

武某，男，4岁半。

初诊：1999年11月24日。

主诉及病史：患儿出生后20天得新生儿肺炎，输血浆以致感染病毒性丙型肝炎。2个月前感冒发烧后至今咽干咽痛，鼻衄，饮食减少，体质软弱，精神差。1个半月前在儿童医院查ALT 280U/L(正常值40U/L以下)，AST 180U/L，服垂盆草糖浆，2天前复查ALT 220U/L，

AST 160U/L，抗-HCV（+），HCV-RNA（+）（2.18×10^{9} cop/ml）。患儿因病无法进幼儿园。

诊查：面色稍黄，精神欠佳，时呛咳或作太息状，目睛不黄，舌苔薄黄，根部腻，舌尖红，脉细数，手心较热，两手大小鱼际发红。

辨证：湿热毒邪未清，蕴热伤阴，气机不调。

治法：清热解毒，利湿祛邪，养阴护脾，调理气机。

处方：公英6g　小蓟6g　板蓝根6g　双花10g　葛根6g　白花蛇舌草15g　生黄芪6g　丹皮6g　水红花子6g　白芍10g　白茅根20g　百合6g　制首乌6g　炒枣仁6g　柴胡3g　黄芩3g　生薏仁15g

每剂水煎2次，得药液约400ml，分3次服，每日早、中、晚各服1次，以饭后1～2小时为好。

二诊：1999年12月22日。服药将近1个月，药后精神饮食好转，已不衄血及呛咳，手心热减轻，偶作太息，二便通利，苔薄白，脉细滑，昨查肝功ALT 106U/L，AST 112U/L，继服前方。

三诊：2000年4月21日。患儿饮食二便均正常，精神活泼，喜动爱玩，太息未作，舌苔薄白，舌质正常，脉滑，手心已不热，掌红亦不明显。前日查血ALT 68U/L，AST 101U/L，HCV-RNA（+），前方去柴胡、黄芩，加鱼腥草6g，野菊花5g。

四诊：2000年7月1日。未诉不适，苔脉同前，复查ALT 80U/L，HCV-RNA（±），继服前方。

五诊：2000年9月8日。饮食二便正常，眠安，上月曾感冒1次已愈，苔脉同前，复查ALT 78U/L，AST 61U/L，HCV-RNA（－）。处方同前，早晚各服1次，每次约120ml。

六诊：2001年1月31日。无不适，精神、饮食均正常，生长发育良好，1月14日复查肝功能各项均正常，苔脉无异常，已去幼儿园，每日晚间服中药1次。

七诊：2001年4月22日。复查肝功能正常，HCV-RNA（－），抗-HCV（+），苔脉无异常，停药观察。

2002年11月26日随访，已上小学，无何不适，生长发育正常，1周前查过1次肝功能正常。

【按语】本例患儿在新生儿期因输血浆感染丙型肝炎，其病因乃湿热疫毒，来诊时为毒邪未清，蕴热既久，已伤阴液，故舌红、脉细数、手心热、掌红、衄血。同时兼见呛咳及太息，乃气机失调表现，故治法首以清热解毒利湿祛邪，药用公英、板蓝根、双花、白花蛇舌草。热在血分故配小蓟、茅根、水红花子、丹皮以凉血活血，配百合、白芍、首乌、枣仁滋养阴血，黄芪、葛根补气升阳，苡仁护脾渗湿，共奏祛邪养阴和阳之效。再予柴胡、黄芩以疏表清里，条达气机。故药后诸症渐消，肝功能好转，三诊时鉴于气机已畅，故去柴芩，加鱼腥草、野菊花以加强清解祛邪之力，使丙肝病毒得以渐清，服药1年多终使病愈上学。

四、疏肝健脾、理气和胃法治愈慢性肝炎合并胃溃疡一例

黄某，男，28岁。

初诊：1969年4月28日。

主诉及病史：素患胃溃疡病已多年，近2年多来发现肝功能异常，被诊为慢性肝炎。胃脘疼痛经常发作，历经多方治疗反复不愈，偶尔ALT降至正常，旋即上升。

诊查：身倦，食欲不振，胃脘疼痛，胀满难受，嗳气吞酸，大便时溏，溲黄。精神不振，面色较黄失泽，慢性病容，消瘦，舌体胖胀而色晦暗，舌苔薄白，两脉沉弦。腹部平软，剑突下有压痛，肝在右肋缘下 1.5cm，质地中等，轻度触叩痛，脾于侧卧位可及边缘，质偏软。化验血 ALT 728Ku（金氏单位，正常值 130 以下），TTT 17u，TFT(＋＋＋)，A/G 3.3/2.9g%，西医诊为慢性肝炎合并胃溃疡病。

辨证：肝郁脾虚，胃失和降。

治法：疏肝健脾，理气和胃。

处方：党参 12g　炒白术 10g　茯苓 15g　炙甘草 10g　橘红 10g　杏仁 10g　炒枳壳 10g　厚朴 6g　香附 10g　赤白芍各 10g　石斛 15g　黄芩 10g

每剂水煎 2 次，早晚分服，并配合维生素类西药内服。

自服药后患者胃脘疼痛渐渐缓解，纳食增加，精神好转，1 个月后复查 ALT 133Ku，TTT 12u，TFT(＋＋)，A/G 3.8/3.0g%。其后继续予以调理脾胃，胃溃疡症状基本消失，肝功能恢复正常，腹诊肝肋下可及边缘，质软，无触叩痛，脾未触及。观察半年病情稳定，没有复发。

【按语】本例患者原有胃溃疡病，为肝郁犯脾，以致脾虚、胃失和降。复染肝炎，湿热蕴结，长年不愈。由于素体脾虚，阳气不振，故热象不显而湿郁难化，久而熬炼成痰，胶凝诸内，阻于中焦，因而食少，嗳气，脘痛频作，肝脾肿大。今取四君子汤（党参、白术、茯苓、甘草）甘温补气、健脾养胃为主，且白术、茯苓又可化湿，甘草和中，甘草且能抑制胃酸分泌，缓解平滑肌痉挛，而具有抗溃疡止痛的作用。《淮南子》一书谓“甘草主生肉之药也”，殆言治溃疡有效欤？香附、赤芍平肝疏络，橘红、杏仁理气化痰，橘红辛温，杏仁苦温，辛开苦降，善理上、中焦因痰湿壅闭而致胀满呕恶，故有开胃气作用，能促进食欲。取枳壳、厚朴宽中理气而止痛。以上诸药相合，其性偏于温燥，温可扶脾，燥可化湿，但又不可不考虑到助热伤阴之可能，故配石斛以养胃阴，黄芩以制其温，白芍以柔其性，务使药性平和，庶期溃疡病与肝炎二者在辨证论治指导下得以统一起来治疗。

五、清解血中毒热、养血护胎治疗慢性乙型肝炎合并妊娠一例

祁某，女，32 岁。

初诊：1991 年 3 月 7 日。

主诉及病史：7 年前因身倦胁痛纳减到某医院就诊，取血化验 ALT 326U/L（国际单位，正常值 30 以下），TTT 9u，HBsAg(＋)，HBeAg(＋)，抗-HBc(＋)，HBV-DNA(＋)，被诊为乙型肝炎，此后几年 HBsAg、HBeAg 持续阳性，ALT 时高时低，反复不愈。1991 年 1 月份 ALT 110U/L，2 月份 ALT 160U/L，同时查出已有身孕，为此有的医生建议中止妊娠，但因年龄较大，患者本人及家属均不愿行人工流产术，经人介绍找余治疗，希望既治病又保胎。

诊查：刻诊现有孕约 4 个月，纳差恶心，鼻衄，肝区胀痛，溲黄，大便如常。脸色微苍白，面部可见 4 个蜘蛛痣，舌苔薄黄，舌质偏红以舌尖部明显，脉滑左关弦细，肝掌＋，腹软，肝肋缘下未触及，剑突下 4.0cm，质地中等有触痛，脾未触及。西医诊为慢性活动性乙型肝炎，妊娠 4 个月。

辨证：毒热内结，肝郁血滞，冲任待养。

治法：清解血中毒热，养血护胎。

处方：茵陈 15g　蒲公英 15g　车前子 15g　车前草 15g　黄芩 12g　白芍 15g　白茅

根 15g　板蓝根 15g　金银花 15g　连翘 15g　百合 15g　制首乌 15g　炒酸枣仁 15g

每日 1 剂，水煎 2 次，早晚 2 次于饭后 1.5 小时温服。

服药 30 剂，于 4 月 12 日在北京某医院查 ALT 24U/L，A/G 3.7/3.5g%，HBsAg(＋)、HBeAg(＋)，前方继服。至当年 8 月 25 日顺产一男婴，母子均平安。患者于产前查 ALT 正常，HBsAg(＋)，HBeAg(＋)。

1998 年 5 月来我院复查肝功能正常，HBsAg(＋)，HBeAg(－)，健康状况良好，小孩已经 7 岁，身体健康。

【按语】本例患乙型肝炎 7 年，病毒复制持续阳性，其毒热内结已深，故肝脏肿大，肝掌及蜘蛛痣均阳性，衄血，舌红，均为血热之候。目前又值 ALT 明显升高，治疗乙肝实为当务之急，但因有孕，清解血中毒热又不可过于苦寒泄降，以免有碍胎儿发育。而且患者面色苍白，左关脉弦细，说明肝血不足。盖冲为血海，任主胞宫，二脉与肝相通。妊娠期间冲任之血用以养胎，故肝藏血较平时就有所减少。今者尚因肝炎，血热伤阴，肝血更少，对胎儿不利，故应养血护胎。但又虑胎儿之气，性本属阳、属热，若补之不当，易与血中毒热相挟为患，使肝炎病情加重，此即有的医者主张中止妊娠的理由，所以治疗起来颇费斟酌。今用茵陈、公英、车前子、草、黄芩、板蓝根、银花、连翘、茅根清解血中毒热，护肝降酶，黄芩更能安胎，《本草备要》谓黄芩得白术安胎之圣药，因白术偏温燥，易助热伤阴故不用。方中用百合、白芍、首乌、酸枣仁，上补肺金，下补肝肾，金水相生，冲任得充，胎儿可安。

六、小建中汤加味治愈慢性肝炎早期肝硬化一例

易某，女，20 岁。

初诊：1975 年 3 月 17 日。

主诉及病史：1969 年因经常牙龈出血，身倦无力，查血小板减少，最低 30×10^9/L，曾住某医院，经用肾上腺皮质激素治疗，血小板有所上升，后因淋雨感寒，继又下降，多数情况下血小板计数 70×10^9/L～90×10^9/L。当时曾查肝功能 ALT 正常，TTT 7u(正常值 6u 以下)，1972 年 11 月因驱蛔虫查血 ALT 131Ku(金氏单位，正常值 130 以下)，TTT 11u，此后 ALT 逐步上升，至 1973 年 12 月 ALT 上升至 500Ku 以上，曾用葡萄糖等静脉滴注治疗，ALT 降至正常，但 TTT 12u，3 个月后 ALT 又上升到 500Ku 以上，此后屡经中西医药治疗未效，延至 1975 年 3 月找笔者诊治，来诊前半月在某医院查血 ALT 330Ku、TTT 12u 乙型肝炎表面抗原(HBsAg)阴性，血红蛋白 9.3g/L，白细胞 7×10^9/L，血小板 94×10^9/L。

诊查：肝区明显疼痛，身倦，腿软，腹胀，畏吃冷食，大便稀，日一次，尿色浅黄，经常牙龈溢血或鼻衄，易自汗出，四肢清冷，有时下肢浮肿或见紫癜，腰背酸痛。平时带下多，清稀如水，经期后错，经水色淡，杂有黑血块，行经腹痛，有时痛剧伴周身出冷汗，甚而几至虚脱，需到医院急诊。体质瘦弱，精神委靡，慢性病容，面色苍白，唇淡，舌苔薄白，舌质较淡，两脉沉滑细。腹部平软，肝脏肋缘下 3.5cm，质地中等偏硬，脾脏左肋缘下 3.0cm，质中，下肢无浮肿，皮肤散在陈旧性瘀斑。西医诊为慢性活动性肝炎、早期肝硬化。

辨证：气血两虚，肝郁血瘀，余邪未清。

治法：先是给予益气养血健脾柔肝兼清湿热之剂，后以黄芪建中汤为基础加味治之。

处方：生黄芪 25g　党参 15g　白芍 18g　当归 12g　鸡血藤 30g　白术 12g　丹参 15g　桂枝 5g　女贞子 15g　何首乌 15g　五味子 12g　䗪虫 6g　炙甘草 10g　生姜 3g　大枣 7

枚　饴糖 30g(烊化冲服)

每日 1 剂,水煎 2 次,兑入饴糖服。

自服上药后食欲增加,日进主食 500g,畏寒减轻,大便转成形。至 1975 年 10 月 23 日查血 ALT 正常,TTT 7u,血红蛋白 12.2g/L,白细胞 7.2×10^9/L,血小板 137×10^9/L。舌苔薄白,舌质红润,脉沉滑,肝脾各在肋缘下 2.0cm,质中。其后仍守前方,因易汗出加浮小麦 30g、山萸肉 12g,或加桑椹子 12g、益母草 12g 养肝肾调经。继续调治半年余,肝功能一直保持正常,血小板 110×10^9/L～120×10^9/L,未再发生衄血紫斑等,月经正常,痛经基本消除,白带减少,肝肋下 2.0cm,脾肋下 1.5cm,质中。曾作 X 线食管钡剂造影,未见食管及胃底静脉曲张,恢复全日工作。

1977 年 8 月复查,自觉良好,一直正常工作,检查舌苔薄白,舌质正常,脉沉滑,肝肋缘下 1.0cm,质软,脾脏左肋缘下刚可触及,白细胞 9×10^9/L,血红蛋白 12.7g/L,血小板 196×10^9/L,ALT 正常,TTT 正常,A/G 5.1/2.5g%。

【按语】本例青年女性,肝功能异常 2 年多,肝脾肿大,质地较硬,血小板减少,经常出血,为慢性肝炎早期肝硬化。身倦肢凉,面白唇淡,纳少腹胀,便溏溲清,带下多,自汗出,乃一派气血两虚,中气不足,脾胃虚寒之象,故用黄芪建中汤以补气血,以充中气。方中黄芪补气,当归、白芍、首乌补血,党参、白术、炙草、饴糖、大枣健脾补气,桂枝温通血脉,生姜散寒健胃,配合丹参、鸡血藤、益母草、䗪虫以活血散瘀,更宜以女贞子、五味子、桑椹子以养肝肾。且方中生姜、大枣并用,姜辛温散寒主卫,枣甘温补血主营,所以张锡纯说:"大枣若与生姜并用,为调和营卫之妙品"。枣不但补脾和胃、益气养血,且有解毒、调和诸药之功。脾胃虚弱,不耐药力者可配以大枣,则可缓药之性不伤正气,如《伤寒论》与《金匮要略》中之十枣汤,张仲景取芫花、甘遂、大戟以破积逐水治悬饮,但 3 药皆有毒性,故用 10 枚大枣以制其毒,使患者可耐该药峻猛之性。饴糖甘温,补脾缓急,配伍成小建中汤可治虚寒性腹痛。方中甘草、大枣、饴糖均为甘药,甘与辛(桂枝、生姜)合以生阳,甘得酸(白芍、五味子)助以化阴,阴阳和合,营卫调和,疾病乃愈。

七、清热利湿、凉血解毒、芳化透达法治愈亚急性重型肝炎一例

姚某,男,9 岁。

初诊:1994 年 6 月 20 日。

主诉及病史:1 个月前初起发热,被诊为扁桃体炎,3 天后出现黄疸,乃收治于某儿童医院,黄疸迅速加深,并曾昏睡 7 天,经西医抢救后虽已苏醒、热退,但纳呆,时作呕,衄血,小便短赤,大便量少如膠,查血 ALT 800U/L,总胆红素 23mg%,凝血酶原活动度 35%,检测肝炎病毒甲、乙、丙、丁、戊各型标志物均阴性,因黄疸无消退之势,病仍危重,乃请笔者会诊。

诊查:形体较胖,精神萎靡,双目巩膜及皮肤深度黄染,鼻孔有血痂,舌苔薄黄腻,两脉沉缓,肝掌(+),腹软,肝上界第 5 肋间,下界于肋缘下 5.0cm,剑突下 3.0cm,质地中等,有触痛,脾未触及,移动性浊音(—),双下肢无浮肿。西医诊为病毒性肝炎,亚急性重型。

辨证:湿热毒邪,郁结血分,发为黄疸。

治法:清热利湿,凉血解毒,芳化透达。

处方:茵陈 15g　蒲公英 15g　车前子 15g　车前草 15g　小蓟 10g　银花 15g　黄连 10g　丹皮 12g　水红花子 15g　桃仁 6g　赤芍 20g　大黄炭 6g　茅根 30g　泽兰 10g

大青叶 15g　荷叶 15g　藿香 10g　野菊花 12g　炒薏仁 15g

每剂水煎 2 次，得药液 500ml，分 3 次服，每日早、中、晚各服 1 次。

二诊：1994 年 7 月 5 日。药后精神转佳，已不恶心，有食欲，尿利，大便通畅色黄，血总胆红素 19.6mg%，凝血酶原活动度已上升恢复正常（凝血酶原时间病人 13 秒，对照 13 秒）。舌苔薄白，舌尖红，脉沉滑，肝掌发红减轻，腹平软，肝肋下 2.0cm，剑下 2.0cm，质中，触痛减轻，脾未触及。

仍守前方，去荷叶、泽兰，加山楂 12g、金钱草 15g、三七粉 2g，分冲，服法同前。

三诊：1994 年 7 月 18 日。自觉良好，纳已增多，尿色转淡，大便日 3～4 次，溏薄，昨日取血查总胆红素 11mg%，苔脉同前。前方减黄连、野菊花，加生黄芪 6g，继服。

1994 年 8 月 1 日从电话中得知患儿血总胆红素已降至 3.0mg%，自觉良好，已能下地活动，不日出院。

【按语】本例患儿既往无肝炎病史，此次发病诊为病毒性肝炎，但各型肝炎病毒标志物检测均阴性，病毒类型不明。发病后黄疸不断加深，并昏睡 7 天，血总胆红素高达 23mg%，凝血酶原活动度降至 38%，病已 1 月，当属于亚急性重型肝炎，病情凶险，但在检查时发现患儿肝脏在右肋缘下 5.0cm，说明肝脏再生情况良好，两脉沉缓，说明正气未衰，此为佳兆。乃由于感受湿热毒邪深重，郁闭血分，邪无出路，内扰脏腑，以致胆液暴泄，发为黄疸。故当急予清解湿热之邪，凉血解毒，而用茵陈、车前子、草清热利湿，公英、银花、野菊花、大青叶、黄连清热解毒。时值暑令，暑乃热之甚，暑必夹湿，湿热相搏，故发是疾。取黄连之苦寒，配藿香之辛温，辛开苦降，促湿化热泄，湿热之搏结得解，中州乃得以通调，故有止呕之功。丹皮、赤芍、茅根、小蓟、水红花子、大黄凉血利水通便，少加桃仁、泽兰活血，导血中毒热之邪从二便出。大黄炒炭，减其苦寒泻下之性，以免苦寒太过，伤其正气。佐炒薏苡仁以健脾化湿，也是为了顾护脾胃，更益以藿香、荷叶芳香化浊，透发湿浊之邪。盖湿邪其气秽浊，其性阴沉黏滞，最忌郁闭不得透达，倘若邪盛而郁，则势必胆液暴泄，重症肝炎乃发。全方以清利湿热，凉血解毒为重点，佐以活血通利、芳化透达，使燔于内者清之，消之，复引邪外出，才可救治。

八、清热解毒、益气养阴、活血利水法治愈臌胀一例

王某，男，67 岁。

初诊：1988 年 9 月 22 日。

主诉及病史：1978 年因腹胀查血 ALT 360Ku（金氏单位，正常值 130 以下），HBsAg 1∶256，被诊为乙型肝炎，经过中药治疗，渐趋稳定。1988 年 8 月底开始感腹胀，纳呆，乏力，尿黄，查血总胆红素 2.83mg%（正常值 1.0mg%以下），ALT 167Ru（赖氏法，正常值 40 以下），TTT 9u，TFT（＋＋＋），A/G 3.83/2.98g%，HBsAg（＋），HBeAg（＋），抗－HBc（＋），AFP＜10ng/ml，血小板 51×10^9/L，B 型超声示肝脏弥漫性病变，脾脏肿大，脾厚 5.0cm，胆囊可见直径 1.0cm 光团，后方伴声影，X 线胸片示慢性支气管炎，肺气肿。

诊查：巩膜、皮肤轻度黄染，舌苔黄厚腻，舌质暗红，脉沉弦滑，肝掌明显，腹部胀满，腹壁肥厚，肝脾难触及，移动性浊音阳性，下肢轻度凹陷性浮肿。西医诊为慢性活动性乙型肝炎，肝硬化失代偿期，黄疸，腹水，胆石症。

辨证：毒热结于肝胆，气阴耗伤，肝郁血瘀，枢机不利，发为臌胀。

治法：清热解毒，益气养阴，活血利水。

处方：茵陈15g　蒲公英15g　车前子20g　车前草20g　小蓟15g　生黄芪20g　白芍15g　白茅根30g　水红花子15g　百合30g　何首乌15g　炒酸枣仁15g　丹皮12g　丹参15g　白花蛇舌草15g　泽泻12g　半边莲15g

每日1剂，水煎2次，得药液600ml，每次200ml，饭后1至2小时服，每日早、中、晚各1次。

二诊：1989年7月3日。上次诊后回河南郑州家中一直服用上方，自觉症状日趋减轻。尿利，腹胀渐消，黄疸退，食欲增加，至1989年6月27日再次来北京取血化验，ALT正常，TTT正常，TFT(－)，血胆红素正常，A/G 4.26/3.61g%，血清蛋白电泳A 60.0%，r 22.0%，AFP(－)，血小板 80×10^{9}/L，HBsAg(＋)，HBeAg(＋)，抗-HBc(＋)，B型超声所见基本同前。检查面色正常，精神佳，皮肤巩膜无黄染，舌苔薄黄，舌质暗红，脉沉滑，肝掌减轻，腹壁肥厚，肝脾未触及，无移动性浊音，下肢无浮肿。

因连续服中药汤剂已9个月之久，再者目前病情也已相对稳定，腹水消失，应患者要求，改服膏剂，处方如下：

生黄芪120g　白芍100g　白茅根150g　百合120g　何首乌100g　水红花子120g　山楂100g　公英100g　决明子100g　车前子100g　丹皮80g　丹参120g　泽泻100g　黄精100g　炒谷麦芽各100g

上药水煎2次，混合浓缩后加蜂蜜制成膏剂，每次服20ml，每日3次。

三诊：1990年10月23日，10月12日来京化验ALT正常，TTT正常，TFT(－)，A/G 3.8/3.0g%，血清蛋白电泳A 65.4%，r 15.4%，HBsAg(－)，抗－HBs(－)，HBeAg(－)，抗－HBe(＋)，抗－HBc(＋)，B型超声检查肝脏呈弥漫性病变，脾脏肿大，脾厚度4.8cm，胆囊壁增厚毛糙，胆囊内可见二个直径分别为0.8cm和0.3cm小光团，后方伴声影。自觉症状为偶感右胁下不适，饮食二便均正常，舌苔薄白，舌质稍暗，脉沉滑。

仍以1989年7月3日处方减去炒谷麦芽，加炒酸枣仁100g，金钱草120g，小蓟120g，巴戟天80g水煎浓缩加蜂蜜制成膏剂继服，患者还把此药膏送给别的肝硬化病人服用，据称也见好。

四诊：1991年3月19日，来京复查ALT 42.8U/L(正常值40以下)，AST正常，TTT正常，A/G 4.7/3.2g%，胆固醇196.9mg%，血清蛋白电泳A 58.3%，r 16.1%，AFP(－)。B型超声示肝回声增强不均，呈斑片状，表面不平，脾脏厚度4.5cm，胆囊结石同前，末梢血白细胞 4.3×10^{9}/L，血红蛋白20.9g/L，红细胞 4.56×10^{12}/L，血小板 88×10^{9}/L。无明显自觉症状，舌脉同前，仍按前方减去巴戟天，加生地100g，制成蜜膏继服。

五诊：1992年2月28日，自觉良好，饮食正常，口干但不苦，大便有时溏不成形。血液化验：ALT正常，AST正常，TTT正常，TFT(－)，HBsAg(＋)，HBeAg(－)，抗－HBe(＋)，抗－HBc(＋)，B型超声示肝回声增强不均，脾厚度4.3cm，胆囊所见同前，舌苔薄黄微显腻，舌质暗红，脉沉滑。患者要求服水煎剂，处方如下：

金钱草15g　车前子15g　怀牛膝15g　白芍15g　生黄芪15g　白茅根20g　百合15g　制首乌15g　炒酸枣仁15g　水红花子15g　丹皮12g　丹参15g　山楂12g　山萸肉15g　泽泻12g　黄精15g　小蓟15g

每剂水煎2次，得药液600ml，每次服150ml，每日早晚各1次，每剂共服2天。

六诊：1993年3月24日，来京验血ALT正常，AST正常，A/G 4.2/3.5g%，HBsAg(－)，抗－HBs(－)，HBeAg(－)，抗－HBe(＋)，抗－HBc(＋)，血糖88.3mg%，血清蛋白电

泳 A 63%，r 14.7%，血小板 $120\times10^9/L$，B 型超声肝脏回声欠均，较前好转，脾脏厚度 3.5cm，胆囊内可见一个直径 1.0cm 强光团，后方伴有声影。

给予我院生产的滋肾柔肝冲剂（该制剂系作者负责的国家“八五”科技攻关得奖项目“中医药治疗慢性乙型肝炎抗肝纤维化研究”的药物，论文发表于《中西医结合肝病杂志》1997 年第 7 卷第 3 期，药物组成为何首乌、山萸肉、黄芪、炒山药、白芍、白茅根、百合、女贞子、板蓝根、小蓟、白花蛇舌草、水红花子等），每次 2 包（24g），每日早晚各 1 次。

七诊：1994 年 4 月 5 日。自觉良好，无何不适，化验肝功能各项均正常，A/G 5.6/2.9g%，血清蛋白电泳 A 61%，r 17%，HBsAg（－），抗－HBs（－），HBeAg（－），抗－HBe（＋），抗－HBc（＋），血小板 $97\times10^9/L$，B 型超声示肝脏回声不匀，但未见肝硬化征象，脾脏厚度 3.0cm，胆囊结石所见同前。

舌苔薄白而滑，舌质略暗，脉沉滑，肝掌轻度，继续给予滋肾柔肝冲剂。

八诊：1995 年 3 月 6 日。查肝功能正常，A/G 5.03/3.05g%，血清蛋白电泳 A 57.8%，r 19.6%，HBsAg（－），抗－HBs（＋）（P/N 值 2.9），HBeAg（－），抗－HBe（－），抗－HBc（弱阳性），末梢血白细胞 $4.8\times10^9/L$，血红蛋白 16.3g/L，血小板 $208\times10^9/L$，B 型超声肝脏回声未见异常，脾脏厚度 3.0cm，胆囊结石同前，心电图检查正常。无何不适，饮食二便正常，舌苔薄白，舌质略暗，脉沉滑，肝掌不明显。滋肾柔肝冲剂改为每次 1 包（12g），早晚各 1 次。

1998 年 7 月 16 日向其子打听患者目前情况，据说其父一切都好，在老家生活如常人。

【按语】本例患者发现乙型肝炎 10 年后出现肝硬化腹水，服中药汤剂及蜜膏先后 6 年，腹水消退，肝功能恢复正常，HBsAg、HBeAg 转阴，并出现抗-HBs，脾脏缩小至正常范围，血清蛋白及血小板达到正常水平，前后随访观察 10 年，一切均如常人，可认为基本痊愈，可见肝炎发展至肝硬化，也并非已属不治之症。此例患者出现腹水（臌胀）乃是初发，治疗及时，且能坚持服药，生活起居均很注意，故能收到较满意疗效。

本例病机乃毒热之邪结于肝胆，日久耗伤阴血，肝木失于阴血滋养，则枯萎变硬，胆液受热邪熬煎，以致结为胆石，肝主疏泄的功能失常，气郁血瘀，以致枢机不利，终至腹水出现，发为臌胀。故方中主以公英、蛇舌草、半边莲清热解毒以驱邪。今者热在血分，故配茅根、丹皮、小蓟凉血，更益以茵陈、车前子、车前草、泽泻、水红花子活血利水，才能导毒热之邪外出，给邪以出路。在此基础上，关键是补阴，设若体内既已缺乏阴血滋养，又何能利水驱邪。故用百合、白芍、丹参、枣仁、首乌补阴补血，唯有血充才能尿利。其中百合上补肺金，以金克木，以期抑制肝木邪火，枣仁通常用于宁心安神，殊不知枣仁酸以入肝，补肝血最妙。更为重要的是一味黄芪，补气升阳，惟其清阳升腾，浊阴才得以下泄，臌胀之疾，庶有向愈之望。

九、清热利湿、活血解毒、行气通络法治愈胆汁淤滞性黄疸一例

李某，女，78 岁。

初诊：1989 年 12 月 13 日。

主诉及病史：右上腹胀痛反复发作 2 年，加重 5 天，伴发热急诊住入外科病房。查血白细胞 $22.6\times10^9/L$，B 型超声示胆囊肿大，内有大量结石，诊为急性化脓性胆囊炎，于 1989 年 6 月 22 日急诊手术，术中见胆囊穿孔，因患者年迈，周身状况衰弱，乃作胆囊造瘘术，并从胆囊取出直径 0.5cm 左右结石 20 余粒。术后留置引流管，嘱 3 个月后体质好转再作胆囊切除术。术后发烧渐退，查血白细胞 $11\times10^9/L$，ALT 正常，TTT 正常，TFT（－），黄疸指数 5u，血胆红素

0.5mg%，A/G 2.96/2.68g%，凝血酶原时间19秒(对照14秒)，凝血酶原活动度52.8%，乙肝表面抗原(HBsAg)阴性，于8月21日转他院疗养。8月28日拔除引流管后发烧又起，且出现黄疸，乃于1989年9月18日第2次住院作胆囊摘除术，术中于胆总管取出直径0.5cm结石2粒，探查左右肝管畅通，无结石残留，肝脏质地中等，无结节，术后留置T形管引流，切除胆囊病理诊断慢性胆囊炎。术后1周黄疸加深，查血黄疸指数58u，ALT 81.1U/L，白细胞 6.2×10^9/L，午后体温37.3℃，大便软通畅呈陶土样灰白色，尿色深黄如浓茶，引流管每日流出胆汁约300ml，色浅黄，间断流出絮状物。经过抗感染、输液等多方治疗，黄疸未见消退，黄疸指数升为120u，总胆红素超过4mg%，凡登白试验直接即刻反应，尿胆红素(+++)，尿胆原(－)，血A/G 2.71/2.15g%，碱性磷酸酶85.6u(正常值15～65u)，1989年11月25日请中医会诊。

辨证：湿热内蕴，胆汁瘀阻。

治法：清利湿热，活血利胆。

处方：生赭石15g　沙参20g　半夏曲10g　竹茹10g　生杷叶3g　茵陈30g　金钱草30g　郁金20g　板蓝根15g　山楂20g　鸡内金10g　赤芍20g　草河车15g　熟军20g　车前子10g　生姜3片

5剂，少量频服。

药后胆汁引流量明显增加，于1周后上午将引流管夹紧1个半小时，当日下午体温37.8℃，上腹胀满难受，乃于12月13日请笔者会诊。

诊查：巩膜及周身皮肤深度黄染，舌苔前部薄白，根部厚腻，舌质较红，脉弦滑，腹壁较厚，肝于剑突下5.0cm处触及，质硬，脾未及，腹水征(－)。西医诊为肝内胆管逆行性感染，毛细胆管炎，胆汁淤滞性黄疸。

辨证：湿热久羁，夹毒内侵胆络，瘀结不散，发为黄疸。

治法：清热利湿，活血解毒，行气通络。

处方：茵陈30g　蒲公英15g　车前子草各15g　小蓟15g　赤芍40g　白芍15g　丹皮12g　丹参15g　红花10g　桃仁10g　厚朴12g　白花蛇舌草30g　生黄芪15g　茅根15g　鸡内金12g　山楂12g　决明子15g　水红花子15g

10剂，每日1剂，每剂浓煎600ml，分4次服。

药后胆汁流量明显增加，每昼夜可达1000ml，色金黄，絮状物渐少。患者恶心感减轻，进食量增加，大便色黄，尿利。于服上药后11天查黄疸指数50u，凡登白试验直接双相反应，ALT正常，凝血酶原时间14秒(对照14.5秒)，凝血酶原活动度109%。

二诊：1989年12月25日。巩膜、皮肤黄色已淡，自觉良好，前2天曾受外感发热，现已解，略有咳嗽。舌苔薄黄，根部厚腻苔已消退，脉弦滑，仍照前方去白芍，加百合30g，改蒲公英20g、白茅根30g，继服10剂。

1周后查血黄疸指数40u，总胆红素3.2mg%，凡登白试验双相反应，ALT正常。又过1周查血黄疸指数15u，总胆红素2.4mg%，ALT正常。

三诊：1990年1月16日。现自觉良好，饮食正常，大便日2次，黄色成形，苔脉同前，仍按前法加扶正之品以助复元，处方如下：

茵陈30g　蒲公英20g　车前子草各15g　百合30g　制首乌15g　炒酸枣仁15g　鸡内金12g　生黄芪30g　水红花子15g　白芍15g　赤芍30g　白茅根30g　红花10g　桃仁10g　白花蛇舌草30g　阿胶珠10g　炒白术15g　丹皮12g　丹参15g

每日1剂，水煎2次，早晚分服。

1990年1月19日拔除引流管，无不适。

半月后于2月1日查血黄疸指数2u，总胆红素0.2mg%，凡登白试验阴性反应，ALT正常，TTT正常，TFT(—)，患者于2月10日出院，共住院143天。

出院后一直良好，旧疾未发，9年后向其女儿查询仍健在。

【按语】黄疸按西医发病机理可分为溶血性黄疸(肝前性)、肝细胞性黄疸、梗阻性黄疸(肝后性)3大类，本例黄疸出现于化脓性胆囊炎、胆石症，胆囊造瘘术后，并日益加重，黄疸指数高达120U，血清总胆红素大于4mg%(该化验室最高只查到4mg%，超过此数不再进一步稀释定量)，凡登白试验直接即刻阳性反应，故血中滞留的胆红素为结合型胆红素，可从肾小球滤过由尿排出，故查尿中胆红素(+++)，由于胆汁不能通过胆管排入肠道，故大便呈陶土样灰白色，又由于肠道无胆汁流入，尿胆原肠肝循环被阻断，故查尿中尿胆原(—)，凡此种种均说明患者黄疸的性质属于梗阻性，然而手术探查总胆管及左右肝管均畅通无阻，此乃由于逆行性感染，导致肝内毛细胆管及肝细胞胆汁分泌器的损害，造成胆汁分泌及流出障碍。构成毛细胆管壁的那一部分肝细胞膜虽受损，但整个肝细胞的损害并不严重，所以ALT只一过性上升，TTT正常，TFT(—)，凝血酶原活动度也是一过性下降，以后即恢复正常。

从中医看，湿热之邪久羁肝胆，淤滞而成结石，复遭毒邪侵袭，瘀结胆络而发黄疸，为今之计惟有清热利湿、解毒活血、行气通络以期奏效。方用茵陈、车前子、车前草、小蓟清热利湿，公英、白花蛇舌草清热解毒，赤芍、桃仁、红花、丹参、水红花子活血化瘀，配决明子、山楂、鸡内金消积化滞以通络，厚朴行气，得黄芪补气之助，庶期年迈体虚之体不致无力以运气，丹皮、茅根凉血，得白芍养血，清中有补，全方虽以解毒祛邪，活血通络为主，亦寓扶正于其中。服药后胆络通，胆汁流量从每日300ml增加到1000ml，而且颜色转正，絮状物逐渐减少，所以服药1个多月黄疸得以退净，病愈出院。

【编者评注】陈增潭主任医师早年由西医院校毕业取得一定临床经验后又离职参加北京第一期西医学习中医班，系统学习中医理论与临床。遂与中医结下不解之缘，毕生从事中医临床，长期从事肝病的治疗与研究，积累了丰富的肝病治疗经验，掌握了各种肝炎的发病规律，确立了毒邪内伏、正气亏损和气血失调的肝病病机特点，进而完善了祛邪、扶正和调理气血的治疗大法，疗效十分显著。本集所收9则验案确为陈老平生治疗肝病的得意之例，辨证精审、理法井然、方药平淡而疗效神奇。同道读之足资借鉴，后学读之多所启迪。

周文泉医案

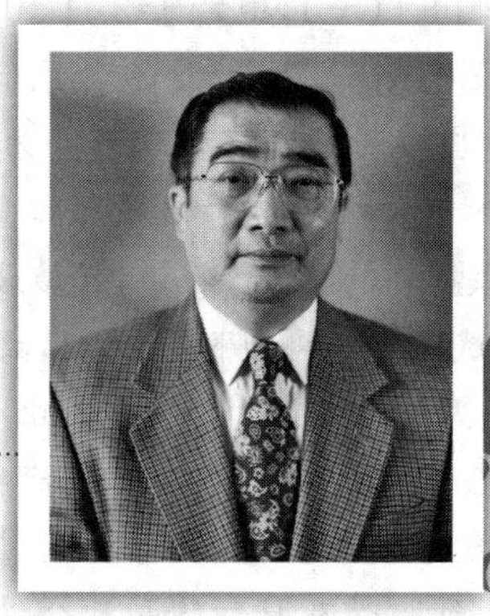

【生平传略】

周文泉，1940年生，汉族，中医研究员，吉林省长春市人。1958年9月考入长春中医学院医疗系本科学习，1963年8月以优异成绩毕业。40年来一直致力于中医临床、科研和教育事业，博士生导师，现任中国中医研究院西苑医院老年医学及清宫医案研究室主任，国家中医药管理局全国中医老年病医疗中心主任，中医老年病学科学术带头人，中国药膳研究会会长，中国中西医结合学会养生学及康复医学专业委员会主任委员，中国中西医结合学会虚证及老年病专业委员会副主任委员。主要从事老年病研究，曾多次承担国家科委、中医药管理局以及中医研究院课题研究，其成果多次获奖。临床力主辨证论治原则，对老年心脑血管病，如冠心病、高血压病、中风病以及老年期痴呆、高脂血症等疾病的治疗有独到之处。1993年起获政府特殊津贴。共发表学术论文150余篇，其中被美国MEDLINE收录6篇；主编的代表性论著有《中医传统老年医学文献精华》、《中医传统养生学精粹》、《中医传统养生术》、《中医老年病临床研究》、《实用中医老年病学》、《清宫医案研究》获全国优秀图书整理金奖。

一、宁心安神、调和阴阳治愈神经官能症一例

王某，女，36岁，已婚。

初诊：1996年7月8日。

主诉及病史：心悸、失眠半年。病人于半年前因劳累及惊吓后出现心悸失眠，继之自感头晕不适，怔忡，周身疲乏，动则加剧。渐渐出现惕然易惊，畏光畏声，乍见汽车及生人则顿生惊恐，双下肢阵发性冰冷，手心汗出，口干口苦，时有心烦，纳谷不香，小溲微黄。

诊查：手心潮热，下肢冰冷，舌边尖红，苔薄白，脉弦细。

辨证：上热下寒，阴阳失和，气血失调。

治法：调和阴阳。

处方：柴胡12g　半夏10g　黄芩10g　桂枝10g　生龙牡各20g　茯神12g　白芍12g

淮小麦 15g　炙甘草 6g　大枣 10 枚　远志 10g　合欢皮 15g　6 剂

二诊:7 月 15 日。服上药后心悸减轻,仍有失眠、头晕,上方加入炒枣仁 30g,柏子仁 30g,6 剂。

三诊:7 月 23 日。服上药后患者头晕心悸明显减轻,睡眠好转,但时有汗出,治以前法化裁。

处方:柴胡 12g　桂枝 6g　生龙牡各 20g　茯苓 10g　白芍 12g　淮小麦 30g　炙甘草 6g　大枣 10 枚　炒枣仁 15g　合欢皮 15g　生地 10g　山萸肉 12g　6 剂

四诊:服上药后自觉精神明显好转,偶有心悸,每日睡眠 6 小时左右,口干口苦亦明显好转,双下肢发凉消失,食纳转佳。继服上方 1 月余,并嘱适当活动,配合食用莲子心 10g,银耳 10g,大枣 10 枚同煎,频服,恢复如常。

【按语】该病属于中医"心悸"、"郁证"等范畴。本例患者平素心阳不足,复加劳累及惊吓之后,而致阴阳失调,心神不宁,上热下寒,故原方用柴胡桂枝龙骨牡蛎汤合甘麦大枣汤。小柴胡汤中柴胡和调阴阳,桂枝、甘草温补心阳,龙骨、牡蛎安神定悸,两方相合,正对患者阴阳失调,心阳不足而设;甘麦大枣汤中甘草缓急,养心润燥,淮小麦养心除烦;加远志、茯神、合欢皮以增强安神之功。二诊患者仍有头晕、失眠,故加炒枣仁、柏子仁以增强养心安神之力。再诊加生地、山萸肉以加强滋阴补肾之功,使心肾相通,神志得平。"药食同源,药补不如食补",待病情稳定后以莲子心、银耳食疗补心而收功。

二、滋补肝肾法治疗高血压眩晕一例

刘某,男,65 岁,已婚。

初诊:1992 年 3 月 21 日。

主诉及病史:眩晕阵作 4 年余,每遇生气、激动后加重,伴有头沉,肢麻,时有心烦易怒,口苦咽干,面红目赤,平素有腰酸膝软。

诊查:舌质红,苔白腻,脉弦。BP 170/100mmHg。

辨证:肝肾阴虚、肝阳上亢、浊阻血瘀。

治法:滋补肝肾、平肝潜阳、化痰祛瘀。

处方:川怀牛膝各 15g　地龙 12g　夏枯草 10g　海藻 10g　川芎 10g　蔓荆子 10g　天麻 10g　葛根 15g　钩藤 12g　石决明 15g(先煎)　黄芩 12g　山栀 10g　茯苓 12g　6 剂

二诊:3 月 27 日。服药后口干口苦、面红消失,眩晕明显减轻,但仍有腰酸,血压 150/95mmHg。据前方化裁。

处方:川怀牛膝各 15g　海藻 10g　地龙 10g　夏枯草 10g　天麻 10g　葛根 15g　川芎 10g　钩藤 12g　蔓荆子 10g　石决明 15g(先煎)　黄芩 12g　菊花 10g　女贞子 12g　枸杞子 15g　12 剂

服药 12 剂后,眩晕消失,头沉肢麻减轻,血压平稳,140/80mmHg。嘱改服由上方制成的中成药龙牛降压胶囊 3 粒,日 3 次口服,巩固治疗 2 月,眩晕未再复发。

【按语】高血压病属于中医学"头痛"、"眩晕"等病范畴,其病因多责之于情志失调、饮食失节、劳倦过度等诸多因素,导致脏腑功能紊乱,气血阴阳失调。肝肾阴虚,水不涵木,而致肝阳亢盛于上;气虚不能推动血行,阴血亏虚,脉道凝泣,均可导致瘀血内停;脾虚失于运化,气虚失于敷布,阳虚失于温煦,均可导致水湿内停,留而为痰。血与津液同行脉中,瘀血内阻,则津停痰生；痰浊阻滞，则瘀血内停，二者又互为因果，痰瘀同病，最后终致阴虚阳亢，痰瘀互结。本例患者因此病理为隐患，每因情志失调而诱发，故治以自拟经验方——红龙夏海汤。方中怀牛膝具补肝肾，逐瘀通经，引血下行之功。《本草经疏》曰："牛膝，走而能补，性善下行，故入肝肾"，川牛膝具逐瘀通经，利水通淋之功。二者源同功异，怀牛膝以补肝肾见功，川牛膝以活血利水见长，二者合用，共入肝肾之经，既能滋补肝肾，引血下行，敛其亢上之阳，且能活血利水，化瘀通经，二者一补一活，一收一散，共为君药；地龙通经活络，利尿，为臣药；海藻具有软坚散结，消痰利水之功，是针对本证痰浊痹阻而设。天麻、钩藤、蔓荆子、葛根具有平肝熄风，滋阴潜阳，活血通经之功，一则平其亢上之阳，一则防其阳亢化风之变，有"治未病"之意；夏枯草、黄芩、山栀清肝火，川芎味辛，具活血化瘀，行气之功，既助他药之功，又可领诸药直入血分，茯苓健脾化痰。方中诸药合用，共奏滋补肝肾，平肝潜阳，活血祛瘀，化痰散结之功。二诊患者仍有腰酸等症，遂在原方基础上加女贞子、枸杞子以增强补肾滋阴之功。并以原方做成散剂，以图缓功，巩固疗效。

【编者评注】周文泉研究员系长春中医学院早年本科毕业生，中医功底较为深厚。调入中国中医研究院西苑医院以来，一直从事中医临床、科研与教学。对老年病及虚证有较深研究、本集所收周氏医案虽只 2 则，但确能反映出周氏临证特色。如治疗神经官能症从调和阴阳入手，更以柴胡桂枝龙骨牡蛎汤与甘麦大枣汤合方治之。药中肯綮而其效颇捷，表现出其善用经方的一面；第二例治疗高血压眩晕，抓住肝肾阴虚而阳亢之病机，而用自拟经验方治之，又表现其灵动机变的一面。

周平安医案

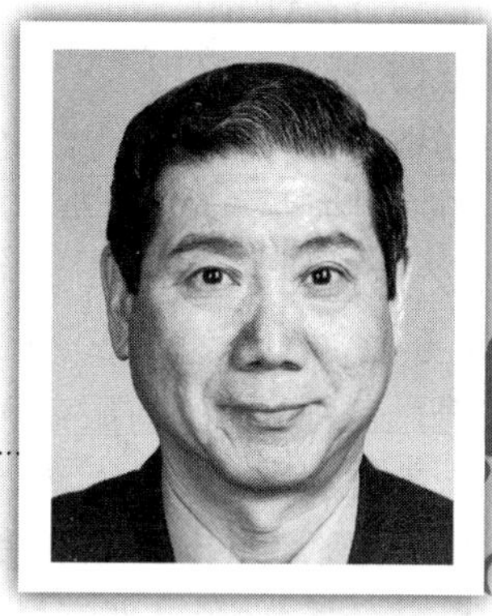

【生平传略】

周平安，男，1939 年生，汉族，河南省鲁山县人。出身农民家庭，深知大众疾苦，自幼誓志学医，救治百姓。1965 年毕业于北京中医学院中医系，1980 年研究生毕业，获中药硕士学位。从研究生毕业后，一直协助著名中医专家董建华教授从事热病和呼吸系统、消化系统疾病的临床研究。曾从师知名疑难杂病专家宋孝志教授。四十年来，专心致力于临床，广搜博览，唯效是从。是中华中医药学会急诊分会、热病专业委员会、内科分会委员。1990 年受聘主任医师，先后任急诊科主任、呼吸热病科主任；现任北京中医药大学东方医院大内科主任，呼吸热病科主任。善于融汇现代医学理论于中医的辨证论治中，汲取中西医药之长，西为中用，强调宏观调理，注重扶正祛邪，推崇辨病与辨证相结合治疗急性热病、呼吸及消化系统疾病，尤其擅治各型感冒、多种疑难病，如哮喘、肺心病、肺间质纤维化等，疗效显著。1992 年至 1995 年在西班牙工作，3 年间，诊治万余人次，疗效良好，被当地新闻媒体誉为“东方神医”。曾先后在国内外学术会议和学术期刊上发表 30 余篇论文，其中《风温肺热病的临床研究》（中国医药学报，1986 年 3 期 14 页）被评为第二届全国中医内科学术研讨会优秀论文，获 1986 年度卫生部乙级重大科技进步奖。曾编写《临床中医内科学》、《实用中西医诊断治疗学》、《中国当代名医验方大全》、《中医急诊医学》等。

一、开达祛邪为先，透清下联用治疗外感高热一例

李某，男，53 岁，某农场场长。

初诊：1990 年 3 月 2 日。

主诉及病史：外感高热 8 天。今年春节后赴外地商议工作，每日酒肉烟茶不断，1 周后返京途中受凉，恶寒发热，周身酸痛，口苦咽干，茶饭不思，体温在 38～39℃之间，先后用青霉素、氨苄青霉素及解热镇痛西药、柴胡饮、感冒清热冲剂等中西药治疗 8 天，汗出热减，旋即又升。经胸透、化验，诸般检查皆无阳性所见。

诊查：发热微恶寒，头痛项强，周身关节酸痛，口干苦而黏，咽干痛，不思饮食，大便溏滞不爽，小便短赤，体温39.7℃。舌红苔黄厚腻，脉滑数。

辨证：三阳同病，湿食中阻。

治法：表里双解，透清下联用。

处方：仿荆防败毒散合普济消毒饮之意化裁。

羌独活各10g　防风10g　川芎10g　薄荷6g(后下)　柴胡10g　黄芩10g　连翘10g　生石膏45g(先下)　板蓝根15g　枳壳10g　厚朴10g　大黄5g(后下)　3剂

嘱其上药用冷水600ml，浸泡30分钟，武火煎煮10分钟，取滤液分2次温服，每日1剂。服1剂后，患者身微汗，便通热降；服2剂，热退纳增；服3剂，诸症尽平。

【按语】外感高热，发病急，病情重，传变快，病程短，多属正盛邪实，应尽早祛邪外出。在治外感高热时，常将“透、清、下”三法联用。所谓“透”，就是透邪外出。邪在表者，以辛温或辛凉之品开泄郁闭，疏畅气机，使病邪有外达之路。邪入气分，津气未伤者，仍可开泄上焦，清热透表，使邪外达。邪初入营，仍可透热转气，皆属透邪外出之例。所谓“清”，就是用寒凉之品清泄气分之热，使热直清。清之得当，可阻止邪热内传入营，把住气分关，乃是治疗高热之关键。不管有无表证，均可选用适当寒凉清气之品。所谓“下”，就是用大黄、芒硝之类以泄热通便。本例外感高热，内有食滞化热，外有寒邪束表，初病即呈高热，证属表里同病。单用寒凉之西药或单用辛温解表之中药，均未获良效。俞根初言：“凡伤寒病，均以开郁为先，如表郁而汗，里郁而下，寒湿而温，火燥而清，皆所以通其气之郁也。”透、清、下三法联用，开发邪之出路，迅猛祛邪，而达到顿挫热势的功效，3剂而热退症平，一举成功。近年来外感高热症，单纯伤寒者少，表里兼证多；实证多，正虚者少，当以祛邪为先。祛邪又以开达为要，邪有出路，方能尽去。透、清、下三法分别从不同层次开达邪之出路，故能收到良效。

（李晓莉整理）

二、汗法用于急性黄疸性肝炎一例

袁某，女，29岁。

初诊：1989年2月10日。

主诉及病史：高热、呕恶、黄疸4天。

诊查：体温39.8℃，壮热无汗，微恶风寒，恶心呕吐，精神萎靡，体倦无力，巩膜皮肤黄染。急查尿三胆。尿胆红素和尿胆原均为强阳性，肝下界肋下一指，质软，轻度压痛。诊断为急性黄疸性肝炎。

辨证：湿热疫毒蕴结肝胆。

治法：清利肝胆湿热，宣透疏解气机。

处方：茵陈30g　柴胡15g　虎杖15g　连翘10g　银花20g　贯众20g　黄连3g　苏叶6g　藿香10g　薄荷6g(后下)　大黄6g(后下)　4剂，水煎服。

2月13日复诊：服药1剂后，周身微汗不断，内衣黄染，体温渐降。连服4剂，体温降至正常，呕恶已止，精神体力稍佳，纳谷亦增。肝功能报告：麝浊18U，麝絮＋＋＋＋，谷丙转氨酶2500U/L以上。继用丹参15g，紫参15g，茵陈30g，大枣10枚，五味子10g，败酱草20g，虎杖15g，生苡仁15g，黄芩10g，柴胡10g，生甘草5g。加减进退，连服30剂，转氨酶降至正常，麝浊麝絮均明显下降，继服20剂，症状消失，肝功能恢复正常。

【按语】汗法指用各种治疗方法达到汗出邪去目的的方法,包括使用通常意义上的辛温发汗之剂得汗,以及不用辛温发汗而得汗两种情况。汗法用于表证,根据证型不同而有不同用法,乃不言而喻;病邪入里,仍有因势利导,引邪外出之可能。此时用汗法多指后一种情况。本病例属"黄疸"初起,病机为湿热疫毒蕴结肝胆,表现为目黄、身黄、小便黄,肝大。湿热阻于中焦,枢机不利而见呕恶。壮热无汗又微恶风寒,为枢机不利引起表气闭郁之明征。治疗以清利肝胆湿热,宣透疏解为法,茵陈、柴胡、虎杖、大黄、贯众、黄连清利肝胆湿热,柴胡、苏叶、薄荷、藿香、银花、连翘宣透疏解气机。《素问·阴阳应象大论》:"其有邪者,渍形以为汗;其在皮者,汗而发之",湿热为患,徒清热则碍湿,徒去湿则助热,除当用清热解毒之品外,宣透疏解之品必不可少。其根本机理在于因势利导,透邪外出。从某种意义上来讲,"汗"比"清"更重要,"汗"是为了更好地使邪从表而解。故药后微汗出,正不伤而邪去其半,枢机已利,继用清解尽去其邪,加以扶正恢复肝功能的药物,月余而恢复正常。

(李晓莉整理)

三、温中补虚、降逆和胃治疗多涎症一例

胡某,男,45岁,已婚。

初诊:1994年4月25日。

主诉及病史:口中多涎5年余,加重半月。

患者于1989年1月,因肺炎高热住某医院,经用静滴抗生素等药治疗半月,痊愈出院。出院前,自觉唾液较多,未予重视。出院后每因喝冷饮或吃冷食而唾液增多,昼夜频繁吞咽,睡眠时则自行流出,浸湿大片枕席,甚感苦恼。在多家大医院进行检查,均无阳性所见,始终未能诊断。曾以阿托品、维生素、谷维素等药治疗无效。半月前,因朋友相聚,勉强饮几杯冰镇啤酒,致使唾液更多,说话时唾液不能自制,每每流出口外,虽不停吞咽,仍吞之不尽,有时吐在杯中,每分钟3~4口,一个上午竟吐4~5杯(约1000ml),涎沫清沏如水,伴食欲不振,脘腹胀满,大便干结如粟,小便色白量少。

诊查:舌淡胖,苔白滑,脉沉细。

辨证:脾胃虚寒,浊阴上逆。

治法:温中补虚,降逆和胃。

处方:方用理中丸合吴茱萸汤加味:

党参15g　干姜6g　生白术15g　炙甘草5g　吴茱萸6g　大枣10枚　水煎服4剂。

二诊:1994年4月29日。服药4剂,唾液减半,多年的便秘亦随之畅通。继服上方6剂。

上方6剂后,诸症悉平。后以香砂六君子汤调理月余。随访1年,未再复发。

【按语】本患者在多涎症状出现之前,曾静滴抗生素,而抗生素具有苦寒中药的特性,以致损伤脾胃之阳气。脾阳、脾气虚弱,不能运化水湿,反聚成饮;胃中虚寒,浊阴上逆,则涎沫过多,频繁吞吐。饮停于胃,则脘腹胀满,食欲不振;饮停于胃,不能下趋大肠以濡之,则大便干结。舌淡胖,苔白滑,脉沉细,皆为阳虚饮停之征。《素问·宣明五气》曰:"五脏化液,脾为涎";《素问·至真要大论》曰:"诸病水液,澄沏清冷,皆属于寒"。可见本证属脾胃虚寒,浊阴上逆之证。张仲景《伤寒杂病论》治疗涎证有四法:胃中虚寒,浊阴上逆者,吴茱萸汤主之;单纯脾阳虚者,甘草干姜汤主之;脾阳、脾气皆虚者,理中丸主之;脾肾阳虚者,四逆汤主之。故本病例采用理中丸合吴茱萸汤加味,取理中丸温补脾之阳气,吴茱萸汤温胃散寒降逆之义。其中干姜、吴

茱萸温阳散寒泄浊;《金匮翼》谓:"内生之寒,温必兼补",故以党参、白术、炙甘草、大枣,健脾和胃补虚。诸药合用,共奏温中补虚,降逆和胃之功,使脾升胃降,布精化液。继以香砂六君子汤调理脾胃,月余而痊愈。

(高桂新整理)

四、补气活血、清热解毒法治疗胃癌术后膈下脓肿一例

朱某,男,63岁。

初诊:2002年6月20日。

主诉及病史:胃癌术后吻合口愈合不良,出现膈下脓肿,两月间持续发热。两月前胃癌术后出现膈下脓肿,持续发热,膈下脓肿已行引流术,并使用多种抗生素,如泰能、去甲万古霉素,并出现真菌感染,合用抗真菌药物。体温于午后升高,约在3~4时升至38.2~38.5℃。

诊查:发热,午后为甚。乏力,气短,纳呆,伴恶寒,无汗,舌暗红,苔白厚腻,脉细数。

辨证:气虚血瘀,热毒内蕴。

治法:益气活血,解毒排脓。

处方:生黄芪30g　金银花30g　当归10g　生甘草5g　天花粉15g　蒲公英30g　赤芍15g　川芎6g　野菊花15g　皂刺15g　丹皮10g　三七粉3g(冲服)　青蒿15g　薄荷6g　2剂,水煎服。

2剂药后恶寒消失,微汗出,热度减,体温复常,苔薄白,上方减青蒿、薄荷,再服3剂,热度完全控制,随访10天未发。上方去薄荷、青蒿,再服两周后膈下脓肿吸收。

【按语】本例病人属中医"内痈"范畴,中医治疗疮疡肿毒根据其病程采取"消"、"托"、"补"三法,初期宜消,成脓后应托,脓溃后当补。该患者膈下已成脓,火毒耗伤气血,正如《素问·阴阳应象大论》所言:"壮火之气衰"、"壮火食气"、"壮火散气",且已行引流术,正气衰惫而余毒难清,致脓毒泄而不畅。此时治疗则以益气活血解毒排脓为治疗大法。方中生黄芪、银花为主药。黄芪生用补气而避免其温燥助火,《本草备要》赞其"生用固表,无汗能发,有汗能止,温分肉,肥腠理,泻阴火,解肌热",《景岳全书》认为生黄芪"阳中微阴,生者微凉",李杲称其"益元气而补三焦,除燥热、肌热之圣药"。生黄芪可以应用于疮疡初起、成脓及溃后三期:未成脓时使毒消散于无形,成脓期托毒外出,脓溃后令生肌长肉。银花性味甘寒,王孟英在《重庆堂随笔》中谈到其能"清络中风火湿热,解温疫秽恶浊邪",《温病条辨》中银花用于卫气营血四期,解毒清热且可透邪。以生黄芪、银花等量或黄芪倍银花同用,临床未见其助热益邪之弊,而使正气更旺,更有益于托毒外达。黄芪当归相伍,取当归补血汤之意。李杲称此方治疗"血虚发热,肌热面赤,烦渴欲饮,证似白虎,脉洪大而虚者",黄芪、当归相配补气生血,令阳生阴长气旺血生,血充气固,阴平阳秘,虚热自退。本病例复以公英、野菊花助银花清热解毒,赤芍、川芎、皂刺、三七粉协当归活血养血排脓,因其恶寒无汗,故以青蒿、薄荷透热外达。

(王玉光整理)

五、辛润理肺法治疗喉源性咳嗽一例

宋某,女,38岁。

初诊:2002年5月14日。

主诉及病史：咳嗽6个月。6月前因外感而咳，迁延不愈，干咳，咽喉痒剧，旋痒即咳，痒甚咳急，口、咽、鼻干，咽部遇凉风刺激及其他轻微刺激即吭、卡、咳、吐，频繁清嗓，自觉痰滞于胸骨后，喉中介介如梗状，咳嗽必待嗽数声或数十声，痒解方止。夜卧更甚，不能成眠，曾用多种抗生素及镇咳药物，无缓解。

诊查：查咽后壁多个滤泡，色红。舌红苔白，脉弦细。

辨证：肺燥阴虚。

治法：辛润理肺。

处方：炙麻黄 6g　杏仁 10g　炙杷叶 10g　旋覆花 10g　五味子 15g　当归 10g　白芍 15g　射干 10g　蝉衣 10g　桔梗 6g　细辛 3g　生甘草 3g

3剂水煎服。当日服后，夜即安眠，3剂咳嗽减半，再4剂痊愈。

【按语】此类顽咳为喉源性咳嗽，审证求因，此类咳嗽多与燥邪袭肺有关。燥邪致顽咳有两类表现：一为燥胜则干，即口干、咽干、鼻干。二则是咽喉的刺激症状。寒统燥湿，暑领风火，燥病属凉，谓之次寒，其病与感寒同类。燥邪生于秋，旺于冬，其性肃杀，收敛，故肺最畏燥，燥邪收敛闭郁肺气，肺不得宣发，则清窍不利，鼻塞、咽喉痒、旋痒必咳，咳则气机稍畅而痒解，气机痹阻甚者可致痉咳，喉头挛急，咳则面红目赤，涕泪俱出，音哑咽痛。肺气愤郁而津液不布，口干，鼻干，咽干。顽咳从燥论治必谨守病机，最忌苦寒与凉润，也忌苦温纯投，临床多见以大量抗生素静点或口服止嗽散、沙参麦冬汤、养阴清肺汤及杏苏散等，而咳常百无一解。因苦寒则不仅耗伤肺气，也令邪气深入不解；凉润则闭郁肺气，邪气留恋；苦温则耗气伤津液。《素问·脏气法时论》明示："肾苦燥，急食辛以润之，开腠理，通津液，通气也。"肺为五脏之华盖，唯辛味可开肺之愤郁，则燥之闭敛得解，津液得以布达，清窍得以通畅，通体得以滋润，外邪得以祛除，达到不止咳而咳得止的目的，故辛润理肺为治疗顽咳的对之法。辛润理肺以辛开为主，兼以润降。方中麻黄、旋覆花、细辛、桔梗辛苦温祛燥邪，宣畅肺气，杏仁、枇杷叶、冬花、旋覆花肃降肺气，白芍、五味子敛收肺气，开阖并举，润燥并济，温润不燥，符合肺之生理特性。若夜咳甚者，为阴血亏虚之征，常加用当归治咳逆上气，并易白芍为赤芍。

（王玉光整理）

六、益气活血、通络开痹治疗肺间质纤维化一例

惠某，女，58岁。

初诊：2001年12月6日。

主诉及病史：因"干咳、喘息反复发作四年，加重2月"就诊。患者4年前无明显诱因出现咳嗽无痰，喘息、胸闷、气短，动则加重，持续5月余，就诊于哈尔滨医科大学二院，经反复抗炎治疗无效。后多次就诊于协和医院、301医院等，做肺功能、高分辨CT等检查，诊断为特发性肺间质纤维化，口服泼尼松、可顿等治疗，症状改善不理想。就诊时症见：干咳少痰，喘憋气短，动则加重，爬一层楼梯则喘不得息，颜面虚浮，二便调，口唇紫暗。

诊查：双肺呼吸音粗，双肺底散在Velcro湿啰音，右侧为主。舌暗红有瘀斑，苔黄腻，脉沉细。

辨证：气虚血瘀，痰热蕴肺，肺络痹阻。

治法：益气活血，清肺化痰，活血通络。

处方：生黄芪 30g　银花 30g　当归 15g　生甘草 5g　郁金 10g　茜草 10g　紫菀 10g

旋覆花 10g　炙杷叶 10g　丹参 15g　冬花 10g　石韦 15g。

7 剂，水煎服。

二诊患者干咳明显减轻，仍气短喘息，口唇紫暗，舌暗红，苔薄黄少津，脉细弦。气阴两虚，加强滋阴益气作用，上方加沙参 15g、玄参 15g、枳壳 10g。7 剂。三诊患者偶有干咳，气短喘息减轻，已能步行上一楼，仍口唇紫暗，舌暗红，苔薄，脉细弦，血瘀症状突出，加强活血化瘀作用，上方加赤芍 15g。7 剂。四诊患者干咳偶作，气短喘息明显减轻，口唇紫暗，舌暗红，少苔，脉细弦。听诊双肺 Velcro 啰音明显减少，上方减石韦、枳壳，加阿胶珠 15g 以滋阴养血，15 剂。药后气喘已不明显，活动自如，听诊双肺未闻及湿啰音。坚持治疗半年余，病情平稳。半年后再次做 CT 显示肺纤维化程度较前有所减轻。

【按语】肺间质纤维化以运动性呼吸困难，动则气短、干咳、喘憋为主要临床表现特征，近年来逐渐受到西医重视而临床却又无很好治疗方法。中医古代文献中无此病的记载，近年来一些研究报道中称此病为“短气”、“咳嗽”、“肺痿”、“肺胀”、“喘证”等。周教授根据患者的临床症状以及病理改变，将此病名为“肺痹”，认为瘀血为痹阻于肺络的基本病理产物。肺络为脉络及络脉的总称，脉络相当于毛细血管，主血运；络脉相当于毛细支气管，主气行。肺主宣发肃降，为储痰之器、水之上源，瘀血常与痰湿共同形成痹阻于肺间质的毒邪。由于毒邪闭阻于肺，肺络不通，肺失宣降，故而出现呼吸困难、干咳、喘憋、气短，动则加重等症状。本病气虚瘀血阻络是关键。从辨治过程来看，本病以气阴两虚、瘀血为本，痰湿为标。血瘀于肺络，气血津液不能输布，进而出现气虚津亏症状。标实易去，本虚一时难解。故组方用药以益气活血通络为主法。黄芪、当归相配补气生血，令阳生阴长气旺血生，黄芪配银花有益气解毒通络开痹之功，茜草、丹参加强活血通络之效，旋覆花、郁金行气活血、化痰通络。炙杷叶、紫菀、冬花、石韦化痰止咳，少佐甘草则使药力威而不猛，疗效柔和持久。在本方中，生黄芪 30g，银花 30g 为常规用量。

（杨效华整理）

七、益气解毒祛风胜湿治疗神经性皮炎一例

杨某，男，63 岁。

初诊：1999 年 2 月 25 日。

主诉及病史：神经性皮炎伴湿疹病史 30 余年，发病 2 月余。平素仅两小腿外侧部有少许紫红斑，每年春天或饮酒后局部红肿、瘙痒，可自行消退。2 月前，由于工作劳累，加之吸烟饮酒过多，湿疹泛发全身。溃破流黄水奇痒难忍。曾经过多家中西医院治疗无效，泡洗温泉后病情反加重。心情烦躁，口干渴不欲饮，大便干燥。

诊查：双手、双下肢及颈项、背部、前额部皮肤红肿、瘙痒，搔抓后随即起红疹，溃破流黄水。舌暗红，苔黄腻，脉细数。

辨证：湿毒内盛，外溢肌肤。

治法：清热凉血，化湿解毒止痒。

处方：生黄芪 20g　银花 30g　当归 10g　生甘草 3g　银柴胡 10g　黄芩 10g　赤芍 15g　防风 10g　秦艽 10g　防己 15g　虎杖 20g　蜈蚣 1 条　紫草 10g　白茅根 30g　苦参 10g　土茯苓 15g

7 剂，水煎服，并用白鲜皮 30g，枯矾 10g，地肤子 15g 水煎外洗以除湿止痒。

二诊患者大便通畅，周身瘙痒略减，舌脉同前。湿热仍重，加强清热化湿止痒力量，加用龙胆草 10g，野菊花 10g，全蝎 5g，7 剂，水煎服。药后渗出减少，又服用 14 剂后全身瘙痒、渗出基本得到控制，后减苦参，土茯苓，以防苦寒伤胃，加鸡血藤 30g，泽兰泻各 15g 活血除湿止痒，再服用 2 月余，皮损基本恢复正常。

【按语】患者周身大面积红色斑疹，瘙痒，搔之溢水，即中医所称"浸淫疮"。患者有长期吸烟、饮酒史，体内痰热素盛，加之工作劳累而发病。发病时患者皮肤红肿，搔抓后随即起红疹，溃破流黄水，心情烦躁，口干渴不欲饮，大便干燥，舌暗红，苔黄腻，脉细数为湿热并重之象。虽为湿热毒邪实证，但因皮损病史很长，故取黄芪配银花既能清热解毒，又能生肌敛疮。当归、紫草、赤芍清热凉血。黄芩、柴胡、苦参、土茯苓清热利湿解毒。防风、秦艽、防己祛风止痒利湿。虎杖清热通便。蜈蚣、全蝎除湿止痒。本病例治疗过程中先期以清热祛湿通便为重，给邪以出路，后期则以清热凉血为重。本患者病史长，皮肤明显受损，伴有气血循环障碍，故用生黄芪、银花、当归、生甘草，但因湿热较重，故生黄芪量稍减，这样既可行气活血、生肌敛疮又不致助湿生热。通过本病例可以看出，只要黄芪、银花比例得当，即使在热性病中也可使用，同样可取得满意效果。

（杨效华整理）

【编者评注】周平安教授自北京中医学院毕业之后在临床第一线工作 40 年，对外感热病较有研究。能将现代医学理论融汇于中医辨证论治之中，做到辨病与辨证相结合，因此在治疗各型感冒及多种疑难病时多能循得病机，方证合拍，疗效显著。所选 7 则病案还能体现杂病专家宋孝志老先生"奇效三两三"的独特经验。

孟庆云医案

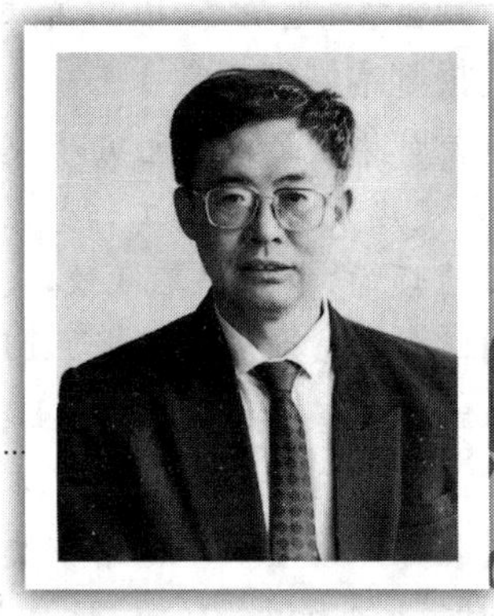

【生平传略】

孟庆云，1939年生于黑龙江省齐齐哈尔市。中医教授、研究员。1965年毕业于哈尔滨医科大学医疗系后从事临床工作。1970至1971年参加黑龙江中医学院西医离职学习中医班学习。1978年考入中国中医研究院研究生班学习，1980年毕业后获硕士学位。1971至1990年先后执教于黑龙江中医学院、北京针灸骨伤学院。曾讲授西医诊断学、中药学、中医各家学说、内经、数理统计学、中医科研方法等课程。1991至1999年调中国中医研究院基础理论研究所，任副所长、所长。现任《中国中医基础医学杂志》主编，《中国大百科全书·中医卷》副主编。著有《中医理论渊薮》、《周易文化与中医学》，主编《中西医结合基础理论研究方法与实验技术》、《中国中医药发展五十年》。发表论文260余篇。

一、全肺性肺炎为阳明蓄血证一例

尤某，男，29岁，小学教师，已婚。

初诊：1971年1月12日。

主诉及病史：2日前精神受刺激，复因劳累后受风寒而突然感觉畏寒、全身颤抖，牙齿震动，多加衣被而寒战不能减轻，持续3小时后发热，体温升至40℃，头痛剧烈，大汗不止，大渴欲饮，伴咳嗽，胸痛，手按胸部及谈话时胸痛加剧，由胸部向腹部放散。曾用过四环素及镇痛片欲求退热，均未见效而来院诊治，由门诊收住院。

诊查：患者仰卧床上，表情痛苦，但目光如炬，面色青紫，舌色紫红，脉大而数，脉率每分130次。胸部叩诊两侧肺均实变，语颤增强。肺区听诊，两侧肺呼吸音均减弱，闻及管状呼吸音。心区听诊肺动脉第二音增强。血常规检查白细胞计数16×10^9/L，嗜酸细胞消失，嗜中细胞达80%。X线检查：左右两肺浓厚均匀阴影，印象诊断为全肺性肺炎。X线回报后，组织会诊，并告患者家属，言此病情极为笃重，其文献记载死亡率为100%，并将记载此病预后绝对不佳的文献给家属阅看，患家坚持不转院在本院治疗。正会诊时，患者陪护人来告之，说此刻患者大便全系黑便，医生查看便盆，系柏油样便。遂给患者吸氧，特级护理，投西药青霉素、链霉素等。

辨证：阳明蓄血证。

治法：荡涤邪热，攻坚破瘀。

处方：抵挡汤加味：水蛭 10g　虻虫 10g　桃仁 10g　大黄 10g　石膏 30g　知母 10g　甘草 10g　2 剂，水煎服。

患者服 1 剂半以后病情仍未见轻，发生喘息、鼓肠，后转入昏迷，翌日因郁血性肺水肿而死亡。

【按语】国内一直未见全肺性肺炎的案例报道，仅在李健群译塔列耶夫《内科学》（人民卫生出版社 1954）中有简短的描述："两肺 5 个肺叶均有病变时，实际上必以死亡为结局。"近些年来大叶性肺炎，多不呈典型病变过程，全肺性肺炎也仍未见有所报道。本病初起时以大热、大汗、大渴、脉大为典型的阳明经证，入院 4 小时后以数脉、黑便，知已发生阳明蓄血证。此系因肺循环障碍，严重的毒血症和血管舒缩中枢麻痹，血液循环障碍，以致消化道出血。本病例以其黑便诊为蓄血证。其剧烈头痛、胸腹痛，系因高度乏氧及腹肌瘀血所致。危重之处在于，患者肺已失去呼吸功能，虽中西医诊断都极为明确，但在当时当地，尚无良好治法，病人在短期内死亡。因病例鲜见，亦未见用高压氧舱及人工心肺等救治措施救治成功的案例。本病是 1 例重症的阳明蓄血证，20 世纪 70 年代以后有报道，流行性出血热，流行性乙型脑炎合并弥散性血管内凝血者，呈太阳蓄血证或阳明蓄血证，用桃核承气汤或抵挡汤获效。也有作者指出，发生脑出血者用抵挡汤愈早愈好。至于其他疾病并发弥散性血管内凝血是否为蓄血证，是否可用上述 2 方治疗，是值得探讨而有待实践检验的。

二、分利提升治小儿腹泻一例

成某，男，2 岁。

初诊：1975 年 9 月。

主诉及病史：腹泻 2 天，每日 6、7 次，便稀混有黏液，无臭味。曾用复方新诺明和盐酸小檗碱治疗无效。

诊查：精神尚佳，有轻微脱水征。听诊心肺正常。舌淡无苔，脉细数。

辨证：脾虚泄泻。

治法：分利提升。

处方：以五苓散加减治疗：猪苓 6g　茯苓 5g　白术 5g　泽泻 5g　桔梗 3g　3 剂

嘱煎汤，每剂分 2 次服。3 剂而愈。

【按语】《伤寒论》曾用五苓散治水饮停蓄小便不利及霍乱。脾虚泄泻系因脾虚致小肠泌别清浊作用失司所致。用五苓散旨在利小便以实大便，在泌别清浊时，用提升肺气的舟楫之药助五苓散使排尿更畅，提壶揭盖而收功获效。笔者在未学中医之前也曾用双氢克尿噻治疗过小儿腹泻。控制论称利小便实大便之法为分流原理。但此分流止泻法在小儿灵敏，在成人则不效。

三、四逆汤治疗吸收不良综合征一例

赵某，女，38 岁，已婚。

初诊：1979 年 11 月 21 日。

主诉及病史：半月来每日腹泻2～3次，每逢吃面食腹泻加重，便如脂肪状，伴乏力、腹胀。患本病前一周曾因肠炎用过庆大霉素和新霉素。患本病后曾用过参苓白术散及温脾汤，先后各用2剂，均初剂有效，再用不效。曾做右木糖吸收试验等检查，确诊为吸收不良综合征。

诊查：面容消瘦，形寒肢冷，心肺正常，肝脾未触及，腹软，腹部未触及包块。舌苔薄白，脉沉细数。

辨证：少阴腹泻。

治法：温阳止泻。

处方：四逆汤：甘草15g　干姜10g　生附子10g　3剂

服3剂后，腹泻每日1次，脂肪状便已趋好转，又继服4剂而愈。

【按语】本病辨证主要依据腹泻、形寒肢冷、脉沉细数，诊为少阳腹泻。以附子温肾逐寒，干姜温运脾阳，甘草缓其走散之性，3药合用而奏效。

四、糖尿病高渗高血糖非酮症性昏迷一例

甘某，女，50岁，已婚。

初诊：1982年6月16日下午2时。

代诉病史：患糖尿病2年，突然发生昏迷2小时。近2年血压也高，在140/100mmHg左右，食量较多，伴多饮、多尿，经化验血糖、尿糖，诊为糖尿病、高血压病。曾用过胰岛素、D860及心得安治疗，但治疗不甚系统，常有间断。近日因家事繁忙，1周左右未曾用药，2日前觉头胀痛、头晕、乏力，自认为血压又高，曾服心得安2次，每次4片。因症状未见减轻，1日前又服6片。今日天热，午间大量出汗后突然昏迷。

诊查：体形略瘦，呼吸不紧迫，未闻及有酮味。血压100/60mmHg，眼球凹陷，瞳孔对光反射正常，呈轻度意识障碍，对压痛有反应，手指微颤抖，唇红口干，皮肤干燥起皱纹。舌尖红，舌苔黄，脉细数。化验检查：血糖600mg%，尿酮体(－)，尿糖定性＋＋＋，血尿素氮75mg%。诊为糖尿病高渗高血糖非酮症性昏迷。

治法：先补液以急救抗昏迷，后依病情辨治糖尿病。

急救：在3小时内静脉滴注0.45%氯化钠溶液1000ml，病人清醒，又继用生理盐水、林格氏液各500ml。同时口服白开水约1500ml。静脉点滴结束后，病人能坐起，昏迷已解除。遂依据病情治疗糖尿病。

辨证：热入营血。

治法：清解热邪，凉血滋阴。

处方：清营汤合沙参麦冬汤加减：生地20g　石斛10g　玄参10g　沙参10g　麦冬10g　石膏20g　丹皮10g　赤芍10g　甘草10g　4剂

二诊：4剂服完后，于6月20日再检查，患者精神好转，皮肤干燥等脱水征消除，但仍渴欲饮水，自觉心前区闷热有气上冲，有饥饿感但无食欲。化验血糖260mg%，尿糖定性＋＋＋，辨证为热入厥阴，遂投乌梅丸作汤剂服用。

处方：乌梅10g　细辛5g　干姜10g　黄连6g　黄柏10g　当归10g　制附子9g　川椒6g　桂枝10g　党参10g　六剂

三诊：连用6剂后，胸闷热及饥饿感大有好转，唯口渴、咽干、手脚凉。血糖220mg%，尿糖定量＋＋。分析患者手脚凉系阳不达四末，因而考虑口渴咽干也系阳虚不能化水所致，遂用温

阳化水之法以阳和汤治疗。

处方：熟地 20g　白芥子 9g　鹿角胶 12g　肉桂 5g　姜炭 3g　麻黄 3g　生甘草 9g

上方每日 1 剂，服 5 剂停 2 日，依次继用。约 10 周后，消渴肢凉症状消失，化验血糖定量为 120mg%，尿糖定量为(－)。治愈出院。

【按语】糖尿病发生高渗高血糖非酮性昏迷，从 20 世纪 70 年代末开始国内已有报道。发生昏迷，病情危急，应予补液以改变血浆高渗状态。本病例因病情略轻未用胰岛素也能获效。昏迷解除后患者呈热入营血病象，投以清营汤加减对证用药。古代医籍多以三消为阴虚，从本例看，用清营汤后呈乌梅丸证，继后为口渴、咽干、肢凉，系阳虚体征，因而考虑阳虚不能气化水湿也可致消渴，故投用阳和汤治疗获效。

五、肺源性心脏病并发肺性脑病一例

徐某，男，47 岁，已婚，矿工。

初诊：1982 年 11 月 21 日。

主诉及病史：长期咳嗽、咳痰、气喘已 7 年。去年冬天发生紫绀、水肿，经住院治疗后缓解，现又发作。近 2 周来自觉无力、软弱，白日嗜睡，夜间喘急，不能平卧，咳黄色痰。

诊查：面色晦暗，有浮肿，眼球突出，巩膜有血丝如蛙目状，杵状指，桶状胸，下肢有凹陷性浮肿。肺部叩诊呈鼓音，心浊音界不能叩出。肺部听诊有干湿啰音，心音低软，肺动脉瓣区第二心音增强，肝在肋下触及，有压痛。血液检查红细胞数 6×10^{12}/L，血浆二氧化碳结合力 70 容积%。X 线报告，肺透亮度增加，肺气肿。心电图检查：垂直心电位伴有顺时针向转位，电轴偏右，肺性 P 波，右心室肥大。舌苔黄，脉浮数，每分 100 次。西医诊断为肺源性心脏病并发肺性脑病。

辨证：肺胀喘咳。

治法：开肺降逆，清热利水。

处方：越婢加半夏汤：炙麻黄 10g　生石膏 50g　生姜 10g　大枣 10g　甘草 10g　半夏 12g　4 剂。吸氧，一级护理。

二诊：服 4 剂后，病人小便多，水肿渐消，喘息见轻，已能平卧，晚上已能入睡，精神转爽，二氧化碳结合力为 60 容积%，舌状如前，脉仍浮数。又投 3 剂后，下肢浮肿征已不明显，颈静脉怒张征阴性，肝未触及，脉细，脉率 80 次/分。但仍畏寒，咳嗽，咳白色泡沫痰。治以祛寒除饮，补益气血。

处方：用古今录验续命汤加细辛、五味子：

麻黄 6g　桂枝 10g　当归 10g　党参 10g　石膏 10g　川芎 10g　杏仁 10g　细辛 5g　五味子 10g　甘草 10g。嘱患者每服 3 日停药 1 日，连续用此方。

三诊：上方连续用 2 个月后，畏寒、咳嗽、面目浮肿等症状均消退，食欲大增，自感体力有所恢复。检查仅见肺气肿体征，遂出院转为门诊治疗。投用升麻鳖甲汤长期服用。

处方：升麻 10g　鳖甲 15g　当归 15g　炙甘草 10g　炒川椒 10g　雄黄 6g

连续服用 2 个月以后，病人面色红润，杵状指征消失，仅在稍重劳作后有气短。体力恢复，已能上班工作。X 线检查：肺纹理正常，肺透亮度正常。肺气肿已见愈。

【按语】本病系长期慢性支气管炎而致肺气肿，后转为肺源性心脏病并发肺性脑病。此类疾患，《黄帝内经》已有“肺胀”之名。《金匮要略》也有肺性脑病的症状描述：“咳而上气，此为肺胀，其人喘，目如脱状，脉浮大者，越婢加半夏汤主之。”“肺胀咳而上气，烦躁而喘，脉浮者，心下有水，小青龙加石膏汤主之。”这些表明，祖国医学对此病早有认识，并有治方。如此复杂的疾病，远非1方1剂可奏效。其辨证论治的要点是运用套路分步治之。

治本病的套路主要分3步。第一步用越婢加术汤以消肿利水为主，利水消肿则减轻心力衰竭和脑水肿、脑乏氧症状，肺源性心脏病也得到缓解。第二步用古今录验小续命汤加细辛、五味子治疗慢性支气管炎。清代陈修园在《医学三字经》中，摘引徐忠可《金匮辨注》，在“咳嗽”章“姜细味，一齐烹”的注文中指出：“《金匮要略》治痰饮咳嗽，不外小青龙汤加减，方中诸味皆可去取，唯细辛、干姜、五味子不肯去。”说明此3药是治慢性气管炎的要药。《金匮要略》之治阴阳毒之升麻鳖甲汤，在本病例中用于第三步治肺气肿之用。方以解毒行血见长，现知有些活血化瘀的药物有抗纤维化之功效，本例用升发活血的升麻解毒汤治肺气肿收到效果。因治后未做肺功能和其他检查，虽没做追访，因肺气肿之好转理应和季节无关，大体上还是可以肯定疗效的。仅此1例记之以供参考。

六、阵发性室上性心动过速为奔豚气一例

李某，女，40岁，已婚。

初诊：1983年6月21日晚8时。

主诉及病史：突然发生心悸、胸闷、呕吐2小时，伴汗出、乏力。患者1年来失眠，精神紧张，易于激动，怕热，闭经。经基础代谢率测定及血清T_3、T_4抑制试验，被诊为甲状腺功能亢进，曾用甲基硫氧嘧啶和他巴唑治疗已半年。近半年因工作繁忙未能坚持使用维持量治疗。1个月前突然发生一次心悸、胸闷、呕吐等症状，当时在发作中曾因急于小便，在小便后病情自然缓解。本次因劳累后和家人争吵又复发作。此次心悸，有一种如腹中有小鼠上窜之感，并伴有汗出、乏力而就医。

诊查：患者消瘦，甲状腺轻度肿大，良性突眼征，皮肤湿黏，心律快而规则，未闻及杂音，心尖区第一心音强度不变。舌红苔白，脉细数。心电图检查：心率187次/分，R－R间距规则，QRS综合波时间正常，V_1导联P波与T波重叠，P－R间期大于0.12秒，在Ⅰ、Ⅱ、Ⅲ导联S－T段均下降，T波倒置。诊为阵发性室上性心动过速。

辨证：虚寒型奔豚气。

治法：温阳散邪，固卫补中。

处方：桂枝加桂汤加茯苓、苦参：桂枝15g　白芍12g　甘草10g　茯苓10g　苦参10g　生姜10g　大枣5枚　急煎一剂

二诊：服药半小时后心悸、胸闷见轻，呕吐止，心率为100次/分。又投两剂桂枝汤以调和营卫。两剂服完后心悸再没发作。

【按语】奔豚之名最早见于《灵枢·邪气脏腑病形》：“肾脉急甚为骨癫疾，微急为沉厥奔豚”，认为是肾脉所主之疾患。《难经·五十六难》也曰：“肾之积，名曰奔豚。”而系统地论述本病乃见于《金匮要略·奔豚气病脉证并治第八》。对本病的属性问题，因在古代的认识条件下，仅能据病人的感受描述病象，其具体征记载也极为简略，更谈不上使用仪器或化验检查，加之本病又是发作性疾患，发作期过后患者不再就医，以致奔豚气究竟属现代医学何种疾患，学者们众说纷纭，大体有两种推测：一是认为系因胃肠疾患引起心脏病急性发作；二是认为本病乃是癔病球。本例患者自述感觉如小老鼠上窜，大致与奔豚之意相合。又从本病有神经受刺激的

诱因，病呈发作性，以及用桂枝加桂汤治疗获效，以方测证，可以认为奔豚气应包括阵发性心律不齐一类。至于奔豚气是否都有病从少腹窜至咽喉，可不必拘泥。《内经》言从惊恐得之，又属肾脉之病，这也与发作性心律不齐病情相合。本例处方中加用茯苓，系从肾考虑，病人曾云前次发作因排出小便而缓解，因而用之；加用苦参，主要根据现代药理实验苦参有减慢心率作用。至于是否可以仅用桂枝加桂汤就能奏效而不用苦参、茯苓？按《金匮要略》的论述应该是可以的。因本病是发作性疾患，是否不用药就能缓解？对于阵发性室上性心动过速而言，发作时必须予以积极治疗。

七、枇杷止咳露治疗痤疮一例

李某，女，22岁，未婚，教师。

初诊：1989年7月16日。

主诉：面部痤疮已3个月，微痒，伴纳呆、鼻咽干燥，时有便秘。

诊查：颜面有散在红色斑丘疹，舌质红，苔微黄，脉细数。

辨证：肺风积热。

治法：疏风清肺。

处方：用成药枇杷止咳露，每次25ml，日服3次。嘱患者忌食辛辣甘肥饮食。

患者遵医嘱连服1周，便通、食欲大增，痤疮霍然消尽。

【按语】痤疮是青春期常见的面部皮肤病，现代医学认为其病因与体内雄性激素分泌量增多有关，增多的雄性激素可刺激皮脂腺使之肥大，皮脂分泌增多，瘀积于毛囊内形成脂栓，影响皮脂腺分泌物的排出，而形成粉刺。在缺氧的环境下，毛囊内的痤疮棒状杆菌和化脓细菌等大量增生繁殖，产生脂酶，分解皮脂中的甘油脂，产生游离脂肪酸，刺激毛囊引起炎症，产生丘疹、皮肤瘙痒，甚则有脓疱、结痂和脓肿。中医称此病为“肺风粉刺”，系因肺热上冲熏蒸于面所致。中医治疗本病的理论和实践非常丰富，大体有五：一是从肺论治。肺主皮毛，治以宣肺清热，常用《医宗金鉴》枇杷清肺饮或《本事方》枇杷叶饮加减。二是泻大肠治疗。肺与大肠相表里，以泻大肠清肺热，可用《伤寒论》小承气汤，或单用生大黄每日6g服用亦可。三是从血分论治，痤疮属血分郁热，可用凉血四物汤加减（生地、当归、川芎、赤芍），凉血活血，四物汤具有调节内分泌的功能，以四物汤为基础，加减论治本病也堪称契合。四是从心论治。《黄帝内经》“病机十九条”言：“诸痛痒疮皆属于心”，中医理论又云：“心主血脉，其华在面”。可用《金匮要略》之泻心汤（黄芩、黄连、大黄）泻心清肺，引血下行以治。五是综合措施，如用汗下通利四者兼具的防风通圣丸（《宣明论方》）治疗。本病例病情较轻，为服药方便，用止咳成药枇杷止咳露治疗，原方虽系为止咳而设，但因其有清泻肺热之功，病机与本病相合，用之获效。正是所谓方无专用，对证则灵。

【编者评注】孟庆云教授西医院校毕业后六年而离职学习中医，深感中医理论博大精深，于是进一步考入中国中医研究院研究生班深造，获硕士学位，遂致中西皆精。临床诊病、中西结合，审证唯详，辨证唯审，方药合拍而疗效的确。本集所收医案数则皆其颇有心得之例。按语直抒胸臆，质朴自然，实事求是，堪为典范。

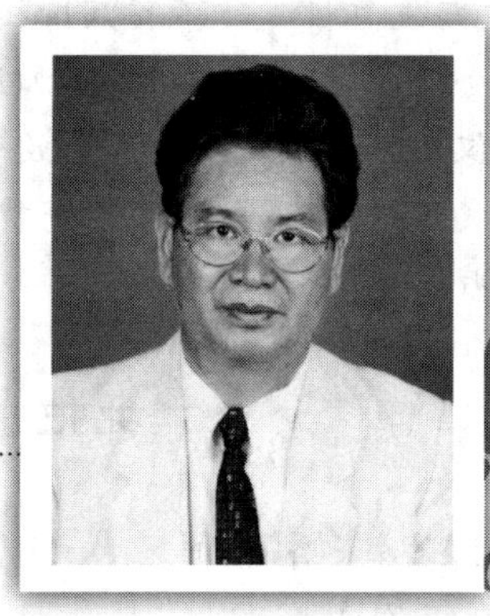

孟宪坤医案

【生平传略】

孟宪坤，1938年生，汉族。中医针灸科教授，主任医师。河南偃师人。1965年毕业于北京中医药大学中医系。毕业后留校在北京中医药大学东直门医院任职，从事针灸医、教、研工作。1993年晋升为正高双职称。历任针灸科主任、教研室主任、研究生导师。

曾受卫生部派遣在北京第二外国语学院研修英语，尔后赴坦桑尼亚医疗队近3年。公派赴日本顺天堂大学研修神经科。参与创办国际针灸班并执教40余期。编译教材《中国针灸学概要》英文版，1975年首次向世界发行。参加国家“攀登计划”中经络研究，为其中一课题负责人。多次参加国际针灸学术会议，曾被世界卫生组织（WHO）聘为日本青森学术会议临床研究顾问。协助创办北京中医药大学德国魁茨汀中医院。为首任专家组长。教学和医疗均受到德方好评。公派在埃及国际部医院工作，被埃及国际部授予荣誉证书。亦曾赴意大利、西班牙、荷兰进行学术交流、讲学和临床医疗。

师承著名针灸大师杨甲三，英译《杨甲三取穴经验》，长期协助杨教授完成硕士、博士研究生培养工作。教学与临床实践中，博览群书、沉思力索、崇尚先贤、针药并用。关注国际对针灸的科学研究。主张汇通经络与神经学说，把宏观体针系统与微观针刺系统结合运用，推广皮肤良导络学说。探测良导点，进行诊断与治疗，疗效突出。长于治疗神经内科及骨关节疾病。著有《针灸临床指南》等7部著作，论文10余篇。

一、活血化瘀，通腑退热治验内出血一例

赵某，男童，12岁。

初诊：1982年10月12日。

主诉及病史：男童与其兄打架，头、腹部撞、踢伤。伤后意识不清，醒后头、腹部剧痛。三日后发烧，约10日后面部发麻，左眼视物不清，左半身活动不利。当地医治3个月，疗效欠佳，赴

京诊治，刻下症：患童高烧39℃，头剧痛，甚则撞墙，眩晕，呕吐，不寐，时有谵语，便秘溲赤。

诊查：患童烦躁，不合作。左眼视物0.5指数。左外耳道溢脓，额部青脉显露。腹部拒按，肾区叩痛，舌苔黄厚，舌质红，脉滑数。大便潜血阳性，尿中红细胞满视野。

辨证：经脉损伤，血不循经，瘀而成脓，热入心包，上扰神明。

治法：急拟活血化瘀，通腑排脓。

处方：酒军10g　牡丹皮15g　薏米仁30g　败酱草20g　桃仁10g　红花10g　赤芍15g　生地20g　玄明粉10g　生甘草10g　4剂

针灸：急则治其标，以退热为主。

取穴：大椎　曲池　合谷　足三里　兰尾穴　太冲　足临泣　强刺激，以泻法为主　留针20分钟。

二诊：1982年10月16日。其母代述：针药三日后，便出大量脓血，烦躁稍减，高热渐退。仍视物不清、头痛、午后烦躁。宗前法增减。

处方：酒军10g　牡丹皮15g　薏米仁30g　桃仁10g　生地15g　败酱草20g　玄明粉10g　延胡索10g　滑石粉10g　三七粉6g　白茅根15g　生甘草10g　4剂

针灸：以安神止疼为主。

取穴：脑三神　曲池　合谷　足三里　上下巨墟　足临泣　太冲

三诊：1982年10月20日。高烧已退，入夜能寐，仍视物不清，耳道溢脓，左半身不便。证属肝胆余热未尽，前方加柴胡6g、生麦芽15g、茵陈15g，4剂。另服明目地黄丸，4盒，每服30粒，每日2次。中药前后其服20余剂。高烧已退，入夜安睡，头痛消失，左半身活动大有好转，唯视力仍欠佳。嘱服明目地黄丸、石斛夜光丸、杞菊地黄丸善后，近2个月治疗后痊愈返回原籍。

【按语】本例因头、腹部外伤，致血离经。唐容川云："离经之血即为瘀血"，血瘀化热，热腐成脓，热入心包，上扰神明。桃红四物汤活血化瘀，大黄牡丹皮汤、大小承气汤通腑化脓。再加清肝利胆、滋肾明目药善后，加之选穴恰当，予以配合，如此重症，竟近2个月已获奇效而愈。另后记：2000年其母专程来京感谢救命之恩，言其子为隧道工程指挥，身体健壮未留任何后遗症。

[注解]脑三神（四神聪、神庭、本神）有镇静安神功效。

二、循经取穴结合八纲辨证治疗面瘫一例

安某，女，26岁，已婚。

初诊：2003年8月7日。

主诉及病史：左颜面㖞斜2年。患者因旅游劳累，开窗睡觉而得口眼歪斜。多方求治无效，慕名而来诊治。刻下症：左颜面㖞斜，神志欠佳，面色㿠白，身体虚弱，腰膝酸软，自汗乏力，急躁易怒，经少色暗。

诊查：左侧闭眼不能，额纹消失，鼻唇沟变浅，鼓腮漏气，乳突下红肿疼痛。舌苔薄白，舌质微红、胖大。脉沉细无力。

辨证：素因体虚，风寒闭阻，郁而化热。

治法：拟用辛凉平剂，通经活络，佐益气养阴。

处方：荆芥6g　防风6g　银花10g　连翘10g　牛蒡子10g　淡豆豉10g　竹叶10g

青蒿 10g　丝瓜络 10g　怀山药 30g　玉竹 20g　延胡索 10g　生麦芽 20g　益元散 10g　僵蚕 10g　蜈蚣 2 条　鸡内金 10g　4 剂

针灸：病损与阳明、少阳经有关，故以此二经穴为主。

取穴：头维　地仓　颊车　阳白　风池　合谷　足三里　阳陵泉　内庭　足临泣

针法：多针浅刺，手法轻柔，留针 20 分钟，面部闪罐。

二诊：2003 年 8 月 12 日。针灸、服药后，乳突下、耳后疼痛消失。仍感腰酸乏力、汗多口渴。前方去荆芥、防风，加浮小麦 30g、赤白芍各 15g、生熟地各 15g、灵芝 18g、细辛 3g，4 剂。针灸、拔罐同前。

三诊：2003 年 8 月 16 日。经前次针药治疗，腰酸乏力减轻，左鼻唇沟显露，鼓腮有力，仍感口渴，急躁易怒，左额纹、闭眼稍有感觉，但运动无力。天气炎热，汗多伤阴，口渴，再拟滋阴益气、通经活络。佐以疏肝利胆之品予以施治。

处方：怀山药 30g　玉竹 20g　天麦冬各 10g　赤白芍各 15g　太子参 10g　生白术 10g　鸡内金 12g　生麦芽 20g　山萸肉 12g　茵陈蒿 10g　灵芝 18g　桑寄生 20g　僵蚕 10g　蜈蚣 2 条　生甘草 10g　7 剂

四诊：2003 年 8 月 20 日。今日复诊针灸，药未尽剂，自感病情大有好转，额纹再现，闭眼有力，脾气谦和。

【按语】患者初得此病，投医不当，治法欠妥，破费数万之多。笔者认为，单纯性面瘫，并非重症。辨证准确，取穴精良，是治病的关键。本例初选辛凉平剂银翘散化裁，是因患者乳突下红肿、压痛，舌红。有淫邪（病毒感染）侵袭迹象，所谓辛凉平剂，即无苦寒太过，又无温燥之弊，对化解伏气，清除淫邪，恰到好处。该剂组方微妙，温凉药共存。若淫邪化热可多用辛凉，症偏虚寒可用温补。本案初诊时患者乳突下红肿、疼痛。故选用银花、连翘、牛蒡子、延胡索清热止痛，轻佐以荆防温通。患者体弱，选用山药、玉竹益气养阴，烦躁易怒，选生麦芽、青蒿清肝利胆；益元散通调水道；僵蚕、丝瓜络清化轻浮可祛风通络。蜈蚣有拔脓消肿之功，两药合用，效如桴鼓。后期选用益气养血、养阴通络药收功。

三、循经取穴治疗鞭打综合征（whiplash）一例

杨某，女，56 岁，已婚。

初诊：2003 年 8 月 13 日。

主诉及病史：外伤后，头痛、眩晕近 10 年。患者 1994 年乘车在北京二环路因车追尾，急刹车，头顶部撞击车盖。次日头痛加重，眩晕、呕吐、腹泻。急住某医院，诊为脑震荡。经输液、牵引等治疗，症状缓解出院。10 年来时常发作，反复住院或门诊治疗，疗效欠佳转中医、针灸治疗。刻下症：失眠、眩晕、呕吐视物双影，病发后不能平卧，仅能闭目静坐，不能移位，移位则呕吐加重，颈部活动受限，不能前俯后仰，后仰眩晕更甚。

诊查：CT 示：颈 4～5 间隙硬膜囊受压。彩超示：右侧椎动脉狭窄。颈项部肌肉僵直，胸锁乳突肌后缘、肩胛骨下缘压痛，肩峰双侧压痛。舌苔薄白，舌质暗，脉沉细无力。臂丛牵拉试验（＋），椎间孔压迫试验（－）。

辨证：外伤击脑，元神失荣，经脉闭阻。

治法：活血化瘀，补肾生髓，通经活络。

取穴：脑三神　百会　内关　太冲　扶突　列缺　内庭　大椎　天宗　后溪　申脉　外

关　风池　阳陵泉　临泣　毫针平补平泻，留针20分，坐位针刺。项背部闪罐。

针罐后，当时患者感到平静，眩晕呕吐减轻。

二诊：2003年8月21日。患者眩晕、呕吐未发作。再宗前法施治。

三诊：2003年8月27日。经针刺、拔罐治后，眩晕、呕吐消失。颈项活动松解，前俯后仰好转，睡眠平稳。经过一个疗程治疗。患者虽近退休，仍能坚持工作。

【按语】脑三神、百会能镇静安神、平肝潜阳。头身之前：为手足阳明经、手太阴经所过，近取扶突，远取列缺、内庭。扶突、内庭为同名经之穴，使手足阳明经气通达；列缺为四大总穴之一，通任脉，"颈项寻列缺"。头身之后：为督脉、手足太阳经所主，近取大椎、天宗，远取后溪、申脉、金门。大椎、天宗、金门调节局部经气，后溪通督脉与申脉相配为八脉交会脉之一。合于目内眦、颈项、肩耳。使之经脉通达。经筋柔润。头身之侧：为手足少阳经所布，近取外关、风池，远取阳陵泉、足临泣，四穴使经气上通下达，使疼痛消失。

四、酸甘化阴法治疗失眠、手颤一例

陶某，男，21岁，未婚。

初诊：2003年7月30日。

主诉及病史：患者2个月来，失眠、手颤。该青年在餐厅工作，工作紧张，常感乏力，入夜难眠，烦躁心慌，自汗眩晕，记忆力差，小便、遗精后阴茎疼痛，近月来手颤，难以适应工作。

诊查：血压138/90mmHg。舌苔微黄，舌质瘦小，舌尖红。脉细数。

辨证：禀赋虚弱，汗出过多，伤及阴液，肾不藏精，髓海空虚。

治法：酸甘化阴，养心安神，滋肾生髓，佐以清热。

处方：酸枣仁20g　柏子仁20g　山萸肉12g　生龙牡各20g　茯苓神各10g　赤白芍各15g　生熟地各15g　怀山药30g　淡豆豉10g　滑石粉10g　生甘草10g　栀子10g　7剂　水煎服。

取穴：脑三神　百会　关元　列缺　照海　合谷　复溜　膏肓

平补平泻，留针20分钟。

二诊：2003年8月6日。针灸、服药后，入夜能眠，情绪安定，仍易汗出、手颤。针刺方法同前。前方加浮小麦30g、麦冬10g、玉竹20g，7剂，水煎服。

三诊：2003年8月23日。前诊之后，汗出减少，眩晕心慌症状消失，能胜任工作，唯手颤尚存。小便后痛减，未遗精。宗前法针刺。前方去栀子、豆豉。加天麻10g、钩藤10g、赭石先下15g，7剂，水煎服。

该患者中药已服20余剂，诸症大减，嘱继续用针刺、汤药治疗。

【按语】正值仲夏，劳力太过，汗多伤阴，心火浮动，失精无度。初诊以心烦不寐多汗为主，故拟柏子仁、生龙牡、茯神养心安神；以枣仁、熟地、山药、山萸肉、麦冬、浮小麦酸甘化阴，滋肾敛汗。仲景云："汗后虚烦不得眠，栀子豉汤主之。"故选此汤清心火，抑相火。以益之散清理水道。方药对症，故失眠汗出，心慌眩晕、尿、遗精后茎痛很快得到控制。后期选用天麻、钩藤、赭石镇肝熄风。加上取脑三神、百会镇静安神；列缺、照海滋阴清热；关元、膏肓俞补肾锁阳。针药并用相得益彰，经过月余治疗，使失眠、手颤予以治愈。

五、益气养血、温补肾阳法治疗脑梗死一例

赵某，男，63岁，已婚。

初诊：1991年6月13日。

主诉及病史：右侧半身不遂3个月。素有低血压病史10年。3个月前，因劳累过度而发病，某医院诊为多发性脑梗死。刻下症：右半身不遂不能行走，平车推入诊室。时有头晕、言语謇涩，面色无华。右腿抽动，入夜加重。大便溏泻，每日行5～10次，小便失禁。纳食尚可。

诊查：血压100/60mmHg，舌苔薄灰，舌质紫暗，脉微细。

辨证：血脉空虚，肾阳虚衰。

治法：益气养血，温补肾阳。

处方：黄芪20g　制附子10g　山萸肉12g　党参10g　炒白术10g　鸡内金12g　阿胶烊化冲10g　炒白芍15g　淮山药30g　三七粉6g　菟丝子10g　五味子10g　覆盆子10g　怀牛膝15g　炙甘草10g

针灸：置神灯于神阙、气海、关元、膏肓俞穴区。20分钟。灸足三里、上下巨墟各10壮。再针百会、肾俞、命门，用温补手法，留针20分钟。隔日一次。经神灯照射，针与灸治疗。当时即感舒适，二便急迫感减轻。

二诊：1991年6月17日。服上药4剂，未感不适，自觉四肢发热，大便次数减少，头晕消失。仍感语謇，右下肢抽动，小便控制仍差。宗前法施治，前方加天麻10g、郁金10g，7剂。另加肉蔻四神丸，早晚各服6g。针灸方法同前。

三诊：1991年6月21日。经前次针药治后，精神转佳，面色红润，大便得以控制，小便次数减少，下肢抽动好转。又经近2个月治疗，搀扶可行走，言语较以前清晰。改服金匮肾气丸、麦味地黄丸等药善后。半年后见此患者，扶杖自行，能与人语言交流，生活可以自理。

【按语】笔者经多年临床体会，低血压患者，常因血脉空虚，髓海失荣，致缺血性脑瘫。中医治疗多选用补阳还五、桂附地黄汤化裁。处方时，要灵活运用，且忌按图索骥。本例病人未用补阳还五原方，是因桃仁、当归有滑肠作用。八味中未选茯苓、泽泻是因此二药有利尿作用。本方选参芪、阿胶益气养血，选白术、白芍、鸡内金、五味子止泻。又从五子衍宗丸中选三味以助附子温补肾阳。如果患者出现头胀口干渴，或牙龈疼痛，可适量选用生地、玄参或知母等药以缓解益气壮阳药的燥热作用。怀牛膝引药下行，可达趾端，协助治疗抽动。

百会为诸阳之会，有升提作用，可治脱肛、内脏下重之功效。神阙、膏肓俞、气海关元诸穴为生命之气所系之地，烤电、针灸均有温补肾阳作用。足三里、上下巨墟为胃、大小肠下合穴、灸后有益气养血作用。本案针药并用，两者相辅相成，因此取得了满意效果。

【编者评注】中医经典，首推《黄帝内经》，针灸方药，同出一源。《黄帝内经》云："审其阴阳，以别柔刚，阳病治阴，阴病治阳，定其血气，各守其乡，血实宜决之，气虚宜掣引之"者，针药皆可为之。孟宪坤教授早年毕业于北京中医学院医疗系，六年足业，学兼中西。毫无疑问，针灸方药皆能得心应手。而临床上所遇病征有宜针者，有宜药者，有针药并施相得益彰者。上述案例，除一例因病人呕逆而拒服中药外，皆是针药并施取得良好疗效者。仲景治"太阳病，初服桂枝汤，反烦不解者，先刺风池、风府，却与桂枝汤则愈"是所以垂范后世者。孟君其有鉴于斯乎？

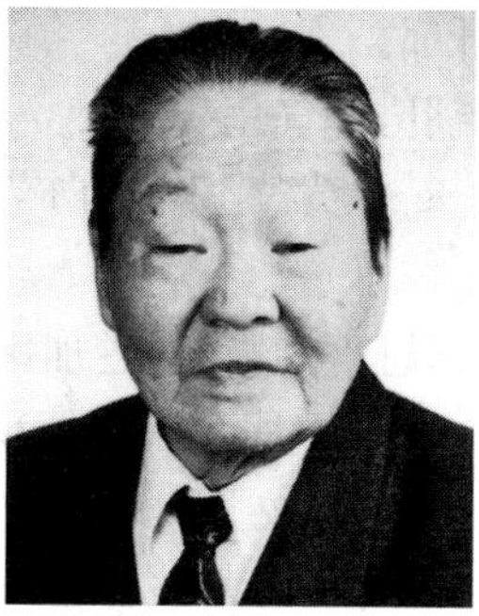

赵永昌医案

【生平传略】

赵永昌(1920年生),满族,北京人,中国中医研究院广安门医院主任医师、资深研究员。曾任中国中医研究院专家咨询委员会委员,中国中医研究院学位评定委员会委员。世代行医,幼秉庭训,始读本草,后从师京华外科名医段馥亭门下,尽得真传。自1958年底调入中国中医研究院广安门医院工作至今。现从事中医外科50年,其主要学术思想以《黄帝内经》阴阳藏象学说为根本,主张从阴阳消长、平衡的基本理论出发,着眼于自然大环境,人体小系统与特定的局部之间的辩证统一关系及其态势,创立补消一法,使治疗阴证痈疽有了完整的理论框架、施治原则及具体方略。珍视祖国医学亦借鉴现代医学检查数据,兼收并蓄;认为疮疡外治之法是中医的特长,施治之理本同内治,力倡内外兼施之法,若独施外治之法则悖矣。对各种疮疡、皮肤疑难杂病的治疗有奇效。以擅治阴证痈疽而著称。在国家一、二级医刊上发表多篇学术论文,与他人合作治疗脓肿型、破溃型瘰疬(淋巴结核)获卫生部乙级成果奖,参加段馥亭老师的《中医外科证治治验》一书的整理,任《中医外科学》的编委,并参加编写。多年来主持、参与院内外皮肤、疮疡、肿瘤、医史文献(疮疡专业)等专业学科的研究生答辩。1990年被国家中医药管理局确认为国家级中医药专家,系全国500名老中医药专家之一,享受国务院颁发的"政府特殊津贴"。

一、养血疏肝、理气化痰治乳癖一例

杨某,女,36岁。

初诊:1991年12月21日。

主诉及病史:左乳房疼痛1年。1991年元月中,闻其姐患乳腺癌后即感心绪烦闷,1个月后自感左侧乳房疼痛,未经治疗。于10月初发现乳头溢黄色液体及少量奶液后到医院诊治,曾服乳块消而未效。

诊查:双乳外观正常,左侧乳房外可触及散在蚕豆大小肿块,触后疼痛明显,轻压乳房后,自乳头溢出黄绿色液体，继后有淡白色奶液，伴以心烦急躁，腰酸乏力，腹胀满。脉细，舌质暗，苔薄白。

诊断：乳癖。

辨证：血虚肝郁。

治法：养血疏肝，理气化痰。

处方：柴胡 10g　黄芩 15g　白芍 10g　皂刺 10g　香附 10g　当归 10g　生石决明 30g　生蒲黄 10g

服药 7 剂后即感疼痛减轻，遂加用丹参、生牡蛎继服，心烦急躁亦解，触之肿块消失，后加淫羊藿继服至 1992 年元月，诸恙全无。

【按语】本例因病程较长，精血暗伤，以致血虚致瘀，故用常法治疗非但肿结不消反而续伤肝血，加剧病症。此时治疗应施养肝血，疏肝郁、平肝热之法，方可使肝气条达，气血通畅，促其病愈。故用当归、白芍养血，柴胡、香附、姜黄疏肝，生石决明、黄芩清肝热，皂刺、蒲黄化瘀滞，服后疼痛日减，加用丹参求其活血不伤正，生牡蛎咸软散结，终使癖结化消。因病者适值"五七"气血始衰，故加用淫羊藿，求旺精生血之效以巩固之。赵老对于乳房肿块的治疗，首用调畅气机之法，但理气兼以化瘀、清热、补肾、养血，所以取效就更为确当。本例气机不畅在前，血虚瘀滞在后，治疗重在改善血行，理气养血化瘀并用，使血行通畅则气行无阻，故而肿块可内消。

二、补肾舒肝、消肿散结治男子乳肿一例

尹某，男，61 岁。

初诊：1991 年 10 月 22 日。

主诉及病史：右乳晕疼痛 1 天。

诊查：明显可见右乳晕较左侧隆起，触之有约 3.5cm×3cm 肿物，质较硬，触之痛剧，活动，皮色如常。脉细苔净，舌质暗。患者于 1990 年 8 月左睾丸淋巴癌已手术摘除，1991 年 5 月曾一度肝功异常，现已恢复。

诊断：中医：乳核；西医：男子乳肿。

辨证：气滞血瘀。

治法：疏肝理气，活血化瘀。

处方：柴胡 12g　黄芩 15g　青皮 10g　郁金 12g　皂刺 10g　野菊 15g　苏木 10g　穿山甲 10g

外院 10 月 29 日 X 光片诊断：右乳晕下肿块考虑良性肿块可能性大。上方服 7 剂后肿块变软，后加用生石决明继服肿块缩至 2.5cm×2.5cm，继服加熟地、狗脊，连服 14 剂肿块继续缩小，至 1991 年 12 月 17 日肿块消失，1992 年元月 7 日复查：右乳头触压轻度疼痛，余均正常。

【按语】在古代文献中，尤以清《疡科心得集》对此病病因病机论述详细。前贤认为："肝虚血燥，肾虚精怯，故结肿痛"。临床多见中年以上男子。《黄帝内经》云："丈夫八岁，肾气实……六八阳气衰竭于上……七八肝气衰，筋骨不能动，八八天癸竭，精少，肾脏衰……"可以看出：六八之期，阳气始衰，肝肾显属不足，赵老指出：此时若不知调摄养生，继伤七情，则极易罹至本病。高锦庭云：男子乳头属肝，乳房属肾，治疗乳核，调治肝肾二脏多宗此说。赵老认为，滋阴补肾，活血平肝热是治疗本病的大法，考之临床，因本病多为七情所伤，心烦郁闷，所以

他强调治疗时应佐以理气、疏肝之法。如本案用柴胡、青皮、郁金解郁，苏木、皂刺、山甲活血直达病所，黄芩、野菊清其郁热。初服小效，后加用生石决明平肝热而益肝阴，熟地、狗脊济养先天，前后治疗2月余，使核肿消失而病愈。

三、化痰解毒治瘰疬一例

吕某，男，1.5岁。

初诊：1978年5月9日。

代诉及病史：右颌下肿20天。1年前患儿种牛痘，开始无明显不适，大约在20多天前，突然发现右颌下肿，近日逐渐增大、无发热，二便调。

诊查：右颌下可触及约3cm×3cm×2cm的肿核，活动，皮色如常。

诊断：中医瘰疬；西医淋巴结核。

辨证：毒滞经络，聚痰成瘰。

治法：化痰解毒。

处方：夏枯草膏250g，日服2次，每次10g，水冲服(注：原方为市进制，今改，以下同)。

二诊：5月19日，药后右颌下核肿明显缩小，上药继服，药后右颌下肿核已不著，停诊。

【按语】本例因种牛痘后，痘毒邪气太盛，小儿脏腑娇嫩，气血未充，痘毒未得尽化，而聚结不散，留滞经络后循经上犯，搏结于颌下，遂成瘰疬，因小儿正气未衰而邪气实，正邪相搏，治疗宜泻其毒邪，求祛邪外出而病愈。盖夏枯草一味，辛苦、微寒，辛可散结，苦能泻热，是治疗瘰疬的主药，有散结消疬之效，赵老每喜用之。他指出：不论溃与未溃均可选用。若取夏枯草清热散结之用，可酌大贝、元参，多施之邪气实，正气未虚之候；若病久，瘰疬破溃，形成鼠瘘，则须选加太子参、麦冬益气养阴之品，以扶正气，托毒外出。如《本草疏经》所言，本品为疗瘰疬鼠瘘之要药。本例独服夏枯草膏，以清经络邪毒，使热清痰化，服后即显渐愈之机。赵老认为，小儿染疫疬毒邪，因其脏气清灵，若药证合拍即有桴鼓之效，论治之法不同于成年人，他强调钱乙所言，小儿“脏腑柔弱，易虚易实”。辨证施治要及时准确，否则患儿疾病变化迅速，若出现虚实并见，错综复杂的证候，治疗多感棘手。本病若旷久失治，其疬溃破，形成漏管且有低热，盗汗等正气虚损证候则成顽症，实难治愈。

四、清热散结治瘰疬一例

孙某，男，1岁。

初诊：1973年10月19日。

代诉及病史：右颌下肿2周。2周前患急性淋巴结炎，发热伴以右颌下漫肿，经用四环素、红霉素及中药治疗，现热退但肿未消至今。

诊查：右颌下肿核约3.5cm，活动，皮色如常，触之疼痛，患儿哭闹，脉弦细，苔净。

诊断：中医：瘰疬；西医：慢性淋巴结炎。

辨证：余热灼津、结核阻络。

治法：清热散结。

处方：夏枯草膏250g。日服2次，每次6g。

二诊：10月29日，肿核明显缩小，仅余1cm，触后无疼痛，小儿已不哭闹，上药继服。11月

9日再诊时肿核完全消散，病愈。

【按语】本例为慢性淋巴结炎，慢性淋巴结炎系现代医学病名，症状同祖国医学的瘰疬病的初起，瘰疬病症多指现代医学的淋巴结核、慢性淋巴结炎，若不询问病史极易与其混同。对此治疗，就其病因系风寒外袭，久蓄不解化火，因小儿脾常不足，则痰浊内生，与循经上犯火毒搏结遂成核肿，若失之治疗，核肿则因热盛酿脓破溃。视其发病的过程，可知清解火毒是治疗本病的关键。本例虽经中西药合治，但滞经络火毒未得以彻底清泄，以致结肿成核，因此疏清经络余热，即可望消肿散结。领下乃少阳脉经络循行之地。夏枯草独入厥阴，善于清散肝之经络热邪，是治疗瘰疬的要药，赵老认为，瘰疬与臖肿病因有异，但其病机相同，故可以试投以治该病。服后，该患儿肿核即日渐消散。就本例分析，他指出，瘰疬似可包括现代医学的慢性淋巴结炎。该病病机与瘰疬相同，其症状又多与瘰疬的初起有相同之处，同属瘰疬之实证较为贴切。

五、补肾固本、化痰消肿治流痰一例

罗某，女，25岁。

初诊：1989年8月26日。

主诉及病史：右肋部一肿物3个月。患者于今年4月因患有胸壁结核在某县医院手术治疗，术中将左第四肋骨切除，术后1个月，又发现右肋部疼痛、肿胀，近2个月来逐渐加剧。

诊查：在右肋第5、6、7肋间有一肿物8cm×6cm，肤色如常，质软，按之疼痛明显，脉沉细，舌质淡红，苔白。

诊断：中医：肋疽；西医：肋骨结核。

辨证：痰湿凝滞。

治法：滋阴补肾，强筋健骨，化痰消肿。

处方：方用新骨痨丸、六味地黄丸，每次各1丸，日服2次。

二诊：9月23日。肿胀较前减轻，右侧压痛不著。

三诊：10月24日。纳食增加，体力较前好转。至1990年3月3日五诊，右肋部肿物消至4cm×3cm，诸症均减，5月5日六诊，肿物已消散，6月16日七诊，近日无不适，现已妊娠。停诊观察，1年后随访，肿物未复发。患者于1991年4月顺产一女孩。

【按语】赵老治疗肋疽、骨痨。古代文献称之为流痰，是指痰邪著骨或肌肉的化脓性疾患。对于流痰的病机，赵老认为：本病之初，阴盛阳衰，痰浊内停，因寒痰凝集，久滞著骨痰浊蚀骨，全身多呈阴虚之候。他强调对于流痰的治疗用补消法，本案治疗所用“新骨痨丸”，就是其研用的方药之一。本方功可补肾强腰，化痰消肿。本案就诊之前，曾用手术治疗，行病灶清除术，手术后继服抗痨西药，但手术后仅月余，疾病即复发。赵老认为行病灶清除术，可使病症缓解，但人体正气并没有得到恢复，所以寒痰再聚。他强调对于流痰的治疗，应以提高人体的正气为主，增强其机体的抗病能力。在本案治疗中，未用抗痨西药，加服六味地黄丸，是为了增强滋阴补肾，扶正固本之力，故能前后六诊使寒肿消散，患者康复如常人，顺利受孕而有嗣。

六、清热解毒、活血通络治副乳痛一例

阴某，女，28岁。

初诊：1992年6月23日。

主诉及病史：左腋窝处疼痛10余天。两周前，左腋窝处因挤压后感疼痛，呈针刺样，触之加剧。1周前开始发热，T 37.5℃，服抗生素治疗至今。

诊查：左腋窝副乳，肤色淡红，触有硬结似黄豆粒大小。仍发热T37.3℃，伴以乏力，纳尚可，二便调，脉浮数，舌质正苔薄白。

辨证：血瘀阻络，壅结化热。

治法：清热解毒、活血通络。

处方：双花、地丁、忍冬藤各20g　公英、瓜蒌各15g　橘叶12g　皂刺、青陈皮各10g　木香6g　服药7剂。

治疗过程：复诊左腋窝疼痛见减，发热已除，上药继服7剂，再诊左腋窝处淋巴结已消。诸症减，仍感疼痛，上方去陈皮，加柴胡10g，继服7剂后，左副乳肤色如常，轻度疼痛，上方加丹参12g，继服7剂后疼痛已减。去双花、皂刺加至12g，继服7剂巩固。

【按语】副乳形如乳房，靠近腋下，赵老认为副乳本于肾，盛于冲任二脉，与肾、冲任脉关系密切。一般不易发生疾患。在古代文献中很少有系统记载。对此治疗尚无法遵循。赵老指出：若发生疾病，可以借鉴对乳房疾病的治疗方法。赵老治疗乳痈常施清热解毒法与舒肝理气法。用五味消毒饮合橘叶瓜蒌散二方化裁而用。赵老视五味消毒饮为君，橘叶瓜蒌散为臣使，少佐理气、通络之品。他指出：若治疗及时，均能使毒消热散，病在短期内治愈。乳痈重者多合并腋下臖核，即淋巴结炎、副乳因部位靠位腋下，往往发病之初即见臖核肿大。他强调乳房属胃，治疗应行气通滞，调畅气机为主，副乳根于肾，旺于冲任二脉，所以治疗应活血通络，与乳痈的治疗同中有异。

（以上均赵建一整理）

【编者评注】赵永昌主任医师深得《黄帝内经》阴阳学说之理。盖生之本本于阴阳，从阴阳则生，逆之则死；其于生理，阴平阳秘，精神乃治；其于病理，阴胜则阳病，阳胜则阴病；其于诊断，察色辨脉，先别阴阳；其于治疗，谨察阴阳所在而调之，以平为期。以张景岳之所以说"医道虽繁，可一言以蔽之者曰阴阳而已"。赵永昌先生可谓深谙此理者。

赵进喜医案

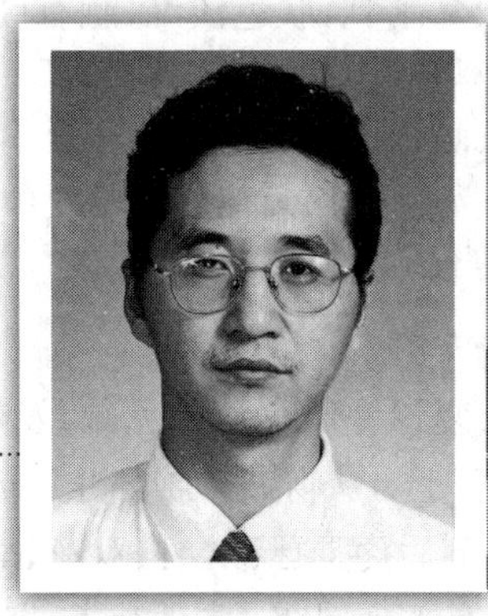

【生平传略】

赵进喜，号医灯，1965 年生，汉族。医学博士、教授、主任医师、博士研究生导师。河北省肥乡人。出身于耕读世家，幼承家训，酷爱读书。曾就读于河北医科大学中医系，得到张贵印等前辈指点，苦读 5 年，获学士学位。毕业后到河北省邯郸市中心医院从事临床工作，并随当地名医杜庆云、韩志和等临证。后考入天津中医学院第一附属医院攻读硕士学位，师从天津名医黄文政教授，从事中医内科肾脏病的临床和科研工作，其间遍访津门名宿，受益良多。后又考入北京中医药大学攻读博士学位，师从著名中医内科学家王永炎院士，著名肾病糖尿病专家吕仁和教授和著名肾脏病理专家魏民教授，从事中医药治疗糖尿病肾病的临床和科研工作。现为国家“十五”攻关糖尿病肾病项目负责人、国家中医药管理局中医内科内分泌重点学科带头人，北京中医药大学附属医院内分泌科主任医师，北京中医药大学第一临床医学院中医内科博士研究生导师。兼任中华中医药学会糖尿病分会副主任委员、秘书长等职。为 2001 年度霍英东教育基金优秀青年教师奖获得者。崇仲景而师古今百家之学，认为三阴三阳可以钤百病，重视体质，强调辨方证、选效药。临床长于治疗糖尿病及其多种并发症、肾病、内科杂病和妇女更年期综合征、盆腔病以及小儿多动症、抽动-秽语综合征、遗尿症等疑难杂症。在科研方面，曾参与国家“九五”攻关课题、国家科技部新药基金课题、国家教委博士点学科课题等项目的研究工作。现作为负责人承担着国家中医药管理局课题《芪归升降散治疗慢性肾功能不全作用及其机制研究》项目和国家“十五”攻关重大项目之一《糖尿病肾病肾功能不全防治优化方案研究》。科研成果《疏利少阳标本同治治疗慢性肾炎的研究》获天津市科技进步三等奖。《止消通脉饮治疗糖尿病微血管病变的临床与实验研究》获北京中医药大学科技进步二等奖、北京市科技进步二等奖。《止消通脉宁治疗糖尿病肾病的研究》获北京中医药大学科技进步一等奖和国家教育部科技进步二等奖。曾发表论文、译文40余篇，著有《古方妙用》、《糖尿病防治与调养》、《肾炎病防治与调养》、《疼痛性疾病现代中医治疗学》、《糖尿病及其并发症中西医诊治学》等书。其中，《疼痛性疾病现代中医治疗学》获北京中医药大学科技出版二等奖，《糖尿病及其并发症中西医诊治学》获中华中医药学会科技著作一等奖。

一、滋肾阴清胃热治法治疗2型糖尿病一例

李某，男，61岁。

初诊：1997年9月16日。

主诉及病史：口渴多饮伴腰酸疲乏无力3年。患者既往体健，食欲好，工作能力强，身居要职，3年前体检发现糖尿病，长期服用"消渴丸"（每粒含优降糖0.25mg），血糖仍不能良好控制。刻下：口渴喜饮，食欲旺盛，腰膝酸软无力，周身疲乏，大便偏干。

诊查：面色潮红，舌质暗红，苔薄黄略腻，脉象细滑，化验空腹血糖199mg/dl，餐后血糖232mg/dl，糖化血红蛋白8.3%。

辨证：阳明胃热，伤阴耗气。

治法：清泄胃热，滋阴补肾。

处方：天花粉25g　葛根25g　知母15g　黄连10g　生地25g　玄参25g　山药15g　丹参15g　鬼箭羽15g　荔枝核15g　仙鹤草30g　30剂

二诊：1997年10月18日。服药30剂，口渴减轻，自述体力好转，大便每日1次，效不更方，再投30剂。

三诊：1997年11月16日。口渴、腰酸症状消失，舌质不红，黄腻苔退，脉象细，化验空腹血糖119mg/dl，餐后血糖182mg/dl，糖化血红蛋白7.3%。守方治疗。30剂。

四诊：1997年12月16日。服药30剂，病情平稳，化验空腹血糖109mg/dl，餐后血糖162mg/dl，糖化血红蛋白6.3%。继续守方治疗。30剂。

五诊：1998年1月16日。服药30剂，精神状态良好，体力如常，化验空腹血糖106mg/dl，餐后血糖152mg/dl，糖化血红蛋白6.1%。仍取原方之意，改服中药成药治疗。嘱其坚持饮食控制、适当运动，保持心理平衡。3年后随访，病情仍持续稳定，空腹血糖、餐后血糖、糖化血红蛋白化验均在正常范围。

【按语】糖尿病特别是2型糖尿病是临床常见多发病，其发生与体质因素和饮食失节、情志失调、劳倦过度等因素有关，胰岛素抵抗是其重要的发病基础。临床观察发现：阳明体质（胃热）者最多，少阴体质（肾虚）、厥阴体质（肝旺）、少阳体质（肝郁）者也不少，另外还有太阴体质（脾虚）者。该患者就是阳明体质，长期高热量饮食，烦劳过度，导致糖尿病，即中医"消渴病"，所谓"二阳结为之消"。胃肠结热伤阴，日久可伤及肾阴，热为邪热，为壮火，更可耗气，故气阴两虚证多见。久病阴损及阳，阴阳俱虚，久病入络，导致络脉血瘀，则成为多种并发症的病理基础。所以，其治疗应重视清泄胃热，仅强调阴虚为本，一味滋阴补肾解决不了根本问题。另外，活血化瘀治法近年受到重视，对防治糖尿病并发症确实具有重要意义。因此，本例处方选用了天花粉、葛根、知母、黄连清胃泄热、生津止渴；生地、玄参、山药滋阴固肾；丹参、鬼箭羽、荔枝核

理气血、化瘀结；更加仙鹤草，民间谓之“脱力草”，有益气增力之功，而不助邪热。故投方有效，守方3月余，取得了良好疗效。随访3年，病情稳定。考虑中药通过多靶点作用，减轻了2型糖尿病胰岛素抵抗。足见中医药治疗糖尿病确实具有独特优势。

二、三阳并治治疗三阳合病肺部感染一例

苏某，男，60岁。

初诊：1993年12月27日。

主诉及病史：咳嗽伴发热9日不退，体温波动在38.5～39.5℃，发热伴有恶寒，午后尤甚。患者神志恍惚，咳喘有痰难以咳出，心胸满闷，默默不欲饮食，心烦，恶心欲吐，并见口苦、咽干、目眩，小便黄，大便4日未行。西医诊断为“双肺感染”，收住急诊科重症监护病房。“三代头孢抗生素”静点无效。遂请中医会诊。

诊查：舌暗红，苔薄黄而腻，脉弦细而滑数。

辨证：伤寒三阳合病，少阳郁热不解，累及太阳、阳明系统功能。

治法：清解少阳郁热、清宣肺气、清泄邪热。

处方：北柴胡12g　银柴胡12g　黄芩9g　清半夏12g　沙参12g　炙麻黄9g　杏仁9g　生石膏25g(先煎)　银花25g　连翘15g　薄荷6g(后下)　桔梗6g　甘草6g　3剂

二诊：1994年1月1日。服药1剂，体温即降至38℃以下，食纳改善，3剂药尽，体温降至正常，诸症好转，大便通畅，唯仍诉咳嗽、痰黏。改投清肺化痰止嗽之剂。

处方：炙麻黄9g　杏仁9g　生石膏25g(先煎)　桑叶9g　菊花9g　蝉衣9g　僵蚕9g　连翘9g　前胡12g　炙杷叶6g　桔梗6g　甘草6g　5剂，另用鲜竹沥水60ml兑服。

调治1周后，痊愈出院。

【按语】《难经》说：伤寒有五：有伤寒、有中风、有湿温、有热病、有温病。指出广义的伤寒是外感病之总称，而《伤寒论》撰用“《素问》、《九卷》、《八十一难》”，其伤寒也当是泛指一切外感病，当然包括现代医学的肺部感染之类。临床上绝不可拘泥于西医所谓“感染性疾病”、“传染病”，而弃三阴三阳辨证方法于不顾。本例即肺部感染患者，应用抗生素治疗无效，或为细菌病毒混合感染，表现为发热伴有恶寒，咳喘有痰，心胸满闷，默默不欲饮食，心烦，恶心欲吐，口苦、咽干、目眩，小便黄，大便不畅，太阳、阳明、少阳系统病变的症状同时存在，但细分析其病机，仍是以少阳郁热为主，郁热充斥表里，太阳、阳明系统功能俱受其累。故治疗当以清解少阳郁热为主，三阳并治，小柴胡汤和麻杏石甘汤、银翘散三方合和，效如桴鼓。二诊，患者热退而咳喘仍在，余热未尽，故处方用麻杏石甘汤加味，重在清肺热、宣降肺气、化痰止嗽。方中桑叶、菊花合用，蝉衣、僵蚕合用，前胡、炙杷叶合用，融合了桑菊饮、升降散方义，有肝肺同治、肺胃同治之意，桔梗、甘草合用，即桔梗甘草汤，可利咽喉，有助于排痰。而连翘清热解毒可散结，鲜竹沥尤善于化黏痰，故随方加入，终使病归痊愈，则足见中医药之神奇！或为菌毒合治之意。

三、清解郁热、透达膜原治法治疗乙脑高热一例

魏某，女，9岁。

初诊：1990年7月28日。

主诉及病史：高热3日不退，体温波动在39.1～40.5℃，发热24小时就发生神昏惊厥危

证。患者神昏不识人，肢体时时抽搐，口噤不开，伴有喘促，躁扰不宁。颅脑CT示："急性脑萎缩"。西医诊断为"乙型脑炎"。支持治疗配合中药"醒脑静注射液"静点无效。急告病危，并急请中医会诊。

诊查：口唇紫暗，开其口，见舌红而苔白厚如积粉，脉数而有弦紧之象。

辨证：暑温夹湿，邪伏膜原，湿蒙清窍，热极动风。

治法：透达膜原，清热散邪，祛湿化浊。

处方：北柴胡12g　银柴胡12g　黄芩9g　知母12g　白芍12g　草果9g　厚朴9g　槟榔9g　青蒿9g　生石膏25g　银花藤各15g　丝瓜络12g　甘草6g　3剂

二诊：1990年8月1日。服药1剂，体温降至38℃以下，3剂药尽，体温降至正常，神志清而惊厥止。继投以清养之剂。并配合西药"脑活素"静脉点滴。

调治月余，渐趋康复。无论智力、视力、听力，还是肢体运动，均未留下任何后遗症。

【按语】现代医学的乙型脑炎大概相当于中医的"暑温"。常表现为高热、烦渴、头痛如劈等阳明气分实热证，甚至可表现为神昏、惊厥、发斑等气营两燔、气血两燔、热盛风动危重证候。白虎汤证、清瘟败毒阴证最为多见。清热治法最为常用。或重点清气分之热，或气营两清、气血两清，有时还要配合醒神开窍、熄风镇惊的安宫牛黄丸、紫雪散、至宝丹等。本例患者高热3日不退，病情进展就出现了神昏惊厥危证，实属险症、急症。因中医会诊之时，患者神昏，问诊难以实施，见舌红而苔白厚如积粉，是吴又可《温疫论》感受疫疠之气、邪伏膜原达原饮证的典型舌象，病邪性质为暑温夹湿，脉数而弦紧之象，是热极动风之候。故而据此选用达原饮加味，清解湿热疫毒、透达膜原之邪。张仲景所谓"但见一证便是，不必悉具"是也。处方借鉴了《通俗伤寒论》柴胡达原饮之方义，北柴胡、银柴胡合用，独取其透邪退热之功，与黄芩相合，成8∶3之比例，有小柴胡汤之意趣；更有黄芩配青蒿，为蒿芩清胆汤之架构；知母合生石膏，为白虎汤之主旨。至于银花气味辛凉，为清热解毒之要药，而银藤、丝瓜络，有学者指出对外感热病久热不退者效佳，故随方加入。全方在辨方证的基础上，融古今医家效药于一炉，切中病机，故应手取效。

四、益气化瘀、泄浊和胃、利湿解毒治法治疗糖尿病肾病肾功能不全一例

李某，女，62岁。

初诊：1996年11月18日。

主诉及病史：口渴疲乏10年，加重伴恶心呕吐1年。患者发现糖尿病10年，发现糖尿病肾病肾功能不全1年，既往还有皮肤黑色素瘤病史。刻下：恶心呕吐、心悸胸闷、气短不足以息，伴周身瘙痒、双下肢浮肿，小便不利。目前已应用胰岛素，日用量59U，血糖仍控制不满意，生活不能自理。遂求中医诊治。

诊查：面色残黄，肌肤甲错，遍身抓痕，爪甲色淡，舌质淡暗，苔腻，脉象沉细，化验血肌酐3.9mg/dl，尿素氮52mg/dl，血红蛋白72g/L。

辨证：肾元虚衰，浊毒内停，胃气失和，气血受损，宗气虚陷，血瘀水停。

治法：先拟补气升陷、泄浊和胃，兼以活血利水、化湿止痒。

处方：生黄芪18g　知母12g　升麻5g　柴胡5g　陈皮9g　清半夏9g　丹参15g　炒葶苈子15g　土茯苓30g　石韦30g　地肤子24g　苦参9g　送服保肾散（大黄粉等）

15g　30剂

二诊：1996年12月18日。服药15剂，气短心悸减轻，大便每日3次，30剂药尽，心悸、气短、瘙痒等症状明显好转，仍述恶心，时有呕吐，调方当归补血汤合二陈汤加味。

处方：生黄芪18g　当归12g　川芎12g　白术12g　茯苓15g　陈皮9g　清半夏12g　丹参15g　炒葶苈子15g　土茯苓30g　石韦30g　地肤子24g　苦参9g　送服保肾散（大黄粉等）1g　30剂

三诊：1997年1月19日。服药后恶心明显减轻，精神状态良好，生活已能自理。复查血肌酐1.7mg/dl，尿素氮28mg/dl，血红蛋白100g/L。效不更方。30剂。

四诊：1997年2月18日。服药30剂，血红蛋白升至112g/L。停中药汤剂，继续服用保肾散（大黄粉等），每日12g，分3次温水冲服。坚持服用2年，病情稳定。每日用胰岛素32U，血糖控制良好。其后，停用中药。停药3年后随访，病情持续稳定。

【按语】糖尿病肾病是糖尿病最典型的微血管并发症，是消渴病日久，失治误治，内热伤阴耗气，气阴两虚，或阴损及阳，阴阳俱虚，久病入络，气血痰湿热诸邪互相胶结，形成"微型癥瘕"，使肾体受损，肾用失司所致。藏精不能，故出现蛋白尿；主水不能，可见水肿；日久损及肾元，肾主一身之气化功能失职，则浊毒内停。浊毒不仅可损伤气血，更可再伤肾元，阻滞气机升降出入，胃气失和，则可见恶心呕吐、大小便不通，终可致关格危候。所以早期治疗当在益气养阴、滋阴助阳的基础上，行气、活血、化痰、清热，重视化瘀散结治法；晚期则应时时以保肾元，护胃气为念，应重视泄浊解毒治法。该病例即为糖尿病肾病肾功能不全患者，症见恶心呕吐、伴周身瘙痒、双下肢浮肿，小便不利，是肾元虚衰，浊毒内停，胃气失和，气血受损。其心悸、胸闷、气短症状突出，气短不足以息，动则喘甚，是宗气虚陷，即张锡纯所谓"胸中大气下陷"。《黄帝内经》云："乳之下，其动应衣，宗气泄也。"又说："宗气积于胸中，出于喉咙，以贯心脉而行呼吸焉"。以宗气虚陷，不能贯通心脉而维持呼吸，故见心悸、胸闷、气短等症。治用升陷汤加味，加陈皮、清半夏和胃、丹参活血、炒葶苈子泻肺利水、土茯苓、石韦利湿解毒、大黄等泄浊解毒，地肤子、苦参祛湿止痒，缓缓取效。后因浊毒内停、胃气失和，恶心呕吐症状突出，调方当归补血汤合二陈汤加味，基本思路未变。最后停中药汤剂，改散剂长期服用，巩固疗效。仍为泄浊解毒、保护肾元之意。

五、疏肝解郁、滋阴补肾、凉血活血治疗糖尿病视网膜病变、周围神经病变一例

李某，女，41岁。

初诊：1996年12月6日。

主诉及病史：口渴、口苦12年，加重伴便秘、视物模糊、肢体麻木、皮肤瘙痒1年余。患者发现糖尿病12年，长期服用西药降糖药，近期已注射胰岛素，日用量60U，血糖控制欠满意。西医诊断为糖尿病视网膜病变、周围神经病变、自主神经病变。治疗无显效。求中医诊治。

诊查：刻下：口渴欲饮，口苦咽干，头晕目眩，双目视物不清，心悸胸闷，心烦失眠，伴周身瘙痒，肢体麻木，夜间疼痛，四末冷凉，大便数日1行。患者已不能正常工作，痛苦欲死，悲观异常。肌肤甲错，爪甲枯萎，舌质暗红，苔腻略黄，脉象细而弦。

辨证：少阳郁热，肝肾阴虚，络脉血瘀。

治法：清解少阳郁热，滋补肝肾，兼以活血通络、凉血止痒。

处方：柴胡 9g　黄芩 6g　沙参 15g　生地 25g　玄参 25g　赤白芍各 15g　丹参 15g　葛根 25g　草决明 15g　茺蔚子 12g　地肤子 24g　苦参 9g　枳壳 9g　大黄粉 3g(冲服)　三七粉 5g(冲服)　30 剂

二诊：1997 年 1 月 8 日。服药 5 剂，大便通畅，30 剂药尽，口苦、眼花、肢体麻痛、瘙痒等症状明显好转，睡眠情况好转，精神状态良好。效不更方，再 30 剂。

三诊：1997 年 2 月 6 日。诸症均减，精神状态良好，独立创办复印部，能正常上班。继续守方。30 剂。

四诊：1997 年 3 月 8 日。服药 30 剂，胰岛素注射日用量 46U，血糖化验正常。基本无症状，精神体力均佳，视力改善。坚持服用两年，病情持续稳定。多次化验血糖，控制良好。

【按语】糖尿病血管神经并发症，病情复杂，治疗困难。乃是消渴病日久，失治误治，内热伤阴耗气，或阴损及阳，久病入络所致。观察发现：糖尿病患者，所以会出现不同并发症，与病人体质类型有密切关系。一般说，少阳体质(肝郁)、厥阴体质(肝旺)者，最易发生糖尿病眼病和自主神经病变。本例患者就是属于少阳之体，少阳郁热不解，可致肝肾阴虚，肝开窍于目，阴虚目窍失养，郁热上熏目络，眼底出血，则可致视物模糊；肝主筋，肝肾阴虚，筋脉失于濡养，久病入络，肢体络脉血瘀，故可见肢体麻木疼痛。气血不能布达于四末，故见肢体冷凉。这种肢体冷凉，是因瘀致寒，与因寒致瘀的病机完全不同。所以，治疗清解少阳郁热为主，滋补肝肾，兼以活血通络、凉血止痒，不用温药而肢体转温。处方是四逆散、小柴胡汤化裁，药用草决明、茺蔚子，有凉肝、养肝明目之功。大黄粉、三七粉，可凉血活血止血，有助于糖尿病视网膜病变眼底出血吸收。应该指出的是：中医有“目病多郁”之说，治疗眼病应适当应用柴胡、羌活、防风、薄荷等风药，以开郁，并使诸药上行于头目。另外，中药治疗，守方十分重要。本病例正因为坚持服药 2 年多，所以才取得了稳定疗效。

六、益气活血、通阳补肾、化瘀解毒法治疗糖尿病足一例

蒋某，女，72 岁。

初诊：1997 年 3 月 26 日。

主诉及病史：发现糖尿病 10 余年，足坏疽 3 个月。患者曾长期服用西药降糖药，发生足坏疽后，开始注射胰岛素，血糖控制尚可。西医诊断为糖尿病足，内科治疗 2 个月，花费两万余元无显效。遂求中医诊治。

诊查：刻下：左足坏疽，五趾俱受其累，局部黑烂，骨露于外，流水，味臭，皮肤溃烂已至足背，伴有肢体麻木，夜间疼痛甚，影响睡眠，大便数日一行。痛苦异常。肌肤甲错，双手爪甲枯萎，舌质暗红，苔腻略黄，脉象沉细而滑。

辨证：气阴两虚，络脉血瘀，热毒壅滞。

治法：益气活血通络，清热散结解毒。

处方：生黄芪 30g　桃仁 12g　红花 9g　赤白芍各 25g　川、怀牛膝各 15g　木瓜 15g　玄参 25g　丹参 15g　鬼箭羽 15g　仙灵脾 10g　桂枝 6g　银花 25g　黄连 6g　生当归 30g　生甘草 9g　活络散(水蛭、地龙等)15g(冲服)　30 剂

配合中药散剂(珍珠粉、五倍子粉等)外用。

二诊：1997 年 4 月 26 日。服药 30 剂，肢体疼痛减轻，足背创面已缩小。大便日行 1 次，原方加公英 15g，30 剂。

三诊:1997年5月26日。肢体疼痛明显减轻,能正常睡眠,足背创面基本愈合,精神状态良好。继续守方。30剂。

四诊:1997年6月28日。服药30剂,足坏疽基本控制,精神体力均佳,五趾中中趾自然脱落,其他四趾完全愈合。随访3年,病情持续稳定。足坏疽未再复发。

【按语】糖尿病足坏疽,包括干性坏疽、湿性坏疽、混合性坏疽,可继发于糖尿病血管病变、神经病变,或血管神经混合病变,致残率很高。是消渴病日久,失治误治,内热伤阴耗气,或阴损及阳,久病入络,络脉瘀结,加以热毒或湿热邪毒壅结所致。其未发生坏疽者,可治以益气活血通络、益气养阴活血通络、滋阴助阳活血通络,应注意搜风通络加用虫类药物、舒筋活络藤类药物和温通中药;已发生坏疽者,当重视解毒治法,或清热解毒,或利湿解毒,处理好清热解毒药物与温通药物的关系,处理好扶正治本与祛邪治标的关系,处理好内治与外治的关系。本病例即糖尿病足坏疽患者,乃气阴两虚基础上,络脉血瘀,热毒壅结所致。所以,治疗应在益气养阴基础上,活血通络、凉血解毒。处方以补阳还五汤、四妙勇安汤加味。药用芍药、甘草、木瓜、川怀牛膝,可解痉止痛、舒筋活络,更加地龙、水蛭等虫类药,有搜风通络之用。玄参、当归、银花、甘草、公英等较大剂量应用,可凉血活血、清热解毒,兼有通便之用。至于用桂枝、仙灵脾之类,所谓"血得热则行"、"活血不远温"也。更配合中药外治,解毒、敛疮、生肌,亦是此病尤当着力之处。诸药相合,标本并治,动静结合,温凉同用,内治外治相合,故取得了较好疗效。治疗4个月,总花费不足四千元,就使患者免于截肢致残之苦。

七、益气养阴、活血解毒、疏利少阳治法治疗IgA肾病血尿一例

尹某,女,13岁。

初诊:1993年8月12日。

主诉及病史:间断肉眼血尿、持续性镜下血尿2年余。患者曾经上海、南京多家大型医院诊治,西医诊断为IgA肾病,中西医治疗无效。

诊查:刻下:镜下血尿,每于感冒后加重,咽干咽痛,疲乏易感,咽略红,舌质略红,苔薄黄,脉象细数,化验血肌酐、尿素氮正常,尿检高倍镜下红细胞10~15个。

辨证:气阴两虚,热毒瘀滞,郁热灼伤肾络。

治法:益气养阴、活血解毒、疏利少阳。

处方:生黄芪12g　沙参9g　麦冬9g　地骨皮12g　石莲子12g　柴胡9g　黄芩6g　云苓9g　车前子9g(包煎)　丹参15g　坤草12g　女贞子12g　旱莲草15g　银花15g　连翘12g　土大黄5g　白花蛇舌草12g　30剂

二诊:1993年9月18日。服药后咽痛、疲乏减轻,守原方,120剂。

三诊:1994年1月19日。服药后精神状态良好,平素很少感冒。复查血肌酐、尿素氮正常,尿检高倍镜下红细胞1~3个。遂停中药汤剂,改汤为散,装0号胶囊,每日12g,分3次温水冲服。坚持服用年余,尿检持续阴性。停药5年后随访,病情未反复。

【按语】IgA肾病血尿相当于中医肾风病的尿血证。急性期的辨证治疗,可参考温病学的卫气营血辨证方法。稳定期则应以脏腑气血阴阳辨证结合病因辨证为主。一般说来,肾风病均有肾虚的一面,甚至可表现为肾阳失用、水气不化,但盲目补肾,尤其是温阳补肾,常可助热留邪。因此,我们临床强调益气养阴、活血解毒、疏利少阳治法,因为元阴、元阳虽藏于少阴肾,但阳气的启动在少阳,少阴肾主温化水液、蒸腾气化,少阳主启运阳气、疏利气机,所以疏利少

阳可起到清解郁热，疏调气机，有利于恢复肾阳蒸腾气化之用。此即《黄帝内经》所谓“少阳属肾，肾上连肺，故将两脏”之一意。另外，肾风病位在肾，但有关于肺，肺肾阴虚、肺气不固、热毒郁肺而表现出咽喉炎、扁桃体炎，常是招致外邪的内在不良因素。因此，治肾应重视治肺。本例患者即为气阴两虚，热毒留恋之证，故表现为反复感冒。郁热不解，灼伤肾络，故见尿血。所以治以当在益气养阴基础上，清热解毒，并予疏利之剂。更因肾风病常为热毒或湿热留于血分，多瘀，治疗又当随方加入活血化瘀药物，所谓“治风先治血，血行风自灭”也。方用《太平惠民和剂局方》清心莲子饮加味就体现了以上治疗思路，故缓缓取效。难能可贵的是患者能坚持治疗两年余，可谓配合良好。《黄帝内经》云：“病为本，工为标，标本不得，邪气不服”，俚语说：“医生治病不治命，”都是在强调患者一方在疾病康复的重要。

八、清热解毒、凉血活血治法治疗老年急性肾炎一例

李某，男，65岁。

初诊：1996年10月12日。

主诉及病史：颜面及肢体浮肿1周余。患者两周前患上呼吸道感染，发热，咳嗽，周身不舒，经服抗菌消炎药，发热退，1周前出现颜面及肢体浮肿，化验尿蛋白2＋，潜血3＋，高倍镜下红细胞15～30个，抗链“O”滴度增高，血沉加快。既往有股骨头坏死病史。

诊查：颜面及肢体浮肿，咽痛，咳嗽，头身不适，腰酸，周身乏力，小便黄赤，大便尚调。咽略红，可见乳蛾红肿，舌质暗红，苔薄黄，脉象滑数。血压160/95mmHg。

辨证：风热外犯，内陷于肾，热伤肾络，肺失宣降，肾失气化。

治法：清热解毒，滋肾凉血，活血化瘀，宣肺利水。

处方：银花15g　连翘12g　丹参15g　坤草12g　桑叶9g　菊花9g　薄荷6g(后下)　钩藤15g　芦根15g　石韦25g　桑白皮30g　白茅根30g　玄参12g　侧柏叶12g　7剂

二诊：1996年10月18日。服药7剂，咽痛、咳嗽、疲乏减轻，浮肿消退，镜下血尿减轻，舌略红，脉细略滑，效不更方。14剂

三诊：1996年11月2日。咽痛、咳嗽消失，尿蛋白阴性，高倍镜下红细胞3～5个，舌略红，脉细。改育阴之方。

处方：生地24g　山萸肉12g　生山药12g　云苓9g　泽泻9g　丹皮9g　银花15g　连翘12g　丹参15g　坤草12g　桑叶9g　菊花9g　女贞子12g　旱莲草15g　芦根15g　石韦15g　白茅根30g　14剂

四诊：1996年10月26日。略有咽干、疲乏，尿检阴性。舌暗红，脉细。改益气养阴、清解余邪之方。

处方：生黄芪12g　沙参9g　麦冬9g　地骨皮12g　石莲子12g　柴胡9g　黄芩6g　云苓9g　车前子9g(包煎)　丹参15g　坤草12g　女贞子12g　旱莲草15g　银花15g　连翘12g　白花蛇舌草12g　30剂

患者坚持服药3个月，病情平稳，临床痊愈。后改用六味地黄丸巩固疗效。5年后随访，病未反复。

【按语】急性肾炎老年人少见，但并非不可能。本患者发病之初，就被诊为肾病综合征，建议用激素治疗。中药曾给予当归芍药散加味，完全是习惯性思维使然。细考本患者发病特点，则不难看出是典型急性肾炎。其治疗张贵印先生曾总结清(清热解毒)、活(活血化瘀)、利(利

水消肿)、凉(凉血活血)、补(补肾滋阴)五字诀,临床屡试不爽。本病例则师其意,首先选用银翘散方化裁,清热解毒,凉血、活血、利水诸法同用,治肾更重治肺。取效后,改用滋阴补肾六味地黄丸、二至丸加味,继予清热解毒、凉血活血之品。后复以清心莲子饮加味益气养阴,清热解毒,兼祛余邪。总为清补之剂。清代名医所谓"烂喉丹痧,变发水肿,禁用温补",就是在强调温补助邪的危险性,非常值得我们临床注意。

九、疏肝解郁、清热通淋、利湿解毒治法治疗顽固泌尿系感染一例

姚某,女,23岁。

初诊:1998年9月29日。

主诉及病史:尿频不爽、反复1年余。患者曾经中西医多方诊治,服用多种抗菌消炎药无效。既往有宫颈糜烂病史。

诊查:刻下:尿频数,尿道热涩不爽,伴见胃脘胀满,少腹胀痛,痛苦异常。舌质暗,苔薄腻,脉象弦细,尿检高倍镜下白细胞10~15个。

辨证:肝郁气滞,肝气横逆犯胃,湿热下注膀胱。

治法:疏肝和胃、理气散结、清热利湿。

处方:柴胡10g　赤白芍各25g　枳壳10g　陈皮10g　香附9g　苏梗6g　香橼6g　佛手6g　百合30g　乌药10g　丹参30g　马鞭草15g　刘寄奴10g　石韦15g　土茯苓15g　7剂

二诊:1998年10月6日。服药后尿频不爽症状减轻,仍述胃胀,尿检高倍镜下白细胞3~6个,治法不变,调方如下。

处方:柴胡10g　赤白芍各25g　枳壳10g　百合30g　乌药10g　丹参30g　当归15g　浙贝10g　苦参9g　地肤子25g　公英15g　白英15g　甘草6g　7剂

三诊:1998年10月13日。服药后精神状态良好,胃胀、少腹胀痛消失,仅夜卧前尿频。尿检白细胞阴性。查舌淡暗,苔薄白,脉沉细。改方清心莲子饮加味。

处方:生黄芪12g　沙参10g　麦冬10g　地骨皮12g　石莲子12g　柴胡6g　黄芩5g　云苓12g　车前子12g(包煎)　乌药10g　白花蛇舌草15g　公英25g　白英15g

坚持服药三个月,尿检持续阴性。停药5年后随访,病情未反复。

【按语】泌尿系感染多为湿热之邪致病,以"风伤于上,湿伤于下"故也。因湿性黏滞,所以其致病常缠绵难愈。该患者即为顽固泌尿系感染,或与合并宫颈糜烂也有关系。虽经中西医多方诊治,服用多种抗菌消炎药而无效。临床观察发现:这种情况最多见于妇女,尤多见于少阳体质(肝郁)、性情抑郁者。本例病人症见尿频,热涩不爽,伴见胃脘胀满,少腹胀痛,具有典型气机郁滞病机。以肝郁气滞,肝气横逆犯胃,故见胃脘胀满,湿热下注膀胱,下焦气机郁结,故见少腹胀痛,尿频热涩不舒。所以治当重视疏肝理气治法,用四逆散为主方;调中和胃,以香苏散为正治;更有验方百合丹参饮,善于养阴柔肝而和胃,行气活血以除满;配合马鞭草、刘寄奴、石韦、土茯苓,则取其清热利湿、解毒散结之用。二诊加用了《金匮要略》当归贝母苦参丸,既可散结解毒,配地肤子兼可利湿止痒。三诊诸症消失,当重视扶正,以防止病情反复。所以改方清心莲子饮加味,益气养阴,兼清余毒。治疗过程中,随方加用公英、白英、马鞭草、刘寄奴、石韦、土茯苓、白花蛇舌草等味,皆清热解毒,或利湿解毒之剂。临床体会对于顽固病例,具体用药选用较生僻的药物如凤尾草、爵床、白英、马鞭草、半枝莲、半边莲、倒叩草、猫爪草等,有

时可取得较好疗效。

十、辛开苦降、和胃泄浊法治疗慢性肾衰尿毒症一例

张某，男，22岁。

初诊：1993年4月3日。

主诉及病史：腰酸疲乏伴恶心呕吐1年。患者隐匿起病，初次到医院即发现进入到了慢性肾功能衰竭尿毒症期，合并心衰，接受中西医结合内科保守治疗，西药强心、利尿、扩血管、抗贫血、纠正酸中毒，配合中药内服、灌肠，疗效不明显。

诊查：刻下：恶心呕吐不止、心悸胸闷、气短不能平卧，胃脘胀满，腹痛，腹泻日10余次，周身瘙痒、双下肢浮肿，小便不利。面色残黄，爪甲色淡，舌质淡，苔浊腻水滑，脉象弦细而数无力，扪腹部冷凉。测血压150/100mmHg。化验血肌酐14mg/dl，尿素氮107mg/dl，血红蛋白59g/L，尿蛋白2+，血二氧化碳结合力27Vol%。心电图示：左心室肥厚，ST—T改变。

辨证：肾元虚衰，浊毒内停，五脏俱损，气血阴阳俱虚，寒热错杂，气机升降失司。

治法：辛开苦降，寒温同用，泄浊和胃。

处方：黄连12g　党参12g　黄芩9g　干姜9g　桂枝9g　陈皮9g　清半夏9g　猪茯苓各25g　丹参15g　炒葶苈子25g　大枣12枚　车前子15g　炮附子9g　熟大黄9g
3剂

二诊：1993年4月6日。服药第1次，即感腹中温暖，当日大便次数减少，3剂服完，恶心呕吐、心悸气短、胀满浮肿诸症均减，脱离险境。效不更方，调治月余，血肌酐、尿素氮等指标均有不同程度下降。病情趋于平稳。

【按语】多种肾脏疾病发展到晚期，均会发生慢性肾衰尿毒症，治疗困难，透析和肾移植，费用昂贵。补肾培元、益气养血、泄浊解毒治法是中医常用治法。大黄为主的复方灌肠，也有一定疗效。但中医治病贵在活法圆机，素体脾虚大便溏稀者，则不可过用苦寒，总当以顾护胃气为要。辨证方法也不可拘泥于脏腑辨证一途。因为慢性肾衰尿毒症，病情异常复杂，五脏六腑俱受其累，气血阴阳俱虚，三焦同病，气滞、血瘀、痰阻、水停诸邪同在。按照脏腑辨证的思路开出的处方，必然是面面俱到，如广络原野，不得要领。而张仲景辨证方法，强调“有是证，用是方”，用药针对性强，便于抓住主要矛盾，值得推崇。本例患者就是这种情况，开始中医用脏腑辨证方法，曾开出五脏兼顾、气血阴阳同补、气滞、血瘀、痰阻、水停同治的大方子，又泥于排毒之说，大量大黄灌肠，因用药无针对性，不仅无效，反增腹泻等，不利于心衰控制。《伤寒论》云：“伤寒，胸中有热，胃中有邪气，腹中痛，欲呕吐者，黄连汤主之”，指出寒热错杂、上热下寒的腹中痛，欲呕吐，可用黄连。与本例表现一致。其实，早在名医喻嘉言就提出可用进退黄连汤治疗关格。所以，我们师其意选用黄连汤，并结合二陈汤、葶苈子大枣泻肺汤、大黄附子汤等。因抓住了主要矛盾，故应手而效。但终因经济条件限制，患者未能坚持治疗，十分可惜。

十一、逐瘀清热治法治疗妇女盆腔瘀血综合征一例

赵某，女，36岁。

初诊：1985年8月3日。

主诉及病史：失眠健忘1年余。患者无明显诱因出现失眠，曾经服用西药谷维素、安定和

中成药人参归脾丸、知柏地黄丸、朱砂安神丸、天王补心丹等无效。既往有人工流产病史。

诊查：刻下：每日睡眠不足4小时，遇事转瞬即忘，生活不能自理，月经失调，已数月不至，饮食尚调，小便如常，大便偏干。扪双侧少腹有局限深压痛，舌质暗有紫斑，苔薄腻，脉象弦数。

辨证：瘀血内结，瘀热扰心。

治法：逐瘀泻热、活血散结。

处方：桂枝6g　赤白芍各15g　云苓12g　桃仁12g　丹皮12g　酒大黄9g　云南白药3g(分冲)　3剂

二诊：1985年8月5日。服药2剂，月经自下，再进1剂，顿下恶血如注，并夹一鹅蛋大的污黑血块，查之节育环存焉。至此，神疲思睡，日后其病如失。随访多年，睡眠良好。

【按语】妇女盆腔瘀血综合征是妇女常见病证，相当于中医学的下焦瘀血。其临床特点是精神症状突出，或有腹痛、腰痛、月经痛、性交痛、痔疮痛等疼痛症状，而客观检查无所见。该患者虽无明显疼痛，但精神症状十分突出，失眠健忘久治不愈。提示本证不能排除。今久用补益心脾、滋阴养血、清心宁神中药无效，即提示病机非虚。今见其舌暗有紫斑，脉弦数，且月经数月不至，扪双侧少腹有局限深压痛，此乃瘀血内结之明证。瘀血日久化热，必成瘀热互结之势。治当逐瘀泻热、活血散结。故选用桂枝茯苓丸加味，加酒大黄可以泻热逐瘀，云南白药活血逐瘀，则力量倍增。所以药近3剂，顽疾竟愈。

十二、补肾舒肝、调和阴阳、调理气血法治疗更年期综合征一例

崔某，女，46岁。

初诊：2000年5月28日。

主诉及病史：头晕目眩、烘热汗出近1年。患者有糖尿病和泌尿系感染病史。近1年因情志失调诱发病情变化。

诊查：刻下：头晕目眩，疲乏无力，烘热汗出，易寒易热，胃脘痞满，支撑两胁，牵及少腹，腰膝冷痛，双下肢浮肿，伴有口苦、咽干，心烦、失眠，月经不调。舌质暗，苔薄腻略黄，脉尺沉，右关弦滑。

辨证：肾虚肝郁，气血失和，阴阳失调。

治法：补肾疏肝，理气活血，调和阴阳。

处方：柴胡12g　赤白芍各25g　枳壳9g　陈皮9g　仙灵脾9g　仙茅9g　巴戟肉9g　知母9g　黄柏9g　当归12g　川芎9g　丹参25g　百合30g　乌药9g　7剂

二诊：2000年6月5日。服药诸症大减，胃胀减轻，原方继用。

三诊：2000年6月12日。未遵医嘱，停药1周，症状又见反复，诊舌脉如前，化验空腹血糖7.8mmol/L，尿检蛋白25mg/dl，高倍镜下白细胞5～7个，仍按原方，加公英15g、白花蛇舌草15g，7剂。

四诊：2000年6月19日。患者烘热汗出已止，胃胀基本消失，食纳可，精神好，尿检转阴。守方再服14剂。后长期门诊治疗，病情稳定。

【按语】妇女更年期综合征是临床常见，肾虚是其最基本的病机。但古人有“女子以肝为先天”之说，肝郁病机也非常突出。所以，其治疗不离肝肾。临床观察发现：妇女更年期综合征临床表现十分复杂，更与糖尿病、高血压病、骨质疏松症、外阴阴道炎、泌尿系感染等有密切关系，所以临床治疗不可少懈。本例患者因情志因素诱发，表现为头晕目眩，疲乏无力，烘热汗

出，易寒易热，胃脘痞满，支撑两胁，牵及少腹，腰膝冷痛，双下肢浮肿，伴有口苦、咽干，心烦、失眠，月经不调，症状委为繁杂。但仔细分析仍不外肾虚、肝郁两端。肾虚，阴阳失和，故见头晕、疲乏，烘热汗出、腰膝冷痛、双下肢浮肿；肝郁，肝气犯胃，气滞血瘀，郁热扰心，故见胃脘痞满，支撑两胁，口苦，咽干，心烦、失眠，月经不调。所以治疗当肝肾并治，气血两调，阴阳双补。方用四逆散、二仙汤、百合乌药散，取得了较好疗效。三诊加公英、白花蛇舌草者，乃针对泌尿系感染而设，清热利湿解毒之意。

十三、滋肾柔肝、清肺和胃、化痰熄风、益智宁神治法治疗儿童抽动症一例

郜某，女，9岁。

初诊：2002年3月16日。

主诉及病史：眨眼、努嘴、肢体不自主抽动3年余。患儿自幼聪明，3年前发现不自主眨眼、努嘴、缩鼻、皱眉，症状多变，时有摇头耸肩，肢体不自主抽动，伴有干咳，喉中呃呃有声。以其不自主抽动，已睡在地板上2年，全家每日以泪洗面。西医诊断为抽动—秽语综合征，曾服泰必利等精神药品和中药治疗，有效而不能巩固。遂来治疗。

诊查：刻下：时时眨眼、皱眉，伴有摇头耸肩，肢体不自主抽动，并有干咳，喉中呃呃有声。平素易兴奋，注意力不集中，任性，易冲动，偏食，易感冒。咽红，可见乳蛾，舌尖红，苔薄，脉细而滑。

辨证：肾阴不足，心肺火郁，脾胃不和，痰火化风。

治法：滋肾柔肝、清肺和胃、化痰熄风、益智宁神。

处方：生地12g　玄参12g　当归12g　白芍15g　桑叶10g　菊花10g　黄芩6g　板蓝根12g　薄荷6g(后下)　钩藤15g　生牡蛎25g(先煎)　珍珠母25g(先煎)　石菖蒲9g　炙远志12g　夜交藤15g　陈皮6g　清半夏6g　茯神12g　甘草6g　20剂

二诊：2002年4月6日。服药后干咳消失，眨眼、皱眉和肢体抽动症状也有减轻，守原方。20剂

三诊：2002年4月28日。抽动症状明显减轻，注意力明显较前集中。原方继服。40剂

四诊：2002年6月8日。症状消失，学习成绩改善。随访1年，未再复发。

【按语】儿童抽动—秽语综合征，近年来有增多趋势，西医一般给予氟哌啶醇、泰必利、安坦等精神药品，有一定疗效，但存在依赖性和不同程度的副作用。中医一般给予熄风解痉、安神定志药物，也有作用。但我们认为：熄风宁神中药，是治标之法，只有调整五脏功能，才是治本之计。因为中医虽有"灵机记性在脑"的说法，但更强调五脏藏神，所谓"心藏神、肝藏魂、肺藏魄、脾藏意、肾藏志"。观察发现：儿童抽动—秽语综合征发病与遗传、性格、病毒感染、微量元素失衡等有关。用中医理论说，与肾虚、心火、肝火、肺热、脾胃不和等均有关系。所以治疗应重视补肾、清心、凉肝、清肺、健脾、和胃等治法，并应针对具体病情，有所侧重。本例患者即存在明显的五脏功能失调，平素易感冒，咽红，可见乳蛾，时时干咳，肺热症状比较突出。肺热影响到心肝诸脏，可致神躁风动。所以应重用桑叶、菊花、黄芩、玄参、板蓝根、薄荷等清热润肺解毒，兼调诸脏。选方得宜，常可起到良好的作用。方中薄荷与钩藤配伍，一重调肺，针对外风，一重调肝，针对内风，有前辈经验，对风嗽咽痒干咳有良效。

十四、补肾柔肝、通阳宣肺治法治疗神经性遗尿一例

刘某，男，9岁。

初诊：1998年7月28日。

主诉及病史：发现夜卧遗尿5年余。患儿为足月顺产，母乳喂养，未患过特殊疾病。4岁时家长发现其经常遗尿，平均每周2～3次。经治无效，求中医治疗。

诊查：刻下：夜卧睡眠沉实，每周遗尿2～3次，日间易兴奋，好动，注意力不集中，任性，易冲动，频频缩鼻、皱眉，自述有鼻塞不爽，学习成绩不好。舌尖红，苔薄白，脉细。

辨证：肾虚肝旺，肺气不宣。

治法：滋肾平肝，通阳宣肺。

处方：生地12g　玄参12g　白芍15g　菊花10g　黄芩6g　牡蛎25g(先煎)　炙麻黄9g　苍耳子6g　辛夷花9g(包煎)　石菖蒲9g　夜交藤15g　五味子6g　甘草6g　10剂

二诊：1998年8月8日。服药遗尿次数减少，10日遗尿两次，鼻塞、缩鼻、皱眉症状也有减轻，守原方继用。20剂

三诊：1998年8月28日。诸症大减，遗尿症状消失，老师述注意力明显较前集中，学习成绩改善。后曾随访，遗尿未再发生。

【按语】神经性遗尿儿童常见，一般主张补肾固摄。不知小儿除却先天不足，则肾虚无由作。观察发现：小儿遗尿，多因晚间睡眠过于沉实，排尿而不自知，日间则兴奋过度，以致疲劳过甚，与肾虚没有必然联系。一般说来，正常排尿与肾之固藏、肝之疏泄、肺之宣发肃降功能有关。肾之固藏不及、肝之疏泄太过、肺之宣发肃降功能失职，均可能导致膀胱不约而遗尿。所以小儿遗尿的治疗，不能仅考虑补肾，当补肾固摄、柔肝平肝、通阳宣肺诸法并举，处方在应用生地、玄参、白芍、菊花、黄芩、夜交藤、牡蛎、五味子的同时，加用了炙麻黄可通阳宣肺，苍耳子、辛夷花通窍宣肺，石菖蒲醒神通窍，是其特色。客观上服药10剂，则遗尿次数减少，用药一个月，顽固神经性遗尿竟愈。而且，对患儿的注意力也起到了良好的作用。

十五、育阴清热、通泄和胃治法治疗神经性厌食一例

陈某，女，16岁。

初诊：1996年3月18日。

主诉及病史：进食即吐近1年。患者无明显诱因出现恶心，不能进食，进食即吐，每因情绪波动诱发病情加重。体重明显减轻。口服西药止吐药无效，求为诊治。

诊查：刻下：头晕乏力，恶心欲呕，进食即吐，胃脘不舒，伴有咽干，心烦，月经不调，小便黄，大便干。舌质红，苔薄黄，脉细。

辨证：阴虚胃热，阳明通降不行。

治法：育阴和胃，清热通腑。

处方：沙参9g　麦冬9g　枳壳9g　陈皮9g　竹茹6g　芦根9g　大黄粉3g(冲服)　甘草6g　30剂

二诊：1996年4月18日。服药1周，大便通畅，恶心症减，呕吐次数减少，服药月余，能进米粥，原方继用。30剂

三诊：1996年5月18日。恶心呕吐基本消失，能进普通饭食。改汤为散，守方再服1月，病归痊愈。3年后来信，称师专毕业，已参加工作。

【按语】神经性呕吐，近年来随着减肥瘦身成为时尚，发病率不断提高。虽说没有什么器质性病变，但由于本病与社会和家庭环境、个性特点、情绪波动密切相关，治疗并非易事。本例患者是高三学生，功课紧张，或有其他精神因素，导致呕吐发生。临床表现为头晕乏力，恶心欲呕，进食即吐，胃脘不舒，伴有咽干，心烦，月经不调，小便黄，大便干，舌质红，苔薄黄，脉细。是呕吐日久，伤及气阴。阴虚"无水舟停"，可致便干；腑气不畅，胃肠通降不行，进一步又可加重呕吐。《金匮要略》云："食已即吐者，大黄甘草汤主之"，提出了通腑泄热治疗呕吐的思路，可为圭臬。所以，本例师其意选用了大黄甘草汤和橘皮竹茹汤，加用麦冬、芦根、枳壳等，也育阴清热、调中和胃之意。药虽平和，取效不爽。

【编者评注】赵进喜主任医师年轻好学，系中国工程院院士王永炎教授的博士研究生。又师从肾病专家吕仁和教授，皆受其益。承继古代医家的学术特色，又注重吸取导师及先辈们的临床经验，不仅运用灵活，随机应变，更能守方持久，缓图取效。正所谓"王道无近功，久服自有益"也。

姜良铎医案

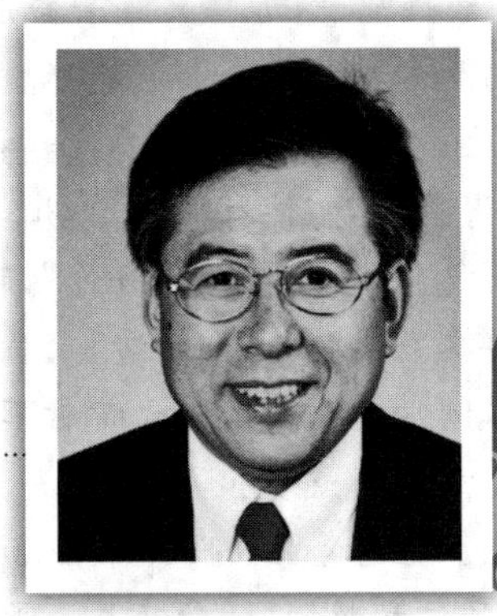

【生平传略】

姜良铎，1948年生，汉族，陕西米脂县人。1978年至1981年师从张学文、郭谦亨教授，于陕西中医学院攻读硕士学位，并获得中国首届中医学硕士学位。1981年至1983年在陕西中医药研究院附属医院内科从事临床、科研工作，1983年至1986年在北京中医学院攻读博士学位，其导师为著名中医专家、中国工程院院士董建华教授。1986年获中国首届中医博士学位，同年留校附属东直门医院工作至今。姜良铎博士在发热性疾病、病毒性疾病、呼吸系统、消化系统以及内科疑难病证的诊疗方面有丰富的经验且疗效明显，素以解决疑难病证而著称。擅长制定医疗决策和健康计划。创立了状态医学理论、胚芽促健康动力理论和排毒解毒调补养生理论，提出“通则不病，病则不通”的生物管道学说，在治疗、保健和益寿方面上有独到之处。发明“排毒养颜胶囊”、“胚芽滋养胶囊”均取得较好的医疗保健和社会经济价值。在国内外刊物上发表50余篇学术论文，专著3部，作为主编出版了学术著作3部，作为编委出版了大型学术著作5部，新世纪全国高等中医药规划教材、普通高等教育“十五”国家级规划教材《中医急诊学》主编。1991年被国家教委、国务院学位委员会授于“有突出贡献的中国博士学位获得者”荣誉称号。获卫生部重大科技成果奖1项，获北京市科技进步一等奖和三等奖各1项，获北京中医药大学科技进步奖多项。先后主持“八五”攻关课题、国家“十五”攻关、首都医学发展基金等多项课题。现任北京中医药大学附属东直门医院教授、主任医师、博士研究生导师，中国教育部重点学科中医内科学学科带头人，全国中医内科学会副主任委员，北京中医内科专业委员会副主任委员，北京中医药大学学术委员会委员，北京中医药大学学报编委，中国六届科协委员，卫生部卫生技术职称评审委员，药监局药物评审委员，卫生部保健食品评审委员，社保部中药社保目录咨询专家。

一、温心阳止咳法治疗心系内伤基础上外感咳嗽一例

樊某，女，56 岁。

初诊：2001 年 9 月 21 日。

主诉及病史：着凉后咳嗽，痰多，夜间不能平卧一个月，曾有寒热，现热退咳存，咯大量白黏痰，双下肢不肿，咳嗽夜间重，平躺时重，疲乏欲寐。慢性支气管炎病史 10 年，肺气肿病史 5 年，冠心病病史、交界性心律不齐病史 5 年。

诊查：舌淡红略暗，苔薄少津，脉沉细结。

辨证：素体阳虚、心气不足、痰饮阻肺，复感寒邪，引动伏饮肺气上逆。

治法：温阳化饮，扶正达邪。

处方：炙麻黄 6g　炮附子 6g　细辛 3g　生艾叶 9g　党参 10g　苏子叶各 10g　炙甘草 10g　黄芩 12g　椒目 6g　郁金 10g　知母 10g　金沸草 15g　紫菀 15g　熟大黄 5g　赤白芍各 12g　炒杏仁 9g　百部 10g　6 剂，阴阳水煎，日 1 剂。

二诊：2001 年 9 月 28 日。咳嗽减轻，仍是夜重或平卧时易诱发，痰量减少，仍有疲乏。舌略淡，苔薄，脉沉细。X 线胸片示：双下肺纹理增多，符合慢支合并感染。症已减，病机仍存，加强扶正及泻肺之力，上方加减。

处方：椒目 9g　黄芪 15g　银杏肉 10g　车前子 10g　炙麻黄 6g　炮附子 6g　细辛 3g　黄芩 15g　生艾叶 10g　炙甘草 10g　郁金 10g　知母 10g　党参 10g　苏子叶各 10g　金沸草 15g　紫菀 15g　熟军 5g　赤白芍各 12g　炒杏仁 9g　百部 10g　6 剂，水煎服，日 1 剂。

因国庆长假，上方 6 剂服完后，嘱服下方：

瓜蒌 30g　象贝母 15g　炒杏仁 9g　黄芩 15g　沙参 15g　黄芪 15g　百合 15g　百部 10g　当归 15g　紫菀 15g　丹参 15g　6 剂

三诊：2001 年 10 月 12 日。咳嗽明显减轻，夜间能平卧入睡，痰量减少，略有喘息，偶有心慌，体力有改善，舌淡红，苔薄，脉沉细。外邪已除，仍气虚痰阻，治以益气化痰。

处方：黄芪 20g　川贝母 9g　瓜蒌 30g　丹参 15g　牛蒡子 15g　紫菀 15g　当归 10g　炙甘草 6g　黄芩 15g　椒目 9g　干姜 9g　苏子 15g　葶苈子 15g　知母 10g　炒杏仁 9g　7 剂

后继以上方加减调治，患者症情平稳。

【按语】本例咳嗽，属心系内伤基础上外感咳嗽，患者素体阳虚、心阳不足，肺系宿疾不愈，阳虚则内寒，复感寒邪，两寒相感，内外相合，一身诸阳尽衰，引动痰浊致肺气上逆而咳嗽喘。仲景谓“病痰饮者，当以温药和之”，而虚人外感，亦当扶正达邪，故以附子等药温通心阳，振奋一身阳气，以化痰浊寒邪，诸药相辅，以扶正散寒止咳。但患者本虚与标实并存，在温阳益气的同时，兼以化痰活血，初诊、二诊重点在温阳益气，待阳气渐复后，继以益气活血化痰缓调收功。

（唐光华整理）

二、清金平木、润肺止咳治疗阴虚阳亢基础上外感咳嗽一例

赵某，女，70 岁。

初诊：1999 年 10 月 12 日。

主诉及病史：近日着凉后咳嗽，咽干燥，痰少，咽痒甚，稍活动后症情加重，气短，头晕胀，纳可，双目干涩。慢支病史 10 余年，高血压病史 5 年。

诊查：血压 155/75mmHg，舌嫩红，苔白欠润，脉弦细。

辨证：素体肝阳偏亢，肺阴不足，秋燥当令，同气相求，木火刑金基础上，复以秋燥犯肺，肺燥失润。

治法：清金平木，润肺止咳。

处方：生石决明 30g　瓜蒌 30g　羚羊角粉 0.6g(冲)　黄芩 15g　北沙参 15g　牛蒡子 15g　炙枇杷叶 10g　茅芦根各 15g　象贝母 15g　桑叶 15g　炒杏仁 10g　郁金 10g　知母 10g

7 剂，水煎服，日 1 剂。

二诊：1999 年 10 月 19 日。咳嗽减，咽痒干，痰少，质黏，难咯，头胀不沉，上午明显，目干涩，舌红暗苔薄白少津，脉弦细。阴虚阳亢，风木欲张，增强平肝熄风之力，上方加菊花 15g、白蒺藜 15g，7 剂，水煎服，日 1 剂。

三诊：1999 年 10 月 26 日。咳基本止，仍有咽干，咽痒，右目干涩，纳少，舌淡红苔薄少津，脉弦。

治疗半月，病去大半，停服汤药，继服成药“羚羊清肺丸”合“养阴清肺丸”以缓图收功。

【按语】张景岳谓，辨咳嗽当分外感和内伤。姜师谓外感咳嗽当辨内伤基础的有无。本例咳嗽，患者长年反复咳嗽，多在秋季燥邪当令而加重，此为素体阴虚体质。素体阴液不足，阴亏于下，阳亢于上；阴液不足，易生内热，更不耐温热燥邪；肝肺相关，肝左升肺右降，阳亢于上，则不利于肺气肃降。平日肺咳嗽反复已 10 年，内蕴木火刑金之势，复加以秋燥当令，燥邪外犯而发为阴虚阳亢基础上外感燥咳，治当清金平木，润肺止咳，后以丸药缓图收功。本案辨证的关键是对患者体质的准确辨证，患者来此治疗之前先在急诊科治疗，误为阳虚（看似阳虚之状），用了桂枝汤，病人非常难受。正所谓不见阴虚亦是阴虚。此例为体质辨证之典型代表。

（唐光华整理）

三、胚芽脾肾双补、滋润通降治疗虚劳（重症营养不良继发低 T_3 综合征）一例

于某，男，18 岁，未婚。

初诊：1998 年 11 月 3 日。

主诉及病史：1998 年 5 月 28 日因“头晕、乏力、心动过缓 2 个月，晕厥一次”于北京阜外医院急诊入院。入院时查 BP 10.7/8kPa，身高 173cm，体重 41kg。表情淡漠，皮肤黄染。心电图示窦性心动过缓，T 波平坦，HR 39 次/分。超声心动示心包积液 9ml。甲状腺功能 T_3 0.31nmol/L，T_4 53nmol/L，TSH 正常。考虑甲状腺功能低下，口服左旋甲状腺素 50μg，每晚一次，HR 32～45 次/分。1998 年 6 月 9 日，TRH-LHRH 联合兴奋试验，垂体反应低下，FSH、TSH、LH 基础值低。经专家会诊，诊断为“低 T_3 综合征，继发于重度营养不良”。给予口服左旋甲状腺素 75μg，654-2 10mg，每晚 1 次。经治疗夜间 HR 40～50 次/分，活动后可达 90～100 次/分，体重降至 36kg。给予胃肠外营养支持治疗，体重升到 41kg。患者停西药，请求中医治疗。

诊查：营养不良，神疲懒言、皮肤萎黄、发枯而稀、鱼际瘪陷、日食 3 两、腹胀、便秘，舌暗红、苔薄白、中有剥脱，脉细弦。

辨证：患者形消体瘦、纳呆、乏力，为脾肾大虚之证；又见腹胀、便秘，此为“至虚有盛候”。

治法：健脾补肾与滋润通降配合。

处方：炒麦芽、生白术、肉苁蓉、瓜蒌各30g，紫河车、石斛、北沙参、枳壳各15g　炒白芍、当归各12g，党参、槟榔各10g，熟大黄6g，7剂，水煎服，日1剂。

二诊：11月10日。腹胀消失，大便通畅。纳食稍增，仍乏力懒言。舌苔无剥脱。体重41kg，已有胃开脾运之象，去通腑消胀之药，继以调补脾肾。

处方：炒麦芽、何首乌、瓜蒌各30g，紫河车、炒白芍、石斛、生白术、芦根各15g，益智仁、女贞子、墨旱莲各10g，鸡内金6g，7剂，日1剂。

三诊：11月17日。乏力稍好，饮食大增，二便调，体重增至44kg，药后脾胃健运有权，故能饮食自救其虚，正气渐复，体重日增。

继以上方加减30余剂后，HR 60～100次/分，体重增至57kg，BP 12/8kPa，无不适之述，1998年12月9日复查甲状腺功能正常。又服30余剂，体重60.5kg，精神佳，畅所欲言，肌肉丰满，发质黑密，舌淡红，苔薄白，脉细弦。随访3年一直体健。

【按语】低T_3综合征，又称正常甲状腺病态综合征，血清T_3浓度降低，出现在许多急性或慢性疾病中。严重营养不良者可能由于下丘脑功能紊乱，TRH-TSH的反应较为迟钝，可伴有功能性的下丘脑—垂体—甲状腺功能不足，主要是采取病因治疗。中医认为，本例患者心跳迟缓，是脾肾两虚，致胸中宗气大虚，无以推动。《灵枢·邪客》云：“宗气积于胸中，出于喉咙，以贯心脉，而行呼吸焉。”宗气由自然之清气与水谷精微之气相合而成。脾失健运，不能运化水谷精微；肾精不足，无以化气，均可致胸中宗气不足，推动无力。本案用药平和，以胚芽类中药的生发力，调补脾肾，使气血生化有源，宗气自然日盛。而不用桂、附、姜等辛热助阳之品。麦芽具生升之性，疏肝运脾，既行补药之滞，又促进紫河车之吸收利用；紫河车以血肉之属，温肾补虚。麦芽与紫河车，一健补脾胃滋养后天之本，一补益精血填充先天之根。二药配合，健脾补肾、益气养血、疏肝行气、消食和胃。

（胡旭整理）

四、升补大气、培元固本治愈痿证（重症肌无力）一例

李某，女，41岁。

初诊：1999年2月5日。

主诉及病史：因“重症肌无力1年，加重1个月”在北京医院住院治疗。口服吡斯的明60mg，阿托品0.5mg，每日4次。服用半年，仍感四肢疲乏无力，行走困难，胸憋气短，活动后加重。拟用免疫抑制剂和肾上腺皮质类固醇治疗，患者拒绝。请中医会诊。

诊查：症见气短、胸闷、乏力、行走困难、活动后加重，手足麻木、胃脘胀、纳呆，月经量少、色淡，大便不成形、排便不爽。舌淡、苔薄白，脉沉细无力。

辨证：大气下陷、脾肾两虚、胃气不降、气血生化乏源。

治法：升补大气、培元固本。

外方：炒麦芽30g　紫河车、黄芪、山茱萸、枸杞子、苏梗各15g，知母、桔梗、升麻各10g，15剂，水煎服，日1剂。

二诊：2月21日。胸闷气短、乏力、腹胀等症减，大便质软成形，舌淡，脉细滑无力。

继以上方随症加减治疗，腹胀明显时，加瓜蒌30g，枳壳、佛手、香附各10g；乏力明显时，加

仙鹤草 30g，党参、功劳叶各 10g；便溏明显，加炒白术、扁豆、山药各 10g；心烦、睡眠差，加炒栀子 10g、炒酸枣仁 15g；畏寒、四末凉，加桑枝 15g，桂枝、白芍、赤芍各 10g；感冒时，加荆芥、白芷、柴胡、黄芩、金银花各 10g；咳嗽痰多，加紫菀、百部、象贝母各 15g。

前后加减治疗 3 个月，患者疲乏无力明显好转，偶有活动后气短，逐渐减少西药量，半年后停所有西药。患者每日服汤药至今，能正常生活工作。

【按语】重症肌无力是重点累及神经-肌肉接头处突触后膜上乙酰胆碱受体的，主要由乙酰胆碱受体抗体介导的，细胞免疫依赖性、补体参与的自身免疫性疾病。本病属中医"痿证"范畴，按照张锡纯《医学衷中参西录》说，胸中大气下陷比中气下陷证更为危险，"气短不足以息，或努力呼吸，有似乎喘；或气息将停，危在顷刻"。本案参"治萎独取阳明"理论，并采取先后天同补，并参照张锡纯"大气下陷"说，综合配伍而取效，而非采用马钱子等兴奋类药为治，最终取得满意疗效。

（胡旭整理）

五、乌梅丸法合虫类搜剔通络法治疗腹痛顽证一例

李某，女，44 岁，陕西人，已婚。

初诊：2002 年 3 月 22 日。

主诉及病史：间断性腹痛反复发作 2 年余，腹痛多在午饭后，发作部位从胃脘开始转至左下腹，严重时剧痛难忍，持续数十分钟，甚至数小时不缓解。发作时靠镇痛药物控制症状。曾在某西医三甲医院作全身详细检查，花费数万元，仍未查出病因。患者多方诊治，曾采用中药、针灸等多种治疗，疗效不显。近期仍时有腹痛发作，病位不固定，时为脐周，时为少腹，腹痛未作时，如同常人。

诊查：就诊时腹部隐痛，平素大便偏干，日 1 行。舌紫暗，苔薄白腻，局部剥脱，脉细涩。

辨证：湿瘀肠络，兼有阴伤。

治法：取乌梅丸法，兼以养阴，加以虫类搜剔逐瘀。

处方：乌梅 9g　川椒 5g　赤白芍各 12g　瓜蒌 30g　枳壳 15g　川楝子 10g　石斛 10g　炙甘草 9g　九香虫 9g　刺猬皮 9g　全蝎 6g

14 剂，水煎服，日 1 剂。

二诊：4 月 5 日。服药 14 剂后，隐痛消失，剧烈疼痛未见。舌暗，苔薄白微腻，仍有局部剥脱，脉细略涩。效不更方，守方治疗，后在此方基础上加减，治疗 3 月余，随访 1 年，腹痛未再作。

【按语】本案腹痛，反复发作，现代医学未查出病因，辨证本案依据主要有：①病程长，参叶天士久病入络理论；②腹痛发作无常，有类似风邪特点；腹部属阴，厥阴肝经过腹，且肝为风木之脏，因此可考虑从厥阴肝经入手；③舌脉表现提示瘀血内阻。因此本案治疗从厥阴入手，采用仲景乌梅丸法结合叶天士久病入络理论，加用虫类搜剔逐瘀。如此辨治，切中病机，数年顽疾，短期而愈。

（唐光华整理）

六、填肾精、散肺热治疗鼻衄(血小板减少紫癜)一例

李某,男,22岁。

初诊:1976年7月11日。

主诉及病史:患者于1976年5月10日因10天前劳动后,全身极疲乏,牙龈少量出血,但不痛,6天前突然流鼻血一次,约300ml,色红,全身发现有散在点状出血住院治疗。查其胸腹无异常。血小板计数90×10^9/L。骨髓穿刺确诊为:血小板减少性紫癜。入院后曾用仙鹤草素、利血生、肌苷、土霉素、泼尼松、维生素C和云南白药及汤药治疗。中药如:生地、黄芩、黄柏、土茯苓、水牛角、土贝母、三七、紫草、白芍、阿胶、丹皮等。后改为归脾汤加味,但症情无改善,鼻衄靠压迫止血。

诊查:患者面色潮红、头昏。舌质淡红、舌苔薄白,脉数无力。

辨证:肾虚肺热,血溢脉外。

治法:补肾清肺。

处方:熟地30g　山药30g　桑叶10g　枸杞12g　旱莲草30g　女贞子12g　仙鹤草24g　煅龙骨30g　丹参15g　白芍12g

加减出入12剂后鼻衄止,无新的出血点。血小板计数130×10^9/L,唯觉头昏,余皆正常,观察三天无变化,于7月26日出院。

【按语】叶天士说:“初病齿缝流清血,痛者,为胃火冲激。不痛者为龙火内燔。”此患者头昏、面色潮红、脉数无力,状如虚热;病发劳累之后,牙龈出血不痛,与叶天士此论相合。即肾精虚损、龙火内燔;此外,鼻为肺窍,肺主皮毛,鼻衄、紫癜可能与肺家虚热动血有关。肾为水、肺为金、金水滋生,关系密切。看来,肾虚为本,虚热扰及血分,伤及孙络,发为鼻衄紫癜为标,而后者影响肺金生水更进一步加重了病变。考虑百合固金汤偏于肺,而本病偏于肾,六味地黄汤偏于肾但于虚热伤肺不甚切。因选温润补肾家之精,辛凉清肺而散血中虚热。方中熟地、枸杞、山药、白芍填肾补血敛阴,女贞、旱莲名二至丸为血证要药,加仙鹤草、丹参则可疏通经络,可凉其血,可补其血,可止其血,更用煅龙骨以固涩,又仿叶天士血证有虚热者多用桑叶的手法,加桑叶三钱。因桑叶能清肺散热通络,配菊花则效力更彰。此例用药与病机相合,故药至病愈。

(余如瑾整理)

七、温肾阳、升大气、导气行水治疗水臌证(肺心病)一例

李某,女,36岁。

初诊:1976年7月6日。

主诉及病史:患者短气不足以息(气短,咳嗽不着),腹胀浮肿尿少10天,加重5天,既往有慢性气管炎史。近10天来先眼睑、后脐腹、继之全身浮肿。脐下胀而不痛,按揉得嗳气或矢气而稍舒。周身关节酸困,天冷则症状加剧,想吃想喝,但饮食后腹胀加剧,故饮食少。大便时干时稀,小便不畅,量少色淡黄,曾用西药治疗。诊时颜面晦暗,气息微弱,肢体浮肿有所消退而形体消瘦,腹胀如鼓。

诊查:体温36.4℃,脉搏100次/分,呼吸20次/分,血压110/70mmHg。精神差,半坐卧

位，桶状胸，右侧较隆起，呼吸音低，两肺底散在湿鸣，偶及哮鸣音，心尖搏动在左第六肋间锁骨中线上，心尖搏动弥散：心尖区可闻及Ⅱ～Ⅲ级收缩期吹风样杂音。肺动脉瓣第二音大于主动脉瓣第二音，腹部膨隆，腹围101cm，有移动性浊音。腹壁静脉曲张明显。肝在肋下5cm，剑下7cm，边缘钝。杵状指明显，肢体水肿，X光胸片示：右上肺透光度增强，肋间隙增宽，肺动脉段向左突出明显。心电图示：电轴右偏，右室肥大劳损。诊断：①慢性支气管炎，肺气肿；②肺源性心脏病失代偿期，心功能不全，心功能Ⅳ级。入院即抗感染，强心利尿，解痉平喘治疗。舌质暗红，苔薄白，脉沉细而滑。

辨证：肾阳虚、大气下陷，气滞水停。

治法：温肾阳，升大气，并以导气行水，以升陷汤合导气汤加附子、山药等合方为治。

处方：制附子10g　生芪15g　知母10g　桔梗3g　升麻5g　柴胡5g　山药18g　川楝12g　木香6g　吴萸5g　小茴10g　泽泻10g　连用12剂

7月22日病情转佳，心衰纠正，腹围已降至72cm，腹水征阴性，全身浮肿已退，观察数日病情稳定出院。

【按语】本证属中医“水臌证”，“肺胀证”，“水肿”。其气短不足以息，腹胀，脉沉，与张锡纯所说大气下陷相符。患者颜面晦暗，形寒肢冷，说明肾阳虚惫，而小便不畅，量少色淡黄，属肾阳不振，命门火衰，不能蒸化，导致肺气不足，膀胱气化不行，水为之不利。证属肾阳虚衰，大气下陷，在治疗上若峻下逐水的芫、戟、甘遂之类，则更伤肾阳，犯“虚虚”之弊，即苓、泽淡渗之品亦宜慎用少用为妥。这类药物其性下行，使下陷的大气更为下陷。用补肾阳，升大气，化气行水法；以升陷汤合导气汤加附子、山药，下行之药，仅用泽泻10，配附子以防虚火上越，亦引纳诸药归肾。此例切中病机，用药精当，终获良效。

（余如瑾整理）

八、理气和胃、清热化瘀法治愈胃脘痛一例

张某，男，74岁。

初诊：2002年11月22日。

主诉及病史：胃胀痛20余年。胃胀伴隐痛，胃痛时可放射至右侧肩背，伴泛酸，灼热感，腰酸痛，大便干，日一行，偶有大便带血，眠可。有痔疮病史。

诊查：舌暗苔薄，脉细涩。

辨证：气滞阻胃，兼夹瘀热。

治法：理气和胃，清热化瘀，通降胃气。

处方：瓜蒌30g　枳壳实各12g　苏梗15g　黄芩15g　吴茱萸5g　川楝子10g　延胡索10g　炒九香虫9g　刺猬皮9g　香附10g　赤白芍各12g　煅瓦楞30g(先煎)　三七粉3g(冲)　高良姜6g　7剂

二诊：11月29日。药后痛感减轻，饭后胀感减轻，平素腹胀基本消失，大便通调，纳眠均可，舌质暗红苔薄，右脉沉左脉弦细而数。治以前方化裁。

处方：上方加百合15g　佛手10g　7剂

三诊：12月6日。病情平稳，仅饭后偶有轻微胀感，呃逆，便干，日1行，舌绛少苔。治以前方化裁。

处方：上方加熟大黄3g　丹皮10g　7剂

四诊：12月13日。药后腹胀明显减轻，腹痛消失，偶呃逆，大便已正常，日一行，小便正常。舌质暗红苔薄。

处方：上方熟大黄改为6g　7剂。

药后症减，饭后偶有轻微胀感，偶呃逆，二便调。舌暗红苔薄，脉细涩。按上方加青陈皮10g，广地龙10g，继服7剂后胃脘胀痛消失，无呃逆，二便调。

【按语】胃脘痛是一临床常见病证。姜师秉承其先师董建华老治胃病的学术思想，以通降法为其根本大法。因为胃的生理特点集中在“降”，病理特点突出在“滞”，治疗要着眼于“通”，而胃又为多气多血之腑，治疗胃病必须调和气血。本例患者胃脘痛反复20余载，初为气滞失和降，久则气痛入络，导致气血瘀滞兼有郁热。因此，治疗当综合通降行气、活血通络，兼清郁热诸法，方中以苏梗、瓜蒌、枳壳实为通降胃腑的主药，延胡索、九香虫、刺猬皮入络理血逐瘀，川楝子、黄芩、吴茱萸、高良姜寒热并用理肝气清郁热，三七粉活血止血，煅瓦楞制酸止痛以治标。后期加百合，佛手养阴理气防温燥太过而收功。

（刘涓整理）

九、清热散结、气阴双补法治愈甲亢一例

潘某，女，26岁。

初诊：1999年12月17日。

主诉及病史：心慌，疲倦，急躁，自汗，手心汗出，便稀2～3次/日，口干苦。查甲状腺功能游T_3、T_4升高，TSH降低。

诊查：心率100～110次/分，甲状腺肿大。舌红苔黄腻，舌边齿痕，脉沉细弦数。

辨证：心肝火旺，气阴亏虚，痰湿内阻。

治法：清热散结，气阴双补。

处方：炒山栀10g　羚羊角粉0.6g(冲)　醋柴胡15g　仙鹤草30g　功劳叶15g　郁金10g　连翘15g　制半夏10g　黄连6g　黄芩12g　丹参12g　夏枯草12g　6剂

二诊：因患者舌苔未化，痰湿尚存，加茯苓30g，继服10剂。

三诊：2000年1月21日。药后手心有汗身上出汗减少，颜面痤疮，心慌减轻，手轻抖，易疲劳，大便1～2次/日，成形，轻咳晨起有痰。舌苔薄白，脉细弦。

处方：上方加赤白芍各12g，以助肝体用阴之本，继服7剂。

四诊：2000年1月28日。患者甲状腺仍肿大，加黄药子6g以增强化痰散结消瘿、清热解毒之力，继服6剂。

五诊：2000年3月3日。心慌减，心率80次/分，口干苦，手震颤减轻，手心有汗，二便调。平素喜饮浓咖啡。复查甲状腺功能正常。舌苔薄白腻，脉弦数。

处方：炒山栀10g　羚羊角粉0.6g(冲)　醋柴胡15g　仙鹤草30g　功劳叶15g　郁金10g　连翘15g　制半夏10g　黄连6g　黄芩12g　丹参12g　夏枯草12g　生麦芽30g　丹皮10g　龟甲15g　鳖甲15g　佩兰10g　7剂

嘱患者不要再饮咖啡，此后随证调理，患者病情日趋平稳，以加味逍遥丸巩固疗效善后。

【按语】甲亢患者多因肝气不调，七情所伤，导致气血阴阳平衡失调而发病。其病机一则气郁痰结化火，二则邪火“食气”伤正。其病位主在肝、心及其络属经脉。治疗重在理气散结，清散郁火，兼以益气补虚。以丹栀逍遥散为主方，加羚羊角粉以清肝热，夏枯草、连翘、半夏、黄药子

以清火散结消瘿，柴胡醋制防其疏散太过而伤阴，麦芽生用取其疏肝兼具升发之性以助肝用，仙鹤草与功劳叶配伍以补虚益气而不助火，后期加用龟甲、鳖甲加强养肝阴潜阳散结，最终收全功而愈。本案中黄药子的使用不可久用，一般用量6g，因其伤肝，可用一周停一周，以保护肝脏。

（张新力整理）

十、温中健脾，清肺化痰止咳法治疗肺胀一例

杜某，女，86岁。

初诊：2002年9月19日。

主诉及病史：咳嗽、咯痰20余日。自8月下旬开始出现咳嗽、咯黄稠痰，在北京中医药大学东直门医院住院治疗，诊断为：左下肺炎，慢性阻塞性肺病急性加重期Ⅱ型呼衰，慢性肺源性心脏病失代偿期，心功能Ⅳ级，高血压病Ⅱ期（极高危组），慢性咽炎，胆囊切除术后，脂肪肝病史。

诊查：BP 160/95mmHg。刻下症见咯大量白色黏痰，咳嗽，纳少怕冷，眠差，夜间不能平卧，双下肢不肿，舌淡暗，苔薄黄白腻，脉细滑，沉取无力。

辨证：此属心肾阳虚复感外邪而发为太少两感，外邪引动伏邪兼有郁热壅塞于肺。

治法：治拟温阳益气化饮，兼以清热化痰泻肺止咳。

处方：炮附子5g（先煎）　炙麻黄5g　细辛2g　煅龙牡各20g　车前子10g（包）　天竺黄9g　葶苈子12g　黄芩15g　黄芪15g　知母10g　枳壳15g　7剂

二诊：9月26日。药后痰减，咳嗽，咯白痰，怕冷，眠可，夜间可平卧，夜间流涎，纳少，咽中不适，大便5～6日一行，BP 115/70mmHg，轮椅推入。舌暗苔略水滑，舌下瘀络重。方药中的，继以前法加减。

处方：上方加熟军3g，12剂。

三诊：10月17日。药后咳喘明显缓解，可平卧睡觉，仍气短乏力、大便干，纳呆，偶有恶心。查BP 120/80mmHg。

处方：上方改熟军为5g　加生白术15g　焦三仙15g　茯苓15g　肉苁蓉30g　7剂

四诊：11月7日。痰量大减，纳寐可，夜能安然平卧，大便偏干，2～3日一行，活动后气短，舌暗，苔略黄，脉弦细。查：BP 150/95mmHg。

处方：上方改熟大黄6g　加生地15g　7剂

服上药后夜卧安，偶咳嗽，咯少量白黏痰，纳增，大便基本通畅，肺胀进入稳定期。老人家甚为欣慰，并赠亲笔书百寿图为谢。

【按语】本例肺胀，缘于年老体衰，肺系宿疾不愈，肺病日久及脾及肾。脾肾阳虚，水液饮食不化，则留痰生饮；心阳不振，血行不利，停而为瘀，瘀互结阻于气道肺络。心肾阳虚于内，外邪引动伏痰夹瘀血化热阻于肺而发本证。初诊在仲景少阳寒化证主方麻黄附子细辛汤以温通太少二经，佐以黄芪补益肺气，煅龙牡以助肾纳气以治本；车前子、天竺黄、葶苈子、黄芩、知母、枳壳清热化痰利饮以泻肺治标。全方寒热并用，各有所主，故能奏效。肺与大肠相表里，痰饮瘀阻于肺，大肠传导失司，出现大便干结，5～6日一行，故二诊加入熟军通腑肺肠同治；三诊更加入生白术、焦三仙、茯苓、肉苁蓉以温中健脾通便，突出了扶助正气的重要性。整个治疗过程体现了标本兼顾的原则，故能尽愈其病。

（张冬梅整理）

十一、软肝散结、清化湿热、健脾利水法治疗臌胀(肝癌并腹水)一例

杨某(台湾人,系姜师于台湾讲学时所诊治),男,70岁。

初诊:2001年7月4日。

主诉及病史:患者素患乙肝并渐至肝硬化,于2001年5月中风,脑部肿瘤手术后转肝胆科,查明肝癌,已无法手术,故求治于中医。有轻微糖尿病、高血压史,曾于10年前因胆结石行胆囊摘除术。

诊查:双下肢高度浮肿呈可凹性,腹水征(+),乏力,食欲不振,腹胀,面色少华,晦暗而青,舌红,苔黄厚腻,脉弦硬滑。

辨证:肝经湿热壅滞,脾肾已虚,水饮内停。

治法:当以软肝散结,清化湿热,健脾利水为先。

处方:鳖甲15g(先煎) 生麦芽60g 生石决明30g(先煎) 茵陈12g 山栀6g 白花蛇舌草15g 黄连15g 大腹皮10g 猪苓30g 木香6g 枳壳15g 赤芍6g 鸡内金3g 7剂,嘱服薏米粥。

二诊:7月12日。药后大便畅行3次,腹胀减,欲饮食,周身轻松,精神转佳,右肩疼,舌苔化薄仍黄,脉弦不滑。

处方:上方去黄连加白术9g、茯苓15g以扶脾土,7剂。必要时右肩拍片,虑其转移。

三诊:7月19日。腹水、浮肿未再现,肩痛未诉说。白睛黄,耳鸣,疲乏,纳呆,不知饥,惧饮食,舌淡红,苔黄白腻,脉细滑。

处方:上方加焦山楂10g、神曲10g、党参10g,7剂。

四诊:7月26日。腹泻日10余行,水样便,已2日。尿色草绿。晨起偶咳少许黏稠痰。面色青暗,夜间涎多,喜凉饮,耳鸣,腿不肿,腹不胀。舌淡红、苔黄白腻略化薄,脉弦略变缓和。

处方:党参12g 苍白术各10g 黄连15g 炮姜12g 益智仁6g 猪茯苓各15g 焦杜仲15g 山药12g 扁豆10g 木香6g 砂仁6g(后下) 藿香10g 制半夏6g 焦山楂12g 马齿苋15g 6剂

五诊:8月2日。药后大便稀薄,日3行,尿色转淡,量增多,口干苦,腹不胀,腿不肿,纳呆,全身筋骨痛,欲凉饮,舌红、苔黄。

辨证:脾肾亏虚、气阴不足,湿瘀水热内阻。

治法:再以标本兼顾。

处方:黄芪15g 沙参15g 赤白芍各10g 鳖甲15g(先煎) 生麦芽30g 益智仁6g 猪苓30g 女贞子10g 党参10g 黄连10g 砂仁6g(后下) 郁金10g 扁豆12g 山药12g 炮姜12g 焦杜仲15g 炒白术10g 7剂

六诊:8月9日。服药后食纳渐好,精神佳,二便通畅,晚上口水多,口干苦,耳鸣,头不晕,腹不胀,下肢不肿,欲凉饮,背酸痛,眠可,苔化薄,脉弦少力。

处方:上方继用。7剂。

又随症加减调理旬余,诸症好转平稳,脉弦亦见缓,可步行5公里。

【按语】本例臌胀,缘于肝经湿热毒瘀蕴结,日久则正虚邪结而致病深不解。病位主在肝、脾、肾,气血同病。病性为本虚标实,以肝气横逆犯脾,故食欲不振,腹胀;湿热壅滞三焦,气化

不利，水液输布失常则饮停，流于四肢聚于腹部，故肢肿、腹水；瘀血阻滞则面色晦暗而青；舌红，苔黄厚腻，脉弦硬滑正是肝经湿热毒蕴结之象。初诊以鳖甲、鸡内金，并重用生麦芽疏肝软坚散结为主，佐以生石决明、赤芍平肝柔肝，茵陈、山栀、黄连、白花蛇舌草清热利湿解毒，猪苓、大腹皮、木香、枳壳理气行水；薏米粥亦能奏健脾利湿之效。全方以治肝为主，兼顾脾肾，仿仲景鳖甲煎丸之制。自二诊以后，逐步加强健脾扶正，先后加入白术、茯苓、党参等药，实已合入四君子汤；四诊时为防腹泻太过，调整方药补泻力量，以防伤正；五诊更加入了补肾固本之药以助气，可谓步步为营，顺应疾病的传变规律而治之，故取显效。纵观本案，体会两点，兼顾肝体阴用阳之本性，虽水湿饮邪内停，但不忘顾护阴液，用药不可过于温燥刚猛；二则癌肿有形积证，虽标实明显，其仍为本虚，切忌肆意攻伐伤正，后期更应当以扶正为主。

（张冬梅整理）

十二、疏利三焦、化气行水法治疗水肿（狼疮性肾炎）一例

田某，女，39岁。

初诊：2003年1月29日。

主诉及病史：因"乏力8年，双手雷诺病现象6年伴全身浮肿1个月"于2003年1月2日入住某西医院。患者8年前感全身乏力，肌肉酸痛，6年前出现双手雷诺病现象，3年前无明显诱因出现乏力头晕，多关节炎，于人民医院住院诊为：系统性红斑狼疮，狼疮性肾炎，一直予泼尼松治疗。1个月前出现尿少，全身浮肿，腹泻，查体：BP：180/90mmHg，T：37.5℃，球结膜水肿，口唇无紫绀，双肺无啰音，左下肺呼吸音减弱，心律齐无杂音。腹软，肝脾未触及，肝颈静脉回流征阴性，移动性浊音阳性，双下肢指凹性水肿。入院后查：WBC：13.4×10^9/L，Hb：8.5g/dl，N：85.7%，尿蛋白（++++），24h尿蛋白定量9g，ESR：93mm/h，血钾5.48mmol/L，BUN：16.6mmol/L，CR：317μmol/L，ALB：14g/L，ANA：1∶640。B超示中量腹水，胸片示左侧胸腔积液。诊断：系统性红斑狼疮，狼疮性肾炎，肾功能不全。西医予泼尼松50mg/d，双氢克尿噻25mg/d，寿比山2.5mg/d，高特灵1片/d，波依定5mg/d，协达利0.2g，2次/日，呋塞米40mg，隔日一次，白蛋白10g/L，隔日一次，治疗2周，患者浮肿较前稍轻，体重下降3kg，血压150/90mmHg，心肺如前，复查：WBC：7.4×10^9/L，Hb：7.8g/dl，尿蛋白（++++），24h尿蛋白定量10g，血钾3.37mmol/L，BUN：24.5mmol/L，CR：255μmol/L，ALB：17g/L，患者蛋白尿突出，西医治疗疗效不佳，请中医会诊。

诊查：全身浮肿，双下肢按之如泥。卧床不起，失眠，心悸，大便不畅，口唇淡暗，舌淡红，苔水滑，脉弦细。

辨证：三焦枢机不利，决渎失职，水气泛溢周身，致水气病。

治法：疏利三焦，化气行水。

处方：柴胡12g　桂枝10g　熟军5g　黄芩15g　赤白芍各12g　猪茯苓各20g　木香6g　枳壳实各12g　泽泻15g　瓜蒌30g　黄芪15g　当归10g　生姜皮9g　阿胶珠15g　黄连6g　吴茱萸3g　制半夏10g　生白术15g　桑白皮15g　14剂

二诊：2月11日。服药2周后，体重减轻21kg，浮肿明显减轻，已能下床行走，血压正常，入睡困难且易醒。曾有舌痈，无心悸，纳少，四末不温，腿有瘀斑，大便不爽，舌淡、苔薄白，脉弦细。查Hb：9.7g/dl，BUN、CR近正常。

方药对证，水困日久，斫伤正气，酌加化湿、补气之品。舌痈示心火上旺，嘱自冲服生鸡蛋

黄，寓黄连阿胶鸡子黄汤意。

处方：醋柴胡 12g　桂枝 10g　山药 15g　黄芪 15g　黄芩 15g　萆薢 10g　晚蚕沙 10g（包）　当归 10g　阿胶珠 15g　艾叶炭 10g　全瓜蒌 30g　生白术 15g　枳壳 15g　赤白芍各 20g　猪茯苓各 20g　仙鹤草 30g　功劳叶 15g　虎杖 15g　五味子 9g　黄连 6g　鸡蛋黄 1 枚（冲）　14 剂

并服成药：七叶神安片、枣仁安神液。若大便不通加肉苁蓉 30g，知母 10g，生首乌 30g。

三诊：2 月 26 日。眠差，腿上瘀斑变暗，手指不温，大鱼际软痿而多皱、视物模糊、目内眦色淡，大便时稀。舌略红、苔黄略腻，脉沉细滑。耳穴：三焦、脾、肾等部位压痛明显。

水气阻遏阳气，血行瘀滞，手指不温，示阳气不能通达末梢，酌用温通之品。

处方：上方去全瓜蒌。萆薢、晚蚕砂改为 12g，加炮附子 3g、炙麻黄 3g、赤小豆 15g、桑白皮 15g、细辛 1g、连翘 12g。7 剂，宜用开水煎药取引火归原意。配合耳穴压豆：三焦、脾、肾、神门、枕。

四诊：3 月 7 日，双下肢微浮肿，目内眦转红，咽痒，咳嗽少痰，咽红，舌嫩淡红、略胖、苔黄，脉弦数略滑。

春日，感受风热之邪，表里同病，欲表里同治。疏散上焦风热，同时起到提壶揭盖作用。

处方：白蒺藜 12g　桑叶 15g　菊花 15g　连翘 15g　柴胡 12g　牛蒡子 15g　银花 15g　茅芦根各 15g　炒杏仁 9g　泽兰 10g　荆芥 10g　防风 10g　炙麻黄 5g　知贝母各 10g　赤小豆 15g　黄芩 15g　车前子 10g（包）　紫菀 15g　5 剂

继服：（免煎颗粒）生麦芽 10g　紫河车 3g　炒山栀 10g　枸杞子 10g　全蝎 3g　广地龙 10g　炒枣仁 10g　郁金 10g　赤芍 10g　丹皮 12g　五味子 6g　仙鹤草 15g　萆薢 10g　晚蚕砂 10g　功劳叶 10g　枳壳 6g　7 剂

前后共调服 20 余剂，水肿消退，步履自如。

【按语】本例缘于三焦枢机不利，决渎失职，水气泛溢周身，故全身浮肿，双下肢按之如泥；水气凌心，故失眠，心悸；水气内阻肠道，故大便不畅；水气阻滞血脉，故口唇淡暗；舌淡红，苔水滑，脉弦细正是水饮停滞之象。初诊以大柴胡汤去大枣为主，以疏利三焦，通腑散结；桂枝佐芍药、生姜皮，以调和营卫，通顺血脉；猪茯苓、泽泻利水渗湿；左金丸调和肝脾；黄芪、白术、木香健脾理气；瓜蒌、桑白皮宽胸理肺；当归、阿胶珠补血养心。全方虽以疏利三焦，化气行水为主，但由于水气往往波及多个脏腑，所以方中兼顾了肺脾肾心诸脏，且药虽出多而方不乱。二诊后虽酌情加入了化湿、补气、温通之品，并据病情变化应用表里同治之法，但始终恪守“和”、“通”二法，不因尿蛋白突出而用收涩之法，故疗效满意。

（张冬梅整理）

十三、补中益气、升清降浊法治疗肠澼（溃疡性结肠炎）一例

韩某，女，73 岁，退休干部。

初诊：2003 年 7 月 25 日。

主诉及病史：便血，伴左下腹疼痛，里急后重 9 个月，加重 5 天。患者于 2002 年 11 月 2 日无明显诱因出现左下腹绞痛，急上厕所，大便为鲜红色脓血便，伴肛门下坠感，恶心，纳差，无寒热。当地中医院按“细菌性痢疾”予以消炎补液治疗后缓解出院。5 天后又复发，就住该院，予以同样治疗缓解后出院。后又反复发作曾在 148 医院做结肠镜检查，诊为“结肠毛细血管扩

张”，2003 年 1 月 6 日入齐鲁医院就治诊为“下消化道出血，溃疡性结肠炎”予以消炎止血止泻治疗，症状好转出院。之后腹痛、排暗红脓血便反复发作，每于着凉感冒后即犯，5 天前又复发。慢性肾盂肾炎病史 30 余年，冠心病病史 20 余年，慢性胃炎 20 年。2000 年行胃平滑肌瘤切除术。

诊查：脘腹坠胀，大便前肠鸣，之后左下腹绞痛，里急后重，先便后血，血色暗红，夹黏液及脓。时有胃脘刺痛固定不移，得温则稍舒，嗳气。纳眠尚可，小便调。舌体胖，舌暗红，苔厚腻略黄，脉细滑。结肠镜提示：溃疡性结肠炎。

辨证：中气不足，湿热下注，瘀阻肠络。

治法：补中益气，升清降浊，化瘀通络。

处方：党参 10g　黄芪 12g　苍白术各 12g　升麻 10g　柴胡 12g　枳壳实各 15g　厚朴 6g　木香 5g　砂仁 3g　炮姜炭 10g　仙鹤草 30g　艾叶炭 10g　阿胶珠 15g　苦参 15g　马齿苋 30g　赤白芍各 10g　5 剂

二诊：8 月 1 日。患者病情缓解，偶有便血，便时腹痛不明显，日大便 2～3 次，纳可，小便可，眠差。腹软无压痛，近几日胃痛改善明显。舌淡暗苔黄，脉细滑。方药中的，加九香虫 9g，刺猬皮 9g，续服 4 剂。

三诊：8 月 7 日。患者精神可，面色润泽，口不干，脘腹坠胀明显减轻，偶下腹隐痛，大便日 1～2 次，成形，无便血，时有肠鸣，小便调，舌质淡暗，苔黄腻，脉细滑。

处方：党参 10g　黄芪 15g　苍白术各 12g　升麻 10g　柴胡 12g　枳壳实各 15g　厚朴 9g　木香 5g　砂仁 3g　炮姜炭 10g　仙鹤草 30g　艾叶炭 10g　阿胶珠 15g　苦参 15g　马齿苋 30g　赤白芍各 10g　九香虫 9g　刺猬皮 9g　5 剂

四诊：8 月 14 日。患者精神转旺，一般情况尚可。偶有腹部隐痛，大便日 1～2 行，成形，无便血。仍守益气补中，升清降浊为法，改党参 15g，加茯苓 15g 调理而愈。

【按语】本案老年女性，诸脏皆虚，下痢日久，正虚邪恋，湿热蕴结，胃肠传导失司，故缠绵难愈，时发时止。湿热流连不去，病根未除，饮食不节，湿滞肠中，易反复发作。患者下痢日久，中气虚弱，升降失常，导致气不摄血，湿热下注，聚于肛肠，故见脘腹坠胀，下利脓血，里急后重诸症。故以益气补中，升清降浊为法。以东垣补中益气汤为主方加减，以党参、黄芪、白术、升麻、柴胡补气升清；阿胶珠、仙鹤草、炮姜炭、艾叶炭补虚止血；枳壳实、厚朴、木香、砂仁调理肠腑气机；苍术化湿；苦参、马齿苋清利肠中湿热；赤白芍调和气血，缓解腹痛。本症顽疾不愈，舌暗、脘痛固定不移，宗叶氏久病入络理论，此属瘀夹湿浊阻滞肠络，当在健脾补中，理气化湿基础上加入猬皮、香虫以入血入络搜剔，兼调血分。经升补中气、气血双调、兼化湿浊后，患者中气渐复，清浊有司而诸症得除。

（付义整理）

十四、益气回脱止泻法治疗高龄泄泻一例

李某，男，88 岁。

初诊：2003 年 8 月 28 日。

主诉及病史：近 1 周频繁腹泻，最多时 1 日 10 次左右。

诊查：形体消瘦，腹泻，日行六七次，大便呈黄色果冻样便，内夹少量血丝，无腹痛，无恶心呕吐，纳少，手足凉。舌淡暗，苔中厚腻，脉细少力。急查便常规：外观黄黏便，RBC＞50/HP，

WBC 8～10/HP，OB(＋)，疑为细菌性痢疾。

辨证：气血亏损，阳虚不固。

治法：益气回脱、敛肠止泻。

处方：人参 10g　山萸肉 15g　黄连 10g　炮姜炭 10g　益智仁 10g　艾叶炭 10g　阿胶珠 10g

5 剂，水煎服，日 1 剂。

予红外神灯照射，同时予中药免煎剂外敷脐部以温补肠胃，方药如下：吴茱萸 3g、干姜 3g、肉豆蔻 3g、肉桂 3g，调糊外敷脐部，5 剂。

二诊：9 月 4 日。药后腹泻止，大便日 1 行，色黄，无果冻样外观，内未见夹杂血丝，无腹痛，手足渐温。舌苔化薄，脉细。方药收效，上方化裁续进。

处方：人参 10g　马齿苋 10g　茯苓 10g　山萸肉 15g　浓煎 100ml 服用，4 剂，日 1 剂

守法调理旬余而愈。

【按语】本案高龄患者，脏腑衰弱，脾肾亏虚，气血虚弱，偶有触动，即为所感。阳虚不能达于四末，则手足凉，失于固涩，则下利频繁，甚日 10 余行。年高气血本亏，下利耗损，当防脱证，且不可迂于患者大便如同果冻、苔厚腻，及西医学细菌性痢疾湿热证之论以化湿为先。“肾为胃之关”，关门不利则二便失固。急当温肾关门以固脱止泻，宗张锡纯参萸固脱法，以人参伍山萸肉大补元气以固脱为君药，伍以益智仁、阿胶珠、炮姜炭、艾叶炭温中涩肠，止泻止血，佐以黄连以清肠止利以治标。为防年高脏衰，药力发挥不及，急以温固中药温敷神厥、关元以固脱，如此内外同施，双管齐下，效力大增。二诊元气得固，无脱证之虑，减收涩之品防其助湿，用马齿苋以清热解毒、茯苓化湿调中而愈。此外，姜师认为，马齿苋兼可补气血。

（付义整理）

十五、清热利湿、活血解毒通络法治疗痛风一例

刘某，男，53 岁，已婚。

初诊：2003 年 9 月 12 日。

主诉及病史：四肢关节间断疼痛 14 年，加重 4 天。患者于 1989 年开始无明显诱因出现左侧腕关节红肿疼痛，查血尿酸增高，诊为痛风，服用痛风利仙、别嘌呤醇后症状有所缓解。其间间断发作，近 4 天出现双足踝关节肿痛。既往有十二指肠溃疡、高血压、高血脂，慢性咽炎史。

诊查：双足踝关节肿痛，右足第一跖趾关节肿痛，左腕以下关节疼痛，双足不能行走，触痛，局部皮肤发热，肤色暗红，疼痛夜甚，影响睡眠，无周身关节痛，轻咳无痰，无发热，纳差，二便可。舌暗红，舌下瘀点，苔黄腻，脉弦。查血尿酸：9.59mg/dl，TG：232mg/dl。2000 年双足位相：双足第一跖趾关节可见痛风性关节炎改变。

辨证：风湿热痹，瘀毒阻络。

治法：清利湿热解毒，活血通络。

处方：萆薢 15g　蚕砂 15g(包)　制乳没各 6g　白芷 10g　延胡索 10g　姜黄 10g　猪苓 30g　赤芍 12g　桑枝 30g　路路通 10g　忍冬藤 30g　丹皮 10g　水牛角 30g　生地 20g　土茯苓 30g　白蔻 6g　苡仁 15g

6 剂，水煎服，日 1 剂。

外洗：苦参 30g　芒硝 30g　苏木 15g　红花 15g　制乳没各 20g　细辛 10g　羌独活

各 20g　6 剂，水煎外洗，日 1 剂。

二诊：9 月 19 日。患者药后痛止，双足踝以下关节肿痛、右足第一跖趾关节肿痛及腕以下关节疼痛均消失，无发烧，无咳嗽咯痰，查体未见阳性体征。继用前法，汤药方去桑枝，加生黄芪 6g，四剂。外洗方如前续用。

加减化裁，调治旬余，竟而收功。关节肿痛消失，查血尿酸正常。

【按语】痛风属中医学"痹证"、"白虎历节"范畴。姜师认为痛风所表现的痹证，虽表现与湿热痹证类似，但病因病机却多有不同。痛风的病因病机为禀赋不耐，复因饮食不节而致湿热毒瘀之邪内生，阻滞四肢经络而发病。本病邪自内生为主，与传统痹证"风寒湿三气杂至，合而为痹"明显不同。急性痛风的重要病机为络中湿热毒瘀阻滞，故治疗的关键在于化湿利浊的同时，突出解毒通络。本例患者除表现为湿、热外，湿热毒入血分，络脉热毒瘀滞明显，故以萆薢、蚕砂、猪苓、土茯苓、苡米清化湿浊的同时，重点以犀角（水牛角代）地黄汤伍桑枝、路路通、忍冬藤、姜黄，重在清解通利络中湿热瘀毒，再加以制乳没、延胡索以活血定痛以治标。二诊症情明显缓解，稍佐生黄芪以益气扶正利水，益气药与凉血药并用，兵分多路以标本兼顾而综合调理状态，但须注意黄芪量当从小量开始，以防生热。本病发作常以特定关节多见，配合外洗方，起到局部消肿止痛、通络排毒的作用，使整体疗效更为可观。

（付义整理）

【编者评注】姜良铎教授系中国工程院院士、著名中医学家董建华教授高足。长期在中医临床第一线从事医疗工作。在发热性疾病、病毒性疾病、呼吸及消化系统疑难病证的治疗上具有较丰富的经验。本集所收 15 则病案均系其临床得力之作，充分体现了姜良铎教授在中医临床方面的功力。如能认真研读，自会多有裨益。

贺普仁医案

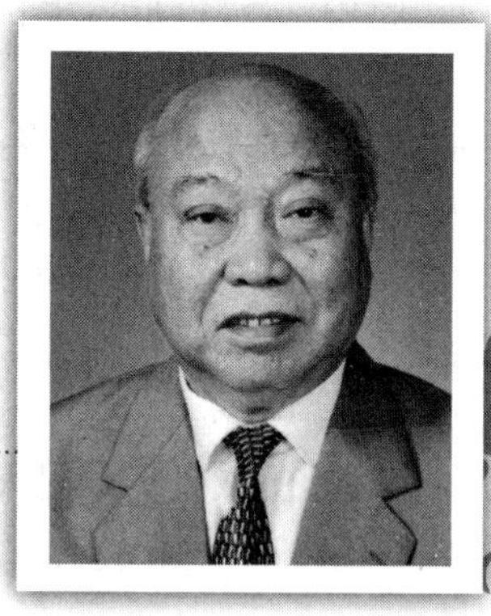

【生平传略】

贺普仁，男，汉族，1926年5月20日生，河北省涞水县人，北京中医医院针灸科主任医师，教授，现任中国针灸学会副会长、北京针灸学会会长、北京针灸三通法研究会会长、中国科协第四届委员、中国和平统一促进会理事等职。他自幼师从针灸京城名家牛泽华，深得老师器重，22岁悬壶应诊，1956年调入北京中医医院任针灸科主任30年之久，1953年评为区级模范，1959年被评为区级先进工作者，1976年作为中国医疗队成员，荣获前上沃尔特总统亲授“骑士勋章”，1990年国家授予“中国名老中医”称号。贺普仁教授精研《黄帝内经》、《难经》，通《针灸甲乙经》，50多年的医疗实践，博采众家之长，创立了“病多气滞，法用三通”的中医针灸病机学学说，进而形成了独具特色的针灸治疗学体系——“贺氏针灸三通法”。他认为针灸治疗疾病之根本就是调理气机，使之通畅，从而治愈疾病。为了使针刺调畅气机的效果更有效，他对传统的毫针疗法、火针、灸法、拔罐疗法，作了大量的挖掘整理和提高工作，形成了微通、温通、强通三种独特的针灸治疗方法，概括为“针灸三通法”。1991年在有关部门支持下，成立了“北京针灸三通法研究会”。50年来，贺普仁教授潜心钻研针灸技法，攻克了许多疑难病症，如针刺治疗输尿管结石，曾获北京市科技进步成果奖。著作有《针灸治痛》、《针具针法》、《针灸歌赋临床应用》、《针灸三通法临床应用》、《毫针疗法图解》、《火针疗法图解》、《三棱针疗法图解》等。

一、癫痫一例

朱某，男，9岁。

主诉及病史(家长代诉)：患儿从7岁开始出现抽风，发作时间每月一次至七次不等，面黄，抽时忽然跌倒，不省人事，继则斜视，口吐白沫，约半小时后苏醒，醒后疲乏，精神不振，经过针灸治疗症状好转，已有8个月未犯。

诊查：现又发现抽搐，记忆力减退，食纳减少，睡眠、二便均正常。面色淡黄，舌质淡红，苔白，语言清楚，声音低怯。脉象：滑数。

辨证：痰饮郁滞，中气不降，肝气上扰。

治则：化痰饮，熄风降逆。

取穴：四神聪、中脘、颊车、地仓、合谷、太冲。

针法：点刺及气，不留针。每周针 1～2 次。

第 10 诊家长代述从初诊到现在约 2 个月，始终未抽搐，精神好，惟记忆力仍较差。

取穴：百会、上星、中脘、合谷、太冲。

刺法：同前。

第 16 诊家长代述从上次针后情况很好，一直未犯病，所以 2 个月未来诊治。但在 1 周前又连续抽搐 2 次，每日 1 次，约 10 分钟缓解，抽后四肢疲乏，精神欠佳，脉沉滑。此为阳气不足，不能化痰。

取穴：大椎、腰奇。

刺法：大椎针尖向下刺；腰奇针尖向上刺。均刺入 3 寸半深。

共观察治疗半年，针治 9 次。随访 5 年，病情未犯。

二、脱发一例

王某，女，27 岁。

主诉及病史：毛发稀疏 3 年余。3 年前即觉头发脱落较多，每次洗头一大团，逐渐头发越来越少，几见头皮，余无异常感觉，纳食、睡眠均好，二便正常。

诊查：头发稀少，苔白腻。脉象：沉细。

辨证：肾气不足，发失所养。

治则：补肾益气，健脾养血。

取穴：中脘、上廉、足三里。

经针治 3 次后，停止脱发，洗头时仅掉少量头发。共针刺 12 次，已有毛发新生。1 年后随访，发长如初。

三、痤疮一例

谢某，女，19 岁。

主诉及病史：面部痤疮 4 年，背部痤疮 1 月余。自 15 岁起在面部起疙瘩，发痒，月经前症状加重，进含油甘厚味后加重。

诊查：面部及背部有红斑丘疹，舌苔白。脉象：滑。

辨证：青春发育，情志不畅，气血郁滞。

治则：通经络，调气血。

取穴：背部痣点。

刺法：用锋针，速刺放血，辅以拔火罐。

共治疗 10 次，面部痤疮消失。月经来潮时亦未见反复。

四、卵巢囊肿一例

靳某，女，30 岁。

主诉及病史：左少腹部肿块数年。8 年前曾流产 1 次，以后未再受孕。在某些医院检查均诊为左侧多发性假黏液性卵巢囊肿、继发不孕症，胃纳食佳，月经正常，二便正常。

诊查：面黄，左少腹扪之有 16mm×16mm 及 14mm×14mm 两个肿物，表面光滑坚硬，推之不移，无压痛。脉象：细弦。

辨证：气滞血瘀，聚为癥瘕。

治则：温通活血，散结消瘕。

取穴：关元、中极、水道、归来，加局部火针点刺，痞根用灸法。

刺法：用中火针，用速刺法点刺穴位，局部在肿物的头、体、尾 3 处进行点刺。

灸法：用温和灸。

3 天行针 1 次，3 次针后肿物缩小，七诊后基本摸不到肿物，共针灸 13 次，肿物完全消失。经妇产医院再次检查：未见异常。

五、摇头风一例

裴某，女，56 岁。

主诉及病史：头部摇动自己不能控制 3 年，病情时轻时重，一般在发怒、情绪波动时加剧，曾诊为“脑动脉硬化”，未作治疗。后来症状加重，头摇动终日不休，曾服熄风中药 3 剂，无效。

诊查：平素纳可，二便调，时有头晕，烦躁易怒。苔白，面润。脉象：弦滑。

辨证：肾阴不足、肝风内动。

治则：补肾滋阴，熄风止痉。

取穴：长强。

刺法：毫针深刺 4 寸，行补法，不留针。

针后自觉头不自主摇动明显好转，精力集中时自己可以控制。

2 诊后每天摇动 2～3 次，较前减轻。治疗 5 次后，症状缓解，头摇自止。

【编者评注】贺普仁教授是一位临床实践家，50 年的临床经验总结出“三通疗法”，效果显著，蜚声海内外。所收病案 5 则均属疑难之症，但贺老均以取穴不多手法独特而获奇效。这种疗法亟待总结推广以嘉惠病人。

聂惠民医案

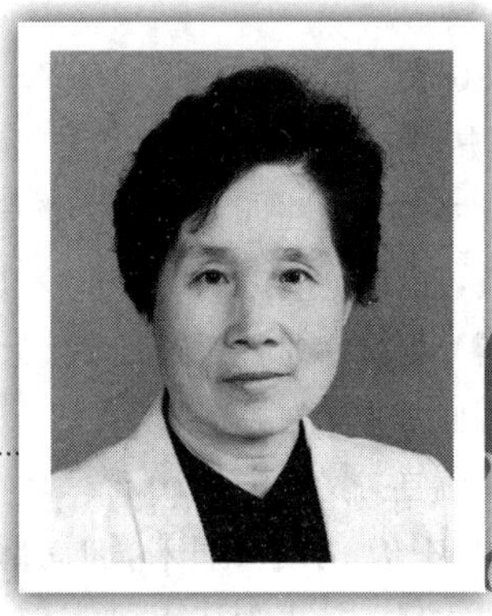

【生平传略】

聂惠民，女，1935年生人。1962年北京中医学院医疗专业首届毕业生。曾任北京中医药大学伤寒教研室主任、教授、博士生导师、主任医师，全国500名老中医著名专家之一，享受国务院颁发的特殊津贴。兼任中国中医药学会理事、中国中医药学会仲景学说专业委员会副主任兼秘书长、仲景国医大学名誉教授、《国医论坛》编委会副主任、《实用中医内科杂志》编委。1995年被载入英国剑桥国际传记中心编辑的INTERNATIONAL WHO'S WHO IN MEDICINE。从事中医教学、临床、科研工作40年，培养了大量本科生、硕士、博士研究生。主要研究方向是：《伤寒论》六经辨证论治理论体系研究；《伤寒论》防治疑难杂病的研究。承担多项国家教育部博士点科研课题，获科技进步奖1项。研制纯中药制剂"健脾金丹"、"爽胃饮"主治小儿厌食、慢性胃炎、萎缩性胃炎等；咳喘宁主治支气管哮喘、过敏性哮喘等，取得满意的科研成果。在《伤寒论》理论文献研究方面承担了卫生部下达的古典医籍校勘研究任务，完成了《伤寒补亡论校注》。

临床经验丰富，擅用经方治疗内、儿、妇科疑难杂病，尤以治疗脾胃病、心肺病为特长。对儿科时令外感、咳喘病、疳积等症，采用药物、捏积疗法，改善儿童体质，亦有独特的疗效。长期实践探讨出经方治疗多发病、疑难病的有效法则和方剂，为"古方今用"打开了广阔的途径。主编《伤寒论与临证》、《伤寒论析义》、《内经病证辨析》等24部医学专著，主编高等中医院校协编教材《伤寒论讲义》，发表46篇论文，对《伤寒论》六经辨证理论体系与理、法、方、药规律的研究，形成具有独到见解的学术思想。多次参加国际学术交流，曾赴意大利、圣马力诺讲学与医疗，享有很高的声誉。

一、清热利湿治愈遗精一例

李某，男，21岁，未婚。

初诊:1980年4月10日。

主诉及病史:遗精数月,每3、5天1次,既往身体健壮,近年时常头晕,乏力,经用各种中、西补养药品,亦曾服用汤剂参、茸、巴戟之类,症未见改善。症见遗精频作,口苦口干,口渴欲饮,心烦易怒,小便短赤,大便如常,饮食尚可。

诊查:形体壮实,脉象弦数有力,舌质红,苔薄淡黄。

辨证:湿热蕴郁,鼓动相火,扰及精室而致遗精。

治法:清利湿热,兼以降火。

处方:龙胆草9g 栀子9g 黄芩9g 车前子9g 黄柏9g 泽泻9g 茯苓9g 丹皮9g 生地12g 柴胡9g 木通9g 生甘草3g

水煎服。共6剂。

二诊:服药六剂,遗精次数减少,余证亦减。查其脉弦有力,舌质略红,薄苔。仍守上方,少佐龙骨、牡蛎各20g,继服10剂,遗精而愈。

【按语】遗精一证,其发病机制,据《素问·六节藏象论》曰:"肾者主蛰,封藏之本,精之处也"的论断,其原因主要责之于肾,多由肾脏自虚,精关不固所致,故常以肾虚不固论治者为多。但除此之外,由于心肝之火内动,影响肾之封藏,或湿热下注,扰动精室,而导致遗精者,并非少见。所以执"补"弃"泻"是其偏见,当须审证而论。据《明医杂著》记载"梦遗精滑,饮酒厚味,痰火湿热之人多有之。"又据《医学入门》"饭酒厚味,乃湿热内郁,故遗而滑也"的论述说明湿热下注,常可以导致遗精。本例患者,年轻体壮,伴热实之证,虽多方服用补养固肾之品,乃至汤剂参、茸、巴戟之类,遗精如故,说明本例遗精非为肾气不固所致。故采用补肾固涩之剂无效。据症、脉、舌之象,从临床辨证分析,乃为一派湿热之象,确属肝胆湿热,浸淫下焦导致遗精,因而治法定位于清利湿热,使精关固守,故取龙胆泻肝汤化裁。方中龙胆草大苦大寒,泻肝胆实火,清下焦湿热,配黄芩、栀子苦寒泻火,泽泻、木通、车前子清热利湿,使湿热从水道排之而出。生地、黄柏、丹皮,滋肾阴泻相火而清热。茯苓甘淡而平,渗湿利水,且有健脾之功。一则协诸药而利湿,一则健脾护本以防苦寒碍胃。柴胡,为引诸药归经,清肝胆及下焦湿热。甘草生用,清热解毒调和诸药。

二、小柴胡汤治愈热入血室证一例

赵某,女,30岁。

初诊:1986年10月24日。

主诉及病史:发热1周,初起发热恶寒,继则往来寒热。发热体温在38~39℃之间,经水适来,血量不多,胸胁苦满,心中烦乱,睡卧难安,头晕头痛,入夜则甚,头痛胸闷而烦甚,有欲撞墙之意。某院诊为病毒性感冒,经服抗生素及解表药治疗不愈。

诊查:脉弦数,舌苔白厚根部淡黄。

辨证:表邪化热,扰于血室。

治法:和解少阳,清热凉血。

处方:柴胡10g 太子参12g 黄芩10g 法半夏10g 生甘草3g 生姜3片 丹皮10g 山栀子10g 赤白芍各10g 生地10g

3剂。水煎去滓,分3次温服。

服药3剂,热退病愈。经过3年,未发此病。

【按语】从热入血室证的形成和表现而论,妇人中风或伤寒,病初起在太阳之表,症见发热恶寒,数日之后,表邪内传,太阳证罢而见寒热发作有时。又逢经期,血室空虚,病邪乘虚内入,与血相搏,结于血室,形成热入血室证。热并于少阳,肝胆气郁,经气不利,热入血室,由气及血,故见胸胁硬满,如结胸状。郁结血分,扰及心神,而致昼日明了,暮则谵语,心烦不安等神志证。本例病案初起发热恶寒,病邪在表,继之往来寒热,邪入少阳,经水适来,血室空虚,故外邪化热乘虚而入血室,以致出现胸胁苦满,心中烦乱,头晕头痛等热入血室之证。其特点表现为入夜则甚,心烦痛苦有欲撞墙之势,此属热入血室之神志证。故治以小柴胡汤和解少阳为主,退其表热。佐以清热凉血之法,加入丹皮、栀子清热凉血,乃"丹栀柴胡汤"之意,主治热入血室证。更加芍药、生地养血凉血、活血之品,清解血室之热,疗效尤佳。

三、柴胡汤治疗肝郁不孕症一例

杨某,女,32岁,已婚。

初诊:1985年8月10日。

主诉及病史:数年不孕,婚后曾孕1胎,因稍劳流产,而后断续四年不孕。月经衍期,多40～50天方至,量少、色黑,经行腹部隐痛,心烦易怒,胸胁满闷。

诊查:脉沉弦细,舌尖红,薄白苔。

辨证:证属肝气郁结,冲任失调。

治法:解郁疏肝,养血益肾。

处方:柴胡10g　党参10g　黄芩10g　炙甘草6g　半夏10g　当归12g　川芎10g　白芍10g　生地、熟地各10g　仙灵脾10g　制香附10g　姜3片　大枣5枚为引

7剂,水煎去滓,分2次温服。

据此法调治2个月,而后受孕,足月分娩,喜得女婴,母子康健。

【按语】育龄妇女,婚后同居,3年以上,而不受孕者;或生育、流产后,3年以上未再受孕者,皆称不孕症。前者称原发性不孕症,后者为继发性不孕症。不孕症临床以肾虚者为多见,其间又有脾肾阳虚与肝肾阴虚两种情况。本例育龄妇女,流产之后,4年不孕,乃为继发性不孕。且伴有经行腹痛,心烦易怒,胸胁满闷,脉沉弦细,此属肝气郁结之象。情志不畅,肝气郁结,疏泄失常,以致气血不和,冲任不得资养。月经衍期而至,经行量少,血色为黑,此乃气滞血亏,肝肾不足所致。因而难以受精成孕。治则取解郁疏肝,养血益肾之法。取柴胡四物汤主治。柴胡四物汤为小柴胡汤与四物汤之合方而成。因本例不孕主要责之在肝,肝郁不舒,气血难和,故以小柴胡汤为主剂。本方7味药组成,配伍默契,方中既有柴芩之苦寒清降,又有姜夏之辛开散邪,复有参、草、枣之甘补调中,7药相辅相成,寒热并用,攻补兼施,既能疏利少阳机枢,又能调达气机升降,更使内外宣通,气血条达;合入四物汤功效协同,四物汤是补血调经之主方。由归、芎、芍、地四味组成,功为补血调血。酌加仙灵脾以补肾;加香附以疏肝理气,调经止痛。香附能利三焦,解六郁,主月事不调,胎前产后诸病。总之柴胡四物汤,以柴胡汤主理气、四物汤主理血,二者协合,可使肝郁疏解、气血和畅,全身气机转输,荣血得以生润,冲任得养,血海充实,孕养胞胎。

四、厚朴生姜半夏甘草人参汤治愈顽固性腹胀一例

孙某,女,40岁。

初诊:1987年4月13日。

主诉及病史：腹胀半年，时伴有疼痛，纳谷不佳，倦怠乏力。经西医多方检查，如血、尿、便常规(—)，肝功能、B超、胃镜等检查均未见异常，多方服用中西药物，腹胀有增无减。现腹胀如鼓，似妊娠7、8个月，俯身受阻，食欲受限，不呕不逆，二便如常。

诊查：腹部膨胀，叩之鼓声，未触及包块、无振水声。脉沉弦略细，苔薄白。

辨证：此属脾虚不运，气机壅滞而致腹胀。

治法：益脾健运，行气消胀。

处方：宗厚朴生姜半夏甘草人参汤加味：厚朴12g　生姜6g　半夏12g　炙甘草4g　党参10g　柴胡10g　炒枳壳10g　6剂，水煎去滓，分2次温服。

二诊：进药6剂，腹胀锐减，自觉腹部已软，食欲有增，二便如常。守方调治月余而愈。1年未见复发。

【按语】厚朴生姜半夏甘草人参汤见于《伤寒论》第66条"发汗后，腹胀满者，厚朴生姜半夏甘草人参汤主之。"本条所指腹胀满，乃汗后脾虚运输无权而致，或因素日脾虚之人，又经发汗致脾更虚而成。因脾主大腹，而司运化，汗之伤脾，脾阳一虚，则运化无权，升降失司，气滞壅阻，而致腹满由生。腹部胀满，有虚实之分，寒热之别。本例腹胀顽固不愈，辨证分析其腹胀之病性，既非实热胀满，亦非虚寒之证。腹胀、乏力乃属脾气虚弱，痰湿壅滞，气机不行而致。乃虚中夹实，虚实夹杂之证。治宜攻补兼施，益脾健运，行气消胀，取厚姜半甘参汤加味。方中厚朴苦温，宽中除满下气，最善消腹胀，凡气滞于中，郁而不散，食积于胃，羁留不行之胀满，皆可用之。生姜辛温，宣通阳气，和胃散饮；半夏辛温，降逆开结，燥湿涤饮，3药合之，辛开苦降，开结散滞，而主除满，人参、甘草甘温，补益脾气而助运化，两者协同，恰有理中之半的含义。诸药配合，补而不滞，消而不过，攻补兼施，恰合法度，故最适于脾虚气滞之腹胀。方中酌加柴胡、枳壳以助行气消胀之力。柴胡、疏肝解郁，条达气机，正如《本经》所载柴胡"主心腹肠胃结气，饮食积聚，寒热邪气，推陈致新。"可健运胃肠，行府理气而消胀。炒枳壳苦辛以行气宽中除胀为特长。

本方适于虚中夹实之证，此虚实之情，当为三虚七实之比。对于虚中夹实之腹胀，单纯的补与泻，皆为徒劳之举，若单用理气消痰散滞之品，恐使脾气益虚；单用补脾之剂，又恐胀满益甚，故全方配伍，遵三补七消之比，攻补兼施，以收全功。

五、黄芪桂枝五物汤治愈周围神经损伤一例

秦某，男，49岁，已婚。

补诊：1976年10月21日。

主诉及病史：平素健康，1976年8月21日晚，被歹徒用绳索紧绑两肘，约一小时之久，松绑后所捆之处肌肤坏死、血液渗出，两前臂青紫疼痛，肢体不能活动，双手垂腕、麻木不仁。经矿区医院包扎伤口处理，并诊为桡神经麻痹(双侧)，给予口服维生素B族和加兰他敏等药，经40多天治疗，除两肘伤口愈合外，前臂及双手麻木等症，均毫无改善。同年10月7日，又经某医院治疗，诊断为双侧桡、尺神经损伤，而以桡神经损伤为主，曾做电器变性反应为阳性，后用维生素B族，针灸和按摩治疗两周，依然无效。现症：两前臂麻木不仁，双手垂腕，痿废不用，生活不能自理。

诊查：一般检查未见异常。神经系统检查所见：两前臂活动受限，双腕下垂，不能上抬，拇指不能外展，大鱼际肌及骨间肌轻度萎缩，手背拇指与食指之间浅感觉减退，双侧桡骨骨膜反

射消失。诊为周围神经损伤，以桡神经损伤为主。舌苔舌质均正常，脉沉涩无力。

辨证：气血运行阻滞，营卫失和，筋脉失养，双臂麻木而废用，乃属血痹导致双手痿废瘫痪。

治法：益气养血、温经通脉，兼以滋补肝肾。

处方：黄芪 30g　桂枝 9g　赤白芍 12g　川芎 12g　当归 12g　生地 12g　姜黄 9g　鸡血藤 15g　丝瓜络 12g　甘草 3g

姜、枣为引，每日 1 剂，水煎分 2 次温服。

二诊：连服六剂，病情改善。查体：双手腕分别上抬 10°或 15°，两手拇指也略可活动，继按前方加郁金 9g、枸杞子 12g、女贞子 12g，再投 6 剂。服药后病情显著好转，于 11 月 6 日查体：两前臂活动范围增大，肌力增强，大小鱼际肌和骨间肌，较用药前大为丰满，右手腕可上抬达 70°，左腕上抬约 45°，双拇指伸屈活动明显好转，并可自行持筷进餐、着衣扎带。回当地继服 12 剂。同年 12 月 21 日来门诊复查：知觉感觉正常，活动自如，恢复工作。追访 2 年无异常改变。

【按语】周围神经损伤，其临床表现为感觉、运动障碍以及植物神经损害后之营养性改变等。这与祖国医学的“血痹”很有相似之处。汉代张仲景在《金匮要略·血痹虚劳脉证并治第六》中说：“血痹阴阳俱微，寸口关上微，尺中小紧，外证身体不仁，如风痹状，黄芪桂枝五物汤主之。”说明了血痹是营卫气血俱不足，邪伤血分之疾患，并且在治疗上创制了黄芪桂枝五物汤。

上述病例为外伤导致周围神经损伤，中医辨证从“血痹”施治，而未拘泥于病因及西医病名。黄芪桂枝五物汤具有温阳行痹之功，是治疗血痹的主方。本病例应用黄芪桂枝五物汤为主进行治疗，方中重用黄芪，因黄芪有“补虚”、“益气”之功，能“助气、壮筋骨、长肉、补血”，故以黄芪补气益损生肌、温通血痹。桂枝温阳、行气、通经。桂枝能“利关节”、“温筋通脉”，能“横行手臂，治痛风”。在该方中加入当归、川芎、生地，与原方中芍药组成四物汤，故本方实为黄芪桂枝五物汤与四物汤的合方。以四物汤调血补血，其中生地、芍药是血中之血药，当归、川芎为血中之气药，可使补而不滞，营血调和。方中，芪、桂助阳补气，归、芍养血滋阴，起到“形不足者，温之以气，精不足者，补之以味”的作用。其中又以赤芍相配，以调血祛滞，鸡血藤、丝瓜络、丹参、赤芍同用以期养血行血、舒筋通络、祛瘀生新。佐药姜黄、郁金，虽为一本所生，但前者偏温、破瘀温通经脉，而后者苦寒清降，善入血而行气，二者并用，温清相济，既能破瘀行气，又具有活血解郁、通利筋脉之效，用于治疗此病甚有效验。痹阻日久，内犯脏腑，以致肝肾虚损，故方中配有枸杞子、女贞子、菟丝子以滋补肝肾，益填精髓，使生化有源、生精血而充养肌肉。诸药同用，以达到血脉通，化源足，气血充，营卫和，阴阳气血俱盛，致使阳气充盈，阴血凝滞自清，脉通血行，血痹可愈。

【编者评注】聂惠民教授对仲景伤寒论确有较深研究，无论于《伤寒论》六经辨证理论还是临床实践均有较深造诣。治男子遗精不拘于肾虚与相火，而能责其肝胆湿热；继发不孕不单养血益肾而首重解郁疏肝等诚为见解独到。周围神经损伤一案着眼于“血痹”，而以黄芪桂枝五物汤加味治愈，更能反映其对仲景学说的贯通与经方化裁的得心应手。

柴松岩医案

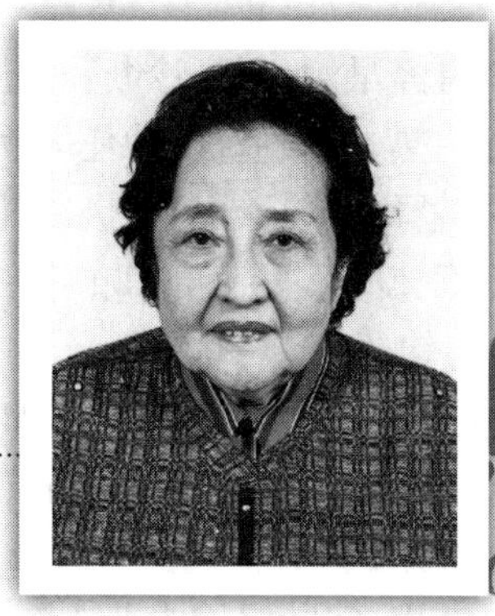

【生平传略】

柴松岩，1929年10月出生，辽宁省辽阳市人。现任北京中医医院妇科教授，主任医师。兼任卫生部药品审评委员会委员，北京市卫生局药品审评委员会委员，北京中医学会常务理事，北京中医学会妇科专业委员会主任委员，《北京中医》杂志编委及中国优生优育协会基金委员会顾问等职。1989年以北京市名老中医身份收徒二名；1997年4月荣任全国名老中医并带徒二名。

柴松岩老师自幼学习中医，曾亲受陈慎悟等数位中医名家指点，1950年取得中医师资格。1952～1957年就读于北京医科大学医疗系，乃新中国成立以来唯一一班中医系统学习西医理论的大本学员，具有良好的医学理论基础。临证妇科50年，医学功底扎实，临床经验丰富，擅长诊治各种类型之闭经（如多囊卵巢综合征、卵巢早衰、闭经溢乳综合征等）、崩漏（包括子宫内膜增殖症）、月经量少、绝经前后诸症（即更年期疾病）；不孕症、石瘕（子宫肌瘤）、肠覃腹痛（卵巢囊肿及（或）附件炎）以及妊娠病、产后病、多种妇女疑难杂症。以辨证准确、方药精专、配伍灵活、疗效显著为其特点。

柴松岩老师非常重视“天人合一”的整体观念，充分了解女子之生理特点及周期变化规律，动态地、发展地观察与认识疾病，故能够掌握不同的病理阶段，抓住本质，辨证论治。在实践中创立与形成了独特的学术思想及用药风格。为中医妇科学做出了贡献。

一、养阴益肾、固冲敛阳法治疗小儿性早熟一例

涂某，女，8岁，小学生。

初诊：1998年6月22日。

主诉及病史：发现双侧乳房增大半年。患儿于1997年底即发现双侧乳房增大，伴有阴道分泌物及少量不规则出血，无周期性。经由西医医院化验检查后，确诊为“小儿性早熟”，运用黄体酮肌注法进行治疗。来诊时，停用黄体酮2周余。

诊查：身高138cm，体重34kg，双乳饱满、增大，可及乳核，乳晕呈深褐色。阴道少量血性分泌物。BBT单相、基线偏高不稳，纳食好、夜寐安、二便调，口唇红而发亮。舌质暗淡、苔白而干，脉象细滑。

中医诊断：月经早潮；西医诊断：小儿性早熟。

辨证：阴虚内热、虚阳上扰、冲任失固。

治法：养阴益肾、收敛浮阳、固摄冲任。

处方：生牡蛎20g　旱莲草12g　白芍10g　乌梅6g　椿皮12g　淡竹叶10g　莲子心3g　莲须12g　钩藤6g　川柏6g

加减：1. 内热重，舌质红、苔白干，加寒水石、川黄柏、天冬。

2. 阴道出血偏多、色红质稀，可加黄芩炭、大小蓟、覆盆子。

1999年6月初复诊：

患儿已近10岁，间断服用中药1年，始终未再用孕激素治疗。复诊时双侧乳房未增大，较前缩小约1/3，乳房触之变软，乳晕颜色变浅，饮食、睡眠、二便如常。身高148cm，体重38kg，月经5/23～28天，BBT间或出现不典型双相。

【按语】女子在少年时期，肾的功能已居于主导地位。但少年期是生长发育之初，肾气未实，故其功能尚不稳定。初潮之后，肾阴尚不充足，当滥用补品、肠胃积热时，容易导致相火妄动，可表现为6～10岁左右的女孩，外阴、乳房过早发育，月经早潮等，西医诊断为“小儿性早熟”。本证属本虚标实，应以补肾益阴为大法，兼用清泻虚火、收敛浮阳、固摄冲任之品，如寒水石、生牡蛎、川黄柏、地骨皮、白芍、莲须、旱莲草、椿皮等，此时饮食宜清淡，忌食辛辣、羊肉、小虾米、鹌鹑蛋等助热动阳之品。

柴老师在治疗中既未过于苦寒，亦未大力止血，目的在于不损伤即将建立的月经周期，不影响患儿的生长发育。

（许昕整理）

二、温肾健脾、化痰通络法治疗原发性不孕症一例

徐某，女，24岁，已婚。

初诊：2000年4月6日。

主诉及病史：结婚2年不孕。患者于1998年初结婚，同居未避孕而至今未孕。月经规律3/28天，血量中等，痛经(—)，末次月经2000年3月19日。体重(WT)67.5kg，身高(H)160cm，曾在其他医院服中药治疗未效。

诊查：来诊时，已值周期第19天，但BBT仍为单相，带下中量，纳食及二便如常。舌肥淡、苔白腻；脉沉细无力。多次B超提示盆腔正常。

中医诊断：全无子；西医诊断：原发性不孕症。

辨证：脾肾两虚、痰阻胞络。

治法：温肾健脾、化痰通络。

处方：菟丝子15g　仙灵脾10g　半夏6g　茯苓10g　砂仁6g　旋覆花10g　夏枯草10g　桂枝3g　泽泻10g　川芎5g　川贝母10g　全当归10g

复诊：2000年4月13日：月经周期第26天，药后BBT上升5～6天，舌肥暗，苔白干，脉细滑。拟补肾养血、清肝化痰法。

处方:桑寄生 15g　全当归 10g　益母草 10g　柴胡 3g　川芎 5g　夏枯草 12g　川楝子 10g　土茯苓 12g　茵陈 12g　半夏 6g

2000 年 4 月 27 日:停经 40 天,BBT 持续高温约 20 天,尿妊娠试验为阳性,舌苔白,脉细滑。治以补肾健脾,固冲安胎。

处方:菟丝子 15g　覆盆子 15g　白术 10g　荷叶 10g　柴胡 5g　生藕节 30g　椿根皮 15g　山药 12g　茯苓 10g　百合 12g

2000 年 5 月 11 日:服用上方 14 剂,BBT 持续高温 5 周,早孕近 8 周,曾有阴道少量出血半日,现自觉恶心,未吐,舌质淡、苔黄薄,脉细滑。预产期在 2000 年 12 月 26 日前后。拟继续补肾安胎、清热固冲之法,巩固疗效。

处方:菟丝子 15g　覆盆子 15g　藕节 30g　山药 12g　柴胡 5g　侧柏炭 15g　地骨皮 10g　黄芩 10g　椿皮 15g　青蒿 6g

2001 年 8 月获悉,患者为宫内双胎妊娠,产后母子皆体健。

【按语】患者形体偏胖,舌肥色淡,苔白而腻,脉沉细无力,此乃脾肾阳虚,失于温化,痰湿内蕴,胞络受阻(基础体温显示为无排卵型),故虽月经规律,仍然婚后同居 2 年而不孕。菟丝子、仙灵脾温阳益肾;半夏、茯苓、砂仁、川贝、泽泻等化痰除湿;桂枝温经通阳;当归、川芎行血养血,共奏温肾健脾、化痰通络、调经种子之功。

（许昕整理）

三、健脾补肾养血疏肝法治疗高龄妇女继发性不孕症一例

王某,女,43 岁,已婚。

初诊:1998 年 6 月 1 日。

主诉及病史:3 次胎停育后,1 年余未孕。患者 40 岁结婚,3 年内共妊娠 3 次,均在孕 3～5 个月时发现胚胎停止发育而行刮宫或引产术;末次引产日期:1997 年 3 月。其丈夫精液常规检查正常。平素月经规律,5/28 天,血量中等,末次月经:1998 年 5 月 22 日。

诊查:来诊时饮食如常,二便调和,带下量少,情绪激动,夜眠安。舌质淡暗、舌苔薄白,脉沉细滑。子宫输卵管碘油造影示:双侧输卵管通畅。

中医诊断:断绪;西医诊断:继发性不孕症。

辨证:脾肾不足、兼有肝郁、胎元失养。

治法:健脾补肾、养血疏肝。

处方:(基本方)女贞子 12g　菟丝子 15g　柴胡 5g　青蒿 6g　百合 15g　阿胶珠 12g　何首乌 10g　当归 10g　茯苓 12g　白术 10g　远志 5g　香附 10g

加减:1. 月经中期,选加仙灵脾、良姜、车前子、川芎等。

2. 排卵之后,注意选用旱莲草、黄芩、覆盆子、白芍等。

3. 排卵延迟或 BBT 上升不典型,可加行血通经之品,如三棱、细辛。

复诊:以基本方为主,间断服药近 3 个月,共来诊 5 次;后因路途遥远不便,于 8 月中旬天气炎热时,自动停诊,继续照基本方服药约 3 个月。

1999 年 3 月 15 日诊:末次月经 1998 年 12 月 10 日,已妊娠 3 个月余,B 超示:胎儿头臀长 3.3cm,胎心 162 次/分,患者惧怕胚胎再次停止发育,要求继续保胎治疗而再诊,舌质淡暗,脉沉细滑。

处方:覆盆子15g　枸杞子12g　柴胡3g　百合15g　椿皮12g　生山药15g　地骨皮10g　荷叶10g　白术10g　黄芩10g

1999年4月19日诊:妊娠4个半月余(18周+4天),无阴道出血,胎儿发育良好,预产期为1999年9月17日前后。

【按语】患者结婚之时,年近"六七",肾气渐衰,精血亏乏,生殖能力降低;同时,阳明脉虚,脾土贫瘠,不能孕育胎儿使之顺利成长,故3次妊娠均胎死宫内。其求子心切,又屡受刮宫引产之苦,必有肝郁;肝肾同源,木克脾土,郁结日久则使脾肾之气愈加不足。故治疗以健脾补肾、养血疏肝为主,佐以百合缓急迫,远志交通心肾,充分考虑了年龄因素,使得"阴气自半"之人,了却求子夙愿。

(许昕整理)

四、养阴清肝、交通心肾法治疗精神抑郁继发闭经一例

卫某,女,26岁,未婚。

初诊:1997年12月29日。

主诉及病史:停用抗抑郁药后闭经1年。患者于1996年4~5月,因精神极度不愉快而发病,服用抗抑郁药"舒必利"10个月后停药,末次月经1996年12月。

诊查:闭经1年,形体肥胖,面色偏白,带下极少,大便不爽,夜寐欠安。舌质暗、苔白干,脉滑数(左脉细而右脉活跃)。

中医诊断:闭经;西医诊断:继发性闭经。

辨证:阴虚肝郁、肠胃蕴热、心肾不交。

治法:养阴清肝、和胃泻热、交通心肾。

处方:浮小麦30g　合欢皮10g　丹参10g　钩藤15g　白芍10g　川黄连3g　全瓜蒌15g　枳壳10g　荷叶10g　砂仁6g　茵陈蒿12g　杭菊花15g

分析:患者乃心肝阴亏之体,其脉象说明精神仍不稳定,故药须柔和、法宜缓泻,治在心肝,兼清胃中浊热。

复诊:1998年1月5日。服中药后,大便通畅,带下增多,情绪稳定。舌苔薄白,脉沉弦滑。胃中浊热已清。

处方:浮小麦30g　合欢皮10g　丹参10g　钩藤15g　白芍10g　女贞子15g　夏枯草10g　桃仁10g　坤草10g　菊花15g　北沙参20g　车前子(包)10g。

三诊:1999年1月26日。服用上方2周,BBT出现典型双相7天,守方继服1周,患者闭经1年之后,经服中药4周,首次恢复正常排卵,月经于今日顺利来潮。

【按语】柴松岩老师在治疗抑郁型精神病或有抑郁倾向而在服用抗抑郁药后引起闭经者时,常应用钩藤、菊花、旋覆花、绿萼梅、川楝子、夏枯草、山萸肉、白芍药等,清肝热、行肝气、养肝阴而不伤正。

中医学认为:心"主神明",又"主血脉",其为"五脏六腑之大主",而女子以肝为先天。心肝之气对于"肾主生殖"功能均有不同的调节作用。因此,老师常选用浮小麦、莲子心、远志、百合、丹参、首乌藤、合欢皮等,交通心肾、益窍清心或解郁安神,其最终目的,是要使心(脑)、肝、肾恢复正常联系,重新建立起曾经被破坏的月经与生殖轴链,以出现有规律的周期。

(付洁整理)

五、清热祛湿、健脾益肾法治疗长期腹泻合并不孕一例

宋某，女，29 岁，已婚。

初诊：1998 年 6 月 30 日。

主诉及病史：腹泻 10 年，结婚 6 年不孕。患者有“慢性结肠炎病史”10 年，长期腹泻，严重时日泻 6～7 次，未曾系统治疗。月经基本规律，5/30 天，血量中等，痛经(±)，末次月经：1998 年 6 月 26 日。

诊查：来诊时大便溏，日 4 次，腹胀而无腹痛，饮食量少，夜寐尚安，形体消瘦，面色萎黄，口唇周围色黑，精神疲惫。舌质嫩、色淡暗、苔白干、脉象细滑。

1. 多次化验大便常规未见异常。

2. 自测 BBT 数月为单相(无排卵型)。

中医诊断：全无子；西医诊断：原发性不孕症。

辨证：脾肾不足、湿热内蕴。

治法：清热祛湿、健脾益肾。

处方：北沙参 30g　黄连 3g　白头翁 10g　荷叶 12g　砂仁 6g　冬瓜皮 15g　柴胡 5g　野菊花 12g　茯苓 12g　泽泻 6g　炒白芍 12g　寄生 30g

加减：①腹泻严重时，可加马齿苋、内金、炒白术；②月经中后期，可加覆盆子、首乌、菟丝子；③舌苔黄腻，可加佩兰、陈皮、猪苓、大腹皮。

复诊：1998 年 9 月 15 日。患者间断服药 2 月半，前次月经 7 月 23 日，末次月经 8 月 23 日，经前 BBT 出现近典型双相，便溏好转，日解 2～3 次，唇周黑色消失，面色改善，复诊时为周期第 23 天，BBT 上升欠典型，舌质嫩，色淡暗，苔薄白，脉细滑。

处方：寄生 20g　菟丝子 15g　远志 5g　黄连 3g　荷叶 10g　沙参 30g　首乌藤 12g　良姜 3g　枳壳 6g　泽泻 10g　茯苓 12g

三诊：1998 年 10 月 6 日。服用上方 14 剂，停经 44 天，BBT 高温不降，波动不稳，腹泻日 3～4 次，尿妊娠试验为弱阳性，舌淡红、苔黄薄，脉细滑。拟清热固冲、补肾安胎法。

处方：覆盆子 15g　柴胡 3g　荷叶 10g　山药 15g　白术 10g　菟丝子 15g　黄连 3g　连翘 12g　椿皮 12g　寄生 15g　白头翁 10g

四诊：患者服用上方 40 余剂，出现恶心、厌食等早孕反应，大便日解 2～3 次，B 超提示：宫内孕、活胎，至此孕育成功而停诊。于 1999 年 5 月 20 日剖腹产，母子平安。

【按语】患者腹泻 10 年，不孕 6 年，证属湿热内蕴，脾肾两虚。药用黄连、白头翁、野菊花、砂仁、荷叶、冬瓜皮、泽泻等，清热除湿以厚肠胃；柴胡、白芍柔肝缓急以疏泄脾土；北沙参、桑寄生补肺启肾、益气养阴。治疗后，在腹泻缓解的同时，恢复排卵功能，故加用菟丝子、覆盆子、寄生、茯苓、山药、白术健脾补肾，使多年求子夙愿得以实现。

（付洁整理）

六、清热养阴固冲止血法治愈青春期功能失调性子宫出血一例

章某，女，15 岁，未婚。

初诊：1997 年 7 月 8 日。

主诉及病史：阴道大出血1月余。患者既往月经规律，13岁初潮7/30天，量中，色红。半年前缘长跑后出现带经日久，周期尚规律。曾应用中药治疗（具体药物不详）效果不明显。LMP：1997年5月28日，于6月初因经期进行体育会考，出现月经量多，色鲜红，有血块，应用止血敏、安络血、氨甲环酸、立止血等药不效。因出血加剧，于1997年7月8日急诊入院。入院见阴道出血量多，色红，有大血块，无腹痛，伴烦躁不安，头晕头痛，心慌，恶心，面色苍白，纳食不香，小便尚可，大便3日未行。自述平素嗜食辛辣之品。

诊查：舌淡，苔薄，脉滑数。

辅助检查：血常规：Hb：39g/L，RBC：1.89×10^{12}/L，PLT：146×10^{9}/L，WBC：5.6×10^{9}/L。B超：正常盆腔。

诊断：中医：崩漏。

西医：青春期功能失调性子宫出血

继发重度贫血

贫血性脑病？

因患者拒绝应用雌激素快速止血治疗，故在给予输血与支持疗法的同时，采用中药止血治疗。

辨证：血热。

治法：清热养阴，固冲止血。

处方：生牡蛎30g　沙参20g　旱莲草15g　覆盆子10g　莲须15g　白芍12g　大小蓟15g　阿胶珠10g　坤草5g　地骨皮10g　青蒿10g　寒水石10g

4剂，日4次。

二诊：7月10日，服药后阴道出血明显减少，无血块，精神转安，食欲好转，大便如常，头晕心慌明显减轻。舌淡嫩，苔白，脉细滑。效不更方，仍宗前法化裁。

处方：双花20g　佩兰12g　砂仁5g　黄连3g　荷叶12g　黄芩10g　莲子心5g　大小蓟15g　侧柏炭15g　钩藤15g　百合15g　仙鹤草15g　水牛角粉（冲）10g　泽泻6g　5剂

药后阴道出血止，后进行调整治疗而愈，随访6个月，月经周期规律。

【按语】青春期“功血”之重症，现代医学多采用雌激素快速止血法，对于治疗无效或患者对治疗拒绝者，中医中药治疗不失一种有效的治疗方法。本例崩漏，缘于青春期少女虽然肾气已充，但血海溢满调节功能尚不稳定，加之，长期便秘，使积于胃肠之热不能通过大肠正常传导而致血热，加之嗜食辛辣之品，引发阳明热盛，热入血分，血海伏热，正值经期，剧烈运动，血海沸动不安，血热妄行，而发本证。故见经血非时而至，量多有大血块，色鲜红；无腹痛。他如烦躁不安，头晕头痛，面色苍白，乃气随血脱，气血虚弱之故；大便干燥，脉滑数，多因热盛所致。初诊以生牡蛎、大小蓟、莲须清热凉血，固冲止血。青蒿、地骨皮清下焦之热而不伤阴。旱莲草、覆盆子、白芍、阿胶珠滋阴养血。沙参益气养阴。坤草养血祛瘀。柴胡升阳。寒水石泻下焦实热，本药的用药原则是：用量依患者的年龄而定，年龄越大用量越小；用药时间，应中病即止。药后阴道出血的趋势得以抑制，仍宗前法，用泽泻代寒水石泻下焦之热；加佩兰、钩藤、黄连清热辟秽，醒脾化浊，水牛角粉、莲子心、百合清热凉血解毒，以治疗贫血性脑病。不但达到快速止血的目的，且兼治其并发症。

（华苓、佟庆整理）

七、滋阴潜阳治疗小儿性早熟一例

于某，女，5岁。

初诊：1999年10月18日。

主诉及病史：白带量多，伴乳房发育3个月。患者近3月来，无明显诱因出现带下量多，色白，无味，无阴痒感。无腹痛及阴道出血，乳房发育。纳可，二便调，夜寐尚安。素喜食煎炸之肉类食品。

诊查：舌尖红，苔白，脉沉滑数。双乳均可及直径3cm大小的乳核，无压痛及溢乳。无腋毛及阴毛生长。

1. 血清激素：E_2：21.3pg/ml，LH：<2.5mIU/ml，FSH：2.7mIU/ml。

2. X-片：骨龄7岁。

3. B超：子宫长3.1cm，右卵巢2.6cm×1.8cm，内可见一个直径0.4cm大小的卵泡，左卵巢3.0cm×0.9cm内可见一个直径0.4cm的卵泡。

诊断：中医：小儿性早熟。

西医：小儿性早熟。

辨证：相火妄动。

治法：滋阴潜阳。

处方：生牡蛎12g　莲子心3g　寒水石6g　白芍10g　连翘6g　竹叶6g　白茅根6g　丹皮5g　莲须10g　20剂

二诊：1999年11月22日。药后带下仍偏多，双乳核已消失。纳可，二便调。舌红，苔白，脉细滑数。治以前法化裁。

处方：生牡蛎12g　川柏5g　莲子心3g　白芍10g　乌梅3g　地骨皮6g　寒水石6g　莲须12g　郁金3g　14剂。并嘱：如无条件坚持来诊，可连服此方1个月。

三诊：2000年3月20日。乳房未见明显发育，带下尚可，纳可，二便调。舌红，脉滑数。复查理化检查结果如下：①血清激素：LH：<2.5mIU/ml，FSH：1.6mIU/ml，E_2：18.6pg/ml。②X-片：骨龄为同龄人之上限。③B超：右卵巢2.4cm×0.5cm，左卵巢2.5cm×1.1cm，最大卵泡直径0.6cm。

处方：生牡蛎20g　莲子心3g　丹皮5g　莲须10g　乌梅5g　五味子3g　泽泻5g　旱莲草6g　栀子4g　寒水石6g　香附10g　14剂

随访：6个月后，电话随访，患儿家长述，乳房发育现象不再出现，带下时有。嘱患者，饮食应注意少食用有兴阳作用的食品，如：小海米、鹌鹑蛋等。

【按语】由于环境及营养状态的改善，少女青春期提前已成为事实。对于幼女过早的性发育，会对其心理发育造成影响。目前西医治疗多采用安宫黄体酮治疗，但过多的应用可造成限制体格增长，骨骺闭合，导致身体矮小。本证的发生缘于素体阳盛，加之过食燥热之品，造成阴不潜阳，血海伏热，相火妄动之证，表现为第二性征的提前发育，乳房发育、白带增多。现代医学的检查结果亦支持诊断。舌脉为伏热内扰之象。方中用生牡蛎、寒水石潜阳泻相火。莲子心、竹叶、连翘，清心泻火，交通心肾，使水火相济。白茅根、丹皮清血热。白芍、莲须敛阴固冲。二诊效不更方，仍宗前法，以泻相火为主要治疗原则：用川柏、寒水石、生牡蛎、白芍、乌梅、地骨皮敛阴清热，固护肾阴。郁金入血分行血中之气，清热凉血，防瘀滞，与莲子心相配交通心肾。

整个治疗方案不离滋阴潜阳之大法。用药特点:①不用鼓动活血之品;②不用“肾”药;③注意固护肾阴,防过分苦寒伤及肾阴;④用香附、郁金等通利气血之品,以防过分酸敛留滞。

(华苓、佟庆整理)

八、健脾疏肝、养血通利治疗闭经一例

杨某,女,22岁,未婚。

初诊:1999年6月14日。

主诉及病史:月经闭止半年。患者1999年初因“家庭变故”导致精神紧张,进一步发展为厌食体重降为28kg(身高:1.62m),后出现月经闭止,LPM:1999年1月5日,7/28天,量中。

诊查:头晕乏力,夜寐不安,面色苍白,精神抑郁,纳食不香,大便干燥。舌嫩淡暗,中心无苔,脉细弦。

1:血清激素:E_2:20pg/ml,FSH:3.0mIU/ml,LH:20mIU/ml,PRL:4.4ng/ml,T:20ng/dl。

2:B超:子宫5.5cm×3.5cm×2.5cm,内膜厚0.5cm,双附件(—)。

诊断:中医:闭经。

西医:继发性闭经。

辨证:肝郁脾虚。

治法:疏肝健脾,养血调经。

处方:当归10g　何首乌20g　郁金6g　黄精10g　玉竹10g　阿胶珠12g　川芎5g　女贞子20g　杜仲10g　香附10g　白术10g　桃仁10g　茜草12g　14剂

嘱:测BBT;忌温燥之品。

二诊:1999年7月12日。药后精神状态明显好转,纳食量较前增多,皮肤色泽转润,仍无带下,体重增加(31kg),大便偏干,舌暗舌心少苔,脉细弦滑。BBT单项平稳。拟予益气养阴,疏肝养血之方剂。

处方:北沙参30g　玉竹10g　丹参10g　枸杞子15g　石斛10g　百合15g　合欢皮10g　玫瑰花5g　杜仲10g　川断20g　山药15g　香附10g

依上方加减共服药2个月,于1999年10月11日来诊:诸症皆减,下腹微痛,带下少许,纳可,二便调,BBT单项平稳。舌暗苔薄,脉细滑。拟予健脾益肾,养血通利之剂。

处方:菟丝子12g　太子参12g　当归10g　阿胶珠12g　远志5g　桂枝3g　泽兰10g　女贞子15g　柴胡3g　首乌10g　药后月经于1999年12月3日来潮,量中色鲜红。

随访:连续随访3个月,月经按时来潮,BBT连续3个周期双项,体重38kg。

【按语】闭经一证,属妇科之难证。本证缘于情志不舒,肝郁克脾,脾虚运化乏源,导致气血不足,无有余之血下注血海,血海不能按时溢泻,而出现闭经之证。头晕乏力、面色苍白、精神抑郁均为肝郁脾虚之证。柴老对本证的治疗采取分两步走的方法:①健脾疏肝养血,解决化源不足的问题,即填充血海;用首乌、玉竹、白术、黄精,补益脾胃;女贞子、阿胶珠、郁金、桃仁、茜草养血疏肝,兼以通闭;②益肾健脾,养血通经。柴老认为血海的充盈有待于各脏腑功能正常,把有余之血下注血海,血海正常溢泻,月经才能正常来潮,故,当精神抑郁、不思饮食等症状缓解,舌脉提示胃气渐盛,血海充盈,则用桂枝、当归、泽兰、柴胡等散瘀活血之品。

(华苓、佟庆整理)

九、补益肝肾温经通络法治愈高雄激素血症一例

刘某,女,23岁,未婚。

初诊:2000年7月5日。

主诉及病史:月经稀发9年,闭经半年。患者5岁月经初潮,周期规律5/30天,量中,色红。14岁因劳累及经期淋雨致月经稀发,2～6个月一次,3天净,经量明显减少,末次月经2000年1月6日。

诊查:闭经半年。近4个月内体重骤增14kg,面部痤疮明显,自觉腰部酸痛、乏力、烦躁、口干渴、五心烦热、腹胀,纳食可,眠欠安,二便调。舌暗红,苔薄白,脉沉滑。

1. B超:子宫偏小(4.4cm×3.2cm×2.8cm)。

2. 分泌测定:E_2:44Pq/ml,T:166mzu/ml,FSH:8.5mzu/ml,LH:7.2mzu/ml,P:0.52。

3. BBT单相不稳定。

诊断:中医:闭经。

西医:高雄激素血症。

辨证:肝肾不足,脉络瘀阻。

治法:补益肝肾,养血通络。

处方:当归12g 车前子10g 香附10g 川断15g 杜仲10g 坤草10g 寄生15g 首乌10g 良姜3g 远志5g

二诊:7月12日,服药后腰酸乏力症状明显减轻,BBT单相,但较前稳定。

后以上方加减调治,至8月10日月经来潮,色量如常,BBT恢复双相,但黄体期略短,欠饱满。2000年11月复查激素水平,雄激素降至103mzu/ml,体重下降8公斤,面部痤疮明显减轻。以后月经后以温补肝肾养血活血为原则,可用巴戟天、菟丝子、仙茅、杜仲、首乌、阿胶珠、当归、萆薢、车前子等,排卵期加用细辛、川芎、桃仁、红花等温通脉络、活血化瘀。黄体期则用滋补肝肾之品如覆盆子、女贞子、旱莲草、白芍、玉竹等。经辨证治疗,月经周期已恢复至5～7/35～40天,量中,BBT双相,黄体期逐渐延长至14天,且形态渐饱满。2001年4月20日复查血清内分泌,雄激素20.7mzu/ml,E_2:37.30Pq/ml。

【按语】妇女血中雄激素水平过高,活性增强,称高雄激素血症(hyperandrogenemia,HA),是常见的妇科内分泌紊乱疾病。临床主要表现为月经的异常改变(如月经紊乱、月经稀少、闭经)及不孕、肥胖、男性化等。中医认为女子在少年时期肾气虽盛而未实,故其功能尚不稳定,容易受各种因素影响而发生紊乱。该患者14岁劳累,经期淋雨致月经稀发。女子年少,肾气尚未实,复被雨淋,感受寒凉,外寒与内寒相结,客于冲任,血为寒凝,经脉不通,故见月经后错、量少;腰为肾之府,肾阳虚,故见腰酸痛;劳则伤脾,脾主运化,为后天之本,过度劳累则脾虚,脾虚则气血不足,而母病及子,又致肝血亏损,肝阳无所附而上浮,故见烦躁;阴血不足,阴虚生内热,故见口干渴、五心烦热。运用杜仲、首乌、寄生、川断、当归补肝肾,养血以培本;香附为血中气药,既入气分,又能行血;而车前子入肾经,泄肾浊补肾气,以通为补;良姜温通经脉,全方补肝肾,养血活血温通经脉,使血脉通而经水自下,月经周期逐渐恢复,体重明显下降,面部痤疮明显改善,血清雄激素水平降至正常而告治愈。

(滕秀香整理)

十、祛瘀消癥、化痰通络法治愈盆腔包块、输卵管不通、继发不孕症一例

潘某，女性，28岁，已婚。

初诊：1999年1月28日。

主诉及病史：盆腔包块4年，伴输卵管不通、继发不孕。患者1995年患右侧宫外孕，保守治疗后形成右侧盆腔包块，直径5cm。至1997年包块增至直径9cm，做腹腔镜检查，诊为右卵巢囊肿、双侧输卵管不通。术中行囊肿抽吸术。至1998年复发，1998年12月B超：11.68cm×7cm。现患者右下腹隐痛，带下量多，月经7/25天、量多、有块，痛经(+)，BBT不典型双相。

诊查：舌暗、苔白腻、脉细滑。

辨证：血瘀痰凝、胞脉阻滞。

治法：祛痰化瘀、消癥通络。

处方：生牡蛎30g　茜草12g　三七面3g(冲服)　连翘12g　川贝10g　桔梗10g　土茯苓30g　夏枯草10g　荷梗10g　川楝子6g　柴胡6g　丝瓜络30g

服上方40剂，3月8日B超：右附件囊肿4.8cm×3.7cm。继服上方40剂。5月14日B超：正常盆腔。停药。7月12日复查B超：正常盆腔。行输卵管通液术：双侧输卵管通而不畅。

二诊：1999年7月12日，患者右侧少腹偶有隐痛，带下量略多，二便调，舌暗红苔略腻，脉细滑。治以前法，前方化裁。

处方：生牡蛎30g　茜草12g　三七面3g(冲服)　川贝10g　荷梗10g　川楝子6g　路路通10g　夏枯草10g　川芎6g　丝瓜络30g

服上方30剂，8月23日再行输卵管通液术：双侧输卵管通畅。患者要求生育，BBT呈不典型双相。

三诊：1999年8月23日，患者无腹痛，带下正常，月经7/25量不多，经期腰痛。舌暗苔白，脉细滑。治以补肾养血、通络调经。

处方：菟丝子20g　杜仲10g　女贞子15g　覆盆子20g　当归10g　川芎6g　泽兰6g　百合15g　川楝子6g　路路通10g

服上方8个月，BBT连续3个月典型双相后停药。于2001年3月5日B超：早孕，单活胎。Lmp：1月28日。预产期11月5日。

【按语】本病例病情复杂，患者宫外孕后形成盆腔包块，双侧输卵管不通，继发不孕症。证属祖国医学"癥瘕"、"不孕"范畴，辨证为痰凝血瘀型。其发病机理：异位妊娠致脏腑功能失调，运化失职，痰饮内停，气血运行受阻，瘀血内阻，滞于冲任胞脉，痰血搏结，渐积成癥。故见腹痛、带下量多、月经量多、有块、痛经、舌暗、苔白腻、脉细滑。

初诊以生牡蛎、茜草、三七面、连翘软坚散结。化瘀消癥；以川贝、桔梗、土茯苓、夏枯草化痰祛湿；以荷梗、川楝子、柴胡、丝瓜络理气通络，全方化瘀祛痰为主，通络为辅。"瘀血、痰湿"是本病发病之关键，中医理论认为"瘀血、痰湿"既是病因又是病理产物，审证求因，治病求本，抓住致病的根本，药到病除。二诊，针对患者癥瘕已消，但胞络不通，治疗以通络为主，治以活血通络。三诊，根据患者之生育要求，予以调经促孕。本病例治疗过程充分体现柴老治疗特点，虽病情复杂，治疗历时1年半，但治疗步骤丝丝入扣，具有连续性，既着眼于本证治疗，又为

下一步治疗打下基础，最终使病人彻底治愈，如愿妊娠。

（濮凌云整理）

【编者评注】柴松岩教授从事中医妇科临床50余年，经验宏富。对妇女的生理特点和病变规律了如指掌。因此，辨证得其机括，施治效如桴鼓。所收验案10则，用药似为平淡，细玩却具巧思。治5岁、8岁小儿性早熟，以阴虚内热、虚阳上扰立论；治原发不孕以温肾健脾、化痰通络为法。皆能取得良好疗效，后学应受启迪，同道为之击节。

晁恩祥医案

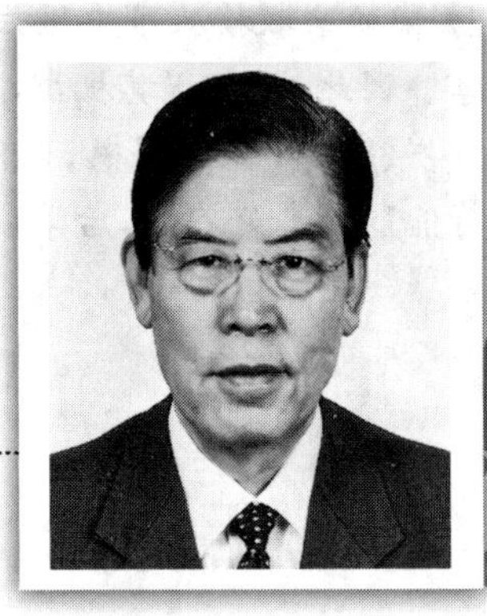

【生平传略】

晁恩祥，1935年出生，1962年毕业于北京中医学院（现改名为北京中医药大学）。毕业后于内蒙古中蒙医院从事医、教、研工作，1971年开始进行COPD的防治研究，1976年参加全国中医高级研究班并毕业，1984年由内蒙古调至中日友好医院先后担任中医处处长、中医肺脾科兼中医大内科主任。现为主任医师、教授、博士研究生导师。被北京中医药大学、天津中医药学院、长春中医学院聘为教授。先后多次到日本、澳大利亚等国讲学。

从医42年，主要从事医疗、教学、科研工作，承担中医内科、呼吸消化系统疾病及急症的临床治疗研究，先后承担过85、95攻关课题及省部级研究任务，对哮喘、咳嗽型哮喘、COPD、肺心病、肺纤维化、肺系疑难疾病、肺系感染性疾病等较有研究。是全国中医内科肺系病的学科带头人之一，曾到全国15个省市讲学，1993年始享受国务院突出贡献政府特殊津贴。

兼职担任中华中医药学会、中国医师学会理事、中华中医药学术会内科分会副主任委员会兼任秘书长、中华中医药学会急症学会副主任委员，中华中医药学会内科肺系病专业主任委员，中华中医药学会中药临床管理委员会委员，北京市中医药学会常务理事，肺系病专业委员会主任委员，兼职承担国家食品药品监督管理局、药物评审专家；中华中医药学会科学技术奖评审专家，中华中医药学会医疗事故鉴定委员会专家，北京医学会医疗事故技术鉴定专家，国家基本医疗保险药品目录咨询专家。

撰写过医教研论文80余篇，担任主编专著6部，如《临床中医内科学》、《中医内科手册》、《今日中医内科·中卷》、《中医急诊医学》、《碥石集》（第二册）等，对肺系病及脾胃肝胆病有较丰富经验，承担医疗保健任务及院内外会诊工作。

曾获省、部科技及荣誉奖励多次，如内蒙古科技进步三等奖、国家图书提名奖、北京市科技进步一等奖，国家中医药管理局二等奖、三等奖两项等等。获中国科协“全国防治非典优秀科技工作者”奖励，获中华中医药“抗击非典特殊贡献奖”、获中日友好医院“防治非典优秀共产党员”称号表彰。

一、清热通里治疗发热一例

患者男性,34岁。

初诊:1984年1月14日。

主诉及病史:患者持续高热39℃左右,伴咳嗽,5日未退。患者初始因外感而见头痛,恶寒发热,伴咳嗽,曾服用桑菊感冒片、柴胡注射液及去痛片治疗。头身疼痛及恶寒减轻,但仍热势不退,咳嗽加剧,收住院治疗。

诊查:患者发热,39.5℃,仍咳嗽,伴咯痰,黄黏不易咯出,口干欲饮,少汗肤热,饮食不振,大便秘结,4日未行。听诊右下肺可闻及散在湿性啰音,呼吸急促,体温39.7℃。X线提示右下肺下野可见片状阴影,白细胞13×10^9/L,中性粒细胞84%。脉弦滑数,舌红少津,舌苔微黄燥。

辨证:风热犯肺,肺气失宣,痰浊内阻。

治法:清热解毒、化痰止咳。

处方:炙麻黄10g　杏仁10g　前胡10g　桑皮10g　黄芩10g　知母10g　连翘10g　银花10g　白茅根30g　桔梗10g　贝母10g　服药3剂

西医诊断为肺部感染,遂以青霉素、链霉素静脉滴注。

二诊:3天后热仍不退,39.1℃,咯黄痰,乏力,有汗,头身痛已减轻,口干渴欲饮,纳差,烦躁,大便6日未行,伴腹胀,按之痛感,呼吸急促,小便黄赤,舌苔黄燥少津,脉弦滑数,右下肺可闻湿性啰音,仍拟西药静点抗生素治疗。但肺热里实已成,给予清肺止咳、化痰通里。

处方:炙麻黄10g　生石膏30g　杏仁10g　瓜蒌25g　桑白皮10g　栀子10g　知母10g　大黄6g　厚朴10g　甘草10g　元明粉10g(分冲)　茅根30g　水煎2剂

三诊:1剂后腹部疼痛感,次日晨大便,少量干便,5、6枚坚硬。继服上药后,晚间大便得通,量多,腹痛减,随即体温下降至37.5℃,仍咳嗽、咽干痰黏。

治法:继服用理肺止咳润燥化痰之剂。

处方:炙麻黄10g　杏仁10g　紫菀15g　炙杷叶10g　麦冬15g　前胡10g　瓜蒌25g　玄参15g　大黄6g　青蒿10g　黄芩10g

继服3剂而痊,X线片提示炎症吸收,白细胞降至正常范围。

【按语】该例患者始于外感,发热无汗,头身疼痛,继则出现肺部感染,咳嗽,咯痰黏稠不易咯出,感染发热10日始退,身热同时并发口干、便结腹胀,形成热结入里之势,此乃热邪入里,热势不退,当汗出而散。但此时有汗,大便燥结,腹胀,致阳明热邪入里,乃病虽属肺部炎症,X线片提示右下肺片状阴影,白细胞也有增高,但其方并未只重用解毒而以清热通下之剂,宗肺与大肠相表里,同时给予清热通里治之,很快收到效果,大便得通,热势得除,咯痰当随之减少,肺部炎症热退后减轻,再予养阴润肠、止咳、祛痰药调理,诸症平复,此乃热结于里,下之而愈。

二、腹部胀满便结应用健脾通下治疗一例

患者男性,84岁。

初诊:2002年5月。

主诉及病史:患者有习惯性便秘史,4天来腹部满胀,大便不通,不能进食,烦急,平时经常

须服用通便灵及其他通便药物。曾去某医院门诊后，留观输液，给予杜秘克通便治疗，仍无明显效果。

诊查：胸片提示右上有陈旧性肺结核，支气管纹理粗乱，腹平片未见肠梗阻，应邀会诊。患者高龄，身体尚丰满，有糖尿病、前列腺肥大病史，无高血压。5天来大便不通，服原通便药及杜秘克，效不显，小便少，腹满腹胀，胃中不适、不欲饮食，按之疼痛；查腹膨隆，按之硬满，叩诊鼓音，未见腹部移动性浊音，查血常规正常。脉弦，舌苔厚腻，中黄。

辨证：气滞不舒，肠燥便结。

治法：理气活血，通便润燥。

处方：白术10g　厚朴10g　木香10g　元胡10g　枳实10g　焦槟榔10g　玄参15g　火麻仁30g　当归10g　郁李仁10g　桃仁10g　大黄6g　太子参15g　元明粉6g(冲服)　2剂煎服。次日得知，腹仍满胀，再服2剂，外加一支开塞露。2剂后腹胀满、烦急均除，大便得通量多，初硬结，后尚成形，下后诸症大减。继以调理2日后恢复正常。

【按语】该患虽属高龄患者，又有便秘病史，多服一般性通便药。但经常出现脘腹胀重，反复发作，老年便秘有其不同于热病便结特点，热结便秘常伴发热伤津，当以承气等加清热药清理通下治之；而老年性便秘不可只用通下、泻下，而老年人，往往又由于正气不足，肠燥气虚所致为多，但亦当视其病情过程、证候变化。该患者4日大便不通，腹胀满，疼痛拒按。脉弦，舌苔厚腻中黄，大便无力，故用扶正益气养血润肠，如当归、玄参、太子参、白术、火麻仁、郁李仁；推动无力，又重于理气消胀，如厚朴、枳实、焦槟榔、元胡、木香，该方中使用大黄、元明粉寓意以润肠通下，元明粉一药可吸收水分有益于下便结，更加桃仁等活血之品，二者结合有利于老人便秘的治疗。应用开塞露取其滑润肛门肠道，有益于大便导下。

三、疏风宣肺法治疗咳嗽型哮喘一例

患者女性，60岁。

初诊：2002年7月门诊就医。

主诉及病史：就诊时咳嗽咽痒，呛咳剧烈，影响睡眠4个月，患者于4月前曾患上呼吸道感染，发热咳嗽，咽痛，3～5天后发热、咽痛得解，但半月后仍咳嗽不止，少痰或多见干咳，伴咽痒，痒即咳重。曾在当地诊为支气管炎，给予抗菌素口服、输液治疗，还曾应用一些止咳药，但效果不明显，仍剧咳，阵作，咳急呛咳，空调及异常刺激咳剧。痛苦连连，夜重昼轻影响睡眠与生活，脉弦舌苔薄白。

诊查：该患者有过敏性病史，查胸片X线未见异常，血中嗜酸细胞增高，血变态反应呈多种物质阳性反应，气道激发试验阳性，遂诊断为咳嗽型哮喘。

辨证：风咳，证属风邪犯肺，气道失衡。

治法：疏风宣肺，舒缓气道，止咳利咽。

处方：炙麻黄8g　苏子叶各10g　蝉蜕8g　地龙10g　僵蚕8g　牛蒡子10g　五味子10g　白芍10g　紫菀15g　前胡10g　辛夷10g　炙杷叶10g　3剂，水煎服。

二诊：咳嗽，咽痒，呛咳明显减轻。患者很感高兴，但仍咽中痒感，夜晚睡时仍有咳嗽，但睡眠好转，饮食二便正常，舌苔薄白，脉弦。

治法：仍拟上方加全蝎3g、山萸10g，7剂后诸症得缓又宗上方10剂，回当地继续调养，后询问了解，病情稳定。

【按语】该例患者系感冒后咳嗽长达4个月，经检查提示诊断为“咳嗽型哮喘”，此病多因感冒，上呼吸道感染，肺部感染引发，或有过敏史，或家庭史，由于该病系以咳嗽为主，伴咽痒，故常有误诊为支气管炎、咽喉性咳嗽等病，一般医生治疗往往首选抗生素。实际该病乃属哮喘的一种特殊类型，是以咳嗽为其主要症状，并无哮喘，称之“咳嗽变异性哮喘”，或言“咳嗽型哮喘”的疾病。由于常有突发、呛咳、阵作，若遇冷空气、异味、空气污浊时，则立即诱发咳嗽，常呈痉挛性咳嗽，是一种气道的高敏感、高反应的现象；西医药是以治疗哮喘之法治之。笔者则认为系属风邪为患，由于突发、咽痒，有时鼻痒，有过敏因素，系与风之特性相关，因“风为百病之长”、“风善行数变”，故以疏风为主，方中炙麻黄、苏叶、地龙、蝉蜕、僵蚕、全蝎，均系具有散风、疏风、搜风特点的药物，同时配伍以舒缓气道之药，如五味子、白芍药、炙杷叶、苏子、苏叶、辛夷，后来加味的山萸肉亦为此意。可以看出，并非以止咳、祛痰、消炎、清肺为主。但此病从临床来看亦常有合并感染而见热症，以及伴阴津不足气逆血瘀者，不可不知，届时还要详加辨证立法，选方加减用药。近些年来治疗咳嗽的中成药几百种，但其治疗则多以清热、祛痰、止咳，疏散风寒、风热为主，而治疗咳嗽型哮喘的方药尚属凤毛麟角。

四、平胃散加味治疗胃病一例

患者男性，36岁。

初诊：1999年7月门诊就医。

主诉及病史：胃胀满不舒，胃中不适，烧灼感且反复发作2年余，近1个月来加重。患者近两年来经常反复胃脘不适、吞酸胀满，呃逆、纳差食少，二便正常，多经治疗效果不显。患者有饮酒史，每于饮酒后加重，曾多次应用二联、三联疗法及制酸药、胃动力药、保护胃黏膜药物等西药治疗，未能根除。

诊查：现纳差、胃脘胀满，烧心，反胃打嗝，仍饮酒，情志不遂加剧。经胃镜检查提示慢性胃炎，HP阳性，舌苔白腻，脉弦滑。

辨证：脾湿气滞，胃气失和。

治法：健脾化湿，降气和胃。

处方：苍术10g　厚朴10g　陈皮10g　炒白术10g　党参10g　藿香10g　半夏10g　佩兰10g　砂仁10g　鸡内金10g　焦三仙各10g　木香10g　瓦楞子10g　乌贼骨10g　水煎服7剂

二诊：胀满减轻，食欲有增，脉弦，舌苔白腻。

治法：继服上方2周，诸症平稳，但患者不愿再做胃镜，未能拿到胃镜变化资料。

【按语】胃病属多发常见病，脾胃者脾主消化输布；胃主受纳，但系一脏一腑表里相关，该患者胃中不适已达2年，多次治疗不愈，早已确认为慢性胃炎，很感痛苦，忧虑；胃病者有因寒者、因虚者，因气滞、肝郁、脾湿、湿浊、胃热、胃寒、脾虚、胃弱……但该例则属脾湿气滞为主，故拟以健脾化湿，降气和胃，用平胃散加味，该方备受临床重视，方出于《太平惠民和剂局方》，近代《医学传心录》中作为五大主方之一入书，加减变无穷尽，很让人欣赏。笔者治疗胃病往往以此化湿健脾和胃，且有动力作用，能以健胃化湿，动静结合，寒热不过，调理为主颇有临床价值，也可以明显获知其效，此例便可一窥而知。

该例用药系有健脾之党参、白术；化湿之苍术、藿香、佩兰、半夏；理气降气有厚朴、陈皮、砂仁、木香，能以降气和胃，具有胃动力药的作用；开胃则以内金，焦三仙也是必须的；制酸在治疗中亦很重要。胃炎也可以有胃酸,烧灼。嗳气泛酸之症则为胃中胃酸所致,故传统瓦楞子、乌贼骨也常有效。

五、慢性阻塞性肺病应用调补肺肾法治疗一例

患者男性,58岁。

初诊:1984年1月门诊就医。

主诉及病史:反复发作咳喘,痰多5年,秋冬加剧,近来又因外感而见发热引发咳痰喘促加剧。易感冒,仍咳嗽,晨起咯痰,属泡沫痰,量不多,动喘明显,生活尚能自理,静坐呼吸尚平,只是活动喘促,乏力气短,饮食尚可,无下肢浮肿,二便正常,被诊断为COPD,合并感染,经治疗好转。

诊查:胸部呈桶状胸,肋间隙宽,叩诊过清音,心律整,心界不大,两肺未闻及湿啰音,查心电图可见肺性P波,X线提示两肺纹理增强,肋间隙宽,横膈下移,呈肺气肿征象,诊断为阻塞性肺气肿,肺功能提示,小气道障碍,血气分析PH:7.36mmHg。$PaCO_2$ 40mmHg,PaO_2 85mmHg,脉沉弦细,舌苔白,口唇紫绀不明显,舌下静脉延长迂曲。

辨证:肺肾气虚,痰湿内阻(阻塞性肺气肿)。

治法:调补肺肾,佐以化痰健脾。

处方:紫菀15g　杏仁10g　五味子10g　前胡10g　枸杞10g　山茱萸10g　肉苁蓉10g　云苓15g　赤芍10g　橘红10g　半夏10g　西洋参6g(另煎兑服)　煎服10剂

二诊:动喘,咯痰均有好转。

治法:再服10剂。并口服用百令胶囊4粒,日2次,诺迪康胶囊3粒,日2次。

【按语】该患者系慢性支气管炎患者,每年秋、冬发作咳嗽10余年,造成慢性支气管炎,阻塞性肺气肿或称阻塞性肺病。又因常发生感冒及肺部感染而加重,合并感染时甚至影响心、肺功能不全。患者此次门诊经治疗后病情好转,但仍因阻塞性肺疾患而见咳嗽、咯痰、喘息为缓解期阶段,病情尚安稳,而动喘气短明显,故给予标、本兼顾,治本为主,一方面扶正调补肺肾之气,纳气定喘,同时亦应用化痰、止咳药。

该例患者由于坚持治疗,服药效果较好,不仅短期内未再复发,而咳、痰、喘症状,动喘等也有明显改善,能生活自理,每天可以外出活动、晨练,感冒次数减少。有道是"肺主呼气"、"肾主纳气"、"肺肾同源",二者相互依赖是完成呼吸正常的运行。若肺、肾气虚必当出现咳喘之症,尤其是慢性、多年、老年的咳喘则肾不纳气尤甚,而见动喘,喘则遗尿者。故缓解期也是需注意的问题,补肾纳气、扶正固本是中医治疗肺气肿,或老年慢性支气管炎阻塞性肺疾患的重要手段,这不仅反映了中医对整体观念的体现,也反映了中医对该病的整体辨证治疗。

六、疏风活血治疗顽固性头痛一例

患者男性,38岁。

初诊:1984年11月。

主诉及病史:患者持续性右侧头痛30天。该患者1个月前因情志不遂,动怒而致突然头痛,右侧为甚,头痛欲裂,苦不堪言,痛甚则撞头解痛,夜不能寐,服一般解热镇痛药只能瞬间有效。CT提示右颞部血管畸形,决定手术治疗,患者惧怕颅脑手术,从而求助中医治疗。

诊查:患者头痛,持续剧烈,月余烦急坐卧不安,眉头紧锁,恶心少食,睡眠不安,大便秘结,3日未行,小便正常。查体一般情况可,痛苦病容,心肺听诊未见异常,腹软,肝脾未及,下肢无浮肿,BP 130～140/70～90mmHg,脉弦紧,舌质淡红苔腻中黄,患者不愿住院,故拟中药治疗。

辨证:血瘀气滞,风痰阻络(头痛,脑血管畸形)。

治法:祛风活血,疏肝通络,润肠通便。

处方:僵蚕 10g　地龙 10g　水蛭 6g　全蝎 3g　蜈蚣 3 条　赤芍 10g　川芎 10g　鸡血藤 10g　天麻 10g　钩藤 10g　葛根 25g　香附 10g　白芷 10g　生大黄 6g　水煎服 7 剂

二诊:头痛减轻,但仍时有发作性刺痛,大便通,情绪尚安,可以进食。脉弦、舌淡,苔薄白微黄。

治法:仍拟上方去白芷、僵蚕加红花继服 7 剂。后又继续服用 20 剂,疼痛缓解,情绪安稳,能以开颜说笑。只是在情绪波动时仍有隐隐疼痛,时间不长,后以上方另加白花蛇配成小蜜丸,每服 10g,日 2 次,服 2 个月,头痛未作,次年 5 月又因动怒后复发住院月余,仍以祛风活血,疏肝理气治疗调理 3 周好转出院。该患者 CT 检查血管畸形依然,但头痛 5 年未见较大发作。

【按语】脑血管畸形是一种暗藏危险的疾病,患者虽大都已非短期所患,但不经头颅 CT、MRI 检查不易发现,西医治疗大都主张手术治疗,该患者脑外科会诊多次提出手术治疗,并告诫患者不手术随时都有可能发生脑血管破裂出血,出现脑血管意外,但患者执意不肯,迫切要求中医治疗。由于该病所具有的血管畸形,随时可能突然发生出血性脑中风的危险不可不加注意。此例表现为头痛剧烈经中药疏风通络,疏肝活血治之,头痛症状大有改善,说明证治认识似较适当从而收效,并 5 年未再有大的发作。需要再次提出,中药内科治疗没有改变其原发性脑血管畸形之情况,应该提示患者其预后有隐性危险,应定期观察,必要时手术治疗。

七、辛开苦降理气化湿治疗腹鸣腹泻一例

患者男性,45 岁。

初诊:1983 年 11 月初。

主诉及病史:患者胃脘疼痛半年,近 5 天肠鸣腹泻。时有恶心呕吐,口苦,脘胀腹满,不思饮食,喜温,乏力,大便稀,日行 3 次,小便正常。

诊查:一般情况尚好,心肺未见异常,肝脾不大,腹部压痛,下肢无浮肿,前行胃镜检查提示慢性胃炎,未行肠镜检查,舌苔白厚腻,脉弦滑。

辨证:寒热错杂、湿郁气滞。

治法:理气化湿、辛开苦降。

处方:苍术 10g　厚朴 10g　元胡 10g　半夏 10g　木香 10g　陈皮 10g　川连 8g　黄芩 10g　干姜 8g　藿香 10g　佩兰 10g　生姜 3 片　水煎服 5 剂

二诊:腹鸣腹泻、恶心欲吐、腹痛等均已得除,患者仍感腹胀,不欲饮食,嗳气、吞酸、胃中嘈杂感,脉弦舌苔薄白腻。

治法:仍拟以上方去藿香、佩兰、黄芩加焦三仙 10g、瓦楞子 10g、乌贼骨 10g 治之,又服 5 剂。

三诊:经 10 剂后诸症大减、饮食好转,脘腹胀满疼痛减轻,继服上方 1 周巩固疗效,病情

稳定。

【按语】该例有胃病史，常胃脘部疼痛胀满，且近日伴有肠鸣腹泻，恶心呕吐，其证属湿浊内郁，气滞不舒，同时口苦恶心呕吐具有寒热错杂之状，故给予理气化湿、辛开苦降，所说辛开苦降，是寓于《伤寒论》中泻心汤之理。方中既有干姜、半夏，又有芩、连，湿浊内伤而腹泻肠鸣，呕恶者，又加以藿香、佩兰，苍术芳香化湿，醒脾开胃，降逆理气。又视其寒热情况给予辨证用药，因而能以迅速收效，伤寒泻心汤类方8个，虽属类同方但各有其意，当吸收研用。尤其干姜与黄连其剂量比例颇有文章，因为干姜温其脾胃，连、芩清其胃热，黄连更有厚肠止泻之功。热不重者可去黄芩，腹泻者川连仍可止泻厚肠，恶心呕吐者加入川连、半夏、生姜共为降逆止呕，故仍与温脾化湿药苦辛共伍，同样可使腹泻得除。泻心汤的变化是中医治疗肠胃中的调理变化，很有临床实际意义，后人临床实践中演绎出多种方药，以供医者采用。

八、不合理服用龙胆泻肝丸一例

患者女性，55岁。

初诊：2000年3月。

主诉及病史：患者因发热肺部感染住院，症见发热、咳嗽、有痰，量不多，体温38.5℃，无汗，纳差尿少，脉弦小数，舌苔薄白，面色晦暗，下肢无浮肿，患者有慢性肝炎、脂肪肝病史。

诊查：经X线检查提示，左下肺片状阴影，血白细胞正常，血红蛋白110g/L，尿蛋白(++)，血肌酐、尿素氮增高，肝功能正常，B超提示双肾萎缩。

辨证：风热外侵，肺气失宣。

治法：疏风、宣肺、止咳。

处方：炙麻黄8g　杏仁10g　生石膏30g　知母10g　银花12g　连翘10g　桑白皮10g　炙杷叶10g　薄荷5g　蝉蜕8g　黄芩10g　鱼腥草25g　水煎服

同时静脉点滴双黄连注射液、氨苄青霉素。患者经治疗3天，发热已止，继续治疗5天，诸症好转，但肾功能不全，遂转肾内科诊治。经问诊得知，该患者曾于近2年患有慢性肝炎，并经常有上火的感觉，口苦尿黄等，单位医务室曾给予龙胆泻肝丸治疗肝病，断续用药时间约一年半，服用药量有60余盒。遂诊断为“药物性肾损害”。

【按语】此患因肺部感染住院治疗，肺部感染经治疗，发热、咳嗽、咯痰均痊愈，但查出双肾萎缩，尿蛋白，肌酐、尿素氮均升高，尿少，轻度贫血，面色晦暗，皮肤干燥，疑似有慢性肾炎引致肾功能不全。需要提出的是2000年关于马兜铃酸致肾损害的报道已受到关注，认为龙胆泻肝丸应用过量、过久可以引发药物性肾功能不全，这一案例提示了这一问题。但龙胆泻肝丸所以出现肾损害，目前已经清楚，系关木通所为，应当确切地说龙胆泻肝丸系金元四大家之一李东垣方，目前应用时加了栀子，原来之木通为白木通，或五叶木通，近些年来市场上凡木通均由关木通代替，造成了属马兜铃科的关木通毒副作用含马兜铃酸所致。龙胆泻肝丸系治疗肝胆实热、下焦湿热之方，属常用方，能以用于内科、外科、妇科……多方面疾病。可以说：历代医家传用，效果不错，但近年来，关木通成为方中药物，虽不能说凡正常用过龙胆泻肝丸(汤)者，均致肾损害，但致肾功能不全的报告已经很引人注意了。尤其使用不当、服用、时间过长，为害更甚。笔者2001年12月参加药监局不良反应中心讨论已引起广泛重视，药监局且已发出通告，但对这一问题的宣传管理，恰当分析，正确用药以及药物不良反应的认识等，是非常必要有一个正确的认识，不可以偏赅全。关木通小剂量长期应用或大剂量使用均会产生不可逆的对肾脏的损害，事情严重，不能不予以注意。2003年药监局已经宣布停止使用关木通的决定也是正确的。

九、疏风解痉治疗支气管哮喘一例

患者男性，35岁，辽宁人。

初诊：1987年6月就诊。

主诉及病史：患哮喘5年，每年多于5～6月间发作哮喘，来诊时始见鼻痒、流涕。感觉哮喘欲作、气急、胸闷5日，日轻夜重。喉中有哮鸣声，严重时，有时不能平卧，咯痰不多，咳嗽不重，饮食二便正常。

诊查：有过敏史，常因于某些花香异味诱使发作。双肺哮鸣音静坐亦可闻到。X线检查未见明显异常，血象未见异常，曾于某院诊断为支气管哮喘。往年发作时，曾应用过皮质激素及β受体激动剂、氨茶碱、喘乐宁气雾剂，多于治疗1个月后缓解。脉弦，舌苔薄白。现在服用舒氟美2片日2次。

辨证：风邪犯肺、肺气失宣、气道挛急。诊断为支气管哮喘。

治法：疏风宣肺、缓急解痉、降气平喘。

处方：炙麻黄8g　杏仁10g　苏叶10g　地龙10g　蝉蜕8g　全蝎3g　苏子10g　菖蒲10g　五味子10g　紫菀15g　辛夷10g　牛蒡子10g　水煎服，服5剂

二诊：气急喘哮减轻，可平卧入睡。仍胸闷，晚间气急，饮食二便正常，情绪稳定。

治疗：仍服用舒氟美1片日2次，脉弦，舌苔薄白。喘乐宁气雾剂每晚一次喷用，泼尼松10mg/d。继服上方5剂，病情平稳，心情畅快，但晚间仍有胸闷感，能平卧入睡。继则辅以纳气平喘之山萸、肉苁蓉、淫羊藿治之，又继续两周，减用泼尼松治疗。

三诊：泼尼松5mg，1日1次，无需气雾剂治疗，停用舒氟美。

此次发作时间短，病情缓解较快，患者表示满意。次年4月，因惧怕复发，又曾来诊治，但病情发作较轻，仅见胸闷感，未见喘息，亦给予上述中药调理。

【按语】该患者属支气管哮喘发作期治疗，由于每年均用皮质激素、喘定、复方氨茶碱抗过敏等药治疗，虽大都在3个月以内缓解，但服药时间均较此次长。这次发作时改用中医药为主治疗，获得了较快的缓解，患者感到非常满意，且次年4月发作期间仅见胸闷感，未应用西药治疗而以中药调理肺肾后缓解。

中医哮病系指支气管哮喘，是一多发病、常见病，近些年来呈逐年增加趋势，西医对此病病理机制的认识也于近10余年发生了变化；如20世纪70年代初认为哮喘乃因支气管狭窄；继则认为与过敏因素有关；近几年又提出因多种因素致使气道慢性炎症，并且造成气道反应性增高而致。尤其是10余年来中医行业规范中明确指出哮病即支气管哮喘的认识。而中医对于哮喘同样也在发生认识上的变化。中医学中历来认为哮喘包括在咳喘之内，尤其是与慢性咳喘如喘息性支气管炎、肺气肿、肺心病的混淆认识，并且认为痰是哮喘的中心问题辨证分析中也都以痰鸣、痰气搏结、夙痰或因寒、或因风热而致有热哮、寒哮之别。从中医病机认识联系西医认识来看，历来西医有所谓外源性、内源性的区别，即过敏因素及合并感染因素的区别。但在临床中从中、西医两方面认识来看，与体质因素有关，有外源的过敏因素，也存在着合并感染的问题。然而气道反应的敏感却是相同的，笔者认为除寒哮、热哮、痰哮外，以风为主的哮病在病机、病因内容上很突出，且临床上并不少见。

从上述病例来看，其症状内容、并无明显寒热痰浊，而是属于发作突然，见有鼻痒、咽痒气道挛急的风的证候，所谓“风者善行而数变”“风为百病之长”因而称为“风哮”，治疗也就重用了炙麻黄、苏叶、地龙、蝉蜕、全蝎等等，同时也有缓解气道急迫的五味子、白芍、山萸等敛肺缓急之品，但当病情缓解时，仍给予一段时间巩固，并加上补肾纳气，调补肺肾之药，使病情得以缓解，次年又在4月欲发之时服用中药标本兼顾，未再突然发作，收效满意。

十、应用桂枝汤治疗顽固性荨麻疹一例

患者女性，50岁。

初诊：就诊于1986年12月。

主诉及病史：患者患荨麻疹2年余，2年前突然发作，且逐渐发作频繁，发无定时，连绵不断，瘙痒而致夜不能寐。屡见皮肤有风疹块，自觉常有汗，恶风寒，饮食尚好，偶有胃中不适，无喘息气急。曾应用西药抗过敏药治疗未效，也曾用过中药治疗，效果不明显。

诊查：皮肤可见荨麻疹样改变，皮疹常高于皮肤，摸之触手，且瘙痒较重，但皮肤疹块处无明显红润而以苍白为主，摸之并无热感。二便正常，脉弦细，舌苔薄白，划痕试验阳性。

辨证：风邪外受，营卫不和。

治法：疏风和卫，调和营血。

处方：桂枝10g　白芍10g　大枣5枚　甘草10g　浮萍10g　荆芥10g　防风10g　全蝎3g　僵蚕10g　苏叶10g　白鲜皮10g　生姜3片　服药5剂

二诊：诸症减轻，尤其是服药2剂后，皮肤荨麻疹、皮损改善明显，自觉瘙痒大减，恶风得解，自汗得除，嘱上方加当归、丹参继服。又服5剂诸症已除，且多年未再发作。

【按语】该患者系笔者刚毕业后曾治疗过的一例顽固性荨麻疹，或称瘖隐疹其效尚好，应用桂枝汤治疗慢性荨麻疹的经验，效果较好。此例亦有其特点，表现风邪外受，营卫不和，拟疏风和卫，调和营血，故拟用桂枝汤加祛风止痒药如：全蝎、僵蚕、浮萍、白鲜皮及荆芥、苏叶；由于慢性发展反复发作，及又加入丹参、当归有“治风先治血，血行风自灭”之意，荨麻疹中药治疗效果较好，曾在1962年毕业实习时见一急性巨型荨麻疹，可见皮肤成条大片状隆起，肤热瘙痒，越抓越痒，痛苦至极。脉数大，舌干微燥，当时曾应用钙剂、脱敏药、外用药治疗不效，老师给予清热凉血散风止痒药治疗，竟5剂中药，皮肤损伤突然消除、皮肤平复，病情稳定，且未有再发作，真令人瞠目，印象深刻。个人体会，慢性病者，亦当辨证分析证候，属风热、风寒、湿邪者，亦有血虚营卫不和者，当严加辨别、诊治要观其主要症状，皮损及发病过程，治疗过程的不同给予不同的治疗而后会收到效果。

【编者评注】晁恩祥主任医师自1962年中医学院毕业后一直在医疗第一线从事临床工作，因此经验十分丰富，疗效非常显著。运用经方加减化裁治疗一些顽固性疾患可称是得心应手，每于平淡之中显神奇。

高忠英医案

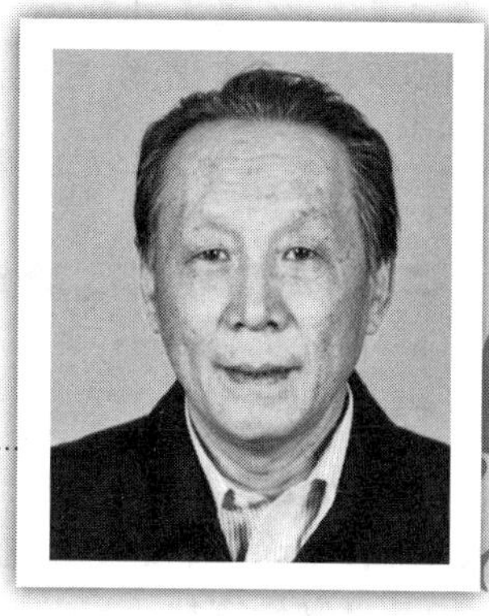

【生平传略】

高忠英，1938年生，汉族。中医内科主任医师。河北深县人。出身中医世家，毕业于北京市中医进修学校。20岁考取中医师资格，入北京中医医院内科工作，现任北京联合大学中医药学院温病教研室主任，兼任北京中医药学会、基础理论专业学会委员。长期对消化及呼吸系统疾病进行了临床专题研究，对过敏性鼻炎、哮喘的治疗有独特的经验，尤擅处理内科疑难病证。1971年调中医学校任方剂学教研室主任，1991年出版个人专著《方剂图析》，此外，还发表了多篇论文，如“五脏补益法”、“引火归原法的实质与运用”、“临床处方药物配伍规律探讨”(此文入编《中国当代跨世纪医学论丛》)，参加编写了《实用中医学》、《实用中医营养学》，以及《徐大椿医书全集》的注释工作。1992年主持“脾胃中药方剂知识库”(国家级重点科研课题之子课题)，获北京市局级科技成果一等奖。1997年被誉为国家级专家(全国500名著名老中医)，继承人导师。

一、益气温中、升津润燥法治愈上消证一例

张某，男，42岁，已婚。

初诊：1970年3月18日。

主诉及病史：口燥咽干半年。宿患胃病已数年，每饭后脘中胀痛。近期经某医中药治疗，药后即感咽中烧灼，口干燥涩，频频饮水而不可解，饮后上腹蓄水作响，又经多医调治未瘥。现症：口燥咽干，烦渴引饮，肢寒畏冷，喜热饮食，小溲清长。

诊查：面色苍黄，舌质淡胖，苔白腻水滑，语声不畅，脉象细滑。

辨证：中阳不振、清津不升。

治法：益气温中，引火归原。

处方：生黄芪20g　台党参15g　炙甘草5g　肉桂5g　炒白术10g　云茯苓10g　红豆蔻6g　诃子肉10g　3剂

二诊：药后咽干若失，自觉口中津液渐复，烦渴引饮大减，食纳增加，唯仍感心烦，余症如

故，续用上方加减调治月余而愈。

【按语】本例消渴证，系由阳气虚损，营阴生化不足，加之寒凉药物夺伤中阳，以致清津不升上见燥渴。治疗依张璐“虚火可补，如保元汤参、芪之类”之训，用参、芪益气补虚，肉桂助阳以引火归原，加术、苓、蔻运脾化湿，可使清升浊降；诃子生用有敛津液，利咽喉之功，借之润上治标而收著效。

二、温阳培本、兼疏表邪法治愈阳虚感冒一例

杨某，女，34岁，已婚。

初诊：1987年10月15日。

主诉及病史：感冒5天，咽红干痛，患者5年来因人工流产后身体日虚，手足不温，畏寒近暖，颇易感冒。近几日又发寒热，鼻塞咳嗽，体痛脉浮。初服荆防之剂而见汗出，然汗后恶寒反甚，背冷尤显，且口咽干燥。某医再诊以银翘合白虎，加重剂板蓝根，3剂后表证未解，反致咽红干痛，食不得入。延余诊时自述背冷如冰，咽干而痛，身楚鼻塞等表证如故。详察其恶寒乃畏寒厚衣，身肢俱冷，口干而不渴。

诊查：面色苍白，舌淡胖大，苔薄白而滑，脉濡弱。

辨证：阳虚之体感受风寒，误用温燥重伤气阴，以致寒盛于内，格阳于上，发为真寒假热之证。

治法：温阳培本，引火归原，兼疏表邪。

处方：炮附子10g　上肉桂5g　生黄芪25g　台党参15g　炒白术15g　北防风6g　紫苏叶6g　2剂

二诊：表证已解，咽中干痛尽除，续用温补之剂调治而愈。

【按语】本例阳虚感寒，初起误用温散伤阳夺液，再诊未识假热，重剂寒凉折伤中阳，津液不能升濡于上，致有寒盛格阳之假热。方用再造散加减助阳解表，加肉桂以增引火归原之力，诸药使阳气振奋，清津得升，且能托邪外出而收效。

三、滋阴益阳、引火归原法治愈高血压一例

马某，男，70岁，已婚。

初诊：1986年9月20日。

主诉及病史：头晕，面部烘热2月余。1年来时发头晕，检查发现血压偏高。近2个月头晕持续不得缓解，严重时自觉面部烘热如炉烤之状，甚则呕吐食水，经中西医医治不效。现症：头晕且胀时重乍轻，面部烘热，时有呕恶，耳鸣，食欲不振，大便秘结（已久），小溲不利，下肢酸软。

诊查：体瘦面赤，舌淡润少苔，脉弦细无根，血压170/130mmHg。

辨证：年逾古稀，肾气已衰，阴虚阳损，浮阳上越，欲有离绝之势。

治法：滋阴益阳，引火归原。

处方：大熟地15g　淮山药12g　茯苓10g　五味子10g　建泽泻10g　上肉桂5g　清半夏6g　生龙牡各30g　3剂

二诊：服药3剂后呕吐得止，头晕耳鸣及面热如故。

处方:熟地黄 25g　上肉桂 5g(冲)　炮附子 10g　巴戟天 10g　肉苁蓉 30g　麦门冬 12g　石斛 12g　五味子 10g　3 剂

三诊:药后面部赤热大减,头晕耳鸣亦轻,血压 150/90mmHg,上方继服而停诊,未见复发。

【按语】本例系阴阳俱虚,龙火上扰之假热证,初用八味丸病重药轻,遂改用地黄饮子阴阳双补,滋阴养液与引火归原同时并举,终使龙火得制而获效。

四、温阳化浊、引火归原治愈口糜一例

张某,女,35 岁,已婚。

初诊:1960 年 7 月 16 日。

主诉及病史:口糜溃痛 4 天。患者多年来苦于胃病,饮食日减,谷入则脘腹胀满,纳生冷硬物则脘中作痛。1 年来时发口糜,反复不愈,屡治不效。现症:口腔及舌体多处溃疡,灼痛难忍,饮食不下,溲清便调。

诊查:舌质胖淡,苔黑腻而水滑,脉沉细。

辨证:脾胃虚寒,清津不升,阴浊上逆,发为口糜。

治法:温阳化浊,引火归原。

处方:吴茱萸 15g　台党参 15g　淡干姜 10g　上肉桂 5g　云茯苓 10g　法半夏 6g　绿升麻 10g　2 剂

二诊:口中灼痛大减,饮食小增,继服上药 4 剂,诸处溃疡已向愈合,再诊黑苔退净而瘥。

【按语】《黄帝内经》曰:"膀胱移热于小肠,鬲肠不便,上为口糜。"临床所见之口糜,以实火湿热为多见,真寒假热证者甚为鲜见。本例见症一派阴寒之象,故选用吴茱萸汤加减以散寒邪,温中阳,升清降浊,使寒去阳复,阴浊得降则虚火假然自除,致收引火归原之效。

五、温经散寒、化瘀调营法治愈低热一例

袁某,女,38 岁,已婚。

初诊:1969 年 10 月 10 日。

主诉及病史:低热待查 2 年。初因经血过多,于外地某医院行刮宫治疗,不幸造成子宫破损,前后进行 2 次修补手术,遂有低热发生,体温波动于 37.5～37.8℃之间,屡经中西医治疗不效。现症:身体燥热终日不休,午后及夜间尤甚,发热时心中灼热,口干思冷,手足心蒸热喜置于墙壁凉处,烦急易怒,少腹冷痛,食冷物则痛即加剧,心悸自汗,寐多惊梦,倦怠乏力,月经数月偶汛,量少色黑。

诊查:面色黯,舌质胖淡水滑,隐有瘀点,脉象细涩,尺肤少温。

辨证:下元虚寒,瘀血内闭,阴盛格阳,真寒假热。

治法:温经散寒,化瘀调营,引火归原。

处方:吴茱萸 10g　上肉桂 6g　全当归 12g　京赤芍 15g　荆三棱 10g　炙黄芪 25g　粉丹皮 10g　真阿胶 10g(烊化兑服)

经四诊,上药共服 20 剂,低热及五心灼热皆止,烦热思冷的现象亦消除,续经 2 个月的治疗诸症好转而恢复工作。追访数年虽虚证未能尽复,但上述诸假热现象未再发生。

【按语】本例见症复杂，极易与阴虚发热（五心烦热，夜间热甚）或血虚发热（口干，自汗，心悸，脉细）相混淆。根据《金匮要略》“病者如热状，烦满，口干燥而渴，其脉反无热，此为阴伏，是瘀血也”，结合《金匮·妇人杂病》中“暮即发热出品少腹里急，手掌烦热，唇口干燥……曾经半产，瘀血在少腹不去”的经旨，选用温经汤加减，使寒散瘀化，假热随之消除。

六、清解通利法治愈感冒一例

马某，男，50岁，已婚。

初诊：1999年8月5日。

主诉及病史：20天前发热，服感冒药未效，在当地医院查胸透示：肺纹理重，尿常规查有红白细胞及蛋白（具体不详），给予抗生素输液治疗，七日后下肢出现酸麻肿痛，服中药后下肢症方除。三天前又不明原因发热加重，体温在38℃～39℃之间，一直服用百服宁、诺氟沙星等抗生素无效。现症：发热，手足心热，纳少，眠可，二便调。

诊查：舌淡暗，胖大，苔白腻，脉弦滑略数偏浮。血常规（－）；尿常规PRO（＋＋），GLU（TRACE），NIT（POSITIVE），BLD（＋），镜检（－）。

辨证：风邪化热，停蓄下焦。

治法：清解通利。

处方：银翘散加减：银花15g　连翘12g　芦根15g　竹叶10g　柴胡20g　五味子15g　黄芩10g　栀子10g　木通10g　滑石10g　车前草15g　甘草10g　5剂　水煎　每日1剂　分2次温服。

医嘱：避风寒。

二诊：1999年8月12日。服药1剂汗出，体温降至38℃，2剂汗止，体温继降至37℃，3剂体温正常，诸症除而如常人，无任何不适。查尿常规（－），告愈。

【按语】病初为感冒，但治不得法而使病情发展，出现下焦膀胱的异常，虽患者自身小便并无不适主诉，但从尿检可知已有问题。本例感冒似《伤寒论》所述之太阳经中风，失治转为太阳腑膀胱证，病人自觉小便症状不显，但借助现代医学检测手段而证明尿中已有异常，它与仲景时代的描述虽有差别，但高老治病的思路却大同小异。因属表邪化热，故用银翘散辛凉解表；因邪已蓄膀胱，故用栀子、木通、滑石清利，柴胡、五味子、黄芩、车前草是高老常用于治疗膀胱湿热之经验方。

七、补阴益阳，润肺止咳法治愈慢支咳嗽一例

罗某，男，56岁，已婚。

初诊：1999年3月25日。

主诉及病史：咳嗽1年半，虽经中西医药多方治疗未效，现干咳无痰，夜重，咽痒，纳呆，厌油腻，眠一般，二便调。既往有糖尿病、高血压病史，1998年1月因脑梗致右侧肢体不利。

诊查：舌淡，有齿痕，苔白，脉沉细。

辨证：阴阳两虚，肺燥失濡。（西医诊断：慢性支气管炎。）

治法：补阴益阳，润肺止咳。

处方：补肺汤加减：黄芪20g　熟地黄30g　山药15g　巴戟天10g　太子参30g　天门

冬10g　紫菀10g　百部10g　桑白皮10g　仙灵脾15g　五味子10g　甘草10g　7剂，水煎，每日1剂，分2次温服。

医嘱：避风寒，忌食生冷。

二诊：1999年4月1日。服上药4剂后咳嗽大减，服7剂后咳止，现稍有白稀痰，纳呆，眠可，二便调，舌脉同前。证治同上，原方加减。

处方：原方加减：黄芪20g　熟地黄30g　茯苓10g　巴戟天10g　太子参30g　天门冬10g　紫菀10g　百部10g　桑皮10g　仙灵脾15g　五味子10g　甘草10g　7剂，水煎，每日1剂，分2次温服。

服上药7剂后咳痰即除。

【按语】本例患者数种疾病缠身，阴阳均虚，故而久咳不愈，前医或清热解毒，或抗菌消炎，徒伤其正而药不中的。高老以补肺汤加山药、巴戟天、仙灵脾补脾肺之气的同时兼顾脾肾之阳，加天冬补益肺肾之阴，阴阳双补，扶正为主，辅以祛邪故而收效。

八、消食化滞、止咳平逆法治愈小儿咳嗽一例

张某，女，3岁半。

初诊：2000年1月6日。

主诉及病史：2个月前感冒发热，经治热退，但咳嗽不止，中西药多方治疗效不显。现咳嗽，鼻塞，喉中痰鸣，睡中尤甚，纳可，眠不实，二便调。

诊查：舌红，苔白腻，脉沉细。

辨证：食痰犯肺，肺失清肃。

治法：消食化滞，止咳平逆。

处方：葶苈子丸加减：葶苈子6g　麻黄3g　杏仁10g　辛夷10g　黑白丑各2g　防己5g　黄芩6g　枳壳6g　水煎，每日1剂，分2次温服。

二诊：2000年3月27日。服药4剂咳止痰消。因近2日来喉中似有痰鸣，鼻塞，尤恐引发咳嗽而再诊，纳少，便干呈球状，1日2、3次，睡中易惊，舌暗红，苔黄褐腻，脉沉细。仍以前法治之。

处方：葶苈子6g　半夏曲10g　杏仁10g　辛夷10g　黑白丑各3g　槟榔6g　黄芩6g　枳壳6g　水煎，每日1剂，分2次温服。

服上药2剂诸症即除。

【按语】该患儿素喜肉食，极易宿食停滞。感冒后用抗生药虽消炎退热，但因食滞未除，酿痰犯肺而致咳嗽不止，以葶苈丸加减治之，2、3剂便收效。采用清肺消滞法治疗此类患儿，因在现代医学中往往无此方面的药物，所以可谓尤显中医的优势。

九、疏肝解郁、化痰利窍法治愈精神分裂症一例

魏某，女，55岁，已婚。

初诊：1999年5月18日。

主诉及病史：精神呆钝半年，加重3周。今年春节因精神压力突作口歪、嗜睡，家人以为其劳累，休息一些日子自然缓解，因而未加注意；不久又出现异常兴奋、滔滔言语不休、失眠，经多

方治疗(药物不详)又致抑郁,近3周来出现不饮不食,懒言不动,精神呆钝,表情呆滞,或闭目不语,或怒目而视,大便少至,小便时失禁,西医诊断"抑郁症"、"精神分裂症"。

诊查:面晦,舌暗红,胖大,有齿痕,苔黄白腻。脉沉弦滑。

辨证:气郁痰阻,蒙蔽清窍。

治法:疏肝解郁,化痰利窍。

处方:涤痰汤合柴胡疏肝散加减:柴胡20g 枳实10g 胆星10g 瓜蒌10g 半夏10g 郁金10g 菖蒲10g 佛手10g 丹参20g 竹茹10g 陈皮10g 苏梗10g 7剂,水煎,每日1剂,分2次温服。

医嘱:注意情志开导,忌食生冷油腻之品。

二诊:1999年5月25日。药后睡眠转佳,大便得下,虽干,但2日1行,已能简单对答,但较为单调、被动,纳呆少,口唇起疱,舌暗红,苔黄褐染,脉弦细。证治同上。

处方:原方加减:柴胡20g 枳实10g 胆星10g 瓜蒌15g 半夏10g 郁金10g 菖蒲10g 青礞石10g 丹参20g 竹茹10g 陈皮10g 黄芩10g 7剂,水煎。每日1剂,分2次温服。

三诊:1999年6月8日。上方服用14剂后表情转佳,精神亦清,主动说话,对答反应灵敏、流畅,二便调,食欲不香,纳少,眠可,舌淡胖,苔白腻,脉弦滑,重按无力。证治同上。

处方:原方加减:柴胡20g 枳实10g 胆星10g 瓜蒌15g 半夏10g 郁金10g 菖蒲10g 小麦30g 丹参20g 红枣10枚 生地20g 炙甘草10g 7剂,水煎,每日1剂,分2次温服。

四诊:1999年7月13日。调治月余,症已平稳,但因家中杂事导致病情反复,反应迟钝,语少,眠不实,纳少,小便调,大便时干,2、3日1行,舌紫暗,苔白腻,脉弦细。

处方:以礞石滚痰丸加减:青礞石10g 黄芩10g 柴胡25g 枳实10g 胆星10g 天竺黄10g 郁金10g 水蛭10g 半夏10g 瓜蒌15g 酒军3g 甘草10g 7剂,水煎,每日1剂,分2次温服。

十八诊:1999年9月21日。上方加减服用2月余,诸症皆平,对答反应灵敏,情绪稳定,纳眠可,看病合作,二便调,舌暗,苔白腻,脉虚弦。改用舒郁健脾,化痰利窍之剂以善其后。

处方:黄芩10g 太子参20g 白术15g 枳壳10g 云苓10g 明矾5g 郁金10g 陈皮10g 半夏10g 瓜蒌10g 红花10g 甘草10g 水煎,每日1剂,分2次温服。

2000年5月23日陪其女儿看病,言谈举止已同常人。

【按语】本案以"静症"为主,证系气痰郁滞,所以用药以柴胡疏肝散主药柴胡、枳实理气解郁,以涤痰汤中星、夏、陈、竹、菖蒲涤痰开窍,增郁金、苏梗、佛手加强其行气开郁之力,加瓜蒌加强化痰之功,再加入丹参以解气痰郁阻之血瘀,又有养血之益。在病情反复时注意舌的变化,苔黄厚腻则需加强消导,使积滞痰浊祛,神明方能清。

十、清热化湿、凉血解毒法治愈痹证一例

刘某,女,41岁,已婚。

初诊:1997年8月5日。

主诉及病史:面及四肢红肿痛1月余。1988年曾发作一次面及四肢红肿痛,未加注意,1995年以后每逢7月则开始出现上症,至秋季天凉后可缓解,今年7月12日又突作四肢及面

部红斑肿痛，午后低热37～38.5℃，关节痛，关节四周起红色斑块，关节晨僵，眠纳可，大便干，4、5日1行，小便短少，月经调。

诊查：舌红，苔薄黄，中心剥落。脉细数。7月24日查抗“O”1∶1000；类风湿因子(一)；血沉40～46mm/h。

辨证：湿热蕴毒，入血外发。

治法：清热化湿，凉血解毒。

处方：黄芩10g　生苡米20g　知母10g　丹皮12g　生地40g　连翘20g　银花30g　地丁15g　野菊花30g　牛膝12g　丹参15g　茜草12g　秦艽12g　7剂，水煎，每日1剂，分2次温服。

医嘱：避风寒，慎劳作，忌食生冷发物。

二诊：1997年8月19日。服药3剂后红斑即消退，其后听说疼痛服用激素效果好，便自行加用激素8片/日，服用2天，疼痛缓解后又自行停药，现关节僵痛，晨重，手指肿痛，大便干，4、5日1行，尿黄，余同前。证治同上。

处方：原方加减：黄芩10g　生苡米20g　苍术15g　栀子10g　生地20g　威灵仙10g　当归10g　海风藤12g　沙参30g　牛膝12g　酒军6g　秦艽12g　7剂，水煎，每日1剂，分2次温服。

服用7剂药后汗出热退，关节疼痛，红斑复作，自感身热，纳眠可，二便调，余同前。原方加减，服用月余后，项、腰、手足关节疼痛减，纳眠可，大便溏，日2～3次，腹胀，舌红，左侧苔薄黄腻，脉沉细数。9月11日查血沉23mm/h，糖化血红蛋白5.13%，抗“O”1∶500，类风湿因子(一)。1998年11月该病人推荐同事看病告之：病人已停服诸药，诸症至今未作。

【按语】此例为典型的湿热痹，但已蕴毒入血，故治疗时一方面用苡米、黄芩、知母、秦艽清热利湿，另一方面须用野菊花、连翘、银花、地丁加强清热解毒的力量，同时还要用丹皮、茜草、丹参、生地、牛膝等药凉血养阴，使邪去而正不损。

十一、清利湿热法治愈淋证一例

潘某，女，54岁，已婚。

初诊：1997年10月28日。

主诉及病史：小便短赤痛周余。2周来小便频急、短赤、微痛，虽服抗生消炎药效不显，腰酸，纳眠可，大便调。

诊查：舌淡红，苔薄黄。脉弦滑。尿常规检查：WBC满视野，RBC少量。

辨证：膀胱湿热。

治法：清利湿热。

处方：八正散加减：黄芩10g　五味子20g　柴胡20g　茜草10g　瞿麦15g　白茅根15g　滑石10g　栀子10g　车前草15g　萹蓄10g　木通6g　生甘草10g　3剂，水煎，每日1剂，分2次温服。

医嘱：忌食辛辣油腻之品。

二诊：1997年11月4日：服药3剂诸症大减，尿转清畅，微感尿道口微热，舌暗淡嫩，苔少，脉沉缓，余未述不适。尿常规检查示：(一)。证治同上。

处方：原方加减：黄芩10g　五味子15g　柴胡15g　生熟地各20g　知母10g　白茅根

10g　黄柏 10g　山药 12g　车前草 15g　萹蓄 10g　木通 6g　生甘草 10g　3 剂，水煎，每日 1 剂，分 2 次温服。

服药 3 剂后诸症除。

【按语】本案所用五味子、车前草、黄芩、醋柴胡，原为经验方“脱敏煎”，用于治疗诸种过敏病症，在临证高老常用于治疗泌尿系感染，疗效较好。因其湿热症状较著，故用八正散加减治之。

（以上各医案均由邹志东整理）

【编者评注】高忠英主任医师出身于中医世家，年少悬壶，复经深造，理论扎实，经验丰富。治疗内科杂证颇能得心应手。所收案例在辨格阳、戴阳等真寒假热证而治以引火归原之颇见功力。

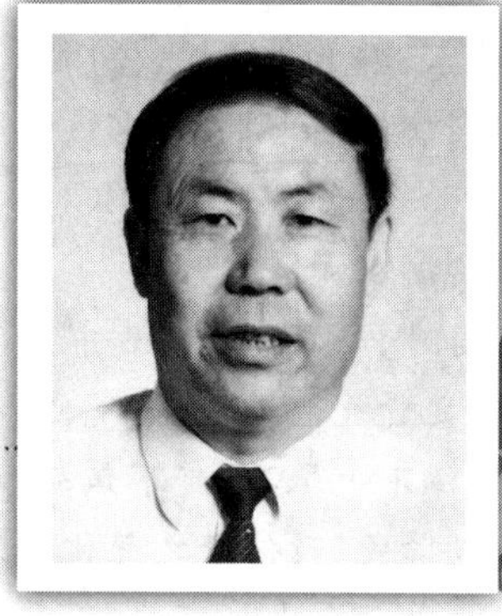

烟建华医案

【生平传略】

烟建华，男，1943年生，河北曲阳人，汉族，北京中医药大学教授、主任医师、博士生导师，兼任中华中医药学会内经专业委员会副主任委员，《中国中医基础理论杂志》学术委员会委员。1968年北京中医学院中医系毕业，1978年复入母校攻读并获得我国首批中医硕士学位。师从我国著名中医学家刘渡舟、程士德教授，博采众长，荟萃精华。从事中医基础理论学科内经专业教学、科研及中医临床诊疗工作30余年，对中医理论体系的研究和《黄帝内经》、《难经》等中医经典理论学术内涵与临床应用规律的探讨，具有较深厚的功底和独到的见解。首次在中医界提出《难经》“命门三焦系统”理论，并在慢性肾病诊疗中成功应用，在危急病症的抢救和重大疾病的辨治求本中也显示了一定优势。从医30余年，积累了丰富的医疗经验，形成了自己稳健、规范、拙中藏巧的临床风格，擅长中医内科与妇科。出版学术著作9部，发表学术论文60余篇，其中《黄帝内经研究大成》获第四届国家图书奖。

一、清泄肺胃、温化肾气法治小儿尿崩症一例

葛某，女，2岁。

初诊：1995年8月4日。

主诉及病史：多饮多尿19个月。1994年元月，因饮食中毒诱发发热、咳喘，经安徽当地县医院治疗，急性过程控制后，相继出现多饮多尿，每日饮水量约2500ml，尿量约2200ml，余未诉不适。

诊查：舌尖偏红。1周前化验：尿比重1.005，血气分析：PO_2 75%，PCO_2 24%，HCO_3^- 16mEq/L。

辨证：肺胃热盛伤津、肾气失于蒸化。

治法：清泄肺胃、兼以生津、温养肾脏、鼓舞气化。

处方：生石膏30g(先煎)　芦茅根各30g(后下)　生晒参3g

3剂，水煎服，半剂，2次/日，送服金匮肾气丸，半丸，2次/日。

二诊：1995年8月9日。服上方3剂，多饮多尿症状大减，仍舌尖偏红、少津。继以前法化裁，去生晒参，改沙参15g　竹叶6g　2剂，水煎代饮，余用法同前。

患者病情稳定，继上方调整，先后加浮小麦、炒白芍、生甘草、白粳米、大枣，共18剂，配合金匮肾气丸，患者病情一直平稳，多饮多尿消失，食眠活动正常。8月30日复查尿比重1.020，血气分析：PO_2 96%，PCO_2 42%，HCO_3^- 25mEq/L。病告痊愈，嘱带药15剂，继续巩固疗效。半年后来信，述说病情无反复。

【按语】本案例小儿尿崩症，属中医消渴范畴。缘于发热后，肺胃郁热伤津，故口渴不止；又伤及下焦未充之肾气，失于蒸腾气化，故多尿。肺主治节，为水之上源，热伤肺之气阴，治节失司，水精不布，津不上承，直趋下焦；加之幼儿肾气未充，又"逢大热而渴，渴则阳气内伐"(《素问·痿论》)，伤及肾气，致使肾之气化不及，则水液失于蒸腾，导致多饮多尿，尿比重低。查舌尖偏红，知热在上焦。今上焦有热，下焦气化不及，上焦宜清，而养阴清热则影响下焦肾阳之温化；下焦宜温，又不利于上焦邪热之清泄。根据中医传统理论，汤者荡也、丸者缓也，故治以白虎加人参汤荡涤肺胃之热，配合金匮肾气丸，丸药沉缓趋下以助肾阳气化，既促进肺之治节，又助肾之气化功能的恢复。方中重用生石膏清泄肺胃实热；芦茅根、竹叶轻清泄肺而不伤阴，生晒参、沙参益气养阴，增强肺之治节功能；浮小麦、甘草、大枣、炒白芍敛阴缓急为佐使药；配合金匮肾气丸，温肾以助气化。全方以清泄肺胃实热为主，辅以益气护阴缓急，补肾化气布津，药证相符，效如桴鼓。

二、宣散郁热、凉血解毒法治风疹一例

王某，男，8岁。

初诊：1991年8月10日。

主诉及病史：全身遍布红疹，伴高热3天。患者缘于3天前无明显诱因开始出现双上肢散在红色斑丘疹、瘙痒，伴发热，经当地县医院诊治3天，病情仍未控制，反致红疹由点连片，遍及全身，以上半身为主，痒甚，抓挠有血迹及渗液，并伴高热。检前医用药，为芩、连、赤芍、丹皮之属，又有全蝎、蜈蚣等。

诊查：体温39.1℃，精神尚可，脉浮数、寸滑有力，苔薄略黄。

辨证：风热犯表、热郁营血。

治法：宣散清热、凉血解毒。

处方：黄芩6g　赤芍10g　丹皮10g　银花6g　连翘6g　荆芥3g　升麻15g　芦根15g　蝉衣6g　1剂　武火轻煎，温服令微汗。

二诊：8月12日。患者体温降至37.8℃，皮疹未再增加，瘙痒减轻。继服上方3剂。

三诊：8月15日。患者精神佳，体温正常，皮疹消退，病告痊愈。

三、透泄风热、利湿疏肝凉血法治药物过敏性皮疹一例

崔某，女，56岁，已婚。

初诊：2002年8月11日。

主诉及病史：因药物过敏致全身皮肤大片红斑1周。1周前因宫颈息肉手术，术后采用利

复星静点预防感染，第2天开始出现全身广泛性皮肤红斑，痛痒难忍，伴颜面、唇周及四肢肿胀，恶寒发热，体温38.2℃，咽干红肿，采用西药抗过敏制剂效果不明显，继服中药仍无明显疗效。既往有腔隙性脑梗死病史。

诊查：舌苔黄腻而干，脉浮濡缓，尿检阴性。

辨证：风热郁表，肺卫失宣，脾湿内蕴，引动肝风。

治法：透泄风热，利湿消肿，佐以疏肝凉血熄风。

处方：防风6g　荆芥6g　柴胡6g　川芎6g　连翘6g　薄荷6g(后下)　蝉衣6g　炒栀子6g　淡豆豉6g　苍白术各6g　丹皮10g　芦茅根各15g　地龙15g　白芷6g　葛根6g　车前子12g(布包)　乌梅10g　枳壳6g　3剂

8月13日来电诉说服上药1剂半后，汗出热降，皮疹明显减轻，汗出较多，心下发空，嘱配合生脉饮20ml，2次/日。

二诊：8月18日。服上方3剂，热退、斑疹已消。目前仍出汗较多，时有心悸，乏力，头晕耳鸣，左半身活动不利，舌淡胖、苔薄黄，脉左沉细、右略浮小滑。

处方：防风6g　生黄芪12g　炒白术10g　浮小麦18g　乌梅10g　五味子6g　麦冬10g　太子参12g　桂枝5g　炒白芍10g　炙甘草3g　大枣5枚　地龙12g　3剂

三诊：8月25日。自服上方7剂，自汗、心悸、头晕、耳鸣、乏力等症已缓解，皮疹未再出现。嘱继以生脉饮、玉屏风散善后调理。

【按语】以上2案均系风热壅遏肌表，营卫不得宣散泄越，以致营热欲出不发，而成红疹斑块。其邪风热性质轻扬，病在肌表其位在外，《素问·阴阳应象大论》云："因其轻而扬之"、"其在皮者，汗而发之"，即因其性而宣散之，就其近而驱除之。此《黄帝内经》因势利导之法。

前案风热犯表，波及营分，营中热郁，欲出不发。病邪在表，当因势发散、导邪外出；况《黄帝内经》有"火郁发之"之论，热郁卫营，亦当清宣散邪、佐以凉营。前医过用苦寒凉遏之剂，邪不得宣散，更误用钻透走窜通络之全蝎、蜈蚣，致使邪无出路而散漫全身。今以黄芩、赤芍、丹皮清热凉血，银花、连翘、芦根、蝉衣、升麻、荆芥清宣散邪、解毒透疹。药到病除，4剂而愈。

后案系药物过敏性皮疹。其原因虽为使用抗生素所致，但中医辨证求因，认为属于风热郁滞肺卫，不得透发外泄，故见肌肤斑疹；肺失宣降通调，加之年老体弱、脾湿内蕴，风热湿邪相合，郁阻三焦水道，水湿滞于肌肤所致。患者素脾虚肝旺，风热外盛最易引动肝风。风热湿邪壅遏肌表，病位在外在上，主以宣散，兼以渗利。方中以防风、荆芥、柴胡、薄荷、蝉衣、连翘、炒栀子、淡豆豉、白芷、葛根、芦茅根透泄风热、宣肺利水，表和里通，而使三焦疏达；合以苍白术、车前子健脾利湿，以助化湿消肿；佐以柴胡、枳壳、川芎、丹皮、乌梅疏肝清营消风，加用地龙可通肺络利宣降、平肝解痉熄风，有利于缓解过敏性炎症反应。服药后汗出热降，斑疹肿胀明显减轻。风热湿邪虽得汗出透泄，然患者年老气弱，亦致心之气阴损伤、脾之清气不升，症见心悸自汗、头晕耳鸣、肢软乏力；苔薄黄、右脉略浮小滑为余邪未尽，故继以玉屏风散、生脉饮合桂枝汤加浮小麦、乌梅等益气养阴、补益心脾、调和营卫、疏风固表而病愈。临证多年治疗过敏性皮疹类病证体会到：此类病变特点多为风热或夹湿邪郁于肌表营分，病位在外在上，宜因势利导，主以宣散肌表风热，兼以凉血、清化湿热，使邪气就近驱逐，即使久疾亦能见效，如1995年7月27日治疗张某，男，系在京打工青年。诉反复发作皮肤广泛性风疹块10余年，疹色红赤，忽起速落，耳目肿胀，以秋初为甚，服防风通圣散及西药抗过敏剂仅短暂取效。其舌边尖红，脉弦细。以荆芥、薄荷、银花、连翘、生甘草、升麻、赤白芍、蝉衣、僵蚕、生地、乌梅、生牡蛎等组剂水煎服。共服药12剂，风疹块全部消退，入秋未犯，其病告愈后携方返乡。

四、益气养血、温肾通经法经前服药治闭经一例

雷某,女,40岁,已婚。

初诊:1996年4月4日。

主诉及病史:停经3个月,每次月经欲来不至之时仅有腰酸、腹部不适感,伴面部、肢体浮肿,小腹坠胀,小便不利。

诊查:舌胖大色紫,脉沉,左弦细。

辨证:气血亏虚、肝郁脾虚、水湿阻滞。

治法:益气养血、健脾利湿、疏肝通经。

处方:太子参15g　白术10g　茯苓20g　当归10g　川芎6g　鸡血藤30g　杭白芍10g　益母草30g　柴胡10g　枳壳10g　泽泻10g　泽兰10g　三七粉5g(冲)　车前子10g(布包)　怀牛膝12g　7剂。嘱月经来潮1周前服用。

二诊:4月18日。服上药后水肿大减,月经仍未至,届时腰酸、腹部下坠明显,左足跟痛,舌体胖大,两尺脉沉弱。考虑肾阳亏虚,肾精不足,天癸乏源,拟加强补肾助阳、益气通经药力,仍在月经来潮前1周服用。

处方:仙茅10g　仙灵脾10g　巴戟天10g　生黄芪15g　白术15g　茯苓15g　陈皮10g　白芥子6g　桂枝10g　法半夏10g　泽泻18g　当归18g　益母草30g　土鳖虫6g　车前子18g(布包)　怀牛膝10g　补骨脂10g　炙山甲10g　炙甘草5g　7剂

三诊:5月23日。月经来潮5天,血量可,无特殊不适,脉弦细。仍以前方原法服用,继续调治2个月经周期。患者后因他病来诊,言依法用药,月经周期转正常,闭经告愈。

【按语】本案闭经系肾精亏虚、命门火衰、气血不足、脾虚湿阻所致。先予益气养血、健脾利湿通经,经血仍未至,后加强温肾壮阳药力而收效。《黄帝内经》云:年至40阴气自半。肾主藏精、为水火之脏,亦为生殖、月经之源。人之早衰,肾精亏虚,命门火衰,则生殖之精——天癸生化乏源;命门火衰不能上温脾土,脾失健运,一则气血生化无足,再则水湿不化,阴滞经脉,以上因素综合为患导致闭经。先以太子参、白术、茯苓、当归、杭白芍益气养血,合泽泻、车前子健脾利水,合益母草、三七、川芎、鸡血藤、泽兰、怀牛膝养血活血通经,佐以柴胡、枳壳调肝理气,肿势渐消,湿阻减轻。继加补肾填精、温通血脉之功,以仙茅、仙灵脾、巴戟天、补骨脂、怀牛膝补肾填精、温命门之火,以当归、白芍、丹参、益母草、土鳖虫、炙山甲养血活血通经。本案审视点在月经来潮之前服药,是顺经来生理之势而予利导之法,事半功倍。二诊加强温肾壮阳通经,增添经血由内向外涌动之力,因而取效。有此理此验,治疗经前、经期、经后诸症,如经前烦躁、颜面痤疮加重、痛经、月经过多或过少、经后乏力等,均遵此法服药,取效明显。

五、滋阴养血、平肝潜阳法治目涩、耳鸣一例

郑某,男,38岁,已婚。

初诊:1995年12月12日。

主诉及病史:双目干涩1年,伴右耳鸣,声调高亢,时有头晕头痛,难寐易醒,疲劳乏力。从事暗室洗相工作20年,长期熬夜,以午夜后就寝为常。

诊查:舌正、脉浮弦细。

辨证:久视伤血、肝阴亏虚、虚阳浮逆。

治法:滋阴养血、平肝潜阳。

处方:潼蒺藜 10g　女贞子 10g　旱莲草 10g　枸杞子 10g　西洋参 2g(另煎)　山萸肉 6g　羚羊角粉 1g(冲)　决明子 10g　夏枯草 12g　蝉衣 6g　白僵蚕 10g　杭菊花 10g　杭白芍 10g　石斛 10g　炙甘草 5g　6 剂,并嘱多食用动物肝脏。

二诊:12 月 19 日。诸症大减,仍耳鸣,舌脉同前。继上方减僵蚕,改潼蒺藜 12g,决明子 15g、杭菊花 12g,以加强平肝潜阳力量,6 剂。

三诊:12 月 26 日。仍耳鸣高亢,脉转寸关滑利。加灵磁石 18g(先煎)、怀牛膝 9g、车前子 6g(布包)、薄荷 6g(后下),6 剂。

四诊:1996 年 1 月 2 日。两目干涩、头晕头痛消失、睡眠体力恢复,耳鸣减轻,但仍如蝉不停,舌暗红、脉左浮取弦细。继上方调整,去车前子、西洋参,加麦冬 10g,6 剂。

五诊:1 月 9 日。病情稳定,仅有轻度耳鸣,配制蜜丸缓图收功。

【按语】《素问·宣明五气》云:"久视伤血"。患者长期熬夜用目,暗耗肝肾阴血。肾主藏精,入夜肾气闭藏用事,夜间劳作则伤肾损阴;肝藏血养目,久视则伤血损肝。肝肾精血既伤,则目失养而两目干涩,筋膜失养而疲劳乏力。肝为刚脏,体阴用阳,肝肾阴亏,阴不敛阳,厥阳化风,上扰清窍,则头晕头痛、耳鸣高亢;上扰心神,则难寐易醒。脉浮取弦细,为阴虚阳亢之象。故以滋阴养血、平肝潜阳为治。方中以潼蒺藜、女贞子、旱莲草、枸杞子、山萸肉、杭白芍、石斛滋阴养血、补肝明目;西洋参补益气阴、助以消除疲劳;羚羊角粉、决明子、夏枯草、蝉衣、白僵蚕、杭菊花清泄肝火、平肝潜阳。药证相符,故取效明显。剩有耳鸣未除,故继予重镇潜降之品,如灵磁石、怀牛膝、车前子;肝性最喜柔顺条达,佐以薄荷轻清升发,使降中有升,升降和谐。病情稳定后,制以丸药,缓以治本,图收全功。

六、清热利湿解毒、行气活血退黄法治疗慢性乙型肝炎、肝硬化一例

肖某,男,35 岁,已婚。

初诊:1996 年 6 月 6 日。

主诉:慢性乙型肝炎 10 年,胁腹胀大 2 个月,伴小便不利,双下肢水肿。

诊查:目黄,面色黑黄,舌质嫩红尖赤,苔薄,脉弦滑;化验:血清谷丙转氨酶 924U/L,黄疸指数+++;B 超示:肝硬化。

辨证:湿热内蕴、肝郁脾虚,气血瘀结。

治法:清热利湿解毒、疏肝健脾、行气活血退黄。

处方:绵茵陈 60g　猪苓 12g　茯苓 12g　炒白术 18g　泽泻 12g　醋柴胡 10g　赤芍 30g　黄芩 10g　紫菀 10g　滑石 18g　沉香 5g　丹参 30g　大腹皮 18g　丹皮 10g　6 剂

二诊:6 月 18 日。服上方 2 周,腹胀、水肿大减,仍有黄疸。上方加赤小豆 30g、炒栀子 10g、淡豆豉 6g、木通 6g、炙甘草 5g,6 剂。

三诊:6 月 25 日。目黄减轻,两胁时痛,舌尖边绛红。上方加青黛 6g、车前子 10g、枳实 6g,7 剂。

四诊:7 月 2 日。腹胀水肿基本缓解,目黄仍未退尽,脉右关大、左弦滑,复查谷丙转氨酶 35U/L,黄疸指数+。继上方去青黛、加生苡米 15g,7 剂。

五诊:7 月 10 日。仍右胁时痛,轻度目黄,脉两关大,舌尖略红,已不绛。继用上方,以土茯苓、煨木香、白蒺藜、川楝子、益母草等随证加减,共服汤剂 2 个月,病情稳定,B 超示肝硬化有所好转。遂将汤剂改为散剂常服,以稳定疗效。

【按语】患者久病黄疸,为湿热毒邪、蕴郁肝胆所致;肝气被郁,横逆犯脾,脾虚不运,水湿不化,留于胁腹,溢于四肢,则胁腹胀大,下肢水肿,小便不利;湿热毒邪、伤络致瘀,且肝郁气滞、水阻络瘀,则面色黑黄、舌质绛红。治以清热利湿退黄、行气活血消肿。方中以茵陈、猪苓、茯苓、赤小豆、生苡仁、滑石、木通、黄芩、炒栀子、淡豆豉、土茯苓等清热利湿、解毒退黄,以柴胡、沉香、木香、枳实、大腹皮、川楝子、白蒺藜、赤芍、丹皮、丹参疏肝行气、活血凉血,当归、白芍补血养肝,茯苓、白术、苡米健脾化湿,以补虚扶正。服药 2 个月病势大减,不仅症状好转,还使肝功能恢复,肝硬化有所好转。病入膏肓,有此疗效,亦属不易。继以原法配制散剂,取散者散也,进一步巩固疗效,以期延缓乃至阻止肝硬化。

七、补肾固涩、益气升阳法治尿失禁一例

张某,女,45 岁,已婚。

初诊:1995 年 1 月 14 日。

主诉及病史:尿失禁 2 年。7 年前患泌尿系感染,反复使用抗生素未得到根治,近 2 年经常尿失禁,劳累后易诱发,或白天活动后加重,冬至前后亦加重,夜尿多。

诊查:舌淡苔薄白;脉弦,右浮寸滑、左沉尺小、有代象。

辨证:肾虚不固。

治法:补肾助阳、固涩缩泉。

处方:仙茅 10g　仙灵脾 10g　巴戟天 10g　黄柏 6g　知母 10g　桑螵蛸 18g　金樱子 10g　山萸肉 10g　当归 10g　生麦芽 10g　白芥子 3g　肉桂 3g　炙甘草 6g　7 剂

二诊:1 月 21 日。夜尿好转,白天仍有尿失禁,舌脉同前。上方去黄柏、知母,加鹿角胶 10g,7 剂。

三诊:1 月 28 日。夜尿基本控制,昼日尿失禁亦有好转,但仍动则出,劳累加重。询之,有小腹下坠感。舌淡苔薄白,脉沉弱。上方加补中益气丸 9g(包煎),10 剂。

3 个月后复诊,诉上次服药 1 周后,尿失禁基本控制,又服药 1 周,病未再犯。近因搬家劳累复发,再次求治,观舌脉无明显变化,继予上方治疗,2 周后尿失禁症状又得到控制。

【按语】患者久病劳淋,湿邪内蕴,一则肾阳损伤,肾虚不固,再则脾阳受抑,脾阳不升,从而导致尿频失禁,劳累即发;肾阳不足,无以气化蒸腾,则夜尿多;脾阳虚弱,清气不升,则小腹坠胀,亦致尿失禁加重。始治以补肾助阳、固涩敛泉,夜尿频数症状改善。但昼日尿失禁不除,动则加重,兼有小腹下坠,遂考虑为脾虚不升、清气下陷之故。根据《素问·至真要大论》"下者举之"的治疗原则,在温肾缩尿基础上加补中益气丸升举清阳,果然应剂而获效。

(以上由杨凤珍整理)

八、疏肝健脾、化瘀软坚法治疗酒精性肝硬化一例

齐某,男,40 岁,已婚。

初诊:2001 年 7 月 22 日。

主诉及病史：患者诉胸腹闷胀，两胁胀痛，嗳气不舒，食欲减退，倦怠乏力。饮酒史 20 年，2001 年 6 月被某西医院诊断为酒精性肝硬化，B 超提示：肝脏被膜稍增强，增粗，欠光滑；肝实质回声稍增强，增粗，欠均匀。血生化检验结果：白、球蛋白比例 1.4，总胆固醇 255ml%，高密度脂蛋白 16ml%，低密度脂蛋白 150ml%。

诊查：舌胖苔腻，右脉略虚，左脉弦。

辨证：肝郁脾虚，气滞血瘀。

治法：疏肝健脾、化瘀软坚利湿。

处方：太子参 18g　炒白术 10g　云苓 18g　泽泻 30g　茜草 12g　丹参 18g　柴胡 10g　黄芩 10g　法夏 10g　生牡蛎 24g(先煎)　郁金 10g　枳壳 10g　赤白芍各 12g　砂仁 6g　川贝 10g　生姜 3 片　枳椇子 6g　炙甘草 3g　10 剂

二诊：2001 年 8 月 5 日。服上方后，诸症减轻，唯劳累后，症状略反复。继用上方加减。

处方：柴胡 10g　黄芩 10g　法夏 10g　太子参 18g　炒白术 10g　云苓 18g　茜草 12g　丹参 18g　郁金 10g　枳壳 10g　赤白芍各 12g　葛花 6g　川贝 10g　苏子 10g　生姜 3 片　大枣 5 枚　炙甘草 3g　20 剂

患者病情稳定，无明显不适主诉。2001 年 8 月 30 日患者又进行了生化检查：白、球蛋白比例 1.5，总胆固醇 237ml%，高密度脂蛋白 17ml%，低密度脂蛋白 142ml%，甘油三酯 168ml%。继上方随症加减，前后服用 175 剂。2002 年 5 月 22 日患者再次进行了 B 超检查：肝脏轮廓光整，肝实质回声稍粗，尚均匀。2002 年 6 月 3 日，该汤为丸巩固疗效。

【按语】本病例缘于嗜酒过度，酒体湿性热，最易滋生湿热，湿热蕴积脾土，《黄帝内经》称之为"敦阜"，土壅则木郁，影响肝之疏泄，日久必然导致气滞血瘀、水湿内停之癥积。故以疏肝健脾利湿、化瘀软坚为治疗大法。方中四君子汤加泽泻、砂仁，健脾利湿；小柴胡汤加郁金、枳壳、茜草、丹参、赤芍配牡蛎、川贝，疏肝理气、活血化瘀、软坚散结；枳椇子解酒醒脾，全方共奏疏肝健脾利湿、化瘀软坚之功。《黄帝内经》曰："坚者削之"，就本案而言，一是用化瘀软坚之法；二是疏肝健脾，使攻伐祛邪而不伤正；三是坚持治疗，不求速效。

九、清热凉血，透邪外散法治疗痤疮一例

韩某，男，21 岁，未婚。

初诊：2001 年 7 月 29 日。

主诉：面部痤疮，痛痒化脓，口渴，便干。

诊查：舌有红点，苔黄腻，脉滑数。

辨证：阳明经血分郁热。

治法：清热燥湿，凉血解毒，透邪外散。

处方：黄芩 10g　黄连 10g　生地黄 18g　酒军 6g　丹皮 15g　赤芍 15g　葛根 6g　白芷 6g　白鲜皮 30g　连翘 10g　赤小豆 30g　川牛膝 15g　水牛角粉 6g　苍术 10g　厚朴 10g　陈皮 10g　生甘草 3g　7 剂

二诊：2001 年 8 月 5 日。服药后左侧面部痤疮减轻，苔退，脉如前。

处方：生地黄 30g　赤芍 15g　丹皮 15g　水牛角粉 6g　升麻 15g　连翘 10g　银花 15g　生甘草 3g　酒军 5g　葛根 6g　白芷 6g　黄芩 10g　川牛膝 12g　茺蔚子 18g　大枣 3 枚　7 剂

服后痤疮大部分减轻，又服用20余剂，面部痤疮几平，后改清凉调养善后。

【按语】《素问·生气通天论》云："汗出见湿，乃生痤痱"。认为痤疮乃湿热毒邪郁于肤腠所致，而面部为阳明经所过之处，故以清阳明经湿热毒邪为本案的治疗大法。方中以平胃散燥湿，泻心汤、水牛角粉泻火解毒，生地黄、丹皮、赤芍清热凉血，连翘清热透邪，赤小豆、白鲜皮清热解毒、除湿止痒，葛根、白芷为阳明经引经药载药上行面部，牛膝引随火热上升之气血下行，共奏清热燥湿，凉血解毒，透邪外散之功。二诊时，湿邪已去，故减平胃散、白鲜皮，仍以泻心汤、水牛角粉清热，生地黄、赤芍、丹皮、茺蔚子凉血活血，银花、连翘透邪外散。

十、清热化痰平喘、祛风解痉法治疗哮喘一例

娄某，女，12岁。

初诊：2002年1月13日。

主诉及病史：咳喘反复发作一年余，喘时伴有哮鸣音，胸部闷痛，心烦，咽痛，痰多色黄粘稠。旧有过敏性鼻炎，过敏源为尘土、霉菌。

诊查：舌胖苔黄腻，脉滑数，咽部红肿。

辨证：痰热壅肺，肺失清肃。

治法：清热宣肺，化痰平喘，祛风解痉。

处方：麻黄5g　射干9g　桔梗9g　炙草3g　紫菀10g　杏仁10g　生石膏20g　地骨皮12g　地龙10g　瓜蒌10g　浙贝10g　防风9g　清半夏9g　黄芩9g　炙百部10g　炒栀子5g　炒莱菔子10g　苏子10g　7剂

二诊：2002年1月20日。服上方3剂后，喘未再发，惟咳嗽，痰黄粘稠，咽仍红，治以清热化痰止咳。

处方：桔梗9g　炒莱菔子10g　芦根18g　炙草3g　苏子6g　薏米12g　紫菀10g　冬瓜仁10g　瓜蒌10g　川浙贝各10g　桃仁6g　黄芩10g　杏仁10g　炙百部10g　桑白皮10g　地骨皮12g　7剂

药后诸症消失，继续调治半月痊愈。

【按语】本案系旧疾痰气搏结，又外邪引发，郁久化热，壅滞气道而致哮喘。方以麻杏石甘汤宣肺平喘；配射干、黄芩、地骨皮、炒栀子清热肃肺；瓜蒌、浙贝、清半夏清热化痰；莱菔子、苏子降气；地龙清肺平喘，与防风配伍可祛内外之风以解痉。此风系外风引动内风，对内风的认识，是根据"风者善行动而数变"的特点，与哮喘突然发作的特点类比而来。二诊喘止，故在上方的基础上主要治以清热化痰止咳。针对其咳嗽，用芦根、薏米、冬瓜仁、桃仁，取苇茎汤之意，配瓜蒌、黄芩、炙百部、桑白皮、地骨皮等清肺化痰止咳。

（八～十医案由郭华整理）

【编者评注】烟建华教授1968年毕业于北京中医学院医疗系，学制6年，中西医兼备。研究生毕业后专攻《内经》颇有成就。所收医案十则皆能以《内经》理论为指导，故疗效显著。

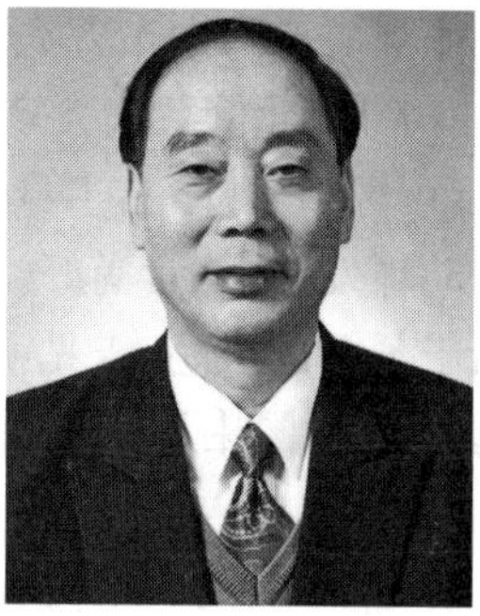

陶广正医案

【生平传略】

陶广正，男，河北玉田县人，1943年1月生。现为中国中医科学院教授、研究员，博士生导师，享受国务院特殊津贴中医专家。北京大学医学部客座教授。中华中医药学会文献学会副主任委员、王清任学术思想研究会副主任委员、中华中医药学会诊断分会理事。曾获中国中医研究院科技成果铜质奖章和银质奖章。获国家中医药管理局科技成果一等奖两项，国家级科技进步三等奖两项，北京市科技进步二等奖一项，中华医学会科技成果二等奖一项。

九代世医，幼承家学，渐染芝兰。早年毕业于北京中医学院，1982年获硕士学位，从医四十余年，学验俱丰。擅长中医内科、妇科和针灸。对糖尿病、肝炎、高血压、心脑血管病、溃疡病、结石症、不孕不育、月经不调、痛经、崩漏、子宫肌瘤等疑难病有较深研究。治愈过肝癌、脑胶质瘤等癌症及再障、鼻内血管瘤、严重鼻衄、白塞病、紫癜肾、半身不遂、聋哑等疑难病症。个人专著有《文物考古与中医学》、《古今名医医案选评》、《当代妇科八大家》、《全国从业药师应试指导与题解》、《非典史鉴(光盘)》等。作为主要编写人员或主编、或副主编的大型著作有《中国现代名中医医案精华》、《中国疫病史鉴》、《大疫启示录》、《中医百科全书》、《中医大辞典》、《简明中医辞典》、《中医药常用名词术语词典》、《中医文献辞典》、《中医名词术语精华词典》、《现代中医治疗学》、《医学求真集览》、《医论集粹》、《医论集锦》等。承担着国家级及部院级科研课题多项。作为课题组长现正在主持"我国历代疫病的时空分布规律与地理环境研究"这一国家级重大课题的研究工作。培养出多名博士研究生和若干硕士研究生，能因材施教，循循善诱，既教之以学问，又启发以方法。对《黄帝内经》、《伤寒论》、《金匮要略》、《温热论》、《温病条辨》等经典著作及中医医案和中医各家学说研究较深，许多经文早已烂熟于胸中。对《伤寒论》、《金匮要略》等经方的应用亦已得心应手，左右逢源。常以"抗志以希古人，虚心而师百氏"、"胆大心细四诊详不许粗枝大叶，智圆行方慎思量还须理法有章"为座右铭。

一、活血化瘀，医治半身不遂一例

何某，男，黑龙江省双鸭山市郊人。

初诊：1986 年 7 月（此例系病人家属以信函方式向中医研究院求医者）。

主诉及病史：中风后遗症，右半身不遂卧床半年余。口眼歪向左侧，右手足不知痛痒，言语不清，性情暴躁，动辄发怒，饮食尚好。小便如常人，大便秘结，常 2、3 日 1 行，甚或 4、5 日始 1 行。在当地求治于某西医医院，未见明显好转。因此写信给中医研究院（当时全国只有一个中医研究院，尚未更名“中国中医研究院”）求治。院办将来函送“中国医史文献研究所”由我回函。

诊查：除上述症情外，无其他详情，更无舌脉表现。但大体可据分析。

辨证：风中脏腑，瘀血阻络。

治法：活血化瘀。

处方：紫丹参 24g　赤白芍各 15g　川芎 10g　全当归 10g　桃仁 10g　酒地龙 10g　生炙芪各 20g　胆南星 11g　石决明 30g（先煎）　红花 10g　透骨草 30g　水蛭 6g　熟军 8g

10 剂，效可继服。

1987 年 1 月底，春节将至，忽一日一男性敲门走进我的办公室，当时办公室内尚有伊、李二君同在。来人问：“请问哪一位是陶大夫？”我回答：“本人是，您有何事？”来人说：“您不认识我。”我点头。来人从口袋里掏出一个小本，小本中夹着一张纸，接着说：“您一定认识这张处方。”我接过一看，这张处方是我开出的，但真的对来人毫无印象。再看这张处方，已裱褙了两三层。正在沉思游疑间，来人说：“去年七月您寄给我这张处方，我按这张方子吃药半年，半身不遂已经痊愈，此次进京是专程向您表示感谢的。”我和同事们方才了然，同为这位何姓患者感到高兴。

【按语】 回答群众来信并根据病情寄出处方不计其数，自读研究生时代替老师任应秋教授回复群众求医问病之信件起总不下一二百封了吧！病愈或好转后而来信致谢者不乏其人。而专程来京致谢者仅此一人，且颇具戏剧性，因而书之。其实此例从辨证施治上观之实为平常大法，并无匠心独具与玄机活法可供参酌者。

二、平肝熄风、活血通络法治中风后遗症一例

吴某，女，57 岁。

初诊：1993 年 7 月 16 日。

主诉及病史：左半身不遂半年余。患者 1982 年发现动脉硬化。1992 年 1 月 18 日突发脑出血。出血面积 3cm×4cm，医院抢救 13 天，下病危通知单 3 次，住院 38 天，解除病危出院，左半身不遂。

诊查：患者中等胖瘦，表情略呆滞，面白而浮，左眼较右眼为小，左吻涎润，左上下肢不遂，左足内旋，性急易怒，语言欠清晰。头不痛而晕，眠食尚可，二便调。血压：145/80mmHg，脉沉弦，舌偏右边红，苔灰白。

辨证：肝风内动，瘀血阻络。

治法：平肝熄风，活血通络。

处方:双钩藤 15g　明天麻 12g　灵磁石 40g　白蒺藜 12g　透骨草 40g　荆芥 30g　赤白芍各 15g　制川芎 10g　当归尾 12g　酒地龙 12g　生炙芪各 30g　苏木 20g　桃仁泥 10g　红花 10g　水蛭 10g　14 剂。

二诊:1993 年 9 月 5 日,患者服上方 14 剂后,症情明显好转。于是自检上方 50 余剂,从而日健一日;由站立而拄杖行;由拄杖而弃杖;由室内而扶梯下楼。二诊时已能散步二三里,且自己上四楼不要人扶。查患者面色已如常人,精神愉快、语音清晰,口齿流利。日常生活如饮食二便、穿衣着履等均能自理。室内滑轮吊 15 斤沙袋,左手(患侧)已能上下拉动 100 次,自己不扶杖物可自行蹲下起立五、六次,查两腿已一样粗细。嘱上方隔日一服。半年后其子专程进京登门致谢。言其母已康复。

【按语】半身不遂乃常见之病。《黄帝内经》有云:"阳气者,大怒则形气绝,而血菀于上使人薄厥。有伤于筋,纵,其若不容,汗出偏沮,使人偏枯。"所说正是由肝风内动而致半身不遂。病机明了,辨证施治自然获效。此例患者,效不更方,历时八个月而最终康复者,以王道无近功,久服自有益也。

三、辨证治愈脑胶质瘤一例

杨某,女,17 岁,青岛某中学高二学生。

初诊:1993 年 2 月 20 日。

主诉及病史:患者突发眩晕,头痛跌仆半月余。青岛人民医院 CT 检查确诊为脑胶质瘤,建议到北京天坛医院手术。来京后几经周折托亲靠友方始住进天坛医院外科,寄希望手术根除之。开颅后发现瘤体枝蔓与正常脑组织胶结难分,无法摘除,只好重新缝合。面对这种结果,其父母哭得死去活来。杨某爷爷与我岳父为故交,经岳父介绍,其父母知我曾经治好过几例癌症,于是在绝望之中浼我用中药治疗,其实在其心中亦寄希望于万一。我亦非敢以治癌专家自居,但可以尽力一试。虽在万分悲痛之中,却也不无情理。皆曰:"你就'死马当活马医'吧!"

诊查:患者面色皖白,痛苦面容,语不接续,步履艰难,无人扶持则两三步必跌仆。眠食俱废,溲便皆赖人帮忙。舌胖淡有齿痕,苔白腻,脉弦滑。

辨证:痰凝清窍,结为肿瘤,眩晕而痛。

治法:健脾除湿,消瘤止痛。

处方:潞党参 15g　炙黄芪 30g　猪茯苓各 15g　炒白术 15g　法半夏 12g　广陈皮 10g　白花蛇舌草 10g　龙葵 20g　白英 20g　炒枳实 12g　桃仁泥 10g　赤芍 12g　红花 10g　川芎 10g　延胡索 10g　猫爪草 30g　麝香 0.05g(冲)　另用抗癌Ⅱ号胶囊(本人经验方自制),每次 2 颗,每日 2 次,汤药送服。

此方服 3 个月,语渐清,行渐稳,头晕头痛大减。服至半年,行动自如,生活自理,头不痛不晕语言清晰,遂复学。一边上学,一边服药,读完高中。高中毕业停药,找到一份轻松的工作。后结婚,生子。现其子已上小学。而患者杨某仍非常健康。

【按语】癌症至今仍属世界性疑难病之首,科学发达的美国,耗资几千亿美元的研究亦不得不宣告失败(自己宣布的)而改弦易辙,从新开始。我们祖先在两千五百年前就十分肯定的说:"疾虽久,犹可毕也。言不可治者,未得其术也。"(《灵枢·九针十二原》)。这句朴素的极富哲理的语言是符合辩证法的。中医在几千年的医疗实践中总结出许多宝贵的经验,对疑难病证的治疗方法也十分丰富。虽然不能说中医治疗癌症有十分把握，但确实有很多高明的中医都有治愈过若干癌症的经验。此例患者也只是我治愈癌症的典型病例之一。我非治疗癌症之专家，也不敢说每个病人都能治愈。但可以使癌症病人延长寿命、提高生活质量，帮助癌症手术后的病人尽快恢复体力、减少放化疗的副作用等却是可以办到的。

四、疏肝解郁、化瘀消癥法治肝囊肿一例

汪某，女，43岁，北师大教师。

初诊：2006年2月16日。

主诉及病史：2005年10月体检发现肝囊肿及双侧乳腺增生，西医建议手术切除。患者心存恐惧，经友人介绍来我处就诊。

诊查：B超示右叶有3cm×5cm大小之囊肿。双乳多发乳腺增生，扪之较硬而能移动，边缘平滑齐整。身体疲倦，面色少华，性情急躁，月信愆期量少有血块色黑，腹痛腰酸。饮食眠睡尚可，溲赤便干，脉弦关滑，舌淡尖红苔薄白。

辨证：肝气抑郁，血脉凝滞。

治法：疏肝解郁，化瘀除癥。

处方：紫丹参30g　全当归10g　柴胡12g　赤白芍各12g　王不留行15g　漏芦12g　川楝子10g　制香附12g　广郁金12g　桃仁10g　白僵蚕10g　片姜黄12g　蝉衣10g　延胡索10g　熟军6g　10剂，文火水煎，早晚温服。

二诊：乳块明显缩小，疼痛消失，二便调，上方去熟军加法夏12g，再10剂。

三诊：月经来潮，无疼痛，色正常，无血块，乳块继续缩小，左乳腺增生已不明显。上方加减进退，历时2月余B超示肝囊肿已消失。

【按语】中年女性乳腺增生者恒多，虽与内分泌有关，但病人肝气郁结气机不畅升降失常、气滞血瘀而痰凝则是常见的诱因，本例以升降散调畅气机使当升者升，当降者降。再以行气活血之品消其癥结，则药力能以更好地发挥，故疗效颇速。

五、补肾填精法治愈少精不育一例

李某，男，35岁，职员。

初诊：2006年12月7日。

主诉及病史：结婚六年，未能得子，查其妻一切正常。而李某本人精液检查很不理想，确诊为少精症。经本所曹丽娟介绍来诊。

诊查：本人持精液化验单示精液不液化。多次检测a+b级均在10%以下。患者情绪低落，信心不足，仅抱一试之念，自述头晕乏力，精神倦怠，失眠健忘。脉沉细尺弱，舌淡苔薄白。

辨证：肾虚精少。

治法：补肾填精。

处方：熟干地各20g　茺蔚子20g　柴胡12g　仙灵脾15g　何首乌20g　当归12g　赤白芍各12g　覆盆子20g　五味子15g　菟丝子20g　巴戟肉10g　生炙芪各30g　补骨脂15g　桑寄生18g　川断18g　仙茅10g　桃仁10g　水蛭6g　20剂，并取生精胶囊20盒，一次4粒，日服3次。

二诊：2007年元月24日，服药20剂，精液检查完全液化。a+b级已达21%，a+b+c三级精子已达48%。患者信心倍增，精神转旺，舌如常，脉渐起。效不更方，击鼓再进。原方加太子参12g、天麦冬各10g、萸肉10g　20剂。生精胶囊服如前法20盒。

三诊：2007年5月30日，患者持前方连服4个月。2007年5月28日化验精液：a级24%，b级32%，c级36%，d级8%。唯精子总数和密度略嫌不足，自云当夜曾经遗精，或许有关。

处方：熟干地各20g　何首乌20g　柴胡12g　桑寄生18g　川断18g　仙灵脾16g　巴戟肉10g　菟丝子15g　当归10g　茺蔚子20g　覆盆子20g　萸肉10g　太子参15g　天麦冬各10g　仙茅10g　五味子15g　赤白芍12g　黄精15g　怀山药30g　补骨脂15g　30剂

以之巩固疗效，冀其如愿得子。后2个月，患者专程来我办公室报喜：其妻已孕。

【按语】原发无精较为难治，其曲细精管中不能产生成精细胞。而少精症则不然，或因先天不足或因后天亏损，均可以补肾填精之法治之。本例患者无先天缺陷，身体发育一般尚可。知为后天戕伐太过或久病肾虚使然，因此补肾填精在所心然。第一方佐桃仁、水蛭，意在清精室之素瘀，即去陈生新也。前后3诊，历时半载而获良效者，治法的对而方药得当也。

六、平补脾肾、行水化瘀法治肾病综合征一例

冀某，男，51岁。服装公司干部。

初诊：2005年1月9日。

主诉及病史：肾病综合征已2年，曾用激素治疗半年余，好转后停用。多方医治迄未痊愈，近期体检又发现轻度脑梗死。

诊查：患者身矮体胖，面白而浮，语言不连贯，口齿欠清。饮食可，二便调。头不痛不晕。多汗气短、乏力，脉濡滑，舌淡胖，苔白根腻，尿蛋白(++)。

辨证：脾肾两虚，痰水不化兼有瘀血。

治法：平补脾肾，行水化瘀。

处方：水红花子20g　白茅根50g　生地20g　盐知柏各12g　生炙芪各30g　桑寄生18g　川断18g　紫丹参24g　桃仁泥10g　法半夏12g　广郁金12g　石菖蒲10g　水蛭8g　15剂

二诊：2005年2月11日。患者服上方15剂后，感觉良好，遂原方自检15剂后来复诊，气短、乏力减轻；眠食俱佳，口齿渐清，语言较前连贯，能与同事短时间打麻将娱乐。上方加党参12g、益智仁12g，20剂。

三诊：2005年3月15日，患者服20剂后又自检10剂才来复诊，诸症续有好转，言语清晰，口齿流利。化验尿液蛋白(±)。上方去盐知柏，加怀山药20g，萸肉10g，陈皮10g以巩固疗效。2个月后来诊，已一切正常，遂以上方作丸剂，每服10g，每日2次。随访2年，未复发。

【按语】肾病综合征临床常见，虽有激素控制，仍然缠绵难愈，中医辨证论治，平补脾肾与消痰利水相互进退，每能收到较好疗效，本例又兼多发腔隙性脑梗死，故必兼活血化瘀通窍之品方能两全。故3个月而显效，5个月而得痊。

七、解郁消痰法治痰核流注一例

孟某，女，66岁，大连人。

初诊：2004年9月17日。

主诉及病史：患者浑身皮下硬结节约百数，小者如蚕豆，大者如核桃，而以中等如板栗者为多数，遍布周身，而以颈、腋、鼠蹊、胁及股肱内侧为多发。伴低热乏力头疼失眠。在大连众医院治疗3月余，针药并施未见小效，或以为癌症而不予诊治。其子谢军与吾次子交厚，遂来京浼余诊治。

诊查：患者面浮而滞，色黄略黑，语言虽清晰而太息频频，疑惧之情溢于言表。查颈部及两臂、腋下胁下皮下结节累累连属约数十枚，硬而能动，自言两股及鼠蹊部亦多，以检视不便，未能遍视。然所见者多如板栗大小不等。腋下及两胁更有如核桃，鸡蛋大小者数枚。脉沉而弦，舌红边甚，苔白腻。

辨证：肝气郁结，水道失疏，聚为痰核，流注周身。

治法：疏肝解郁，利水消痰。

处方：紫丹参24g　夏枯草15g　紫草12g　生苡仁50g　猪茯苓各15g　泽泻15g　车前子20g(包)　川桂枝10g　法夏12g　土茯苓15g　胆南星12g　柴胡12g　焦槟榔15g　焦山楂15g　川朴10g　制香附12g　薄荷3g(分2次后入)　10剂，加鲜姜3片。水煎温服。

二诊：2004年12月20日。患者服上方10剂，皮下结节明显缩小、减少，遂连服50剂，全身流注之痰核尽失。现已停药1月半。查脉弦略滑，舌尖红，再予调理以善其后。

处方：细生地20g　淡竹叶10g　苡仁50g　夏枯草15g　土茯苓15g　胆星12g　法半夏12g　白毛藤40g　柴胡12g　白僵蚕12g　蝉衣10g　焦三仙各10g　荷梗10g　10剂

患者之子谢军，每逢年、节总会来舍下一来拜望，一来致谢。3年以来，未见复发。

【按语】余治痰核流注之患者一、二十人，均不如此例之剧，故以之作为典型公诸于世。方家一见吾方定谓平淡无奇，然而确能获此显效者，盖以辨证精准而方药得当也。

八、补气摄血法治顽固性鼻衄一例

邵某，男，68岁，中科院干部。

初诊：1992年7月16日。

主诉及病史：鼻衄2年余，发作无时，每发必大量出血难止。北京几大医院几乎跑遍，止血针剂多已用过，也曾两次电烙暂时取效而过后仍发，迄无根治。

诊查：患者形体高大，面色㿠白无华，目光呆滞，语声低微，胸闷气短，倦怠乏力。血红蛋白48g/L，脉沉细无力，舌淡胖，齿痕较甚，苔薄白根腻。

辨证：气血两虚，血失统摄。

治法：补气摄血。

处方：潞党参15g　生炙芪各30g　焦白术30g　川附片8g　仙灵脾15g　广陈皮10g　全当归10g　制升麻10g　仙鹤草10g　血余炭6g　柴胡12g　炮姜炭10g　白芷10g　10剂

二诊：1992年7月23日，用药1周，未曾衄血，喜出过望。舌脉同前。上方改炮姜炭为干姜 6g　加大枣 10 枚，10 剂。

三诊：1992 年 8 月 2 日，10 日来未见衄血，脉略起，舌如前。7 月 23 日方再 10 剂。

四诊：1992 年 9 月 5 日，患者以前方有显著效果，一直未再衄血，故自行检药两次，计服 30 剂。查脉渐起，舌渐红，血红蛋白已升至 89g/L，再予前方减仙鹤草、血余炭。加黄精 12g、阿胶 10g、桑寄生 18g、川断 18g，10 剂。

五诊：1992 年 9 月 28 日，患者服上药 20 剂。未曾衄血，身体渐有力，面色转华，嘱上方不变再服 1 个月。

六诊：1992 年 10 月 30 日，化验血红蛋白已 112g/L。体健如常人。遂投人参归脾丸 5 盒以善其后。后 10 余年未再犯。

逢大的节日，常来办公室看望，还送一套线装书给我。2006 年 12 月 18 日其子来我办公室代为看望，言其父始终未犯鼻衄，十分感念。

【按语】鼻衄，最多见的是血热妄行，即热伤阳络而血不归经。此例患者在初犯时也可能是这种情况，因此西医以止血为务，或针或药或电烙皆本此法。中医亦以血热妄行而以凉血止血为其治则，我无意批评以前诸医。但我单位同事陆某将这位同学介绍给我时，患者已是气血极虚之人，血红蛋白已低至 48g/L 还不断出血。再这样下去，恐无生机，是以必须改弦更张，但有形之血不能骤生，无形之气所当急固，所以补益心脾之气不唯固后天之本以生血气，更有增加脾统血、摄血之功。而大胆加入川附片和炮姜炭亦是考虑病人长期失血，阴损及阳，阳虚而失摄之故。统摄之功恢复正常，则出血现象可以缓解或停止。此理甚明，而临床实际亦恰恰证明了这一点，因为自从服第一方开始患者就未再衄血。非但如此，患者的血红蛋白也很快得以回升。这就是因为出血得止而气血化生之源得以很快旺盛之缘故。

九、益气养阴、兼祛瘀法治糖尿病一例

周某，男，36 岁，工人。

初诊：1998 年 11 月 6 日。

主诉及病史：1 型糖尿病 7 年，合并肾病 2 年。人民医院住院 2 个半月，经胰岛素注射而无显效。以经济无法支持自行出院，卧床在家，每日呻吟不止。其近邻王某乃我单位之同仁也，浼余拔冗一诊。

诊查：患者少气懒言，呻吟床榻，胸闷气短，腰膝酸软，四肢厥冷，周身疼痛。下肢浮肿，面黑少华。大便微溏，小溲赤浊，夜尿较频。舌红瘦苔垢而燥，脉沉细尺弱。空腹血糖 18.17mmol/L，尿蛋白（＋＋＋），尿糖（＋＋＋＋），尿素氮 14.5mmol/L，肌酐 152μmol/L，白细胞 2～3 个/HP。

辨证：脾肾两虚，毒郁血瘀。

治法：两补脾肾，解毒化瘀。

处方：熟干地各 15g　怀山药 40g　五味子 10g　生黄芪 40g　苍白术各 20g　土茯苓 30g　川黄连 15g　大黄 10g　丹参 24g　水蛭 10g　白僵蚕 12g　车前子 20g（包）　法半夏 12g　蝉衣 10g　肉桂 6g　14 剂

二诊：11 月 21 日，理化检查：空腹血糖：11.6mmol/L，尿蛋白（＋＋），尿糖（＋），尿素氮：10.2mmol/L，肌酐：126μmol/L，白细胞 0～3 个/HP，诸症不同程度减轻。疼痛减轻明显，唯下肢尚有麻木感。上方减大黄加川芎 10g，再 14 剂。

三诊：12 月 20 日，患者上方又自检 1 次，症状续有改善。检查空腹血糖：8.5mmol/L，尿糖（±），尿蛋白（+），尿素氮：9.1mmol/L，肌酐：106μmol/L，白细胞：0～2 个/HP。

二诊方再加桃仁 10g、砂仁 6g，14 剂。

四诊：1999 年元月 23 日，患者以药效明显，又自检 2 次，服药 1 个月，测空腹血糖：6.6mmol/L，尿蛋白（－），尿糖（－），尿素氮：6.8mmol/L，肌酐：86μmol/L。白细胞：0～1个/HP。

三诊方再进 10 剂，再以 15 剂量为末制水丸，每服 10g，1 日 3 次，以巩固疗效，随访半年，未见复发。

【按语】糖尿病、肾病常常是气阴两虚，末梢循环障碍而致下肢麻木疼痛是血瘀使然。痰水瘀血形成浊毒造成肾体损而肾用废。治之之法，不在补气阴而在祛瘀血而消浊毒，祛邪即所以扶正也。而调畅气机又蕴含于中，盖升降出入之关键全在气机也。

十、辨证施治治愈原发性肝癌一例

张某，男，27 岁，江苏连云港人。

初诊：1992 年 5 月 18 日。

主诉及病史：1992 年 4 月于连云港及南京确诊为原发性肝癌。同年 5 月初来京住进医学科学院肿瘤医院。因听说某病房某床肝癌患者未下手术台（死亡）而拒绝手术。在北图善本室工作的表嫂郑某将其带到我办公室请求我用中药调治。患者新婚 1 年，妻子在侧凄怆无比，哽咽难言。

诊查：南京某医院血液化验甲胎蛋白 AFP 强阳性，AFP 定量 180μg/L，SHCSP 阳性，CT 报告：肝右叶 3.5cm×5.1cm 大小肿块，确诊为原发性肝癌。查患者面色略暗，精神尚可。自谓右胁内不适，时有痛感，但不重，能自行缓解。四肢疲惫，头晕不痛，眠差纳少，二便调，脉弦紧，左略细。舌暗紫，苔白根黄略厚腻。

辨证：气血瘀滞，聚结成癥。

治法：疏肝解毒，化瘀除癥。

处方：紫丹参 24g　八月札 20g　柴胡 12g　白毛藤 30g　广郁金 12g　制香附 12g　小青皮 10g　蛇莓 20g　桃仁 10g　蓬莪术 10g　京三棱 10g　川芎 10g　赤白芍各 12g　元胡 10g　焦三仙各 10g　10 剂，煮时加鲜姜 5 片，大枣 7 枚。

二诊：1992 年 6 月 20 日，患者服上方觉精神佳，诸症似减，遂自检 1 次，共服 20 剂，查面色略霁，脉弦不紧，舌略暗，苔白不腻。上方加干蟾 10g、荷梗 10g，嘱服 30 剂，并用汤剂早晚各送服抗癌Ⅰ号胶囊 2 粒（此胶囊系笔者经验方自制者）。

三诊：1992 年 7 月 21 日，服上方并胶囊 1 个月，诸症又轻，精神转旺，体力渐增，体重增加 1kg，舌脉无大变化，嘱上方不变再服 1 个月。

四诊：1992 年 8 月 25 日，症情续有好转，请示能否回原籍服药，余然之。二诊方加太子参 15g，生炙芪各 30g，嘱回连云港自购常服，赠抗癌胶囊 3kg，每日 8 粒分 2 次服。

1993 年 5 月，患者携妻带土仪来京致谢，云两次复查癌肿已消失，血液化验亦正常，后随访 10 余年，仍健康生存。

【按语】肝癌在诸癌症中属毒性最高者，无论原发、转移常有不及治而殁者。此例患者所以能痊愈而生存者，某不敢贪全功。虽则辨治得体，治疗及时而用药大胆为可胜之机，但当时并无治愈之把握。因为自己虽然见先父治愈过几例癌症病人从中得到一些传教，自己也侥幸治愈几例癌症，但知道自己还称不上治癌专家，只是在病家已失去手术的最佳时机或病家绝对放弃手术宁愿“死马当作活马医”之时才敢放手一试牛刀。当然严谨的辨证论治的基础上灵活运用自家创制的抗癌胶囊的作用也是不容忽视的。他如治疗国防科工委主任郑汉涛之晚期肺癌，301医院断言他如不做手术只能存活半年，可我用中药硬是使他带瘤生活了近4年，尽管肺上的癌肿未能消掉，但用中药之后癌肿并没有继续增大和扩散。要不是到青岛疗养时不慎感冒而诱使肺源性心脏病的复发和心肺衰竭，或许还会活得更长。《灵枢·九针十二原》曰：“言不可治者，未得其术也。”我们2500年前的祖先都有如此英明的论断，科技高度发达的今天难道不能理直气壮地讲：“癌症是一定能够攻克的”吗？愿吾辈同仁，共同戮力，弘扬中医，发挥优势，攻克癌症，为世界人民做出更大贡献。

【编者评注】陶广正教授幼承家学，留心医药。长修中医大学本科，精研《内》、《难》等经典，熟谙历代医学大家之特长，重视历代医案之精华。在长期医疗实践中总结经验和教训。学验俱丰，主张辨病论治与辨证论治相结合的治疗原则。注重中医养生，强调在阴平阳秘的基础上发挥阳气的主导作用。在研究古今名医医案中，汲取了许多启迪性的玄机活法。以是在治疗疑难病证时能得心应手，左右逢源。治疗急证，每能经方重剂，大刀阔斧，以行霸道；治疗慢性病则燮理阴阳，调畅气机，看似轻描淡写，以王道无近功，久服自有益也。

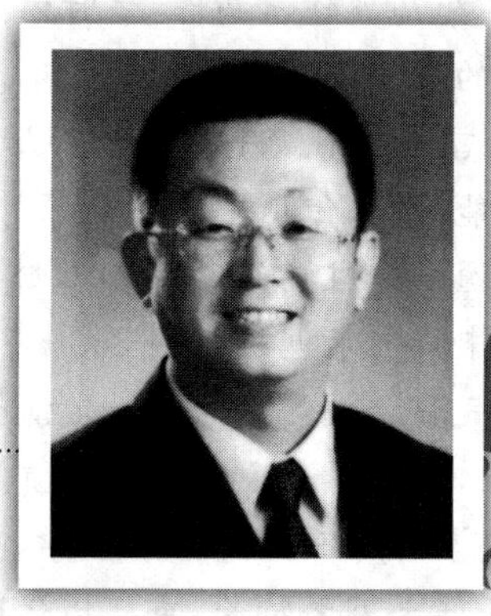

曹洪欣医案

【生平传略】

曹洪欣，男，1958年2月生于哈尔滨，医学博士，教授，博士研究生导师。现任中国中医科学院院长，中国中医科学院学位委员会主席兼研究生院院长。兼任中华中医药学会副会长，中国中西医结合学会副会长，中国保健协会副理事长，世界卫生组织传统医学临床与信息合作中心主任，《国际中医中药杂志》主编等。为国家及卫生部有突出贡献中青年专家，国家百千万人才培养工程一、二层次人选，国家传统医药中医生命与疾病认知方法代表性传承人，享受国务院特殊津贴。主要从事中医基础理论传承与创新、中医药治疗心血管疾病等研究。先后承担了国家863项目、973专项课题等国家级科研项目10余项。主持完成的“益气升陷法在病毒性心肌炎中的应用与研究”和“中医瘟疫研究及其方法体系构建”分别获国家科技进步二等奖，获国家教学成果二等奖1项，部省级科技进步一等奖2项、二等奖3项。发表论文230余篇，主编学术著作28部，为国家规划教材《中医基础理论》（七年制）主编。先后培养博士研究生28名，硕士研究生36名，指导博士后17名。长期坚持临床实践，已诊治患者20余万人次，并积累了完整的诊疗资料。对冠心病、心肌炎、肾病等具有良好疗效，以高尚的医德医风深受患者赞誉。

一、从肝论治顽固性头痛一例

宋某，女，28岁。

初诊：2007年6月11日。

主诉及病史：患偏头痛10余年，每于冬季加剧，近2周头痛频繁发作。

诊查：左侧头痛连及同侧颈部疼痛拘急，痛甚则肢冷恶寒、恶心、呕吐食物或涎沫，时有下肢青紫。检查脑电图、脑地形图、头部CT均未见异常。舌淡暗，苔白黄稍厚，脉弱尺伏。

辨证：寒凝厥阴。

治法：暖肝散寒，养血通脉。

处方：吴茱萸 7g　党参 15g　茯苓 15g　川芎 20g　当归 10g　桂枝 10g　赤芍 15g　葛根 15g　藁本 15g　仙茅 10g　川连 5g　生龙骨 30g(先煎)　生牡蛎 30g(先煎)　甘草 10g　生姜 3 片　水煎服，日 1 剂。

二诊：服上方 7 剂，一周内头痛仅发作 2 次，且疼痛程度明显减轻，持续数分钟即止。痛甚恶寒、呕吐未作，下肢青紫不显。时有恶心，头痛从左风池穴上窜，伴左侧面部有灼热感，心烦，久视则目花，偶有腰酸。舌淡红，苔黄白，脉弱。

处方：川芎 20g　柴胡 15g　黄芩 15g　川连 5g　葛根 20g　蔓荆子 15g　吴茱萸 7g　党参 15g　仙茅 10g　桑枝 10g　藁本 15g　赤芍 15g　川牛膝 15g　甘草 10g　生姜 3 片　水煎服，日 1 剂。

三诊：服上方 7 剂后，头痛等症未作。惟口苦，舌淡红，苔白，脉弦。以小柴胡汤加减，巩固疗效。

处方：柴胡 15g　黄芩 15g　半夏 10g　党参 20g　白芍 15g　吴茱萸 5g　茯苓 15g　炒麦芽 30g　生龙骨 30g(先煎)　甘草 10g　生姜 3 片　水煎服，日 1 剂。服药 7 剂后，诸症消失，随访半年未复发。

【按语】偏头痛是临床常见病证，病因病机错综复杂。本例患者病在厥阴，因寒凝肝脉，相火妄动，循经上冲而发头痛；肝寒犯胃，浊阴上逆则呕吐涎沫；寒凝血脉，阳气受阻，不能温煦四末，故见肢冷恶寒，甚则下肢青紫。舌脉亦是典型寒凝阴郁之象。治宜暖肝散寒，养血通脉。病属厥阴经脏同病，故方选吴茱萸汤合当归四逆汤加减。取吴茱萸汤暖肝散寒治其脏寒，当归四逆汤养血通脉治其经寒。《伤寒论·辨厥阴病脉证并治》曰："干呕，吐涎沫，头痛者，吴茱萸汤主之。"方中吴茱萸为君，辛苦大热，暖肝散寒；配伍生姜温中化饮，党参补气健脾。又《伤寒论》第 351 条曰："手足厥寒，脉细欲绝者，当归四逆汤主之"。以甘温之当归补血和血，桂枝温通血脉。两方合用，切合本病厥阴头痛、血凝经脉之病机。辅以藁本、川芎散寒止头痛，葛根升清阳，仙茅温肾阳，因苔黄佐黄连制肝火。服药一周后，头痛大减，肝寒渐去。而痛势转为从风池穴上窜，伴颜面灼热感，此为少阳相火上攻所致。因厥阴禀风木而内寄相火，相火郁逆从化太过则病热。故以清空膏清相火，合用吴茱萸汤散肝寒，后以小柴胡汤善后，寒热得平。10 余年痼疾，3 周而愈。

二、温阳益心法治疗胸痹(心功不全)一例

徐某，男，71 岁。

初诊：2007 年 4 月 9 日。

主诉及病史：动则心悸、胸闷气短，近 2 个月加重，每于凌晨 3～4 点睡中憋醒。有房性期前收缩反复发作史 20 余年、房颤史 10 余年。

诊查：心前痛频作，服用硝酸甘油后可缓解。胸闷，气短，动则尤甚。肩背痛，腹胀，晨起睑肿，下肢微肿，畏寒。舌淡紫胖，苔白黄，脉微时促。2006 年 7 月超声示：左心室、左心房、右心房增大，二尖瓣、三尖瓣、主动脉瓣关闭不全。EF：33％。2007 年 4 月 8 日 ECG 示：ST 下移、T 波倒置、房颤。现日服用呋塞米 40mg，地高辛 0.25mg。

辨证：阴阳两虚，痰瘀互阻。

治法：温阳益心，活血化痰。

处方：西洋参 10g　麦冬 15g　五味子 10g　清半夏 15g　瓜蒌 15g　薤白 15g　茯苓

15g 白术 15g 赤芍 15g 川芎 15g 桂枝 10g 枳实 15g 生龙骨 30g(先煎) 生牡蛎 30g(先煎) 甘草 10g 生姜 3 片 水煎服,日 1 剂。

二诊:服上方 14 剂后,仅有 1 次夜间憋醒,心前痛明显减轻,未服硝酸甘油即缓解。背痛、晨起睑肿不显。心悸、胸闷、下肢肿减轻。气力增加,睡眠好转。惟气短,略腹胀。舌淡暗胖,苔白,脉沉偶促。嘱停服速尿,地高辛减半。

处方:白参 10g 麦冬 15g 清半夏 10g 瓜蒌 15g 薤白 15g 厚朴 15g 枳实 15g 赤芍 15g 川芎 15g 茯苓 15g 葶苈子 20g 生龙骨 30g(先煎) 甘草 10g 生姜 3 片 水煎服,日 1 剂。

三诊:服上方 21 剂后,夜间憋醒未作。心悸、胸闷、下肢肿、腹胀基本不显。略气短。舌淡紫,苔白,脉沉滑。嘱停用西药。守上方加减,调治 3 月余,诸症消失,病情稳定。2007 年 6 月 3 日 ECG 示:窦性心律,T 波倒置。

【按语】冠心病属于中医“胸痹”、“心痛”等范围,病位在心,病属本虚标实。本例患者病已日久,本虚之象尽呈,阴阳两亏,无以养心则发心悸、心前痛。动则耗气,而晨时阳气内敛,阴血运行更缓,心失所养更甚。阳虚不振,痰浊内生则见胸闷,气短,畏寒;气机不畅则腹胀;影响津液代谢则睑肿,下肢肿。舌脉亦是阳虚不能行血、输布津液之象。治以益气养阴治其本,活血化痰治其标。方选生脉饮补养心之气阴,合瓜蒌薤白半夏汤治其“阳微阴弦”,合枳实薤白桂枝汤温通心脉,行气化痰。方中加赤芍、川芎活血化瘀,白术、茯苓健脾杜生痰之源,生龙骨、生牡蛎,镇惊安神,全方标本同治,共奏温阳益心之效。复诊时症状明显减轻,效不更法。以白参易西洋参,加强温通心脉之功。前后加减续服 3 月余,停用西药,复查心电已恢复并维持窦性心律,至今病情稳定。

三、益气升陷治疗病毒性心肌炎一例

王某,女,29 岁。

初诊:2007 年 3 月 2 日。

主诉及病史:心悸,近半月加重。病毒性心肌炎史 1 年余。

诊查:心悸,胸闷,偶有心前隐痛。气短,咽干,咽中拘急不适,头晕,乏力,睡眠不实。舌暗红,苔白黄,脉滑时结。2007 年 3 月 1 日 ECG 示:频发房早。

辨证:大气下陷。

治法:益气升陷,养心安神。

处方:黄芪 20g 麦冬 15g 桔梗 10g 升麻 10g 柴胡 15g 苦参 10g 丹参 15g 党参 20g 白茅根 20g 茯苓 15g 生龙骨 30g(先煎) 甘草 10g 水煎服,日 1 剂。

二诊:服上方 30 剂后,心悸、胸闷、气短、咽干、咽中拘急等症基本消失。近日因情绪波动而致心前刺痛时作,大便干,3 日未行。舌暗红,苔薄白,脉弦滑偶结。

处方:生地 10g 当归 15g 桃仁 15g 红花 10g 枳壳 15g 柴胡 15g 赤芍 15g 川芎 15g 桔梗 10g 党参 15g 黄芪 30g 生龙骨 30g 茯苓 15g 甘草 10g 水煎服,日 1 剂。

三诊:服上方 7 剂后,心前刺痛消失,大便畅行。心悸、胸闷、气短、咽中拘急等症不显。舌暗红,苔白黄,脉弦滑。2007 年 4 月 4 日 ECG 示:心律不齐。

处方:黄芪 30g 麦冬 10g 桔梗 10g 升麻 10g 柴胡 15g 苦参 10g 丹参 10g 党参 20g 茯苓 15g 生龙骨 30g(先煎) 甘草 10g 50 剂,水煎服,日 1 剂。

【按语】病毒性心肌炎多由温热毒邪伤及肺或脾胃，舍于心脉而致。邪毒耗损宗气，或导致宗气生成不足，无力升举，气陷于下，心失所养而见心悸、胸闷、气短、咽中拘急不适、乏力等症。治宜益气升陷，养心安神。方选张锡纯所创升陷汤，以黄芪为君，既能补气，又升提气机，且能固表，善举胸中下陷之大气。《医学衷中参西录》中云："柴胡为少阳之药，能引大气之陷者自左上升。升麻为阳明之药也，能引大气之陷者自右上升，桔梗为药中之舟楫，能载诸药之力上达胸中，故用之为向导也。"以麦冬易知母，微苦微寒，清心养阴。加党参培补元气，茯苓健脾养心。苦参清热燥湿，调整心律。白茅根清热利尿不伤阴，凉血而不积瘀。丹参凉血活血而化瘀，生龙骨镇惊安神，甘草调和诸药，共收益气升陷，养心安神之功。复诊时，心悸、气短、咽中拘急等症基本不显，但因情绪波动而致气机不畅，血行瘀阻，故见心前刺痛。方选参芪血府逐瘀汤补气行气，活血化瘀。三诊时，诸症悉除，心电示房早消失，续服升陷汤加减50余剂以善其后，随访半年未复发。

四、益气养阴利湿清热治疗慢性肾功能不全一例

于某，男，47岁。

初诊：2001年11月18日。

主诉及病史：近2月周身皮肤瘙痒加重。肾小球肾炎史6年，肾功能不全史3年余。

诊查：周身皮肤瘙痒，时恶心，纳呆，口干而黏，困倦乏力，大便日2～3行，小溲色黄。舌淡红，苔黄白微腻，左脉弦细，右脉沉滑。2001年11月7日查SCr：283.3μmol/L，BUN：9.9mmol/L，CO_2—CP：18mmol/L。肾彩色多普勒超声示：右肾萎缩，皮质回声增强。

辨证：气阴两虚，湿热内蕴。

治法：益气养阴，清利湿热。

处方：党参20g　黄芪30g　莲子15g　地骨皮15g　柴胡15g　茯苓15g　麦冬15g　车前子15g　白茅根20g　土茯苓20g　白花蛇舌草30g　甘草10g　水煎服，日1剂。

二诊：服上方加减30剂后，皮肤痒、口干明显减轻，恶心未作，食欲好转，气力增加。口中黏，小溲淡黄，大便日2行。舌淡红，苔白黄，脉弦滑。2001年12月17日查SCr：148μmol/L，BUN：5.9mmol/L，CO_2—CP：23mmol/L。以上方加减，续服60剂，巩固疗效。期间感冒1次，但病情稳定。

【按语】慢性肾功能不全病程长，病根甚痼。热毒、瘀血、湿热为其标，脾肾亏虚是其主要病理基础，而气阴两虚，湿热内蕴是本病常见证候，且持续时间较长。该患脾胃虚弱，运化不利，湿浊内生故见恶心、纳呆、困倦乏力等症；肌酐、尿素氮等代谢废物不能及时排出，蕴积体内，化为热毒则见皮肤瘙痒、口干而黏，小溲色黄。舌脉亦是典型气阴两虚，湿热内蕴之象。湿热蕴积与气阴两虚互为因果，常导致病情缠绵不愈。方选清心莲子饮，以党参、黄芪、茯苓健脾益气，麦冬甘寒养阴，地骨皮退肝肾之虚热。柴胡疏散相火，调畅气机。加白茅根、土茯苓、白花蛇舌草以助车前子清利下焦湿热，甘草调和诸药。全方益气养阴，补中寓通。补气培土不壅滞，甘寒养阴不敛邪，清热利湿而不伤正气。复诊时，肌酐、尿素氮均降至正常范围内，症状基本不显，效不更方，续服上方60剂，期间虽感冒1次，但并未引起疾病复发。嘱慎风寒、饮食有节，劳逸适度，以防病情反复。

五、活血化瘀治咽痛一例

凌某，男，76岁，教师。

初诊：2007年3月19日。

主诉及病史：咽痛，经常痰中带血18年余，近半年加重。

诊查：咽痛，每于子夜发作，持续数小时，痛甚则夜不能寐。多方求治，诊断不明，治疗不见好转。咯痰带血，血色暗红、量少，夜寐3～4小时，盗汗，耳鸣，善叹息。舌暗红，苔白，脉弦滑稍数。

辨证：瘀血内阻。

治法：活血化瘀。

处方：桃仁15g　红花10g　桔梗10g　生地10g　当归10g　玄参15g　柴胡15g　枳壳15g　赤芍15g　茯苓15g　夜交藤30g　生龙骨30g(先煎)　生牡蛎30g(先煎)　甘草10g　水煎服，日1剂。

二诊：服上方7剂后，夜间咽痛明显减轻，痰中带血不显。睡眠好转。近2日自觉入夜口腔灼热、耳鸣、盗汗。舌暗红，苔白，脉弦。以上方加减，再服药21剂，诸症消失。

【按语】本例患者被咽痛困扰18年，每因咽痛而致夜不能眠，苦不堪言。其咽痛多发生在子夜，中医认为子夜正是阴阳交接之时，故调和阴阳枢机是治疗本病的切入点。该患久居蜀地，环境潮湿，偏嗜辛辣，日久煎灼阴血。教师为其职业，言从心出，从喉而发，解惑授业近五十载，言多必然耗伤喉关阴血，久病入络，致喉脉瘀阻则发为咽痛，咯痰带血。方用会厌逐瘀汤，专逐喉脉瘀血，且能疏肝理气，调和枢机。瘀血得去，枢机畅达，咽痛自除。服药30剂，咽痛消失。

（张玉辉整理）

【编者评注】曹洪欣教授年富力强，功底深厚。身为院长，兼职多多，行政科研委实碌碌。然而从不放弃临床，积累了20余万人次完整的诊治资料可供研究。其用心如此，确属仅见。对冠心病、心肌炎、肾病等着力尤雄、疗效显著。本集所收病案数则，用药看似平淡，疗效却很神奇，以其辨证精审，切合病机，理法方药丝丝入扣故也。

梁贻俊医案

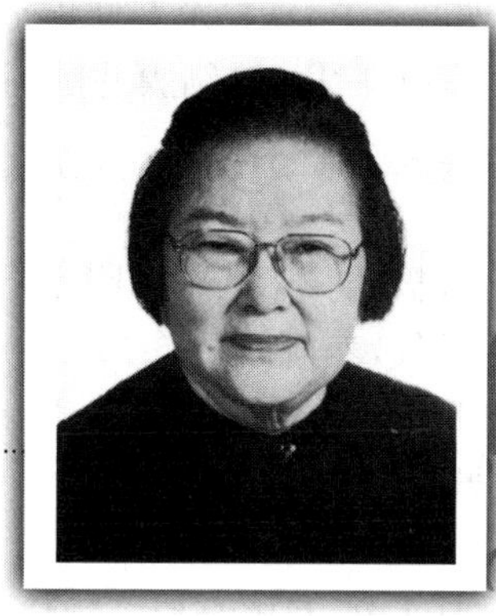

【生平传略】

梁贻俊教授，1927 年生于北京中医世家，国家级专家，中日友好医院中医内科主任，硕士生导师。其深得家传，复经名师宗维新、赵树屏亲传，几经国家中医院校研修深造，20 世纪 50 年代承担北京市首届高级西学中医班内经教学，中医学会理论研究组长，至退休一直从事临床与教学，相继在北京、辽宁中医院校执教与临床及中医学会任职，受聘美国中医研究院学术顾问。1990 年被两部一局评定为全国首批名老中医，是国家指定继承学术经验导师。享受国务院颁发的政府特殊津贴。

其精研祖国医学，中西相参，以中为主，经常赴国内外讲学会诊，治愈很多疑难重症，获得盛誉。擅长治疗血液病、内科诸疾、妇科病、胎停育等。发表论文 60 余篇，获奖 10 篇，著有《梁贻俊临床经验辑要》等多部著作，其成就被国内外载入《名人史册》。

一、再生障碍性贫血验案二例

滋阴凉血，潜镇龙雷之火，可稳定急重型再障的病情。

益气温补肾阳使慢性再障生血。

再生障碍性贫血属中医学“虚劳”、“血证”等范畴，以余之见，应归属于“血劳”，即气血耗损，劳竭难复。对于本病的治疗，余在 20 世纪 60 年代初总结 8 例，效果较好，最后均用温补肾阳药物，血红蛋白上升，而以阴虚为主者，血红蛋白难以上升，当先稳定病情。因此得出结论，本病阴虚难治，阳虚可医。在治疗中滋阴可稳定病情，助阳可以生血，以此指导临床 30 余年，治愈不少病例。今举两种类型验案以便读者从中体会辨证用药细微之处。

病例 1.

陈某，男性，36 岁。

初诊：1982 年 2 月 1 日。

主诉及病史：心悸、头晕时作 2 月余。患者 1981 年 12 月因外感高热，服土霉素及止痛片治疗外感愈，后出现面色苍白，心悸，查血红蛋白 50g/L，骨穿示“重度再生障碍性贫血”，于

1982年2月1日收入我院治疗。入院查血常规:血红蛋白25g/L,红细胞$1.38\times10^{12}/L$,白细胞$2.8\times10^{9}/L$,血小板$40\times10^{9}/L$,网织红细胞0.1%。现症:心悸,头晕,动则眩晕欲倒,排尿时目眩,多汗,四肢乏力,饮食及二便正常。

诊查:面色㿠白,唇甲、睑结膜苍白,前胸及左腹股沟处散在出血点。舌淡白,苔薄褐,脉弦滑数细。

诊断:血劳。

辨证:阴血亏极,阴不敛阳,致阴虚阳亢,髓竭血枯,肾不生血。

治法:滋阴益气,养血敛阳。

处方:生熟地各30g　山药30g　首乌25g　五味子15g　桑椹子25g　菟丝子20g　枸杞子15g　当归15g　阿胶15g(烊化)　牛膝20g　旱莲草25g　生牡蛎25g(先煎)　黄芪30g

水煎服,每日1剂,早晚分服。因病重,故同时配合康力龙20mg,3次/日,以及抗生素、输血等支持疗法。

二诊:因经常出现鼻衄、便血、低热等,上方加地榆40g、侧柏叶20g、女贞子30g、三七片15g、知母15g、地骨皮25g等,当出血、低热得以控制时减去上药,加入人参5g(另煎),并配合服用鹿胎膏2g/日。经过以上联合治疗至3月底,病情趋于稳定,精神好转,安静时及活动无心悸、头晕,食量增加,基本生活可自理,心率80~90次/分,但仍反复出现鼻衄、皮下出血点及大便潜血(+~+++),低热,仍需5~7天输血300ml。5月上旬,汤药改以清热滋阴养血潜镇,方以苍玉潜龙汤加减:

处方:白芍40g　生地30g　丹皮15g　龟甲20g　龙牡各30g　沙参20g　生石膏25g　石斛20g　知母15g　茅根40g　藕节40g　地榆40g　侧柏20g

另:云南白药1/4瓶,每6小时服1次,每日人参15g,另煎饮用。

三诊:上方服至7月上旬,患者出血倾向明显减轻,感染次数及程度亦减少,输血间隔有所延长,从5天延至7~8天,血红蛋白维持在30~35g/L。此后曾一度加大补肾温阳之品(菟丝子、巴戟天、肉桂),但复因反复感染、发热、出血不易控制,复改回苍玉潜龙汤加减治疗而使病情稳定。

四诊:至9月中旬,出血现象减少,体温正常,血红蛋白15g/L,红细胞$0.85\times10^{12}/L$,白细胞$2.4\times10^{9}/L$,血小板$25\times10^{9}/L$。渐加入益气养血补肾生血之品。

处方:白芍30g　生地40g　丹皮15g　沙参20g　茅根50g　藕节50g　首乌25g　旱莲草20g　仙鹤草20g　女贞子25g　黄芪20g　当归10g　菟丝子20g

此后并逐渐加大补气温肾阳之品用量,渐减强的松用量。

五诊:至10月底,出血已不明显,体温正常稳定,精神体力好转,输血间隔可延长至11天,血红蛋白30g/L,此后加大补肾阳,益气之品,以促进生血。

处方:上方加黄芪35g　菟丝子30g　阿胶15g　熟地40g　巴戟天15g　肉桂3g　党参20g

至12月底,网织红细胞1.5%~2.2%,血红蛋白升至40g/L,汤药以益气生血,填肾阴,温补肾阳为主。

处方:党参20g　白术20g　黄芪30g　当归10g　白芍15g　阿胶15g　熟地25g　首乌25g　女贞子25g　菟丝子10g　巴戟天15g　鸡血藤25g　陈皮15g　山楂25g　肉桂3g

1983 年 3 月中旬，随血象逐渐上升，患者面色红润，精神体力好转，体温正常，身无出血，大便潜血(－)，无头晕心悸，血红蛋白 68g/L，红细胞 1.95×10^{12}/L，白细胞 3.05×10^{9}/L，血小板 33×10^{9}/L，网织红细胞 1.2%。后方中又加用鹿角胶 20g，并配合口服鹿胎膏或鹿茸精 15 滴，4 次/日。自 5 月份以后未再输血，8 月份血红蛋白 80g/L，红细胞 2.86×10^{12}/L，白细胞 3.2×10^{9}/L，血小板 35×10^{9}/L。12 月份加胎盘片 3 片，3 次/日，至 1984 年 1 月份血红蛋白 95g/L，红细胞 3.32×10^{12}/L，白细胞 4.8×10^{9}/L，血小板 85×10^{9}/L，网织红细胞 1%。于 1984 年 1 月 20 日出院，经门诊服药至血象均正常，恢复工作。共治疗 719 天。

【按语】该例患者为重症再障，病情极重，严重贫血，血红蛋白在 15～25g/L 之间持续 11 个月，加用西医支持疗法及控制感染。中医初诊时阴血虚极，虚阳偏亢，故治以填补肾阴为主，经潜浮阳，在大队滋阴药中稍加补气之品以助生血。经治疗虽精神体力略有恢复，但患者仍频繁出血、高热、体质消耗极大，汤药中略加用温补肾阳之品，则多诱发出血、发热，难以温补生血，改善贫血状况。自 1982 年 5 月上旬，主要针对其阴虚阳亢辨证特点，改以苍玉潜龙汤加减，滋阴凉血、潜镇龙雷之火，持续服药至 9 月中旬，出血现象明显减少，体温亦趋于稳定，此后逐渐改以益气养血，补肾生血，缓慢加大益气、温补肾阳用量，同时减停泼尼松，使病情渐得以好转，输血间歇期逐渐延长，继则网织 RBC 上升，随之血象得以改善，1982 年 12 月底，方中补气养血、温肾填阴药比例各占 1/2，病情稳定，血象回升迅速，已无需输血。治疗至 1984 年 1 月，血象三系接近正常，病愈出院。出院后门诊巩固治疗，三系正常，恢复工作。本病例提示：在阴虚，虚阳上浮阶段，中医治疗重点在于滋阴清热潜镇浮阳，调整病人体质，稳定病情，减少并发症；当病情稳定，气虚阳虚症状呈现之时，中医治疗重点在于益气温阳生血，促使其血象回升，疾病转愈。在这两个阶段转变的过程中，转变用药需渐行缓进，切勿操之过急。否则，欲速而不达。

病例 2.

李某，男性，23 岁。

初诊：1999 年 11 月 17 日。

主诉及病史：头晕极度疲乏半年余。患者于 1999 年 4 月无诱因出现头晕，极度疲乏，在山西某医院就诊，检查诊断为“再生障碍性贫血”。用泼尼松、丙酸睾丸酮配合间断输血治疗，效果不佳。9 月份又行骨穿检查，骨髓增生极度低下，提示符合再障，予康力龙、鲨肝醇、安络血、维生素 K_1 等治疗，每周输全血 200～400ml，病情变化不大。出院前血红蛋白 40g/L，输血 800ml 后达 70g/L，血小板 10×10^{9}/L。11 月 16 日出院后来诊。

诊查：现症：头晕、身疲乏，无力，腰酸腿软，易发口腔溃疡及鼻衄，大便质干，每日一行，小便正常，经常感冒发热。面色㿠白，舌质淡，苔黄腻而厚，脉弦劲。

辨证：肾阴阳俱虚，精血无以化生。

治法：温补肾之阴阳，益气生血。

处方：黄芪 40g　当归 10g　白芍 20g　熟地 30g　首乌 30g　女贞子 20g　旱莲草 20g　菟丝子 25g　枸杞子 20g　仙灵脾 10g　巴戟天 10g　泼尼松逐渐减量。

二诊：2000 年 3 月 24 日，患者服上方 4 月余，未再输血，但血红蛋白仍很低(49g/L)，一般情况明显改善，体力增加，亦未外感，无发口腔溃疡及鼻衄。患者病情稳定，继以上方加减。

处方：黄芪 50g　当归 10g　白芍 20g　熟地 35g　首乌 40g　女贞子 20g　旱莲草 20g　菟丝子 30g　枸杞子 30g　仙灵脾 20g　巴戟天 15g

并加肉桂 3g，增强温补肾阳以生血。已于 4 月初停用泼尼松。

三诊：4 月 6 日复查 Hb 57g/L，继续加大肉桂及黄芪的用量，分别为 5g 及 60g。

四诊：5 月 10 日查 Hb 70g/L，PLT 13×10^{9}/L，上方再改肉桂 7g、黄芪 65g、熟地 40g、枸杞子 30g，并加鸡血藤 20g。服至 6 月 2 日，患者精神体力如常人，身无明显不适，偶见双臂内侧数个小出血点，Hb 120g/L，RBC 3.14×10^{12}/L，WBC 4.4×10^{9}/L，PLT 31×10^{9}/L，网织红细胞 0.2%。并继以上方加减巩固治疗。

【按语】该例患者为重症再障，骨髓活检示“骨髓增生极度低下”，多种西药治疗效差，依靠输血维持生命，经服补肾益气生血方 4 个多月，临床症状改善，停止输血，但血红蛋白仍很低，分析其病机与舌脉的改变，应舍脉从症（其脉弦劲长期大量服用泼尼松所致），故先少量加入补肾阳之肉桂，峻补元阳，果然药后血红蛋白上升，逐渐增量并与滋阴药同用，未见化热动血出血表现；此后又加入鸡血藤，活血化瘀，促进方中诸药之力发挥。患者共服汤药 7 个多月，临床症状完全缓解，自服中药即减泼尼松，未再输血，血红蛋白及红细胞、白细胞均恢复正常，网织红细胞上升至 0.5%，虽血小板仍低，本病血小板最后上升，有的患者一般恢复到（30～50）×10^{9}/L。但无出血症状，一例重症再障得以缓解。

二、养血活血法治愈巨核细胞生成障碍一例

白某，女性，41 岁。

初诊：1993 年 3 月 23 日。

主诉及病史：肌衄，疲乏无力 8 个月。1992 年 7 月面部外伤血肿甚重，血小板 6.5×10^{9}/L，8 月在某医院骨穿诊为“巨核细胞生成障碍”，同年同仁医院诊为颈淋巴结结核，服用抗结核药治疗淋巴结缩小。

诊查：现症：全身疼痛，肩痛发木，头晕，身疲乏力，颈部活动不便，身有少量出血点，下肢有硬结红斑，疼痛，今查血小板 26×10^{9}/L。胫前有结节红斑 3 处，舌质暗红，苔中心黄厚腻，脉弦滑数。

诊断：①血斑；②瘰疬。

辨证：血虚血瘀，兼夹热邪。

治法：养血活血，少佐清热。

处方：当归 10g　白芍 10g　生地 20g　丹皮 15g　茜草 25g　菊花 15g　夏枯草 15g　牡蛎 30g　天麻 10g　赤芍 15g　石决明 20g　牛膝 20g

二诊：上方加减口服 21 剂后，血小板升至 78×10^{9}/L，双下肢结节红斑基本消退，但自 4 月 13 日口腔溃疡反复发作，头顶部针刺样疼痛，血小板降至 19×10^{9}/L，舌中心黄苔，有溃疡多处。改以活血解毒之法治疗。

处方：金银花 25g　连翘 25g　蒲公英 15g　当归 15g　川芎 10g　生地 30g　牡蛎 30g　夏枯草 20g　红花 10g　菊花 15g　天麻 10g　沙苑蒺藜 15g　白蒺藜 15g　黄连 6g　女贞子 15g

三诊：服上方 2 周后双下肢结节性红斑已消，口腔溃疡已愈，血小板升至 72×10^{9}/L，加白芍 10g、阿胶 15g、减蒲公英、金银花，继服 2 周后右颈部淋巴结渐缩小，查血小板 101×10^{9}/L，继以上方加减：

处方：当归 15g　白芍 15g　川芎 10g　生地 30g　夏枯草 20g　牡蛎 30g　天麻 10g　沙苑蒺藜 15g　白蒺藜 15g　黄连 6g　女贞子 15g　连翘 25g　阿胶 15g　菊花 15g　红

花 10g

四诊：上方随证加减，服用 2 个月后血小板升至 120×10^9/L，因牙龈及腮肿不能进食改易清胃肝火、清热解毒之品。

处方：黄连 10g　黄柏 12g　黄芩 12g　栀子 15g　赤芍 20g　生石膏 30g　金银花 30g　连翘 20g　柴胡 10g　牛膝 15g

另服六味地黄丸 1 丸，日 2 次。

待牙龈肿消退之后，适当增加补骨脂、阿胶、玄参之品，经期加入黄芪、巴戟天、首乌等药。精神体力好转，下肢红斑消退，改以下方调治：

处方：黄芪 20g　黄精 15g　紫河车 15g　鸡血藤 20g　枸杞子 15g　菟丝子 15g　当归 10g　首乌 20g　川芎 12g　生地 15g　丹参 20g　天麻 10g

至 1994 年 1 月 12 日复查：WBC 3.3×10^9/L，RBC 4.53×10^{12}/L，PLT 203×10^9/L。继续服上方调治，并于 1994 年 3 月上全班，以后 3 个月间断服上方调治。

【按语】 本例特点为：①患者原有淋巴结核，外伤出血后发现患"巨核细胞生成障碍"。②但血小板在 $(60\sim70)\times10^9$/L 之间，又平时出血不多。③用抗痨药后血小板降至 $(10\sim20)\times10^9$/L，出血增多。④虽用养血清肝，软坚散结药有效，但因反复口腔溃疡与颈部结节层出，此为阳热毒所致，故改清血热解毒法后，血小板上升至正常，诸症皆消失，恢复日常工作。

本案易常法，治疗"巨核细胞生成障碍"的再障患者。根据辨证考虑其患有颈淋巴结核，用抗结核药伤肝有毒改以清热解毒法而使血小板上升，其他症亦解，肾穿巨核细胞生成正常。体会到审证求因、辨证论治的重要性。

（王辛秋整理）

三、清热利湿法治疗慢性粒细胞性白血病急变
——发热、黄疸一例

王某，男性，51 岁。

初诊：1993 年 1 月 13 日。

主诉及病史：间断发热、黄疸 4 个月，皮疹 5 天。患者系慢性粒细胞白血病急变病人，住血液科化疗，用 DA 方案(DNA40mg×10，Arac200mg×10)治疗 1 周后出现双侧巩膜及周身皮肤黄染，间断发热，现已 4 个月。1 月 7 日静点"茵栀黄注射液"后，次日出现周身皮疹，瘙痒，口不渴，恶心，偶尔呕吐，不思饮食，身痛，小便深黄色，大便色白。

诊查：双侧巩膜及皮肤黄染，伴有粟粒样红色丘疹，腹部膨隆，肝大肋下 6cm，脾大肋下 5cm，剑突下 11cm，舌淡红，苔薄黄而腻，脉滑数。体温 39℃。

诊断：内伤发热、黄疸、癥积。

辨证：血瘀成癥、湿热毒邪内蕴发黄。

治法：清热利湿，解毒退黄。

处方：茵陈 30g　栀子 15g　大黄 6g　赤芍 15g　丹皮 15g　竹叶 15g　黄连 10g　水牛角 20g　薄荷 10g　银柴胡 15g　丹参 30g　金银花 30g　连翘 20g　荆芥 10g

每日 2 剂，分 4 次服，每 6 小时 1 次，另安宫牛黄丸 1 丸，日 2 次。

二诊：1 月 5 日来诊。患者服上药后体温渐退，今日体温正常，身痛解，精神好转，自觉胸中舒畅，已无呕恶，可进少量饮食，大便日 2 次，颜色转黄，周身黄染及皮疹亦渐消退，四肢及躯

干部位可见大片紫色血斑，舌光嫩，苔根部薄黄腻，脉弦滑。

处方：继以上方去荆芥，改薄荷 6g、大黄 4g，每日 2 剂，仍每 6 小时服药 1 次。仍服安宫牛黄丸。

三诊：1 月 22 日。体温已正常 5 天，今日 36.6℃，周身皮疹与血斑已消退，无新起。黄疸显著消退，总胆红素由 30.7μmol/L 降至 18.9μmol/L，GPT 由 80mg/dl 降至 75mg/dl，GOT 由 58mg/dl 降至 35mg/dl。尚感胃脘部灼热烧痛。大便转黄色，小便清亮，肝脾大同前。舌红少津无苔，脉弦滑稍数。继以前方加重解毒之品治之。

处方：茵陈 30g　栀子 15g　大黄 4g　赤芍 15g　丹皮 15g　丹参 15g　黄连 10g　银柴胡 20g　连翘 20g　板蓝根 30g　龙葵 40g　蛇莓 30g　半枝莲 30g　每日 1 剂。

【按语】慢性粒细胞白血病急变常见原因不明的高热，抗感染治疗无效，并见出血加重，周身肌肉关节疼痛，脾脏迅速增大等。该患者急变高热，化疗中反复出现肝毒性反应，出现黄疸，GPT、GOT 升高，静点"茵栀黄注射液"又出现皮肤过敏反应。针对如此严重复杂之病情，应抓住其高热、皮疹、黄疸、血斑之主症，急则治其标，以清热利湿退其黄，解毒凉血退其热，凉血活血疏风散积消疹，首选茵陈蒿汤治黄疸，金银花、连翘、黄连解毒清热，水牛角、丹皮凉血，丹参、赤芍活血化瘀消癥，荆芥、薄荷疏风消疹，每日 2 剂，加大药力，另又用安宫牛黄丸加强清热解毒退黄之功。诸药合用而使体温迅速恢复正常，黄疸、皮疹、血斑渐退，呕恶止，能进食，二便调，转危为安。此后方中加入抗癌解毒之品以治原发疾病。

（王辛秋整理）

四、益气养血解毒法治疗 MDS-RAEB（原始细胞增多的难治性贫血）一例

王某，男，61 岁，干部。

初诊：2004 年 11 月 12 日。

主诉及病史：发现白细胞减少 1 年，确诊为 MDS-RAEB6 个月。自 2003 年 10 月因发热在当地医院检查，发现白细胞减少，2004 年 5 月经 301 医院骨穿确诊为 MDS-RAEB，因不同意化疗，一直在西苑中医研究院服中药治疗，效果不显，故来我处求诊。

诊查：现症：身疲无力，纳呆畏寒畏热，动则多汗，臂痛，睡眠可，小便可，大便干。实验室检查：WBC 1.3×10^9/L，Hb 144g/L，PLT 75×10^9/L。骨穿结果：2003 年 11 月 24 日原始细胞 0.8%，早幼粒细胞 2.4%，骨髓增生活跃，粒系占 33.6%，红系占 39.2%，巨型细胞各型可见，血小板可见。2004 年 5 月 28 日原始细胞 9.6%，早幼粒细胞 5.8%，骨髓增生活跃，粒系占 33.6%，红系占 25.8%，巨型细胞各型可见 24 个，血小板成簇可见。根据 FAB 分型标准属 MDS-RAEB。患者面色微黄，语言低微，步入诊室。舌微苔，舌体小，脉沉滑细。

诊断：血劳。

辨证：脾肾两虚、气血不足、髓毒内蕴。

治法：益气养血解毒。

处方：黄芪 50g　当归 10g　山萸肉 15g　熟地 25g　山药 30g　肉桂 6g　枸杞子 20g　菟丝子 20g　丹皮 10g　补骨脂 10g　炙山甲 6g　鸡内金 15g　焦山楂 20g　鸡血藤 20g　陈皮 10g

另：小金丹早晚各 1.2g。

二诊：2005 年 1 月 20 日～2005 年 8 月 4 日上方加减共服药 7 个月，8 月 2 日查血

WBC 1.77×10^9/L，Hb 151g/L，PLT 94×10^9/L，中粒 22.6%，淋巴 71.8%，RBC 5.07×10^{12}/L，素有咳嗽经治后病情好转，畏热易汗，原有冠心病，心电图示：ST 改变。时有胸闷痛，自服上药后未再服其他西药，舌质稍暗边有齿痕，脉沉滑。既往有吸烟史 40 余年，5～6 包/日，现 10 支/日。治以上方加减。

处方：黄芪 70g　党参 20g　当归 10g　山萸肉 15g　熟地 35g　山药 30g　法夏 15g　云苓 45g　肉桂 12g　枸杞子 20g　菟丝子 40g　丹皮 10g　炙山甲 10g　生内金 20g　鸡血藤 20g　陈皮 20g　杏仁 10g　浙贝 20g　女贞子 20g　地龙 10g

另：小金丹早晚各 1.2g。

三诊：2005 年 8 月 18 日～2006 年 2 月 25 日，上方加减共服药 6 个月，8 月 11 日在 301 医院骨穿检查：原始细胞 4.8%，早幼粒细胞 7.2%，骨髓增生活跃，粒系占 30.8%，红系占 30.8%，全片见巨型细胞 30 个，血小板成簇可见。8 月 8 日查白细胞 1.8×10^9/L，红细胞 4.87×10^{12}/L，血红蛋白 146g/L，血小板 92×10^9/L，近日活动后汗多，目视物欠清晰，胸闷等症已解，体力可，咳嗽已减少。舌体大有齿痕，脉沉滑稍弦细，予小金丹 0.6g，每日 3 次。

处方：黄芪 60g　党参 20g　当归 10g　熟地 40g　山萸肉 15g　山药 30g　法半夏 15g　云苓 40g　肉桂 6g　枸杞子 20g　菟丝子 30g　炙山甲 10g　炒内金 20g　丹皮 10g　杏仁 10g　菊花 10g　浙贝 15g　鸡血藤 20g　女贞子 20g　地龙 10g　决明子 20g

2006 年 3 月 1 日在 301 医院骨穿检查，原始粒细胞 1.2%，早幼粒细胞 2.0%。骨髓增生减低，粒系占 27.4%，红系占 14.8%，全片见巨核细胞 9 个，血小板成簇可见。继以上法加减调治，以稳定病情巩固疗效。

【按语】患者经 301 医院确诊为 MDS-RAEB(原始细胞增多的难治性贫血)。西医认为本病确诊后一般生存期只有半年。本例患者经纯中医治疗 15 个月，骨髓病态细胞消退，原早幼粒细胞为 3.2%，逆转为难治性贫血，健康生存已两年多，目前生活质量甚好。

本病例是根据中医辨证以补脾肾养血扶正为主，再辨病，根据骨髓检查病态细胞异常增生，配以小金丹解髓毒而取效。

（刘春芳、王君整理）

五、不同证型血小板减少性紫癜验案八例

例 1. 血热型

徐某，男性，10 个月。

初诊：1964 年 9 月 9 日。

主诉及病史：身出瘀斑 31 天。自 8 月 8 日发现蚊子咬伤部位发青及身上有一块青紫。8 月 15 日则见两大腿大片紫斑与血点相杂。经儿童医院诊为血小板减少性紫癜。住院治疗，服激素未效。于 9 月 7 日自动出院，来我院治疗。

诊查：现症：哭闹不已，烦躁不安，自己打自己，不入睡，注射镇静剂只睡 2～3 小时，汗多，食乳尚可，大便干，小便黄，有臊味。右耳采血部位出血不止(采血后已 1 小时)，全身有大小不等的血斑与出血点，颈部、上膊均有出血点。脉弦细数，指纹紫过命关。化验检查：血小板 1×10^9/L，出血时间 30 分钟，血红蛋白 120g/L，白细胞 16.7×10^9/L，红细胞 4.09×10^9/L。

诊断：血斑。

辨证：血热妄行，溢于脉外。

治法：清热凉血，养阴安神。

处方：乌犀角 0.5g（另煎） 远志 6g 生地炭 10g 丹皮 3g 茯神 10g 杭白芍 10g 栀子炭 10g

二诊：9 月 11 日复诊，患儿烦躁已缓解，夜已能安睡，未再出新紫斑，大便色黑有沫，日泻 6～7 次，左手指纹已退至气关，舌苔微白，脉数象减。

处方：上方改水牛角 0.25g，加扁豆 15g、谷芽 10g、白术 6g、茅根 10g、血余炭 10g，服药月余，血小板上升至 180×10^9/L，全身出血均消失，一切正常，4 个月后随访血小板 200×10^9/L，出凝血时间正常。

例 2. 瘀血化热型

董某，男，9 岁。

初诊：1963 年 8 月 26 日。

主诉及病史：吐血、尿血、便血 4 天。咳嗽吐血痰已 13 日，尿血，全身紫斑。半月前曾被小孩拳击左胸部，当晚即胸痛，咳嗽，过 1、2 日后即有轻度发热，吐血痰，于 1963 年 8 月 19 日来我院门诊，服药 1 剂后发热减轻，但于 21 日大量吐血块及鲜血，8 月 23 日小便色深红，继则全身出现紫斑与便血，在某医院治疗未控制病情，转来我院。诊断为肺脓疡并发急性血小板减少性紫癜。

诊查：刻下症：身疲汗多，咳嗽吐黄痰、血痰与鲜血，不觉发热，食少，胸痛，小便为深红色，溲时不痛，大便紫黑，睡眠尚安。身疲体弱，面色淡黄无泽，面部鼻旁有数块紫斑，左耳取血处已 40 分钟仍出血不止，舌无苔，质稍红，脉弦滑稍数。体温 37.9℃。X 线检查：胸透见左肺中部有一空洞阴影，其间并有液面，四周有很厚的炎性浸润。化验：血红蛋白 98g/L，红细胞 3.03×10^{12}/L，白细胞 9.6×10^9/L，分类：中性 66%，淋巴 33%，单核 1%，血小板 24×10^9/L。出血时间 15 分钟，凝血时间 30 秒，血块收缩不良。痰：咖啡色，粘液（＋），镜检：白细胞 2～5 个，红细胞 30～50 个。

诊断：血斑。

辨证：外伤损肺，瘀血化热，热迫血溢以致肌衄。

治法：清肺育阴，佐以化瘀止血。

处方：大生地 50g 杭白芍 25g 粉丹皮 5g 光杏仁 10g 天门冬 15g 小蓟 7.5g 藕节炭 50g 鲜茅根 50g 栀子炭 15g 黄芩炭 15g 侧柏炭 15g 旱莲草 15g 丹参 7.5g

另用云南白药一小瓶（分 8 次，每日 4 次）。

二诊：8 月 28 日来诊，前药进 2 剂，溺血便已止，故于原方减凉血止血之侧柏炭，加入贝母化痰止咳。

三诊：9 月 6 日复诊，症势日佳，上方进 9 剂未再出紫斑，溲便血均止，血痰已 2 日未见，咳嗽大减，尚吐少量黄痰，饮食如常，溲清白，大便正常，脉弦数，舌质红，舌根有薄白苔，血小板逐渐上升，已达 72×10^9/L，出血时间 3 分 30 秒，复以原方减藕节炭，增入茯苓、石斛以清肺养阴，继服云南白药。3 剂后血斑已无，诸窍溢血已止，唯干咳无痰，舌红，脉弦稍数，现见邪去阴亏之象，原方减活血、清热、利肺之药，增入养肺阴之品以善其后。

处方：大生地 50g 杭白芍 20g 天门冬 15g 石斛 15g 阿胶珠 10g 大贝母 15g 小蓟 50g 旱莲草 15g 云茯苓 10g 百合 15g 鲜茅根 50g 甘草 7.5g

四诊：上药连进 4 剂，患儿已无所苦，血小板上升至 186×10^9/L。唯舌质仍红，脉稍弦数，复以前方增入养阴之品，连进 12 剂，复查诸项化验，均已正常。治疗中检查：左侧肺脓疡阴影已完全消失，两肺门可见钙化点，右侧第一肋间见陈旧灶及索条状影，余无异常所见。患儿已复学，观察1年余，未再复发。

例3. 湿郁气阻型

苏某，女，32岁。

初诊：1967年7月31日。

主诉及病史：吐血、尿血、身出紫斑13天。患者于7月18日两腿出现散在出血点与紫斑，吐血，尿血，月经过多，在北京某医院经骨穿确诊为“原发性血小板减少性紫癜”。

诊查：现症：神疲乏力，食少，食后腹胀，便溏，腰痛，头晕，两腿有大片血斑与出血点，散在密布压之不退色，触之不痛。舌上布满白腻厚苔，脉弦缓。血小板$20\times10^9/L$。

诊断：血斑。

辨证：湿郁中焦，阻碍气机，气阻血溢。

治法：化湿行气醒脾，少佐凉血。

处方：藿香25g　佩兰25g　郁金15g　枳壳15g　桔梗15g　苏梗15g　白术20g　大青叶25g　焦三仙各15g　木香10g

二诊：上方服12剂诸症消失，血小板上升至$120\times10^9/L$，1年后追踪血小板正常，3年后怀孕，正常分娩一男婴，出血不多。

例4. 阴虚内热型

商某，男，44岁，干部。

初诊：1976年8月7日。

主诉及病史：身疲乏力、身出紫斑。血小板减少已5年，以往血小板在$70\times10^9/L$上下，经常有紫斑。

诊查：身出紫癜较多，身无力，不欲动，夜不能寐，怕热。皮肤碰破后2～3小时仍出血不止，舌苔稍白，脉沉细弦缓。

诊断：血斑。

辨证：阴虚内热，伤及血络，复因劳伤气血而加重。

治法：养血益气，清虚热凉血。

处方：生地40g　丹皮15g　沙参15g　石斛25g　知母20g　茅根50g　藕节50g　侧柏叶25g　党参20g　当归炭15g　仙鹤草25g

二诊：上药加减服21剂诸症消失，血小板升至$150\times10^9/L$，随访4年未有出血现象。

例5. 脾不统血型

刘某，女，28岁。

初诊：1964年4月2日。

主诉及病史：间断鼻出血、紫斑8个月。患者于1963年12月发现下肢有紫斑，继之鼻衄，齿龈出血，上肢及胸部亦见紫斑，经某医院诊为“血小板减少性紫癜”，经输血1200ml不效转来我院。

诊查：紫斑不断出现，齿龈出血，身疲无力，晨起较著，周身酸痛，有时剧痛，不耐小劳，心悸气短，口鼻干痛，食欲尚可，睡眠可，小便正常，大便溏。形体瘦弱，面色淡黄，舌质淡，苔薄白，脉沉细。血小板$62\times10^9/L$，出血时间5分钟，血块部分收缩。束臂试验(+)。

诊断：血斑。

辨证：心脾两虚，气不摄血。

治法：补气养血，健脾统血。

处方：人参 15g　远志 15g　黄芪 15g　当归 20g　炙甘草 10g　白术 15g　炒枣仁 15g　桂圆肉 25g　生姜 3 片　大枣 5 枚　续断 15g　杜仲 15g　知母 10g　玉竹 15g

二诊：上方加减服 2 个月，诸症好转。血小板上升为 $135\times10^9/L$，2 月后又因劳累过度症情反复，血小板下降到 $43\times10^9/L$，再以当归 15g、白芍 25g、枸杞子 25g、焦三仙各 15g、石斛 25g。共服 15 剂，血止症除。血小板升至 $178\times10^9/L$，追踪观察半年，坚持整日工作而血小板仍维持在 $151\times10^9/L$～$165\times10^9/L$ 之间，症状消失。耐受体力劳动，一般情况良好。

例 6. 瘀血阻络型

杜某，男，41 岁。

初诊：1972 年 2 月 26 日。

主诉及病史：间断鼻衄、齿衄、皮肤出血 2 年。自 1970 年发现鼻衄、齿衄，皮肤出血，至今未愈。

诊查：现症：目、齿、鼻经常出血，皮肤常出紫斑，不发热，饮食二便睡眠均可。右眼白睛有出血斑，目下眼睑褐黯，毛发不泽，口腔颊粘膜有两处血斑，牙龈渗血，舌质淡紫有瘀点，前胸、四肢多处有血斑，色紫暗，脉涩。血小板 $20\times10^9/L$。出凝血时间正常，血块收缩不良，束臂试验阳性。骨穿示：原发性血小板减少性紫癜。

诊断：血斑。

辨证：瘀血阻络，脉络不通，血溢脉外。

治法：活血化瘀，清热凉血。

处方：鸡血藤 15g　茜草 15g　当归 15g　三七粉 6g　丹皮 15g　焦栀子 15g　旱莲草 20g　仙鹤草 20g　茅根 30g

二诊：上方服 7 剂后出血减轻，去仙鹤草、茅根、加丹参、赤芍各 15g，又服 42 剂，症状消失。出血得止，血小板已上升至 $160\times10^9/L$，血块收缩正常，束臂试验(－)，因出血止，患者不愿意骨穿而未能检查，随访 2 年未复发。

例 7. 肝肾阴虚、气血不足型

乔某，女，56 岁。

初诊：2004 年 7 月 21 日。

主诉及病史：身出瘀斑 1 个月余。患者曾于 5 年前患血小板减少性紫癜，经我处中药治疗病情缓解，查血小板计数正常。近 1 个月来因劳累后出现身出瘀斑，查血小板计数 $7\times10^9/L$，并发现糖尿病。

诊查：现症：身疲乏力，时有齿衄，饮食二便睡眠均可。四肢见瘀斑，散在出血点。舌质淡，苔薄白，脉沉细。

诊断：血斑。

辨证：肾阴亏虚，气血不足，生化无权，血失统摄。

治法：益气养血，滋补肾阴。

处方：黄芪 50g　当归 6g　熟地 25g　川芎 6g　山萸肉 15g　鸡血藤 30g　女贞子 20g　旱莲草 15g　补骨脂 20g

以上方为基本方加减，治疗至今，患者无明显不适感，身无瘀斑及出血点，血糖控制亦较为理想。2007 年 3 月 21 日查血小板 $90\times10^9/L$，病情已明显好转。现巩固治疗。

例 8. 脾肾阳虚型

李某，男，36岁。

初诊：1965年8月25日。

主诉及病史：患者于1963年8月确诊为“再生障碍性贫血”，经西药氯化钴、雄性激素，予中药滋阴清热止血、气阴双补之法治疗未能控制病情。

诊查：气短神疲，纳呆便溏，腰酸而喜暖，齿衄。四肢有紫斑，时消时起。舌质淡，舌下静脉粗暗，脉沉细无力，血红蛋白60g/L，血小板26×10^9/L。

诊断：血斑。

辨证：久衄阴损及阳，脾肾阳虚，生化无权，精血失统。

治法：温补脾肾，生精统血。

处方：党参20g　仙鹤草20g　白术15g　枸杞子15g　熟地15g　山萸肉15g　杜仲15g　补骨脂15g　肉桂2g　紫河车10g　阿胶10g　白及10g　怀山药30g　茅根30g

二诊：上方加减服150剂，血红蛋白上升至120g/L，红细胞4.38×10^{12}/L，血小板31×10^9/L。齿衄、四肢紫斑消退。再以上方加减配丸药巩固，追踪观察1年血红蛋白未降，血小板上升至40×10^9/L。但无出血症状。

【按语】血小板减少性紫癜具有多种临床证型，急则多为热邪所致，以上列举有血热、湿热、瘀血化热等，治宜凉血解毒、清热利湿、清心胃之火、活血化瘀等；久病常以滋补肝肾，气虚以健脾益肾。病久阴损及阳要加入血肉有情补肾阳之药。例5为脾不统血、例7为肝肾阴虚气血不足、例8为阴损及阳致脾肾阳虚，均应分而治之。

选药时应注意脏腑功能的特点。出血紫斑病与肝有关时应注意防其郁而化热伤阴，用药时注意养肝阴，少佐疏肝之药。肾主藏精，宜补不宜泄，补以育阴为主。治上部出血，应降火、降气、引热下行，纵然有气虚气滞，亦不可同时用补气行气之药，以防出血过多，下部出血宜升提固涩，发斑宜清。

（王辛秋整理）

六、滋补肾阴，养血、凉血止血法治疗血小板无力症一例

姚某，男，5岁。

初诊：1994年9月25日。

主诉及病史：哮喘反复发作3年余，双下肢出血点、血斑反复出现1年余。患儿每因外感诱发哮喘，每年发作数次，已3年余，每经西药治疗后可缓解，但不能除根。1994年9月25日来我处就诊，经汤药治疗后，3个月来虽有外感，但未诱发哮喘。1995年3月26日来诊时，家长要求治疗“血小板无力症”。详细病史及治疗过程如下：患儿1994年1月发现双下肢出血点、出血斑，血小板计数正常，24小时血块不收缩，凝血时间17分30秒，出血时间4分30秒。Risto诱导血小板凝集10.8%（对照40%），诊断为“血小板无力症”，无特殊治疗。

诊查：现双下肢散在出血点、斑，有时鼻出血，饮食、睡眠正常，无不适。舌淡红、苔薄白、脉沉细数。

诊断：血证。

辨证：肾阴亏虚，血热妄行。

治法：滋补肾阴养血，凉血止血。

处方：生地6g　首乌6g　当归6g　白芍8g　水牛角10g（先煎）　阿胶6g（烊化）　仙鹤

草 6g　鸡血藤 6g　三七粉 2g(分冲)

水煎服,每日 1 剂。

二诊:以上方为基础,随症稍适加减,共治疗 3 个月,患儿皮下出血点、斑全部吸收,亦未见新鲜出血斑点,一般情况良好。7 月份复查,各项检查均已正常。此后患儿每周服 3 剂汤药巩固,1 年后停药复查有关血象均正常,至今已 10 岁,一切正常。

【按语】血小板无力症属常染色体隐性遗传,患者幼年即有皮肤粘膜出血,西医无特殊治疗。余认为,患儿幼年无其他原因,出血与先天蕴育中精血有热相关,与肾关系最为密切。因肾精主其生长、发育、强壮,肾虚则在其生长过程中会出现多种疾病。肾之阴精不足,虚热内生,迫血妄行可致血证。故余治以滋补肾阴、凉血止血为主,滋肾凉血均有利于止血。方选四物汤去川芎辛散,并以生地易熟地。加用首乌、阿胶益肾养血,用水牛角、鸡血藤、仙鹤草、三七粉凉血、活血、止血。全方共奏益肾、凉血、止血之功。治疗 3 个多月血止,巩固 1 年而病愈。追踪观察 4 年,患儿生长正常,一直没有出血症状,学习优秀并兼学长笛已经通过 5 级考试合格。本例因染色体隐性遗传出血性血小板无力症已愈。

(王辛秋整理)

七、恶性淋巴瘤(痰毒核)验案二例

病例 1.

徐某,女,52 岁。

初诊:1988 年 5 月 14 日。

主诉及病史:上腹部疼痛 1 年。患者 1987 年 5 月无明显诱因出现上腹部疼痛,6 月份发现腹部包块,经腹部 B 超示腹腔内占位性病变。7 月 5 日在我院行剖腹探查术,因肿物位于小肠系膜根部,无法切除。取病理活检,确诊为"恶性淋巴瘤"。临床诊断:非何杰金氏淋巴瘤ⅣB,经血液科用 COAP 化疗及腹部局部放疗,1987 年 12 月腹腔内肿块消失。巩固化疗 2 次。自 1988 年初,因身疲无力来中医科就治。

诊查:查面色晦暗不泽,气短身疲无力,手足麻木,行走下肢疲软无力,口淡无味,不思饮食,大便干,小便正常。舌质淡,苔白,脉沉滑细。

诊断:痰毒核。

辨证:癥积日久,正气受损,毒瘀未尽。

治法:益气扶正,养阴,解毒化瘀。

处方:太子参 20g　麦冬 15g　五味子 10g　当归 15g　白芍 20g　首乌 30g　石斛 15g　半枝莲 30g　白花蛇舌草 30g　龙葵 20g　王不留行 20g　赤芍 10g

二诊:服上方后一般情况得以改善,心慌、气短及手足麻木消失。1988 年 7 月、12 月分别在我科用中药扶正支持下,顺利完成 COAP2 次化疗。自 1989 年后一直坚持中药治疗。方药以健脾益气、补肾生血、散结解毒为原则,基本方药如下:

处方:黄芪 40g　当归 15g　白芍 15g　党参 20g　女贞子 25g　旱莲草 20g　香附 10g　青皮 15g　土贝母 20g　猫爪草 25g　生牡蛎 25g(先煎)　山楂 20g　枳壳 10g　陈皮 15g　白花蛇舌草 20g

三诊:1991 年 7 月 5 日复查,B 超示脾稍大,骨穿示"幼淋占 4%",诊断为非何杰金氏淋巴瘤轻度浸润,仍以中药健脾补肾以扶正,解毒散结以祛邪。

处方:党参 20g　当归 15g　白芍 15g　首乌 30g　鸡血藤 15g　黄芩 6g　生芪 15g　菟丝子 20g　熟地 15g　紫河车 15g　牛膝 15g　苦参 20g　半枝莲 30g　白花蛇舌草 60g　夏枯草 20g

配合服用小金丹 3 粒/次,3 次/日。

治疗数月后,复查骨髓象正常,腹部 CT 正常,治疗至 1992 年 4 月,一般情况良好,查体无阳性所见,停汤药,改用六味地黄丸与西黄丸、小金丹交替以巩固疗效。1993 年底停药,每年复查,已 10 年,一切正常。

【按语】非何杰金氏淋巴瘤ⅣB 期,为疾病极重阶段,经放化疗治疗,病情得以缓解,但在巩固化疗阶段患者出现正虚体力难支之势,乏力纳差,且白细胞低而难以接受继续巩固化疗,余治以健脾益气生血之法,并辅以解毒,而使其症状改善,WBC 回升至正常,亦未见疾病发展。改以单纯中药治疗,脾肾双补以养血扶正,解毒散结以祛邪,替代了化疗,而又增强了患者的体质。1994 年 4 月以后,用六味地黄丸与西黄丸、小金丹配合应用以巩固疗效,经 1 年治疗病情体力恢复而停药。至今已 13 年,追踪患者恢复健康,能做家务劳动并出国旅行。

（王辛秋整理）

病例 2.

尹某,女,18 岁。

初诊:2004 年 11 月 27 日。

主诉及病史:颈部、锁骨下、腋窝淋巴肿大 3 个月。患者于 2004 年 8 月 26 日始,无明显诱因出现颈部、锁骨下、腋窝淋巴肿大、疼痛,继则高热,体温最高 40℃。9 月 5 日在协和医院住院治疗,出院诊断“淋巴结肿大,病毒感染可能性大”,未作淋巴结病理检查,具体治疗不详,发热退。

诊查:现症:颈部淋巴结肿大、疼痛,劳累、生气后加重。语音低微,颈部、颌下、腋窝部可触及多处肿大淋巴结,最大如鸽卵,质中压痛。舌质淡红苔白,脉细滑。

诊断:痰毒核。

辨证:气滞痰凝,气阴两虚,毒热内结。

治法:理气散结,解毒益气阴。

处方:当归 10g　白芍 10g　柴胡 6g　青蒿 15g　元参 15g　生牡蛎(先煎)30g　猫爪草 20g　香附 10g　太子参 20g　沙参 20g　百部 10g　连翘 20g

二诊:2004 年 12 月 4 日来诊。颈与锁骨下有结节,疼痛,昨低热 37.3℃,身疲乏力,舌脉同前,治宗上法,上方加减。

处方:柴胡 10g　黄芩 10g　半夏 10g　元参 20g　生牡蛎(先煎)40g　山慈菇 10g　半枝莲 15g　党参 20g　连翘 20g　猫爪草 20g　黄芪 20g

三诊:2004 年 12 月 18 日来诊。药后体力好转,食纳增加,颈部及锁骨下淋巴结仍肿大疼痛,发热已退,舌脉同前,治宗前法,上方加夏枯草 10g、橘核 10g、海藻 15g、昆布 15g。

四诊:2004 年 12 月 23 日来诊。药后颈部、颌下、锁骨下、腋窝淋巴结肿大、疼痛均减轻,无发热,仍疲乏、思睡,舌质红微苔,脉细滑。治宗前法,上方加郁金 10g、浙贝 10g、香附 10g。

五诊:2005 年 1 月 8 日来诊。淋巴结肿痛减轻,急躁好转,舌脉同前,上方加赤芍 20g。

六诊:2005 年 2 月 19 日来诊。颈部及颌下淋巴结未触及,疼痛已好,体力增加,面色好转,体重增加 2 公斤。舌微苔,脉弦滑。上方继服 14 剂。一年后患者随访,一般情况好,诸症未见复发。

【按语】此例患者曾全身反复淋巴结肿大，非一般“瘰疬”、“痰核”，而以痰毒核命名。本病之源以痰为先，疫疠之气内侵；继则痰阻经络脉道，气涩血凝，气滞血瘀，痰瘀互结；复因痰瘀内蕴，积久生毒，与外毒内侵，痰瘀互结，终致发病，流窜周身。邪存于半表半里之间，且发病以少阳经循行部位为主，首诊以痰凝气滞，气阴两虚，毒热内结为主，瘀象不显，故梁师选用理气散结解毒益气阴之法。二诊患者低热，淋巴结肿痛，以小柴胡汤加解毒软坚散结之剂，且逐渐加大散结化痰行气活血之力而取效。此患者症似淋巴瘤，因住院拒绝病理检查而未定诊，但中医按此法治疗而取效。

（刘春芳整理）

八、温通血脉法治愈Ⅷ因子抗体形成一例

于某，男，71岁，山西干部。

初诊：1986年3月28日。

主诉及病史：反复出现负重部位肿胀伴皮下出血斑3个月。患者1989年8月因外感发热20余日，西药治疗热退，自此身体不适，11月牙龈出血1次，量多，未引起注意。1986年元旦开罐头后手掌、手指出现大片出血斑，元月20日左侧上下肢疼痛，热敷后肿痛加剧，并可见皮下大片出血斑，此后常于负重部位出现血肿，经某医院确诊为“Ⅷ因子抗体产生”。3月来京住本院，经检查确诊同上，用泼尼松、免疫抑制剂，并请余会诊，用汤药益肾阴、养血、凉血止血治疗，共治疗3个月，患者好转出院返回原籍。9月4日复出现左下肢肿痛，痛剧不能入睡，并出现小腿及足部有出血点，用清热解毒凉血汤药治疗无效，于10月3日复来我院。

诊查：现症：左下肢肿痛剧烈，不能活动，夜间因痛而不能入睡抱腿痛哭。双小腿及足部散在出血点，舌质暗红，苔薄黄，脉弦滑细。

诊断：脉痹。

辨证：血虚寒凝，脉络瘀阻。

治法：养血活血，温通血脉。

处方：炒当归30g　桂枝8g　白芍30g　甘草10g　细辛2g　木通6g　大枣6枚　连翘20g　丹参20g　赤小豆50g　紫草10g　川芎5g

复诊：患者服3剂药后，左下肢疼痛已开始缓解，双小腿及足部出血点渐吸收，并未见新起，夜间可间断入睡。10月14日，因左足背麻木，方中加入木瓜10g，自10月15日起，左下肢疼痛已消失，出血点全部吸收，麻木感好转。查全血凝固时间8分，正常对照时间8分，KPT79秒，正常对照46秒。凝血酶原时间11.4秒，正常对照13.4秒，Ⅷ抗体1.5U。继服上方至10月21日，一切正常。身无不适，于10月24日出院。出院后追踪观察10年，患者体健未再发本病。

【按语】Ⅷ因子抗体产生可因多种病因所致，其主要表现为皮肤与粘膜的出血倾向，严重者可有消化道与泌尿道出血、深部肌肉血肿与关节出血等。西医治以输全血、血浆、冷冻新鲜血浆、浓缩因子Ⅷ等替代治疗，其用量超过治疗血友病患者所需剂量。单纯激素疗效往往不满意，与环磷酰胺等同用，有一定作用。中医学根据其临床表现之不同特点，分别归属于“血证”、“脉痹”等范围。该患者3月发病，初诊时中医审因辨证，认为其高龄发热后，久而伤阴，阴虚生内热，伤及阴络而致齿衄。故采用益肾养血、凉血止血之法治疗，而使病情得以缓解。第二次发病以左下肢肿痛剧烈为突出表现，痛则不通，脉络受阻，小腿及足部出血点为瘀血阻于血络

所致,诊为脉痹。在当地施以清热解毒凉血药物无效,考虑其为高年血虚寒凝经脉,脉络瘀阻,不通则痛,故选用《伤寒论》当归四逆汤加味,温经散寒养血通脉,方中重用当归养血活血,配以桂枝、细辛、木通、木瓜温通经脉,同时用芍药甘草汤缓急止痛,加用丹参、川芎加强活血之力,连翘、赤小豆以解毒为辨病而用,紫草凉血活血以防温热药辛热复致出血。单纯中药治疗2周,使剧痛缓解、出血吸收,有关检查均接近正常,巩固治疗10天出院。追踪观察10年体健未复发。

(王辛秋整理)

九、益气化瘀通络法治疗脑血栓继发帕金森综合征一例

虞某,男,55岁,兽医。

初诊:1964年11月13日。

主诉及病史:右半身麻木伴偏瘫6个月。1964年2月,自觉受凉,头晕胀加重,右半身麻木。2个月后,右上肢麻木、下肢沉重。于同年4月22日在某医院诊为"脑血栓形成、继发帕金森综合征"。右半身轻瘫,治疗半年无效,来我院就诊。

诊查:现症:头昏胀,语言謇涩,口向右歪,右半身麻木,重刺激始能感觉。对寒冷感觉差,运动不灵。右下肢沉重。能行路但不灵便。睡眠不佳,因头胀之故只睡2小时,饮食二便佳,神志清楚,口吃走路不稳。身颤抖不已,右手为重,舌不能伸,行路不稳,需人搀扶,右手诊脉时需左手将其抬起。舌薄白苔,脉右沉细欲无,左沉缓细,右手凉。颅神经检查:左右眼视野均缩小,瞳孔圆形等大,眼球运动迟钝,右鼻唇沟变浅,右口角下垂,不能鼓腮,咬肌力弱,右侧面部感觉消失,左半身减退。浅感觉右半身消失、左半身减退。右上肢及右下肢关节动觉消失,未测音叉感及皮层感觉。右上肢自主运动减弱,右手有不自主颤动,拿物时颤动减轻,右上肢及右下肢肌张力增强,呈齿轮状,右上下肢肌力明显减弱,共济运动迟缓;右上下肢腱反射迟钝。右下肢Babinski征(±)、Hoffmann征(-)。

辨证:气滞血瘀阻经络,复受寒袭,风中于经络。

治法:益气化瘀通络。

处方:1964年11月13日~1965年1月12日治以补阳还五汤加熄风养阴之品,共服31剂未效。改以育阴熄风通络。

二诊:1965年1月27日~2月26日治以育阴熄风共15剂,诸症症状有所减轻,唯头胀、颤抖不减。

处方:败龟甲17g　阿胶珠13g　大熟地17g　白附子33g　白僵蚕17g　全蝎13g　蜈蚣5条　钩藤33g　当归20g　郁李仁33g　天麻13g　牛膝20g

服上方症状有所好转,继以上方加益气通络。

三诊:1965年2月27日~4月12日,腿活动轻便,手抬动灵活,食纳增,睡眠好转,可连睡3~4小时,手颤亦减,语言较前清晰,右手诊脉时可自行抬起,仍颤抖,脉沉细,右涩,舌尖部薄白苔,再以前方增其制,加活血益气之品。共服31剂。

处方:败龟甲40g　阿胶珠33g　大熟地25g　白附子40g　白僵蚕25g　全蝎10g　蜈蚣6条　钩藤25g　当归20g　郁李仁33g　天麻17g　川牛膝50g　桃仁33g　草决明20g　黄芪33g

四诊:1965年4月13日~9月23日,腿活动又较前轻捷,沉紧已减,手颤轻,头胀已轻,睡

眠仍差，一夜常起坐数次，后期稍佳，脉沉涩后见沉缓，舌伸如前，行路已较前轻捷，不需人扶。治于前方中加重活血之药，稍加温通（加入抵挡汤），共服 74 剂。

处方：败龟板 33g　阿胶珠 33g　大熟地 25g　白附子 33g　白僵蚕 25g　全蝎 10g　蜈蚣 6 条　钩藤 50g　郁李仁 33g　天麻 17g　怀牛膝 40g　草红花 10g　水蛭 6g　虻虫 6g　桂枝 3g　大黄 17g　黄芪 33g

五诊：9 月 24 日～11 月 1 日，语言清晰，手颤显减近于正常，下肢活动轻便自如，脉沉缓。

处方：败龟板 40g　阿胶珠 33g　大熟地 33g　白附子 33g　白僵蚕 25g　全蝎 10g　蜈蚣 6 条　钩藤 50g　川牛膝 40g　草红花 10g　水蛭 10g　天麻 17g　桂枝 6g　黄芪 40g

11 月 27 日门诊检查：服上方 22 剂之后停药 15 天，复查神经系统改变：走路平稳，无口吃，无面神经麻痹现象，双上下肢肌力正常对称，腱反射亢进。血压 130/80mmHg。

【按语】该患者为脑血栓继发帕金森综合征，根据辨证与辨病相结合，重用滋补厚味之品以填其阴，配牵正散加蜈蚣祛风痰、通经络，可防其辛燥，加抵挡汤逐蓄血，化脑中血栓，病势好转后加入黄芪、桂枝，补气温经而获效。使病残之人重获工作能力。

（王君整理）

十、化痰熄风开窍法治愈晕厥一例

曹某，男，51 岁。

初诊：1981 年 4 月 2 日。

主诉及病史：昏厥伴头部触电感 2 周。2 周来经常突然晕厥，昏厥前后头后部有触电感，眩晕、继则昏厥，不省人事，无汗，无抽搐，约 1～2 分钟能缓解，醒后闭目不敢睁眼，视物旋转而发黑，心烦恶心，2 小时后好转。现头晕，出汗则舒畅，余无不适。

诊查：望之神清，语言清晰，舌体大，舌尖红，苔白腻。脉弦滑。

辨证：风痰壅盛，上扰清窍而致眩晕、昏仆。

治法：化痰熄风开窍。

处方：半夏 15g　陈皮 15g　茯苓 20g　甘草 5g　胆南星 10g　竹茹 15g　菖蒲 15g　枳壳 15g　3 剂

【按语】此例患者脉滑，舌苔白腻，发作前头有触电感，眩晕系痰湿上扰，阻塞睛明之府脉络，故诊为痰厥。痰厥之病，素日多痰多湿，由于不同原因，气机逆乱，痰随气升，上闭清窍而眩仆。移时气机复得，苏醒后痰浊未去，故仍有眩晕、恶心之症。选用温胆汤加胆南星菖蒲祛风痰开窍。因舌尖红，心烦，不用天南星改胆南星，取其性味凉以清热除烦。服药后未来就诊。于 1981 年 7 月 6 日追踪，患者服 3 剂药后头晕好转，晕厥未发，故未来就诊。

（王君整理）

十一、养血熄风活血化湿和胃法治愈脊髓小脑病一例

耿某，女，58 岁。

初诊：1990 年 1 月 6 日。

主诉及病史：进行性消瘦，伴手及头部抖动 8 个月，间断呕吐 1 个月。患者自 1989 年 5～6 月无明显诱因出现消瘦，8 个月体重减少 39 斤，伴有不思饮食，双手及头部不自主抖动，近一

个月来经常呕吐。为明确诊断及治疗，于1989年12月25日住我院消化内科病房，1990年1月6日转入中医内科病房。

诊查：现症：每日反复呕吐，呕吐物为胃内容物，双手及头部抖动，日见消瘦，身疲无力，终日卧床，二便正常。双手及头部不自主颤抖，面色不华，形体瘦削，舌质略暗，苔白腻，脉滑细。查脑电图示“轻一中度不正常”，肌电图示“神经源性损害”。院内外专家会诊诊断为“脊髓小脑病”。

辨证：血虚生风，痰湿中阻。

治法：养血熄风活血化湿和胃。

处方：当归10g　白芍15g　钩藤25g　僵蚕15g　全蝎10g　天麻15g　赤芍15g　丹参25g　橘皮20g　竹茹15g　西洋参10g(另煎兑)，因有颅内高压，同时配伍甘露醇脱水治疗。

二诊：经上述处理后，呕吐渐有减轻，双上肢抖动较入院时减轻，但体重仍有下降，症状未完全控制。1月19日复出现前额胀痛，午后低热，T37.5℃～37.8℃，夜间干咳，大便2～3日一行，质不干，体力弱，体重继续下降，周身发热酸楚，口干、口苦、口臭，舌微暗，苔薄白，脉沉细而弱，考虑为长期脾胃虚弱，而致湿热内蕴。汤药自1月31日改以升阳益胃、清除虚热为主，用东垣升阳益胃汤加减。

处方：人参15g(另煎兑)　黄芪15g　半夏15g　防风8g　羌活8g　白芍8g　陈皮8g　白术15g　茯苓15g　泽泻15g　柴胡10g　黄连6g　山楂10g　生姜5片　大枣4枚

患者服上方7剂后，双上肢颤抖较前减轻，恶心好转，每日呕吐次数明显减少。再服药3剂后呕吐已止，食渐知味，食量增加，体重未再下降，头及手颤减轻。腰穿后轻微头痛，体温仍37.6℃。2月12日加用安宫牛黄丸2次/日，每次1丸。服药3天，体温降至正常，面色好转，体力增加，二便正常。2月19日减安宫牛黄丸，继服上方至2月24日，身体无明显不适，出院。出院后坚持中药治疗，3个月后复查神经系统基本恢复正常，脑电图、肌电图检查均正常。

【按语】该患者病重且病情复杂，在住院期间进行了多项检查并多次专家会诊，最终方确诊为“脊髓小脑病”。中医学对该患者的辨证主要抓住两方面：一为双手及头部不自主颤抖，二为纳少、恶心、呕吐、体重进行性下降。颤抖多为内风所致，该病人面色不华，脉细，其颤抖为细颤，故考虑为血虚生风，分析其消化系统症状，结合其苔腻，脉滑，考虑为湿邪中阻，胃失和降，故先治以养血熄风，化湿和胃。药后呕吐及双上肢抖动减轻，但体重仍继续下降，口干、口苦、口臭不解，大便不调，且体温升高，周身酸楚等症状纷乱。经全面综合分析，认为其主要病位在脾胃，即长期脾胃虚弱，以致湿邪不化，阳气不升，久则湿热内蕴，故选用《脾胃论》之升阳益胃汤加减，补中有行，化湿而不燥。因腰穿后头痛、发热，参考辨病，西医会诊为“脊髓小脑病”，加服安宫牛黄丸清热醒脑开窍，终使呕止、食纳香，体重稳定，手头颤抖停止，余症皆除。经巩固治疗后脑电图、肌电图正常，病愈停药。追踪观察4年均正常。

（王君整理）

十二、益气养血补肾活血法治愈Chiari畸形Ⅱ型伴脊髓空洞症（目盲痿证）一例

郑某，女，48岁，吉林省工人。

初诊：1997年2月16日。

主诉及病史：头晕扭头则目盲一年余。自1994年因头晕头痛诊为"左颈动脉供血不足"，服中药好转，1996年2月，周身无力，扭头则双目视物不清，各关节酸痛不能远行，不能上楼，腿软无力，经眼科检查未见异常，至神经科检查：血压170/90mmHg，颅神经双眼水平与旋转眼震，右耳听力下降，四肢肌力Ⅵ⁻，肌张力不高，腱反射亢进，右侧著。Hoffmann右(+)，巴彬斯基右(+)左(±)，右半身浅感觉下降。1996年3月27日经头颅CT与MRI检查、颈椎MRI检查：颈椎顺列好，生理曲度直，锥体缘骨质增生，椎间盘信号减低，C_4～C_5、C_5～C_6椎间盘向后突出，硬膜前缘受压变形，小脑扁桃体变扁，疝入枕大孔水平以下。C_5、C_6水平脊髓中央可见管状扩张，呈长T_1长T_2信号，信号强度均匀，第四脑室扩大。检查示：①颈椎退行性变，符合颈部表现；②Chiari畸形(Ⅱ型)，疑伴有脊髓空洞症。经西医检查后建议颅内手术减压治疗。因不同意手术来中医诊治。

诊查：双目扭头则视盲，直行亦视物不清，但可见人影而成双。全身无力，腿软不能远行，终日卧床，多关节均酸痛，两臂无力，颈酸，头晕头痛，饮食少，二便可，睡眠佳。行路需人搀扶，神清，回答切题，身体消瘦，右手握力低，握不紧。舌苔稍白，体大有齿痕，脉沉缓无力。

中医诊断："目盲痿症"。

辨证：脾肾亏虚，气滞血瘀，闭阻督脉，致脏腑经气不能上荣于目。

治法：益气养血、补肾活血。

处方：黄芪40g　当归10g　熟地30g　首乌30g　川芎10g　巴戟天10g　山萸肉15g　丹参20g　红花6g　赤白芍各15g　桑枝20g　鹿角胶10g

二诊：1997年5月18日。诊后一直服上方未停，现体力好转，已不卧床，可以在室内活动，双臂无力好转，头晕头痛减轻，尚目盲，颈酸，视线增远，脉舌同前，上方已效，增其量。

处方：黄芪70g　当归20g　熟地40g　首乌30g　川芎15g　巴戟天15g　山萸肉20g　丹参30g　红花10g　赤白芍各20g　桑枝40g　鹿角胶20g　菊花10g　枸杞子20g　30～60剂

三诊：1997年10月15日。上方一直服，有时3天服2剂，将药多煎1次。病情好转，双臂有力，但右手尚力差，可以外出活动，视物较前清晰，直视已不成双影，敢自己行走，扭头尚有目盲，但较前减轻，扶楼梯可以上楼，可做简单家务。舌体大，齿痕轻，脉沉缓较前有力，继以上方增其制，加大益肾温肾阳活血之药以促其痊愈。

处方：黄芪70g　当归15g　熟地50g　首乌30g　川芎15g　巴戟天20g　山萸肉20g　丹参40g　红花10g　赤白芍各15g　桑枝40g　菊花10g

继服30～60剂。

1998年春节来电诉：上方2日服1剂，一直服至春节，扭头目盲已愈。直行体力恢复如常，皮肤感觉已正常，已上班工作，行路如常，颈部有时稍酸，头晕头痛已好，右手已有力，患者为卖肉售货员，可以持刀砍肉。嘱其复查MRI，继服上方可1周2剂以巩固。3年后，2000年12月追踪患者一切正常。病愈后一直从事卖肉售货员工作，因病已好，经济不宽裕，未再做核磁复查。

【按语】患者系一先天颅内畸形——Chiari畸形(Ⅱ型)，伴脊髓空洞症，本应颅内手术减压治疗，还有颈脊髓退行性改变。中医学无此病症，根据辨证属于脾肾亏虚，气滞血瘀闭阻督脉，致脏腑经气不能上乘于目、荣于筋脉，方中重用黄芪温补肾阳养血活血，一方到底，稍有增减，逐渐增量而取效，将一颅内先天畸形之目盲、痿证治愈，由此感悟到，中医学是个伟大宝库，应努力探索继承。

（王君整理）

十三、三焦同开法治疗急性肾衰无尿一例

张某，女，49岁。

初诊：2002年12月18日。

主诉及病史：四肢浮肿、无尿40余天。患者于2002年10月底发病。感冒后突然出现呕吐、腹痛、腹泻、尿少，经用利尿药无效。收入我院行肾穿等有关检查，诊断为“急性肾炎，急性肾功能衰竭。”即刻予血液透析，并予对症治疗。经定期血透，患者病情趋于稳定。其间又发现红白细胞、血小板进行性下降，经骨穿后诊为继发性骨髓异常综合征难治性贫血（MDS－RA），静点激素治疗近1个月后改口服泼尼松，并予升白细胞药物治疗。2002年12月15日出院，出院诊断为：①急性肾功能衰竭；②高血压病；③继发性骨髓异常综合征难治性贫血（MDS－RA）。

患者于2002年12月18日因肾性贫血来诊。患者仍定期血透，并等待换肾，口服降压以及升白细胞药物利血生、鲨肝醇等，激素改用泼尼松20mg/d。

诊查：刻下症：无尿，胸闷气短，乏力，不思饮食。全身轻度浮肿，四肢为重，面色苍白无华，舌质暗淡，边有齿痕，苔薄白，脉沉细滑。WBC 2.73×10^9/L，Hb 50g/L，PLT 36×10^9/L，SCr 752μmol/L，K^+ 4.3mmol/L。

诊断：水肿、虚劳。

辨证：外感风邪，肺气郁闭，失于宣降，膀胱气化失常，水湿溢于肌肤。

治法：三焦同开法，即上焦疏风开肺气，中焦辛开降浊，下焦通调水道助膀胱气化。

处方：苏叶15g　薄荷（后下）15g　蝉衣10g　木香10g　生白术25g　大腹皮10g　云苓30g　泽泻16g　猪苓30g　车前子草各15g　砂仁10g　肉桂2g　决明子30g　黄芪15g　川军（后下）6g　水煎服

二诊：患者服上方1剂即可排尿80ml，尿量日渐增多，身肿见轻。2003年1月10日停止血透，每日尿量约1000ml，血压190/110mmHg，肾功能改善，余诸症皆减轻。将上方改大腹皮20g，云苓皮40g，泽泻20g，川军为10g，以加强利水泄下之功，使邪有出处，水肿得消；改黄芪为20g，加当归16g、牛膝15g，以益气补肾养血，祛邪不忘扶正；加石决明25g，以消脂降浊。

三诊：2003年2月12日，患者每日尿量约1500ml。复查WBC 3.8×10^9/L，RBC 3.83×10^{12}/L，Hb 97g/L，PLT 62×10^9/L，尿蛋白（－），SCr 212μmol/L，BUN 5.7mmol/L。此时已停血透34天，激素停服2周。此时浮肿已消失，但感心悸时作，纳差身疲，口中无味，吐清水，思睡，舌淡红苔微黄，脉沉细无力。治以益气补血解毒，继以上方加减。加陈皮15g，赤芍20g，焦山楂20g，鸡内金15g，炒谷麦芽各10g，枸杞子20g。

患者至2003年3月19日就诊时，血压135/85mmHg，SCr 220μmol/L，BUN 10mmol/L。每日尿量大于1300ml，大便一日三行。此时久立腰酸痛明显，舌微苔，脉弦细滑。标实已去，脉无力好转，究属正虚为本，当改以益气补肾，通腑泄浊为主。

处方：黄芪35g　当归10g　川断10g　杜仲20g　车前子（包）20g　熟地25g　山药30g　枸杞子25g　补骨脂10g　川军（后下）10g　苏叶10g　防风10g　砂仁10g　桑寄生15g　鸡内金10g　焦山楂20g

患者服药半年后，复查 WBC 4.6×10^9/L，RBC 4.24×10^{12}/L，Hb 120g/L，PLT 83×10^9/L，尿蛋白(－)，SCr 97μmol/L，BUN 5.9mmol/L。刻下症：四肢紫暗，色素沉着，水肿已消，每日尿量 1400～2000ml，仍有头晕气短，乏力，腰痛，舌质暗淡，边有齿痕，苔薄白，脉沉细。辨证为肾气不足，湿浊内蕴。仍以益肾扶正，宣畅通下，清除秽浊。

处方：黄芪 25g 当归 6g 川断 10g 杜仲 10g 熟地 20g 山药 20g 枸杞子 25g 首乌 20g 女贞子 20g 旱莲草 15g 山药 20g 川军(后下)10g 苏叶 10g 防风 10g 丹皮 10g 白茅根 10g 蝉衣 10g 焦山楂 10g 决明子 30g

服药半月，患者腿部褐斑无新起，血压 135/85mmHg，大便每日至少 3 次，故以上方改川军 12g，加赤芍 10g。继服之，诸症日渐减轻。巩固治疗，1 周服药 2 剂。

【按语】此例患者以急性肾功能衰竭无尿血透 20 余次，严重贫血转中医治疗。治疗第一阶段以三焦同开法泻其体内瘀积湿毒之邪，服药 20 余剂，排尿畅、便畅，邪有出路，肾功能改善，撤去血透。

第二阶段：以益气血补肾为主，宣肺通腑为辅，继续祛其湿毒之邪，佐以和胃降浊，调补其气血，恢复元气，改善贫血使气血得复，血红蛋白上升。

第三阶段：本病为本虚标实。病之初通利三焦，究属宣通泻法，湿浊邪毒虽去，正气阴液亦有所伤。经第二阶段益气活血，补肾偏补肾阳以巩固其功能。第三阶段当在上法增补肾阴肾精以防伤阴之弊，复其正虚而收效。使一例等待换肾无尿血透、贫血疑难重症经中医治疗而康复。

（王辛秋整理）

十四、三焦同开法治疗尿毒症合并心衰一例

张某，女，61 岁。

初诊：1995 年 2 月 26 日。

主诉及病史：胸闷、心悸加重 10 余日。患者胸闷、心悸、呼吸喘促不能平卧，伴头晕、恶心、呕吐，双下肢浮肿，小便少，大便难。

诊查：面色苍白，呼吸困难，鼻吸氧气，唇暗，舌质紫暗，苔黄腻。脉细数无力。双下肢按之凹陷。查尿素氮 17.8mmol/L，血肌酐 190μmol/L，伴有胸水。血压 200/100mmHg。

诊断：饮证(留饮)。

辨证：三焦气化失宣，饮邪内停，上凌心肺，下留肠间，饮郁化热。

治法：三焦同开法以利气化。

处方：半夏 15g 茯苓 40g 生姜 3 片 葶苈子 15g 防己 10g 椒目 4g 大黄 10g(后下) 太子参 25g 白术 15g 每日 1 剂。

二诊：1995 年 3 月 15 日。以上诸症均减，呼吸较前通畅，可以不吸氧气，大便通畅，小便量增多，舌苔薄黄腻，脉同前。仍用前方，改葶苈子 20g、椒目 6g，每日 1 剂。

三诊：1995 年 4 月 9 日。喘停，呼吸通畅，可以平卧，大便量少，小便量不多。血压降至 170/80mmHg(未服其他降压药)，经检查胸水已消，尿素氮 9.8mmol/L，血肌酐 92μmol/L。继以前方，加大扶正之品。

处方：半夏 15g 茯苓 40g 陈皮 10g 葶苈子 20g 大黄 10g(后下) 防己 10g 生姜 3 片 大腹皮 10g 竹茹 10g 砂仁 6g 黄芪 10g 西洋参 10g(另煎兑服) 7 剂，水煎服，日

1剂。

四诊：1995年4月18日：患者已不恶心呕吐，头晕已消失，活动后亦未发生心悸、气短。小便量增，大便通畅，饮食增加。仍以原方加减调治。

【按语】本患者属于重症尿毒症，未曾用过血液透析及中药灌肠。小半夏加茯苓汤及己椒苈黄丸在《金匮要略》中早有论述："卒呕吐，心下痞，膈间有水，眩悸者，小半夏茯苓汤主之。""腹满，口舌干燥，此肠间有水气，己椒苈黄丸主之。"使用此两方治疗尿毒症伴有心衰之症，主要是抓住饮邪内停这一主要矛盾，"留饮"，即指水饮留而不去，凡饮邪留居之处，阳气必然被遏，不能布展。加之肾气不足，开合不利，浊邪壅塞三焦，气机升降失常而致诸症。用小半夏加茯苓汤和胃降逆，燥湿化浊，辛开苦降，以利枢机。己椒苈黄丸泻肺利水、攻坚决壅，使水从二便排出。加人参、黄芪、白术，加大茯苓用量，以益气健脾扶正。诸药合用，有补有泻，双方兼顾，以济危急。在尿毒症时要给邪以出路，通大便利小便，"邪去则正自安"。而本病为本虚标实之症，补益之品当由少渐多，在服药方法上也要注意，开始用少量分服法，使患者逐渐适应药力，在治疗中注意攻补兼施，补泻得当是治疗本病辨证施治的特点。

（王辛秋整理）

十五、清热解毒、活血通脉法治愈结节性动脉周围炎一例

刘某，女，25岁，工人。

初诊：1975年8月25日。

主诉及病史：左腿及右臂起硬结1个月伴发热。患者5个月前患高血压，血压140/110mmHg。1个月前左腿起硬结，色红疼痛，继之右臂亦起，行路困难，每日下午发热（体温38.4℃～38.7℃），多汗，消瘦，曾经病理切片诊为"结节性动脉周围炎"。

诊查：现症：头痛头重，发热，夜间尤甚，多汗，身疲无力，关节疼痛，稍活动关节即僵直，四肢均有红色结节，行路则腿胀痛难忍，饮食尚可，二便调，多眠，常作噩梦。体温38.7℃，面色红，有散在的粉色丘疹。左右臂、左右下肢分别有3个、2个、3个、6个结节，结节均红肿而硬，触之疼痛，血压双臂均测不出，血沉100mm/h。切寸口脉，右脉无，左脉沉，似有似无。舌质稍红苔白。

辨证：热毒瘀血痹阻心脉血络。

治法：清热解毒，活血通脉。

处方：当归15g　生地20g　桃仁15g　红花10g　赤芍15g　甘草5g　姜黄15g　银柴胡25g　蒲公英50g　银花50g　连翘25g　川黄连10g　乳没各15g　牛膝15g　1日1剂。

二诊：服上药27剂后，发热退，上肢结节消退，下肢结节变粉色，仍硬，痛势减轻，但身疲明显。血沉76mm/h，血压仍测不出。左脉细数，右脉无，热毒虽减，但正气已虚。上方酌减活血清热毒之量，加补气养血，少佐温通经脉之品。1日1剂。

处方：当归15g　生地20g　桃仁5g　红花10g　赤芍15g　银柴胡25g　川黄连5g　川芎10g　金银花40g　连翘20g　蒲公英50g　紫花地丁25g　玄参40g　乳没各15g　地龙10g　黄芪50g　桂枝10g　1日1剂。

三诊：服上方66剂后，体力日渐恢复，下肢结节色不红，结节较前缩小，但仍硬，尚有疼痛，已可上下楼及骑车。右脉沉弱，左脉沉细。血压左120/90mmHg，右仍测不出。毒热已衰其

大半，经加用补气养血、佐以温通经络之品，已有复脉之象。治于上方中加附子，取其通行十二经之阳以复脉。上方加附子10g、鸡血藤50g，改桂枝40g。

处方：当归15g　生地20g　桃仁5g　红花10g　赤芍15g　银柴胡25g　川黄连5g　川芎10g　金银花40g　连翘20g　蒲公英50g　紫花地丁25g　玄参40g　乳没各15g　地龙10g　黄芪50g　桂枝40g　附子10g　鸡血藤50g

四诊：服上方54剂，于1976年1月29日前来诊查。身无所苦，体温正常，结节基本消退，左下肢尚可触到2个很小的结节，在零下20℃以下室外工作仍有痛感。查血沉11mm/h，切脉左沉滑细，右沉细。血压左120/90mmHg，右120/70mmHg。已于1976年1月3日恢复工作。

【按语】本例经确诊为“结节性多动脉炎”，属中医学“脉痹”，根据《素问·痹论》“心痹者脉不通”和“痹在于脉则血凝而不流”的病机记载，审其主症进行治疗。其热型入暮加重，为瘀血化热，所起结节均红肿热痛，为热毒之象。汗出而热不衰，为热迫汗出。结节均沿四肢血管分布，病在血分中。查其脉虽无，但手足温而神清，故非阳脱阴竭之证。综合脉症，为热毒瘀血痹阻心脉血络所致心痹脉痹之证。病初方选血府逐瘀汤加清热解毒之品而取卓效，毒热渐去，增加益气之品以利气行血行，通其瘀阻之脉。毒热复减，为复其脉加附子温通其脉而脉复病愈。

（王君整理）

十六、益气养阴、补肾缩泉法治疗方可尼综合征（消渴）一例

顾某，1岁1个月。

初诊：1995年9月3日。

主诉及病史：呕吐、多饮、多尿80余天。患儿出生后3个月发现其前囟门有突出，同年5月在外院拍头颅CT示“脑积水”，自外地来京，曾服汤药治疗，6月15日出现呕吐，同时伴口渴、多饮、多尿，症状日渐加重，7月24日尿常规示尿糖＋＋＋，9月3日尿常规示尿蛋白＋＋，尿糖＋＋＋＋，酮体±。西医诊断：①方可尼综合征合并脱水酸中毒、电解质紊乱；②肠道感染；③肺炎。经西医治疗不效自动出院，而来我处就诊。

诊查：前囟门有膨出，面色苍白，消瘦，颜面口干，舌质淡，苔稍白，脉沉细数，指纹紫暗在气关。

辨证：先天不足，后天失调，气阴两伤，肺肾两虚。

治法：益气养阴补肾缩泉。

处方：西洋参（另煎）4g　麦冬10g　五味子10g　山萸肉10g　山药20g　当归3g　白芍6g　黄芪10g　石斛10g　女贞子6g　旱莲草6g　巴戟天6g　覆盆子6g

二诊：服上方2剂后精神好转，8剂后饮水量减少，尿量减少，已不遗尿，大便较前好转。仍饮食欠佳，时有呕吐，前囟有膨出。舌苔微白，脉沉细，查尿糖＋＋＋＋，尿蛋白＋＋，尿pH 9。继以上方减益气温阳之品，辅以和胃。

处方：西洋参（另煎）4g　麦冬10g　五味子6g　山萸肉10g　熟地10g　陈皮10g　当归6g　白芍6g　枸杞子10g　茯苓15g

三诊：服上方2剂9月12日来诊：精神转佳，呕恶好转，小便间隔时间延长，睡眠改善，复查尿糖＋＋＋，尿蛋白＋＋，尿pH 8，继以上方加竹茹10g，服药7剂后9月19日诊：饮水稍多，吃奶量增加，并加进食瘦肉粥，二便正常，体力增加，能在学步车辅助下踏步。18日查尿

pH 9.5，尿糖+++，尿蛋白++，比重1.015，继以上方将西洋参改人参5g(另煎)，并加鸡内金6g，服药5剂，

处方：人参(另煎)5g　麦冬10g　五味子6g　山萸肉10g　熟地10g　陈皮10g　当归6g　白芍6g　枸杞子10g　茯苓15g　鸡内金6g

服上方5剂患儿精神饮食，饮水及二便正常，无呕吐，睡眠佳，查血气分析正常。此后方中加枸杞子、菟丝子以补肾，加黄芪(人参)、炒白术，9月底在某医院复查血电解质及二氧化碳结合力，尿常规，均正常，每日饮水1200ml，精神佳，玩耍如正常儿童。带上方回当地巩固治疗。

【按语】方可尼综合征是一种先天代谢病，由于肾近球小管功能多发性障碍，在正常人中应被肾近球小管回吸收的物质如葡萄糖、氨基酸、尿酸、磷酸盐、重碳酸盐(钠、钾、钙)都在尿中大量排出，而出现骨骼变化，骨龄减低和生长缓慢，并常出现营养不良、脱水、酸中毒等症。中医分析此乃先天肾气不足，气化不利，体内水液不能正常运行代谢，从而自尿中大量排出，并带走许多精微物质，使机体失去精微、水液之输布和营养，而表现为口干多饮、形体消瘦。随阴液丢失，气随之脱，致气阴不足，脾不健运，故而纳少形消，且尿中出现蛋白、糖等。病情复杂且严重，主要从肾与脾论治，以补肾阴为主，辅以温肾阳、健脾气以助气化及温运，用生脉散(去西洋参改人参，意在加强补气)，仍用熟地、山萸肉、山药、枸杞子、当归、白芍以滋肾养血，用巴戟天以助气化，用覆盆子以缩泉固肾。药后患儿尿量减少，饮水减量，精神体力好转，仍纳谷不佳，尿无改善，囟门微凸，故去温阳之品减益气之量，加陈皮、茯苓、竹茹以利浊水、降胃气而使病情进一步改善。待病情稳定后加重益肾健脾补气之品，脾肾双补，最终使尿转正常，体内水电解质，酸碱度得以稳定，疾病得以康复。由此看来治疗小儿先天性疾病，当补其先天、固其后天，是治愈的关键。

(王君整理)

十七、清利湿热、佐以补气升清法治疗糜烂性直肠炎一例

李某，男，18岁。

初诊：1997年7月8日。

主诉及病史：肛门下坠伴有黏液便半年。半年来感肛门下坠，每日黏液便6～7次，在外院查结肠镜检示“距肛门11cm，浅表黏膜水肿，慢性炎症；距肛门5cm，直肠黏膜水肿，慢性炎症，伴有腺体轻度增生”，诊断“直肠炎性隆起，直肠糜烂”。曾用中西药物治疗不效。

诊查：现症：肛门下坠，大便每日6～7次，粪便量少，便中带有大量黏冻，赤白相间，纳少，身疲乏力，腹胀。舌暗，苔薄白而腻，脉弦滑。

辨证：湿热蕴结，下迫肠间，伤及血络而致下痢，久病中气下陷。

治法：清利湿热、理气和血佐以益气。

处方：葛根25g　黄芩15g　黄连10g　木香15g　槟榔15g　厚朴15g　当归10g　赤芍20g　白芍20g　生甘草10g　鸡内金10g　山楂20g　黄芪25g　每日1剂，水煎服，早晚分服。

二诊：服上方7剂后，腹胀、肛门下坠明显好转，食纳增加，乏力亦减轻，大便仍日6～7次，但粪质增多，黏液略减少。继以上方加大补气升阳、止泻消食化积之力，继以上方改黄芪40g、葛根30g、山楂30g，继服7剂。

处方：葛根30g　黄芩15g　黄连10g　木香15g　槟榔15g　厚朴15g　当归10g

赤芍 20g　白芍 20g　生甘草 10g　鸡内金 10g　山楂 30g　黄芪 40g　每日 1 剂，水煎服，早晚分服。

服上方 7 剂，大便减少至每日 4～5 次，腹胀消，食纳好，精神佳。加入补肾温阳之品，补骨脂 10g、肉桂 4g。服药至 8 月 26 日，肛门下坠感消失，大便成形软便，日 1～2 次，无黏液，纳佳，精神好，体重亦增加，停药去外地上学，此后家属来诉，病无复发。

【按语】该病例西医诊断“直肠糜烂”，其临床特点主要为肛门下坠，便中带有赤白黏液，日 6～7 行，从中医辨证分析：温热之邪伤及肠间血络，而致下痢赤白。久病中气下陷，故治疗宜清利湿热、佐以补气升清，选用葛根芩连汤清热化湿，套用香连丸治下痢赤白。加槟榔、厚朴行气化滞。“调气则后重自除，理血则便脓自愈”，故在上方基础上加用当归、赤白芍以理下痢之血；其病久必伤正气，加之肛门坠胀示中阳之气不升，故重用葛根、黄芪、肉桂升举清阳之气，病初以全方清补兼施，以清为主，以补为辅，病至恢复期，因其久泻伤及脾肾之阳故加入补骨脂、肉桂而获痊愈。

（王君整理）

十八、补气行气、活血导滞法治疗婴儿肠梗阻一例

出生 5 天女婴。

初诊：1984 年会诊。

主诉及病史：呕吐 2 天。生后 3 天始会吮乳，排小便一次，但吮乳后即呕吐，经腹部透视诊为肠梗阻，行胃肠减压，吸出草绿色胃内容物，第四天曾有少许粪便排出，同时兼有矢气，此后则未大便，且上腹部膨隆，逐渐增大，可见胃与肠形。因家长不同意手术，改用保守治疗。

诊查：消瘦，面色㿠白，皮肤干皱，腹壁青筋暴露，腹皮光亮，腹皮可见长圆形与条索性隆起。叩之如鼓，触之不坚，患儿欲哭无声，脉沉细数，舌质暗，苔微白。

辨证：胎秉不足，元气虚弱，胎滞内存，气滞血瘀。

治法：补气行气，活血导滞。

处方：人参、大黄、芒硝、甘草、川芎、赤芍、连翘各 5g。

服法：煎取 30ml，先吸尽胃内容物，再从胃管进药，每次 5ml，每小时给药一次，3 次后改为 2 小时 1 次。1 剂药尽，再吸黄绿色胃内容物已很少，撤去胃管未再呕吐，患儿已会啼哭，吮乳已不吐，二便通但量很少。又服 1 剂，二便均畅，腹软，腹壁青筋不显，凸起物消退，患婴面色转佳。

【按语】治疗此症当药前行胃肠减压，将胃内容物吸尽，再从胃管内注入药液，使胃得以吸收药汁，使其取效快。新生儿关格证似属实象，因新生儿为纯阳之体，本例患儿生后 3 天始会吮乳，面色㿠白，皮肤干皱为先天胎元不足气虚之象，故无力排出体内瘀滞而成肠梗阻。方以调胃承气汤加人参补气，通肠中瘀浊，加入赤芍、川芎活血行气，因瘀滞已在体内蓄积 5 天，故加连翘解瘀积化毒。药后一剂通，二剂愈。致使 5 天婴儿免受一刀之苦，虽为婴儿危重之症而得以挽救。

（王君整理）

十九、补益肺肾、化痰定喘法治疗过敏性哮喘一例

祁某，男，2 岁半。

初诊：1991 年 12 月 28 日。

主诉及病史：反复发作哮喘 1 年余。哮喘每次发作均需住院静脉点滴肾上腺皮质激素、氨茶碱等药物，严重时并导致心功能衰竭，曾诊断为“过敏性哮喘（螨虫、多型霉菌过敏）”。哮喘由原半年发作 1 次发展至每月发作 1 次。

诊查：患儿咳嗽无痰，呼吸急促而喘，鼻塞，涕多清白，大便干，每日一行，小便频数，昼夜 17～18 次，每次量少。呼吸气粗，张口抬肩，喉间痰鸣，口唇紫绀。体温正常，心率 180 次/分，双肺散在哮鸣，舌质淡红，苔薄白而腻，脉滑细而数。

辨证：肺肾不足，痰湿内阻。

治法：补养肺肾，化痰定喘。

处方：方以人参蛤蚧散加减。太子参 6g　五味子 3g　麦冬 9g　杏仁 6g　浙贝母 10g　核桃仁 1 个　知母 6g　沙参 10g　连翘 6g　蝉衣 3g　瓜蒌仁 7g　枸杞子 6g　7 剂，每日 1 剂，水煎服，早晚分服。另蛤蚧 1 对，焙干，分 20 包，早晚各用汤药送服 1 包。

二诊：1992 年 1 月 15 日又来诊。患儿服上方 14 剂，咳喘明显减轻，本次发作未经住院抢救即得缓解。现仍咳痰、涕较多，黄白相间，动则汗多。肺内偶闻哮鸣音，心率 150 次/分，舌质稍暗，苔薄略黄，脉滑数。前方已效，继以原方加入清肺化痰之品。

处方：太子参 6g　五味子 3g　麦冬 9g　杏仁 6g　浙贝母 10g　知母 8g　沙参 10g　连翘 10g　瓜蒌仁 7g　丹皮 7g　胆南星 1.5g　蝉衣 3g　牡蛎 10g（先下）　枸杞子 3g　7 剂，每日 1 剂，早晚分服。另蛤蚧 1 对，服法同上。

三诊：1992 年 2 月 19 日再诊。患儿服前方 7 剂后咳喘已止，自停药。本次因外感后发热 1 周，体温 39～40℃，咳而未喘，痰量较多，大便 2 日未解，小便正常，左下肺可闻及散在小水泡音，舌质暗红，苔薄黄腻，脉数。此证系外感肺热，痰热内阻，治以清肺化痰通腑。

处方：杏仁 6g　浙贝母 10g　金银花 20g　连翘 10g　生石膏 25g　地骨皮 10g　桑皮 10g　知母 10g　瓜蒌仁 10g　炙杷叶 10g　熟大黄 3g　羚羊角粉 0.6g（分冲）　生草 3g　共服 10 剂。

四诊：1992 年 3 月 14 日药后热退，咳止痰消，肺内湿啰音消失，食纳、二便正常。哮喘未作。虽上症皆无，唯夜间尿床。治以益肺肾。

处方：太子参 6g　麦冬 6g　五味子 3g　桔梗 6g　浙贝母 10g　炙麻黄 1g　枸杞子 10g　蝉衣 3g　蛤蚧 1 对　服法同前。

患儿坚持服用该方 14 剂，哮喘痊愈，此后未见发作，夜尿床已好，随父母去美国就学，其外祖母归国言其身体健康，已上学。

【按语】本病例是久喘不愈，日渐加重，咳喘发作甚则心衰，需要抢救的重症病例。久咳肺虚，气阴不足，气失所主而致气短喘促，日久肺之气阴不能下荫，由肺及肾，肾元亏虚，肾不纳气则久喘不愈。肾脉上络于心，肺肾两虚，致心气不足，肾的阳气衰微与心密切相关，肾不纳气而喘重，致心阳衰微故引起心衰。此患儿肺肾同治，以生脉饮、人参蛤蚧散补气益精定喘治其本，以杏仁、瓜蒌仁、浙贝母化痰治其标，连翘、蝉衣清热解毒，服 14 剂后咳喘大减。在 3 个月间断治疗过程中，没有因咳喘再用西药进行抢救。肾气固、肺气足、腠理密，故而无外感，肺肾同治，使一例哮喘重症治愈。

（王辛秋整理）

二十、“胎元不健”(胎停育)的防治验案四例

例1. 曹某,女,34岁。

初诊:2003年3月4日。

主诉及病史:继发不孕2年,现月经稀发。结婚9年,继发不孕2年,曾4次人流,2000年曾妊娠85天发现胎停育,行清宫术。

诊查:基础体温呈单相,月经3～5/60～90天,量中等,色红,有血块,经期腰痛、腹痛。白带少,末次月经2月28日,现仍未净。舌尖红,苔薄白,边有齿痕,脉沉细。

中医诊断:胎元不健。

辨证:脾肾两虚,经血不调,任脉失养,胎元不足。

治法:益脾肾养血。

处方:黄芪20g　山药30g　仙灵脾10g　巴戟天10g　女贞子20g　菟丝子25g　覆盆子10g　肉苁蓉10g　紫河车10g　当归10g　白芍10g

治疗此患者第一阶段,补脾肾养血调经。第二阶段,月经周期近于正常调其孕育功能,经后加促排卵中药,服药后患者基础体温双相而受孕;第三阶段,怀孕后继续培补脾肾以利胎元,而使胎儿能正常发育。患者已于2004年4月足月分娩一男婴,母婴俱健。

例2. 刘某,女,39岁。

初诊:2005年4月16日。

主诉及病史:曾2次胎停育,现基础体温已升高12天。第一胎孕3个月时阴道出血,经检查为死胎,第二胎于孕78天时尚无胎心而清宫,此后曾服梁老中药调理月经,现月经规律,未避孕,末次月经2005年3月21日,量色正常,基础体温已升高12天,恐再次胎停育而来求诊,小腹凉,纳可,大便偏稀。

诊查:舌质暗,苔薄黄。脉沉滑细。

中医诊断:胎元不健。

辨证:肾虚致胎元不足。

治法:益肾培补胎元。

处方:川断10g　杜仲10g　菟丝子20g　枸杞子10g　寄生15g　炒白术15g　山药30g　首乌20g

此方随证加减服药至孕4个月停药。经B超检查胎儿发育正常,已足月分娩一健康女婴。

例3. 赵某,女,27岁。

初诊:2004年10月16日。

主诉及病史:月经量少1年余,无排卵。2003年8月曾胎停育一次,现基础体温单相。月经12岁初潮,5/26～28天,经量少,色红,无痛经,末次月经:2004年10月11日～16日,经前及经期乳房胀痛,性情急躁。

诊查:舌质暗有瘀斑,脉沉滑细。

中医诊断:胎元不健。

辨证:脾肾虚冲任失养,血瘀气滞。

治法:益气养血补肾,佐以清心理气。

处方：黄芪 30g　党参 15g　首乌 20g　熟地 20g　菟丝子 20g　枸杞子 20g　白芍 20g　紫河车 10g　川断 10g　仙灵脾 10g　女贞子 10g　当归 10g　香附 10g　坤草 10g　莲心 10g　川连 3g

治疗经过：上方加减服药 5 个月，根据月经周期调整用药。经前加活血，排卵期加桑椹子 20g、沙苑子 10g、龟甲 20g、鹿角霜 10g、大芸 10g、桂枝 6g 等，经治后基础体温呈双相但上升缓慢，小腹坠，经前心悸气短，改以补脾肾活血行气。

处方：黄芪 20g　白术 20g　党参 20g　菟丝子 20g　枸杞子 20g　熟地 15g　紫河车 10g　仙灵脾 10g　山萸肉 10g　川断 10g　香附 10g　当归 10g　山楂 20g

上方根据月经周期加减调整用药共服用 2 个月，基础体温呈双相，并于 2005 年 6 月 18 日尿妊娩试验阳性，孕后治以益气养血以固胎元。

处方：黄芪 30g　党参 10g　菟丝子 30g　枸杞子 15g　川断 10g　杜仲 10g　生地 15g　黄芩 10g

孕后曾出现阵发心悸，气短乏力，心电图示：窦性心动过速。舌质紫暗，微苔，脉滑细数改以养心阴清胎热之法加减治疗。孕 20 周后停药。追踪：患者已于 2006 年 2 月生育一健康女婴。

例 4. 赵某，女，30 岁。

初诊：2004 年 11 月 6 日。

主诉及病史：早孕 37 天，曾胎停育 1 次。2 年前孕 3 个月发现胎停育而行清宫术，现早孕 37 天（末次月经 9 月 30 日），身疲无力，为避免再次出现胎停育故请求中医诊治。

诊查：舌质暗，舌体大，苔白，脉沉滑细。

中医诊断：胎元不健。

辨证：脾肾气虚，恐胎元失养。

治法：益脾肾固胎元。

处方：黄芪 20g　太子参 10g　白术 15g　山药 30g　川断 10g　菟丝子 25g　杜仲 10g　枸杞子 15g　寄生 20g　阿胶（烊化）10g　砂仁 6g

以上方加减共服药 12 周，患者查 B 超胎儿发育正常，符合孕月，18 周开始有胎动。

2005 年 2 月 23 日见有阴道少量褐色分泌物，复查胎心正常，上方改阿胶 15g、川断 15g、杜仲 15g，25 日出血得止，舌边暗，舌体大，苔白，脉滑，治宗上法：上方继服 3 剂后将药量减半服之，服药至孕 5 个月，观察 B 超胎儿发育正常，胎心正常而停药。患者于 2005 年 6 月生育一女婴，身体健康。

【按语】例 1 有多次人流史，例 2 有多次胎停育史，例 3、例 4 是一对姐妹先后均发生胎停育，且二人经中医治疗后均正常分娩一健康婴儿。多次人流及多次胎停育势必造成冲任受损，而姐妹先后均发生胎停育，是否有基因染色体的异常，因胎前未作此方面检查不好确切说明，中药是否对基因改变有影响尚需进一步观察。因冲主血海任主胞胎，冲任二脉皆为肾所主，故治疗胎停育离不开补肾。孕前治以益气养血补肾为主，并根据月经周期调经促排卵以利受孕。孕后以补肾养血为主佐以健脾。此外尚应注意分析患者致胎停育之因，根据患者具体情况辨证施治，例如孕后无故体温升高至 37.5℃，当加滋阴益肾清热之品，以防因胎热影响胎儿脑部发育，以保胎元。当气虚明显时当补气滋养胎元，重用参、术、芪，肾虚明显当补肾以固胞，强壮胎元，常用菟丝子、川断、杜仲。血虚舌有瘀象当养血畅血以利胎元，常用当归、白芍、丹参，如有外感及时清热除邪固护胎元。阴道出血宜用炒黄芩、生地炭、阿胶珠、仙鹤草、升麻炭止血以固胎元。

总之对胎停育患者孕前应调养冲任，孕后应补脾肾，尚应结合辨证祛除影响胎儿发育之因，早期胎停育患者常无症状，故对有胎停育病史者孕早期应进行B超及血的HCG检查。临床如发现胎儿发育晚于孕周，不可断言胎停育而中止妊娠，尚应根据中医胚胎生长的理论积极治疗，曾有两例孕6～7周未见胎芽，继续服药治疗一周后复查，可见胎芽胎心，并已分娩健康婴儿。

（刘春芳整理）

【编者评注】梁贻俊教授出身中医世家，克绍箕裘，功力深厚。复经名师传授及多次研修深造，遂致学验俱富。擅长治疗血液病及内、妇、儿科诸多疑难病证。本集所收20个病种20多则验案，或用经方重剂，或似轻描淡写，或一诊毕功，或几经周折而均能最终取效者，皆因辨证精准，恰中肯綮。吾侪读之受益良多。后学诸子，能无启迪！

董福慧医案

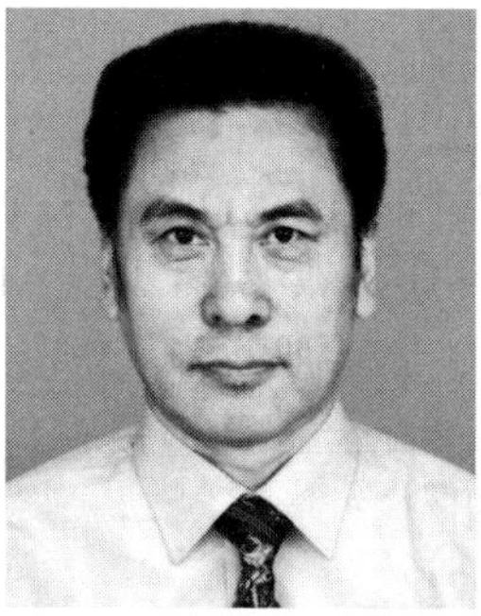

【生平传略】

董福慧，吉林人，1951 年 12 月出生。中医主任医师。1977 年白求恩医科大学中医专业毕业后一直从事中医骨伤科临床工作。临床经验丰富，科研成果亦丰，曾获部级、院级及北京市科学技术等多种奖项。1993 年起享受国务院政府特殊津贴。编著学术著作 8 部，撰写学术论文数十篇。

一、铍针减张治疗张力性末梢神经痛 52 例

自 2000～2002 年用铍针治疗张力性末梢神经痛 52 例，效果显著，总结如下：

【临床资料】本组 52 例，男 22 例，女 30 例，年龄 20～68 岁，腰及双下肢 40 例，颈肩部 12 例。

【治疗方法】

1. 针具　自制铍针，直径 0.75mm，长 5～7cm，末端为扁刃。

2. 进针点　取患部张力最高点，敏感压痛点。

3. 消毒　碘酒酒精消毒进针区皮肤。

4. 治疗　从进针点进入，刺至筋膜下，可有穿破阻力感，避开神经血管等重要组织，在筋膜上切割几点减张。

5. 包扎　进针点用消毒干棉球覆盖，胶布固定包扎。

【治疗结果】治愈 38 例，显效 8 例，有效 3 例，无效 2 例，晕针 1 例。

【按语】张力性末梢神经痛是指由于某些病理因素导致局部软组织张力增高，牵张压迫了走行于其相邻部位的神经等重要组织，而产生不同程度的疼痛，感觉障碍，植物神经功能障碍，甚至运动功能障碍等。它可由椎间盘突出、慢性劳损、急性损伤等引起。董福慧教授首次提出此理论后，在机理和临床上进行了大量的研究，并取得了良好的疗效。由此设计了一种针具——铍针，用其在张力增高区进行闭合切开减张，解除对局部神经的牵压，从而解除临床症状。

二、铍针治愈腰椎间盘突出症一例

李某，女，68岁，已婚，北京市人。

初诊：2001年11月17日。

主诉及病史：腰痛伴右下肢放射痛2周，右下肢屈曲内收畸形，大腿被动贴于腹部，稍遇刺激即痉挛抽搐，疼痛剧烈难忍，难以入睡，异常痛苦。

诊查：腰部侧弯，腰肌紧张，压痛剧烈，痛点固定，叩击疼痛向下肢放射，右直腿抬高试验及其他检查患者不能配合，CT示腰4、5椎间盘突出。舌质紫红，脉涩。

辨证：血瘀阻络。

治法：活血通络。

1. 选取腰5旁开各2寸，骶2右旁开2寸，三个张力最高点。
2. 碘酒酒精消毒。
3. 将针疾刺入筋膜切割减张。
4. 消毒棉球包扎针眼。

第一次治疗症状明显缓解后即能入睡，每周2次减张治疗，3周痊愈出院。

【按语】本例腰骶部肌肉痉挛致肢体被动体位，难以入眠异常痛苦，根据董福慧教授提出的"张力性末梢神经痛"理论，其剧烈疼痛是由于张力增高，牵压附近的神经末梢所致，铍针减压后，解除了张力对神经末梢的牵压，就能缓解疼痛，治疗效果非常明显，也正证明了这一点。

三、铍针治愈股外侧皮神经卡压综合征一例

符某，女，30岁，已婚，海南人。

初诊：2001年9月16日。

主诉及病史：自1990年以来，自诉无明显诱因出现左股外侧麻木，平时仅能坐或卧位，不能站立。在多家医院行MRI、CT及神经科检查未见异常。伴喜热恶寒。纳呆，小便清长。

诊查：左股外侧可触及筋膜下有一3cm×4cm的游离包块，略硬。局部压痛阳性，感觉减退。舌质淡，苔白腻，脉弦紧。

辨证：寒湿侵袭，气滞络阻。

治法：行滞通络，祛寒止痛。

处置：铍针减张治疗。

1. 针具　铍针直径0.75mm，长5cm，末端扁刃。
2. 治疗　触诊患处张力最高点，予以铍针减张治疗。

出针后患者立感轻松，当时站立时间达50分钟。

二诊：9月18日。同上铍针减张治疗，第二天已站如常人，症状完全消失。嘱其休息一周，注意避风寒。

【按语】该患者由于左股外侧筋膜下有一3cm×4cm的游离包块，牵张压迫走行于其附近的神经末梢导致麻木，利用铍针减张，解除了对神经末梢的牵压，故麻木也就随之而解。此患

者为寒湿侵袭，气滞络阻，铍针散寒除痹通经活络，气行则络通，痹阻亦消。

四、铍针治疗臀筋膜挛缩症一例

杨某，男，10岁。

初诊：2000年8月15日。

主诉及病史：右髋部酸胀疼痛3周，走路时右下肢外旋畸形，曾在外院以右膝关节滑膜炎和右髋关节滑膜炎诊治，疗效不佳。伴有口苦咽干，尿赤便秘。

诊查：右下肢外旋畸形，短缩屈曲畸形不显，无异常活动及弹响，欧伯征阴性，可触及右臀大肌紧张及条索，主动内收受限。舌红，苔黄，脉弦数。

辨证：肝经郁热。

治法：清肝活络（铍针减张　推拿松解）。

1. 触测进针点　选取张力最高点。

2. 消毒　碘酒酒精消毒。

3. 治疗　将铍针急刺入筋膜下，切割张力紧张点，隔日一次，同时配合推拿，手法要轻柔。治疗2周后，患者髋部症状已消除，步态恢复正常，痊愈出院。

【按语】本例患者由于肝热致肝失条达柔顺之性，气血壅滞肝络，筋急而挛。故《素问·痿论》指出："肝气热，则胆泄口苦筋膜干，筋急而挛，发为筋痿。"铍针疏肝通络，配合推拿活血解挛，则挛解而愈。

五、铍针加方药治眩晕一例

李某，女，49岁，已婚，山西人。

初诊：2000年12月19日。

主诉及病史：3年前无明显诱因出现眩晕，站立则加重，卧则减轻，站立时间由发病时的2小时到现在的不足15分钟。外院CT检查示轻度退行性变，行推拿牵引药物治疗，效不佳。伴倦怠无力，少气懒言，健忘。

诊查：两风池穴周围肌痉挛压痛明显，颈左旋45°，余活动度正常，颈叩击提拉试验阴性，舌暗脉涩。

辨证：气虚血瘀。

治法：补气活血。

处置：针药并施。

1. 铍针治疗　碘酒酒精消毒，选取张力最高点进针疾刺，注意针尖方向和深度勿伤及枕动脉。隔日1次。

2. 处方　复元活血汤加四君子汤加减。

柴胡10g　当归10g　穿山甲8g　桃仁10g　红花8g　花粉10g　大黄10g　川芎15g　白术12g　党参10g　茯苓10g　甘草6g

每日1剂，水煎早晚分服。

【按语】气为血帅，气虚则血不上荣，加之血瘀阻络，气血不能畅行，髓海失养，故而眩晕。铍针活血通络，柴胡疏肝胆之气，当归养血活血，山甲破瘀通络，桃、红、大黄祛瘀生新，花粉润燥散血，四君子补气。经上调理，气旺血行而症消，两周愈而出院。

（王兆星整理）

【编者评注】董福慧教授长期从事针灸临床工作，在治疗痛证方面具有丰富的临床经验。尤其是自制铍针运用小创口减消张力法治疗张力性疼痛颇有独到之处，临床疗效显著，值得重视和推广。

蒋伯铃医案

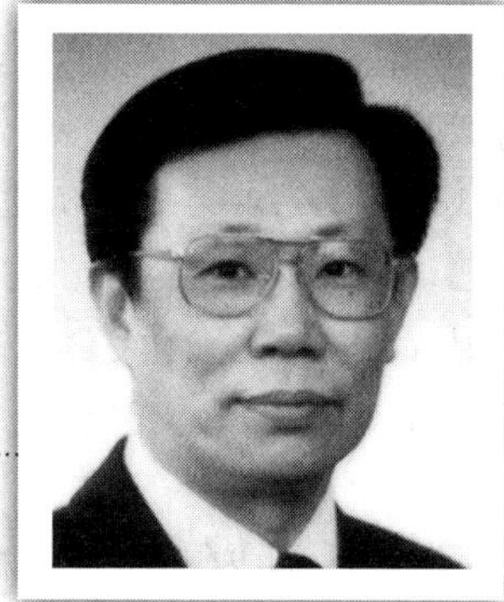

【生平传略】

蒋伯铃，毕业于南京医学院医疗系本科，并于1964年至1966年结业于北京市第二届西学中研究班，1980～1981年于北京同仁医院眼科进修，1986～1987年在美国Eye Research Instite of Retina foundation，Boston学习。自1963年至今一直于中国中医研究院广安门医院眼科从事医疗、教学及临床研究工作，历任眼科住院医师、主治医师、副主任医师、主任医师及眼科副主任、主任、博士生导师、全国中医眼科学会委员。

早期随唐由之教授从事中西医结合白内障针拨术的临床研究，1966年获卫生部鉴定作为成果推广普及。1979年又开始从事白内障针拨套出术研究，1985年获国家科学进步二等奖。并发表有关论文十余篇。1985年开始从事眼科超声临床应用。20世纪80年代至90年代从事中药治疗单疱病毒性角膜炎的临床和实验研究。近年来又从事中药对原发性开角型青光眼进行实验和临床研究，以及眼底激光结合中药治疗眼底出血性疾病的临床观察，均取得一定经验。对眼科临床领域如角膜病、白内障、青光眼、葡萄膜炎、玻璃体视网膜病、视神经病等均有较全面的中医和西医知识以及较丰富的临床经验，在中医眼科临诊中强调"目病多郁"，如朱丹溪认为"血气冲和万病不生，一有怫郁诸病生焉"，临床上擅长解肝郁而疗目疾，经验颇丰、疗效显著。

一、祛风散寒通经活络治疗视瞻有色（中心性浆液性脉络膜视网膜病变）一例

张某，男，30岁，已婚，工人。

初诊：1984年7月23日。

主诉及病史：酒后淋雨外感，次日发现右眼中央视白呈黄暗色，已月余。

诊查：形体健壮，五官外观无异常，瞳神神色无异，裸眼视力右0.8、左1.0，眼底屈光介质清，右眼黄斑中心凹反射消失，局部色暗浊水肿，脉弦缓，苔白质稍暗。

辨证：酒后淋雨，寒凝血滞、气血凝结，黄斑暗浊。

治法：祛风散寒，通经活络。

处方：羌活 10g　防风 10g　细辛 6g　生黄芪 15g　当归 10g　川芎 10g　桃仁 10g　红花 10g　葱白 3 寸　14 剂

二诊：视力双眼 1.0。

【按语】“视瞻有色”多以为肝肾阴虚血少或因痰火湿热内蕴，然本案形体健壮脉无虚，《证治准绳》视瞻有色证提出“当因其色而别其证以治之。”“若见黄赤者，乃火土络有伤也。”患者寒凝血滞、脉络不通，故以羌、防、细辛温散寒湿，当归、川芎、桃红、葱白通窍活血，黄芪行气，达到通经活络，启明目窍之功。

二、养血健脾治疗青盲（正常眼压性青光眼）一例

李某，男，56 岁，已婚，编辑。

初诊：1992 年 9 月 28 日。

主诉及病史：夙有近视，近来双眼久视干涩，疲劳。

诊查：双眼外观无异，泪液分泌正常（滤纸试验），前房深，瞳孔圆，对光反应存在，显然验光：右-6.00D→1.0，左-5.50D→1.0，眼底：视盘杯/盘比呈垂直椭圆，直∶横约 0.7∶0.5，边缘陡削，血管屈膝爬行，眼压右 17.30mmHg，右 20.55mmHg，视野检查见双生理盲点相连的环状暗点及鼻侧收缩。纳少，眠不实，脉沉细苔薄质淡。

辨证：患者夙有近视，《审视瑶函》指出“能近视而不能远视者，阳不足……病于火少者也。”又为编辑工作，久读细字，眠食衰少，心脾两虚。

治法：养血健脾。

处方：生黄芪 15g　当归 12g　枸杞子 15g　茯苓 15g　白术 10g　柴胡 10g　酸枣仁 15g　炙甘草 10g　川芎 10g　14 剂　同时 0.25%塞吗心胺点眼早晚各 1 次。

二诊：症状大减，眼压：右 14.57mmHg，左 15.88mmHg，以上方 10 倍量研为细末，水泛为丸，梧桐子大小，日服 3 次，每服 16 粒，同时点 0.25%塞吗心胺眼药水，早晚各 1 次。

观察 1 年，眼压稳定视野无改变。

【按语】患者双目干涩不爽，《审视瑶函》记载：“不肿不红，爽快不得，沙涩昏朦名曰白涩。”而综合其他诸症，其病并非在肺，更有现代眼科检查系正常眼压性青光眼，其结果必然为青盲。《审视瑶函》说“夫青盲者，瞳神不大不小无缺无损，仔细视之瞳神内并无细小别样气色，俨然与好人一般，只是白看不见”。此与现代开角型青光眼之结果相符，故本案不以白涩施治，而按心脾不振，以酸枣仁汤去知母阴敛之药，配杞子当归养血汤以补心养血，术苓甘加黄芪益气健脾，柴胡主升主散。疏肝解郁以防肝木克脾土，心脾振足，气血充盈，目得血而能视，眼症自消。

三、益气养血、通经化瘀治疗视瞻昏渺（分支静脉阻塞）一例

吴某，男，64 岁，已婚，教师。

初诊：1979 年 7 月 10 日。

主诉及病史：右眼晨起发现视物昏暗，无眼红、眼痛、头痛目眩，平素有高血压症。

诊查：体质一般，面色无华，表情淡漠，五官端正，气息平和，纳少，眠不实，脉沉细，苔淡质

暗，血压140/90mmHg，裸眼视力右0.2、左1.0，双眼视网膜动脉硬化，右眼颞上静脉区出血并涉及黄斑，黄斑无水肿。

辨证：气血亏虚、经络瘀滞。

治法：益气养血、通络化瘀。

处方：生黄芪15g　生熟地各15g　当归10g　赤芍12g　川芎10g　桃仁10g　红花10g　地龙10g　海藻15g　生龙牡各15g　14剂

二诊：1979年7月26日。右眼视力增进为0.5，守方14剂。

三诊：1979年8月11日。右眼视力为0.8～1.0之间，右眼黄斑出血吸收，颞上出血仍留部分。改赤芍10g，加羌防各10g用以升散，促进吸收。并将该方十倍量碾为细末，水泛为丸，梧桐子大小。口服三次，每次16粒巩固。

【按语】《证治准绳·七窍门》有："目内外别无证候，但自视昏渺，朦胧不清也"之说。《审视瑶函》则指出"有神劳，有血少，有元气弱，有元精亏而昏渺者……各有原故须分别"。患者教师职业，面色无华，表情淡漠，纳少，脉沉细苔薄质暗，均系劳神、血少精亏之候，以致睛窠脉道瘀滞。用《医林改错》补阳还五汤益气养血，活血通络，加生熟地、生龙牡以益肾固精，更配合海藻以活血散结，血溢经外谓之瘀，去瘀方能生新。经脉气血和顺当可恢复睛明。

四、滋阴降火、行气活血治疗暴盲（静脉周围炎Eales病）一例

张某，男，27岁，已婚，职员。

初诊：1979年10月20日。

主诉及病史：右眼骤然失明2周，无眼红痛头痛，左眼无异常感觉。

诊查：体质一般，常有腰酸乏力，双眼外观无异，视力右0.02，左1.0。眼底检查：右眼玻璃体混浊，眼底不能见，左眼屈光介质清楚，视盘黄斑无异，颞上周边小静脉见有白鞘，无出血，脉细，苔薄质稍绛。

辨证：阴虚火旺、气血瘀阻。

治法：滋阴降火、行气化瘀。

处方：生熟地各15g　山药12g　山萸肉12g　丹皮10g　女贞子12g　旱莲草12g　生黄芪15g　当归10g　川芎10g　赤芍12g　柴胡10g　生甘草10g　14剂

二诊：11月18日，服药26剂，右眼视力0.5、左眼1.0，自觉右眼视力进步，然眼前有暗影飞动，脉细，苔薄质稍绛，右眼底可见，颞上静脉充盈，周边部见有出血及血管白鞘。原方去丹皮、柴胡，加银柴胡10g，生龙牡各15g先下，14剂。

三诊：右眼视力进步至0.8^{+++}，玻璃体混浊轻，眼底颞上出血吸收，周边静脉尚见白鞘。上方加秦艽15g，去赤芍、丹皮，配合知柏地黄丸6g，日3次。

【按语】《证治准绳·七窍门》指出："平日喜无他病，外不伤轮廓，内不损瞳神，然盲而不见也"，《审视瑶函》认为其因有三，曰阴孤，曰阳寡，曰神离，乃闭塞关格之病。

患者年轻，且腰酸乏力，脉细舌绛，此乃阴虚相火偏盛之候。阴阳失调，气血失和，迫血妄行而暴盲，故方用六味地黄汤。《证治准绳》二至丸及四物汤配生黄芪、柴胡用以滋阴降火、行气理血、疏肝解郁，以调和阴阳、通调气血，目窍自开。

二诊因柴胡久用耗阴，改银柴胡，虽散而不耗阴，生龙牡乃平肝潜阳散结之品，仍为一诊进取。

三诊加秦艽，仍视眼底有白鞘，用散结不耗阴，去赤芍、丹皮凉血之品，恐久用有寒凝血滞之虞。用黄芪、当归、川芎，取当归养血汤加川芎血中之气药，用以补而不滞，更配合知柏地黄丸，平补肝肾而降浮火。共奏行气理血、阴阳平衡、气血和畅之效。

五、滋阴敛阳、补益心脾治疗神光自见（急性玻璃体后脱离）一例

顾某，女，56岁，已婚，教师。

初诊：1988年8月12日。

主诉及病史：突然发现左眼眼内间歇闪光两天，犹如电光闪掣，不论昼夜，眼球转动尤甚，伴有视物模糊，无视野缺损，有低度近视，纳少，眠欠实。

诊查：体质纤瘦，五官端正，双眼外观无异，眼底检查右眼无异；左眼玻璃体是weiss环，视盘稍充盈无出血，黄斑中心凹反射弥散。脉细，苔薄质淡。

辨证：阴不敛阳，心脾不足。

治法：滋阴敛阳，补益心脾。

处方：熟地12g　山药12g　山萸肉12g　麦冬12g　五味子10g　茯苓12g　泽泻12g　丹皮10g　党参12g　白术10g　远志10g　炙甘草10g　7剂

二诊：8月22日，视物较前清晰，闪光明显减少，纳少，脉细，苔薄，眠欠实。

处方：党参12g　黄芪12g　白术10g　龙眼肉15g　茯苓12g　当归10g　酸枣仁12g　远志10g　广木香10g　炙甘草10g　生姜3片　大枣5枚　5剂

左眼闪光消失，视力恢复，予明目地黄丸12g，日2次；归脾丸6g，日2次，调理而愈。

【按语】《证治准绳·七窍门》曰："目外自见神光出现，每如电光闪掣，甚则如火焰霞明，时发时止……乃阴精亏损，精气怫郁，六腑太伤，孤阳飞越……"患者为教师职业，身体纤瘦，脉细、苔薄、质淡，皆为心脾不足之候。故拟用麦味地黄丸滋阴敛阳，参、术、茯、草扶脾，远志茯神安心神，麦味地黄汤有滋水涵木，以防肝阳妄动发生并病。二诊闪光感明显减少，以心脾不足为主，用归脾汤补益心脾。经曰："五脏六腑之精气皆上注于目，而为之精……"脾气旺才能健运上输精气，心血充才能神明，乃目得血而能视是也。

【编者评注】《灵枢·大惑论》曰："五脏六腑之精气皆上注于目而为之精"是说二目精光，关乎五脏六腑。当其病也，亦非一脏一腑之变。蒋教授学贯中西，而深得中医眼科之奥。因此临床诊病不拘一格。或疏肝，或益肾，或养血，或补气，或滋阴敛阳，或祛风散寒，或活血化瘀，或滋阴降火，总要辨证精审、治法得当。既宗前贤之论，又不乏个人创见。读者用心体味，当不无裨益。

颜正华医案

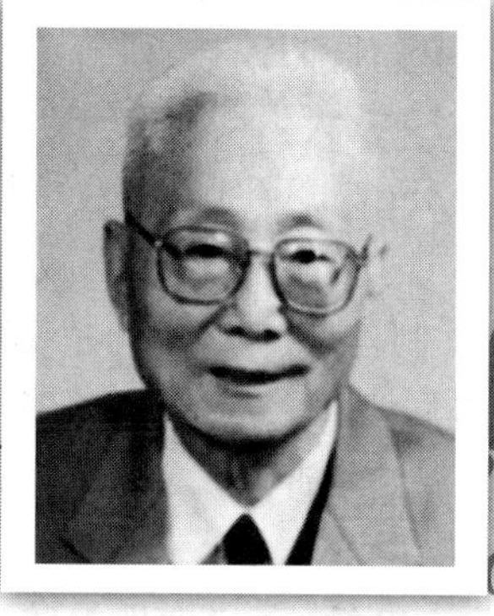

【生平传略】

颜正华，1920年出生，汉族。北京中医药大学教授。江苏丹阳人。童年立志学医，先拜儒医戴雨三为师，攻读医学书籍，后拜名医杨博良为师。20世纪40年代，悬壶家乡，由于医德高尚，医道精良，不久名噪一方。新中国成立以后，为了响应党和政府继承发扬祖国医学遗产的号召，于1955年考入南京中医学校师资进修班学习深造，毕业后留校任中药教研组组长，从此献身于中医药教育事业。1957年，调北京中医学院，历任中药教研室副主任、主任、博士研究生导师、中药研究所名誉所长、校职称审评委员会副主任等职。曾任国务院学位职称评定委员会成员、中国药典委员会委员、卫生部医学科学委员会委员、全国高等医药院校教材编审委员会委员、光明中医函授大学顾问、北京分院院长、中国药学会北京市中药分科学会名誉主任委员、全国中医药学会顾问等。长期以来，从事中医药教学、临床、科研工作，培养了大批人才。1988年中国中西医结合研究会发给"三十年来为我国培养中西医结合人才作出贡献"的荣誉证书；1990年国务院颁发"为发展我国医药卫生事业作出突出贡献"的证书和特殊津贴；1994年人事部、卫生部、全国中医药管理局联合发给"全国继承老中医药专家学术经验指导老师"荣誉证书。生平著作颇多，代表作为《临床实用中药学》、《全国高等医药院校教参中药学》、《药性理论》等，得到同行和读者的好评。颜老具有丰富的临床经验，擅长治疗内科杂病，善于运用古方化裁和创制新方，治验甚众。

一、滋阴潜阳、平肝安神、活血行瘀法治愈眩晕、头痛、多梦、肢麻一例

陈某，男，45岁。

初诊：1995年3月25日。

主诉及病史：自今年1月以来，经常眩晕头痛，夜寐易醒、多梦，有时肢麻、腰酸，纳食尚可，

大便干燥。经某医院检查：血压波动在140～165/100～105mmHg之间，胆固醇270mg%，甘油三酯170mg%，诊断为高血压、高血脂症。服西药治疗，效果不佳，来诊改服中药。

诊查：面容憔悴，精神欠佳，脉弦细，舌暗红，苔薄黄，口干苦。

辨证：肝肾阴虚，肝阳偏亢，血行不畅。

处方：生地15g　大白芍15g　生石决明^先煎^30g　天麻6g　白菊花10g　生牡蛎^先煎^30g　丹参30g　茯苓15g　怀牛膝12g　坤草30g　决明子30g　夜交藤30g　7剂

二诊：4月5日。药后眩晕头痛减轻，睡眠转佳，大便通畅，有时肢麻，腰酸。仍用原法。

处方：原方加制首乌15g，生山楂15g，30剂。

三诊：1个月后诸症大减，因天气炎热，服汤剂不便，遂用上方，以此比例加大剂量，制成膏剂，每服一汤匙，温开水冲服。3个月后复查，不仅症状消失，且血压140/90mmHg，血脂恢复正常。

【按语】《黄帝内经》云："诸风掉眩，皆属于肝"，因肝主风，体阴用阳，凡肾阴不足，肾水不能滋养肝木，则肝阳上亢，可引起眩晕头痛；肝火扰心，可导致失眠多梦。本症脉弦细，舌质暗红，口干苦，眩晕头痛，夜寐易醒，多梦，腰酸，均为肝肾之阴不足，肝阳上亢所致；且肢麻、舌暗，为有瘀之征。故用生地、白芍、石决明滋阴平肝潜阳，配以天麻、白菊花平肝熄风以治眩晕头痛；生牡蛎、丹参、茯苓(神)、夜交藤治寐少多梦，且牡蛎兼能潜阳，丹参又可化瘀。方中怀牛膝为益肝肾、强腰膝之品，且可导药下行，坤草活血化瘀，清热利尿，决明子清肝明目通便，诸药合用，共奏滋阴平肝潜阳化瘀之功。复诊增加制首乌、生山楂，意在增强补益肝肾和活血化瘀之力。药证相当，故能奏效。

二、散寒化瘀，调畅气机治顽固腹痛一例

于某，男，26岁，北京顺义人。

初诊：1991年5月16日。

主诉及病史：两岁半时，因阑尾炎而接受手术治疗，创伤愈合后遗患腹痛，绵绵不已。西医诊断：肠粘连。屡经中西医治疗无效。

诊查：今症见右下腹隐痛，上牵胁肋，下控阴股，遇寒或阴雨天气加重，畏寒。舌暗淡有齿痕，苔薄白，脉沉弦。

辨证：寒凝瘀滞，气机不畅。

治法：散寒化瘀，调畅气机。

处方：川楝子(打)12g　延胡索10g　台乌药10g　赤芍12g　当归10g　木香6g　丹参30g　桃仁10g　红花10g　川芎6g　小茴香6g　生姜10g　6剂

二诊：1991年5月23日。服药6剂，即见殊功；续进7剂，诸证豁然。停药观察2月余，腹痛没有反复。

【按语】本例腹痛，起因于外伤(手术)，阴血离于脉道而不归经，瘀结脉外，阻碍气机，导致腹痛绵绵不已，故方中用桃仁、红花、赤芍、川芎、丹参等大队活血之品，以促进瘀血消散。颜正华教授指出，凡疼痛有牵引感觉者，多系寒邪为病，因寒性凝敛、收引，寒则脉缩蜷，缩蜷则脉细急，故见牵引作痛。本例胁、腹、阴股牵引疼痛，结合脉舌，属寒无疑，故用台乌药、生姜、小茴香散寒止痛。寒凝血滞，每导致气机失畅，故方中又用金铃子散、木香疏理气机。药证相合，寒邪得散，瘀血得行，气滞得调，因此获得满意疗效。

三、温补脾胃、和中降逆治愈久呃一例

袁某，女，43 岁，北京某银行职员。

初诊：1998 年 5 月 28 日。

主诉及病史：呃逆 5 载，食生冷则作，声音低弱，郁怒则胃脘刺痛，痛势不甚，全身倦怠乏力，纳少，便溏。1998 年 5 月 17 日胃镜：十二指肠球部溃疡，慢性萎缩性胃炎。

诊查：舌淡暗苔薄白，脉弦细无力。

辨证：脾胃虚弱，夹气夹瘀。

治法：温补脾胃，和中降逆，行气化瘀。

处方：党参 12g　炒白术 12g　茯苓 30g　炙甘草 6g　丁香 5g　丹参 20g　砂仁后下 5g　陈皮 10g　旋覆花包 10g　炒白芍 15g　吴茱萸 1.5g　柿蒂 10g　7 剂

二诊：1998 年 6 月 11 日。药后呃逆仍作，胃痛减轻。病势深远，不必急于求功，前方续服。

三诊：1998 年 6 月 18 日。继投培中补虚之剂，诸症渐轻，食欲亦增，更投前剂。

处方：党参 12g　炒白术 15g　茯苓 30g　炙甘草 6g　丁香 5g　丹参 20g　砂仁后下 5g　陈皮 10g　旋覆花包 10g　炒白芍 15g　香附 10g　柿蒂 10g　7 剂

四诊：1998 年 6 月 25 日。呃逆趋止，胃痛缓解，然觉脘腹发凉，宜加强温补中阳之力。

处方：生黄芪 15g　党参 12g　炒白术 15g　茯苓 30g　炒薏苡仁 30g　炙甘草 6g　陈皮 6g　丁香 5g　旋覆花包 10g　炒白芍 15g　砂仁后下 5g　干姜 3g　10 剂

【按语】本案患者，病经 5 载，食生冷则呃逆，声低而弱，身倦乏力，纳少畏寒，脉弦细无力，实中气不足之象；郁怒则胃脘刺痛，知为肝气怫郁，气滞血瘀。颜正华教授察证按脉，诊之为脾胃虚弱，夹气夹瘀，遂治以温中补虚为本，行气化瘀为佐，方用丁香柿蒂汤、六君子汤与丹参饮合方加减，扶正祛邪，虚实兼顾，堪称此道高手。

四、化痰蠲饮、和胃止呕治愈痰饮中阻呕吐一例

孟某，男，55 岁，北京人。

初诊：1991 年 1 月 17 日。

主诉及病史：食入即吐月余，西医诊断十二指肠壅积症，叠服消炎止吐西药及消食导滞、清热和胃中药无效。

诊查：患者面色暗滞，胃脘痞满灼热，泛酸，食入即吐，食欲不振，头晕，舌苔白腻，脉弦滑。

辨证：痰饮中阻，胃失和降。

治法：化痰蠲饮，和胃止呕。

处方：法半夏 10g　茯苓 30g　陈皮 10g　旋覆花包 10g　代赭石先煎 20g　竹茹 10g　生姜 10g　黄连 3g　吴茱萸 1.5g　7 剂

二诊：1991 年 1 月 23 日。服 3 剂后呕吐止，脘中转舒。余剂续服后，诸症除。

处方：香砂养胃丸 15 袋。每日 1 袋，分两次服，以善其后。

【按语】颜正华教授认为，食入即吐的常见病理有三：一是宿食积于胃中，胃失和降，食入则助邪气而加重病理，故食入即吐；二是热壅胃肠，火热之性炎上，饮食下咽则受火热之气冲

逆，故见旋食旋吐，此乃《金匮要略》中的大黄甘草汤证；三是痰饮阻于中焦，饮食入胃则助痰饮而增逆满。遂见呕吐，此为《金匮要略》中“先渴后呕，为水停心下”的小半夏加茯苓汤证。本证曾先服消食剂、清热和胃剂，俱无效应，知非食滞，亦非热壅，盖由痰饮停聚胃脘，胃气上逆所致，故用小半夏加茯苓汤、二陈汤、旋覆代赭汤数方合用化裁，化痰蠲饮，以杜呕吐之根源。尤在泾谓：“痞坚之处，必有伏阳”，痰饮久聚，亦可化生郁热，故复用左金丸清郁热。可见颜正华教授善摩古意，不泥古方，辨证精当，用药平中见奇。

五、温中补虚，除湿散寒治愈久泻一例

张某，男，24岁，北京邮电设计院工程师。

初诊：1998年7月23日。

主诉及病史：泄泻4年。患者4年前因过食生冷，引发泄泻，服药泻止，停药泻作，苦不堪言。西医诊断：慢性结肠炎，肠机能紊乱。

诊查：现腹痛则泻，泻后痛止，日二行，腹部畏寒，肠鸣辘辘，周身乏力，纳食尚可，舌暗淡苔薄白，脉细缓。

辨证：脾胃气虚，寒湿中阻。

治法：温中补虚，除湿散寒。

处方：党参15g　炒白术15g　茯苓30g　炮姜5g　炒薏苡仁30g　煨木香6g　陈皮10g　炒白芍15g　炒枳壳6g　炒泽泻10g　干荷叶10g　甘草6g　7剂

二诊：1998年8月10日。药后泻止，但感受风寒腹痛、腹泻仍作。仍属脾胃虚寒，仍当温补脾胃，用前法。

处方：党参18g　炒白术15g　茯苓30g　砂仁后下5g　炮姜5g　炒薏苡仁30g　煨木香6g　陈皮10g　炒白芍15g　炒泽泻10g　干荷叶10g　21剂

三诊：1998年8月31日。大便基本正常，唯觉神倦乏力，睡眠欠佳。仍宜实脾补中。

处方：炙黄芪12g　党参18g　炒白术15g　茯苓30g　炒枣仁15g　炒薏苡仁30g　煨木香6g　砂仁后下5g　陈皮10g　炙甘草6g　大枣6枚　炒麦谷芽各12g　14剂

四诊：1998年11月9日。土得健旺，水谷转运，精微四布，泻止神健。治如前法，以除病根。

处方：同上。

【按语】泄泻之本，无不由乎脾胃，治泻不治脾胃非其治也。本案患者泄泻起因于冷饮冷食，病逾4载，神疲乏力，脉象细缓，系脾胃虚寒之明征。颜正华教授用药健脾止泻，贯穿始末，前后调治4个月，久泻因以治愈。

六、益气导滞法治愈气虚便秘一例

朴某，女，28岁，中国社科院韩国留学生。

初诊：1998年3月16日。

主诉及病史：便秘5年。大便干，3、4日一行，临厕努挣乏力，汗出，素多思虑，晨起恶心，呕吐，食少，夜尿频数，有时咳嗽，咯痰稀白。曾经承气类攻导、宣白类开宣肺气、麻仁类清热润肠等治法。

诊查：舌淡苔薄白腻，脉弦细。

辨证：脾虚气滞，传导失司。

治法：益气导滞。

处方：生黄芪 20g　生白术 15g　木香 6g　乌药 6g　沉香后下 3g　酒大黄 6g　槟榔 10g　枳实 6g　当归 12g　肉苁蓉 12g　桃仁 10g　7 剂

二诊：1998 年 3 月 21 日。服药后大便 2 日一行，乏力亦轻，腑气下行，呕恶、咳嗽俱减。立法中的，复当再进。

处方：生黄芪 20g　生白术 15g　木香 5g　沉香后下 6g　酒大黄 6g　槟榔 10g　枳实 6g　当归 12g　肉苁蓉 12g　桃仁 10g　7 剂

三诊：1998 年 3 月 30 日。诸症大减，大便日一行，不干，气力有增，食欲增进，夜尿减少。续执原法，唯求万全。

处方：生黄芪 20g　生白术 15g　木香 5g　沉香后下 5g　槟榔 10g　枳壳 6g　陈皮 6g　当归 12g　肉苁蓉 12g　桃仁 10g　7 剂

另嘱其畅达情志，勿思虑过度。

【按语】本案患者便秘数载，临厕努挣难下，挣则汗出乏力，系气虚不能推动粪便下行之故；诊脉弦细，又多思虑，知有气滞，气滞则糟粕不行。今气虚而又气滞，思其病程已久，治当主以补气佐以理气。前医误以为便秘即燥屎结滞之阳明腑实，滥用承气，徒伤正气，正气益虚，粪便何以下行？又有误以为肺气开宣不利所致，遂用宣白类宣导肺肠，岂不是越宣气越虚，反助纣为虐？尚有误以为津血亏少，肠道失润者，用阴柔之品滋润肠道，实则腻滞，阻碍气机，断难取效。颜正华教授探取病情，得其真谛，补气中佐以理气，应手即效。颜正华教授治年久气虚便秘，喜用生白术一药。盖仲圣治风湿三方之白术附子汤证云："便硬者，去桂加白术汤主之"，由是而后，历代医家以白术通便者比比皆是，有重用 60g 者，亦有用 15～30g 者，颜正华教授用生白术通便，确有效验。

七、舒肝行气化瘀，清利湿毒兼益肾健脾治疗乙肝一例

丁某，女，45 岁，北京人。

初诊：1996 年 9 月 5 日。

主诉及病史：患慢性乙肝 15 年。1995 年底血清化验：谷丙转氨酶 500U/L，乙肝 5 项指标：乙肝表面抗原(＋)、乙肝核心抗体(＋)、乙肝 e 抗原(＋)。西医诊断：乙型肝炎。

诊查：现症两胁胀痛，腹胀，腰酸背痛，倦怠乏力，大便稀，小便黄，舌暗红苔黄腻，脉弦细。

辨证：肝郁气滞，湿毒夹瘀，脾肾不足。

治法：疏肝行气，清利湿毒，益肾健脾。

处方：柴胡 10g　香附 10g　郁金 12g　枳壳 10g　土茯苓 30g　生薏苡仁 30g　甘草 6g　板蓝根 30g　茵陈 30g　青陈皮各 6g　生白术 12g　丹参 30g　怀牛膝 15g　蒲公英 15g　14 剂

二诊：1996 年 10 月 3 日。药后诸症减轻，因无暇来诊又自按原方服药 10 剂。现两胁胀痛已轻，腹有时微胀，大便不稀，但不成形，已无腰背酸痛。小便微黄，仍乏力，气短，有时盗汗，舌质暗淡红，苔白、根微黄腻，脉弦细无力。

处方：柴胡 5g　香附 10g　炒枳壳 10g　赤白芍各 15g　丹参 20g　当归 6g　黄芪 20g　党参 15g　土茯苓 30g　茵陈 15g　炒白术 12g　生薏苡仁 30g　煅牡蛎先煎 30g　14 剂

三诊：1996年12月12日。前方连服1月，患者乏力、气短减轻，两胁已不痛，近日复查肝功：谷丙转氨酶降至36U/L，乙肝五项：乙肝表面抗原阳性，余无异常。现症：口唇干，有时头晕，久视乏力，易感冒，劳累后腹胀便溏，舌稍暗微红，苔微黄薄腻，边有齿痕，脉沉细微弦。前方稍事调整继服1月。

处方：柴胡5g　香附10g　炒枳壳6g　赤白芍各15g　丹参20g　当归6g　黄芪20g　党参15g　土茯苓30g　茵陈15g　炒白术12g　生薏苡仁30g　煅牡蛎先煎30g　枸杞子12g　30剂

嘱忌食辛辣油腻之物，注意饮食调养，不宜生气或过劳，以巩固疗效，促进康复。

【按语】胁痛一症多属肝病。病因多端，证有寒热虚实之别。本病属虚实夹杂之证。颜正华教授接诊此案时认为，患者虽有腰酸背痛，乏力便稀等虚象，但舌苔黄腻，湿毒夹瘀明显，不宜骤补。故初诊治以疏肝行气化瘀、清利湿毒为主，辅以健脾益肾，旨在祛邪为先；药后诸症减轻，湿毒之邪渐退，肝郁气滞渐除，呈现气血不足，肝失所养而余邪未净之象，故二诊、三诊，于一诊方中去蒲公英、板蓝根、青陈皮，加用党参、黄芪、枸杞子、当归等扶正理虚之品，患者服药月余，胁痛渐除，体力渐增，实验室检查数据结果明显好转。此案肝病已十余载，颜正华教授谨察病机之变化，治则随机应变，施治得法，方药精当，病人能坚持服药，故三诊共服药六十余剂而获显效。

八、清热解毒利湿通淋治愈湿热淋证一例

严某，女，31岁，北京人。

初诊：1998年2月5日。

主诉及病史：尿频、尿急、尿痛、量少色黄，伴腰痛。时轻时剧，已1年余，兼口唇肿痛2日，纳可，大便调。尿常规镜检：白细胞计数：CP-13，白细胞定性（+）。西医诊断：尿道炎、膀胱炎。经口服静点多种抗生素，症状依存，遂求治中医。

诊查：舌红苔薄白，脉沉弦。

辨证：证属热淋，下焦湿热，阻于水道，上熏口唇。

治法：清热解毒，利湿通淋。

处方：鱼腥草后下30g　蒲公英20g　金银花15g　生甘草5g　木通6g　滑石包15g　瞿麦12g　白茅根30g　怀牛膝15g　萆薢15g　土茯苓30g　7剂

二诊：1998年2月12日。湿热交结，如油入面，缠绵难愈，况经年之湿热？前服7剂，已有小效，不可急急邀功，应守方进退再服。加之近日适值月经来潮，色暗有瘀块，小腹痛。宜前方加当归、川芎、香附、益母草，一则利水通淋，再则活血通经。

处方：当归10g　川芎10g　香附10g　鱼腥草后下30g　土茯苓30g　滑石包15g　瞿麦12g　怀牛膝15g　蒲公英15g　金银花15g　生甘草6g　益母草30g　7剂

三诊：1998年2月19日。经水已过，尿频、尿急、尿痛有所减轻，但近两日又增咽喉、牙龈肿痛症。上方去活血止痛之品，加桔梗、玄参、麦门冬，清热养阴，解毒散结。

处方：桔梗10g　生甘草6g　玄参15g　麦门冬12g　金银花15g　连翘10g　蒲公英15g　鱼腥草后下30g　滑石包15g　瞿麦12g　益母草15g　土茯苓30g　7剂

四诊：1998年2月26日。咽喉、牙龈肿痛止，小便量多，尿不痛，但有败浊热腐味。又复查尿常规加镜检：WBC 3～4、LEu+、Ery+。湿热未彻，仍用清热利水通淋法。

处方：炒山栀子10g　黄柏10g　土茯苓30g　鱼腥草后下30g　滑石包18g　石韦15g

川木通 6g　瞿麦 12g　白茅根 30g　生地榆 15g　怀牛膝 15g　7 剂

五诊:1998 年 3 月 5 日。湿热辗转难以骤除,尿急、尿频、尿痛缓解,但白带量多,臭味异常,口苦,舌红苔微黄。守法不移,前方加白术、生薏苡仁、萆薢,以健脾止带。

处方:鱼腥草后下 30g　蒲公英 20g　怀牛膝 12g　生甘草 5g　白茅根 30g　滑石包 15g　土茯苓 30g　炒白术 12g　生地榆 15g　生薏苡仁 30g　萆薢 15g　石韦 15g　7 剂

六诊:1998 年 3 月 12 日。诸症平息。复查:尿常规:均(—)。前方续服,以斩病根。

处方:鱼腥草后下 30g　蒲公英 20g　怀牛膝 12g　生甘草 5g　白茅根 30g　滑石包 15g　土茯苓 30g　炒白术 12g　生地榆 15g　生薏苡仁 30g　萆薢 15g　石韦 15g　7 剂

【按语】由《金匮要略·痰饮咳嗽篇》小青龙汤证后的 5 个变证与变方可知,仲圣用药全凭乎证,添一证则添一药,易一证则易一药,既有原则性又有灵活性,闪烁着辨证论治的精华。颜正华教授于本案证治,审证查脉,认为病属《诸病源候论》所云"肾虚而膀胱湿热"病理,遂以清热利水通淋,佐以补肾为大法,贯穿治疗的始终。其中证兼痛经,则加活血通经之品;证兼经后咽痛、牙痛,知为阴血亏少,虚火上炎,加用玄参、麦门冬、桔梗、生甘草养阴利咽;证兼白带过多,加用薏苡仁、白术健脾止带。药随证转,用药的原则性与灵活性的巧妙结合,于本案可见其临证之一斑。

九、补益脾肾,畅通水道治疗水肿一例

窦某,女,34 岁,北京延庆人。

初诊:1998 年 2 月 12 日。

主诉及病史:水肿反复发作。近日劳累过度,全身水肿又作,髋骨发凉,发胀,眠食尚可,二便调,月经 3 月未行,平时白带量多、色白清稀。尿检未见异常。西医诊断:内分泌失调。

诊查:舌暗淡,根苔白,边有齿痕,脉沉细。

辨证:脾虚不能制水,肾虚不能气化,三焦水道失畅而水液停聚。

治法:补益脾肾,畅通水道,活血行瘀。

处方:生黄芪 15g　生薏苡仁 30g　肉桂 6g　茯苓皮 30g　赤小豆 30g　萆薢 15g　怀牛膝 15g　当归 10g　赤芍药 12g　大腹皮 12g　防己 10g　生白术 15g　7 剂

二诊:1998 年 2 月 18 日。服上方后,经水来潮,知三焦气机调畅;水肿减轻,知脾肾转运,气化功能将复。舌暗红苔薄白,脉沉细。再守原意,并佐理气之品,气顺则一身津液皆顺,水肿可消。

处方:生黄芪 15g　生薏苡仁 30g　茯苓皮 30g　大腹皮 12g　怀牛膝 15g　赤小豆 30g　萆薢 15g　当归 10g　赤芍药 12g　陈皮 12g　香附 10g　益母草 30g　7 剂

【按语】肾主水,肺为水之上源,脾为水之堤防。今由中宫虚馁,土不制水,水湿内停,三焦决渎无权,膀胱气化不利,泛溢肌肤,流注脏腑,以致全身水肿。盛年闭经,3 月未潮,为瘀血之征。颜正华教授用补益脾肾,兼利水活血之品,以攻补兼施,药后经行水消,诸症皆平。又,《金匮要略·水气病脉证并治》:"病有血分水分,何也?师曰:经水先断,后病水,名曰血分,此病难治;先病水,后经水断,名曰水分,此病易治,何以故?去水,其经自下。"本案患者,先病水肿,后病闭经,显系水分,其病浅而易治,故两诊而诸病豁然。

(以上由郑虎占整理)

【编者评注】颜正华教授为人恳悫,勤于思考。经典医著,融会贯通,仲景之法,烂熟胸中。深谙药性,组方甚工。辨证精审,理法圆通,看似平淡,屡建奇功。

上海名医医案

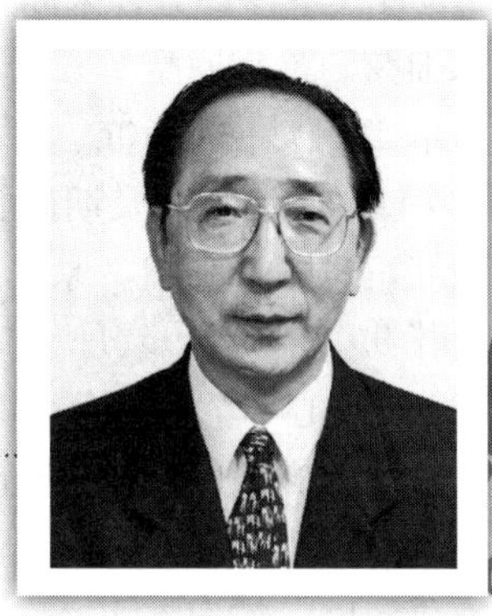

何立人医案

【生平传略】

何立人，1942年生，汉族。中医教授、主任医师、博士生导师。祖籍江苏仪征。1965年毕业于上海中医学院医疗系(六年制)。致力于临床教育、科研以及教学管理事业。曾任上海中医药大学附属岳阳医院中医内科主任、急症研究室主任、副院长，上海中医药大学教务处长等职。现为上海市中医药学会内科心病专业委员会主任委员、全国高等中医药院校教学管理研究会理事长。师承沪上名医张伯臾、朱锡祺，学术上力主“法于阴阳，和于术数”之理，治疗上坚持辨证施治之法，辨证与辨病结合中强调辨证为主，辨病相参。先后培养硕士、博士研究生近30名，完成部、局级临床医疗及教育科研课题10余项，先后发表论文40余篇，主编过《农村常见病的奇特疗法》。曾荣获上海市优秀教学成果奖二等奖、上海市育才奖、上海市普通高校教务工作先进个人，在任教务处长期间率教务处分获上海市及全国普通高等学校优秀教务处称号。

一、疏肝利胆、清热化湿法治愈频发室性期前收缩一例

杨某，男，23岁，未婚。

初诊：2002年4月6日。

主诉及病史：体检发现期前收缩1个月。1个月前因单位组织体检心脏听诊发现期前收缩，遂于2002年3月29日外院申请24小时心电图监护，示“频发室性期前收缩4345次/24小时”。平素无明显不适，劳累或感冒后偶见心慌、胸闷，既往有“肝炎”病史，纳食欠馨，二便

调畅。

诊查：即刻心脏听诊为心率60次/分，期前收缩10次/分。舌质淡红，苔薄黄微腻，脉细结。

辨证：肝胆湿热、热扰心胸。

治法：疏肝利胆、清热化湿。

处方：苦参15g　生白果10枚　生黄芪12g　藿香10g　佩兰10g　苏梗9g　生怀山药15g　平地木30g　大蓟30g　小蓟30g　虎杖15g　羌活10g　茵陈18g　茯苓18g　川连3g　黄芩10g　淮小麦30g　柴胡10g　合欢皮30g　7剂

二诊：4月13日。听诊2分钟未闻及期前收缩，心率96次/分，律齐，夜寐多梦不酣，舌质淡红，苔薄白，脉细弦。治宗原意。

前方加脱力草12g、炒白术10g、炒白芍10g、枳壳10g、炒党参9g，7剂。

三诊：4月20日。听诊未闻及期前收缩，心率90次/分，律齐，时或有心悸乏力，刻下见恶寒，略有发热，咽红，苔薄白，脉细。原法继进，并兼清热解表。

前方加炒荆芥9g、生山栀9g、丹参9g、丹皮9g，7剂。

四诊：4月28日。心率72次/分，律齐，未闻及期前收缩，感冒已减而未已，易感乏力，纳可，苔薄，脉细。治以疏肝利胆，清热化湿，祛风解表。

羌活10g　蒲公英15g　茵陈18g　平地木30g　大蓟30g　虎杖15g　柴胡6g　生黄芪15g　脱力草30g　炒白术10g　炒白芍10g　枳壳15g　苦参12g　生白果7枚　苏梗9g　炒川连1.5g　茯苓12g　炒党参12g　大枣7枚　7剂

五诊：5月7日。本院复查24小时动态心电图，示"室性期前收缩656次/24小时"，较1个月前明显改善，体力与以往相比亦感充沛，舌红尖有红刺，苔薄，脉细。前方化裁，并佐清热养阴之品。

前方加生地12g、竹叶3g、玄参9g、丹参9g、丹皮9g　7剂

【按语】本例心律失常，虽平素无明显心悸之症状，然西医24小时动态心电图检查发现室性期前收缩次数较多，如反复发作，可能导致进行性加重，因此，对类于本例无明显心悸症状之心律失常仍应予中药治疗。期前收缩在中医属"心悸"范畴，对于年轻患者疑为心肌炎后遗症者，一般多认为属气阴两亏，大凡治疗亦以益气养阴为主。然心悸虽病位在心，但五脏六腑皆可致悸，本例患者即因湿热郁结肝胆，而致肝络不和、肝气郁结，气滞则心气抑郁，故劳累时可见心悸、乏力，中焦受遏则时见泛恶、胃纳欠佳，郁而化火则心火亦见亢盛，心神受扰，故夜寐多梦而不酣，脉细结则属气血不利之象。本病案湿热为因，故初诊以苦参、藿香、佩兰、苏梗、生怀山药、平地木、大蓟、小蓟、虎杖、茵陈、茯苓健脾化湿、清热利胆，川连、黄芩清热泄火，再以淮小麦、柴胡、合欢皮疏肝解郁，生白果、生黄芪敛气、益气。复诊仍宗原法，继进柔肝、行气之品如白芍、枳壳等，加荆芥、党参固护肺卫以御外邪。经服28剂后，24小时心电监护结果显示期前收缩已大为减少，因药后有伤阴之象，以生地、玄参、竹叶养阴辅以丹参、丹皮活血疏肝而善后。《辨证录》云"人有得怔忡之症者，一遇怫情之事，或听逆耳之言，便觉心气怦怦上冲，有不能自主之势，似烦而非烦，似晕而非晕，人以为心虚之故也，然而心虚由于肝虚，补心必须补肝"，从中悟出心悸治疗不独于从心而治，本案即从肝胆而治，以除湿热之因为重，再辅以益气养阴、活血化瘀，而收殊功。

（舒勤整理）

二、健脾祛湿、宁心通脉法治愈心悸一例

张某，男，13 岁，未婚。

初诊：2001 年 3 月 24 日。

主诉及病史：心慌、易惊 4 年。4 年前重症感冒之后见心慌、胆怯，心电图示“频发室性期前收缩”经多方诊治未效。1 个月前复又感邪，心悸益甚、伴见泄泻，面色皖白，畏寒，夜寐欠安，纳谷馨。

诊查：刻下听诊期前收缩 14 次/分，舌质淡、苔薄白，脉细结。

辨证：湿邪外侵，心脾两虚。

治法：健脾祛湿、宁心通脉。

处方：葛根 15g　炒川连 6g　生黄芪 30g　苦参 30g　桃仁 10g　鹿角片 9g(先煎)　炒党参 15g　炒白术 15g　赤芍 15g　白芍 15g　淮小麦 30g　大枣 7 枚　朱茯苓 30g　羚羊角粉 3g(分吞)　琥珀粉 3g(分吞)　生姜 15g　生地 30g　生白果 7 枚　朱灯心 10 束　藿梗 10g　苏梗 10g　7 剂

二诊：3 月 31 日。家属喜言药后 2 剂心中即平，刻下听诊心律齐，未闻及期前收缩，余无不适，苔薄，脉细弦滑。治宗原法。

原方加脱力草 10g，7 剂。

嘱平时注意保暖、勿食不洁饮食。3 月后偶遇家属，诉药后未再复发。

【按语】本例患者就诊前虽经多方诊治但心悸反复不愈，审视病因症候，每感外邪，必兼见泄泻，而后心悸加甚。顿悟患者本有脾虚，湿为土之气，故易受湿邪之侵，脾失升运则见泄泻，便泄久之则津液耗伤，心失所养则惊悸不宁。吴鞠通言“湿闭清阳道路也”，湿郁则气机不畅，气血不利则见脉象细结，湿邪偏盛可衍生为寒湿而损伤阳气，故症见畏寒、便溏、舌质淡苔薄白之寒象，本例属本虚标实，用葛根芩连汤中葛根、黄连，并重用苦参解表清里以祛湿邪，白术、生姜、藿梗、苏梗健脾、化湿、和胃，朱茯苓、羚羊角粉、琥珀粉、朱灯芯重镇宁心，黄芪、党参益气固表，生地、白芍滋阴柔肝，脱力草、大枣调补气血，赤芍、桃仁通利血脉，鹿角片温阳反佐。综观全方，标本同治，正邪兼顾，气血并调，阴阳同补，故药后 2 剂即见心中安宁，疗效显著。

（舒勤整理）

三、肃肺化痰降逆、健脾助运纳气治疗宿饮引咳验案一例

邢某，男，82 岁。

初诊：2002 年 7 月 20 日。

主诉及病史：患者有慢性支气管炎病史 40 余年，咳痰喘并见，交冬益盛。时值夏令，气候乍寒乍暖引发咳喘，且痰多色白如沫，胶黏不爽，纳可，大便数日一行，小便尚调。

诊查：咳剧喘甚，痰多色白，胶黏不爽，苔薄黄腻，脉细弦滑。左胸下闻及少量啰音。下肢无肿。

辨证：脾虚痰湿，壅滞于肺。

治法：肃肺化痰降逆，健脾助运纳气。

桃仁 15g　杏仁 15g　柴胡 12g　前胡 12g　象贝 10g　苏子 30g　莱菔子 30g　青礞

石打30g　沉香后3g　白介子9g　全瓜蒌切12g　旋覆花包9g　丹参30g　炒当归15g　姜半夏9g　川厚朴5g　炒党参15g　枳实18g　砂仁后3g　制熟地15g　黄芩15g　鱼腥草15g　元明粉冲6g　投7剂，每日1剂。

二诊：2002年7月27日。咳少，痰喘未平，大便2～3日一行，苔薄黄腻，脉细弦滑。

桃仁15g　杏仁15g　柴胡12g　前胡12g　象贝10g　苏子30g　莱菔子30g　青礞石打30g　葶苈子包30g　桔梗6g　生甘草6g　全瓜蒌切12g　丹参30g　炒当归15g　姜半夏9g　川厚朴5g　枳实18g　陈皮6g　远志5g　大枣15g　制熟地15g　黄芩15g　鱼腥草15g　投7剂，每日1剂。

三诊：2002年8月6日。略咳，气喘不甚，惟痰鸣量多，咯吐不利，入夜尤甚，纳谷不馨。大便日行，苔薄，仅根部黄腻，脉细弦滑。暑天兼受寒凉之气，引发宿饮。治以蠲饮化痰，降逆平喘。

桃仁15g　杏仁15g　川厚朴6g　炒苍术10g　炒白术10g　桂枝2g　茯苓18g　生甘草6g　姜半夏9g　干姜9g　细辛3g　丹参30g　枳实30g　苏子15g　莱菔子15g　橘络3g　当归15g　柴胡12g　前胡12g　旋覆花包9g　炙蒌皮6g　佛耳草12g　黄芩15g　鱼腥草15g　投7剂，每日1剂。

四诊：2002年8月13日。药后咳平，痰畅，量骤减，纳增。苔根黄基本已化，仅余少许，脉细弦。治守方。继投7剂，每日1剂。

【按语】本例咳喘，乃经年宿疾，恙根以深。患者肺脾肾之亏虚，尤渐而致。况年逾8旬，肾气益损。下虚无以治上，中虚易于化饮；肾失摄纳，肺气不降，痰饮随气上逆，留恋于肺，清肃之令不行，故咳痰喘有年。肺脾肾三脏，脾为生痰之源，肺为贮痰之器，肾为元气之根。初诊以桃仁、杏仁、贝母、礞石、瓜蒌止咳平喘化痰；前胡、苏子、莱菔子、白芥子、旋覆花降气肃肺化痰；姜半夏、厚朴、党参、枳实、砂仁健脾理气助运；熟地、沉香补肾填精纳气。二诊时，患者咳减，然痰喘未已，故守法，但加陈皮、远志、大枣扶土助运，一则杜生痰之源，二则培土生金，取虚则补母之意。三诊，缘新寒引动痰饮，渍之于肺，故痰鸣量多依然；而夜为阴盛之时，饮邪窃居阳位，阻塞气机，肺胃下降之令失司，故痰鸣气急入夜尤盛，并见纳谷不馨。治疗仿《金匮要略》"病痰饮者，当以温药和之"，酌投茯苓、桂枝、苍白术、橘红、干姜、细辛以温化痰饮。药后诸症渐平。

诸方药依证而设，随症化裁，然寓开其上焦，清肃肺气；斡旋中枢，开启脾胃；固摄下元，纳肾顺气之大法。虽为咳喘之常法常方，但常中思变，以平淡之剂，起沉年痼疾。

（张焱整理）

四、泻下通腑、降逆和胃治愈关格一例

朱某，男，29岁。

初诊：2002年9月8日。

主诉及病史：3日前，因腰痛难忍，查B超示为肾结石，急诊注射哌替啶痛止，但嗣后即见脘腹痞胀，无矢气及大便排出，渐至食入即吐，业已3日。刻诊患者痛苦难忍，屈身以手按腹，脘腹胀满，食入、水入即吐，恶食，神疲乏力，口干苦，口气秽，小便短赤，大便3日未行。

诊查：腹部痞硬，可触及胃肠型，肠蠕动减弱，偶可闻及肠鸣音，声弱而次数少。舌质略红，苔薄腻黄，脉弦滑。

辨证：浊邪结滞，胃气上逆。

治法:泻下通腑、降逆和胃。

处方:生川军(后入)9g　元明粉(冲)9g　枳实 30g　川朴 10g　炒川连 3g　虎杖 15g　金钱草 30g　石韦 30g　旋覆花(包)10g　姜半夏 9g　太子参 30g　生黄芪 9g　麦冬 10g　玄参 9g　生地 10g　3 剂

两月后患者因他病就诊,诉上方服 1 剂,即得大便泄下多许,矢气畅,腹胀消、呕吐愈,遂自行减小生军、芒硝剂量,继服 2 剂而痊愈,故未再诊。

【按语】关格之名始见于《黄帝内经》,张仲景在《伤寒论》中将小便不通和吐逆为主症者称为关格,巢元方等则以大小便俱不通者称为关格,多由于脾肾阴阳衰惫,气化不利,浊邪内蕴而致大小便不通与呕吐并见的病证,属危重证。但本例关格,缘于肾结石疼痛注射哌替啶致阳明肠腑麻痹,传导失司而大便闭、矢气不通,又秽浊留滞体内,阻碍气机,中焦升降失常,胃气不降反逆于上而致呕吐,甚则食入、水入即吐。病因实邪留积,肠腑不通,故治急以泻下通腑降逆、复其传导,但因水谷失养,且邪留已伤气津,祛邪应同时兼以扶正,处方以大承气合增液、麦门冬汤,泻下通腑、滋养胃肠、降逆止呕;并以川连、虎杖、金钱草、石韦等清热利湿排石以标本同治。全方以祛邪为主兼以扶正,标本同治,终以 1 剂邪祛,关格愈,显中医药治疗急症之效。

(王永霞整理)

五、温阳益气、活血通脉治愈Ⅱ°Ⅱ型房室传导阻滞一例

李某,女,66 岁。

初诊:2001 年 4 月 9 日。

主诉及病史:罹患冠心病、房性期前收缩、阵发房速及间歇性三分支传导阻滞病史。近 3 日来再发胸闷、心悸,伴肢软、乏力、无汗,牙龈肿痛,中脘不适。查即刻心电图示:房早,莫氏Ⅱ°Ⅱ型房室传导阻滞,完全性右束支传导阻滞。

诊查:舌质淡、苔薄、脉结代。

辨证:气虚血瘀、兼感外邪。

治法:益气活血通脉、兼以清解。

处方:桃仁 10g　红花 5g　黄连 3g　黄芩 9g　生山栀 9g　丹参 10g　丹皮 10g　赤芍 30g　灵芝草 10g　苦参 10g　生甘草 3g　生升麻 6g　柴胡 5g　生黄芪 30g　水蛭 9g　川芎 9g　生首乌 30g　杞子 15g　细辛 3g　生麻黄 3g　当归 9g　7 剂

二诊:4 月 16 日。心悸,胸闷稍减,牙龈肿痛已无,脉细弦,苔薄,舌淡。心脏听诊心率 72 次/分,律齐。复查心电图示:房早,完全性右束支传导阻滞。Ⅱ°Ⅱ型房室传导阻滞完全消失。效不更方。

处方:4 月 9 日方加茯苓 30g、太子参 30g、泽泻 9g、山萸肉 9g,7 剂。

嗣后经调治,病情稳定,未见房室传导阻滞之象。

三诊:2001 年 12 月 31 日,再发胸闷、心悸,伴乏力、神疲、纳差、手足不温、口疳。查心电图提示:房早,完全性右束支传导阻滞,莫氏Ⅱ型房室传导阻滞。舌净、苔薄、脉细弦结代。治以:温阳通脉、活血化瘀、兼以滋补阴血。

处方:炒当归 30g　生熟地各 15g　砂蔻仁各(后入)3g　丹参 12g　川芎断各 10g　柴胡 10g　桃仁 10g　红花 5g　水蛭 10g　炙麻黄 9g　熟附片 9g　细辛 5g　桂枝 5g　炒川连 3g　生山栀 10g　灵芝草 10g　景天三七 10g　生黄芪 15g　炙蒌皮 9g　7 剂

患者服上方后自感效佳，遂又继服7剂，诸症大减，2002年1月14日心电图提示：房早，完全性右束支传导阻滞。随访至2002年10月未再见房室传导阻滞。

【按语】祖国医学并无房室传导阻滞病名，根据其症状多归属于中医的“胸痹”、“心痛”、“心悸”、“眩晕”等病证。本例患者高年病久素体已虚，或兼瘀血，或兼外邪，为本虚标实之证。初、二诊时，以气虚血瘀为主，兼有胃火，故治以益气活血兼以清解；但心为阳中之阳，主血脉，阳亏气衰，则无力鼓动血脉、气血运行迟滞，必兼以温通心阳；又气虚无以升举清阳之气，晦浊居之，必以升清降浊治之。故方以麻黄附子细辛汤温通心阳、鼓动血脉，因阳虚不甚且兼胃火，去附子之大温；以生黄芪、灵芝草、生升麻、柴胡、生首乌、杞子、苦参、生甘草、当归等益气升清兼以苦降；以桃仁、红花、丹参、丹皮、赤芍、水蛭、川芎等活血化瘀；兼以川连、黄芩、生山栀等清泄胃火，后又以补益脾肾善后，终使正复邪祛而收功。再诊时阳虚兼以气血虚亏，加重温阳、滋补阴血，同以扶正祛邪而愈疾。综合辨证，治以补益气血阴阳以扶正，活血化瘀兼以清解泄浊以治标，根据病机而侧重各不同，如此升清降浊、标本兼顾，疗效彰显。

（王永霞整理）

六、温肾健脾、利水化瘀治愈心衰水肿一例

丁某，女，80岁。

初诊：2002年5月20日。

主诉及病史：罹患冠心病、心功能不全、心律失常（房颤伴室性期前收缩）4年。然3日来下肢凹陷性肿胀没指，身体困重，伴气短、乏力、胸闷，夜难平卧，纳差，小便短少，手足不温、畏寒，无咳嗽。

诊查：舌质淡、苔薄、脉细结代。

辨证：脾肾阳虚，水停瘀阻。

治法：拟温肾健脾、利水化瘀。

处方：熟附片12g　炒白术12g　陈皮3g　猪茯苓各30g　泽泻30g　桂枝3g　赤白芍各15g　益母草15g　桃仁10g　丹参15g　车前子(包)30g　水红花子6g　生黄芪30g　党参15g　麦冬9g　鸭跖草15g　滑石(打)15g　白河车9g　元明粉(分冲)6g　葶苈子(包)30g　沉香(后入)3g　灵芝草10g　7剂

二诊：5月27日。服药2剂得大便日数次，皆如水泻，肿退气息皆平，停服元明粉，余药继服。苔薄微腻，脉细结代，治以前法化裁。

处方：上方去元明粉，加苍术9g、生山楂30g，7剂。

上药服后无不适，纳馨，寐安，二便调，继以补益调中以善后。

【按语】本例心衰水肿，缘于高年体弱，久羁冠心病、心律失常、慢性心功能不全，其病脾肾已亏，偶遇衣食不慎、或受风寒之气，致外邪内虚相因为患。水之行赖阳气之温煦推动，水停为肿，乃阳虚气化不行的表现，肾为水脏，脾主运化水湿，故其病本为脾肾阳虚，水湿不化蓄积为患，病属阴水，以腰以下肿为甚，治应温肾健脾、化气行水；又肺为水之上源，主宣肃，通调水道，因水湿盛于里，泛溢不降而逆，上凌于心肺，致气促、胸闷、夜难平卧，故治应兼以泻肺通腹，使邪外出。宗病机处方以真武汤合五苓散以温阳利水治根本；水肿新发势急，以葶苈子、元明粉泻肺平喘、通腹利水以治标，医有“利小便以实大便”之说，反观之，通利大便亦有助于水湿外出；因患者年高久病，恐不耐攻伐，故祛邪同时以黄芪、党参、白术、麦冬、灵芝草等扶正顾本，并

嘱患者服药得大便泄泻，肿消气平即停服芒硝，中病即止，兼以补益善后，邪去正不伤；又久病入络，瘀阻有碍水行，故伍以坤草、桃仁、丹参、赤芍等药活血化瘀，取血行水亦行之意，兼以桂枝温经通阳、沉香温肾纳气降逆，共奏扶正祛邪、标本兼顾之功。综观本病例，何时认为病本脾肾阳虚、水湿留积为标，治不囿于高年忌攻伐之常理，而"急则治标"、泻肺通腹，兼以扶正为助、中病即止，使邪祛正安。

（王永霞整理）

七、疏风祛湿、清解药毒治愈痛风兼药物过敏案一例

金某，女，86岁。

初诊：2002年6月6日。

主诉及病史："痛风"病史3月余，持续指（趾）红肿痛，并有期前收缩、慢性支气管炎病史。近2日因感风寒，而微恶风寒、发热、咳嗽，遂自服抗生素及退热药（具体药名不详），致周身皮肤瘙痒、皮疹、红肿，面红肿光亮无皱纹，眼睛仅见一缝，手足、下肢均肿胀、按之凹陷，恶心欲吐，不欲食，发热，不恶寒，偶有咳嗽、痰少，大便一日未行，小便黄。

诊查：体温38.3℃，心率96次/分，律齐，双肺听诊未闻及干湿性啰音，胸片未提示异常改变。舌红，苔中黄，脉细数。

辨证：风湿药毒合而为患。

治法：疏风祛湿、清解药毒。

处方：丹参15g　丹皮15g　白芍15g　赤芍15g　羌活9g　独活9g　蒲公英30g　生山栀12g　炒川连3g　炒条芩10g　知母9g　黄柏9g　炒柴胡10g　苦参5g　野菊5g　生甘草5g　鸭跖草30g　桑叶15g　桑皮15g　杏仁10g　苡仁30g　象贝10g　炙蒌皮10g　茵陈12g　制川军15g　大枣7个　生地30g　南沙参12g　3剂

二诊：6月9日。药后皮肤仍焮红，但肌肤肿胀、身热已退，面部及手部皱纹较多，且有蜕皮，微咳，口稍干，纳仍欠馨，大便已畅行。舌红，苔中微腻黄，脉细弦小。证有改善，以前法减疏风、祛湿之品佐以益气、养阴扶正。

处方：6月6日方去羌独活、炒柴胡、杏苡仁、象贝、炙蒌皮、茵陈、白芍等，加竹叶9g、生石膏（先入）18g、地骨皮15g、紫草10g、羚羊角粉（分吞）0.6g、太子参30g、生黄芪12g，4剂。

三诊：6月12日。药后周身肌肤红肿尽退，但足背肿、左食指端节"痛风"疼痛。咳嗽、痰白、易咯，午后身热不扬、朝起热退。苔薄、舌润边有瘀，脉细弦数。热毒大部已清，稍有余邪，但已伤气阴，且兼瘀。故治以益气养阴扶正为主，兼以清肺退虚热。

处方：桃仁10g　杏仁10g　生地18g　丹参10g　丹皮10g　赤芍12g　白芍12g　太子参30g　生黄芪10g　鱼腥草10g　黄芩9g　川连1.5g　生山栀9g　桑白皮12g　地骨皮12g　川贝9g　象贝9g　银柴胡3g　脱力草9g　炙蒌皮5g　竹茹6g　佛手6g　大枣7枚　虎杖12g　生草3g　4剂

四诊：6月16日。药后仅余左足踝外侧红肿痛，余症安。苔薄舌边瘀，脉细弦。仍以养阴兼以清解化裁。

处方：玉竹12g　黄精12g　黄芩15g　鱼腥草15g　虎杖18g　炒苍术15g　炒白术15g　牛膝30g　知母18g　黄柏18g　生地30g　丹参15g　丹皮15g　秦艽10g　青蒿10g　地骨皮30g　银柴胡30g　生石膏（先入）24g　野菊6g　竹叶5g　连翘10g　4剂

五诊:因17日再次服用他药(不明),引发四肢药物性皮疹,未治疗,刻下双下肢足胫红肿,皮疹有滋水渗出、且痒,发热、无恶寒。纳便调,舌光苔少有瘀,脉细。再以清热解毒、渗湿养阴之法调治。

处方:生地15g　玄参15g　赤芍15g　紫草6g　猪苓15g　茯苓15g　车前子(包)15g　鸭跖草10g　地丁草12g　野菊6g　银花10g　连翘10g　知母9g　黄柏9g　草河车9g　虎杖9g　麦冬9g　苦参3g　百合15g　川连3g　黄芩6g　生山栀6g　3剂

六诊:上方服后身热、肤痒、下肢红肿尽退,药疹、痛风诸症皆安。苔薄、舌净。原法化裁。以6月19日方加赤芍3g、丹皮9g,再予7剂。后再以益气养阴、兼以活血轻清之品调治7剂而痊愈。

【按语】药物过敏引起的药物性皮炎中医称之为"中药毒、风毒肿、赤白游风"等,《医宗金鉴·外科心法要诀》谓:"赤白游风如粟形,浮肿焮热痒兼疼,表虚风袭怫郁久,血赤气白热化成"。病多为卫气不足,加之风湿热邪毒内侵,郁不得泄,发于腠理而成;或兼素体失调,以致药后正虚邪恋,郁而化热,煎津成痰,阻滞气血,热毒痰瘀内蕴,发于肌肤而成,其邪以风、热、湿、瘀、虚为主。痛风属中医之痹证,景岳曰:"痹者、闭也,以血气为邪所闭,不得通行而病也。"其邪可为风寒湿热侵袭,或饮食不当、正虚劳倦,或日久反复发作,湿浊、痰瘀阻滞关节经络而致病。本例患者年事已高,罹患多疾,新感兼因药石不慎,引致过敏药疹,合以"痛风"旧疾,故病较重笃。初病时邪兼夹药毒,热壅、湿阻、血瘀,邪盛正尚可,故治急以祛邪为主,以山栀、川连、黄芩、知柏、川军、苦参、茵陈、蒲公英、野菊等清热燥湿解毒,丹参皮、赤白芍、生地、沙参等凉血活血,羌独活、柴胡、鸭跖草、桑叶皮、杏苡仁、象贝、蒌皮等疏风宣肺,尤肺主一身之表,又主一身之气化,宣开肺气有助于表通、湿化。继之邪虽衰仍有邪恋及伤正之虞,况药毒解后痛风之症突显,故治疗转以竹叶石膏汤之意,清解湿热余毒兼以益气养阴、退热,佐以活血祛湿,后虽病有反复,始终紧扣病机,扶正祛邪、兼顾气血而效。

(王永霞整理)

八、益冲任、养气血法治疗阵发性心悸案一例

郑某,女,50岁,已婚。

初诊日期:2001年3月12日。

主诉:阵发性心悸反复发作7年,伴气短,1周来手麻,感冒后加重,心悸甚,胆怯,烘热有汗。

诊查:舌红,苔腻,脉细弦。心率:68次/分,心脏听诊未闻及期前收缩,心电图未见期前收缩。

辨证:更年期冲任失和,心胆气虚兼湿热阻滞。

治法:益冲任、养气血。

处方:仙茅9g　仙灵脾9g　知柏9g　生熟地各10g　生怀山药15g　茯苓15g　炒白术9g　炒白芍9g　生黄芪9g　制首乌10g　枸杞10g　麦冬9g　远志5g　灯心草10束　龙齿25g　淮小麦30g　苦参9g　郁金10g

二诊:3月29日心悸减轻,但乏力,舌红苔薄。

处方:上方加桂枝6g,生甘草6g,脱力草12g。服药加减2月余,心悸症状消失。

【按语】该患者有心悸的症状,但无西医诊断依据,认识上抓主诉心悸,"悸病虽多,无非心

病”，尽管无症状，但本着以人为本的原则，注意患者的心理状态，所处的社会环境等。其证属更年期冲任失和，心胆气虚兼湿热阻滞，阻遏气机，升降失调，胆热内扰，上冲犯心，心脉失和。《杂病广要·惊悸》“有怒气伤肝，有因惊气入胆，母能令子虚，因而心血不足，又嗜欲繁见，思想无穷，则心神耗散而心君不宁，此所以有从肝胆出治也”。尽管无胆系症状或体征，也应考虑从胆心相关着手，勿忘治本。治以益冲任，养气血，壮胆。本方取二仙汤之意，加黄芪、淮山药等益气，加远志、灯心草、龙齿、郁金等镇心壮胆，加苦参等利湿而成。

（王世君整理）

九、清热利湿、滋养心肾法治疗原发性高血压病案一例

石某，男，47岁，已婚。

初诊：2001年6月9日。

主诉及病史：1年来腰痛，伴有尿频。半年来又患心中不适，血压升高（最高170/120mmHg），兼见胸闷，耳鸣，健忘，腰酸，双下肢无力，口不渴，神疲乏力，睡眠不佳。

诊查：舌苔黄腻，脉弦滑，140/95mmHg。

辨证：下焦湿热，蕴阻心肾。

治法：清热利湿、滋养心肾。

处方：知母9g　黄柏9g　苦参9g　土茯苓30g　远志3g　竹沥半夏9g　姜竹茹6g　桃仁9g　益母草15g　生蒲黄24g　葛根9g　杜仲30g　桑寄生30g　牛膝9g　益智仁9g　生槐花9g　制首乌12g　仙鹤草18g　炒苍术9g　陈胆星6g　石菖蒲6g　川黄连2g　肉桂1g　丹参9g

二诊：6月23日。用药两周腰痛明显减轻，睡眠转佳，已无胸闷痛，舌苔转为薄腻，脉弦细，血压135/85mmHg。

处方：上方加玉米须18g、生白果7枚。

三诊：7月1日，诸症减轻原方加枸杞、女贞子、旱莲草等补肾药物，治疗1个月余，腰痛消失，精神好转，血压降至正常。

【按语】患者有尿频、腰痛等泌尿系感染症状，但理化检查未发现泌尿系统感染的证据。其属下焦湿热，蕴阻心肾，心肾两虚，心肾不交所致，治以清利为先，佐以滋养心肾。该方由三妙丸合温胆汤加补肾宁心药物而成。方中的土茯苓、黄连、苦参、葛根清热利湿；黄柏、知母清泻肾中郁火；半夏、陈皮、陈胆星、竹茹、苍术化痰湿；远志、石菖蒲宁心安神；益智仁、杜仲、桑寄生、制首乌、牛膝补益肝肾强腰；仙鹤草、生槐花、桃仁、丹参凉血化瘀。何老师常喜欢用滋肾通关丸（黄柏、知母、肉桂）治疗下焦湿热疾病如慢性肾盂肾炎、前列腺炎等，收效颇著，但临床使用时注意，肉桂的剂量应偏小，量过大有助阳弊。

（王世君整理）

【编者评注】何立人教授不愧为心血管疾病的中医内科专家，所选几则典型病案多系心性疾患。每一案例之辨证立法处方用药皆能丝丝入扣，因此每获良效。无论是期前收缩、心悸、传导阻滞、心衰水肿等心脏疾患，还是关格、咳喘、痛风等疑难杂症总能在以辨证为主的辨证与辨病相结合的原则指导下审得病机，治得其本。后学者如能认真参详，定然有所启迪。

张云鹏医案

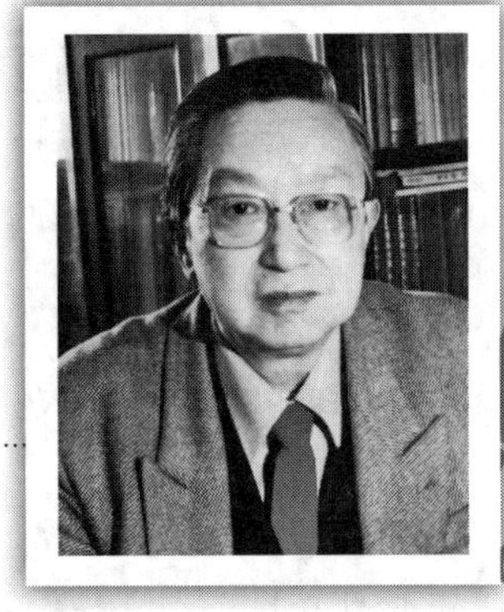

【生平传略】

张云鹏，男，1930年生。主任医师、教授。江苏省启东市人。师从吴安庆、章次公先生。后入上海中医学院深造。曾任云南省昆明市中医医院内科主任，上海市中医文献馆、上海市中医药情报研究所学术委员会主任。上海中医药大学、上海市中医药研究院专家委员会委员。上海市继承老中医药专家学术经验研究班副主任、导师。首届上海市名中医，全国名老中医专家。1997年人事部、卫生部、国家中医药管理局批准的全国继承老中医药专家学术经验工作的指导老师。1992年起享受国务院政府特殊津贴待遇。1996年获上海市老有所为精英奖。1997年获全国老有所为奉献奖。在临床实践中逐步形成以仲景学说为经，百家论述为纬，兼收并蓄，融合汇通，坚持发展，重在实效的治学思想。对热病、高血压病、心脑血管疾病有独到见解与用药新招；治疗乙肝、脂肪肝、肝硬化、肝癌也积累丰富的临床经验，颇有特色；铸成自己的独特风格，自成一体。获科技奖17项，其中卫生部科研成果奖1项，国际成果奖3项，上海市卫生局科技奖1项。发表论文84篇，主编著作《中国中医独特诊断大全》、《中国百年百名中医临床家丛书·张云鹏》等6部，协编《心脏病基本知识》等7部。

一、急性化脓性胆管炎伴中毒性休克病案一例

袁某，男，38岁，已婚。

初诊：1973年11月26日。

主诉及病史：患者于11月25日突然右上腹疼痛，放射至右肩部，疼痛呈持续性，阵发性加剧，伴有发热，无呕吐，饮食不下，小溲黄赤，大便5日未行，因病情危急，经用抗生素效果不明显，遂邀先生会诊，中西医共同抢救。

诊查：神志尚清，巩膜黄染，右上腹压痛明显，腹肌紧张。血压60/50mmHg，四肢不温。实验室检查：血白细胞28.8×10^9/L，中性95%，淋巴5%。舌质红，舌苔焦黄而腻，脉象弦细带数。西医诊断：急性化脓性胆管炎伴中毒性休克。

辨证:湿热郁结,胆失疏泄,热毒内伏,正气受遏。

治法:清泄湿热,攻下通腑,解毒安正。

处方:生大黄 30g(后下) 枳实 15g 厚朴 15g 芒硝 15g(冲服) 银花 30g 连翘 30g 郁金 30g 木香 18g 黄芩 15g 山栀 15g 金钱草 30g 茵陈 60g 赤芍 10g

二诊:1 剂药后,大便 2 次色褐,右上腹拒按减轻。其后仍守上方,略减其量,再服 2 剂,腹痛消失,饮食好转,大便通畅,舌苔薄白而不黄,脉细而不弦不数。最后,以疏理肝胆,健脾利湿之剂善其后,血象正常,血压上升并稳定,黄疸减退,体温正常出院。

【按语】阳明病,有经证,有腑证;一为无形热炽,一为有形热结。本案以发热、右上腹持续疼痛,大便 5 日未行,属有形之热结,阳明腑实证也,急以大承气汤主之。巩膜明显黄染,正如《伤寒论》(236)所说:"此为瘀热在里,身必发黄,茵陈蒿汤主之。"今以两方合而用之。又虑其热毒内伏,正气受遏,故还加银花、连翘、黄芩解毒以宁胆;木香以助枳朴除痞满;金钱草、郁金、赤芍以助茵陈祛瘀热。总之,此为清热攻下法,亦为祛邪安正法。

二、风心病心衰并发肾衰病案一例

胡某,女,51 岁,已婚。

初诊:1981 年 5 月 6 日。

主诉及病史:1965 年诊断为风湿性心脏病,近半个月来浮肿加重,近 5 天无尿,腹胀难忍,腹水日增,神情淡漠,呼吸急促,昼夜不能卧床,扶坐床边,呻吟不已,心悸,烦躁不安,四肢不温。曾用利尿、强心、抗菌药物,效果不显。

诊查:端坐呼吸,不能卧床,腹部移动性浊音阳性,肝肋下 5cm,剑突下 7cm,端坐呼吸,不能卧床,腹部移动性浊音阳性,肝肋下 5cm,剑突下 7cm,口唇指趾紫绀,肝颈静脉回流征阳性,两下肢明显凹陷性水肿。心电图提示:心房纤颤。实验室检查:5 月 5 日检查非蛋白氮 64mg%(正常值 35mg%),肌酐 2.36mg%(正常值 1～2mg%),尿酸 12mg%(正常值 2～4mg%)。西医诊断:风心病二狭二闭,心房纤颤,心力衰竭Ⅲ级,并发肾衰。舌质暗红,舌苔少,脉象沉细而散。

辨证:心肾阳衰,水邪泛滥,脉络瘀阻,阳气欲绝。

治法:温阳逐水,理气化瘀。

处方:制附子 90g(先煎) 肉桂 15g 葶苈子 10g(包) 黑白丑 15g 黄芪 50g 木香 10g 大腹皮 20g 益母草 30g 丹参 50g 茅根 50g 白术 15g 砂仁 10g(后下) 桃仁 10g 五加皮 15g 茯苓 60g 红枣 5 枚 2 剂

二诊:服中药后,解出小便 200～300ml,但腹仍胀满,脉仍沉细而散,小便涩而不畅。治以温阳逐水,理气化瘀,攻补兼施,益气固脱。

处方:制附子 90g(先煎) 肉桂 15g 葶苈子 10g(包) 黑白丑 15g 黄芪 50g 木香 10g 大腹皮 20g 益母草 30g 丹参 50g 茅根 50g 白术 15g 砂仁 10g(后下) 桃仁 10g 五加皮 15g 茯苓 60g 红枣 5 枚 吉林红参 15g 石韦 20g 琥珀末 6g 2 剂

随访:5 月 9 日,近 2 天日尿量约 200ml,胸闷,腹胀,舌质暗红,苔少,肝脏郁血明显,故加地鳖虫 10g,以活血软坚。

5 月 16 日,日尿量增为 500ml,水肿有好转,制附子剂量逐步减少。

5 月 23 日化验:血非蛋白氮 40mg%,肌酐 1.94mg%,尿酸 4.1mg%。上方加减,连服 17

剂后，下肢浮肿消失，每日尿量约700ml，精神转佳，食欲增进，已脱险境。

【按语】水肿与心、肺、脾、肾诸脏功能障碍有关。风心病后期，可见心力衰竭，严重者可延及肾衰。中医认为：多属阳气衰微，水湿泛滥，气机升降失常，症见全身浮肿，胸腹痞满，呼吸急促，小便不利，为本虚标实之证，急予扶正兼祛邪，温阳与逐水并用，挽生命于顷刻。本案为绝病类的心绝、肾绝。“绝”乃体内精气、真阳、阴血等消耗殆尽，脏腑及其所司之功能已完全衰竭所致。古人曾将其具体归纳为“五绝”。今心肾阳虚，水邪泛滥，犯肺及脾，肝脉瘀阻，心肾阳气将绝，非用大剂不可。故予附子、肉桂温心肾之阳；葶苈子、大枣以泻肺逐水；黄芪、白术、茯苓益气健脾利水；黑白丑、五加皮、大腹皮逐水消胀，木香、砂仁调畅气机，桃仁、丹参、益母草化瘀利水。本方为攻补兼施，扶正不碍邪，攻邪不伤正，扶正以温阳为先，祛邪以逐水为主，两者并行而不悖，各司其道而奏效。

三、乙型肝炎病毒脱氧核糖核酸阳性且变异病案一例

朱某，男，23岁，未婚。

初诊：2001年12月1日。

主诉及病史：患者于1999年8月体检时发现肝功能异常，谷丙转氨酶80U/L（正常值40U/L）。1999年10月化验乙型肝炎病毒表面抗原阳性、e抗原阳性、核心抗体阳性。2000年1月查得乙型肝炎病毒脱氧核糖核酸（HBV-DNA）阳性。某传染病院诊断为“乙型肝炎”给予贺普丁100mg每日1次口服。2001年6月后，复查乙型肝炎病毒脱氧核糖核酸阴性，乙型肝炎病毒e抗原转为阴性，但乙型肝炎表面抗原与核心抗体仍为阳性，遂将贺普丁减为100mg隔日1次口服。2001年8月7日化验乙型肝炎病毒表面抗原、e抗原、核心抗体三项均为阳性，乙型肝炎病毒脱氧核糖核酸亦转为阳性，又将贺普丁改为100mg每日1次口服。2001年11月5日复查乙型肝炎病毒标志与8月7日相同，但同时提示乙肝病毒有变异。家属不得已，11月20日令患者停服贺普丁，改延先生治疗，诊得乏力，口干，偶有鼻衄，有时腰酸。

诊查：巩膜无黄染。B超检查：肝脾无异常。实验室检查：肝功能正常。乙型肝炎病毒脱氧核糖核酸3.03×10^5 copres/ml；乙型肝炎病毒表面抗原、e抗原、核心抗体均为阳性，乙型肝炎YMDD变异测序法，结果：YMDD＋YIDD变异。舌质红，舌苔薄白。脉象弦细。

辨证：疫毒内伏，热入血分，肝络不和，正气受损。

治法：清热逐邪，凉血解毒，疏肝和络，兼以扶正。

处方：紫花地丁30g　败酱草30g　大青叶30g　连翘30g　白花蛇舌草30g　水牛角片（先煎）15g　生地10g　赤芍10g　丹皮10g　龙胆草10g　丹参15g　郁金15g　玄参30g　生黄芪10g　陈皮10g

随访：上方每日1剂，药后精神好转。口干减轻，鼻衄消失。舌质仍红。2002年1月22日化验：肝功能正常，乙型肝炎病毒表面抗原、e抗原、核心抗体仍为阳性；乙型肝炎病毒脱氧核糖核酸2.71×10^5 copres/ml（滴度较前下降）。其后仍用原方，生地改为30g，加银花30g，小蓟草30g，加强凉血解毒之力。2002年3月12日化验，乙型肝炎病毒脱氧核糖核酸已转阴性。乙型肝炎病毒e抗原阳性滴度由治疗前11月5日的240.32S/Lo，降至3月12日的10.12S/Lo，已接近阴性。患者感觉精神进一步好转，已无腰酸，尚有口干。舌质尖红脉弦细，仍在服药随访中。

【按语】乙型肝炎病至乙肝病毒表面抗原、e抗原、核心抗体三项阳性，乙型肝炎病毒脱氧

核糖核酸阳性，提示病毒仍在繁殖复制。且患者因使用贺普丁后病毒发生变异，使治疗更加棘手。中国传统医学虽无乙型肝炎之病名，但有瘟疫、肝热之称。今舌质红、口干、鼻衄为疫毒侵入血分之征，大剂清热逐邪、凉血解毒、已为刻不容缓；脉弦者为肝经受邪，肝主疏泄，又为藏血之脏，疏肝活血和络亦应考虑，脉又细时有腰酸，乃正气不足也。本案疫毒内盛为源，正气不足为流，病毒变异为害，故重在驱邪耳。

（陈理书整理）

【编者评注】张云鹏教授师出名门，又系统深造，基础扎实，经验丰富，崇尚仲景，兼习百家。所收病案 3 则，皆为疑难重症。中毒性休克、心肾衰竭两案皆以峻剂获安。非得《伤寒杂病论》三昧者，孰能如是！

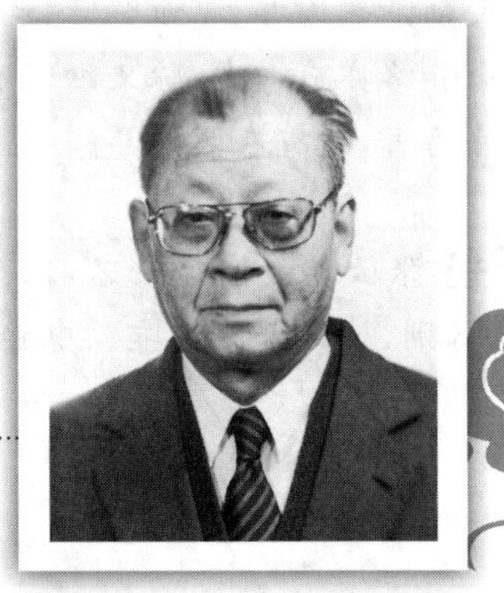

邵长荣医案

【生平传略】

邵长荣，男，1925年生，浙江慈溪人。上海中医药大学教授，附属龙华医院主任医师，1995年被评为上海市名中医，全国第二批500名老中医学术经验继承工作导师之一。

1943～1951年就读于同济大学医学院医疗系。毕业后从事西医内科，后专攻内科呼吸系统疾病。1956～1959年由组织推荐，参加卫生部委托的上海中医学院首届西学中研究班深造，脱产系统学习三年。毕业后留校执教，并进行中医和中西医结合的临床和科研工作。现任上海中医药大学、上海中医药研究院专家委员会委员、副秘书长，附属龙华医院专家委员会副主任委员。全国中西医结合呼吸病专业委员会顾问，上海市中西医结合学会呼吸病专业委员会主任委员。50年来，在从事临床、教学和科研中，坚持运用中医中药的理论和经验，结合现代医学知识，不断总结提高，使之进一步发展。早在1962年，为了使中西医结合事业能以组织机构的形式固定下来，保证科研工作的持续性，在附属龙华医院建立了第一个专题研究组，对肺部常见病如肺结核、支气管哮喘、支气管扩张、肺气肿以及职业病矽肺等进行临床研究和探索。先后研制了"芩部丹"、"三草片"、"复方功劳叶"、"八宝养肺汤"、"雪花片"等系列抗痨中成药。其中"芩部丹"获全国科技成果奖，在首都和全国有关省市展出。还研制了"川芎平喘合剂"、"三参养肺汤"、"三桑肾气汤"、"平咳化痰合剂"、"镇平片"、"保肺片"等治疗支气管哮喘、慢性支气管炎、肺气肿的系列中成药，取得了平喘、化痰、止咳和扶正固本的较好效果。其中"川芎平喘合剂防治支气管哮喘的临床及实验研究"获上海市中医科技进步奖。

在大量医、教、研的实践中，及时总结经验，先后撰写论文105篇，在全国有关医药期刊发表。主编和参与编写专业书籍10部。

1988年被中国中西医结合学会、上海市卫生局分别授予"坚持中西医结合工作30年，为继承发扬祖国医学作出贡献"的表彰证书。1996年12月获上海市卫生局颁发的首届中西医结合优秀工作者奖。

在50年的教学生涯中，培养了大批学生，桃李满天下。近10余年来，着重培养高层次人才，先后培养研究生6名，带徒（主治医师以上）7名。为祖国医学后继有人，作出了无私的贡献。

一、温补脾肾法治肺间质纤维化一例

朱某，女，41岁，干部。

初诊：1999年10月16日。

主诉及病史：反复咳嗽3年余，伴气急。1993年感冒起病，反复咳嗽1年，伴气急，行走时加剧，住院诊断为“间质性肺炎”，最后，胸科医院诊断为“两肺纤维化”、“类风湿在肺部表现”。目前口服泼尼松每日20mg治疗。今年气急发作较差，反复感冒4次，无喘无热。近日咳嗽有作，伴气急胸闷，喉中有痰鸣，痰粘黄，易汗，怕冷，大便溏薄。

诊查：舌象：苔薄质胖。脉象：细弱。听诊：两肺有干啰音。CT示：两肺间质弥漫性改变。中医诊断：咳喘（脾虚肺热型）。西医诊断：肺间质纤维化。

辨证：脾阳不振，风热袭肺。

治法：祛风清肺。

处方：荆防各9g　柴前胡各9g　羌独活各9g　赤白芍各18g　青陈皮各9g　姜半夏9g　鹿含草18g　煨木香9g　嫩射干12g　胡秃叶12g　黄荆子9g　茅芦根各30g　米仁9g　石菖蒲9g　桔梗4.5g　生甘草9g　7剂

二诊：1996年10月23日。药后痰转白，仍便溏、易汗、气促、苔薄腻质暗，脉细。听诊：两肺背部有小水泡音。治拟温阳化饮，健脾和营。

处方：藿香9g　熟附块9g　川桂枝6g　赤白芍各18g　细辛4.5g　苡仁18g　青陈皮各9g　姜半夏9g　川朴4.5g　黄荆子9g　陈葫芦30g　猪茯苓18g　巴戟天9g　仙灵皮12g　防己9g　14剂

三诊：11月7日。前方加减治疗半年，症情稳定，感冒少发，咳嗽偶作，痰量明显减少。

【按语】肺间质纤维化为现代医学名。可分为局限性和弥漫性两类。其临床表现为反复呼吸道感染，呼吸困难，咳嗽，咯血，呼吸衰竭。本例属结缔组织疾病引起的弥漫性肺间质纤维化，西医一般只能用激素控制症状。而邵老师则通过中医辨证，以祛风清肺抗其呼吸道感染，以温补脾肾固其本。从而使患者在控制呼吸道感染同时，又减少了反复感染的机会。通过这一病例，笔者受到启示：脾肾阳虚型体质是否与结缔组织疾病之间存在着某种内在联系？温补脾肾法是否可防治结缔组织疾病？有待对本例病人的进一步跟踪随访，及对同类病例的疗效观察和积累。

（张颖整理）

二、矽肺的中医治疗一例

谈某，男性，72岁。

初诊：1995年9月15日。

主诉及病史：反复咳嗽20余年，气促3年。曾为轧石22年，1973年诊断为Ⅰ期矽肺，

1990年诊断为Ⅲ期矽肺，患者20余年来反复咳嗽、咯痰、胸闷、气促，偶感胸部针刺样疼痛，近3年来胸闷气促逐年加重，动则更甚，生活不能自理，在建材职疗所诊断：Ⅲ期矽肺、肺气肿、肺大泡、呼吸困难3～4级、劳动力完全丧失，伤残分级为Ⅱ级。

诊查：气促，动则益甚，咳嗽，咯吐白痰，伴胸闷乏力，心慌，失眠，口干少饮，怕冷明显，经常头晕，视物不清，耳鸣腰酸，尿频，下肢时有浮肿，纳呆，大便少，1～2天1次。神清形瘦，面色苍白，口唇轻度紫绀，颈静脉轻度充盈，气管左偏，桶状胸，叩诊过轻音，听诊两肺呼吸音低，两肺底闻及少量细湿啰音，心率90次/分，律不齐，心尖区和肺动脉闻及SMⅡ级，腹平软，肝脾未及，两肾区无叩痛。

实验室检查：肺功能测定：中度混合型通气功能障碍、中、重度阻塞性肺气肿、慢性低氧血症。

舌象：舌质暗红，舌苔薄腻。脉象：脉细。

辨证：肺脾气虚、心肾阳虚。

治则：温肾补肺、健脾养心。

处方：淡附片9g(先煎)　仙灵脾12g　当归9g　丹参12g　女贞子9g　生熟地各9g　黄芪12g　天麦冬各9g　白术15g　苡仁9g　茯苓神各12g　杜仲12g　桑寄生12g　海浮石15g　淮小麦30g　炒枣仁12g　谷麦芽各15g　28剂

二诊：10月12日。服方1月后，咳痰减少，怕冷、心慌明显好转，胃纳有增，但气促仍甚，下肢浮肿。原方去生熟地，加补骨脂12g、川桂枝9g、陈葫芦30g、车前草12g。14剂。

三诊：10月26日。2周后浮肿消失，气促减轻。继续服用1月后，适逢冬至，改用膏方：黄芪150g　炒白术150g　防风100g　太子参150g　云茯苓150g　女贞子120g　仙灵脾120g　肉苁蓉120g　杜仲120g　青陈皮各120g　桑寄生120g　桑椹子120g　苡仁180g　生晒参100g　冰糖200g　饴糖300g　鹿角胶200g　阿胶200g

熬制膏药500g，每日2次，每次2匙服用。3个月后诉冬季气促无明显加重，精神有振，无感冒，怕冷、心慌基本缓解，腰酸耳鸣、尿频、肢肿减轻，纳可便调。随访1年症状基本稳定。

【按语】该患者病程已长达20余年，根据临床诊断当属矽肺晚期病人，又年届古稀，故肺之亏虚，肾之不足征象显现，如气促，动则益甚，咳嗽，咯吐白痰，怕冷，头晕，视物不清，耳鸣腰酸，尿频等；又因肺气虚弱，宗气生成不足，不能运血于心，心失所养，使心慌、失眠；肾阳虚衰，气化无力，水湿泛溢肌肤，则下肢浮肿；肺病及脾，脾虚及胃，脾胃受损则难司其升清降浊之职，故见纳呆，便少，所以当重治肺、脾、心、肾。首方中黄芪、天麦冬益肺养阴；淡附片、仙灵脾、女贞子、生熟地、杜仲、桑寄生温补肾阳，填补阴精，乃阴阳双治之法；当归、丹参、淮小麦、炒枣仁、茯神活血通脉，养心安神；白术、苡仁、茯苓、谷麦芽健脾和胃；海浮石化痰以利气道。后因气促、肢肿不减，则减去较为滋腻的生熟地，加补骨脂、川桂枝、陈葫芦、车前草，以增强温阳纳气，通阳消肿之力，当症状趋于改善，阴阳之气有所来复时，再以大补肺、脾、肾的膏方强鞭策进，以冀巩固疗效，提高其生活质量。

（施红整理）

三、健脾化痰治久咳一例

王某，女性，49岁。

初诊：1994年7月6日。

主诉及病史：有慢性咳嗽咳痰史10余年，痰多白黏，伴胸闷，善叹息，口干苦不欲饮，胃纳不馨，平时容易感冒，打嚏，有副鼻窦炎史。

诊查：舌淡胖边有齿痕，舌苔白腻，脉濡。外院X线胸片提示：慢性支气管炎并发支气管扩张症。

辨证：脾气虚弱，痰湿阻滞。

治法：治当健脾化痰法。

处方：苍白术各9g　猪茯苓各9g　川朴4.5g　陈皮9g　半夏9g　炙紫菀9g　黄芩12g　藿香9g　菖蒲9g　焦楂曲各12g

7剂之后，痰量骤减，苔腻渐化，前方加减，再进两周，诸症悉除，食有滋味，乃以六君子汤加减，补气健脾善后。

【按语】中医治痰方法很多，一般与肺有关，如清肺、润肺、宣肺等等。这些方法确有效果，但非人人适用，尤其是对某些病程较长，反复发作者来说，收效甚微。若患者咳嗽缠绵，反复咯白色泡沫痰，晨起痰多，口淡乏味，纳谷不馨，胸闷脘痞，四肢困重，神疲乏力，大便溏薄，苔白腻，脉濡细，证属脾虚湿盛，须从健脾化湿来治痰，方选六君子汤或平胃散加减。祖国医学认为脾阳虚弱，不能运化水湿，久则聚而成痰。健脾才能使其运化功能恢复，可以达到除湿祛痰的作用。肺病而治脾，体现了邵长荣教授治病求本，辨证与辨病相结合的思想。在处方中，常常苍白术配以猪茯苓同用，健脾扶胃相辅相成，燥湿利湿双管齐下，则病有转机，久咳乃治。如邵教授创制的“平咳化痰合剂”，系综合平胃散和二陈汤加减而成，用于这一证型的病人，屡获良效。

（郑敏宇整理）

四、清肺平肝法治疗支气管扩张一例

张某，男，37岁。

初诊：1994年6月22日。

主诉及病史：支气管扩张史20余年，平时痰多，经常咯血。1年前患病毒性肝炎后，咯血次频量多。经X线胸片和肺部CT检查，确诊为左下肺支气管扩张。近日因风邪外感，咳嗽咯血又作。

诊查：面色萎黄，咯血鲜红，咳嗽黄痰，动则汗多气促，不发热，口苦而干，二便尚调，舌苔薄腻，脉细滑数。

辨证：肝火犯肺，痰热内蕴，灼伤肺络。

治法：平肝清肺、凉血止血。

处方：柴胡9g　前胡9g　丹皮9g　炒蒲黄9g　川芎9g　连翘9g　野菊花12g　夏枯草12g　茜草根15g　鹿衔草18g　白芍18g　黄芩18g　平地木30g　野荞麦根30g　7剂

二诊：6月29日。药后咯血减少，咳嗽痰多，夹有血丝，每日痰量约100～200ml，色黄。原方加炒藕节15g。7剂。

三诊：7月6日。咯血已止，咳减痰多，色黄黏稠，鼻塞涕黄，身重胸闷，胃纳不馨，口淡，二便通调，舌苔薄腻，脉沉细。拟清肺健脾，祛痰通窍。

处方：鹿衔草9g　连翘9g　佛耳草9g　苍术9g　白术9g　陈皮9g　姜半夏9g　生

甘草 9g　辛夷 9g　苍耳子 9g　路路通 9g　黄芩 15g　猪苓 12g　茯苓 12g　海蛤壳 12g　14 剂

四诊:7 月 20 日。痰量明显减少,鼻窍已通,黄涕仍有,自觉乏力,动则汗多。原方去鹿衔草、连翘,加潞党参、黄芪、防风各 9g。14 剂。

五诊:8 月 3 日。咳嗽咯痰黄涕基本消除,再拟益气固表、健脾培本调治,病情趋向稳定。但不久因劳累感冒,咯血又起,但咯血量明显减少。邵师认为这是疾病转归过程中常有的现象,用上述方法复治 1 月,未用西药,即控制了病情。随访半年,支扩未发。

【按语】邵师认为支气管扩张是由于痰热壅遏于肺所致,肺与大肠相表里,腑气不通,胃肠之热熏蒸于上,痰热壅肺不解,肺失宣肃而致咳痰不止。鹿衔草为一祛风湿药,民间多用于肺热咯血,邵师用此药合大剂量黄芩,取其清肺凉血之功,再配蚤休、鱼腥草、败酱草、佛耳草增强清肺泄热化脓痰作用,加入桃仁、生大黄润肠通腑。伴有鼻塞流黄涕时,加用辛夷、苍耳子、路路通开窍通鼻。肺部感染基本控制后,治以健脾化湿为主,治病求本。邵师常用二陈平胃散加黄芪,培土生金,健脾化湿祛痰,使元气恢复,邪不再侵。

对于支扩咯血,邵师认为:除了因疲劳、用力过度引发外,还与其情绪抑郁或性情急躁有关。木火邢金,灼伤肺络,而出现咯血如涌的肝火炽盛和邪火迫肺之见证,治疗应平肝清火为先,以阻止病情发展。取柴胡、平地木、白芍、丹皮、夏枯草、野菊花等药平肝清火,火降则血自宁静,气顺血自归经;配炒蒲黄、茜草根、炒藕节以增强止血之功。对于少量咯血长期不愈的患者,邵师认为有瘀血存在,治疗要在平肝清火的基础上加入川芎活血祛瘀,往往起到相辅相成的作用。

（夏以琳整理）

五、疏肝润肠治咳喘一例

顾某,女,41 岁。

初诊:1997 年 4 月 7 日。

主诉及病史:咳嗽 4 月余,伴气急胸闷 1 月。感冒咳嗽 4 月余,曾用中西药治疗无效,近一月来伴气急胸闷,西医诊断:喘息型支气管炎。

诊查:患者咳嗽频作,痰多色白,伴胸闷气急而喘,大便干结,不畏寒。舌象:舌厚腻而糙,脉象:脉小弦。听诊:两肺干湿啰音。

辨证:肝疏不畅,肠燥痰蕴。

治法:疏肝润肠。

处方:柴前胡各 9g　赤白芍各 18g　细辛 4.5g　平地木 30g　功劳叶 9g　青陈皮各 9g　姜半夏 9g　姜竹茹 9g　车前草 18g　江剪刀草 30g　蚤休 9g　半边莲 30g　佛耳草 12g　瓜蒌仁 9g　枳壳实各 9g　7 剂

二诊:1997 年 4 月 14 日。服药后,咳喘尽除,痰量明显减少,大便通畅,苔腻尽化,胸已不闷。苔薄,脉细。拟益肺补肾,健脾化痰之剂,扶正固本,巩固疗效。

处方:黄芪 15g　防风 9g　苍白术各 12g　猪茯苓各 18g　苡仁 18g　江剪刀草 30g　孩儿参 12g　杜仲 9g　女贞子 12g　姜竹茹 9g　蚤休 9g

【按语】祖国医学认为:“肺与大肠相表里”,“六腑以同为用”。腑气不通,常会导致气滞痰壅,肺气上逆,发为喘咳。本例患者,症见大便不通,胸闷气急而喘,苔腻而糙,邵师认为,此乃气滞肠燥，治当疏肝理气，润肠通便。疏肝以柴胡、白芍、枳壳为要药，润肠以瓜蒌仁、枳实为常用。患者服药后，随着腑气的通畅，全身气机随之疏通，保津而不伤正气从而使上逆之肺气得以通降，诸症得平。充分体现了中医脏腑相关理论的临床价值。

（张颖整理）

六、益气养阴、补肾纳气治多发性气胸一例

柳某，男，17岁，学生。

初诊：1985年9月24日。

主诉及病史：胸闷，气急伴肢体乏力，大便干结2天。同年6月以来，左侧自发性气胸反复发作，且发作频繁，短则半月，长则1个月。发作时以胸闷气促为主，3个月中抽气8次，作左侧胸腔引流术数次，因不愿手术，休学在家疗养，经人介绍来我院中药治疗。

诊查：X线胸片检查：左侧自发性气胸，肺压缩25%～30%，伴左下积液。苔薄白，舌质偏红，脉细无力。

辨证：肺气亏损，肺阴不足。

治法：补气养阴。

处方：黄芪12g　黄精12g　孩儿参12g　玄参12g　白术18g　丹参9g　五味子4.5g　平地木15g　功劳叶15g　桑寄生9g　每日1剂，同时给予生脉饮，每日3次，每次1支。服药1周，胸闷，气急明显好转。大便通畅胸透复查左侧肺基本复张，左下积液吸收。继续服上药，随症加减。1个月后患者又感胸闷，胸透示：左侧气胸复发，继续上方加用养血生血剂，加重黄芪18g，莪术12g，丹参12g，胸片复查，情况良好，以后门诊随访中，随症加减，邵师在养阴基础上加入狗脊、补骨脂、杜仲等药后，体重增加，全身情况良好，恢复上课，随访数年左侧气胸未再复发。

【按语】自发性气胸，虽然中医书籍没有这个病名，但论述有关类似的症状也不少。胸在上焦，内藏心肺，故气胸与肺有密切关系。因肺主气，以清肃为顺，肺气上逆则为喘。无论何种因素，导致喘息，均与肺有密切关系。故《素问·至真要大论》指出“诸气膹郁，皆属于肺”。气胸的辨证首先分清虚实，《景岳全书》指出“实喘者有邪，邪气实也，虚喘者无邪，元气虚也”一般而言，突发性气胸起病较急，来势较猛，而且都在剧烈的运动或其他诱因下突然发作，所以初起多属实证，而气胸反复发作病程较长，来势缓慢，有时在无任何诱因下发病则往往因肺气虚损，以致肺泡薄弱，容易破裂，肺气不能肃降，气促而喘，反复发作后常成气阴二虚，同时肺主气及皮毛，又与大肠相表里，肺气虚及肺阴不足则大肠传送无力，所以临床上许多患者出现大便秘结，自汗，盗汗等症。邵师根据“虚则补之”这个理论，采用益气养阴法，方中大剂量黄芪及白术能增强网状内皮系统的吞噬功能，促进细胞免疫功能，且明显增高血清IgG，配合黄精、太子参、玄参、五味子补肾润肺之品而不腻，至于多次发作病例必要时加入丹参，活血生血，莪术健脾通络，往往可以提高效果。邵师认为肺为上焦，比较娇嫩，易伤肺阴，所以在气胸吸收后，还需服用些中成药如生脉饮、玉屏风散，补益元气，养阴敛肺，有利于疾病痊愈、肺泡的修复，巩固疗效，减少气胸的复发，解除病人的疾苦。

（唐忆星整理）

七、温阳蠲饮、活血平喘法治疗喘肿一例

王某,男,54岁,已婚。

初诊:1997年3月1日。

主诉及病史:反复咳喘30余年,加重3月。每年冬季发病为多。3个月前因受寒诱发,经用抗生素、解痉平喘药等效果不佳。频咳喘息,甚时不得平卧,吐痰色白,厚黏如胶,量多,畏寒背冷,口干不欲饮,纳差便少。

诊查:神清,气急,面色晦暗,唇色暗紫,两下肢浮肿,舌暗,舌白腻,脉沉细数。

辨证:肺肾阳虚,寒饮内停;心阳不振,痰瘀交阻。

治法:温阳蠲饮,活血平喘。

处方:熟附块9g　黄荆子12g　赤白芍各18g　川桂枝9g　细辛6g　丹参12g　川芎9g　石菖蒲9g　茯苓9g　车前草12g　陈葫芦30g　紫菀9g　款冬花12g　鸡内金4.5g　7剂

二诊:3月8日,药后气喘稍平,畏寒减轻,余症同前。舌暗,苔白腻,脉沉细数。再以原方去紫菀、款冬花,加补骨脂15g、鹅管石15g,继服7剂。

三诊:3月15日,药后喘肿减轻,痰质转稀,咯吐已畅。纳有增加,大便尚调。再以原方加巴戟天15g,服用14剂。患者坚持服药达2年余,症状逐年减轻。

【按语】本例“喘肿”久病三十载,遇寒发作。寒饮内伏,伤阳凝血,痰瘀交阻,病成痼疾。寒,非温不化;饮,非利不去;瘀,非通不散。喘肿者,其标在肺,其制在脾,其本在肾。方用川桂枝、细辛、黄荆子、紫菀、款冬花等“宣肺”;熟附块、补骨脂、巴戟天、车前草、陈葫芦等“温肾”;茯苓、鸡内金等“健脾”,以通利三焦,祛痰逐饮。“久病入络”、“久病必有瘀”细辛、丹参、川芎、石菖蒲可温通心阳,通络活血化瘀。标本兼治,获取全效。

（施红整理）

八、疏肝理气、行滞消郁法治疗咽喉炎一例

方某,女,43岁,已婚。

初诊:1980年4月16日。

主诉及病史:干咳1月余,加重1周。平素反复咽痒干咳,且每遇工作紧张,思虑过度或烦躁不悦时发作频繁。本次发病也由于疲劳后起病,服用过多种抗生素和止咳中成药欠效。周前咳嗽加剧,主要是干咳,有气冲咽喉的感觉,咽干声嘶,头痛头胀,胸闷纳呆。

检查:苔薄少津,舌偏红,脉细弦。

辨证:肝郁气逆,肺失肃降。

治法:疏肝宣肺,降逆止咳。

处方:川楝子12g　炒延胡9g　西青果9g　广郁金9g　柴胡9g　前胡9g　赤芍18g　白芍18g　平地木30g　功劳叶12g　葛根9g　川芎9g　白芷9g　焦六曲9g　谷芽9g　麦芽9g　荆芥9g　防风9g　石菖蒲9g　7剂

二诊:4月23日。咳嗽明显好转,胸闷得舒,胃纳增强,再续原方以巩固疗效。

【按语】该患者从事营销职业,由于工作紧张和思虑过度,经常咳嗽,根据临床症状和体征

考虑为慢性咽炎急性发作。辨证属肝郁气逆型咳嗽。治拟金铃子散为主方疏肝理气，行滞消郁；西青果清肝利咽，以消咽喉之郁热；柴胡、前胡一升一降，使气机通畅；赤芍、白芍一走血一走气，调和营卫气血；平地木、功劳叶平肝清肺，化痰止咳；葛根、川芎、白芷、荆芥、防风祛风活血，解肌止痛；焦六曲、谷麦芽、石菖蒲和胃醒脾。诸药合作，使肝气得平，肺气得降，营卫调和，气机通畅。金铃子散出于《太平圣惠方》，是由川楝子、延胡索二味药组成。方中川楝子泄气分之热，延胡索行血分之热，二药共奏清热疏肝，行气止痛功效。李时珍曾高度评价该方，称道："用之中的，妙不可言，方虽小制，配合存神，却有取效之功，勿以淡而忽之。"，但是综观该方的临床应用，似乎多用于治疗胃脘胁肋疼痛，疝气痛，妇女经行腹痛等。邵师触类旁通，开辟蹊径，用于治疗气郁干咳思维独特。

（施红整理）

九、温阳健脾、化湿祛痰法治疗哮喘一例

张某，女，56 岁。

初诊：1996 年 8 月 20 日。

主诉及病史：哮喘 40 余年，加重 1 年。1 年四季反复发作，近日哮喘夜间发作，伴感胸闷不适，痰多，色白，质黏，四肢困重，畏寒，纳呆，大便溏薄。

检查：舌淡胖，质偏黯，苔白腻，脉细。

辨证：脾胃虚寒，痰湿阻肺。

治法：健脾温中，化痰平喘。

处方：熟附块 9g　川桂枝 6g　赤白芍各 18g　细辛 4.5g　厚朴 4.5g　青陈皮 9g　姜竹茹 9g　吴茱萸 4.5g　荜澄茄 9g　谷麦芽 9g　焦六曲 9g　嫩射干 12g　胡颓子叶 9g　煨木香 9g　仙灵脾 12g　炙甘草 9g　7 剂

二诊：8 月 27 日，胸闷痰多明显好转，胃纳渐增，大便次数减少。原方去嫩射干、胡颓子叶，加茯苓 12g，炒白术 15g，再进 14 剂。

三诊：夜间喘平，胸闷痰多缓解，精神振作。守方 14 剂。继续中药巩固治疗半年，哮喘未作，症情稳定。

【按语】本例为痰湿体质哮喘患者，该型哮喘患者大多病期较长，哮喘发作时轻时重，缠绵难愈。且常伴有胸闷不适，身重乏力，口淡乏味，胃纳不振，泛恶欲吐，大便溏薄症状，舌苔呈白腻，舌体淡胖，脉濡细。这类病人往往脾胃本虚，运化无力，饮食不归正化，湿从内生；又不耐饮食之寒湿生冷相侵，内外湿相聚，凝集成痰，上阻于肺，所谓"脾为生痰之源，肺为贮痰之器"。痰性胶固，湿性粘滞，痰湿形成，每多迁延难却。邵师在治疗这种体质的病人时，无论是在哮喘发作期还是缓解期都加入健脾化湿，和胃利湿之品，如青陈皮、姜半夏、苍白术、姜竹茹、厚朴、吴茱萸、荜澄茄、谷麦焦六曲。若寒湿日久难化，则酌加温阳散寒之品，如附子、肉桂之类，以助除湿之功。

（施红整理）

【编者评注】邵长荣教授系西学中研究班毕业，50 余年来一直从事中西医结合之研究。对呼吸系统疾病之治疗具有丰富的临床经验，创制了多种中成药物。在国内学术界颇有影响。其辨证精审、方药得当，每获神奇疗效。

唐汉钧医案

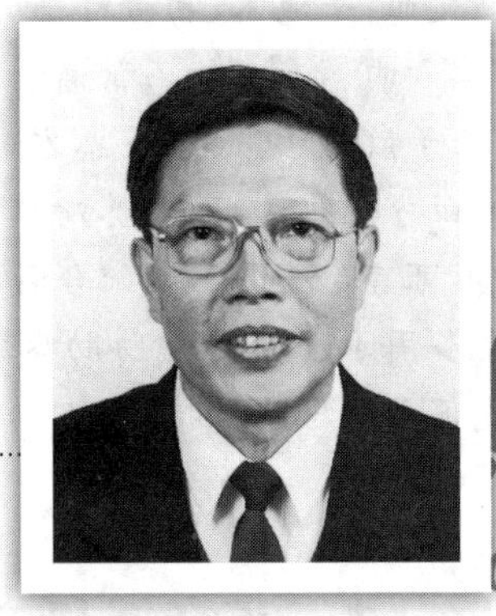

【生平传略】

唐汉钧，男，1938年生，汉族，江苏江阴人。1963年毕业于上海中医学院。师从著名中医外科专家顾伯华先生，深得师传。现为上海中医药大学附属龙华医院中医外科主任、中医外科教研组主任，国家教委和国家中医药管理局重点学科、上海市临床医学中心中医外科学术带头人，中国中医外科学会常委，中国中医疮疡专业委员会副主任委员，中国中医乳腺病专业委员会副主任委员，上海市中医外科学会主任委员，上海中医药大学教授，博士生导师。唐教授学术上重视辨证与辨病相结合、崇尚"治外必本诸内"、"治病必求其本"的学术思想，主张外病内治；重视调治脏腑、阴阳、气血、经络的平衡；治本中尤重脾肾，扶土益肾为扶正根本。祛邪则广用清热解毒、和营活血、化痰软坚、祛瘀消肿等法。擅用敷贴、熏洗、垫棉、缠缚、结扎、药捻、挂线、拖线、切开、针砭等法，内外合治，对乳腺病、甲状腺病、周围血管病、下肢慢性溃疡、小腿病、肛门痔瘘病、皮肤顽疾、皮肤淋巴肿块、乳癌术后放疗、化疗调治及外科疑难杂病等均有丰富的临床经验。对于慢性溃疡常经久不愈或愈后复发之疾患提出"祛瘀生新"、"补虚生新"的学术观点，丰富了祖国医学愈创理论与方法，为中医药治疗慢性溃疡提供了全新的思路和途径，据此研制的"复黄生肌愈创膏"在临床取得了满意疗效，此项研究获国家中医药管理局、国家自然科学基金资助，并获上海市科技进步三等奖、上海市中医科技成果二等奖；"浆细胞乳腺炎瘘管期的研究"获国家中医药管理局重大科技成果一等奖、上海市科技进步三等奖；"乳腺增生病的临床与研究"获上海市科技进步二等奖；"祛腐化瘀生肌中药灌注法治愈复杂窦道研究"获上海市临床医疗成果二等奖。承担和指导各级科研项目21项，其中国家级8项，市局级13项，荣获各级成果奖12项。指导博士10名、硕士4名，现在读博士生3名、硕士生2名。著有《实用中医外科学》、《实用中医乳房病学》、《中医急诊医学》、《中国历代名方集成》、《中国中医秘方大全·外科》、《中医治癌秘诀》、《现代中医药应用与研究大系·外科》、《中国大百科·传统医学卷·外科条目》等20余部著作。发表有关疮疡、乳腺病、甲状腺病、脱疽、肛肠病等论文60余篇。1983年获上海市劳动模范称号，1993年获国务院特殊津贴，1995年获上海市名中医称号，1997年获上海市卫生系统先进个人，2001年建党80周年被上海中医药大学评为校级优秀共产党员。

一、扶正托毒、和营清化治疗传囊乳痈一例

凌某，女，27岁，已婚。

初诊：1982年9月16日。

主诉及病史：左乳红肿热痛伴结块，反复发作2个月余。先后自溃疮口2个，刀溃疮口1个。屡用中药和多种抗生素治疗，寒热不退，体温仍在39℃，红肿结块尚有新发。舌苔腻边尖红，脉细数(98次/分)。

诊查：目前左乳以乳晕为中心，红肿波及整个乳房，范围有18cm×14cm，外上象限已有轻度波动。脉细数98次/分。

辨证：肝胃蕴热，热盛肉腐，成脓传囊，正虚邪实。

治法：扶正托毒，清化湿热。

处方：生黄芪12g　白术9g　茯苓9g　当归12g　银花9g　蒲公英30g　角针12g　丹皮9g　黄芩9g　地丁30g　生草3g　外用千捶膏贴于轻度波动处，再外盖金黄膏。

2天后，左乳外上象限乳晕附近波动最明显处，切开排脓约100ml。疮口除用二宝丹药线引流、红油膏盖贴外，加用胸罩将乳房托起垫棉压紧，使疮口引流通畅。经治10天，脓液减少，脓色转清，停用药线，继续加压抬高乳房。苔薄润脉濡细，治当益气养荣，和营清化。

处方：生黄芪12g　党参12g　焦白术9g　当归12g　白芍9g　川芎9g　瓜蒌12g　蒲公英30g　陈皮6g　天冬9g　生草4g　1周后痊愈。

【按语】传囊乳痈是产后哺乳期乳痈溃后的一种并发症。初起多由乳头破碎，外受风邪，内有肝胃蕴热，乳汁积滞，乳络受阻引起乳痈。继则因失治、误治或因乳房下垂，脓腔在下，溃口在上，引流不畅，脓液积聚，而成袋脓和传囊。该患者新产体虚，更受病邪缠绵日久，面色㿠白，正气不足，故以生黄芪、白术、茯苓、角针托毒外出；银花、蒲公英、丹皮、黄芩、地丁、当归清热利湿和营。而在脓液排出之后则应以扶正为主，兼顾祛邪。同时配合垫棉压迫外治疗法，防治脓液坠积形成袋脓。

（张士云整理）

二、健脾理气、化痰散结治疗多发性结节性甲状腺肿一例

沈某，女，44岁。

初诊：1998年9月21日。

主诉及病史：颈前胀闷不适伴结节2年。2年前无明显诱因自觉颈前作胀，于外院作B超示：双侧甲状腺见多发性囊性结节。患者自觉颈前胀闷不适，诉平时乏力感明显，无心悸，汗出，手抖等症，夜寐尚可，大便偏干。

诊查：双侧甲状腺可触及多个散在的大小不等的结节，以右侧结节为大，质中等，活动度一般，边缘光滑，可随吞咽而活动，按之不痛。甲状腺激素各项检查均在正常水平。苔薄白，脉

濡细。

辨证:脾虚痰凝。

治法:健脾理气,化痰散结。

处方:生黄芪 12g　党参 12g　白术 12g　茯苓 12g　陈皮 9g　半夏 9g　柴胡 9g　郁金 9g　八月札 9g　海藻 9g　象贝 9g　婆婆针 12g　桃仁 12g

二诊:1998 年 10 月 12 日。患者诉颈前胀闷不适明显好转,颈前结块明显缩小,再予前方中加山慈菇 12g,龙葵 30g。

三诊:1998 年 11 月 2 日,B 超示:双侧甲状腺内质地不均匀,未见结节影。患者诉诸症若失,半年后随访未见复发。

【按语】 多发性结节性甲状腺肿根据现代医学病理分类可见于多种甲状腺疾病,如滤泡状腺瘤,甲状腺囊肿,乳头状腺瘤,腺瘤样甲状腺肿等,属中医"瘿"病中"肉瘿"范畴。唐师认为本病多因饮食失宜,情志失调,思虑过度或劳逸失调而致脾气受损,盖脾为仓廪之官,饮食失宜最先伤脾。情志不畅则肝气郁结,木郁克土,脾气自虚,脾为生痰之源,脾虚则水液运行失常,日久聚液为痰,痰阻气机,反之又加重脾失健运的病机,痰湿凝聚,久而成瘀,痰瘀互结于颈前而成甲状腺结节,唐师据此病机在治疗上以健脾理气化痰散结为法立方,脾气健运则运化输布水液正常,湿邪自祛而生痰无源,气机条畅则痰瘀易解而肿自消,佐以化痰散结而顽症可消。脾为喜燥恶湿之脏,故健脾则用党参、白术、茯苓取法四君子汤而加减,以温运脾阳助化湿痰,理气则以柴胡、郁金、八月札以疏肝解郁,抑木扶土,佐以陈皮、半夏兼具理气化痰之功,化痰软坚散结则用象贝、海藻、莪术以破解瘀结,病程长者,恐其久病入络,瘀久生毒,再酌加僵蚕、龙葵以剔络解毒散结,诸药合用,攻补兼施,临证每收良效。

(刘小鹈整理)

三、健脾益气、扶正清瘿治疗桥本甲状腺炎一例

薛某,女,40 岁。

初诊:1998 年 3 月 18 日。

主诉及病史:结喉旁不适一年余。曾在外院做 B 超,行甲状腺细针穿刺、血清甲状腺自身抗体检测、甲状腺^{131}碘核素扫描均支持桥本甲状腺炎的诊断。诉自觉结喉旁有紧压感,时有心悸,平时易疲乏,易患感冒,胃纳尚可,夜寐欠安。

诊查:两侧甲状腺轻度肿大,质韧,峡部亦肿。苔薄腻尖红,脉濡。查甲状腺激素示:T_3、T_4、FT_3、TSH 均正常,FT_4 26.8pmol/L,TG-Ab 53%,TPO-Ab 54.7%,甲状腺穿刺检查示:大部分淋巴细胞浸润。

辨证:正虚邪恋,湿痰凝结。

治法:扶正消瘿。

处方:生黄芪 30g　党参 12g　白术 12g　茯苓 9g　山萸肉 9g　仙灵脾 12g　首乌 12g　枸杞 12g　柴胡 9g　郁金 9g　象贝 9g　婆婆针 9g　玄参 9g　板蓝根 15g　红枣 15g　炙甘草 12g

二诊:1998 年 4 月 16 日。患者以此方为主加减服用 1 个月后,自觉结喉部紧迫感明显减轻,心悸已无,又加减服用上方 2 个月后,复查 FT_4、TG-Ab、TPO-Ab 均恢复正常范围,随访半年诸症未见复发,各项检查均正常。

【按语】桥本甲状腺炎目前是公认的自身免疫疾病，本病在祖国传统中医古籍中并未记载，据其症状体征可归为“肉瘿”、“瘿痈”范畴，但传统中医治疗“肉瘿”多用富含碘的海洋药物如海藻、昆布等。而现代医学已证实本病的发病与碘摄入量的增加有直接的关系。因此传统治疗瘿病的方剂如海藻玉壶汤、四海舒郁丸并不适合治疗桥本病。唐师据其多年临床经验提出，本病的病机以正虚邪恋为主，生活节奏快、工作压力大在患者中很常见，患者每因劳累后发病或加重病情，临床治疗好转的患者也可因劳累体虚而复发。劳则伤精，思虑伤脾，正气虚损则外邪易侵，虚邪留恋而本病成，机体阴阳失调，则临床变症百出。唐师据此病机提出健脾益气扶正清瘿的治则，据其标本缓急，急则治其标，若患者甲状腺急性炎症明显，则以清热解毒消肿散结为主，佐以健脾益气治疗，若患者病情缓和，则以健脾益气滋阴降火为主，佐以清热解毒祛邪治疗。方用柴胡、郁金、香附、象贝开郁散结消肿，黄芩、玄参、板蓝根以清热泄火解毒，生黄芪、党参、白术、茯苓、红枣等健脾益气，萸肉、仙灵脾等扶助正气，调和阴阳。临床随症加减，收效甚佳。

（刘小鹣整理）

四、内外并重、祛瘀生肌治疗臁疮一例

张某，男，57岁。

初诊：1999年6月12日。

主诉及病史：左下肢溃疡不愈3年。3年前左下肢不慎碰破，迁延不愈。前医数进大剂温补之药，未获良效，反见纳谷不香，胃脘饱闷。

诊查：左小腿外侧溃疡5cm×4cm，疮周暗黑僵硬，疮面脓腐如苔，疮底色淡不活。苔腻，脉濡。

辨证：正气虚弱，瘀滞不化。

治法：健脾益气，祛瘀利湿。

处方：生黄芪30g　太子参15g　白术15g　陈皮9g　姜半夏15g　苏梗15g　当归15g　川芎9g　桃仁15g　牛膝15g　泽兰泽泻各15g　薏苡仁30g　防风己各15g　水蛭9g　生甘草6g　外用九一丹、红油膏盖贴。

二诊：1999年6月26日。药后疮周暗黑稍减，僵硬趋软，疮面腐肉几尽，脓水渐稠色明。守方数剂，外用复黄生肌愈创油膏，经治数月，疮面愈合，嘱宜清淡之食物，注意调护，避免损伤。

【按语】臁疮之病历代医家众说纷纭，有湿热、血热、湿毒、瘀血、肾虚、脾虚不等。唐师据多年临床所见，认为气滞血瘀，为其基本病机，究其致病之根本则在于气虚。抓住气虚是臁疮之根本原因，“虚”与“瘀”同时存在，湿热、血热、火毒等为常见诱因，临证之时，标本并重，法用扶正与祛邪并施，方选补阳还五汤加味，药用：黄芪、太子参、川芎、桃仁、地龙、牛膝、苡仁、泽兰等，注重益气通络祛瘀，随症加入祛风、清热、利湿、解毒之品，使得标本兼顾，正气旺盛，从根本上进行治疗。臁疮病在体表，外治甚为重要，清代吴师机云：“外治之理即内治之理，外治之工即内治之工，所异者，法耳。”药物局部应用，直接抵达病，更能发挥其作用。古之“祛腐生肌”的治疗观点，对于一般溃疡，确有良效；然臁疮病机为气滞血瘀，腐祛之后，仅用生肌，疗效不显。唐师独辟蹊径，创“祛瘀生肌”与“祛腐生肌”相辅相成，使得祛瘀有利生肌，祛瘀不至于化腐、祛瘀不致成瘢。

（李斌　张士云整理）

五、益气养阴、清热托毒治疗重症有头疽一例

袁某，女，66岁。

初诊：1984年2月9日。

主诉及病史：项后结块肿痛3周。肿块初起为一粟米样脓头，继则红肿扩大，疼痛与日俱增，曾在外院用先锋6号静脉滴注、手术切开引流，病情反增。

诊查：疮周漫肿，范围增大至20cm×10cm，上至玉枕，下及发际，两旁将至耳垂，疮色紫暗，疮顶凹陷，脓水稀少，疼痛剧烈，患者纳少便干，舌苔黄腻，脉细数（120次/分）。体温39.5℃，血糖8.3mmol/L，血白细胞21×10^9/L，中性粒细胞90%，脓培养白色葡萄球菌生长。

辨证：气阴两亏，湿热内蕴，血凝毒滞，正不达邪。

治法：益气养阴、清热托毒。

处方：生黄芪15g　白术9g　生地30g　天花粉12g　知母12g　丹皮9g　玄参12g　紫花地丁30g　银花12g　连翘12g　皂角刺9g　生军9g（后入）　外敷八二丹，金黄膏。

1周后，疮肿局限，脓腐增多，有部分坏死纤维筋膜组织被切除，使脓液排出畅通，体温降至37.5℃，血白细胞12.6×10^9/L，中性粒细胞86%，邪毒渐泄正气未复，再守前方。

2周后，脓腐大部分已脱落，肿毒减轻，体温下降至37℃，血白细胞11.6×10^9/L，中性粒细胞80%，血糖4.8mmol/L，苔薄脉濡，邪热渐清，脏腑蕴毒渐泄，高年气血不足，再拟益气养阴，化湿清热法治疗。

处方：生黄芪15g　白术9g　生地15g　玄参12g　天花粉15g　麦冬12g　女贞子12g　黄精9g　银花9g　连翘9g　黄芩9g　蒲公英15g　制军9g　生甘草3g　外敷九一丹、红油膏。

经调治体质渐复，食纳二便渐调，疮面新肌渐生，疮口日见收小，曾因创口肉芽高凸，经多次修除渐收口，全疗程为8周。

【按语】"有头疽"的病因，西医强调细菌感染的外部因素，而祖国医学认为其是内外二因，以内因为主，外因是发病的条件。内因不外妄用七情，伤于气血；恣于食色，伤于脏腑。外因是感于"六淫"或"毒邪"伤于肌肤腠理。内外合致脏腑失和，经络阻隔，气血凝滞而发为本病。其中以外感为主者病情较轻，以内伤为主者病情较重。临床上消渴患者易发本病，而且难于治愈。本患者气阴两伤兼脏腑湿热，治疗以黄芪、白术、生地、天花粉、知母益气养阴托毒；丹皮、玄参、紫花地丁、银花、连翘、皂角刺、生军清热利湿凉血，诸药合用，标本兼顾，内外兼治，故疗效显著。

（李斌　代红雨整理）

六、注重外治法、活血化瘀治疗慢性骨髓炎一例

沈某，男，44岁。

初诊：1996年6月1日。

主诉及病史：胆脂瘤术后残留创口溃脓不愈6个月。胆脂瘤术后，手术创口近耳廓处溃破溢脓，脓液中夹有胆脂质样物。

诊查：左颅颞侧可见直径7cm圆弧状手术疤痕，疤痕近耳门部有一0.5cm×0.5cm溃口，

溃口流脓伴少量脂质样物，创周上皮色稍红，肿胀、触痛，溃口用球头银丝探入约3cm深，有骨摩擦感。6月8日，头颅窦道造影示：颅内窦道长约8cm，窦腔范围约5cm×4cm，窦道最深处距颅骨外板3cm，窦腔与乳突气房相通，左颅内大面积气影，左颞骨局部骨质不连。CT示：疑有死骨存在。创口内脓培养有绿脓杆菌及霉菌生长。

辨证：气虚血瘀，邪浊滞留。

治法：活血祛瘀，益气托毒。静滴活血消肿通络中药，由耳后乳突部扩创并与耳前窦口连通作一拖线，窦腔以中药制剂冲洗灌注，用九一丹或八二丹提脓祛腐，历经5月，先后作造影3次，窦道与窦腔逐渐缩小至完全愈合，随访24月无复发。

【按语】慢性化脓性骨髓炎属中医"附骨疽"、"阴疽"范畴，临床上患者多病程缠绵，反复发作。唐教授根据数十年治疗慢性骨髓炎的经验，认为慢性骨髓炎日久不愈，"久病必虚"；外科疮口经久不愈，必有脉络损伤瘀滞的存在，"虚"与"瘀"二者可相互影响，提出"虚甚瘀重、瘀甚虚重"的观点，并首创祛瘀生新之法。盖肌肤损伤，必然导致肌腠的经络脉管破坏，而使气血流动无以为循，局部疮面形成血瘀、气滞，失于濡养而难以愈合。只有祛除局部瘀滞才能断生腐之源，方能生肌长皮，经络气血通畅，方能使肌肤得以濡养而生长复原。唐教授治疗中除了运用前人祛腐生新的观点外，常运用活血化瘀之品，如全当归、川芎、赤芍及理气之品，如陈皮、香附等。取得良好效果。

（代红雨整理）

七、清热解毒、养阴生津治疗烫伤一例

吴某，男，25岁。

初诊：1999年10月27日。

主诉及病史：上半身烫伤1小时。因烧菜不慎，油锅着火，烧着汗衫背心，引起面颊、颈项、胸背、两臂、手部较大面积烧灼伤。

诊查：头面部灼伤红褐肿痛，胸背臂部大小水疱较多，创面疼痛甚剧，颈项腋部疱皮脱落，基底部显露红白相间，并有糜烂混浊渗液，其中Ⅰ°3%，浅Ⅱ°10%，深Ⅱ°2%。舌苔薄腻，舌尖红，脉滑数。

辨证：火燎肌肤，热毒外侵，阴津内伤。

治法：清热解毒，养阴生津。

处方：内服：生地15g　金银花9g　丹皮9g　野菊花9g　黄芩9g　黄精15g　天花粉18g　石斛12g　半枝莲30g　生大黄6g(后下)　生甘草3g

外用：清凉乳化油搽擦，1日4～6次，创面有脓腐及混浊渗液处，加用九一丹。3～5天后，红肿消退，水泡平塌，创面部分结痂，感染处脓腐已脱清，创面基底部呈红润面。

二诊：1999年11月6日。浅Ⅱ°创面已基本治愈，新皮红润。颈、腋处深Ⅱ°创面于2周治愈。

【按语】中轻度烧烫伤为临床常见病，唐师以清热解毒、利湿消肿、养阴生津为治疗原则。烫伤部位以头面部为主的，重在清热解毒；以下肢部位为主的，重在清热利湿消肿；年老阴虚患者，或烧烫伤面积较大，渗出液较多而伤阴耗液者，重在清热护阴。烧伤初期多表现为热邪炽盛，方选犀角地黄汤合黄连解毒汤加减；老年或素体阴虚患者宜治以养阴清热生津，方选萆薢渗湿汤合黄连解毒汤加减。该病例以银花、野菊、黄芩、丹皮、半枝莲等清热解毒，生地、黄精、

天花粉、石斛等养阴生津内服，并以验方清凉乳化油外搽，清热消肿护肤，10 日见功。

（王林扬　韩会学整理）

八、散风消肿、软坚化痰治疗慢性化脓性腮腺炎一例

张某，女，44 岁。

初诊：1999 年 12 月 29 日。

主诉及病史：右腮部瘀肿 5 个月。患者 5 个月前出现右腮部瘀肿，经抗菌素治疗后缓解，但时有胀痛。本次又于 12 月初局部红肿，再以抗菌素治疗未效。

诊查：现右颐瘀肿，波及右耳前后，上至颧部，范围约 4cm×6cm，触之濡软肿胀，右颊黏膜红肿，张口困难，伸舌不能，自觉口干，舌尖红，脉濡数。

辨证：风邪外袭，邪浊瘀滞。

治法：散风清热，软坚化痰。

处方：白芷 12g　菊花 9g　银花 12g　白芥子 12g　夏枯草 12g　连翘 15g　桔梗 9g　穿山甲 12g　生黄芪 30g　丹参 30g　紫地丁 30g　蛇舌草 30g　鹿衔草 30g　生甘草 9g

二诊：2000 年 1 月 5 日，服药后自觉口干缓解，余症如前，前方加皂角针 12g，独活 12g，生苡仁 15g，以加强软坚散结之功。

三诊：2001 年 1 月 12 日，右耳前红肿稍有消退，颧部略肿，口可张，舌可伸，舌尖红苔薄，脉濡。二诊方去蛇舌草、连翘，加陈皮 9g，姜半夏 9g，苏梗 12g，以健脾化痰，截断病源。

四诊：2001 年 1 月 26 日，耳前及颧部红肿明显消退，触之稍硬，张口伸舌自如，本次处方于三诊方中加入象贝 9g，玄参 15g，川朴 9g，去皂角针，守方服药半月而愈，随访 10 个月未复发。

【按语】本病多由机体免疫功能下降，口腔自洁能力降低，细菌逆行侵入腮腺导管，造成腮腺的化脓性炎症。本病属中医“发颐”范畴，明·王肯堂《证治准绳·发颐》中云“问颧骨之下，腮颐之上，耳前一寸三分发疽，何如？曰：此名发颐。古云不治之症，属阳明经热毒上攻……若治不得法，延及咽嗌溃烂穿口不食者死。”说明预后严重。唐师认为，本病多由伤寒或温病后汗出不畅，以致余邪热毒未能外达结聚于少阳、阳明之络，气血凝滞而成。唐师治疗外证，推崇《外科正宗》之“以消为贵”。本患者右腮结块赤肿，反复发作，且坚硬不化，故以散风化痰，清热解毒为治，可有望消退；若失治，势必酿脓生变。方中先以白芷、菊花、银花、连翘、紫地丁、蛇舌草、鹿衔草散风清热，白芥子、夏枯草、穿山甲、皂角针化痰散结，桔梗引药上行；再以生黄芪、陈皮、姜半夏、生苡仁、川朴、苏梗益气健脾，理气化痰而阻断痰浊产生的来源。总之，本病的基本治则为去除余邪，扶助胃气，清化痰浊，标本并图，消息以治。

（王林扬整理）

九、清肝活血、化痰散结治疗浆细胞性乳腺炎一例

苗某，女，36 岁。

初诊：1999 年 4 月 24 日。

主诉及病史：左乳伤口不愈 2 个月。患者左乳起一肿块，红肿疼痛，在外院行切开引流，切开后脓较少，且周围组织变硬，取病理组织切片示：浆细胞性乳腺炎。

诊查：左乳乳晕上方有一长约 3cm 的伤口，肉芽苍白水肿，未见腐肉，脓液不多，周围组织较硬，皮色正常，舌淡红，苔薄白，脉沉细。

辨证：痰浊凝滞，郁久化火。

治法：清肝活血，化痰散结。

处方：内服：柴胡 9g　龙胆草 9g　生山栀 9g　银花 12g　连翘 12g　丹参 15g　莪术 12g　当归 15g　桃仁 9g　赤芍 9g　陈皮 9g　姜半夏 9g　海藻 12g　生甘草 6g　外治：瘘管切开后，八二丹药棉嵌塞。

二诊：1999 年 5 月 5 日。经过治疗，疮面肉芽颜色鲜红。未见有坏死组织及水肿肉芽。周围组织逐渐变软。内服：前方减龙胆草、生山栀，加夏枯草、郁金、香附各 9g，外治：红油膏掺九一丹外敷。

三诊：1999 年 5 月 14 日，肉芽鲜红，将近填满伤口，疮周有上皮生长，周围组织硬度如常。内服：前方减银花、连翘，加生黄芪 30g，党参 15g，白术 12g，茯苓 12g。外用生肌散，白玉膏。1 周后患者疮面愈合，随访至今未见复发。

【按语】粉刺性乳痈，西医又称浆细胞性乳腺炎。本病的发生一般素有乳头凹陷畸形，加之肝气郁滞，营血不从，气滞血凝，凝聚成块，郁久化热，蒸酿肉腐而为脓肿，溃后成瘘。治疗西医仍以单切或区段切除为主，损伤较大。唐师在以柴胡、龙胆草、银花、山栀、连翘等清泻肝胆郁热，以丹参、莪术、当归、桃仁、赤芍等活血化瘀，陈皮、姜半夏、海藻等化痰散结，待到创口上皮生长，再以生黄芪、党参、白术、茯苓健脾益气，一方面杜绝痰浊产生的来源，另一方面，考虑到“见肝之病，知肝传脾”的先训，而先安“未受邪之地”。对于本病的治疗，唐师既重视内治，在外治上也十分讲究，临床以中医挂线或瘘管切开合提脓祛瘀药外敷，治愈后疤痕小，乳房变形少。

（韩会学　贾喜花整理）

十、益气养阴、活血通络、祛痰化浊治疗糖尿病坏疽一例

唐某，女，82 岁。

初诊：1998 年 3 月 21 日。

主诉及病史：左足背皮肤溃烂疼痛 3 周。患者有糖尿病 20 余年，于 3 月洗脚时左足背不慎烫起一 2cm×3cm 的水疱，未予重视，1 周后，水疱自行溃破，形成黑色结痂，周围皮肤出现红肿，向四周蔓延至整个足背黑腐范围亦扩大，入夜后疼痛剧烈。

诊查：右足背外侧有一约 5cm×2cm 的黑痂，坚硬难脱，足背皮肤颜色暗红，皮温较高，触痛明显双足背动脉搏动减弱，自诉平素口渴明显，小便量多，纳可，寐安，舌红少苔，脉沉细。

辨证：气阴两虚，痰浊瘀阻。

治法：益气养阴，活血通络，祛痰化浊。

处方：内服：生黄芪 30g　沙参 15g　麦冬 12g　生地 15g　枸杞子 15g　山萸肉 15g　莪术 15g　当归 15g　红花 9g　地龙 9g　桃仁 15g　生山楂 12g　蛇六谷 30g　生苡仁 15g　黄柏 12g　忍冬藤 15g　生甘草 6g　外治：红油膏外敷。

二诊：1998 年 12 月 3 日，患者疼痛减轻，左足红肿渐消，足背动脉可及轻微搏动，黑痂已松动。内服：上方去麦冬、沙参，加伸筋草 12g。外治同上。

三诊：1998 年 12 月 14 日，黑痂已脱，疮面颜色较红，少许坏死肌腱暴露，疮周皮色微红，肿势已消，疼痛缓解。内治：上方加黄精 15g、石斛 15g。外治以白玉膏外敷。

四诊：1999年1月10日。伤口愈合，疼痛已消，嘱服上方以巩固疗效。

【按语】糖尿病坏疽属祖国医学“脱疽”范畴，脱疽的范畴应包括现代医学的血栓闭塞性脉管炎、闭塞性动脉硬化性坏疽和糖尿病坏疽等疾病。消渴一证，阴虚为本，燥热为标，热愈炽而阴愈虚，“壮火食气”，燥热日久则气亦日渐匮乏。糖尿病坏疽临床多见于年纪较大的消渴患者，症情较重，极易蚀筋腐骨，每造成截肢。本患者年事已高，脾肾双亏，气阴两虚，气虚无力推动血行；或兼思虑过度与膏粱厚味损伤脾胃，而致湿阻中焦，痰浊内生阻于血络，血脉瘀阻，不通则痛。故治疗宜益气养阴，活血通络祛痰化浊，以生黄芪、沙参、麦冬、枸杞、萸肉、地黄等益气养阴治消，当归、红花、桃仁、地龙等活血通络，莪术、山楂、蛇六谷、苡仁祛痰化浊，黄柏、忍冬藤清化湿浊。

（贾喜花整理）

十一、益气养血、通络补髓治疗脱髓鞘症一例

丁某，女，40岁。

初诊：1999年8月6日。

主诉及病史：右手进行性麻木两个月。曾一度怀疑为颅内转移性肿瘤，在外院作CT、MRI等检查，发现脑白质内多个髓鞘破坏病灶，遂诊为脱髓鞘症(多发性硬化)。

诊查：右手麻木，右臂感觉减退，抬举无力，头晕，心烦失眠，健忘，神疲乏力，舌淡红，苔白，脉濡。

辨证：经络瘀滞，髓海失养。

治法：益气养血，通络补髓。

处方：生黄芪30g　党参24g　天麻12g　升麻12g　桔梗9g　当归15g　川芎9g　丹参30g　补骨脂15g　益智仁12g　桑枝12g　地龙12g　桃仁12g　珍珠母30g　生石决明30g　红枣20g　莲肉15g　生甘草9g

二诊：8月30日，守方服药20余剂后，诉神疲乏力明显减轻，但仍有头晕头胀，足跟疼痛，因而于前方中加重补肝肾活血之力。

处方：生黄芪30g　菊花12g　天麻15g　当归15g　水蛭9g　桃仁9g　红花9g　川芎9g　仙灵脾15g　白芷12g　灵芝12g　肉苁蓉12g　丹参30g　野百合12g　天冬12g　莲肉15g　红枣20g　生甘草9g

三诊：9月12日，药入颇效，右手麻木、头晕明显减轻，睡眠佳，自觉体力恢复，精神振，舌淡苔薄脉细。二诊方去白芷、川芎，加陈皮9g，姜半夏9g，桂枝9g，杜仲15g，夏枯草9g，藁本12g。调理善后，守方服药1年余，症状基本消失。

【按语】脱髓鞘症的病理特征为中枢神经系统内散在的多发性脱髓鞘“硬化”斑块，临床以视力障碍和肢体瘫痪为主要表现。唐师认为脱髓鞘症属中医“痿证”、“痹证”范畴，乃素体禀赋不足，后天调摄失宜，或劳倦内伤，情志刺激，或病后失养导致气血不足，不能上供巅顶；或痰、瘀、湿等实邪阻滞经络而导致经脉失养。本病的特征为正虚为本，邪实为标。正虚主要为气血亏虚，肝肾不足，邪实以痰、湿、瘀为主。根据脾胃为后天之本，气血生化之源的理论，患者气血亏虚主要责之于脾胃。且脾主四肢，“清阳实四肢”，脾虚则清阳不升，故头晕、四肢肌肉无力、麻木，方中以黄芪、党参、陈皮、姜半夏、红枣、莲肉实脾气，桔梗、升麻用以升举脾胃清阳，藁本引药上达巅顶。又肾为先天之本，《素问·阴阳应象大论》说：“肾生骨髓”，而脑为髓海，《灵枢·海论》曰“髓海不足，则脑转耳鸣，胫酸眩冒，目无所见，懈怠安卧”；肾中精气充足，则髓海

得养，耳聪目明。故方中以补骨脂、益智仁、仙灵脾、肉苁蓉等补肾填精。本病虚实错杂，除有正虚的一面以外，还有痰、湿、瘀等邪实的一面，因此，在治疗上除健脾补肾治本以外，还需祛邪通络以治标，视病人不同情况，方中加入当归、川芎、丹参、桑枝、牛膝、地龙、桃仁、水蛭等以活血通络；加入白芥子、象贝、泽泻、茯苓、车前草、丝瓜络等以利湿化痰通络。临床根据病情需要衡量标本缓急，酌情处理扶正与祛邪的关系。

（高尚璞　牟明春整理）

十二、健脾益气、活血化瘀治疗网状青斑一例

许某，女，30岁。

初诊：1999年10月29日。

主诉及病史：两小腿瘀斑多年，冬季加重，夏季缓解。经多方检查排除结缔组织病、血液病、慢性感染性疾病等。诉下肢怕冷，久立则下肢瘀紫加重伴疼痛。

诊查：两小腿伸面见青紫斑，压之褪色，压痛（一），表皮温度较低。舌红边有瘀斑，苔薄中剥，脉细。

辨证：气血瘀滞。

治法：健脾益气，活血化瘀。

处方：生黄芪30g　太子参30g　沙参15g　牛膝9g　鸡血藤12g　白术15g　当归15g　桃仁12g　红花9g　泽兰12g　地龙12g　川芎9g　陈皮9g　姜半夏9g　红枣20g　生甘草6g

二诊：11月10日，两小腿疼痛较前减轻，现自觉腰酸不适，于前方中加入温阳补肾之品，加杜仲15g，桂枝9g，仙灵脾15g。

三诊：11月24日，小腿瘀斑明显减轻，疼痛缓解，腿足自觉温暖，仍以前法，方中加入木瓜12g，丝瓜络9g，以增强舒筋通络之功。守方服药，整个冬季无复发。

【按语】本病是由多种因素引起皮肤呈青紫色的网状变化的血管疾病，往往是在冬季或受冷时发生，夏天或温暖时消失。临床上本病可以是原发性，也可以是系统性疾病的一个症状，本案治疗是在排除了系统性疾病的基础上。本病属中医“血证”范畴，俗称鱼网斑、大理石印斑。唐师认为本病多因素体禀赋不耐，腠理不密，风寒入络，营卫失和，气血不畅所致。根据中医的气血理论，气为血之帅，气行则血行；又脾胃为气血生化之源，机体气血充盛全赖脾胃功能健旺，故方中以生黄芪、太子参、白术、陈皮、姜半夏、红枣调养脾胃，以资气血生化；再以鸡血藤、当归、桃仁、红花、川芎、地龙、木瓜、丝瓜络活血通络，牛膝引药直达病所；肾为先天之本，内寓元阳真火，命门火衰则形寒肢冷，方中杜仲、仙灵脾温补肾阳，一味川桂枝温通十二经脉，使阳气得以运行，气血通畅无阻。

（高尚璞整理）

十三、升阳活血、利湿解毒治疗结节性红斑一例

杨某，男，53岁。

初诊：1999年10月6日。

主诉及病史：小腿发出红斑结节伴肿痛反复发作2年余。曾口服雷公藤、泼尼松、消炎痛

等，治疗后缓解，但停药即发。

诊查：两小腿伸侧见暗红色斑片，触诊扪及皮下结节，伴轻压痛，足踝水肿，按之凹陷。舌红苔白腻，脉数。

辨证：气滞血瘀，湿热阻滞。

治法：升阳活血，利湿解毒。

处方：当归 15g　川芎 12g　赤芍 12g　红花 9g　银花 15g　黄柏 12g　川连 9g　泽兰 12g　桃仁 12g　蛇舌草 30g　鹿衔草 30g　生黄芪 30g　生甘草 9g　生地 18g　牛膝 9g　地龙 12g

二诊：10 月 20 日，暗红色斑片已转为褐色，皮下结节缩小，踝部水肿及疼痛减轻，舌淡红苔白，脉细。前方酌减清热解毒的力度，加强补益脾肾之功。原方去鹿衔草、黄柏，加仙灵脾 15g，白扁豆 15g，白术 15g，防己 12g。守方服药一月，肿痛悉除，结节全消，随访 1 年未复发。

【按语】结节性红斑是血管炎的一种，一般认为系多种因素如病毒、链球菌、结核、真菌感染或药物等引起的血管反应。慢性复发者常反复发作，缠绵不愈。复发性结节性红斑，中医称之为“瓜藤缠”，多系湿热下注瘀阻经络而发，病程缠绵难愈。唐师认为本病病程较长或复发时多属气滞血瘀，湿热阻滞，治疗以补阳还五汤补气升阳，活血化瘀通络，使气行血行；牛膝引药直达下肢；视病人具体情况辅以银花、黄柏、川连、泽兰、蛇舌草、鹿衔草等以清热利湿解毒，诸药合用使气旺血行、湿去热清，则症状自除。

（高尚璞　牟明春整理）

十四、补气活血、除湿消肿治疗乳腺癌术后上肢水肿一例

张某，女，48 岁。

初诊：1998 年 6 月 17 日。

主诉及病史：右乳乳腺癌根治术后，右上肢肿胀疼痛半年。现患者自觉右上肢胀痛，腋下牵掣不适，精神不振，食欲较差，夜寐梦多，二便尚调。

诊查：右上肢明显较左侧增粗肿胀，触诊较硬。舌红少苔，脉细。

辨证：证属气阴两虚，血瘀湿阻。

治法：宜补气活血，除湿消肿。

处方：生黄芪 30g　太子参 30g　白术 15g　茯苓 12g　苏梗 12g　当归 15g　桃仁 12g　赤芍 12g　川芎 12g　桑枝 9g　地龙 12g　黄精 9g　生苡仁 12g　蛇舌草 15g　龙葵 15g　露蜂房 9g　肉苁蓉 9g　炒枣仁 15g　生甘草 9g

二诊：7 月 1 日，右上肢胀痛感较前减轻，胃纳渐增，睡眠好转。前方加丝瓜络 12g，忍冬藤 12g，以通络消肿。遵此法服药 3 个月，右上肢症状基本消失。

【按语】乳腺癌术后上肢水肿是乳腺癌腋淋巴清除术后常见的并发症，主要是由淋巴回流障碍和血液回流障碍两大原因引起。唐师认为，此证本虚标实，气血两虚为本，血瘀湿阻为标。患者术后正气已伤，加之放化疗使气血俱伤，脾胃功能受损，瘀血痰湿停滞而发为本病。治疗上主张标本兼治，以补气活血，除湿消肿为治则。选用八珍汤加味以补益人体之气血，使气血两旺，邪不可干；辅以祛邪解毒之品，祛除残留之邪，更以桑枝、地龙活络利水退肿，并引诸药直达病所，气旺血行湿化，肿胀自消。

（高尚璞整理）

十五、平肝潜阳、化痰活血治疗眼病一例

吕某，男，36岁。

初诊：2000年9月20日。

主诉及病史：患者因过度劳作，熬夜少寐，外邪入侵致左目肿胀疼痛10个月余，就诊时见眼睛转动时有牵掣感，左侧头部胀痛不适，心烦易怒。华山医院MRI检查示：左侧内直肌僵粗，诊断为：左眼内直肌炎。

诊查：左目上下眼睑肿胀，目珠稍有外突，左目内侧肿胀高凸，手指触诊质硬韧，酸胀不适，巩膜无充血，瞳孔大小正常。舌红苔白，脉弦数。

辨证：肝阳上亢，耗伤阴液，瘀热痰浊互结于目。

治法：平肝潜阳，化痰活血。

处方：菊花12g　珍珠母30g　石决明30g　白芥子12g　木贼草12g　枸杞12g　生地24g　陈皮9g　姜半夏9g　象贝9g　龙葵15g　苏梗12g　莪术15g　夏枯草9g　生甘草6g

二诊：9月27日，自觉左目及左侧头部胀痛减轻，心情较前舒畅，大便干燥。前方加桃仁15g，制军9g，活血兼有通便之功。

三诊：10月11日，左目肿胀明显减轻，已无左侧头痛不适，二诊方加熟地18g，山萸肉9g，蚕茧10g，以育阴补肾，滋水涵木而收功。

【按语】《素问·生气通天论》曰："阳气者，大怒则形气绝，而血菀于上，使人薄厥。"唐师指出其病机为肝之阳火亢逆，血随气逆，瘀于脑部。《灵枢·阴阳二十五人》提出该病症宜"导而下之"，意即潜阳降逆，化瘀导下。方中菊花、夏枯草、珍珠母、石决明、木贼草平肝潜阳兼以明目；莪术、龙葵活血化瘀；白芥子、象贝、夏枯草化痰软坚以退肿；枸杞、生熟地、山萸肉、蚕茧滋阴补肾，以摄纳浮阳，使阳有所归，标本同治而收全功。

（高尚璞　牟明春整理）

【编者评注】唐汉钧教授早年毕业于上海中医学院，系统学习了中医各科，中医理论基础雄厚，又从名师研习外科，深受教益。几十年从事中医外科临床、科研与教学，积累了丰富的临床经验。在外病内治方面体会良深，多项科研，成绩卓著。本集所收10余则外科验案颇具特色，学术价值较高，足资同道借鉴。

黄振翘医案

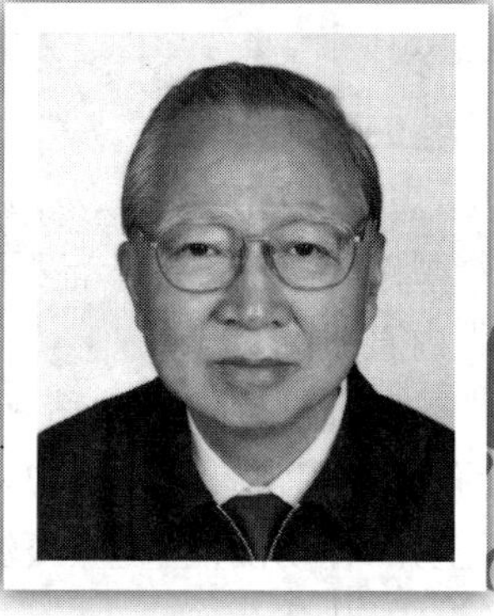

【生平传略】

黄振翘，男，江苏吴江人，1936年出生。上海中医药大学附属岳阳中西医结合医院中医内科教授、血液科主任医师、博士生导师。1962年毕业于上海中医药大学(原上海中医学院)。40余年来致力于中医、中西医结合内科、血液科的临床、科研、教学工作，历任中医内科兼血液科副主任、主任、内科教研室主任，现任中华中医药学会内科学会常委、血液病专业委员会主任委员，上海市中医药学会理事。荣获全国卫生系统先进工作者，享受国务院政府特殊津贴。主持部、市级血液病中医课题研究，获国家中医药管理局、上海市科技进步三等奖四项。学术上精选阅读《黄帝内经》等医经的基础上汇集金元时代四大家及诸家之特长，重视气、火、精、血为人本之四要，并与邪实之变互存盛衰，对当今中医血液病提出阴阳气血亏损以脾肾虚为本，邪气实以火、痰、瘀、毒为标，正邪盛衰则以标本虚实互变为依据，治疗以透泄邪毒、祛除痰瘀、抑肝清火、调理脾肾、平衡阴阳为基本治法，结合现代医学技术和方法诊治再生障碍性贫血、白血病、原发性血小板减少性紫癜及其他血液肿瘤，充分发挥其中医药治疗的优势和特点。发表论文有《补肾泻肝方治疗再生障碍性贫血的临床研究》、《急性白血病从虚劳与伏气温病论治》、《生血灵治疗原发性血小板减少性紫癜的临床与实验研究》等50余篇，参与编写《实用中医血液病学》、《临床中医内科学》、《中药新药研制技术与开发》等专著近10部。

一、益气泻火、清热解毒法治疗急性早幼粒白血病化疗后一例

石某，女，37岁，已婚。

初诊：1999年1月12日。

主诉及病史：1998年7月突发高热，血常规提示白细胞$1.2\times10^{9}/L$，红细胞$2.4\times10^{12}/L$，血红蛋白75g/L，血小板$52\times10^{9}/L$，骨髓涂片提示原始细胞＋早幼粒细胞56%，确诊为急性

早幼粒细胞白血病，曾用维甲酸诱导分化，继用阿糖胞苷、吡柔比星、依托泊苷方案化疗后，达到骨髓象完全缓解。就诊前一月行第四次化疗。就诊时主诉头晕乏力，手抖，鼻衄，鼻热疮，纳食尚可，睡眠欠佳，溲便调畅。

诊查：浅表淋巴结未肿大，皮肤无出血点，巩膜无黄染，腹软，肝脾未及。舌质淡红，舌苔薄黄腻。脉细数。外周血象：白细胞 $3.7\times10^9/L$，红细胞 $2.92\times10^{12}/L$，血红蛋白 85g/L，血小板 $473\times10^9/L$。白细胞分类：中性分叶核 45%，淋巴 35%，单核 13%，酸性 1%，杆状核 5%，幼红细胞 1%。

辨证：脾肾阴虚，热毒内蕴。

治法：补肾健脾，益气养阴，泻火清热。

处方：三才封髓丹化裁。

生黄芪 15g　生地 15g　太子参 15g　生白术 15g　炒黄柏 15g　砂仁(后)3g　清炙草 10g　生龙牡各 30g　陈皮 10g　蒲公英 30g　草河车 30g

上药服 14 剂，同时服用中成药解毒抗瘤片 4 片，每日 3 次。药后鼻衄止，鼻部热疮隐退，头晕乏力略有减轻，原方续服 5 周。

二诊：1999 年 3 月 2 日。服用维甲酸后头痛，下肢酸软无力，无出血，夜寐易醒。舌质淡暗，舌苔薄黄腻，脉细数。外周血象：白细胞 $4.0\times10^9/L$，红细胞 $3.74\times10^{12}/L$，血红蛋白 113g/L，血小板 $327\times10^9/L$。白细胞分类：中性分叶核 68%，淋巴 22%，单核 9%，碱性 1%。

辨证：肾阴亏虚，火热上扰。

治法：益气养阴，泻火解毒。

处方：前方加减。

生黄芪 30g　党参 10g　生白术 15g　生地 30g　炒黄柏 15g　砂仁(后)3g　陈皮 10g　猪苓 30g　清炙草 10g　生龙牡各 30g　怀山药 15g　生丹皮 30g　蛇莓 30g　蒲公英 30g

上药服 14 剂，同时服用解毒抗瘤片 4 片，每日三次，隔日服。药后两周，夜寐易醒、头痛、下肢酸软诸症均有减轻，遂原方续服 5 个月。期间 3 月、5 月、7 月行三次化疗，用药米托蒽醌、吡柔比星、高三尖杉酯碱、阿糖胞苷。

三诊：1999 年 8 月 3 日。持续发热，低至中度，眼底出血，神疲乏力，心悸，自汗、盗汗。手足心热，皮肤出血点。舌质淡，舌苔黄腻，脉细数。外周血象：白细胞 $2.9\times10^9/L$，红细胞 $1.7\times10^{12}/L$，血红蛋白 57g/L，血小板 $134\times10^9/L$。白细胞分类：中性分叶核 64%，淋巴 31%，单核 4%。

辨证：气阴两虚，热毒内蕴。

处方：仍以前法变通。

生黄芪 30g　党参 12g　太子参 15g　生地 15g　炒黄柏 15g　砂仁(后)3g　炙甘草 10g　旱莲草 30g　枸杞子 12g　制半夏 10g　生黄芩 30g　生龙牡各 30g　陈皮 10g　蒲公英 30g　蛇莓 60g　半枝莲 60g

上药服 7 剂，同时服用 2 号生血灵糖浆益气泻火、凉血解毒，20ml，每日 3 次，口服。药后乏力改善，心悸、汗多、五心烦热减轻，皮肤出血消退，眼底出血逐渐吸收。8 月 10 日复查血象：白细胞 $2.2\times10^9/L$，红细胞 $2.3\times10^{12}/L$，血红蛋白 74g/L，血小板 $177\times10^9/L$，白细胞分类：中性分叶核 66%，淋巴 30%，单核 4%。原方党参改为 15g，加苦参 10g，灵芝 12g，生白术 10g，续服 14 剂，并合用 2 号生血灵糖浆。后酌情辨证施治，患者存活至今已 4 年余，无复发。

【按语】本例病案，患者为急性早幼粒细胞白血病，病由邪毒侵入骨髓，损及脾肾，内生伏火，耗伤气阴，以致精血乏源，气血生化不足，邪愈胜，正愈衰。西医多采攻毒之法，直达病所，祛其邪，制其毒，药力所至，无不有损正气者，虽邪衰其大半，脏腑之体受戕，其用失制，阴阳失衡，内生六邪。余毒未尽者，搏结六邪，作乱于人体。脏腑俱虚，尤以脾肾为著，阴阳失调，以精血不足为先，阴不制阳，虚火妄动，气失制化，故见有诸多血证，且因气逆于上，而出血部位多见于眼、鼻、齿，伴见有头痛，心悸，夜寐易醒，自汗，盗汗，五心烦热者，则为水火不济，相火偏旺，君火独亢之故。缘由气阴亏虚，脾肾不足，火扰于上，邪毒内蕴，故而初诊以参、芪、术益气健脾，生地补肾养阴，黄柏、砂仁泻火，导热下行，蒲公英、草河车清热，解毒，陈皮调气，生龙牡镇逆安神，清炙甘草调和诸药。二诊倍用黄芪、生地，着重益气养阴，酌加丹皮、蛇莓泻火清热，凉血解毒，三诊则以益气泻火为主，辅以补肾养阴，因精血亏明显，血红蛋白降低，故加用旱莲草、枸杞子配合党参、黄芪补气生精化血，以改善贫血，再予制半夏、生黄芩和中焦、清伏热，倍用蛇莓、半枝莲清泄余毒之品，再度获效，取得长期完全缓解。本例虽有血证，究其气虚不摄，气不生血，且由火热邪毒所迫，治其根本，予以益气泻火，清热解毒法，遣方用药未用止血药物，然可达止血之良效。

（甘晓芳整理）

二、补肾泻肝、清热解毒法治疗多发性骨髓瘤一例

谢某，男，56岁，已婚。

初诊：2002年1月22日。

主诉及病史：2001年6月起出现腰酸乏力，小溲泡沫多，外院查血常规白细胞 3.5×10^9/L，血红蛋白97g/L，血小板 73×10^9/L，血沉136mm/h，血清球蛋白65g/L，免疫电泳示λ轻链，IgA，骨髓涂片示浆细胞23.5%，原、幼浆细胞10.5%，诊断为多发性骨髓瘤IgA，λ轻链型，IA期，曾给予反应停治疗，至2002年1月初停用。既往有肾结石史，胆囊炎胆石症史。就诊时诉腰酸乏力，小便仍有泡沫，无骨节疼痛，胃纳一般，大便畅，夜寐尚安。

诊查：舌质淡红，舌苔薄白腻，舌边齿印，脉细弦。尿常规：尿蛋白（+）。

辨证：肾虚肝实，邪毒内蕴。

治法：补肾泻肝，疏理清解。

处方：党参15g　生黄芪30g　炒白术15g　麦冬15g　骨碎补15g　炒黄柏10g　藤梨根30g　枸杞子15g　虎杖根15g　陈皮12g　蛇舌草30g　半枝莲30g　炙甘草10g　金钱草30g　柴胡5g　炒枳壳5g

上药服7剂，同时加服解毒抗瘤片2片，每日3次。药后腰酸除，尿检中蛋白减少，但有耳鸣，中腹不适，酌加苏梗10g，制香附10g，广木香5g，续服21剂。2月19日咳嗽，原方加苏叶10g，前胡15g，炙麻黄5g，杏仁10g，桔梗5g，象贝15g，鱼腥草30g，服14剂。

二诊：2002年3月5日。咳嗽愈，无痰，咽喉不适，时有泡沫尿，腰酸乏力，动则汗出，畏寒。舌质淡红，舌苔薄边腻淡黄，脉弦细数无力。

辨证：肾虚肝实，气血亏虚，风湿痰阻，邪毒内蕴。

治法：补肾泻肝，益气养血，通理化痰，清热解毒。

处方：初诊方药中暂去黄芪，加当归15g，羌活10g，炒苍术5g，威灵仙20g，炒黄芩15g，鱼腥草30g，制半夏15g，制南星15g，草河车30g，怀牛膝15g。同时服用解毒抗瘤片4片，每日3次。上药服用6周，腰酸、畏寒减轻，尿检蛋白（－）～（±），血常规白细胞 4.5×10^9/L，血红蛋

白 85g/L，血小板 131×10^9/L。上药为主方随证加减续服。

【按语】本例患者为中年男性，七八之后，气血渐衰，肾精亏损，又由肝失疏泄，气火盛实，复感邪毒，深入骨髓，痹阻气血经脉，以致气滞血瘀，毒深日久，肾藏精主骨生髓，邪毒内蕴，髓海空虚，气血生化乏源，致气血亏虚，脾运失司，水湿风痰留着酿成火热，愈加阻滞气机。又肝肾同源，精血相生，水火相济，肝之藏血不足，阴不制阳，复由气机不畅，以致肝郁气滞，肝火偏旺，肝阳上亢，肾精亏虚，相火妄动，而脾胃为后天之本，气血生化之源，脾胃气虚，痰湿内停，土郁木乘，失其运化，水谷精微不能化生气血；清阳不升，气机失常，肾不纳气，清浊不分，故而见有腰酸乏力，小便泡沫样，因肾气虚上出于卫则表卫不固，易感外邪，而有动则汗出，畏寒。该患者总以肾虚为其突出症候，故治疗以补虚治本为先，枸杞子、麦冬补肾配合骨碎补寓补于通，补肾生精；党参、黄芪、当归、白术以生气血为要；而调疏气机为其治疗之纲，药选柴胡、枳壳、陈皮、藤梨根、金钱草理气疏导，黄柏、草河车配合柴胡泻肝火清肝热解肝郁，并与滋肝阴，养肝血药配合，此治肝取补泻兼施之法；合用清热解毒之品如蛇舌草、半枝莲等，以助清解邪毒之功。本病虽有邪毒在内，然治疗从辨证出发，仍遵循“养正以祛邪”，“去邪以安正”的治疗原则，以取肝肾同治，补泻兼施，疏理气血，清热解毒法并治，随证加入祛风化痰、通络活血之剂而获良效。

（甘晓芳整理）

三、益气活血、祛风清毒为主治愈过敏性紫癜顽疾一例

吕某，女性，20 岁，未婚。

初诊：2002 年 6 月 11 日。

主诉及病史：10 年前双下肢出现皮肤对称性紫癜，伴关节酸痛，曾外院诊断为过敏性紫癜关节型，服用皮质激素后治愈。2 年前再次出现双下肢皮肤对称性瘀斑瘀点，部分有水疱，破溃后结痂留疤，无瘙痒，偶有关节酸痛，无腰酸、大便色黑，皮疹于天气炎热时发作频繁，天气转凉时隐退好转。平素无腰酸乏力、头晕心悸，偶有关节酸痛，无腹痛、无解柏油样便或尿色深红，胃纳尚佳，夜寐安，二便调畅。

诊查：双小腿伸侧、内侧、外侧皮肤密集瘀点瘀斑，部分有皮肤破损，破损面干燥无渗出，无红肿热痛，部分有结痂、色素沉着。舌质红，舌苔薄腻，左舌尖瘀斑，脉细弦。血常规白细胞 6.2×10^9/L，中性粒细胞百分比 63.2%，嗜酸粒细胞百分比 1.3%，血红蛋白 123g/L，血小板 248×10^9/L，平均血小板容积 8.6fl，血小板分布宽度 9.4%。尿常规隐血（－），尿蛋白定性（－），白细胞镜检（＋＋＋），红细胞镜检（－）。

辨证：气虚血亏，风热湿毒，瘀血阻络。

治法：益气养血，祛风清毒。

处方：生黄芪 15g　生白术 10g　防风己各 10g　生地 15g　当归 12g　连翘 15g　炒赤白芍各 12g　生薏仁 15g　生甘草 12g　炒黄柏 10g　生黄芩 15g　炒竹茹 5g　炒枳壳 5g

上药服 7 剂，药后下肢紫癜明显减退，舌质红胖而干，脉细弦。遂前方赤白芍各加量至 15g，炒黄柏加量至 15g，并加用苦参 12g，白鲜皮 15g，蝉衣 10g，土茯苓 15g，续服 8 周。8 月出现咳嗽，下肢紫癜反复，给予桑菊饮为主方疏风解毒，解表清热。

二诊：2002 年 9 月 17 日。咳嗽已减，下肢皮肤仍有紫癜，与前比较消退不明显。舌质淡暗，舌苔薄，脉细。

辨证：气虚血瘀，风热余毒未净。

治法：益气清泄，祛风通络。

处方：生黄芪 15g　防风 10g　桑叶 10g　太子参 15g　前胡 15g　杏仁 10g　生黄芩 15g　四季青 15g　苦参 10g　象贝 15g　桔梗 5g　祁蛇 12g　蝉蜕 5g　银花 15g　生炙甘草各 5g　三棱 10g　上药服 14 剂。

三诊：2002 年 10 月 8 日。无咳嗽，下肢紫癜明显减退，无反复。舌质淡暗红，舌苔薄，脉细。

辨证：气虚血瘀，风热伤络。

治法：益气活血，祛风清毒。

处方：生黄芪 15g　太子参 15g　炒白术 10g　生黄芩 15g　生地 12g　紫草 15g　炒赤芍 10g　苦参 10g　祁蛇 10g　蝉蜕 5g　生炙甘草各 5g　丹参 10g　三棱 10g　防风 10g　陈皮 5g

上药服 14 剂，药后下肢紫斑消退，仅见陈旧性紫癜色素沉着，破损处均结痂，无关节肿痛。前方续服巩固治疗。

【按语】本例病案患者初次发病时为 10 岁小儿，以风热毒邪浸淫腠理，灼伤血脉，为其主要病机，兼有夹湿痹阻关节，虽经治疗，紫癜消退，但灼伤营阴，离经之血未归附于脉，既而阴虚血热，瘀血阻络，加之后天饮食不节，调理不善，病久不愈，耗气伤阴，遇有风热外袭，则引动血热，壅盛成毒；气虚统摄无权，血虚脉络失养，热毒迫血妄行，血溢脉外，又因瘀血阻络而反复发作，如《血证论》所云："失血何根，瘀血即其根也，故反复发者，其中多伏瘀血"。故治疗上以行血为先，祛风以治血为先，"治风先治血，血行风自灭"，行血又以行气为要，"气行则血行"，"行血则血行经络，不止则止"。初诊以血热、瘀血、出血为主要表现，且病程长，病情迁延，故治疗以健脾益气，清利湿毒，凉血祛风清解，佐以滋阴养血，选药如黄芪、白术、苡仁、黄芩、黄柏、连翘、赤芍、生地、当归、防风己、枳壳、竹茹等，既有玉屏风散之益气固表祛风，又寓四物汤之养血滋阴凉血。二诊复感风热，再次与未清血热搏结，致紫癜反复，故以清热疏风解表，化痰解毒，桑菊饮方加减，祛其肺卫之邪，后又以三棱活血破瘀，除其离经之瘀血，祁蛇、蝉蜕祛风通络，黄芪、太子参益气升提以助血行，三诊再配合紫草、赤芍、丹参入血清毒，凉血活血，苦参清热除湿，则瘀血祛，新血生，血凉脉静，归循常道，络脉气血通畅，形气渐实，诸症皆除。

（甘晓芳整理）

四、健脾养阴、解毒化湿法治疗慢性淋巴细胞白血病一例

武某，男，45 岁，已婚。

初诊：2002 年 7 月 30 日。

主诉及病史：1998 年因外伤住院时发现外周血白细胞计数增高，约 20×10^9/L，未重视。四年来多次复查血常规白细胞计数（17～32）$\times10^9$/L，淋巴细胞百分比 64%～83%，至外院查骨髓涂片提示淋巴细胞总百分比 31.5%，幼稚淋巴百分比 1%，诊断为慢性淋巴细胞白血病。平素感乏力，大便溏，少寐，胃纳尚可。

诊查：浅表淋巴结未触及，肝、脾均无肿大。舌质红，舌苔薄，脉细。血常规白细胞计数 23.2×10^9/L，淋巴细胞百分比 81%，淋巴细胞计数 18.8×10^9/L，血红蛋白 147g/L，血小板 141×10^9/L，外周血镜检分类：淋巴细胞百分比 81%，中性粒细胞百分比 16%，单核细胞百分

比2%,酸性细胞百分比1%。

辨证:脾虚生湿,痰瘀内结。

治法:健脾化湿,除痰解毒。

处方:炒白术15g 茯苓15g 陈皮10g 炙甘草10g 生苡仁30g 藿梗15g 黄连5g 制半夏10g 生葛根30g 炒黄芩15g 广木香5g

上药服7剂,同时加用解毒抗瘤片10片,每日3次。药后大便溏未除,续加土茯苓30克,服14剂。复查血常规白细胞计数22.6×10⁹/L,淋巴细胞百分比80%,淋巴细胞计数18.1×10⁹/L,外周血镜检分类:淋巴细胞百分比80%,中性粒细胞百分比14%,单核细胞百分比3%,酸性细胞百分比1%,幼稚淋巴细胞百分比2%。8月20日因急性扁桃体炎发热,予银翘散合二陈汤清热解毒,化痰利咽,服用7剂。

二诊:2002年8月27日。咽痛、发热除,大便成形,无明显头晕乏力,夜寐安。舌质红,舌苔薄,脉数。

辨证:气阴两虚,痰瘀毒结。

治法:养阴和脾,解毒化痰。

处方:玄参10g 麦冬12g 生炙甘草各10g 生薏仁15g 象贝15g 白花蛇舌草30g 半枝莲30g 陈皮5g 土茯苓15g 三棱15g 冰球子30g 藿梗10g

上药服14剂,同时服用解毒抗瘤片10片,每日3次。药后诉易汗,少寐,前方加煅牡蛎30g,炒枣仁15g,紫贝齿15g,草河车30g,服28剂。药后上症均有好转,前方再加太子参15g,生黄芪10g,续服。复查外周血白细胞计数12.3×10⁹/L,淋巴细胞百分比66.7%,淋巴细胞计数8.2×10⁹/L。

【按语】本例病案证属无形之痰毒内结,因由脾胃亏虚,感受邪毒,侵及骨髓,邪虽未盛,然正气已见虚损;饮食不节,膏粱厚味辛辣炙煿之品损伤脾胃,聚湿为痰,火热内生,伤精耗气,阴阳失衡,使人易感邪毒。毒物直中骨髓,精髓生发受抑,气血无以化生。脾肾气虚,气不化水,失其温煦、推动、升提之力,痰湿内停,与邪毒互结,血失濡养,留为瘀血,以致痰瘀毒结。邪实未盛,脾肾已虚,脾虚失运,水湿内生,则见便溏,肾阴亏虚,心火偏旺,故少寐。治疗先以健脾益气化湿,方以二陈汤加炒白术,以杜绝生痰之源,配合葛根芩连汤,取葛根升阳化阴与黄连、黄芩苦泄清热。气虚外感风热邪毒,见有发热、咽痛,予疏风清热,化痰解毒之剂,其后表证除,大便已实,然气阴伤,遂改用养阴清热,调和脾胃,以祛邪安正,药用玄参、麦冬、生炙甘草治归脾肾之气阴,佐以白花蛇舌草、半枝莲、土茯苓清理湿毒,象贝、冰球子化痰散结,生薏仁、藿梗、陈皮化湿健脾,酌加三棱化瘀之品以助行气化痰。而本病例深入骨髓之邪毒,与痰湿热瘀之内邪纠缠,须缓图以起沉疴。故而健脾养阴,解毒化湿(痰、瘀、热)当为治其良方。

(甘晓芳整理)

五、补肾泻肝法为主治疗虚劳郁火慢性粒细胞白血病一例

王某,女,39岁,已婚。

初诊:2001年3月20日。

主诉及病史:2001年1月起觉神疲乏力,齿龈肿痛,咳嗽咽痛,外院查血常规白细胞计数40×10⁹/L,血小板560×10⁹/L,外周血分类见幼稚粒细胞,查骨髓涂片提示慢性粒细胞白血病,曾用羟基脲合α-干扰素治疗。平素经常头痛,有反复服用止痛药史。就诊时诉神疲乏力,

咽痛，少寐，胃纳可，二便调畅。

诊查：浅表淋巴结未触及，肝、脾无肿大。舌质淡红，舌苔薄黄腻，脉弦数。

辨证：肝郁蕴毒，肾阴亏虚。

治法：疏肝解郁，清热解毒。

处方：丹栀逍遥散为主方。

柴胡 10g　薄荷(后)3g　生山栀 5g　炒白芍 15g　生牡蛎 30g　陈皮 10g　蒲公英 30g　广木香 5g　炒枳壳 10g　半枝莲 30g　炒丹皮 10g　制半夏 10g　生炙甘草各 5g　生黄芩 12g　珍珠母 30g　大腹皮 12g

上药服 7 剂，同时服用解毒抗瘤片 10 片，每日 3 次。药后因咳嗽，咯痰，咽痛，少寐，改予化痰宣肺，清热解毒之品，原方基础上加用杏仁 10g，象贝 15g，前胡 15g，桔梗 10g，制半夏 10g，银花 30g，蒲公英 30g，红藤 30g，败酱草 30g，并予阿莫仙，化痰灵对症治疗约 2 月余，咳嗽好转。6 月 5 日复查血常规白细胞 4.1×10^9/L，血红蛋白 138g/L，血小板 243×10^9/L，外周血分类镜检：中性粒细胞百分比 67%，淋巴细胞 28%，单核细胞 3%，碱性细胞 1%，酸性细胞 1%。

二诊：2001 年 6 月 5 日。咳嗽已止，咯痰，头晕时作，少寐多梦，指节疼痛，腰酸。舌质淡红，舌苔黄腻，脉弦。

辨证：脾肾亏虚，肝火邪毒。

治法：补肾健脾，益气清解。

处方：三才封髓丹为主方。

生黄芪 30g　太子参 15g　生白术 10g　茯苓 15g　麦冬 15g　炒黄柏 15g　砂仁(后) 3g　蛇莓 60g　蒲公英 30g　莪术 30g　生炙甘草各 15g　陈皮 15g

上药服 7 剂，同时服用解毒抗瘤片 4 片，每日 3 次。药后夜寐渐安，指节痛减轻，但咳嗽时有反复，宗前法加减用药后，咳减痰少，续用两月余。9 月 17 日复查血常规白细胞 4.3×10^9/L，血红蛋白 125g/L，血小板 254×10^9/L，外周血分类镜检：中性细胞百分比 72%，淋巴细胞 24%，单核细胞 4%。

三诊：2001 年 9 月 18 日。头晕，汗多，少寐，口腔溃疡，牙龈肿痛。舌质淡红，舌苔薄黄腻，脉细。

辨证：脾肾阴虚，肝火邪毒。

治法：养阴清热，泻火解毒。

处方：生地 12g　北沙参 15g　炒黄柏 15g　土茯苓 30g　炒枳壳 5g　陈皮 5g　黄连 5g　白花蛇舌草 30g　蛇莓 30g　生炙甘草各 10g　象贝 15g　板蓝根 30g

上药服 7 剂，同时服用解毒抗瘤片 4 片，每日 3 次，隔日服。药后诸症略减，数周左右仍有反复咳嗽咽痛，咽中有痰黄黏，口腔溃疡此消彼长，原方再酌加清化痰热，理气疏导之类，诸症渐平，门诊持续治疗。治疗后 1 年(2002 年 3 月)复查血常规白细胞 6.2×10^9/L，血红蛋白 124g/L，血小板 252×10^9/L，外周血分类镜检：中性粒细胞百分比 73%，淋巴细胞 24%，单核细胞 3%，未见幼粒细胞。

【按语】本例为虚劳郁热，缘由感受邪毒，损及骨髓，伤及内脏，肾阴不足，水火不济，肝胆相火浮动，而致木犯脾土，肝失条达，一身气机不畅，郁而化火，火逆于上，土虚中焦不运，水谷精微不能化生精血以充养四肢百骸，更无精微填髓生精，以致虚者更虚，实者更燔，邪毒引动郁火，水湿内停而生痰火，肝木郁火，灼津炼液，戕伐其阴。邪毒郁火虽盛，见诸于外者，然以肾阴亏损，脾气虚弱为本，故治其本当以补肾健脾，益气养阴，治其标宜从泻肝清火，疏解邪毒。初诊以肝郁木旺，气机不畅为主要辨证，方选丹栀逍遥散加减调畅一身气机，疏肝解郁，使气行则血行，气行血活则邪有出路，热毒可泻。复诊以肾阴虚相火妄动为主要辨证，则以三才封髓丹为主方加减，补而不滞，扶助正气，兼有苦寒泻火，清其君、相之火，解毒抗癌。病虽深入骨髓，然始终遵循补肾化阴法，且以补中寓泻，升降有常，故而正胜制邪，疾病得以控制。

（甘晓芳整理）

【编者评注】黄振翘教授在中医内科、中西医结合内科、血液科的科研与临床工作方面颇具心得，尤其在血液肿瘤疾病的治疗上积累了较为丰富的经验。其脾肾两虚为本，痰火瘀毒为标的虚实互变理论深得张从正攻邪思想之精髓。本集所收数则医案均能突出中医辨证论治和整体观念之特色，为中医药治疗肿瘤开辟了新的蹊径。

天津名医医案

黄文政医案

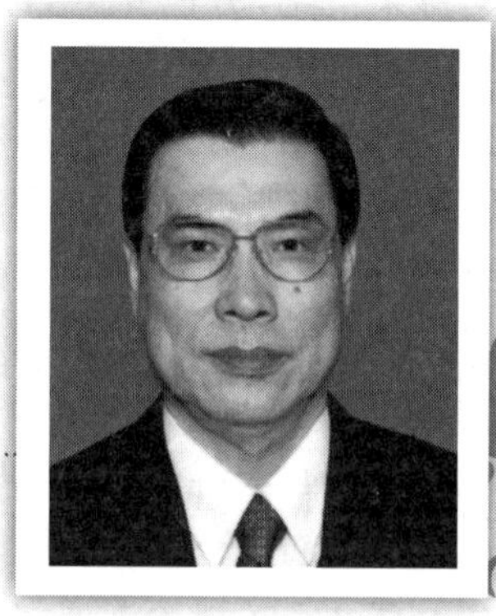

【生平传略】

黄文政，男，1941年出生，天津市人。中医内科教授、主任医师、博士生导师。1962年毕业于天津中医学院。现任天津中医学院第一附属医院副院长、中华中医药学会理事、内科分会理事、肾病专业委员会副主任委员、天津市中医药学会常务理事、内科分会主任委员、国家药品监督管理局新药审评专家、继承老中医药专家学术经验指导老师，享受国务院政府特殊津贴。从事中医内科临床40年，尤擅长肾脏病的临床及科研，先后主持多项省部级科研课题，其中“肾炎3号方治疗慢性肾炎的临床及实验研究”获天津市科技进步二等奖，“扶肾液治疗慢性肾功能衰竭的临床及实验研究”等4项成果获天津市科技进步三等奖。先后赴法国、日本、缅甸及我国台湾地区进行访问及学术交流，发表论文40余篇、专著4部，培养博士生7名、硕士生20余名。

一、甘草附子汤治疗痹证一例

刘某，男，40岁，已婚。

初诊：1988年5月11日。

主诉及病史：因患牛皮癣2年，周身关节痛3个月，于1988年4月9日入住某中医院内科。当时患者胸腹部大片皮癣融合、色紫、突出皮肤、瘙痒、脱白色皮屑；发热午后为重，体温38.5～38.9℃，畏寒，时在初夏仍着棉衣被；周身关节肿痛，以膝髋为重，皮色不变，夜间痛剧，重着而走窜，形如蛇咬，不能屈伸，肌肉轻度萎缩，以致瘫痪在病床。查类风湿因子阳性，血沉120mm/h。初诊为类风湿关节炎，中医辨证为热痹，曾投桂枝白虎汤、桂枝芍药知母汤治疗1

个月无效，因邀余会诊。

诊查：舌淡红胖嫩有齿痕，舌上苔薄黄微腻，脉来弦滑而数重取无力。

辨证：寒湿久留，脾肾阳虚。

治法：散寒祛湿，温肾健脾。

处方：桂枝 30g　炙附子 30g　炒白术 30g　炙甘草 30g　3 剂，水煎煮 1 小时，取汁 300ml，分 2 次温服。

二诊：5 月 14 日。服药后脉证如故，原方 7 剂。

三诊：5 月 22 日。服药后发热渐退，体温 37.5～37.9℃，皮疹渐浅，关节略屈伸，仍痛剧如蛇咬，舌淡齿痕，脉来沉细，方已见效，原方再进。拟前方加炙麻黄 15g，细辛 15g，水煎服法同前。

四诊：上方继服 2 周后，皮疹面积缩小，皮色浅淡，瘙痒止，关节肿痛全消，活动自如，发热畏寒均消失，舌淡苔薄白，脉来沉缓。复查类风湿因子阴性，血沉 20mm/h，又以前方量减半再服 1 周，痊愈出院。追访 10 余年未再复发。

【按语】本例系银屑病与类风湿关节炎并存的特殊病例，其辨证要点在于虽发热而着棉衣被，虽舌苔浮黄但舌质淡而胖嫩，虽脉弦大而重按无根，此三点为内真寒而外假热之明征。《伤寒论》云："病有身大热，反欲得近衣者，此热在皮肤寒在骨髓也。"本例表象为一派热证，而实质则系湿寒内蕴已极，以致血痹于内而皮癣紫暗，阳浮于外而现假热之证，寒湿留注而关节肿痛。非大剂温阳散寒祛湿之品不能除其寒湿复其阳气以使病愈。故桂附皆 30g，麻辛均 15g。《本草》云："细辛不过钱，过钱则令人闷绝而死。"此方已达 15g 之多而无妨者，一则有麻桂之温散已解其毒，二则采用煎剂其毒性已减。有实验表明细辛研末送服，较汤剂煎服毒性大 5 倍，如此则细辛之量也不为过矣。

二、益气温阳活血化瘀法治疗心悸晕厥一例

王某，女，56 岁，已婚。

初诊：1989 年 4 月 15 日。

主诉及病史：因心悸晕厥 2 周，于 1989 年 4 月 12 日入院。患者 2 周前因劳累致心悸怔忡，时疾时疏，胸闷憋气不能平卧，气短而喘，汗出频多，四肢不温，甚则晕厥，神识尚清。听诊心率时缓时速，期前收缩频多，缓时 37 次/分，阵发心动过速达 110 次/分，或呈二联律。心电图监护示窦性心动过缓，窦性逸搏，频发室性期前收缩成二联律，短阵性室性心动过速。诊为病态窦房结综合征（快—慢综合征）。经针刺及对症应用阿托品、利多卡因治疗无效。

诊查：刻诊正值怔忡发作，汗出晕厥，舌质红绛起刺而燥，以手扪之湿润，脉迟而弦劲不和。

辨证：心阳虚极，神明欲脱。

治法：温阳益气，活血固脱。

处方：红参 20g　炙附子片 20g　丹参 30g　炙甘草 15g　生龙骨 30g　牡蛎 30g　水煎 200ml，急服 100ml，3 小时后再服 100ml。

二诊：4 月 16 日。心悸减轻，仍胸部憋闷，汗出已少，未再晕厥，舌质转赤，舌上刺消，脉转沉迟，脉率 50 次/分，心电图示窦性心动过缓，偶发室性期前收缩，短阵性心动过速已消失。原方 3 剂，服法同前。

三诊：4 月 19 日。心悸怔忡显著减轻，胸闷憋气消失，汗出已止，手足已温，舌质红而润，

脉沉缓，脉率64次/分，心电图示窦性心律。

患者转院安置心脏起搏器。

【按语】此为一例典型的病态窦房结综合征(快—慢综合征)，治疗着眼点在于慢性心律，若快慢兼顾，必无济于事，洋地黄及利多卡因均在禁用之列，现代医学主张安置心脏起搏器作为针对性治疗。本案惑人之处正是辨证要点。即：舌质红绛起刺，若误断为热入营血耗伤阴液，妄投养阴清热凉营之剂，则其人必亡无疑。此时医者必以手扪之，若为热入营血必舌上起刺，干燥无津；若为水极似火，必湿润有津。再结合惊悸怔忡晕厥汗出之症，迟而弦劲之脉，此案当为亡阳欲脱，阴耗欲绝之候。阴阳双亡之际，必以救阳为主，此乃阳生阴长之理，故以大剂参附甘草温阳益气，丹参活血化瘀，生龙骨、牡蛎收涩固脱，以挽救患者危亡于一时，为以后的治疗赢得时间和机会，若以救阴为先，必缓不济急，每多偾事。

三、祛风胜湿法治疗水肿蛋白尿一例

卢某，男，17岁，未婚。

初诊：1986年9月20日。

主诉及病史：缘于1985年8月初因涉雨受凉致发热恶寒，头痛身痛，经治3天后寒热退，出现全身浮肿，少尿。检尿蛋白++，经服中药肿消而蛋白尿未减轻，以后复因感冒而多次发作浮肿，尿蛋白++++，经用小剂量泼尼松治疗无效，又经中医益气温肾，燥湿健脾，芳香化湿，渗湿利水，固涩止遗诸法迭进，终无小效。

诊查：就诊时，小便混有泡沫，身肢困倦乏力沉重，不思饮食。经检尿蛋白++++，24小时尿蛋白定量2.98g/L，血浆白蛋白3.2g/L，血尿素氮18mg/dl，肌酐1.2mg/dl。双下肢轻度浮肿，指凹+，面色萎黄，精神倦怠，舌质淡红苔白腻，脉沉滑而缓。

辨证：湿邪久留，脾阳被困，清阳不升，谷气下流。

治法：祛风胜湿，运脾升清。

处方：羌独活各10g　川芎10g　苍白术各10g　炙麻黄10g　桂枝10g　细辛3g　防风10g　茯苓15g　党参12g　升麻10g　柴胡10g　桔梗10g　枳壳10g　炙甘草6g　4剂，水煎300ml，分2次服。

二诊：9月24日。服药平平，水肿如故，但觉身重稍轻，精神略爽，尿蛋白++++，既收小效，原方再进7剂。

三诊：11月23日。次方增减连进2个月，浮肿消退，身觉轻松，精神颇爽，胃纳增加，面色红润，小便已清，舌红苔薄，脉来沉缓。检尿常规(—)，24小时尿蛋白定量0.12g。

以此方去麻桂细辛，加萆薢、山药、丹参、益母草制成丸药连服半年，诸症悉除，追访1年未见复发。

【按语】此例慢性肾炎水肿蛋白尿，以其水肿身重之证，白腻之苔，沉滑之脉，辨证当为湿邪久留脾阳被困无疑，以往治疗燥湿、渗湿、芳香化湿之法均未奏效，可见湿邪缠绵难消之特征，故惟有祛风胜湿一法可用，风药之用不在于解表发汗，而取其风能胜湿，方以羌活胜湿汤、参苓白术汤化裁，令湿邪尽散，脾阳重振，故水肿消退，清阳得升，精微归于正化而蛋白尿不治自消矣。患者虽服大量辛温风燥之药，并未见汗出，但觉身轻神爽，诸症悉除，足见风药胜湿之妙。

四、调理三焦法治疗关格一例

于某，男，78岁，退休工人。

初诊：1981年5月13日。

主诉及病史：呕吐、小便不通1周。患者于1周前劳累受凉后寒热，小便不畅，频数短赤，尿道灼热，甚如刀割，小腹坠胀。尿检蛋白++，白细胞++++，红细胞8～15个/HP，血常规白细胞14.8×10^9/L，中性87%，某医院诊为前列腺肥大，泌尿系感染，给予四环素治疗，中药投五苓散、八正散之类。4天后小便不通，点滴而行，间或尿闭，午后低热，口燥咽干，恶心呕吐，食水难下。西医给插导尿管，导出300ml尿液，其色赤而混浊，2天后因尿管脱出而又尿闭，患者因不愿再插而请余出诊。

诊查：患者形体消瘦，精神萎弱，面色不泽，时时烦躁呻吟，舌红而质暗，苔剥，脉弦大而重按无力，时有结代。

辨证：脉证合参当属关格重症，患者年迈肾气已衰，气化不利，湿热下注，而徒恃清利，以致气阴并耗，化源告竭，虚火上攻，三焦不利，遂成危候。

治法：须从调理三焦气化入手，益气生津以利上焦之源，降逆止呕以调中焦之输，化气清利以助下焦之气化。

处方：西洋参10g　麦门冬15g　半夏10g　旋覆花10g　生代赭石10g　茯苓10g　白芍10g　甘草6g　知母10g　黄柏10g　肉桂1.5g　牛膝10g　车前子10g　3剂，每日1剂，水煎频服。

二诊：5月16日。服药3剂呕吐止，稍稍饮水，仍不思食，小便稍利，每天300ml。拟前方肉桂改为3g，4剂，水煎300ml，分3次服。

三诊：5月20日。服药后小便增加，每天1000ml，呕吐未作，能进饮食，精神转佳，脉沉缓有力，舌红渐润。检尿蛋白+/-，白细胞8～10个/HP，红细胞2～5/HP。拟前方去半夏、旋覆花、生代赭石，加焦栀子5g，金银花15g，芦根30g。6剂水煎分服。

四诊：5月26日。小便畅通，色浅而清，尿量每天达1500ml，舌红而润，脉沉而缓。检尿蛋白(-)，白细胞0～1个/HP，血常规白细胞7.0×10^9/L。嘱服知柏地黄丸巩固。半年后遇家属云诸症悉除，康复如初。

【按语】小便不通、呕吐不止名为关格，系三焦壅塞气化不得升降之重症。《证治汇补》云："既关且格，必小便不通，旦夕之间，徒增呕恶；此因浊邪壅塞三焦，正气不得升降，关应下而小便闭，格应上而生呕吐，阴阳闭绝，一日即死，最为危候。"本案年老体衰而又邪热壅盛故为危证。治疗之关键仍在于调理三焦，令气化归为正道，升降如常，方能除病。故方以参麦石斛益气养阴以滋水之上源，以旋覆半夏降逆和中以利中焦转输，知母黄柏肉桂滋肾通关以助肾之气化，再佐以芍药甘草缓解挛急，茯苓车前以利小便，令三焦畅通，正气得以升降，而诸症悉除。其方于清利之中肉桂应用贯穿始终，乃为助肾化气之关键。

五、益气生津滋肾降火法治疗消渴一例

安某，男，15岁，中学生。

初诊：1980年9月1日。

主诉及病史：多尿多饮 2 个月。缘于 1980 年 7 月中旬发现小便显著增多，数日后口渴饮水增多，一昼夜尿量达 8000～10000ml，饮水达到 7000～8000ml，逐渐消瘦，1 个月之中体重减少 4kg。曾在某院检尿糖阴性，比重 1.000～1.006，印象肾性尿崩症，服噻嗪类药治疗 1 个月无效。患者病前 1 周曾有足趾外伤经治痊愈。

诊查：舌红而干少苔，脉细数而两尺脉洪大。检尿糖阴性，比重 1.002，X 光片颅骨正常。

辨证：肾阴不足，相火妄动，耗伤气阴。

治法：益气生津，滋阴降火。

处方：生黄芪 30g　何首乌 30g　熟地黄 24g　山药 30g　山茱萸 30g　牡丹皮 10g　五味子 10g　麦门冬 10g　盐知母 10g　盐黄柏 10g　生龙骨 18g　生牡蛎 18g　生龟甲 18g　水煎 1000ml 频服。

二诊：9 月 16 日。上方连服 15 剂，口渴减轻，尿也减少，入量 4500ml，出量 6000ml，舌红渐润，脉来细数，但两尺未平。继服前方 15 剂，服法同前。

三诊：10 月 3 日。口渴再减，尿量也少，皮肤润泽，舌红润，脉细数，两尺脉已平。原方加芡实 15g，覆盆子 15g，服法同前。

四诊：11 月 2 日。前方连服 30 剂，口渴基本消失，尿也明显减少，白天不尿，夜仅 1 次，入量 3500ml，出量 3000ml，体重增加 2kg，面色红润，舌红有津苔薄，脉来细缓，尿比重 1.04。以原方加枸杞子、鹿角胶，益智仁配丸药，常服以巩固疗效，随访半年无复发。

【按语】本案多饮多尿，而以多尿为先，故证属下消，治疗上肺肾同治、气阴并固，而清降命门浮游之火剂贯穿始终，其着眼点两尺脉洪大浮动。程钟龄云：“治下消者，宜滋其肾，兼补其肺……滋上源以生水也。三消之治不必专执本经，而滋其化源，则病易痊矣。”此诚阅历之谈。以往治疗此证，先贤有用潜纳固摄之药而取效，有用益气养阴之品而收功。今各取其长合而投之，故能取得良好疗效。

六、加味三拗汤治疗咳嗽晕厥一例

穆某，男，62 岁，医药局党委书记。

初诊：1995 年 5 月 15 日。

主诉及病史：咳嗽晕厥 1 个月，缘于 4 月中旬偶感风寒，发热恶寒咳嗽，服银翘解毒片 3 天寒热退，而咳嗽不减，每天多次发作，开始喉头奇痒干涩，继则呛咳频频，咳声如吼，胸闷气塞，气急冲逆，无痰或痰少艰出，甚则晕厥，但片刻即苏醒，惟夜间尚能安睡。曾就诊多家大型综合医院，或以肺感染予以抗生素和复方甘草合剂；或以动脉硬化，心脑供血不足，予以对症治疗，中医则给予枇杷膏等治疗，月余从未间断，但无小效，且有日趋加重之势。呛咳引发晕厥每日发作 2～3 次之多，因请余会诊。

诊查：舌红苔薄白，咽后壁轻度充血，脉来细弦，右寸脉浮滑。胸片、心电图均正常，血红蛋白 120g/L，白细胞 5.6×10^9/L。

辨证：表邪未净，留连结喉，肺失宣肃，气机逆乱。

治法：疏风宣肺，利咽止嗽。

处方：炙麻黄 10g　杏仁 10g　甘草 10g　桔梗 10g　僵蚕 10g　薄荷 6g　马勃 10g　射干 10g　前胡 10g　马兜铃 10g　木蝴蝶 10g

3 剂，水煎 300ml，分 3 次服。

二诊：1995年5月18日。咽痒显著减轻，咳嗽也减，有少量白痰咳出，胸中畅快，2天仅有1次晕厥也极轻微而短暂，舌红苔薄，脉来弦细寸脉已平。拟前方减麻黄5g，加蝉蜕10g。3剂，服法同前。

三诊：1995年5月21日。咽痒咳嗽已止，未发晕厥，精神清爽，面色红润，舌红苔薄已润，脉来沉缓。拟前方去麻黄、薄荷，加桑叶10g。3剂，服法同前以巩固疗效，随访半年未再发作。

【按语】本案系由喉源性咳嗽引致的呼吸性晕厥。是以咳嗽为本，晕厥为标，其中喉中奇痒干涩，干咳无痰及寸口脉来浮滑是辨证的两大要点。风邪留连喉结、肺失肃宣是其主要病机；而因呛咳频仍以致气机逆乱、清阳不升发为晕厥，则为咳嗽的结果。虽历月余所经治疗舍本逐末一误再误，而本证依旧，故治本仍为疏风宣肺利咽为法，选三拗汤意在宣肺，所加诸药无非增强其利咽止咳之功效，令肺宣咳止，则晕厥之症迎刃而解。

七、加味阳和汤治疗尿失禁一例

徐某，女，65岁。

初诊：2001年3月27日。

主诉及病史：尿频失禁1年。缘于去年春节过于劳累，致小便频数，1日十数次，不痛。某医院泌尿科诊为神经原性膀胱，治疗未见效，就诊于我院，曾服用金匮肾气丸、缩泉丸、桑螵蛸散治疗也无效。以致小便频数，每天数10次之多，经常遗尿，夜尿频以致不能眠，极度困倦，腰脊疼痛，膝软畏寒。尿常规及肾功能检查均正常，故请余会诊。

诊查：面色萎黄不泽，精神倦怠，时时欲寐，舌淡齿痕苔白，脉来沉细小紧。

辨证：肾阳久虚，督脉失养，气化不及，膀胱失约。

治法：温阳补肾，化气止遗。

处方：熟地黄20g　炙麻黄6g　鹿角胶15g(烊化)　白芥子10g　炮干姜6g　肉桂10g　砂仁10g　炙甘草6g

3剂，水煎200ml，分2次服。

二诊：2001年3月30日。小便频数略减，遗尿也减少，仍疲乏困顿，腰脊畏寒，舌淡齿痕苔白，脉沉细而紧。拟前方去白芥子10g，炮干姜6g，加炙附子10g，细辛6g。服法同前4剂。

三诊：2001年4月3日。尿频明显减轻，夜尿也少，每天8～10次，遗尿已止，精神倦怠减轻，舌淡红苔薄白，脉沉细。原方再进7剂，服法同前。

四诊：2001年4月10日。尿已不频，每天5～6次，夜尿1次，每次尿量较多，2000ml/d，面色转润泽，精神已清爽，腰脊疼痛及畏寒已消失，舌淡红苔薄，脉沉缓。拟原方配丸药常服以巩固疗效。访视3个月未见复发。

【按语】本案老年性尿失禁，当以肾阳虚亏、督脉失养为本，膀胱失约为标。故单以固涩止遗之方治之，乃舍本求末之法，难以奏效。治病必求其本，故以温阳益肾、温养督脉之法，方以阳和汤合麻黄附子细辛汤化裁，令肾阳振奋、督脉光养，开合有度，气化归于正道，而遗尿止尿频消。叶天士云："肝肾内损，渐及奇经诸脉。"肾阳久亏，必致督脉失养，以督脉主一身阳气故耳。因此固本之法又必须肾经督脉兼顾，但用温肾化气其效多不能持久，只有温阳益肾，同时兼顾温养督脉，方能统摄兼施，疗效巩固。故本方以麻桂附辛刚烈之剂，于熟地鹿胶柔润之品之中，刚柔相济，疗效持久，且免刚燥伤阴之弊。

八、眩晕证治心得举隅四例

眩晕一证涉及广泛，变化繁复，临证之际贵在察证辨脉审时度势病症互参，处方遣药切合病机方能取效。余对此略有心得，爰笔诸简端以就正于同道。

1. 辛凉清宣、内外并治

刘某，男，58岁，市高教局干部。

初诊：1992年4月18日。

主诉及病史：2周前偶感风邪，微热恶风，2日自罢，头晕目眩，耳鸣如蝉，静则稍安，动则作甚，每于回首侧眸之际，眩晕发作如坐舟中，耳鸣堵塞，恶心呕吐，胸闷纳差。曾服天麻钩藤饮、半夏天麻白术散皆不效，乃求治于余。望舌红边尖略赤、苔薄，脉右寸浮、左关弦细数。

辨证：肝经郁热，外受风邪，内外相引，而肺失清宣、肝阳上旋，胃失和降。

治法：治宗辛凉清宣、平肝和中之法。

处方：桑叶10g　菊花10g　天麻10g　钩藤12g　僵蚕10g　白蒺藜12g　石菖蒲6g　紫苏10g　佩兰10g　牡丹皮10g　白薇15g　天仙藤10g　水煎，分2次服。服3剂，眩晕耳鸣大减，恶心呕吐消失，纳食增加，唯少寐多梦，舌红苔薄，两脉弦细。原方加夜交藤15g，又服3剂，眩晕耳鸣诸症霍然若失。

【按语】此证先以眩晕耳鸣脉弦而投天麻钩藤饮，继以呕吐胸满苔白而用半夏天麻白术散，皆未收效。孰不知本证之关键在于右脉寸浮、左关弦数，右寸浮必有风邪侵扰，左关弦当有肝阳上旋，治必两顾方能有效。证在上焦法当因势利导，若早投半夏、白术之温燥，石决明、珍珠母之重潜，必药过病所而鲜能取效。唯辛凉清宣、内外并治，轻灵透达可法，方以桑叶、菊花、僵蚕辛凉清宣，牡丹皮、白薇入营凉肝、天麻、钩藤、白蒺藜平肝阳之上旋，紫苏、佩兰芳香和中，石菖蒲、天仙藤开窍通络。此方可用于病毒感染所引致前庭神经元炎有良效，其特点为眩晕耳鸣与体位变化关系密切，发作常在回首侧眸之际是为辨。

2. 益气举陷，升清降浊

冯某，男，22岁，架线工。

初诊：1990年9月8日。

主诉及病史：1个月前因登高架线失于手足突然坠地，昏厥苏醒之后，头晕目眩健忘，常在对坐交谈之中，迅即鼾然入睡，呼之即醒，精神萎靡。西医诊为脑震荡，服安定及脑细胞代谢药无效，中医则以痰湿中阻予二陈汤、温胆汤之属，或以络脉瘀阻而投通窍活血汤皆无小效。望舌淡红苔薄白，脉两寸皆沉弱而小，右寸尤甚。两尺则滑大。

辨证：卒然坠地，气机逆乱，中气下陷，神明失养。

治法：治宗益气举陷，升清降浊。

处方：方用补中益气汤。黄芪12g　党参10g　白术10g　陈皮10g　升麻6g　柴胡6g　炙甘草6g　生姜2片　大枣3枚

服3剂眩晕大减，鼾睡未作，精神渐爽，两寸脉势稍增，尺脉仍略嫌滑大，继进原方4剂，诸症悉除，记忆恢复，神色清爽如常，六脉平缓，追访1年未再发病。

【按语】此证眩晕鼾睡乃登高坠地脑震荡所致，投温胆汤、通窍活血汤未效，可知并非痰阻血瘀之证。其辨证要点仍在脉诊，其脉寸小尺大乃中气下陷之明征。中气下陷而上焦虚故寸脉必沉弱而小，气陷于下而下焦实故尺脉大。已故名医张锡纯先生在《医学衷中参西录·治大

气下陷方》，升陷汤条中言："其脉象沉迟微弱，关前尤甚。"关前即寸脉。唯本案脉诊与张先生之说有所不同：本案言尺脉滑大，而彼未言尺脉大，是因患者年轻素体健壮，只是卒然登高坠地，一时气机逆乱，而气陷于下，清阳不升，神明失养，并非久病中气耗竭而致大气下陷。本案重在升清举陷，故党参、黄芪用量皆小，彼方重在益气补中而党参、黄芪用量皆大，其间分别尤当明辨。

3. 滋补肝肾、兼通络脉

詹某，女，40岁，市冶金局干部。

初诊：1987年2月26日。

主诉及病史：近3个月来因思虑忧郁、劳倦过度，致头晕目眩，偶有偏左头痛，颈项酸楚板滞，健忘，心悸少寐多梦，腰脊酸软，足膝无力，步履沉重，月经稀少，历经中西医治疗未效。望其面色不泽、额上皱纹，毛发稀疏，精神倦怠，舌红少苔而干，脉象细弦少力。脑血流图检查，提示椎基底动脉及左颞动脉供血不足。

辨证：肝肾阴亏、髓海不足，心肾不交，脉络阻滞。

治法：治宗滋补肝肾、养心健脑、兼通络脉。

处方：方以扶桑丸，二至丸加味。桑叶10g　三角胡麻15g　茺蔚子30g　生蒲黄10g　丹参15g　何首乌15g　茯神10g　玉竹15g　黄精15g　山楂15g　女贞子10g　旱莲草15g　服药7剂偏头痛未作，眩晕减轻，精神渐佳。又以此方加桑寄生15g，石菖蒲6g，荷叶6g，连服1个月。颈酸眩晕皆消失，记忆恢复，精神清爽，面色红润，额上皱纹消除，腰膝有力，步履轻快。脑血流图复查结果为正常脑血流图，乃以此方配成丸药常服以巩固疗效。

【按语】大凡肝肾不足髓海空虚，法当峻补。而本案仅以扶桑丸，二至丸平淡之方取效，立意何在？此乃效法1963年名医施今墨先生诊治先师陆观虎院长之方药，原意为中风舌强不语而设，方仅桑叶、三角胡麻、茺蔚子，生蒲黄，丹参，青葱管6味，其简捷灵动、举重若轻，不愧为中医之大师。而施老选药之精当尤堪垂范，其方以三角胡麻易黑芝麻者，因黑芝麻性温，初用滋润，久用则升火，不如三角胡麻(一名亚麻子)其性凉，久服无升火之弊。茺蔚子，生蒲黄为一对药，活血通络专主舌强不语，而对头目之脉络瘀阻亦有良效。詹案虽未至中风不语，而其肝肾阴亏，髓海不足，又兼络脉阻滞之病机，似与陆案暗合。故用原方去青葱管，增二至丸、何首乌、玉竹，黄精之滋补，山楂之化瘀通络，缓缓图之竟获全功。此方寓通补药性平和，对老年前期、早期动脉硬化，心脑供血不全，高脂血症，均有较好疗效。不仅能使临床症状消失，而且能使生化及心脑血供恢复正常。若老年期患者，病程已久，则仅能改善症状，延缓衰老，而不能使其生化及心脑血供完全恢复。

4. 清肝泻火，活血逐瘀

李某，男，62岁，69中学教师。

初诊：1989年4月25日。

主诉及病史：1年前患者先发目赤，2个月前突发头晕目眩，两目昏暗，视物不清，耳鸣耳塞如蝉声低鸣，甚则恶心呕吐。胁胀不适，行走不稳，以致昏仆在地而不知人，心烦易怒，夜不成寐，口苦，不思饮食，形体渐渐消瘦，面色晦暗不泽，肌肤紫暗粗糙似鳞甲。血压22.7/13.3kPa。中医相继以镇肝熄风，和中化痰、养心滋肾诸法。西医则从高血压、动脉硬化、心脑供血不足，前庭动脉痉挛等诊断，予以降压剂、极化液和静注右旋糖酐等治疗均告无效，而转入我院。望舌质紫暗、苔黄燥，脉寸口弦滑而数，趺阳脉沉弱而小。查体肝大在右肋下3cm，脾大在左肋下4cm，血红蛋白197g/L，红细胞6.69×10^{12}/L，白细胞23×10^{9}/L，血小板308×10^{9}/

L，骨髓穿刺结果见骨髓增生极度活跃，各系均有增生，巨核系统尤为明显，成熟粒细胞较多。诊断为真性红细胞增多症。

辨证：此案脉证合参乃肝脏实火，耗伤营血，瘀血留结，久而不去，血干津枯，癥积已成。

治法：治宗清肝泻火，活血逐瘀。

处方：方用当归龙荟丸合大黄䗪虫丸。当归龙荟丸每次10g，每日3次；大黄䗪虫丸每次6g，每日3次。连服2个月，头晕目眩显著减轻，视物清晰，耳鸣消失，精神舒畅，面色红润，肌肤细泽，饮食增加，夜寐安宁，舌红苔薄，寸口及趺阳脉皆缓。血压18.7/10.7kPa，肝未触及，脾大1cm，血红蛋白100g/L，红细胞 3.43×10^{12}/L，白细胞 7.2×10^{9}/L，血小板 93×10^{9}/L。后用上药每日1次，另加琼玉膏（生地、麦门冬、茯苓、甘草）10ml，每日2次以巩固疗效。

【按语】本案证情复杂头绪繁多颇为棘手。因此必须抓住要点，由表及里深入辨证，方可探根寻源。究其大略不外肝火和瘀血两端：其眩晕耳鸣，心烦易怒、少寐、胁胀口苦，苔黄、脉弦滑数，皆为肝经实火之征；而瘀血之见症除肝脾肿大，舌质紫暗外，尚有肌肤甲错、两目暗黑，消瘦不思饮食，手足脉相失（寸口脉大、趺阳脉小，此谓相失）四个特征。正如姜天叙论大黄䗪虫丸时所云："肌肤甲错，面目暗黑，及羸瘦不能食，必是之症，兼手足脉相失，其中必有瘀血，方敢下之。"辨证既明，施治也就迎刃而解。以当归龙荟丸泻肝经实火而达于营分，较龙胆泻肝汤为优，而大黄䗪虫丸"以润剂润其血干，以蠕动啖血之物行死血"故选用该方，因火热伤津耗血，瘀血久留不去，已成干血死血，非虫类之药难奏搜剔攻逐之功。然毕竟其病日久只宜缓图，故投丸剂连用二月方获良效。此外西医真性红细胞增多症诊断之确立，有助于辨病与辨证结合，提高中医辨证论治之水平。笔者曾以当归龙荟丸合大黄䗪虫丸治疗5例真性红细胞增多症均获良效，可供参考。

以上列举四案意在说明眩晕一证病机错综复杂变化多端，患者表述的头晕目眩等症状仅为临床的表面现象而已，究其内涵则极为丰富多彩繁杂而幽深，临证之际或辨脉、或辨证、或辨治，全在乎细察秋毫随机应变，不拘一格，能时时恰合病机，庶几无误。余于此证揆度千虑偶有一得，公诸于世尤难免挂一漏万，尚希同道指正。

【编者评注】黄文政教授从医40余年，在医疗、教学和科研诸方面均卓有成就。临床上辨证精准，善于化裁古方。如用甘草附子汤加味治疗痹证一案，显系经方重剂。桂、附皆用到30g，麻黄、细辛均用到15g，若无真知灼见何能如此。调理三焦、治疗关格重证——益气生津以利上焦、降气止呕以和中焦，化气清利以助下焦——亦颇具巧思。

吉林名医医案

王烈医案

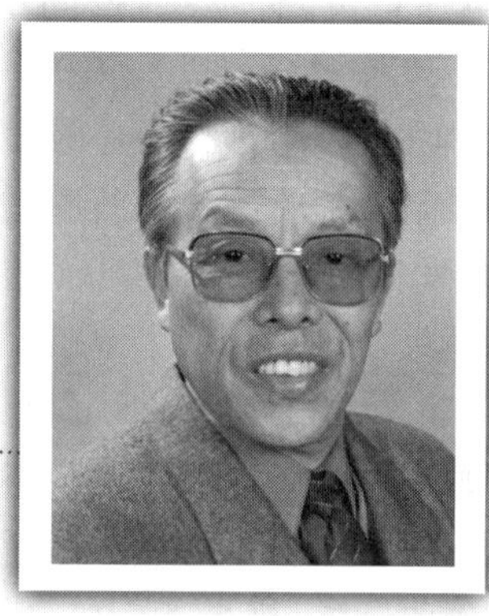

【生平传略】

王烈，1930年生，汉族。中医儿科学教授、主任医师。辽宁省盖州市人。年轻时就读于哈尔滨医科大学、长春中医学院西学中班。1961年始，于长春中医学院附属医院儿科从事中医儿科教学、医疗、研究工作。

现任长春中医学院附属医院儿科终身教授、硕士研究生和学术继承人导师。为国务院确定的第1、2批500名老中医专家之一，国务院政府津贴享受者、有突出贡献的科技专家。兼任中国中医药学会儿科教育学会名誉理事长、儿科专业委员会常务副会长、中国中西医结合儿科学会委员及吉林省中医儿科学会名誉会长等职。先后研究小儿治咳灵治疗咳喘等8项课题，均获鉴定并投产；撰写《婴童咳论》、《中医儿科学》等14部著作；发表小儿咳喘证治等论文110余篇，培养硕士和高徒20余人。

支气管哮喘十一例

本病以哮与喘为著，病变在支气管，属肺系。但近些年来，对哮喘的研究发现，哮喘不仅病因复杂，而且发病又与鼻、咽、神经、胃、运动等多处异常有关。由此，而为哮喘的治疗增加了难度。哮喘一证，自《灵枢经》的“肺病者、喘息鼻张”及《素问》的“喘鸣肩息”等哮喘的症状描述至元代朱丹溪命称哮喘以来，历代医家无不以哮喘为重点加以研究并论述。可见哮喘自古至今均为小儿的常见多发之病。在我国20个孩子中至少有1个发生哮喘类疾病。所以，儿科医者对哮喘的防治研究都在加大力度。本文致力于哮喘的研究，经历着学习继承前人经验，借鉴当代治疗新成就的过程。由于哮喘是一种难治性疾病，焦点是夙根难除。因此，凡治哮喘者无不以除其根为己任。本文在总结多年研究哮喘的防治经验认为，哮喘分两期证治不如分三期为适宜。又由于哮喘之病型多变，辨证分寒热虚实似为合理。治疗必有计划，采取特病、特方、特治的原则，应该理顺小儿哮喘证治的多种关系。

病案一：支气管哮喘、发作期、寒哮

李某，男，5岁。

初诊：1990年11月2日。

主诉及病史：患儿生后患过哮喘，平时易感。此次因受凉而病，为时3天，初起低热，流涕，微咳。次日咳嗽加重，伴有哮鸣，夜间吼重，有痰不多，色白泡沫状。饮食减少，大便整，小便清。

诊查：神乏、面㿠、肢冷、无汗、呼吸时喉鸣。舌苔薄白、舌质淡。心音纯、肺有哮鸣音。腹软，肝脾未触及。脉浮紧有力。X线胸透见纹理增强，螨试验阳性。

辨证：哮喘、发作期、寒哮。

治法：温肺散寒、止哮平喘。

处方：麻黄3g　杏仁4g　细辛1g　前胡10g　地龙10g　白屈菜10g　枇杷叶10g　苏子10g　水煎服。合服小儿哮咳喘（麻黄、地龙、白屈菜、细辛等），每次0.75g，一日3次，与汤剂同服。治疗4天明显好转，咳嗽少，哮鸣止。继服8天，诸症悉除，哮喘缓解。

【按语】本例为寒哮，所用方药均为偏温之剂，方中麻黄、杏仁、细辛温肺散寒；苏子、前胡、地龙、白屈菜、枇杷叶止哮平喘。此方对哮喘偏寒的症证均可应用。实践提示其缓解病情较快。

病案二：支气管哮喘、发作期、热哮

高某，女，3.5岁。

初诊：1991年8月4日。

主诉及病史：患儿素有食积，此次发病3天。症见：身热，干咳，无痰。夜间喉出哮鸣，睡眠不安，大便干，小便黄。

诊查：体温37.6℃，神乏，面红，唇干。舌苔白厚、舌质红。心音纯，肺可闻水泡音及哮鸣音。腹软，肝脾未触及。脉数有力。检验：白细胞数$8.0\times10^9/L$，分叶50%，淋巴细胞50%。X线胸透肺纹理稍强。

辨证：哮喘、发作期、热哮。

治法：清肺解热，止哮平喘。

处方：桑白皮7.5g　黄芩7.5g　苦参3g　枳实7.5g　射干7.5g　苏子7.5g　地龙7.5g　白屈菜7.5g　侧柏叶7.5g　水煎服。合用小儿哮咳喘胶囊，每次0.5g，一日3次。经治2日热降，咳嗽，哮鸣均轻，大便不干。连服8天不咳，未吼，一般状态如常，临证而愈。

【按语】哮喘的热型临床多见，尤其婴幼儿患哮喘多为热哮。本例选用小儿哮咳喘重在治标，用于止咳平喘。汤剂中桑白皮、黄芩、苦参、射干为组以清肺除热为主；苏子、地龙、白屈菜、侧柏叶止咳平喘。枳实去滞利大肠。一般用此治疗不及一周多可收效。

病案三：支气管哮喘、发作期、实哮

魏某，男，4岁。

初诊：1990年1月20日。

主诉及病史：患儿素体壮实，但有过敏史。于诊前2天起病。症见：咳嗽，伴有哮鸣，夜间尤甚。病后不发热，无痰。大便干，小便黄。

诊查：神烦，喉鸣气促，面色青晦，唇干红。舌苔白厚、舌质红。心音纯，肺部满布哮鸣音。腹满，肝脾未触及。脉数有力。检验：X线肺部纹理强，未见阴影。

辨证：哮喘、发作期、实哮。

治法：开肺解毒，止哮平喘。

处方：麻黄5g　地龙10g　射干10g　重楼10g　白鲜皮10g　苦参3g　僵蚕10g　苏子10g　马兜铃10g　葶苈子10g　桃仁3g　杏仁3g　水煎服。合服小儿治哮灵（苏子、地龙、白鲜皮、苦参、刘寄奴等），每次4片，一日3次。与汤剂同服。经治4天，好转，哮鸣消失，仍有咳嗽。又服8天，基本不咳，临床缓解。

【按语】哮喘的实型，有寒也有热，实者多热，但实证以哮喘重为特点，本例寒热之象，并非明显，因此，实者邪气盛，治用开肺法和解毒法为主。小儿治哮灵止哮平喘较快；汤剂中之射干、重楼、白鲜皮、苦参以解哮喘之毒；苏子、地龙、马兜铃、僵蚕、葶苈子、麻黄、桃仁、杏仁诸剂开肺，止哮，平喘。对实证疗效明显，一般用药8天多可缓解。

病案四：支气管哮喘、发作期、虚哮

申某，男，9岁。

初诊：1993年1月18日。

主诉及病史：患儿于3岁时患有哮喘，几经治疗终未获愈。每年春冬必犯。此次于诊前7天又犯。症见：咳嗽、气喘，夜间喉部哮鸣，有痰难咯。病后饮食减少，活动乏力，大便不整，小便清。

诊查：神乏、体瘦、面㿠、唇淡。舌苔白薄、舌质淡。心音纯，肺有哮鸣音。腹软，肝脾未触及。脉沉无力。检验：敏感试验对螨反应阳性。

辨证：哮喘、发作期、虚哮。

治法：益气养血、止哮平喘。

处方：黄芪10g　当归10g　川芎10g　苏子10g　地龙10g　侧柏叶10g　紫菀10g　款冬花10g　白屈菜10g　水煎服。合用治哮膏（椒目、川芎等），每次10g，分2份，用鸡蛋白调成糊状，敷涌泉穴，次晨取下。经治8天哮喘缓解。

【按语】哮喘日久发作，形体多虚、虚而再作，以虚哮论治，扶正祛邪相兼。本例方中之黄芪、当归、川芎均以治气血为主，余药共奏止哮平喘之效。合用治哮膏协同汤剂增强止哮平喘作用。

病案五：支气管哮喘、缓解期、肺虚证

宗某，女，3岁。

初诊：1990年2月21日。

主诉及病史：患儿于诊前15天起病。症见：发热，咳嗽，哮鸣，经用清肺止哮之剂10天缓解。现症：少咳，有痰，活动大时咳嗽重，自汗，乏力，饮食和大、小便尚可。

诊查：神乏，面㿠，唇淡。舌苔薄白、舌质淡。心音纯，肺部少许水泡音。腹软，肝脾未触及。脉沉有力。检验：X线胸透肺未见异常。

辨证：哮喘、缓解期、肺虚证。

治法：益气养肺，止咳化痰。

处方：黄芪7.5g　玉竹7.5g　五味子3g　款冬花5g　百部7.5g　白屈菜7.5g　贝母3g　水煎服。合用治汗膏5g，醋调敷脐，1天1次。经治4天明显好转，汗少，咳减，无痰。

连治8天而愈。

【按语】哮喘进入缓解期，症见肺虚者主要有咳嗽并伴有肺虚之征象，如自汗、乏力、易感等。此期治疗重用黄芪、玉竹、五味子补益肺气；百部、白屈菜、款冬花治疗肺虚之咳。治汗膏止汗疗虚，固卫，益气可以减少发作。

病案六：支气管哮喘、缓解期、脾虚证

陆某，女，2岁。

初诊：1990年8月20日。

主诉及病史：患儿素体不足，人工喂养。生后常有咳嗽，易为外感。此次于诊前10天起病。因咳嗽、哮鸣住某院治疗5天，症见好转出院求治中医。现症：食少轻咳、有痰、动则痰鸣、大便不消化，小便清。

诊查：神乏、面㿠、体疲、唇淡。舌苔薄白、舌质淡。心音纯、肺可闻痰鸣音。腹满，肝脾未触及。脉沉无力。检验：血红蛋白110g/L。X线肺部未见异常。

辨证：哮喘、缓解期、脾虚证。

治法：益气健脾，祛痰止咳。

处方：黄芪5g　白术5g　茯苓5g　苍术3g　党参5g　芡实5g　山药5g　半夏5g　海浮石5g　橘红5g　水煎服。经治8天咳止、痰清，一般状态佳。继用8天，疗效巩固。再服婴儿壮，每次0.5g，1日3次，以增强扶正之力。

【按语】哮喘缓解期脾虚证与平素脾不足和肺伤动脾有关。此时以痰为主，轻者二陈汤，重者应加芡实固肾、健脾。痰去仅外痰解，但内痰亦不可留，所以，痰消仍要坚持服药巩固，至少1周。方中用芡实固肾绝生痰之源，肾主水，水乃痰之本，所以，脾虚证之顽痰多与肾虚有关。故轻者治脾，重者当固肾。

病案七：支气管哮喘、缓解期、肾虚证

洪某，男，7岁。

初诊：1991年3月6日。

主诉及病史：患儿从2岁起患哮喘，每年皆犯，至今未愈。诊前20天因受凉哮喘又作，经治15天咳嗽及气喘均有缓解。此次症状缓解后仅于活动多时出现气短征象。有时咳嗽、少痰，腰膝乏力，饮食，睡眠及大、小便均可。

诊查：形体瘦弱，懒言语低，肢冷，乏力。活动后气短，不能负重。舌苔薄白、舌质淡。心音纯，肺部呼吸音粗。腹软，肝脾未触及。脉沉无力。检验：X线胸透可见肺纹理稍强及透光稍强。

辨证：哮喘、缓解期、肾虚证。

治法：益气固肾，止咳祛痰。

处方：黄芪10g　玉竹10g　女贞子10g　芡实10g　补骨脂10g　苏子10g　侧柏叶10g　白芥子10g　川芎10g　水煎服。经治8天，不咳无痰。再服14天，气短消失，活动有力。临证缓解。前方去苏子、侧柏叶、川芎，加熟地10g、何首乌10g、五味子5g。以巩固疗效。

【按语】小儿哮喘见于肾虚气短者，多属年长儿童，日久发病，导致肾虚，失纳之功所致的气短，成为临床主证。缓解期肺脾肾之虚，虽各有所偏，三者常相互并存，故治疗之共性是益气，益气之剂以黄芪为优，所以，在缓解三证中黄芪是首选药物。在肾虚证中，黄芪与女贞子、芡实、补骨脂等为伍，可增强固肾效果。苏子、白芥子、川芎等调理肺的气血，兼用止咳、化痰。

病案八：支气管哮喘、稳定期、气虚痰伏

柯某,男,7岁。

初诊:1991年5月19日。

主诉及病史:患儿患哮喘4年,年年皆犯,每犯约月余缓解。此次哮喘发作经住院治疗10天,缓解后于门诊巩固治疗20天。现症:不咳嗽、无痰,一般状态如常。为冬病复治而来求诊。

诊查:神乏、面皖、唇淡。舌苔薄白、舌质淡。心肺、腹部未见异常,脉缓无力。检验:哮喘过敏原测定,对螨、花粉等多种实验物反应阳性。

辨证:哮喘,稳定期,气虚痰伏。

治法:益气抑痰。

处方:黄芪10g 玉竹10g 五味子5g 补骨脂10g 太子参5g 牡蛎10g 女贞子10g 水煎服。连服1个月复查,一般状态好。继服15天,体力增强,活动有力。停药继服婴儿壮(黄芪、太子参、五味子、牡蛎等),每次4粒(1.0g),1天3次。服1个月休药。6个月后复查,冬日已过,未见复发,较前有预防效果。

【按语】哮喘的稳定期,临床已经无症状,在通常情况下,病人不医,医者不治。因为,此时已无病可治,无症可除。实际上,哮喘病由于反复发作,被前代医者臆断为哮有夙根,根者何,令世代医者,为寻根探源做了历史性研究。本文参与此项探求工作,倡导分三期计划治疗。拟定的防哮汤(黄芪、玉竹、五味子、女贞子、补骨脂、牡蛎、太子参)对稳定期治疗具有益气固肾,除伏痰的作用,增强体力,对外邪有一定抵抗能力,有的不发生外感,就是外感了,其证亦较轻,对比之下,经过稳定期的积极治疗,对哮喘的发作有延缓和防止效果。本例所用之婴儿壮为胶囊剂,与汤剂相同,用之较方便,宜久服。

病案九:支气管哮喘、发作期、顽哮

汪某,男,12岁。

初诊:1990年2月1日。

主诉及病史:患儿从2岁患哮喘,至今10年,1年至少发作2次。每次发作均用多种方法治疗从未收到良效。此次于诊前2个月复发,病情较重,咳嗽甚、哮鸣不已,痰白质稀粘,无臭味。病后未发热,饮食减少,大便不调,小便黄。此次发作曾用中西医药治疗历时2个月,咳嗽、喘均未减轻。

诊查:神乏、面红、唇干。舌苔白厚、舌质红暗。心音纯、肺布满哮鸣音,腹满而软,肝脾未触及。脉数有力。检验:X线胸透,肺纹理及透光均强。

辨证:哮喘、发作期、顽哮。久病成瘀,气血失畅。

治法:活血化瘀,止哮平喘。

处方:桃仁5g 红花10g 川芎10g 地龙10g 刘寄奴10g 降香5g 代赭石10g 莪术10g 苏子10g 白屈菜10g 水煎服。合用小儿治哮灵,每次10片,1天3次。治哮膏敷涌泉穴(双侧)1天1次。综合治疗7天,疗效明显,哮鸣大减,咳嗽轻。继用前方14天,哮喘平息,一般状态好。改服缓解期治疗用方。

【按语】顽哮又称难治性哮喘,其不仅病程长,症状重,而且对中药治疗,如止咳、平喘、清热、解毒、泻肺、化痰等多种方法不敏感者,可归为顽固性哮喘,或难治性哮喘。本例乃久病多瘀,取综合性方法,以活血化瘀为主,方中桃仁、红花、川芎、地龙、刘寄奴、降香、代赭石、莪术等均有活血、化瘀之功;仅苏子、白屈菜及治哮膏用于止哮、平喘;治哮灵与活血化瘀之汤剂有协同功效。对此难治之例,用活血化瘀法,仅21天获解,此效优于往时诸多疗法,值得深入探讨。

病案十:支气管哮喘、发作期、奇哮

柳某,男,10岁。

初诊:1998年3月10日。

主诉及病史:患儿于诊前1年起病。初起于放学途中,突然气喘,喉鸣,不能行走。经当地以哮喘发作治之,速愈。其后常有发作,历次发作均用止哮、吸氧等治疗不超过2次而解。此次于诊前5分钟又作。症见:咳嗽、气喘、哮鸣不已。

诊查:患儿卧位、气急、哮吼,面色皖白,唇青,口中有沫,咽不红肿。舌苔薄白、舌质淡红。心音纯,肺部可闻哮鸣音。腹软,肝脾未触及。四肢活动灵活,脉沉数无力。检验:X线透视心肺未见异常,血常规正常。

辨证:哮喘、发作期、实哮。经用小儿止哮汤和小儿治哮灵治疗不及4日而愈。其后又作,继服前方仍发作,哮喘发作时除气喘外,口中有沫,提示进一步检查脑电图,结果证实有癫痫样改变。最后确定此种奇哮为癫痫样哮喘,或者哮喘性癫痫。

治法:祛风、除痰、活血、开肺。

处方:天麻5g 全蝎1g 蜈蚣2g 壁虎3g 胆星3g 郁金10g 川芎10g 地龙10g 射干10g 水煎服。治疗8日,病情好转,已4日未作,继服8日,未见发作,经治1个月病情稳定,前方去全蝎、蜈蚣,加当归10g,服1个月疗效巩固。终以益气养血、健脾补肺之剂。

处方:黄芪10g 太子参3g 当归10g 白芍10g 白术10g 玉竹10g 五味子5g 甘松6g 水煎服。治疗6周,一般状态好,脑电图复查正常。休药3个月复查。

【按语】发病特点:本病之症以哮喘为主,故辨证属哮无疑。但其发作、诱因、征象、经过,疗效等均与一般哮喘不同,所以,以奇哮诊治。微观检查提示癫痫变化。可见奇哮乃哮喘性癫痫。本文病例具有哮喘之发作突然,缓解快,无咳嗽、不发热、经过短、少者数分钟,治哮不解,抗痫则灵。脑电改变特殊等特点。以痫论治:痫证,在古代文献中记述颇详。从《黄帝内经》指出的痫证及胎病之后;《丹溪心法》述之"痫证有五,马牛鸡猪羊"之不同;陈言《三因极一病证方论》描述痫证有一百二十种之多。一般而论,痫证发作多以抽搐、神昏等为主候,而以哮喘者尚属罕见。现代医学将此归为异型癫痫,说明本病之发作形式不同。古代医家每以痫证发作所出之声进行分类,本例发作时之声如哮吼,可见哮喘伴神志改变者,并且有一般哮喘非具之条件者,应别于哮喘,而以奇哮、哮痫等辨证别论为宜。本文所治从痫则效,治哮则不应。

病案十一:支气管哮喘、发作期、动哮

韩某,男,9岁。

初诊:1979年5月9日。

主诉及病史:患儿幼时常有咳嗽病,未患过哮喘。此次于诊前8天,因爬山游湖后之即日夜间突然发病。症见:咳嗽,气喘,喉痒而紧,无痰,无咳血,不发热,经当地急诊以哮喘发作治疗缓解。其后常于剧烈活动后出现哮鸣样发作、休息后可解。今求治于中医。

诊查:形体中等,神乏,面皖,唇淡。舌苔薄白、舌质淡。心音纯,肺部于活动时可闻哮鸣音。腹软,肝脾未触及。脉沉数。检验:血常规及X线胸透未见异常。蹲起10次出现哮鸣。

辨证:哮喘,发作期,动型。

治法:益气活血,止哮平喘。

处方:黄芪10g 当归10g 桃仁5g 红花5g 苏子10g 地龙10g 刘寄奴10g 白果5g 椒目5g 川芎10g 侧柏叶10g 水煎服。注意勿过劳。经治14天有效,在一般活动中未见发作。继服14天,于稍加活动时亦未见发作。

复诊:一般状态尚可,活动配合相应。

处方:黄芪 10g　太子参 5g　当归 5g　丹参 10g　侧柏叶 10g　五味子 5g　玉竹 10g　白石英 5g　百合 10g　椒目 5g　水煎服。连用 4 周,患儿在正常活动中未见复发。治前登 2 楼,则见喘作,治后能上 4 楼未作。其家居 4 楼,上学位于 2 楼,故于此限内活动,以减少发作。

【按语】哮喘病是肺、脾、肾三脏为病,主要为气机失调,所有哮喘之型均与活动有关。但不动则不喘,动则喘作,病因明确,故此为动型哮喘,现代医学称谓运动型哮喘。此乃形体素虚,剧烈活动则肺之气壅血瘀而失宣降,其气血受阻引起哮喘发作。此种内虚外动致病之例,用益气活血法治内,止哮平喘疗外。方中当归、黄芪之类益气养血;桃仁、红花等活血畅流;白果、苏子、椒目等止哮平喘。此组方药用于治急。病情缓解、重在治内调其气血活动之不平。加重太子参、黄芪益气之力;佐以丹参、当归之调血作用;余品之百合、五味子、玉竹、白石英、侧柏叶等功专理肺,增强肺活动功力,以御外力的影响,减少发作。

【编者评注】王烈教授从事小儿科医疗、教学与科研 40 余年,成就卓著,对小儿咳喘病的治疗尤为擅长。本集所收 11 则病案皆系哮喘,以其寒热不同,虚实各异,所以辨证立法亦各不相同。所同者 11 例皆能获得满意疗效。如非辨证精审、立法明确、方药得当,焉能若此!

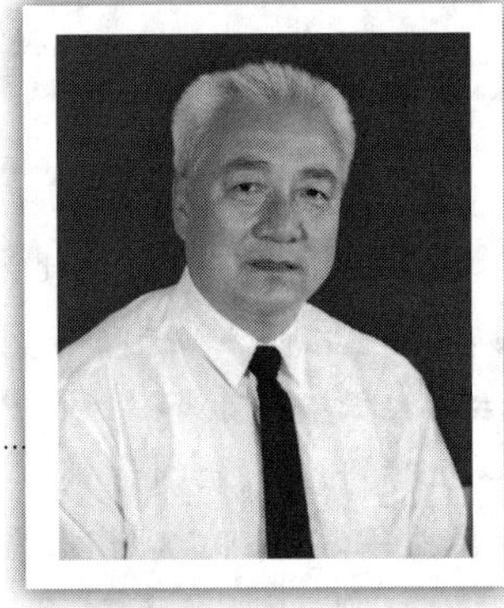

曲生医案

【生平传略】

曲生，1939年生，汉族，中医内科主任医师。吉林省大安市人。1965年毕业于长春中医学院，毕业后又随长春市著名老中医孙纯一先生学习4年，之后，一直从事中医内科临床工作。1973年任长春市中心医院中医科副主任，1988年任长春市中医院副院长，1995年，被评为吉林省名中医，1998年被评为长春名医，长春市有突出贡献的专家，长春市卫生局拔尖人才。曾被长春中医学院聘为客座教授，长春大学聘为兼职教授，国家第二批老中医药专家学术继承者指导老师。在学术上，注重脾肾，认为，肾为先天之本，脾胃为后天之本，脾肾强健，身体才能健康无病。在临床实践中，对咳喘病、脾胃病，肾病的治疗比较擅长，曾研制"咳喘灵胶囊"治疗咳喘病，2000年获长春市科技进步二等奖；"七珍壮肾胶囊"治疗肾虚腰痛，阳痿等症取得了较好的疗效，现任中华中医药学会内科委员会委员，吉林省中医学会常务理事，中医内科委员会副主任委员，长春市中医学会副理事长兼秘书长，中医内科委员会主任委员，享受国务院特殊津贴。

一、清热宣肺、化痰止咳法治愈顽固性咳嗽一例

陈某，女，56岁，已婚。

初诊：1999年8月12日。

主诉及病史：于半年前因感冒后，开始咳嗽，咳吐白痰，伴气短，胸闷喘促，不能平卧，两肋胀满，食欲不振，大便干结，小便短赤，经多方治疗，不见好转。

诊查：面色红赤，喘促气急，舌质红，苔黄略腻，脉弦滑而数。

辨证：痰热壅肺，气机不利。

治法：清热宣肺，化痰止咳。

处方：炙百部15g　前胡15g　桔梗20g　紫菀20g　炒杏仁15g　桑白皮30g　生石膏20g　炒葶苈10g　苏子15g　款冬花15g　生甘草10g　川贝10g　黄芩10g　4剂，每剂煎300ml，分3次服，每日早晚各服100ml。

二诊:8 月 18 日,自述服药后,胸闷喘促减轻,痰色淡黄易咳出,食欲增加,大便通利,舌质红,苔薄黄,脉弦滑。仍以清肺,化痰止咳为主。

处方:炙百部 15g　前胡 15g　桔梗 20g　紫菀 20g　炒杏仁 15g　桑白皮 30g　款冬花 15g　清半夏 10g　茯苓 15g　黄芩 10g　陈皮 15g　荆芥 15g　4 剂,服药如前法。

三诊:8 月 20 日,胸闷喘促已减轻,呼吸道通畅,痰易咳出,二便正常。仍按二诊方加苏梗 15g,2 剂而愈。

【按语】咳嗽是内科临床常见病之一,一年四季均可发病,《黄帝内经》对咳嗽的成因,症状及证候分类,病理转归及治疗等问题作了系统的论述。如《素问·咳论》认为,咳嗽多由"皮毛先受邪气,邪气从其合也。"《素问·宣明五气论》说"五气所病……肺为咳。"《河间六书·咳嗽论》谓:"寒、暑、燥、湿、风、火六气,皆令人咳嗽。"本例之咳嗽,是由初感外邪,未能及时表散,邪蕴于肺,壅阻肺气,化热生痰,阻遏气道,而致咳痰色黄,胸胁胀满;肺热郁闭日久,热移肠胃,肠胃积热,耗伤津液,肠道干涩,致大便干结,小便短赤。方用百部、前胡、桔梗、紫菀宣肺止咳;杏仁、川贝、桑皮、葶苈子、款冬花清热化痰;石膏、黄芩清肺胃之火;使肺气得宣,痰热得去,肺胃之火得清,而诸症悉愈。

二、通腑泻热、和胃降逆法治愈呃逆症一例

张某,男,45 岁,已婚。

初诊:1998 年 3 月 24 日。

主诉及病史:胃胀呃逆 4 个月,经治不愈,自述于去年 12 月因吃粘食后,开始胃部不适,继而胃痛胃胀,呃逆频作。

诊查:病人形体较瘦,颜面潮红,口干而渴,口中经常有臭味,食欲欠佳,大便干燥,3、4 日一行,小便色黄。舌质红,苔黄厚而腻,脉弦滑。

辨证:食积内热,胃气上逆。

治法:通腑泻热,和胃降逆。

处方:以小承气汤,橘皮竹茹汤,旋覆代赭汤等合方加减。

陈皮 15g　竹茹 10g　代赭石 25g　大柿蒂 20g　生石膏 25g　清半夏 10g　焦三仙 45g　厚朴 15g　枳实 15g　苏子 15g　大黄 10g　4 剂,每剂煎 300ml,分 3 次服,每日早晚各服 100ml。

二诊:3 月 30 日,服药后,腹胀口干口渴减轻,大便通利,仍有呃逆,但呃逆次数减少,脉弦滑,舌质红,苔薄黄。

处方:陈皮 15g　竹茹 10g　代赭石 20g　大柿蒂 20g　清半夏 10g　焦三仙 45g　厚朴 15g　枳壳 20g　苏子 15g　石斛 20g　生地 25g　茯苓 20g　砂仁 15g　4 剂,服如前法。

三诊:4 月 6 日来诊,胃胀呃逆已愈,大便通利,小便如常,食欲增加,嘱可停服中药汤剂,继服人参健脾丸 2 周。后经随访呃逆未再发作。

【按语】呃逆,古称"哕",又称"哕逆"。《黄帝内经》首先提出为中上二焦病。如《素问·宣明五气论》说:"胃为气逆为哕……"《灵枢·口问》说:"谷入于胃,胃气上注于肺,……今有故寒气与新谷气俱还于胃,新故相混,真邪相干,气并相逆于胃,而胃腑不受,复出于胃,故呃逆也。"《金匮要略·呕吐哕下利病脉证并治》中将本证分三证辨治,曰:属虚寒者,"干呕、哕,若手足厥

者，橘皮汤主之”；属虚热者，哕逆者，橘皮竹茹汤主之；属实热者，如“哕而腹满，视其前后，知何部不利，利之愈。”本例之呃逆，属于实热证，缘于饮食不节，脾胃受伤，食积内停，郁而化热，腑气不利，胃热上逆所致。故以小承气汤枳实、大黄、厚朴以通腑泻热；陈皮、竹茹、清半夏、代赭石、大柿蒂、苏子化痰降逆；生石膏以清胃火，焦三仙以消食导滞。以上诸药相伍，使腑气得通，胃气得降，食积得消，而呃逆自止。

三、温补脾肾治愈泄泻一例

李某，男，50岁，已婚。

初诊：1980年5月15日。

主诉及病史：大便时溏时泻，迁延反复已1年余，食欲不振，食后脘闷不舒，稍进油腻食物或饮啤酒后，大便次数明显增多，日3～4行。

诊查：近半年来，每日晨起之前，肠鸣作泻，泻后痛减，伴腰酸肢冷，疲乏无力。经乙状结肠镜检查，确诊为结肠炎。病人形体消瘦，面色㿠白，脉沉细，舌质淡苔薄白。

辨证：脾肾阳虚。

治法：温补脾肾，固涩止泻。

处方：四神丸合参苓白术散加减。

补骨脂20g　吴茱萸10g　肉豆蔻10g　五味子10g　党参15g　茯苓20g　白术20g　扁豆20g　陈皮15g　炒山药20g　砂仁15g　薏苡仁30g　赤石脂15g　诃子15g　淫羊藿20g　4剂，每剂服1天半，日服2次，每次服100ml。

二诊：5月21日，腹泻腹痛大减，食欲增加，腰酸好转，脉沉缓，舌质淡，苔薄白。按上方去扁豆、薏米，加巴戟天20g，芡实20g，连服8剂而愈。

【按语】泄泻是临床常见病，多发病，尤其脾肾阳虚之久泻，病程缠绵，反复迁延，病情进一步发展，还会导致阳痿，早泄等症。本例之泄泻，属久泻，又叫五更泻，属虚症，大便时溏时泻，迁延反复，食欲不振，食后脘闷，稍进油腻或啤酒，泄泻加重，纯属脾虚，而脾虚日久，又会导致肾虚，肾虚命门火衰，不能温煦脾胃，又会加重脾胃虚弱，尤其泄泻后期，泻在晨起，肠鸣作痛，泻后痛减，伴腰酸肢冷，属脾肾阳虚作泻的典型症状。在治疗中采用补骨脂、淫羊藿、温补肾阳；吴茱萸、肉豆蔻、砂仁、温中散寒；党参、白术、陈皮、茯苓、扁豆，薏米补气健脾利湿；赤石脂、诃子、五味子涩肠止泻。以上诸药相伍，药性和缓，温而不燥，补而不腻，涩而不滞，共同达到温肾健脾、利湿涩肠、止泻之功，而泄泻自愈。

四、清热利湿、化瘀止痛法治愈脂膜炎一例

田某，女，54岁，已婚。

初诊：2000年10月8日。

主诉及病史：右下肢大腿至小腿处如鸡卵大肿块5～6处，红肿疼痛，行走不便，发烧，体温持续在38℃以上，经多方治疗，不见好转，已半年余，在某医院病理切片确诊为脂膜炎。

诊查：病人形体较壮，右下肢大腿至小腿处有六处如鸡卵大肿块，色红而疼痛，其中有两处轻度破溃，舌质红苔黄，脉弦数。

辨证：湿热郁阻，气血不通。

治法：清热利湿，化瘀止痛。

处方：当归拈痛汤加减。

当归 15g　羌活 15g　升麻 10g　猪苓 10g　泽泻 15g　茵陈 30g　黄芩 10g　葛根 15g　苍术 15g　白术 15g　苦参 15g　知母 15g　桃仁 10g　制山甲 10g　没药 10g　乳香 10g　5 剂，每剂煎 100ml，分 3 次服，每次服 100ml，日服 2 次。

二诊：10 月 16 日，服药后下肢疼痛减轻，时有发烧，体温在 37.8℃左右，肿块不见明显消退，舌质红苔黄，脉弦数。照上方加土虫 10g，赤小豆 30g。连服 20 剂而愈，经随访至今未犯。

【按语】脂膜炎，在临床比较少见，此症如结节性红斑，但结节性红斑很少有破溃现象，又易治愈，而脂膜炎发展日久，引起破溃，又不易治愈。实用外科病理学记载，该病是发生于皮下脂肪小叶间结缔组织间内的一般炎症，以皮下脂肪细胞变性、坏死即指脂质溶解为主要特征的一种病变。本症肢体出现红色坚硬肿块，发热疼痛，行走不便，应属中医湿热痹症范畴，多由感受风寒湿邪，日久不去，郁而化热，闭阻经络，造成气血郁滞不通，而致局部红肿灼热痛。采用羌活、葛根祛风；猪苓、泽泻、茵陈、苍术、白术利湿；知母、苦参、升麻、黄芩清热；桃仁、制山甲、没药、乳香、当归活血化瘀，通络止痛；后又加土鳖、赤小豆，加重清热活血之力，以上诸药相伍，共同达到清热利湿，化瘀止痛之功，而病得愈。

【编者评注】曲生主任医师在中医学术上注重脾肾，以为先后天之本强健，人才能健康无病。临床上擅长治疗咳喘病、脾胃病、肾病。本集所收治疗顽固性咳嗽、呃逆、泄泻等均能做到理法方药四平八稳，因此才能有较高的疗效。

南征医案

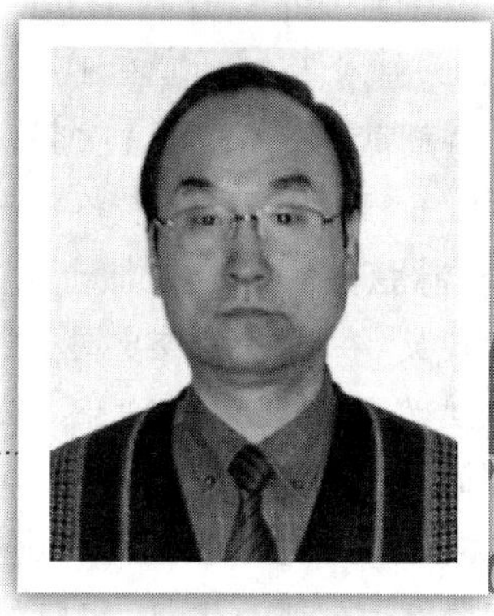

【生平传略】

南征，1942年生，朝鲜族。中医教授。吉林省龙井市人。本科6年，1965年毕业于长春中医学院。40年来，致力于中医教学、临床、科研事业，现任长春中医学院附属医院内科教授、主任医师、博士生导师、中医研究所所长、中华中医药学会内科分会常委，消渴病专业委员会副主任委员，吉林省中医学会副会长，长春市中医学会理事长。在学术上崇尚经典学派，提倡中医整体恒动观，突出辨证论治特色，古为今用，洋为中用，中西医综合诊治观点。在临床上治疗消渴病创立了滋阴清热、益气养阴、活血化瘀三法为一体的“三消同治”法，研制成功了治疗糖尿病准字号新药——消渴安胶囊，已编入到国家基本药物目录中。尤其是治疗糖尿病肾病方面，首创“毒伤肾络”学说和“益肾解毒通络保肾”法。在国内省级以上刊物上发表论文100篇，著有《消渴肾病研究》，主编过《难病中医治验》、《简明中医学丛书》、《中医食料精品》、《中医药继续教育教材中医内科分册》、《中医性医学》、《糖尿病中西医综合治疗》。1992年享受国务院特殊津贴，1995年被评为吉林省名中医，并获省级科技进步三等奖3次，市科技进步二等奖1次，发明奖一等1次，省级优秀产品三等奖3次，获吉林省委、省政府吉林英才奖章1枚。

一、消渴合并顽固牛皮癣一例

高某，女，52岁，教师。

初诊：2001年6月9日。

主诉及病史：1994年患“银屑病”，经各大医院治疗未见效。1998年子宫肌瘤切除术后发现“糖尿病”，当时空腹血糖15.8mmol/L，尿糖(+++)。此后曾服多种中西药，疗效欠佳。

诊查：症见：身体消瘦，气短懒言，倦怠乏力，腰膝酸软，口燥咽干，两目干涩，视物模糊，大便干结，夜尿频多，舌红，脉弦细，躯干和四肢伸侧大小不等圆形，红色丘疹，融合成斑片，边缘明显，上覆多层银白色鳞屑，瘙痒。理化检查：空腹血糖19.2mmol/L。

辨证：1. 消渴（阴虚燥热，气虚血瘀）；2. 牛皮癣（血燥）。

治法：滋阴清热，益气养阴，化瘀解毒，燥湿健脾。

处方：生地 50g　知母 20g　黄连 10g　枸杞子 30g　玉竹 20g　地骨皮 20g　人参 10g　黄芪 30g　丹参 20g　金银花 20g　榛花 10g　青葙子 20g　决明子 20g　水煎服。1 日 2 次，连服 4 剂后餐后 2 小时血糖降至 16.8mmol/L，果糖胺：3.5mmol/L，尿糖（+++）。

6 月 16 日二诊：患者主诉口干、瘙痒症状减轻，鳞屑减少，皮损变薄基底颜色转淡：故上方加玄参 10g，当归 10g，甘草 5g，6 剂，水煎服。

6 月 26 日三诊：患者主诉：近日饮食未加控制，大便干，皮损显著减轻，部分开始消退。理化检查：空腹血糖升至 18.1mmol/L，果糖胺：4.2mmol/L，尿糖（+++）。上方加大黄 10g，连服 4 剂后，空腹血糖降至 12.3mmol/L，果糖胺：3.7mmol/L，尿糖（—）。

7 月 12 日四诊：患者主诉：睡眠尚可，饮食控制，口不干，夜尿 2 次，瘙痒消失，皮肤白屑全部脱落，皮损消退遗留色素退色斑。上方加黄柏 15g，连服 3 剂后，空腹血糖降至 12.0mmol/L，果糖胺：3.5mmol/L，尿糖（—）。

7 月 24 日五诊：患者主诉：每日皮肤渐光滑，色素退色斑变浅，口不干，乏力症状明显减轻。上方加苍术 10g，5 剂，水煎服，诸症皆有好转。空腹血糖降至 7.8mmol/L，果糖胺：3.0mmol/L，尿糖（—）。随访两年，未见复发。

【按语】消渴合并牛皮癣一病，颇为难治。时医常从皮肤病牛皮癣治起，忽略消渴。从中医整体观念出发，认为消渴的皮肤病变之所以发生，由于“必先受于内，然后发于外”，指出局部及体表病变与机体消瘦、素体阴虚有密切关系。《外科理例》提出：“有诸中，然后有诸外，治外遗内，所谓不揣其本而治其末。”说明皮肤病与其他疾病一样，应遵循“治病必求于本”的原则，应先从消渴着手治疗。同时认为本病发生的主要病因病机为消渴病，日久则阴损及阳，而见气阴两虚，脾肾亏乏，精血无源，清窍失养，则眼目干涩，视物模糊。脾虚运化失常，肾虚气化不利，水液代谢障碍，停而为湿。气虚无力运血，血行不畅凝而为瘀。湿浊、瘀血相搏结，或可化热，日久而成痰瘀之毒，痰瘀内阻，郁而化火，热毒蕴结日久，阴血内耗，血络瘀阻，肌肤失养而成牛皮癣。本病治疗重在解毒降糖，方中以生地、知母、黄连为主药，据南征教授体会，此药治消渴最好，其中生地用量宜大，常用至 50g，否则药不及病而徒劳。生地入血分，知母入气分，黄连燥湿去浊，泻火而除烦，三药合用相得益彰，共奏滋阴润燥，清热泻火之功。又以枸杞子、玉竹、地骨皮养阴生津，润燥。必用人参、黄芪益气升阳，用丹参养血活血化瘀。金银花、榛花清热解毒降糖。青葙子、决明子清肝明目。后加玄参、当归清热解毒，养血。甘草补脾润肺，益气补虚，调和诸药。湿热重加黄柏。加入苍术辛香燥烈，健肺胃以润燥，除秽浊以畅脾，解湿郁以快气，配玄参一阴一阳，以降血糖。诸药配合，益气养阴，解毒化瘀治疗消渴本病。故现显效。

（张睿　南红梅整理）

二、消渴气阴两虚证一例

靖某，男，45 岁，教师。

初诊：2000 年 6 月 20 日。

主诉及病史：患者消渴病史 1 年余，起病时消渴三多一少症状明显，1 年来间断服用“优降糖”，每于血糖检查正常时停用药物，饮食未控制，病情时轻时重。

诊查：近1个月来患者劳累后自觉口干渴，多饮、多尿加重，并伴有乏力、气短、多汗，手足心热，夜间尤甚，大便干，小便频，睡眠尚可，舌质红，苔薄微黄，脉缓无力。化验空腹血糖9.5mmol/L，果糖胺3.7mmol/L，尿糖2+，肝功、肾功、心电图均正常，诊断为消渴病。

辨证：气阴两虚，西医诊断为糖尿病，2型。

处方：①生地50g　知母50g　玉竹50g　黄连10g　丹参30g　榛花10g　枸杞子30g　地骨皮20g　玄参20g　黄芪50g　党参10g　甘草5g　7剂，日1剂，水煎服。②控制饮食。③加强运动。

6月27日复诊：患者自述饮食控制严格，并配合适量运动，现尿不多，无乏力、气短，余症有所减轻，舌质红，苔黄，脉沉细。查空腹血糖8.2mmol/L。

处方：生地50g　知母25g　玉竹20g　黄连10g　双花20g　丹参30g　人参15g　当归20g　玄参15g　枸杞子30g　地骨皮20g　7剂，饮食控制，运动疗法同前。

7月4日三诊：偶有乏力、气短，大便不干，无多尿、夜尿频，查舌质红，苔白，脉沉细，空腹血糖6.1mmol/L，果糖胺3.2mmol/L，处方：上方加黄芪50g，15剂。

7月20日四诊：患者诸症明显改善，舌脉正常。查空腹血糖5.0mmol/L，果糖胺2.5 mmol/L，未予药物，嘱其长期坚持饮食控制并配合运动疗法，随访至今，无复发。

【按语】《素问·奇病论》曰："此肥美之所发也，此人必数食甘美而多肥也"。此例患者体重虽明显减轻，但仍属肥胖，平素嗜食肥甘厚味，发病后饮食亦未控制，南师在应用药物治疗的同时，对患者的配合亦极重视，认为患者能如方行饮食控制，并配合适合自身的运动是本病治疗愈否的基础，如《备急千金要方·消渴》所说"治之愈否，属在病者，若能如方节慎，旬月而瘳，不自爱惜，死不旋踵。"在药物治疗方面，南师抓住本病阴虚为本，燥热为标的病机特点，重用益气养阴清热之品，选药精专，同时佐以活血化瘀之品，使全方补而不滞，滋而不腻，并随症加减，辨证施治，使疾病得以痊愈。

（于清华　张昊旻　赵金祥整理）

三、消渴痹证气阴两虚夹瘀证一例

耿某，女，54岁。

初诊：2000年1月22日。

主诉及病史：消渴病史3年，当时见口干渴，多饮，多尿，甚则饮一溲一，体重明显下降，查空腹血糖高，尿糖阳性，而诊断为"糖尿病"，间断服用"消渴丸"、"瑞易宁"等药物，1月前开始出现双下肢麻木、发冷，现服用瑞易宁2片，日一次，早餐前半小时服，血糖未系统监测，病情时轻时重。

诊查：口干渴，多饮，多食易饥，多尿，乏力，自汗、盗汗，双手及双足麻木刺痛，发冷，感觉障碍，饮食未控制，睡眠差，舌质紫暗，苔白，舌体略大，边有瘀点，脉沉细涩。查空腹血糖20.3mmol/L，尿糖3+，中医诊断：消渴痹。西医诊断：糖尿病，2型，糖尿病周围神经病变。

辨证：气阴两虚夹瘀证。

治法：两补气阴、兼消瘀血。

处方：①生地30g　知母20g　黄芪50g　黄连10g　玉竹20g　豨莶草30g　丹参30g　坤草30g　大黄10g　陈皮10g　地龙30g　地骨皮20g　双花20g　甘草5g　7剂。日1剂，水煎服。②饮食控制，并配合运动疗法。

1月29日复诊：自述服药后，口干渴多饮明显减轻，双下肢麻木刺痛亦改善，汗出较少，尿路灼热，舌质淡，苔黄腻，脉沉细。查空腹血糖 15.8mmol/L，尿糖 3+，尿常规示：白细胞散在满视野，前方加土茯苓 100g，6 剂。

2 月 5 日三诊：患者双下肢麻木刺痛于劳累后出现，自述服药后小腹凉，便溏，日 2 次，查血糖 10.9mmol/L，尿常规示白细胞 1～3 个/HP，调整方剂①，以上方去大黄、土茯苓，加肉桂 5g，小茴香 5g，6 剂，2 日 1 剂，水煎服。

2 月 17 日四诊：患者状态好，无不适感，双手双足麻木刺痛消失，饮食控制较好，并能配合运动，舌质红，苔白，脉沉。查空腹血糖 6.6mmol/L。

调整方剂：生地 30g　玉竹 10g　黄连 5g　知母 10g　榛花 15g　枸杞子 30g　青蒿 10g　丹参 15g　坤草 15g　豨莶草 15g　甘草 5g，10 剂压面，一次口服 3g，日 3 次温水冲服，嘱其继续控制饮食，适当运动，定期检测血糖，病情变化时及时就诊。

【按语】此例患者依据其病史，症状，舌脉表现，可明确"消渴脉痹"诊断。南师从中医理论出发，认为本病为消渴日久，久病入络，久病多瘀，不通则痛，辨证为气阴两虚夹瘀证。治以益气养阴清热，佐以活血通络。故重用黄芪以益气，生地、知母、玉竹、黄连、地骨皮、大黄、双花共奏滋阴清热之效。丹参、坤草、地龙以活血通络。二诊症状有所减轻，辨证兼夹下焦湿热，随症加用土茯苓清热解毒，除湿化浊。三诊患者症状明显减轻，但见小腹凉，便溏，考虑上方偏于寒凉，故调整方剂以上方去大黄、土茯苓，加肉桂、小茴香以温补脾肾之阳。四诊患者诸症消，舌脉调和，调整方剂以益气养阴清热为主，佐以活血通络之品，以巩固疗效。

（于清华　南红梅　李舜华整理）

四、消渴合并高血尿酸症一例

赵某，女，52 岁，干部。

初诊：2001 年 11 月 13 日。

主诉及病史：5 年前单位体检中查空腹血糖 8.3mmol/L，诊断为糖尿病，2 型，后间断服用"消渴丸"、"达美康"等。饮食控制不严格。

诊查：近 1 个月口干渴多饮加重，两目干涩，视物模糊，神疲乏力，腰膝酸软，多汗，夜间尤甚。双下肢麻木不适，大便干结、小便频、夜尿 2～3 次，睡眠差。舌质绛，苔少，脉沉细数。查空腹血糖 12.3mmol/L，尿糖（++），果糖胺 3.4mmol/L，血尿酸（UA）480μmol/L，尿素氮（BUN）14.8mmol/L，肌酐（CRE）190μmol/L。

辨证：气阴两虚兼瘀毒。

治法：益气养阴，解毒化瘀。

处方：①生地 20g　知母 20g　黄连 10g　双花 10g　人参 10g　丹参 10g　坤草 10g　枸杞子 30g　青蒿 10g　地骨皮 15g　秦艽 10g　土茯苓 100g　车前子 10g(单包)　甘草 5g　5 剂，日 1 剂，水煎服。②嘱患者坚持糖尿病饮食运动，并限制动物内脏、啤酒、海鲜等高嘌呤、高胆固醇食物的摄入。

二诊：诉症状明显减轻，但仍感睡眠不佳，查舌质红，苔薄白，脉沉细，查空腹血糖 10.2mmol/L，故以上方加酸枣仁 20g，柏子仁 20g，夜交藤 20g，6 剂。

三诊：患者自诉睡眠好，无不适感，查空腹血糖 6.8mmol/L，尿糖阴性，UA294μmol/L，BUN 6.9mmol/L，CRE104mmol/L。

处方：生地 10g　知母 10g　玉竹 10g　榛花 10g　丹参 20g　黄芪 50g　秦艽 10g

车前子 10g　双花 20g　坤草 10g　黄连 10g　甘草 5g，10 剂压面，一次口服 3g，每日 3 次，温水冲服，并嘱其坚持饮食控制及运动，隔期复查。随访至今未见复发。

【按语】古代中医文献无关于糖尿病合并高尿酸血症的论述。南师认为本病为消渴日久，痰浊瘀血，湿浊滞留血脉而致。以益气养阴解毒除湿化浊，方中以生地、知母、黄连为主药共奏滋阴润燥，清热泻火多功，以治病求本，配以解毒除湿化浊之土茯苓、秦艽、车前子，使虚得补，邪得泻。又以丹参、坤草活血化瘀，调和诸药，并随症加减，辨证施治，同时结合高尿酸血症为机体嘌呤代谢紊乱的特点，限制高嘌呤食物的摄入，以综合治疗本病，达邪去正安之目的。

（于清华　南红梅　张昊旻整理）

五、消渴气阴两虚兼瘀证一例

成某，男，53 岁。

初诊：1999 年 2 月 10 日。

主诉及病史：患者形体肥胖，3 个月前无明显诱因出现多饮、多食、多尿、消瘦等症，在当地医院诊断为糖尿病，服西药效果不显，遂来门诊就医。

诊查：现症：上述症状加重，伴有疲乏无力，腰膝酸软，手足心热，化验：血糖（空腹）12.4mmol/L，尿糖（＋＋＋），果糖胺 3.0mmol/L，舌质红绛，苔微黄，脉弦细数。

辨证：气阴两虚兼瘀证。

治法：益气养阴，化瘀。

处方：人参 5g　生地 15g　玉竹 15g　枸杞子 30g　丹参 15g　榛花 10g　黄连 10g　甘草 5g　6 剂，水煎服，1 日 1 剂，早、午、晚饭后及睡前 1 小时，分 4 次口服。

6 天后二诊：乏力、口渴等症状明显减轻，嘱患控制饮食，适当运动，继续服用中药 2 周。

三诊：查血糖 8.3mmol/L，尿糖（＋），果糖胺 2.8mmol/L，诸症均有好转，舌质淡红，苔薄白，脉沉细无力，处方中加黄芪 20g，地骨皮 20g，10 剂，水煎服。前后共服药 30 余剂，症状体征消失，查尿糖阴性、血糖（空）6.8mmol/L，果糖胺 2.6mmol/L，舌脉正常，嘱其服六味地黄丸巩固 1 个月，随访至今，未再复发。

【按语】消渴之疾《临证指南医案·三消》按语中说："三消一症，虽有上中下之分，其实不越阴亏阳亢，津涸热淫而已"。在跟随导师临床中发现，本病初期常以阴虚燥热为主，日久则阴损及阳而见气阴两虚、脾肾亏乏。脾虚运化功能失调，肾虚气化不利，水液代谢障碍，停而为湿，气虚无力推动血液；阴虚津亏，血液运行不畅亦成瘀使疾病更加复杂，病程缠绵难愈，此时一味滋补，势必会犯虚虚实实之疾弊。因此，对于消渴病的治疗，南征教授常谓"消渴之疾，治一则偏，阴阳兼调而全"。方中以生地、人参滋阴益气、生津止渴为君药，以玉竹、枸杞子为臣补肾润肺，清热止渴；丹参、榛花、黄连为佐药既可辅助清热，又可活血化瘀行滞，制约参、杞等补益药呆滞之性；甘草为使药，可加强益气止渴之力，又起调和作用。诸药合用，使滋而不腻、补而不滞、清而不寒、活血化瘀而不伤正，动静结合，标本兼治。

现代医学研究表明，糖尿病患者有血液高凝倾向，而血液的这种高凝状态又是导致糖尿病患者各种血管病的病理基础，在临床中发现在应用益气养阴、活血化瘀之法治疗后，不但血糖下降、血液流变学、血脂等往往也有不同程度好转，其具体机理不很明了，但确实为治疗消渴病开辟了一条新途径。

（王玉霞　赵金祥　张睿整理）

六、消渴痹兼瘀毒证一例

史某，男，56 岁。

主诉及病史：口渴多饮多尿 5 年，四肢麻木疼痛 1 年余。近 1 月出现四肢欠温刺痛，行走困难，不耐久立久行。

诊查：夜间痛甚，伴倦怠乏力、腰膝酸软、舌质偏暗，苔薄白，脉沉细。查空腹血糖 12.8mmol/L，果糖胺 3.2mmol/L，尿糖（＋＋）。

辨证：气阴两虚、兼有瘀毒。中医诊断：消渴、消渴合并脉痹；西医诊断：糖尿病 2 型、糖尿病周围神经病变。

治法：益气养阴，解毒通络。以消渴通脉饮基本方临证化裁。

处方：人参 5g　生地 15g　地龙 30g　豨莶草 30g　威灵仙 15g　丹参 20g　全蝎 5g　6 剂，水煎服，1 日 1 剂，1 次口服 150ml，早、午、晚、睡前分 4 次服。

二诊：诸症减轻，舌脉改善，但尚有麻木，刺痛感，上方加伸筋草 15g　姜黄 10g　延胡索 20g　白术 20g，6 剂，水煎服，服法同前。

三诊：查空腹血糖 8.3mmol/L，果糖胺 2.8mmol/L，尿糖（一），诸症好转，舌质淡红，脉沉缓无力而数。

处方：去前方人参，重用黄芪 100g，10 剂，水煎服，服法同前。口服中药 30 余剂后，肢端麻木刺痛等明显减轻，诸症状、体征完全消失。查空腹血糖 6.1mmol/L，果糖胺 2.5mmol/L，尿糖（一）。

【按语】消渴脉痹的病机关键是气阴两虚，瘀毒阻络。本病是由于消渴日久，阴损及阳而出现气阴两虚，气虚无力运血，阴虚血行不畅凝而为瘀，蕴结成毒，痹阻血络，毒伤脉络所致。消渴脉痹为本虚标实之病证，本虚指消渴气血津液不足，标实指瘀毒阻络，治疗时要标本兼顾。消渴通脉饮立意于集益气、养阴、化瘀、解毒、通络为一体，使阴阳平衡，消渴、脉痹同治而取效。人参、生地二药共用有益气养阴之功效，故为君药。地龙、黄芪、豨莶草、威灵仙四药合用为臣，共奏益气生津，养阴清热，通经活络之功。丹参、全蝎、榛花三味为佐使药，既增君臣药活血养血之功，又助其通行血脉，解毒止痛之效。以上诸药相伍合用，滋而不腻，补而不滞，寒而不伤阳，温而不伤阴，通调血脉，化瘀解毒生新，共奏益气养阴，解毒通络之功。特别是后来重用黄芪、地龙，2 药合用，旨在益气，通络解毒，实在是对药之妙用。

（张睿　南红梅整理）

七、消渴酮症一例

高某，女，48 岁，干部。

初诊：2001 年 5 月 8 日。

主诉及病史：消渴病病史 5 年。

诊查：症见口干渴，厌食，体倦，肢体沉重，四肢发冷，双下肢麻木，冷痛，尤以腘窝明显，尿频，每晚小便 6～7 次，色黄，大便干，睡眠尚可。舌质隐青质胖嫩，苔白腻，脉沉。血压：13.3/9.3kPa，尿常规：尿酮（＋＋），尿糖（＋＋），空腹血糖 16.9mmol/L，果糖胺 3.8mmol/L。

辨证：脾肾两虚、瘀毒内聚。

治法：解毒祛瘀，温肾助阳，健脾祛浊。

处方：桑枝15g　黄芪10g　黄连10g　玉竹20g　大黄10g　肉桂10g　小茴香10g　土茯苓100g　陈皮10g　地骨皮20g　淡竹叶20g　菟丝子20g　丹参20g　6剂。如前法服用。

5月15日复诊，自诉诸症减轻，无明显口干、多饮症状，下肢麻木疼痛减轻，身体不觉沉重，夜尿1～2次，尿常规示尿糖、尿酮均为阴性，空腹血糖12.5mmol/L，于上方加金银花20g，再服6剂巩固疗效，症状明显缓解，查血糖7.8mmol/L，果糖胺2.8mmol/L，尿酮（－），尿糖（－），继续服上方6剂，查血糖6.8mmol/L，尿酮（－），后以调理消渴本病为主，一直未再出现酮体。

【按语】从中医角度考虑，酮体是因消渴病患者病久脾虚不能生化气血、鼓舞正气，导致各种病理产物堆积，痰、瘀、浊互结蕴毒，水精代谢失常而致。

消渴病患者大多具有神疲、乏力、日渐消瘦等正气虚弱之象，其证是因脾失健运，精气不升，生化无源之故。其人虽多饮多食，但脾虚不能为胃行其津液，血中之精（糖）不能输布，积蓄过多则为邪毒。日久毒入络脉，邪伤阳气，渐至阴虚燥热，气阴两虚，气滞血瘀，脾肾阳虚，痰浊中阻等证候。因此，消渴酮症患者在本为正气虚弱，精微不布；在标为湿浊，瘀血搏结蕴毒。病久，瘀浊之毒不能及时化解或排除，积聚体内，邪毒聚生，损害散膏，浸淫三焦，气血循环瘀阻，水精代谢失常，毒性因子（酮体）从代谢畸路滋生，损伤脏腑，使毒愈盛，邪愈强。治疗时应标本兼顾既扶正气，又祛邪毒，并兼顾消渴本病特点。如文中所举患者为脾肾阳虚，瘀毒搏结，治疗时以玉竹、地骨皮、黄芪针对消渴本病“气阴两虚”的特点以滋阴益气生津；菟丝子、陈皮、淡竹叶健脾温肾，渗利水湿；桑枝、土茯苓、丹参活血通络解瘀毒；大黄、黄连苦寒泄热祛心火；并佐以小茴香、肉桂温运中焦阳气。诸药合用标本兼治，共奏解毒化瘀祛浊，健脾温肾益气之功。服6剂药后瘀浊已祛大半，再加金银花借清热解毒之力，共服12剂后正气复，邪气除，酮体消，则可调养消渴本病。另外在治疗消渴酮症过程中，必须坚持一条原则，即：不可忽视对消渴本病的治疗，不能舍本逐末，滋阴清热大法应一直贯穿治疗始终。

（李春颖　王玉霞　张睿整理）

八、消渴肾病肝肾阴虚证一例

葛某，男，43岁，干部。

初诊：2000年3月6日。

主诉：神疲乏力。

诊查：少气懒言，五心烦热，腰膝酸软，口干咽燥，两目干涩，视物模糊，大便秘结，耳鸣，自汗，倦怠，胸闷，舌绛少苔，脉细数无力。理化检查：空腹血糖12.27mmol/L，尿糖（＋＋），果糖胺3.9mmol/L，PRO（＋＋＋），WBC：3～4个。

辨证：肝肾阴虚。

治法：滋补肝肾，益气养阴，活血化瘀。

处方：枸杞子30g　生地50g　人参15g　麦冬15g　玉竹20g　黄芪30g　丹参30g　黄连20g　知母50g　益母草30g　金银花20g　榛花10g　2日1剂，1日两次。连续服用12剂后空腹血糖降至11.8mmol/L，FTS：3.9mmol/L。PRO（＋＋），尿糖（＋＋）。

4月11日患者主诉：双下肢有轻微的麻木疼痛感，故上方加豨莶草30g，服用4剂后麻木疼痛感减退。

4 月 20 日患者主诉腹胀便干，故上方加当归 20g，肉苁蓉 20g，连服 8 剂后，空腹血糖降至 10.9mmol/L，FTS：3.7mmol/L，PRO（+），尿糖（+）。

5 月 8 日患者主诉由于感冒服用西药后 PRO（++），空腹血糖升至 11.2mmol/L，尿糖（++），故上方加土茯苓 100g，防风 10g，连服 10 剂后，空腹血糖降至 10.4mmol/L，PRO（+），尿糖（+），FTS：3.5mmol/L。

5 月 28 日患者主诉咽喉疼痛，故上方加防风 10g，胖大海 10g，金银花加至 40g，连续服用 6 剂后，疼痛有所减退。

6 月 10 日患者主诉尿频尿急，故首方加金樱子 10g，芡实 10g，连服 8 剂后，空腹血糖降至 9.2mmol/L，PRO（+），尿糖（+），FTS：3.2mmol/L。6 月 26 日患者自觉身热，故首方加玉竹 20g，地骨皮 20g，连服 6 剂后，空腹血糖降至 8.4mmol/L，PRO（－），FTS：3.1mmol/L，症状减退。7 月 10 日药用 6 剂后，空腹血糖降至 7.2mmol/L，FTS：2.9mmol/L，PRO（－），诸症渐消。

【按语】一贯煎系《续名医类案》方，肝脏体阴而用阳，其性喜条达而恶抑郁。肝肾阴亏，肝失所养，两目干涩，视物模糊，阴虚液耗，津不上承，故口干咽燥，五心烦热，大便秘结。地黄生姜煎系《圣济总录》方，治消肾气阴两虚，活血化瘀之良方，二方合用，方中枸杞子、生地滋补肝肾，人参、黄芪、麦冬、玉竹益气养阴，丹参、益母草活血化瘀，黄连、知母、金银花、榛花解毒降糖，诸药共奏滋补肝肾，益气养阴，活血化瘀之功，故获其疗效。

（孙新宇　南红梅　张昊旻整理）

九、消渴病脾肾阳虚证一例

宋某，女，53 岁，工人。

初诊：2000 年 3 月 25 日。

主诉：夜尿多且尿白浊，面足浮肿。

诊查：神疲乏力，腰膝酸痛，纳少腹胀，畏寒肢冷，舌淡，舌体胖大有齿痕，苔白滑，脉沉细无力。理化检查：空腹血糖 10.14mmol/L，尿糖（++），PRO（+++），WBC：7～8 个，RBC：3～5 个。曾服用消渴丸、糖适平等治疗，但疗效欠佳。

辨证：脾肾阳虚。

治法：健脾温肾，解毒利水。

处方：选真武汤、实脾饮合地黄生姜煎丸加减。制附子 10g　菟丝子 20g　茯苓 10g　白术 10g　人参 15g　黄芪 30g　丹参 30g　益母草 30g　泽泻 10g　车前子（单包）10g　生地 50g　陈皮 15g　大黄 10g　连翘 15g　榛花 10g　水煎服，2 日 1 剂，1 日 2 次。方中制附子、菟丝子温补肾阳；人参、白术、陈皮、黄芪健脾益气；茯苓、车前子、泽泻利水消肿；丹参、益母草活血利水通络；大黄、连翘、榛花解毒通便降糖。

连续服用 6 剂后，空腹血糖降至 9.8mmol/L，PRO（++），WBC：4～5 个，RBC：2～3 个。患者主诉感觉四肢略微发凉，故上方加肉桂 10g。

4 月 6 日患者主诉四肢发凉等症状已减退，但发现尿浊、尿频，故上方去肉桂，加金樱子 15g，芡实 15g，连续服用 10 剂后，空腹血糖降至 8.6mmol/L，PRO（+），WBC：2～3 个，RBC：1～3 个。原方再进 10 剂。

4月24日患者主诉由于过度劳累导致空腹血糖升至9.2mmol/L，PRO(＋＋)，WBC：5～6个，RBC：3～4个。上方加防风10g，黄精10g，连服10剂后，空腹血糖降至8.4mmol/L，PRO(＋)，WBC：3～4个，RBC：2～3个。

5月16日患者主诉睡眠不佳，故上方加酸枣仁30g，柏子仁20g，另用朱砂10g，琥珀10g，分10次吞服，上方连服6剂后空腹血糖降至7.6mmol/L，PRO(－)，WBC：2～3个，RBC：1～3个。5月30日，药用10剂后检查空腹血糖降至7.0mmol/L，尿糖(－)，PRO(－)，诸症均有明显好转。

【按语】方中大辛大热的附子和菟丝子为君药，温肾助阳，以化气行水，兼暖脾火，以温运水湿。臣以茯苓、白术、陈皮、黄芪、车前子、人参，健脾利湿，淡渗利水，使水气从小便而出。丹参、益母草活血化瘀通络，大黄、连翘、榛花解毒通便、降糖。诸药配伍，温脾肾，利水湿，共奏温阳利水解毒降糖之功效。久病虚，久病入络，毒邪损伤肾络，肾之体用皆损，导致脾肾阳虚，治宜健脾温肾，解毒利水，故获满意疗效。

（何泽　南红梅　孙新宇整理）

十、消渴病心肾阳衰证一例

常某，男，67岁，教师。

初诊：1999年8月26日。

主诉：恶心纳呆，神疲乏力，腰膝酸痛。

诊查：尿少浮肿，畏寒肢冷，心悸气短，不能平卧，舌胖大略有齿痕，苔白，脉沉弱或结代。理化检查：空腹血糖9.06mmol/I-尿糖(＋＋)，PRO(＋＋＋＋)，BLD(＋＋＋)，CRE：130μmol/L，BUN：10.1mmol/L，RBC：25～30个。

辨证：心肾阳衰。

治法：益气养阴，通阳利水，活血通络，解毒降糖。

处方：生脉散、五苓散合葶苈大枣泻肺汤加减。人参15g　五味子30g　麦冬15g　茯苓10g　泽泻10g　桂枝10g　葶苈子15g　丹参30g　车前子(单包)10g　益母草30g　榛花10g　水煎服，2日1剂，1日2次。方中人参、五味子、麦冬为生脉散，具有益气养心功效；桂枝、茯苓、泽泻、车前子通阳利水；葶苈子强心利水；丹参、益母草活血化瘀；榛花解毒降糖。

连续服用10剂后，空腹血糖降至8.9mmol/L，PRO(＋＋＋)，BLD(＋＋＋)，CRE：125μmol/L，BUN：9.6mmol/L，RBC：15～20个。9月10日患者主诉心悸胸闷气短症状有所加重，故将人参改为20g，另加益心口服液2盒，银杏叶片3盒。连服6剂后，上述症状有所改善。

9月25日患者主诉自觉发热，微微心烦，故上方加地骨皮30g，玉竹20g，枸杞子30g。连服10剂后，空腹血糖降至8.5mmol/L，PRO(＋＋)，BLD(＋＋)，CRE：120μmol/L，BUN：9.2mmol/L，RBC：10～12个。

10月19日患者主诉由于感冒而咽喉疼痛，故上方加金银花20g，胖大海10g，连服6剂后，咽喉疼痛减退。

10月30日患者主诉由于与家人发生激烈争吵，情绪激动而导致PRO(＋＋＋)，血糖升至8.7mmol/L，并且疲乏无力，伴有轻微浮肿。故首方加土茯苓100g，白茅根50g，连服10剂后PRO(＋＋)，空腹血糖降至8.3mmol/L，RBC：6～9个，BLD(＋)。

11月17日患者主诉腹胀便干，故上方加白茅根50g，大黄10g，陈皮15g，木香5g，连服6剂后，空腹血糖降至7.8mmol/L，PRO(＋)，RBC：4～5个，BLD(＋)。

11月29日，患者主诉疲乏无力，首方加当归20g，白芍20g，连服6剂后，空腹血糖降至7.0mmol/L，PRO(－)，BLD(＋)，CRE：119.2μmol/L，BUN：8.1mmol/L。

12月17日，首方加仙鹤草10g，连服6剂后，空腹血糖降至6.85mmol/L，PRO(－)，CRE：118.9μmol/L，BUN：6.93mmol/L，BLD(－)，诸症均有明显好转。

【按语】南征教授认为本病发生发展的主要病因病机为消渴病日久不愈，毒邪损伤肾络，造成肾阴亏耗，肝木失达，形成肝肾阴虚，精血不能上承，目窍失养则眼目干涩，视物不清，阴精亏虚则尿频量多，夜尿次数增加，久则阴损及阳，阴阳两伤，脾肾阳虚，肝虚湿浊内停，则见浮肿，脾不升清，精微下泻，则见尿浊、蛋白尿。最终肾体衰微，浊毒内停，伤及于心，造成心肾阳衰，水饮凌心则出现心悸，气短，畏寒肢冷，不能平卧，呼吸急促与危险症。

南征教授根据病因病机及其发生发展的过程采用益气养阴，温肾健脾，通阳利水，活血化瘀，解毒降糖等治疗大法，方用生脉散、五苓散合葶苈大枣泻肺汤加减，取得了满意疗效。

（南红梅　孙新宇　赵金祥整理）

【编者评注】南征教授耽嗜经典注重临床，对糖尿病有较深研究。本集所收10则各种类型糖尿病及并发证之验案均系南征教授素所裒集者。如案一消渴合并牛皮癣例：消渴病本已难治，牛皮癣亦属难治，二者并发则重难治矣，南征教授以“必先受于内，然后发于外”为理念，先从消渴病着手进行治疗，而兼顾牛皮癣。以“滋阴清热、益气养阴、化瘀解毒、燥湿健脾”为大法，前后5诊，竟使糖尿病基本痊愈而皮肤光洁，如此疗效，确属难得。

安徽名医医案

尹莲芳医案

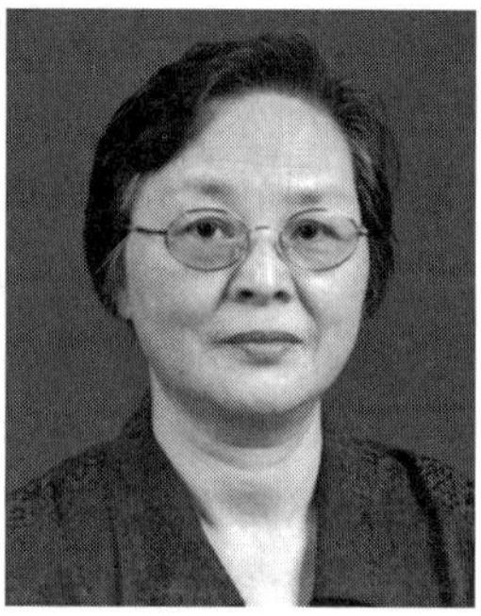

【生平传略】

尹莲芳，1940年10月出生，汉族，江苏省启东市人，1965年毕业于安徽中医学院中医本科。主任医师。1997年经安徽省中医药学会评选为省首届“名中医”，同年经国家中医药管理局审定为第二批继承其学术经验的全国老中医药专家，1999年12月由省中医药管理局聘为安徽省跨世纪中医学术和技术带头人培育对象首批指导老师。从事临床医疗、教学、科研近40余年，擅长中医内科、妇科、外科、肿瘤等疾病的治疗。自拟“冠心静”治疗冠心病，已撰写论文在《蚌埠医学院学报》上发表，自拟新药“妇乐舒”外用液治疗妇科疾病，已通过省级专家评审，近年来先后在国家级、省级中医杂志上发表论文10余篇，1990年参与安徽省高等医药院校《中医学》教材编写，任副主编，1990年参与全省高校晋升高级职称《医古文》的命题，多年来多次应邀参加省市级中、高级职称的论文评审，《蚌埠医学院学报》审稿，国内中药新药的临床验证，省市级及院内科技招标和科技进步奖学金的评审，工作中多次被评为医院、学院“先进工作者”。

一、理气化痰、补肾活血法治愈闭经一例

张某，女，18岁，未婚。

初诊：1999年4月5日。

主诉及病史：三年前月经间断来潮，始用黄体酮每月行经一次，连用3个月经周期后则连续注射黄体酮5天，仍未来潮，遂来中医就诊。

诊查:诉月汛有3年余未潮,体形日渐肥胖,神疲乏力,晨起咽中如有物梗阻,痰黏不爽,纳可,便软。B超示:子宫发育良好。苔薄腻,脉弦细滑。

辨证:肾气虚损,痰湿阻络。

治法:补肾活血,理气化痰。

处方:炒白术15g 陈皮10g 法半夏10g 茯苓30g 鹿角霜10g 桃仁10g 益母草10g 香附10g 怀牛膝10g 5剂。

二诊:4月14日,服药后咽中异物感减轻,痰量减少,大便转干,苔薄质红,脉弦滑。治以前法化裁。

处方:炒白术10g 陈皮6g 法半夏10g 茯苓30g 竹茹10g 桃仁10g 益母草20g 泽兰叶片20g 怀牛膝15g 炒枳实10g 5剂,药已月汛至,经量中等,色鲜红,5天净,随访2年至今,仍按时来潮。

【按语】本例闭经,因肾气虚弱,久之阳气不足,脾失健运,痰湿内停,故见倦怠乏力,体肥痰阻,前人有"肥人多痰湿"之说,痰湿阻络,冲任失调,而经闭不下,《傅青主女科》云:"肥胖,多气虚,气虚者多痰涎,外似健壮,而内实虚损也。"朱丹溪曰:"经不行者,非无血也,为痰所碍而不化也。"故尹师以二陈汤理气化痰,桃仁,益母草活血通经,更用怀牛膝,鹿角霜补肾益气助阳,温补督脉,添精益血,而助脾阳得运,痰湿渐化,加入香附乃血中之气药,以增强行气活血之效,待肾气来复,二诊再加强化痰理气之竹茹、枳实,活血通经之泽兰叶,全方配伍得当,患者既解3年之苦,我辈也受益匪浅。

(张丽君整理)

二、活血行气、解毒消滞法治愈继发不孕一例

张某,女,30岁,已婚。

初诊:2001年5月12日。

主诉及病史:两年前因胎死腹中,行人流手术至今未孕,术后一直少腹坠痛,每于经后半月,右侧少腹疼痛明显,西医妇科检查拟诊为子宫内膜异位症,右侧卵巢巧克力囊肿,予金刚藤糖浆,女宝等治疗未见明显好转。

诊查:正值经后半月,腹痛难忍,苔薄质暗,脉细弦紧。B超示:右侧附件炎症性增厚,右卵巢巧克力囊肿。

辨证:血瘀,邪毒凝滞脉络。

治法:活血祛瘀,行气止痛,解毒消滞。

处方:桃仁10g 红花10g 生地15g 赤芍15g 川芎10g 路路通10g 香附10g 玄参10g 红藤30g 蒲公英15g 6剂。

二诊:2001年5月20日,服药2剂腹痛消失,原疼痛处有瘙痒之感,苔薄黄腻,脉细滑,治以前方化裁。

处方:红花10g 赤芍15g 川芎10g 路路通10g 香附10g 延胡索10g 红藤30g 蒲公英15g 黄柏10g 7剂。药已适值经临,一切如常,经后半月腹痛未作,于7月3日来诊,已受孕。

【按语】本例不孕症,缘于胎死腹中术后败血余毒凝滞阻络,不通则痛,故治疗着重以桃红四物汤活血祛瘀,加入行气止痛之香附、延胡索,乃气为血之帅,气行则血行,行血以理气为先,

现代医学认为附件炎症性增厚，卵巢肿均为导致不孕的重要因素，故方中在应用活血祛瘀通络药的同时，并用红藤，公英，黄柏清热解毒消炎，以促进局部组织新生，炎症消散，本案系辨证与辨病相结合，药证合拍，故效如桴鼓。

三、养血疏肝、补肾清热法治愈继发不孕一例

谢某，女，35岁，已婚。

初诊：2001年3月24日。

主诉及病史：3年前人流后至今未孕，近年来月经先后无定期，行经前半月两乳胀痛，腰酸，盗汗，左侧少腹疼痛，带多色黄，经后乳胀自行缓解，而左侧少腹痛依然。

诊查：苔薄质淡红，脉沉细。妇检为宫颈炎，左侧附件炎。

辨证：肝肾两损，肝郁邪乘。

治法：养血疏肝，补肾清热。

处方：知母10g　黄柏10g　山茱萸10g　丹皮10g　泽泻10g　山药30g　茯苓30g　生黄芪20g　当归10g　赤白芍各15g　柴胡5g　香附10g　红藤30g　延胡索10g　10剂。

二诊：2001年4月26日，月经逾期半月未潮，乳房胀痛未作，左下腹疼痛减轻，纳佳，便干，苔薄脉细。尿妊娠试验阴性，治以活血通经，疏肝理气，以血府逐瘀汤加味。

处方：桃仁10g　红花10g　当归10g　生地15g　赤芍15g　川芎10g　牛膝15g　柴胡5g　炒枳壳10g　甘草5g　桔梗6g　益母草20g　丹参30g　王不留行15g　2剂。

三诊：2001年5月20日，药后次日经临，量中等，色暗红有血块，少腹微胀，腰酸，经后带下色黄，苔薄黄，脉细。再拟3月24日方损益。

处方：知母10g　黄柏10g　山茱萸10g　泽泻10g　山药30g　茯苓30g　生黄芪15g　香附10g　川断10g　生苡仁30g　5剂，药后诸症悉除，于6月14日来诊，云已受孕。

【按语】本病为经水不定，乃气血失调，冲任不能相资，故表现为经乱不孕。经水出诸肾，而肝为肾之子，肝藏血，肾藏精，精血同源，精血不足，肝气郁结，致月经前后之或断或续，治法宜疏肝行气以解肝之郁，滋阴补肾，以补精血，以充血源，肝郁得开，精血充足则经水自有一定之期矣。经调则自能有子也，故本案中以六味地黄汤滋阴补肾，柴胡、香附、延胡疏肝行气，当归、白芍养血柔肝，兼之红藤、赤芍、知母、黄柏清热活血消炎。二诊中以桃仁、红花、王不留行、丹参、益母草、牛膝活血逐瘀通经，通经后继续以滋阴补肾，养血疏肝法，按证调治，对症运用，而获良效。

（周兰整理）

四、清热活血、补肾平肝法治愈乙型肝炎一例

彭某，男，38岁。

初诊：1996年9月18日。

主诉及病史：郁怒饮酒后头痛眩晕，心烦易怒，失眠多梦，右上腹作胀，口苦咽干，小便黄赤1月余，在当地医院查肝功能：ALT增高，乙肝二对半大三阳，有高血压病史2、3年，服降压药自觉症状未见改善，遂来我科治疗。

诊查：刻下面色暗红，声高气粗，巩膜微黄染，苔黄腻，舌尖红，脉弦滑数。肝功能

ALT51U/L，乙肝二对半大三阳，血压21/13kpa。

辨证：此属肝经郁热，肝阳上亢。

治法：治拟清热活血，补肾平肝。

处方：山栀10g　黄芩10g　板蓝根30g　败酱草20g　赤芍20g　猪苓　泽泻各15g　钩藤10g　珍珠母30g　桑寄生15g　怀牛膝15g　车前子30g　广木香6g　菊花10g

二诊：1996年9月29日。服药7剂，右上腹作胀消失，小便转淡黄，复查肝功能正常，但仍头痛眩晕，失眠，多梦，舌红苔薄黄，脉弦。血压23/15kpa，治以天麻钩藤饮加减。

处方：天麻10g　钩藤15g　黄芩10g　山栀10g　杭菊花10g　炙僵蚕10g　寄生10g　杜仲10g　川怀牛膝各15g　珍珠母30g　石决明30g　槐米30g　广郁金10g　益母草20g

三诊：1996年12月6日，服药诸症减轻，患者按上方自行买药间断服用30余剂，今来复诊，复查肝功能正常，乙肝二对半全阴，血压稳定在19/13kpa左右，前方化裁继续巩固治疗两月余，再次复查肝功能，乙肝二对半均为正常，告愈停药，嘱忌烟酒、肥甘，心怡静养，定期体检。

【按语】本例郁怒饮酒伤肝，久之肝阴不足，肝阳上亢，故头痛目眩，心烦易怒，肝病传脾，脾失健运，加之嗜酒生湿，湿郁化热熏蒸则目黄肤黄，下流膀胱，则小便黄赤，口苦咽干，舌苔黄腻，脉弦。为肝病湿热内阻之象，初诊着重以山栀、黄芩、板蓝根、败酱草、猪苓、车前子、赤芍清热利湿，活血为主，加入广木香行气以助行水消胀之意，佐以杭菊花、钩藤、珍珠母、石决明、桑寄生、怀牛膝补肾平肝，待湿利热清，肝功能正常，溲不黄，苔腻渐化，其湿热浊邪外泄之后，则重点以天麻钩藤饮补肾平肝，安神定志，清热活血，佐以广郁金疏肝解郁，槐米、珍珠母、杭菊花、炙僵蚕以加强平肝熄风之效，全方标本兼治，故疗效显著。

（周兰整理）

五、清肝利湿、活血凉血治愈乙肝一例

童某，男，50岁。

初诊：1999年9月17日。

主诉及病史：于9月3日体检中发现表面抗原阳性2月余，唯小便黄赤，近日化验示：ALT：1.6μkat/L，总蛋白：62g/L，A/G＝38/24，TBIL正常，HBsAg(＋)，抗-HBe(＋)，抗-HBc(＋)，抗-HBc-IgM(＋)，B超示：肝脾肿大。予西药能量合剂，胸腺因子D，甘利欣，肝炎灵，阿卡明等保肝降酶治疗，显效不甚，故来中医就诊。

诊查：全身乏力，小便黄赤，舌红苔薄，脉弦滑。

辨证：肝经湿热郁阻。

治法：疏肝清热利湿。

处方：茵陈30g　山栀10g　赤芍20g　垂盆草30g　白茅根30g　丹参15g　炒谷芽15g　7剂，水煎服。

二诊：9月26日，小便较前转清，左眼胬肉攀睛，苔薄质略红，脉弦。目为肝之窍，此为肝火上熏所致，守原方加木贼草15g，龙胆草5g。8剂，水煎服。

三诊：10月23日，溲清，胬肉减少，守原方加女贞子、枸杞子，养肝滋阴。

四诊：11月7日，复查肝功能正常，无特殊不适，苔薄质略红，脉细弦。以活血化瘀，清肝火为主。

处方:白赤芍各15g　丹参20g　丹皮10g　木贼草15g　菊花10g　板蓝根30g　枸杞子10g　生黄芪15g　莪术6g　土茯苓10g　此方为基础加减治疗半年,复查乙肝二对半全阴,肝功能正常,随访1年,一切如常。

【按语】本例为湿阻肝经,故见溲赤,肝功能异常,肝火上炎,则胬肉攀睛,苔薄质红,脉弦滑为肝病湿热内阻之象,治疗初以茵陈、山栀、垂盆草清热利湿,丹皮、赤芍、丹参凉血活血,菊花、龙胆草、木贼草清肝明目,续以女贞子、枸杞子养肝滋阴,待湿清热减,肝功能复常后,又辅以莪术、土茯苓活血化瘀,辨证治疗,获取良效。

(周兰整理)

六、健脾和胃、开郁散结法缓解食道癌一例

孙某,男,63岁,食道癌。

初诊:1986年11月17日。

主诉及病史:去岁末自感食后胸部梗阻感,尤其进干食为甚,摄食道吞钡条片示:食道下段癌,于1986年2月17日行食道癌根治术(住院号994),病理诊断:食道下段腺癌,Ⅱ级,浸润至深肌层,食管切缘(病理号861313),术后行化疗3疗程后,因化疗反应较大,停止化疗,于1986年11月17日改服中药治疗。

诊查:食后胃脘部上部梗阻明显,胸闷,纳呆,吐粘水,便稀,苔白薄腻,舌淡紫,脉细。

辨证:脾胃受损,癌毒蓄结成恶性肿瘤。

治法:健脾和胃,开郁散结。

处方:白花蛇舌草30g　半枝莲10g　急性子10g　炒白术15g　淮山药30g　法半夏10g　陈皮10g　沉香10g　鸡内金10g　淡竹叶10g　炒二芽各15g　生甘草5g

二诊:11月23日服药7剂后,胸部梗阻感好转,吐粘水减少,但下午仍泛酸,食后腹胀,守原方化裁,原方加太子参30g,煅瓦楞子30g,白及30g,公英15g,九香虫10g,乌贼骨10g。

三诊:仍食后脘闷,余症均减,便稀转为糊状,仍守原方加入露蜂房6g,玉竹10g,西洋参6g,连续服药至1987年11月28日病情稳定,胸部梗阻感消失,纳食增,大便成形,加平消片巩固治疗。此后以上方出入,每周服药3～5剂,治疗5年,于1991年复诊胸片无异常,食道吞钡摄片未见异常,精神佳,面色红润,体胖如常。

【按语】本例食道癌属于中医噎膈范畴,此为手术后正不胜邪,邪气留恋,气血凝滞而致。脾胃虚弱,健运失常,故脘胸痞闷,口吐粘水,纳呆便稀,毒邪残留,而致胃脘部上部梗阻,舌淡紫,为气虚血瘀之象,故治疗以补益脾胃,培本生化之源为主,方中西洋参、淮山药、白术、太子参益气健脾,扶助正气,调理气血,取养正积自除之意,煅瓦楞子、乌贼骨、白及、公英、玉竹、淡竹叶清热和胃止酸,法半夏、炒二芽、鸡内金导食和胃具疏通之意,蛇舌草、半枝莲、急性子、九香虫、露蜂房清热解毒,活血化痰散结,全方扶正固本,祛邪不伤正气,消补兼施,故取良效。

(周兰整理)

七、益气健脾、攻毒消积法缓解贲门癌一例

吴某。

初诊:1991年1月12日。

主诉及病史：1989 年 12 月因贲门癌手术，术后化疗 2 个月，1 周 1 次，出现神疲乏力，泛吐粘水，遇寒加重，食后梗阻不适。

诊查：神疲萎靡，面色皖白，苔白腻，质淡，脉沉细。

辨证：脾胃衰败，痰湿瘀结。

治法：益气健脾，攻毒消积。

处方：西洋参 6g　半枝莲 10g　太子参 20g　姜半夏 10g　煅瓦楞子 20g　炒白术 15g　生苡仁 30g　陈皮 6g　鸡内金 10g　砂仁 10g　生黄芪 30g　露蜂房 6g

二诊：1991 年 1 月 22 日，服药 10 剂，吐粘水减少，纳食稍增，但仍梗阻不适，且乏力，拟以前方化裁。

处方：西洋参 6g　半枝莲 10g　太子参 20g　生黄芪 30g　炒白术 15g　姜半夏 10g　砂仁 5g　广木香 10g　生苡仁 30g　煅瓦楞子 20g　陈皮 10g　鸡内金 10g　露蜂房 6g

连续服药 3 月余，面色转为红润，体力增，可以单独做饭及远距离行走。进食后梗阻感消失，夜眠佳，口吐粘痰基本消失，苔腻化。

三诊：6 月 4 日，共服药 104 剂，症状均好转，行化疗治疗，上述症状复作，守一诊方继用。

四诊：1992 年 3 月 26 日，已停做化疗治疗，继服中药，症状基本缓解，病情稳定。1995 年随访，患者健在。

【按语】本例贲门癌为术后化疗后，正气亏损，脏腑虚衰，脾胃气虚，运化失常，饮食不能化生气血，反而生湿聚痰，阻遏气机而致病，脾阳受损致面色皖白，口吐粘水，遇寒加重，故取西洋参、太子参、黄芪、炒白术、茯苓、砂仁补益脾胃，复苏受损之脾胃，使正气充盛，具有抗癌攻之能力，且可减轻化疗的副作用，同时以半枝莲、露蜂房、瓦楞子以毒攻毒，软坚消积，作为抗癌之物，生薏苡仁、鸡内金、陈皮理气和胃导食，全方合用提高治疗效果，减轻化疗的毒副作用，防止复发转移，延长生存期。

（周兰整理）

【编者评注】尹莲芳主任医师临床经验宏富。辨证精审、方药得当、疗效颇佳。本集所收不孕两例、乙肝两例，皆用药不繁而收效甚捷。两例癌症，皆于健脾益气之基础上，开郁散结，消积攻毒而获良效。且守方守法，足资借鉴。

尚志钧医案

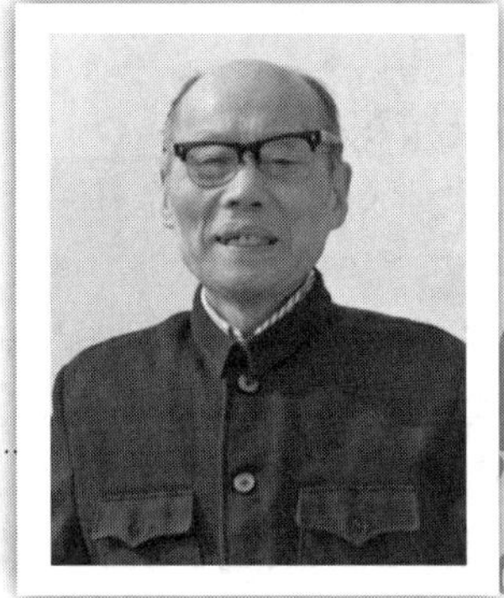

【生平传略】

尚志钧，教授，男，汉族，1918年出生，安徽全椒人。1944年毕业于重庆国立药学专科学校。

1946～1958年，从事本草文献研究工作，辑出《唐本草》、《吴普本草》、《本草经集注》三稿。

1958～1960年在北京中医学院中药研究班进修，继续搜集本草资料，摘卡片二千七百余张，按作者、书名、药名分为三大类。

1960～1966年在芜湖医专教中医概论，并由医专将《唐本草》、《吴普本草》、《本草经集注》油印出版，向国内学术界交流。

1966～1976年文革十年改从中医治疗工作。1977年至现在，恢复过去本草文献工作，钩沉辑校，注释和整理本草10多种，发表论文250余篇。

点校出版的书有《名医别录》、《吴普本草》、《本草经集注》、《海药本草》、《新修本草》、《补辑肘后方》、《脏腑病因条辨》、《雷公炮炙论》、《濒湖炮炙法》、《雷公药对》、《本草图经》、《开宝本草》、《大观本草》、《本草拾遗》辑释、《历代中药文献精华》、《校点证类本草》、《中医八大经典全注》等。

现为皖南医学院教授，曾任中医文献室主任，中国药学会药学史分科学会委员、基层中药杂志主编。

1990年10月被国家人事部、卫生部、中医药管理局确定为全国首批500名老中医药专家学术经验继承工作导师。1991年被国家评定为对国家高等教育事业有突出贡献的专家，享受国务院特殊津贴待遇。

一、五谷虫消疳积一例

井某，女，5岁。

初诊：1949年5月18日。

主诉及病史：一妇女带一小女孩，瘦的怕人。四肢细小，肚腹大，很像橄榄插上四根火柴棒。头发枯黄，母亲说她的孩子不肯吃东西，吃一样厌一样，找了几个医生看，均不见效。她问我有什么好办法。

辨证：小儿疳积。

治法：健脾化疳积。

处方：五谷虫 150g　鸡内金 150g　磨成粉，分成 60 包，每日 1 包，每包分 3 次服，饭后服。

病家拿了方子到镇上中药铺去配，中药店缺五谷虫，配不成，她又来找我，五谷虫抓不到，管用不管用。我对她说：五谷虫不可缺，药店没有，自己去采。五谷虫即粪坑中蛆。她听说是蛆，太脏，不敢用，但她为着想孩子病好，只好用。

其法：将蛆装入麻袋内，袋口扎好，放在流水沟边，任水冲洗 3 日 3 夜，再蒸，晒干，同鸡内金研成细末，即可用。

二诊：7 月 25 日，用药 2 个月后，其效果然显著，小孩胃口大增，身体好转。

处方：嘱再做 2 剂，继续服。经半年治疗，病果然好了。

【按语】五谷虫治疳积有确效，我用此法治数例小儿疳积，均有良效。过去成药肥儿糕中，即含有五谷虫粉。新中国成立后，因五谷虫很不卫生，被取缔了。

二、发汗法治重感冒一例

谢某，男，28 岁，未婚。

初诊：1949 年 8 月 14 日。

主诉及病史：头痛，周身骨节痛，鼻塞不通，浑身像绳索捆着，怕风怕冷。舌苔白，脉浮紧。

辨证：风寒外感。

治法：散寒解表。

处方：麻黄 3g　桂枝 3g　白芍 5g　生姜 3 片　大枣 3 个　煎汤 1 碗，趁热喝下。

后来病人对我说，服药不久，即出一身汗，全身立即轻松，诸症皆消失，第二天如常人。他又说，往日得了感冒，要闹上 5、6 天，从没有 1 剂药吃好过。

【按语】治风寒感冒，发汗要彻底。发汗不彻底，会拖延数日才会好。又本方所用麻黄、桂枝发汗，要得到热汤的协助。煎成热汤服，才能出汗。我曾将此方制成粉剂，1 次服 6g，并不出汗。其实不用麻黄、桂枝，单用生姜煮汤，加些红糖，乘热喝下去，照样能发汗，这是我经常用的。对某些虚弱的病人，如产后、病后，单纯喝烫的开水，同样也能出汗。

三、升提益气固胎治流产一例

王某，女，24 岁，已婚。

初诊：1967 年 2 月 10 日。

主诉及病史：农村新媳妇，婚后 3 年，流产 3 次。每次不到 5 个月即流产，第一次因挑水浇菜，以粪瓢洒水，由于用力过猛而流产；第二次因下雨骑牛，走在狭窄田埂上，牛后脚因踩在虚松埂边，牛身一歪，人从牛身滑下而流产。第三次，因将盛饭的烧箕（半球形竹编淘米用的竹器），双手举过头，踮起脚尖，挂在钩上，当晚即流产。新媳妇愁的很，后来怀孕时遂不敢干活，在家休息。但下身仍见红,有流产趋势。她急忙来找我,我详细询问其生活情况及饮食。她说,什么都没吃,仅吃过半盒桃仁酥。我听到“桃仁酥”三字。这次下身见红,可能与“桃仁酥”有关。我叫她停食桃仁酥。

辨证:劳动伤胎,胎气不固。

治法:升提益气固胎。

处方:黄芪 10g　党参 10g　桑寄生 10g　杜仲 10g　续断 10g　苎麻根 10g　阿胶 5g(单包,烊化冲服)　3 剂

二诊:3 月 15 日,服 3 剂后,血止。

处方:原方剂量减半,5 剂,嘱隔日服 1 剂。药服完,再配 5 剂。

【按语】该病人有习惯流产趋势,比较难治,除服药外,主要靠卧床多休息。

四、养血活血治痛经一例

贾某,女,19 岁,未婚。

初诊:1967 年 9 月 15 日。

主诉及病史:月经将来时,小腹绞痛,一阵一阵的绞痛,痛到极点时牙咬着被,甚至撕掉被褥,两脚缩着,两手紧按小腹,脉沉迟,舌苔少,舌质青紫。

辨证:血瘀经痛。

处方:当归 20g　川芎 10g　白芍 20g　木香 5g　制香附 5g

病人接到处方后,即说:我下放在农村,煨药极不方便,能否换一种药,不需要煎煮的。我想方中主要是当归,我就换一处方,开一瓶成药当归丸。原药丸,每日 3 次,每次 10 粒,嘱其每次服 20 粒。

后来病人对我说:1 次服后痛减,3 次服后痛止。

【按语】痛经,多因行经不畅,当归是调经王牌药,它是妇科百病主药。所以单用当归也能止痛。后遇妇女痛经者,均用此方治之,效果很佳。

五、以苓桂术甘汤加半夏治痰饮心悸一例

曹某,女,45 岁,已婚。

初诊:1968 年 7 月 27 日。

主诉及病史:自觉心跳不安,曾找中医诊过,皆以血虚治之。用远志、枣仁、柏子仁、合欢等药,皆不理想,后服天王补心丹数瓶,也不见好转,病人肥胖,自觉身体沉重,不渴,小便少,大便稀,舌苔薄白,舌质胖嫩,脉滑,按之有指印,微浮肿,手足不温。

辨证:脾虚湿盛、水气凌心。

治法:健脾利湿。

处方:茯苓 25g　桂枝 5g　白术 15g　甘草 10g　4 剂

二诊:8 月 2 日。服药后,小便多,自觉身体沉重感减轻,心跳亦好转。

处方:原方加陈皮 3g　姜半夏 5g　以化痰。4 剂。

三诊:8 月 8 日。服药后,诸症皆好转。心跳很少感觉到。嘱服香砂六君子,每日早晚各服 6g。

【按语】此证为脾虚湿困，水气凌心而悸，过去医生以血虚补心药治之均不见效，今改用温脾阳以化湿，如姜半夏以除痰饮。痰饮去，而心悸止。

六、补血生发治斑秃一例

熊某，男，22岁，未婚。

初诊：1968年8月25日。

主诉及病史：患者先是头顶偏左脱落头发，比5分币还大的斑秃。以后其他处也出现斑块脱发。时已半年多。到医院就医，开多种药治均不见效。病人很急，如果发展下去。头发岂不要掉光，年轻小伙子，秃头就讨不到老婆了。

诊查：观其面色不华，舌淡，少苔，脉虚细，轻按有，重按无。蹲下突然站立，两眼发黑。

辨证：血虚脱发。

治法：补血生发。

处方：当归丸10瓶（每瓶200粒，兰州制药厂出品） 嘱每日3次，每次10粒。

二诊：10月28日。

10瓶服后，斑秃处生新的细毛发。病人很高兴，嘱再继续服。

处方：当归丸10瓶。

【按语】20瓶当归丸服完后，脱落的头发均长出，以后用此法治好很多脱发的患者。对近期斑秃疗效确实可靠，年久斑秃疗效不明显。

最早我治脱发（斑秃），用七宝美髯丹，水煎服，每日1剂，连服3个月，亦能见效。后来遇到年轻单身汉，无煮药条件，把上方改成丸剂，每日9g，连服3个月，脱发处均生新发（要坚持服，不能中断）。七宝美髯丹由当归、何首乌、枸杞子、菟丝子、补骨脂、牛膝、茯苓等药组成。我把方中当归用量加大，其余药用量减小，久服，其效不变。后来单纯改用当归一味为丸久服，亦见效。发为血之余，血虚则发不固易脱落，当归能补血，血益则发生。

七、培本扶正益气清虚热一例

冯某，女，26岁，农民，已婚。

初诊：1969年3月22日。

主诉及病史：过去患过疟疾，身体瘦弱，饮食不多。她一上工（到田间干活）即发热。这次因雨打患感冒而发热。热亦不大，上午重，下午轻。服退热药，只能暂时退热，药停后热又起。

诊查：舌苔薄，舌质干瘦，脉细数。

辨证：气虚发热。

治法：培本扶正，益气清热。

处方：党参30g 柴胡10g 黄芩10g 生姜5g 制半夏3g 甘草5g 神曲12g 炒二芽各12g 3剂

二诊：5月28日。

病人服3剂后，热退后未起热。

处方：香砂六君子丸1瓶，嘱早晚各服6g。

三诊：10月28日。病人因感冒，又发热不退，1周前，在其他医院治过，服感冒冲剂3天，又服银翘解毒丸 3 天，热仍不退，其症如前。医家按病人病历开小柴胡汤（方中未用党参）治之，不效。

处方：党参 30g　黄芪 30g　黄芩 10g　柴胡 10g　生姜 5g　制半夏 5g　甘草 5g　神曲 12g　炒谷麦芽各 12g　4 剂

四诊：11 月 5 日。病人服 1 剂后，热即退。病人怕热再起，又将其他 3 剂服完。

【按语】此病人有疟病史，身体虚，未完全康复即下地劳动，形成气虚发热。以小柴胡汤重用人参益气清热。本方加黄芪，其效益佳。本方如把参、芪去掉，即不能根治虚热。

八、养血祛风治鼻渊一例

蔡某，女，31 岁，已婚。

初诊：1969 年 10 月 9 日。

主诉及病史：鼻塞不通，流黄浊鼻涕已有 1 年余。常闹头部前额痛和眉棱骨痛，闻不着香臭。各种滴鼻剂均用过，皆不见效。

辨证：鼻渊。

治法：祛风，通鼻窍。

处方：苍耳子 10g　辛夷 3g　薄荷 3g　藁本 10g　鱼腥草 15g　5 剂

二诊：10 月 16 日。服 5 剂后，效果不明显，鼻塞，流浊涕依然如故。

处方：苍耳子 12g　辛夷 5g　薄荷 5g　白芷 10g　鱼腥草 30g　川芎 10g　5 剂

三诊：10 月 22 日，服 5 剂，头痛止，鼻塞好转，流浊涕减轻。病人服药后胃口不好。面色、口唇苍白，有血虚症状。

处方：当归 60g　川芎 10g　白芍 10g　熟地 10g　白芷 10g　辛夷 10g　苍耳子 45g　鱼腥草 45g　5 剂

嘱病人，将药烘干，研成极细面，过筛，每日早晚各服 6g。连服半个月。

四诊：11 月 15 日，病人服完 1 料后，觉得很好，头不痛，鼻涕不流，对香臭也有所感觉。嘱按原方再服 1 料。

【按语】用此方治慢性鼻炎，效果均很满意。此病一般多由外感引起，如果不及时治疗，就会转成慢性。经常前额痛，流鼻涕，难以治愈，有的鼻腔还出现恶臭。此病与身体状况有关，当身体好时，不治也会自愈。身体不好时，单纯用对症药治疗，未必见效。必须配补血药，久服方可见效。

九、益气祛风除湿止痹痛一例

赵某，女，55 岁，农民。

初诊：1969 年 11 月 23 日。

主诉及病史：右大腿臀部痛，不能站立，亦不能向外展转动，行走靠拐杖支撑，痛已 3 个多月，吃止痛片，只能暂时止痛，不能根治。

诊查：舌苔、脉象无异常，怕冷，喜热饮。

辨证：风寒湿痹痛。

治法：益气祛风除湿止痛，以《金匮要略》防己黄芪汤加减治之。

处方：寻骨风50g　延胡索10g　姜黄10g　黄芪40g　防己30g　当归50g

嘱将诸药烘干，共研细末，过筛，每日早晚各服6g，服半个月。

二诊：12月18日。服药后，疼痛逐渐好转，现已能行，不需拐杖支撑。

处方：用原方再做2剂。嘱服药时，遇感冒发热应停药。

【按语】痹痛以寻骨风散风寒湿为主，病已3个月，兼扶正养血活血，重用黄芪、当归补血，以姜黄、延胡索活血止痛。本中医原理，治风先治血，血行风自灭。

十、温中散寒治胃痛一例

尚某，女，24岁，学生。

初诊：1979年2月20日。

主诉及病史：胃脘痛，每受凉，或食生冷即痛，看西医多次，服很多西药均无效，只好找中医看。

诊查：观其舌苔薄白，舌质胖嫩，脉沉迟。喜热饮，遇冷痛甚。

辨证：寒袭胃脘作痛。

治法：温中健脾，柔肝止痛。

处方：党参15g　白术10g　茯苓10g　甘草5g　白芍20g　当归15g　木香5g　香附5g

方子开好后，病人说，她怕闻中药气味，问方中哪些药有味道，我说当归、木香、香附有气味。她说请把有气味药换掉。

我看方中最后三味都是止痛药，如果去掉，即无止痛效果。回头仔细思考，该病人舌苔白，喜热饮，遇冷痛甚。是寒袭胃脘作痛，即把方中有气味的末三味，改换温中散寒炮姜3g。

二诊：2月25日，病人服3剂，效果很好，痛亦止。病人怕吃药，即不再开方，嘱其好好保暖，忌生、冷、硬食物。

【按语】治病宜治本。此病，寒是本，痛是标。不用止痛药，单用温中药，也有同样疗效。改变我过去只注意见症治症的治标，忽略治本的想法。

十一、以温补治寒湿痢一例

陈某，男，8岁。

初诊：1970年9月16日。

主诉及病史：由病孩母亲代诉。2个月前下痢，先拉红白冻便，腹痛，日下5、6次，到医院就诊，输生理盐水，服磺胺片，痢止。过了几天又发，发时又服磺胺片，服药时痢止，停药后又下痢，只下白冻，无红冻。这时服磺胺片也不见效。换痢特灵片，仍下白冻。

诊查：小孩消瘦，头发干枯，面色无华，口唇苍白，舌苔白，舌质干瘦。胃口不好，食不下，两手足不温。脉细数。

辨证：气血两虚，寒湿下痢。

治法：温中散寒，燥湿解毒止痢，兼补气血。

处方：炮姜3g　当归10g　黄连5g　白头翁10g　神曲12g　炒谷麦芽各12g　党参20g　阿胶5g(单包，烊化冲服)　3剂　嘱每剂服2天，每天服3次，饭后服。

二诊:9 月 26 日。服药第 3 天,白冻减少,服药第 6 天,白冻已清。

处方:原方炮姜改 1g　党参改 10g　阿胶改 3g　4 剂

嘱每剂服 2 天,每天服 3 次,饭后服。

【按语】本病已成慢性痢疾,患者正气不足,单纯用清热燥湿解毒药,不足以克病,必需在正气复,才能发挥治病药的作用。

十二、除寒散结通关格一例

陈某,男,65 岁。

初诊:1970 年 10 月 5 日。

主诉:呕吐不止,饮水吐水,大小便俱无。

诊查:手足不温,脉沉迟,舌苔白,舌质干,两目闭,不欲见人。

辨证:关格证。寒痰凝聚,大小肠气结。

治法:除痰化饮,开通闭结。

处方:陈皮 5g　制半夏 10g　茯苓 15g　泽泻 15g　制大黄 6g　芒硝 6g　甘草 5g　炮姜 3g　1 剂

次日病人家属来说,昨晚 8 时喂药,11 时大便通,呕吐止,病人要吃东西。

【按语】此证为关格,寒凝气结,大小便不通。因病人年老体弱,不能猛攻,猛攻极易导致一泻不止。宜温中散寒,除痰化饮,开通闭结,以二陈汤,除痰饮,以调胃承气汤通闭结,以炮姜温中散寒结。寒去,痰饮除,气结开,大便通而愈。

十三、温肺化寒饮止喘咳一例

井某,女,62 岁。

初诊:1970 年 12 月 8 日。

主诉及病史:咳嗽多日,咳痰清稀。早晨起床时,头口痰夹有少许绿色稍浓的痰,曾到医院看,西医诊为老年慢性支气管炎。注射青霉素 10 天,每日注射 2 次,绿痰与咳嗽依然如故。改找中医看。

诊查:病人肥胖,怕冷,喜热饮,咳痰从喉中咳出时有冷感。咳甚则喘促胸闷,喉中有水鸡声。舌苔白,舌质胖嫩。脉沉迟。

辨证:寒饮阻滞,肺气不宣。

治法:温肺宣肺化饮。

处方:桂枝 5g　白芍 10g　麻黄绒 2g　细辛 2g　炮姜 3g　五味子 5g　制半夏 9g　枇杷叶 20g　白毛夏枯草 15g　鱼腥草 15g　3 剂

二诊:12 月 13 日。服三剂后咳嗽好转,痰亦减少,唯晨起仍有绿痰,但量不多。

处方:将原方白毛夏枯草,鱼腥草各加至 20g　3 剂

三诊:12 月 17 日。服 3 剂后,各种症状均好转,绿痰亦大减。

处方:按第二次方再服 6 剂。嘱忌生冷,避风寒。

【按语】小青龙汤治寒饮为仲景首创,在临床疗效甚佳,屡试不爽。

十四、扶正健脾治肝炎一例

杨某，女，34岁，教师。

初诊：1971年4月27日。

主诉及病史：患肝炎2年，转氨酶一直居高不下，饮食无味，全身倦怠无力，动则气促，心悸，由其爱人用自行车推来就诊。

诊查：面色苍白，脉细数，舌苔淡白，舌质瘦嫩，舌边齿痕清晰，询其饮食，每日早晨半磅牛奶，中午吃点烫饭或蛋糕，饼干，晚餐1小碗面条，全无胃口，吃不下，多吃1口则胀，大便3～4日解1次。干的很。小便少。平日就医，主要是服板蓝根冲剂每日1包，医家嘱其多食糖保肝。

辨证：脾胃虚弱，营养不良。

治法：健脾开胃，增进饮食。

处方：党参10g　炒白术10g　茯苓10g　甘草3g　神曲12g　炒谷麦芽各12g　炒槟榔2g　7剂

当时同病人相约1周，叫她把牛奶和糖停掉，凡甜的点心不要吃，另用锅巴煮稀饭吃，如无锅巴，将饭炒香再加水煮成烫饭吃。买点榨菜，或新鲜素菜，每次吃七成饱，食后，以此方煎水代茶饮。每日1剂。

二诊：5月8日。服7剂后，病人自觉好转，饮食大增。这时病人自己走来，未要她爱人用自行车推来。

处方：将原方党参加至20g，再开7剂。

三诊：6月16日。病人服药后，身体、精神都比以前好。在此期间，病人又到医院化验肝功能。肝功能不好，转氨酶仍如旧。病人对此深感不安。要求开些好药。能否把转氨酶降下来。当时我同她讲，中医书里没有转氨酶，更不知有什么药能把转氨酶降下来。

我反复思考，转氨酶是病理上反映，病人主观无感觉。《黄帝内经》有这样一句话："正气不复，其寒不止。""寒"病人自己能感觉到，而转氨酶，病人自己无感觉，无感觉的"转氨酶"和有感觉的"寒"，都反映病人的正气不复。根据这种想法，治法应以扶正为主。

处方：黄芪50g　党参30g　当归50g　白术10g　茯苓10g　甘草5g　熟地10g　白芍10g　川芎5g　山楂10g　神曲10g

嘱将药烘干，研细面，过筛，每日早晚各服6g，共服半个月。在服药前后，各做肝功能检查一次。以期对比药效。

四诊：8月6日。病人服药后，化验转氨酶有所下降。病人精神上比过去好，思想包袱丢掉一些。

处方：按原方开5料，嘱坚持服药半年。

【按语】本病人在患肝炎时，由于甜味的饮食影响，使胃口不佳。《黄帝内经》云："诸甘（甜的）皆缓。"因此同病人相约，停掉牛奶和糖1周，不会影响健康，只要饭量提上来，一切病均易治，嘱病人用锅巴煮稀饭，能健胃助消化，使饭量能增多些。按病人体质，久病的人需补，又因病人体虚，只能平补，不可峻补，只宜增加饮食，待病人饭量增，自能恢复正气。正气复，其寒自止。则"转氨酶"异常也会消失。

十五、益气清虚热一例

黄某，女，39 岁，纺织厂女工。

初诊：1971 年 3 月 24 日。

主诉及病史：全身倦怠无力，懒得动，食欲不振。上班即起热，其热不扬（常在 38.2～38.5℃），在家休息好些，但不能操家务，如洗衣服，拖地板又起热。服退烧片，暂时热退，药停，热又起。

诊查：脉弱，轻取有，重按无，舌苔薄白，舌质胖嫩，舌边齿痕明显。

辨证：气虚发热。

治法：宜补中益气清热。

处方：升麻 6g　柴胡 6g　黄芪 25g　党参 30g　当归 15g　白术 10g　甘草 5g　陈皮 3g　神曲 12g　炒谷麦芽各 10g　5 剂

二诊：4 月 2 日。服 5 剂后，热即止，在服药期，一直未发过热，做家务也未发过热，自觉身体好转。

处方：补中益气丸 1 瓶，嘱早晚各服 6g。

【编者评注】尚志钧教授是我国著名的本草学家。用毕生的精力研究本草著作，著述等身。从事中医临床不多，但也不乏学术经验，本集所收 10 余则医案恰属尚志钧教授平生得力之验案，值得认真玩味。

罗庆道医案

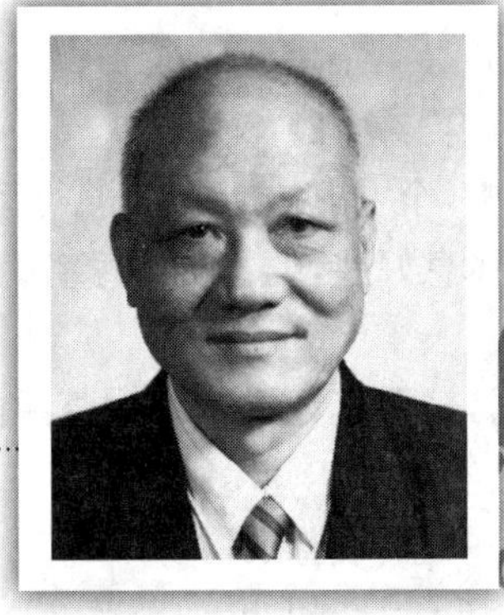

【生平传略】

罗庆道，1934年2月出生，汉族。安徽中医学院附属针灸医院主任医师、教授。安徽六安人。1958年毕业于安徽中医进修学校，1963年进浙江医大中医学院专修针灸。曾任安徽中医学院针灸教研组组长，经络临床研究室主任，卫生部医学科学委员会针灸针麻专题委员会委员，中国针灸学会理事，安徽省中医学会理事，安徽省针灸学会副会长，《中国当代针灸名家医案》编委，《中医临床与保健》杂志编委，《安徽中医学院学报》编委，中国针灸专家讲师团教授，先后赴德国、西班牙讲学。曾创用散瘀通络法消炎止痛，修复软组织损伤症，有效率达97.3%；创用针灸正骨法，治颈椎、腰椎骨质增生症、椎间盘突出症、骨性关节炎有显效；创用宁心安神、益脾和胃、行气散瘀的原则配穴，提高了针刺镇痛和针刺麻醉的临床效果。曾用狗建立针麻胃和胆囊切除术模型获得成功，为针麻原理研究提供了条件。针灸实验观察对心功能的影响，证明上肢穴较下肢穴作用大。研究成功“艾灸液——定灸膏”，消除艾灸疗法产生烟雾对环境的污染。协作研制成功“程序控制电针治疗仪”提高针灸疗效。协作人体14经穴位解剖360个，研制成为模型。合著出版《人体十四经和穴位断面解剖图谱》，合著发表《内经腧穴主治汇译》，发表学术论文40余篇。曾获全国医药卫生科学大会表彰奖，安徽省科技成果奖，安徽省科技进步奖。

一、温经活络舒筋法治疗颈椎病一例

蒋某，男，50岁。

初诊：1995年3月15日。

主诉及病史：颈项连及肩臂痛2年余。颈项转动时左上肢发麻2个月。每年遇寒凉季节发作频繁，伏案工作过久时则疼痛加重，服止痛药可以缓解。近2个月来，颈项偏转时左上肢发麻，夜间尤甚，影响睡眠，止痛药已不见效，故来求诊。

诊查：面色如常，脉细弦，苔白，舌质暗红。颈项两旁压痛明显，臂丛牵拉试验（+），椎间孔挤压试验(+),X线片:颈椎生理弯曲度变直,$C_{4\sim6}$椎体边缘骨质增生,椎间隙退行性变。诊为颈椎病。

辨证:气滞血瘀,经筋痹阻。

治法:温经活络,舒筋解痺。

处方:第一步,温经活络针灸法。患者伏卧位,取颈夹脊穴3～6椎两旁各4穴,毫针刺入1.5～2cm,得气后捻转平补平泻,留针20分钟,局部涂艾灸液——定灸膏,用250W红外线灯照射20分钟。第二步,舒筋解痺正骨法。患者仰卧位,医者双手于颈项两侧按摩2分钟,然后一手拇、食两指托捏颈项压痛点,另一手掌托住患者下颌,徐徐拔伸牵引颈部,随将患者头颈偏向一侧,倾斜45°角拔伸一次,再偏向另一侧拔伸一次,最后取正位拔伸一次,颈部放一小圆枕(∅8cm×20cm)仰卧10分钟。每周治疗5次,经3周治疗后,临床症状消失。休息1周复查,颈项压痛(—),臂丛牵拉(—),椎间孔挤压(—),X线片:颈椎呈现生理曲度,$C_{4\sim6}$椎体边缘骨质增生存在。随访1年该患者无临床症状。

【按语】本例颈椎病主要临床表现,一是颈项肩背疼痛,一是颈项活动不灵。病因为受寒邪侵袭,兼之伏案工作过久,颈项部经脉循行不畅,气血不调,气滞血瘀而造成的。活动不灵是由于患者进入中年期,体质渐衰、肝肾不足,气血亏虚,筋骨营养欠佳,产生椎间隙退变,骨质增生,导致经筋痹阻而椎关节活动不利。取颈夹脊穴位,用温经活络法,可以温通经络,调和气血,驱除寒邪,行气散瘀而疼痛消失。用舒筋解痹正骨法,能调理经筋,缓解肌紧张,松解粘连,消除狭窄,纠正曲度,滑利关节,故而椎关节活动功能恢复正常。

二、行气散瘀舒筋法治疗腰椎间盘突出症一例

周某,女,51岁。

初诊:2000年8月16日。

主诉及病史:腰痛伴下肢麻木1年余。患者1999年4月份,因闪伤腰痛,几天后觉得右下肢麻痛,逐渐加重,跛行至当地医院诊治,诊为腰椎间盘突出症,动员手术治疗,患者精神过于紧张,害怕开刀,改为保守疗法,经药物封闭,牵引、推拿等治疗,临床症状基本消失。3个月后,因劳累腰腿痛复发,又用前法治疗,但效果不稳定,时好时发。于2000年8月10日病情突然加剧,腰骶疼痛,双下肢发麻,不能走路,下床困难,故来求诊。

诊查:面色如常,痛苦面容,脉沉弦,苔薄白,舌质暗淡。腰部活动受限,$L_{4\sim5}$、$L_5\sim S_1$棘间及两旁压痛伴放射下肢,直腿抬高试验左60°右30°,挺腹试验(+),CT示:$L_{4\sim5}$椎间盘突出(中央型),椎管内硬膜囊及右侧神经根受挤压;$L_5\sim S_1$椎间盘突出(中央型),椎管内硬膜囊及左右侧神经根受挤压。诊断为$L_{4\sim5}$、$L_5\sim S_1$,椎间盘突出(中央型)。

辨证:气滞血瘀,经筋失约。

治法:行气散瘀,舒筋利节。

处方:第一步,行气散瘀针灸法。取腰夹脊穴2～5椎两旁各4穴,毫针刺入3.5cm,得气后捻转泻法,不留针,拔火罐10分钟,起罐后,涂艾灸液——定灸膏,用250W红外线灯照射15分钟。第二步,舒筋利节正骨法。患者伏卧,医者左手掌叠于右手背上,掌心向下,循背至腘的膀胱经按压5遍。再于牵引床上作悬空式腰椎牵引,同时医者用大鱼际分别放于$L_{4\sim5}$、$L_5\sim S_1$椎关节处,反复闪压3下。然后患者仰卧,用小圆枕(∅10cm×20cm)垫于腰部5分钟,抽去小圆枕,仰卧3小时后改为自由卧床休息12小时。每周治疗2次,经12次治疗后,临

床症状完全消失，体检：$L_{4\sim5}$、$L_5\sim S_1$ 棘间及两旁压痛（－），直腿抬高试验双侧 85°，挺腹试验（－），门诊随访 8 个月未复发。

【按语】该患者腰腿痛乃是因为劳累损伤经脉和经筋所致。经脉受伤则经络不畅通，气血循行不活跃，就会发生气滞血瘀的痛症；经筋受伤则骨关节松弛不稳，屈伸旋转等功能失调，就会产生腰椎间盘突出。因此治疗本症采用行气散瘀针灸法，关键在于疏通经络，调和气血，促使气行瘀散，从而达到"通则不痛"的作用；采用舒筋利节正骨法，能够调顺经筋，和缓肌肉，纠正骨缝，滑利关节，从而达到椎间盘回纳归位的治疗目的。

三、温经活血散瘀法治疗慢性盆腔炎一例

张某，女，35 岁。

初诊：1999 年 3 月 2 日。

主诉及病史：少腹胀痛伴腰骶酸痛 3 年余。3 年前因刮宫上环之后，发现月经不正常，于月经期间往往出现淋漓不断 6～7 天，甚至半个月才干净。经色暗红，带下量多色黄，每因劳累则腹胀腰骶痛加重，经中西药治疗时好时发，不能根除。近半年来，腹部坠胀且痛，腰骶痛加剧，头昏、失眠、纳减、乏力等症状出现，要求针灸给予治疗。

诊查：面色萎黄，脉沉细小弦，苔薄白，舌质暗淡。妇检：阴道通畅，宫颈糜烂Ⅱ°，宫体及附件压痛（＋＋），B 超示：子宫直肠窝积液。诊断为慢性盆腔炎。

辨证：气虚血瘀。

治法：温经活血散瘀。

处方：①肾俞、膀胱俞、胞肓、八髎穴；②气海、关元、中极、归来。两组穴位交替应用，每天取用 1 组穴，用毫针刺入穴内，得气后平补平泻法，不留针。拔罐 10 分钟，起罐后于穴位上涂艾灸液——定灸膏，用 250W 红外线灯照射 25 分钟。经治 10 次后，患者感到腹胀腰痛明显好转，食欲增加，头昏失眠改善。继以前法治疗 26 次之后，临床症状完全消失。休息 2 周复查，脉象细弦，苔薄白，舌质淡红。妇检：宫颈正常，宫体及附件无压痛，B 超示：子宫直肠窝积液完全吸收。随访 1 年未复发。

【按语】患者平素体弱，又因刮宫上环，冲任之脉受损，外邪趁虚而入胞内，滞留于血海之中，致使月经不调，腹胀腰痛，经期淋漓不断，带下量多色黄等症，表现为冲任调节机制失控而产生的。冲为血海，任主胞宫。冲脉瘀阻，经络不通故痛；任脉气虚，不能摄血固冲，故月事淋漓不尽。证属气虚血瘀，虚实夹杂，治疗时必须补泻适度方能奏效。故取调理冲任的穴位，先用针刺加拔罐，以疏通经络，活血散瘀，消除疼痛。再用艾灸法以温经活络，调补冲任之气，起着固摄血液，循脉而行，防止逸出脉外的作用，从而控制了月经淋漓不尽的症状。足见这种先泻后补的针灸疗法，治疗虚实夹杂的盆腔炎，较药物灵活许多，效果也很理想。

【编者评注】罗庆道主任医师长期从事针灸临床，经验甚为丰富。在针灸手法上有颇多创新。用散瘀通络法消炎止痛、修复软组织损伤；用针灸正骨法治颈腰椎骨质增生、椎间盘突出及骨关节炎等均有独到之处。本集所收验案 3 则即可窥其全貌。

周玉朱医案

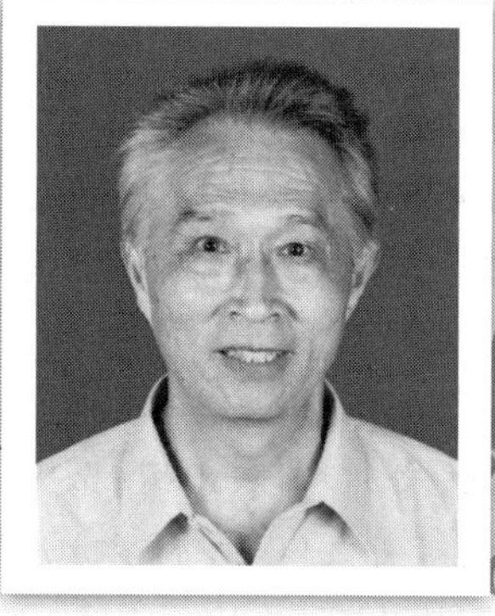

【生平传略】

周玉朱，1936 年出生，汉族。中医外科教授、主任医师。江苏省宝应县人。1964 年毕业于南京中医学院医疗系本科。毕业后，一直在安徽中医学院及其附院从事医疗、教学。擅长于以中医药为主治疗硬化性胆管炎、肠粘连、周围血管病、乳腺病及局限性硬皮病，收效显著。用于瘙痒性皮肤病，外科感染的除痒液，涤垢祛腐液，青紫膏，治疗手足癣的藜风散等外用药收效满意。长期担任中医外科教研室主任、外科主任、院学术委员会委员及中国中医药学会外科学会委员。发表论文近 30 篇。为全国高等医药院校教材《中医外科学》、《中医外伤科学》等 8 部书及安徽中医学院学报的编委。系全国第二批名老中医学术经验继承人导师。为安徽省跨世纪中医学术与技术学科带头人培养对象指导老师。2001 年 3～4 月应邀出席在西班牙(Sevilla)召开的东西医学国际交流大会，并对荷兰、比利时、德国、卢森堡和法国进行了考察，其文章已载入由德国英格哈特出版社出版的“西班牙塞维利亚国立大学医学院国际学术会议论文经典”(ISBN 3－924716－76－6)。

一、水蛭破血汤治疗硬化性胆管炎一例

刘某，女，34 岁，已婚。

初诊：1998 年 8 月 13 日。

主诉及病史：右上腹隐痛，黄疸，近 1 个月。3 周前因右上腹剧痛，黄疸，住合肥市某医院(去年在该院行胆囊切除术)，用普光(喹诺酮类)、泼尼松等药治疗 1 周，痛减。出院时重度黄疸，微痒，右上腹隐痛而胀。B 超示胆管粗细厚薄不均，胆总管直径介于 0.1～0.6cm。

诊查：目肤重度黄染，右上腹按之有隐胀感，舌淡苔薄白，脉弦涩。

辨证：血瘀胆管。

治法：逐瘀利胆。

处方：炙水蛭 20g　穿山甲 20g　土鳖虫 6g　苏木 20g　刘寄奴 20g　红花 20g　泽兰 20g　三棱 20g　莪术 20g　5 剂

二诊：8 月 17 日。病情无什轩轾。原方入皂角刺，威灵仙。

处方：炙水蛭 30g　穿山甲 20g　土鳖虫 6g　苏木 20g　刘寄奴 20g　红花 20g　泽兰 20g　三棱 30g　莪术 30g　皂角刺 30g　威灵仙 50g　20 剂

三诊：9 月 7 日。肤色如常，目黄退而未尽。右上腹无所苦。继进上方(8 月 17 日方)14 剂后目黄消失。

【按语】此为继发性硬化性胆管炎，又称继发性胆管狭窄。胆汁为气血所化，胆管以通降为顺。气滞血瘀，胆失通降。瘀久可使胆管管壁增厚，管腔缩小，呈不规则硬索样变，其内径可<2mm，出现不通则痛、则胀、则黄、则痒等症状。方取水蛭为君，功擅破血逐瘀；伍穿山甲、土鳖虫通利血脉，径入病所；得苏木、刘寄奴、红花、泽兰、三棱、莪术意在加大破血力度。瘀久则坚，咸能软坚。方中的水蛭、山甲、土鳖虫和苏木，其味皆咸，用之即遵此旨。破血峻剂，往往损阴耗精。精不足者补之以味，水蛭、山甲、土鳖虫均系血肉有情之品，破中寓补。刘寄奴，破血通络，培土和中，攻中有守，从而避免了破瘀伤正之弊。加皂角刺，威灵仙者，增强上药削坚、利胆和软化、扩张胆管之力也。胆管通利，何病之有？

二、和乳汤治疗乳腺增生症一例

黄某，女，24 岁，已婚。

初诊：2001 年 4 月 8 日。

主诉及病史：两乳胀痛，3 月余。2 个月前因该病去本市某医院行乳腺近红外线扫描报告为“双侧乳腺增生症，中度”，用三苯氧胺，维生素 E 及乳癖消等药治疗，半月，有效。半月前又因此患继服上药效果不显。性格内向。人工流产 1 次。

诊查：两乳外上象限均有 3cm×3cm 压痛明显的片状增厚，内上象限分别有 3cm×0.8cm(右侧)，1.5cm×0.5cm(左侧)压痛轻微的索条样物。舌淡苔薄白，脉弦。

辨证：肝郁不达。

治法：疏肝解郁。

处方：白蒺藜 15g　醋炒柴胡 9g　制香附 9g　川楝子 9g　广郁金 9g　陈皮 6g　枳壳 6g　肉桂 5g　7 剂

二诊：4 月 15 日。月经将至，乳胀而痛，触之痛著。纳后不香。

原方陈皮 9g、枳壳 9g，加甘杞 9g，7 剂。

三诊：4 月 22 日。月经已净，饮食如常。乳房胀痛显减。触其增厚与索条样物均变轻缩小。第一次方 14 剂。半月后复查症状与体征告瘥。

【按语】乳头乃厥阴肝经之分野，乳房为阳明胃经之附丽。肝藏血，主疏泄，喜条达，恶抑郁。脾主运化，与胃相为表里，系气血生化之源。肝失疏泄，气机壅滞，脾失健运，胃失和降，则乳胀或痛。气血互根、气滞血瘀，则乳房呈片状增厚或索条样物，固定性压痛，按之益甚。舌质多淡，苔多薄白，脉象多弦或弦劲。常有闷闷不乐或动辄发怒等心理状态失衡的表现。有鉴于此，首选归入肝经的白蒺藜，既能疏肝解郁，消胀止痛，又可兼顾平肝。次加柴胡、香附、川楝子、郁金以增强君药条肝达气、疏泄厥阴之力。中州运化失职，既可湿痰内生，聚结乳部而为片状增厚，条索样物，亦能使乳络失和而为胀满或者疼痛，取陈皮、枳壳旨在燥湿化痰，行气除胀，和络息痛。阳明多气多血，气血以通畅为顺，喜温而恶寒，投以少量的直入血分药物的肉桂，一是起辛甘发散、温通血脉，消除胀痛的作用；二是与善解肝郁又兼通十二经气分的香附为伍，理气活血，通络止痛，以冀气血同调、气顺血畅；三是引导白蒺藜、柴胡、肉桂之属，以极尽发挥疏肝解郁之能事。兼症中的纳差，缘木郁侮土，脾失健运而然，加甘枳以开郁醒脾也。

三、生地凉血汤治疗银屑病一例

吴某，女，23岁，已婚。

初诊：1994年3月6日。

主诉及病史：满头起屑，半年余。半年前，因该病就诊于上海某医院，诊为寻常型银屑病，服复方青黛丸，搽乐肤液，恩肤霜有效，停药后就复发。平素性躁。

诊查：几乎整个头皮呈斑块状增厚，上覆多层银灰色鳞屑，搔则屑起脱落，抓破出血。自觉微痒。舌淡红苔薄黄，脉弦略数。

辨证：热入血分。

治法：凉血润燥。

处方：生地黄20g　赤芍20g　丹皮9g　连翘15g　紫草15g　炙玄参15g　白蒺藜15g　知母6g　藜芦6g　蜂房6g　15剂

二诊：3月31日，皮损稍减。原方继进30剂。

三诊：4月30日。皮损已消除大半。夜眠不酣。原方加合欢皮9g，20剂。

四诊：5月20日。皮损近失，睡眠如常。初诊方15剂。

五诊：8月1日。患者就诊时说，该病已好了达2个月。视其皮损虽然又起，但散在而少。再服初诊方15剂而愈。随访3年未发。

【按语】该病为常见的倾向于复发的慢性炎症性皮肤病。头居高位，风性上行。肝藏阴血，为风木之脏，喜畅恶郁。阴血不足，木失濡养，则化风变燥，燥胜则干，干则皮损增厚，白屑迭起，层出不穷。祛风不养血，非其治也。取生地黄、赤芍、丹皮、连翘、紫草、元参、知母，旨在养阴清热，养血润燥，血行而风自灭也；入白蒺藜、蜂房，疏肝解郁，祛风止痒。不囿于前人“藜芦反诸参及芍药”之说，将擅长于外用的藜芦与元参、赤芍一并内投，取其相反相成。临床经验表明，头生痤疮，治之棘手，多与虫毒相干。该三药合用，既奏甘能缓和藜芦有毒的副反应之功，又因元参等大队甘寒之辈有滋腻碍胃之虞，得辛味的藜芦，起辛散阴邪，滋而不腻；辛能润燥，改善头皮营养，俾虫毒渐去而不复来的作用。

【编者评注】周玉朱教授专攻外科。临床经验较为丰富。对硬化性胆管炎、周围血管病、乳腺增生及皮肤病之治疗有独到之处。本集仅收验案3则。少则少矣，然治硬化性胆管炎以破血为主；治乳腺增生以疏肝解郁为要；治银屑病以凉血润燥为宗的治疗大法确乎不无高见。

徐经世医案

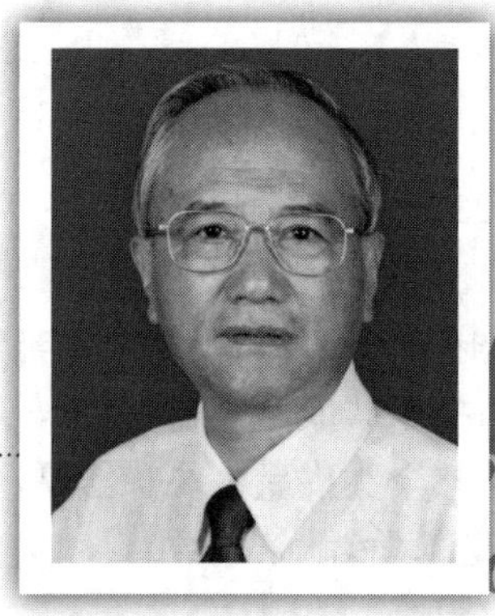

【生平传略】

徐经世，1933年生，汉族，中医主任医师。安徽省巢湖黄麓人。出身于中医世家，冠年跟随祖父——安徽省著名老中医徐恕甫（百年百名中医临床家）习医治病，尽得其传。1957年毕业于安徽中医学院前身安徽省中医进修学校，留校后一直从事中医内科临床和教学工作。1979～1994年期间曾先后担任安徽中医学院第一附属医院医教、门诊主任、副院长、代理院长、党委书记等职。现为国家级名老中医（全国第二批老中医药专家学术经验继承教学导师），医院内科疑难杂病门诊中医指导主任，香港《医学纵横》杂志学术顾问，中国中医药学会诊断专业委员会委员，中国中医药学会内科肝胆病专业委员会委员，安徽中医药学会内科肝胆病专业委员会主委。今虽年逾七旬，仍坚持在门诊第一线为病人服务，并不遗余力地为继承创新，发展中医而努力。在学术上对杂证提出了“治在理脾，法以兼备，巧用双向，药取平淡”的观点。在诊余时曾先后参加多部专著的编写工作，担任《中医临床诊疗规范》、《实用中医老年内科病学》、《中医传统试题库》、《中国中成药优选》等论著副主编、编委。今接受国家中医管理局的百年百名中医临床家丛书的编写任务，主持整理《徐恕甫医案》现已出版问世。

一、芳香开窍、清热透邪法治热厥（恶性组织增生症）一例

高某，女，29岁，已婚，住安徽巢湖忠庙镇。

初诊：1979年7月18日。

主诉及病史：患者身孕数月持续发热数10天，屡治未解。时值炎夏，正产后仍高热不退，住省级某家医院检查拟诊为恶性组织增生症，采用多种方药，病情日趋加重，出现神昏谵语，小便失禁，经抢救无效，动员出院，安排后事。

诊查：舌红少津（用勺器打开口腔），脉象细数有力。

辨证：热久入营，证属中医热厥。

治法：芳香开窍，透邪外达。

方药：急投安宫牛黄丸。

二诊：7月19日，患者昨夜连服安宫两丸，今晨热减神清，小便自主，上午自动出院，来我院复诊。嘱其继服安宫两丸，并拟予益气养阴，清心护营之剂。

处方：西洋参5g　嫩青蒿15g　醋鳖甲15g　杭麦冬10g　炒黄芩10g　炒丹皮10g　鲜生地15g　生石膏20g　鲜芦根30g　竹叶卷心20片　生甘草6g

嘱其煎服数帖，热解病除，饮食渐增，恢复正常。时至今日，患者及其家属每每回忆此事，感谢不已。

【按语】本例证属热厥，由高热日久，传入营分，故出现昏迷不语，神志不清，二便失禁等危象，病至如斯，欲力挽其势，化险为夷，急当凉开，药投安宫牛黄丸最为切体，故即投两丸，以挽其势，由危转安。可见本方具有醒脑开窍，清热解毒，芳香开郁，透邪外达之功。追溯本方出于《温病条辨》，迄今两百多年，其药组非常精练，全方以12味药组成，剂量亦较为严谨，方中多半为清肝泄热和醒脑开窍之品，而巧用麝香、冰片以取走而不守之力，以协同诸药，共达病所，合奏全功。认为本例所属病证，中西有异，但就其临床体征，认为热厥，只要在辨证中加以深化，选方用药又能切中，便可收到满意的效果。同时在临床实践中运用本方不仅对高热神昏症有效，而且可治诸“郁”，所以可说一方多病，全在变通。

二、辛凉宣泄、清肺化痰法治风温（大叶性肺炎）一例

夏某，男，62岁。

初诊：1976年3月10日。

主诉及病史：畏寒高热，咳嗽胸痛，铁锈色痰，病延五日，急诊入院。呼吸急促，口渴喜饮，饮食少进。

诊查：体温39.2℃，心率82次/分。血压130/82mmHg，心音低微，右肺下叩浊偏低，呼吸逐渐减弱，可闻及少许湿性啰音，左侧未闻异常，伴有轻度脱水，胸透：右肺见有大片均匀致密的阴影。实验室检查：白细胞高达31.3×10^9/L，中性粒细胞增至80%。舌苔黄滑且腻，脉象虚浮而数，证为风温（大叶性肺炎）。

辨证：温邪伤肺，热伤津气，本虚标实，化源告竭。

治法：辛凉宣泄，清肺化痰，佐以益气养阴，防止虚脱。

处方：西洋参5g　南沙参12g　川贝母10g　瓜蒌皮15g　杏仁10g　炙麻黄5g　生石膏25g　黄芩10g　冬瓜仁20g　鱼腥草10g　鲜芦根20g　生甘草6g　5剂

二诊：药进数剂，佐以补液（不加抗菌素类药），3天后体温降至37℃，咳嗽减轻，但后陡见自汗不止，血压降至78/60mmHg以下，波动不定，呈虚脱之象。当即嘱重加独参汤频饮，病情好转，自汗渐止，血压回升，继以益气养阴，清化痰浊，数日余邪渐除。病趋向愈。

处方：西洋参5g　杭麦冬12g　川贝母10g　炒杏仁10g　炙桔梗10g　瓜蒌皮12g　橘红10g　鱼腥草10g　冬瓜仁15g　鲜芦根20g　甘草6g　5剂

药后咳痰减少，舌苔消退，每餐能进粥米碗许，二便正常，脉来虚缓，治宜益气健脾，濡养肺胃，方用“致和汤”加减，半月病愈出院。

【按语】高年脾虚，湿邪内生，新感温邪，痰浊热化，上壅于肺，宣通失司，而致高热不解，咳嗽锈痰，西医诊为大叶性肺炎，中医谓之风温。当以麻杏石甘汤加减，以急治其标。但本例表

现本虚标实,“化源告竭”之危象又见在目,故首次用药即注意防脱,在治标的同时,佐以益气养阴,使邪祛正安,庶免告竭,方中所取麻黄当须剂小炙用,以宣发肺气,化痰理嗽,用石膏甘寒解热,生津止渴,两药同伍,直达病所以清痰热。并以瓜蒌,杏仁、冬瓜仁之辈,更助化痰之力,肺得肃降,更可促使症情转好;而鱼腥草之味苦辛,故有苦辛通降之力,清热解毒更寓于其中;芦根则清热养阴,濡养化源;黄芩取其清上,直泻肺热,所以全方合力,收效迅速。本例系“风温”的重症,所谓“化源告竭”是指肺不主气,生气之源衰竭的病理变化过程,属于阴虚阳不固之征,常法仅益阴以配阳,则有鞭长莫及之虑,因而在治疗中重用人参固气,使阳能生阴,则为挽救化源欲绝的重要法则。可见,本例虽属危急重症,只要审证准确,施治得当,亦可化险为夷,由危转安。

三、醒脾和胃、清化湿热法治疗黄疸(阻塞性黄疸)一例

林某,女,42岁。

初诊:1995年4月20日。

主诉及病史:始因胆结石,先后行2次手术,后不久又感脘胁疼痛,经B超检查提示肝内胆管结石,眼膜及全身皮肤发黄,逐渐加重,瘙痒不已,痛苦难忍。

诊查:口苦少饮,溲黄便溏,日更数次,入寐盗汗,精神疲惫。巩膜及全身黄染,舌红苔黄,脉象细弦。

辨证:湿邪阻滞,郁热内蕴,脾受木侮,阴液受伤。

治法:醒脾和胃,清化湿热。

处方:煨葛根30g　石斛15g　竹茹10g　扁豆花30g　蝉蜕8g　杭菊花15g　绿梅花20g　黄芩10g　茵陈20g　生苡仁30g　瘪桃干30g　车前草15g

嘱其先进5剂,有效继服5剂再诊。

二诊:4月30日,上方连服10剂症状悉减,惟大便仍溏,日更数次,小溲黄短,故守原方稍增其制为宜。

处方:煨葛根30g　石斛15g　竹茹10g　扁豆花30g　杭菊花15g　绿梅花20g　茵陈15g　焦山楂15g　苡米30g　瘪桃干30g　车前草20g　蒲公英15g

药继进10余剂,黄疸消退,饮食增振,盗汗未止,精神转好,二便正常。

三诊:经诊两次,药进20余剂,黄疸退除,饮食增加,惟气阴两虚,舌红苔少,口苦少饮,睡眠仍差,入夜盗汗等症较为明显,拟方以资调节。

处方:煨葛根25g　北沙参20g　竹茹10g　石斛15g　绿梅花20g　枣仁25g　淮小麦50g　瘪桃干30g　焦山楂15g　炒川连3g　西滑石15g(布包)　车前草15g　10剂

经连诊3次,药进30余剂,症状已除,后以柔肝和胃,通顺腑气,连调治3月,身体恢复正常,投入正常工作。

【按语】本例曾因胆结石先后2次手术,不一年又见复起,检查提示,为肝胆管结石,病发黄疸(阻塞性黄疸)。症见周身及巩膜黄染,皮肤瘙痒无度,夜不能寐,寐后盗汗,饮食少进,大便溏泄日更数次,舌红少津,苔黄口苦,脉象细弦。此证属肝郁脾虚,湿热内蕴,郁久伤阴,津液失布。所取治法用药,既要注意病位,又要考虑整体,辨证施治,方可有效。认为胆之为病,多由肝胃不和,脾失健运,湿邪内蕴和疏泄失利有关。因为胆既是属于六腑亦为奇恒之腑,其功能宜通宜降,其通顺全赖肝气疏泄,其降则又有赖胃气下行,故有禀受于肝,乘之于胃的协调与

制约作用。一旦气机逆乱,通降失职则发为病,故临床见症,正是由此所致。治疗用药,当顺行其道,纠其逆转。针对本例体征,自拟消化复宁汤,以醒脾和胃,清化郁热,淡渗利湿,养阴生津,药进月余则黄疸消退,舌转有津,饮食增强,大便转好。后继以调治,临床痊愈,随访数年,未见复发。可见,保持腑气通畅,顺行其道,使整体持于平衡,则可达到安然无恙。

四、平衡阴阳、升清降浊法治淋证(慢性肾盂肾炎)一例

张某,女,48 岁。

初诊:1992 年 8 月 10 日。

主诉及病史:近年因恶寒发热、腰痛,尿频刺痛,频频呕吐,发作频繁,常以急诊住院,在半年中先后住院 5 次,基本上 1 个月左右时间就得住院 1 次,迭治不愈,苦不堪言。

诊查:视其虚弱,呻吟不已,行动不能自持,立则欲吐,腰酸以右侧为重,面及下肢伴有轻度浮肿,舌红少苔,脉细弦数。实验提示:尿蛋白(+),红细胞(+++),脓球(++),肾图为肾分泌、排泄功能受损,超声提示双肾弥漫性病变。

辨证:肝肾阴虚,木犯土位,浊邪上干证属劳淋。

治法:补益下元,平衡阴阳,镇逆和胃,升清降浊。

处方:生黄芪 30g　桑寄生 30g　川杜仲 20g　杭白芍 20g　合欢皮 20g　竹茹 10g　代赭石 12g　凤尾草 15g　车前草 15g　白通草 5g　谷芽 30g　5 剂

二诊:8 月 16 日,药进 5 剂,症状缓解,余无他变,故遵原意继进 7 剂,以观疗效。

三诊:8 月 23 日。上方又进数剂,泛呕欲吐,不能站立,腹痛,尿频等体征大为改善。每餐能进米粥碗许,按其病症,继予扶正固本,调节内环境,方仿原意,稍更再进。

处方:生黄芪 30g　桑寄生 30g　川杜仲 20g　杭白芍 20g　合欢皮 20g　生地 15g　甘枸杞 12g　淫羊藿 15g　山药 20g　山楂 15g　泽泻 10g　车前草 15g　10 剂

四诊:9 月 2 日,经诊 3 次,药进 20 余剂,后又连服上方 2 周,复查肾功能正常,尿培养无菌生长,饮食转振,睡眠且安,生活料理自如。在 3 个月的疗程中,病情直线好转,未见反复,再经一度调理,整体功能得到恢复,观察年余,一切如常。

【按语】本例证属劳淋,实因病久正气虚弱,阴阳失衡,而致发作频繁,久治不愈,今改弦更张,图以中药。在诊治中抓住病人当时以虚为主要矛盾,急以扶正固本,平衡升降,得到很好功效。但就本证的发病规律,在临证时既要整体考虑,又要注意病位的情况,同时还要掌握发病季节,如炎夏时本病急性发作,高热不解,又需辨明偏重于暑,还是湿重于暑。如暑重当以清暑,方用白虎;湿重于暑,又以化湿清利为宜,药取香薷三仁之类。时至秋冬及春之际,按季节所主之气,结合体征,有针对性用药,一般选用银翘或柴葛、蒿芩等剂投之即可。总之,只要辨证明确,选方得当,无不收效。至于固本之法,当按气阴所伤及见症和病位所涉脏腑,综合分析,辨证施治,是能够达到培元固本,正气内存的目的。

五、清热解毒、凉血护营法治疗唇疔(败血症)一例

朱某,男,42 岁。

初诊:1971 年 8 月 16 日。

主诉及病史:口唇生疮,局部肿痛,突发高烧,急诊住入解放军某医院治疗。

诊查：口唇左上角红肿，外形小而根深坚硬，疼痛不已，持续高热达39.9℃，心率快达120次/分，血压100/60mmHg，白细胞计数18×10^9/L，中性核细胞80%，血培养为金黄色葡萄球菌，诊为败血症。经用高度敏感抗菌剂，旬余高热不退，视其精神萎靡，舌红苔薄，咳嗽膺痛，痰涎稠黄，脉象急数。

辨证：热毒过盛，侵犯太阴，心经火炽，“疔毒走黄”。

治法：清热解毒，凉血护营。

处方：银花30g　连翘15g　黄芩15g　野菊花20g　蒲公英20g　紫花地丁20g　干生地15g　牛蒡子15g　川连5g　人中黄10g　鲜芦根30g　6剂(3天量)。

二诊：药进3日，体温逐渐下降38℃以下，白细胞总数略高正常，局部红肿见好，精神转佳。惟咳嗽痰稠未减，X光摄片提示肺脓疡，此乃热伤于肺，痰浊上壅，并发肺痈(初期)，热久阴伤，予以养阴清热，清肺化痰。

处方：北沙参20g　杭麦冬12g　生石膏15g　黄芩10g　杏仁10g　冬瓜仁30g　瓜蒌皮15g　牛蒡子10g　桔梗10g　芦根30g　车前草20g　竹茹10g　甘草5g　5剂

三诊：连进5剂，身热得解，血象正常，局部病灶基本消退，咳痰减少，余无他变。故按上方加减继服7剂，旬余后复查各项正常，痊愈出院。

【按语】其病为“疔毒走黄”，来势较重，逆传危象，经用西药无效。此时家属焦急，前来我舍要求以中药救治，应允前往诊视，按其热毒之证，予以清热解毒，托里外泄，药进数剂，有效地控制病灶，使毒邪得以外透，但由于热毒内炽，火势燎原，侵犯于肺而并发肺痈(肺脓疡)，故按症情拟用养阴清热，清肺化痰之剂，服后数日肺证消失，后予调理，及时巩固。对于本病中医认为皆由“火毒”而生，并就病发部位不同而取名有异，如常见“人中疔”、“唇疔”、“蛇头疔”等。但其治疗原则，总的拟分初期和溃脓期。初期以清热解毒为主，溃脓期当以清热解毒、托里排脓(凡外科深部脓疡当须扶正固本，托邪外泄，以防邪毒内陷)。对于疔毒走黄应按温病的卫、气、营、血的转变辨证，病变法变，可说只要据法处方，按方遣药，即使病情重笃，亦可化险为夷。认为本例以中医药治疗，能收到立竿见影之效，固然由辨证明确，立法用药得当。此外，还需在服药上，要不拘泥于1天1剂，必须日夜兼进2剂，以扩血溶量，提高疗效，是一个很重要的一环。正如清·魏元秀治一例高热神昏之妇人，呼吸微促，四肢厥冷，脉若蛛丝，急服生脉散合理中汤，日夜进药而得效。可见当时既无化验条件又无输液措施，仅以中药汤剂及其溶量和服法能救治危重患者，实为今天临床实践之借鉴。

六、自拟益经调冲汤取顺种子治验一例

江某，女，36岁。

初诊：1970年10月6日。

主诉及病史：婚后多年未孕，前检查两侧卵巢均有囊肿，不久已手术切除一侧卵巢，月经不调，先后不一，经前腹痛，血紫量多，平时腰酸寒冷，口干少饮，饮食一般。

诊查：视其面容偏瘦，舌红苔薄，脉象细弦。

辨证：肝肾同病，木失条达，虚实互见，寒热错杂。

治法：益肾调冲，畅达木郁。

处方：小红参50g　白术150g　当归150g　阿胶200g　香附200g　生地150g　贯仲150g　丹皮100g　紫石英300g　桂枝50g　麦冬200g　益母草200g　杭白芍200g

以上方先取益母草、紫石英、麦冬入白酒500g和水熬取汁，再化阿胶炼蜜和诸药末(研粉)为丸。每服20g，日3次，温开水送下。

二诊：药丸月余服完，月经来时腹痛缓解，血量有减，余无他变，故遵原方继服1料。药尽，经至正常，复查卵巢囊肿缩小，未及1年受孕顺产，喜出望外。

【按语】女子不孕首责于肾。求子之法，必先调经，这为常法。而本例非属一般，其冲任失调，胞宫残缺，所见之症实为虚实互见，寒热错杂，治先益经调冲，修复功能为宜，故自拟益经调冲汤为丸，丸进2料，而取顺种子，这是患者求治本意不在于此。今从方药的分析，选用参术以益气健脾，扶土达木，取以3物则重于调经；阿胶及人参而收补血之功，因气为血帅，补血当须补气，这是理之所在；然香附为理气之品，实属女科要药，所以配之则有助于益气养血之力；丹皮清热凉血，搜泄血热，桂枝其味辛色赤，有温经通阳之功，配白芍则起到调营和卫，平衡阴阳的作用，紫石英性温质坚，直入胞宫，确有助孕之效；贯仲为收敛止血剂，但有散结除瘀，收缩子宫之用，取之意在调冲；益母草有祛瘀生新，整复子宫之功，今取与麦冬，白酒和水熬取汁加蜜为丸，以达到补中有调，调中有补，温中有寒，寒中有温的协调和制约的双向作用，使这一虚实互见，寒热错杂的病证得到修复，并取顺种子，有感侥幸。其例虽属个案，但从中寻求内在规律，指导再实践很有必要。

【编者评注】徐经世主任医师幼承家学，克绍箕裘。及长进修，得到深造。年逾古稀，仍在临床。针对杂证，提出“治在理脾，药取平淡”的观点，确有深意。本集所收验案，皆为得力之作。如案二，在辛凉宣泄、清化痰热的同时，还看到患者高年脾虚，便佐以益气养阴，庶免化源告竭。实为明智之举。其他诸案，皆颇见功力。学者仔细寻味，必当有所启迪。

江西名医医案

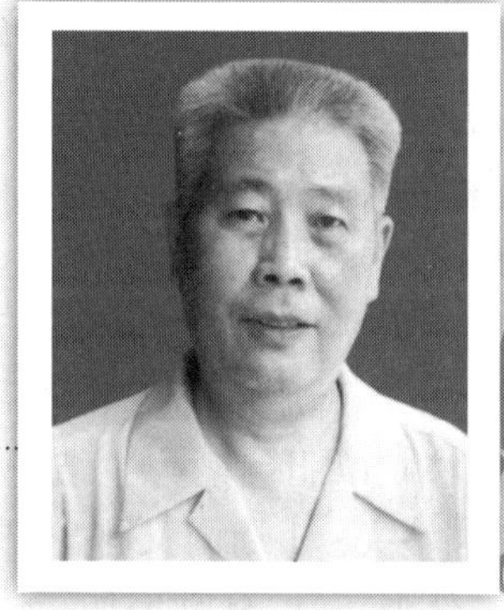

余鹤龄医案

【生平传略】

余鹤龄，1928年出生于南昌市，祖籍安徽歙县。江西省中医药研究所研究员，享受国务院颁发政府特殊津贴。余氏1951年毕业于江西省医学专科学校，1958年参加江西省第一届西医离职学习中医班，学习3年。曾师从上海名中医张跃卿、沈楚翘。从事中西医结合外科临床、教学、科研工作近50年。曾主持研究《艾灸至阴穴矫正胎位的临床规律与作用原理的探讨》课题。1987年被国家中医药管理局评为全国中医药重大科技成果甲级奖（第一完成人），1990年被确定为全国继承老中医药专家学术经验指导老师，1999年被江西省卫生厅授予“江西省名中医”荣誉称号。

余氏一贯强调基本功锻炼，认为根深才能叶茂；主张若要精于外，必先谙于内；认为临床要获效，明确诊断是前提，辨证是关键。处方用药要辨证论治加经验方药。要不断吸收新成就，学习新技术。这些学术思想已被其高徒邵桂娥副主任医师撰写成学术论文，刊于《江西中医药》1992年增刊号中。余氏先后发表学术论文40余篇，著作多部。曾任中华中医学会江西省分会第一届常务理事兼省外科学会主任委员，中国中西医结合学会第一、二届理事，省学会第一、二、三届副理事长。

一、加减茵陈蒿汤治疗巨大胆道结石一例

文某，女，39岁，农民。

初诊：1974年8月15日。

主诉及病史：右上腹阵发性绞痛已7天。绞痛阵作，畏寒发热，恶心呕吐、便秘，汗多、尿黄。在当地医院治疗，未见改善。13岁起即常有上腹痛。1970年曾因发热腹痛，在某医院行胆囊切除术总胆管探查取石引流。取出蚕豆大黄色结石数个。术后数月仍经常发作类似腹痛。入院前9天，正常足月产一女婴，恶露已净。其他无特殊。

诊查：体温39℃，脉搏96次/分，舌质淡红，舌苔厚腻微黄，脉象洪数。面色㿠白，毛发枯槁，皮肤及巩膜黄染，右上腹肌紧张，压痛明显，未触及包块，右季肋下肝可触及1.5cm，剑突下3cm，质中等硬度，有压痛及叩击痛。脾未触及。白细胞计数$28.7\times10^{9}/L$，中性粒细胞85%～90%，红细胞计数$3.3\times10^{12}/L$，黄疸指数12u。凡登白试验直接立即反应，肝超声，肝上界5cm，肋下1.5cm，剑突下3cm，肝厚10cm，呈Ⅱ级微波。

辨证：湿热内蕴，正虚邪盛。

诊断：胆道残留结石合并感染。

治法：扶正祛邪，清热解毒。

处方：茵陈10g　山栀6g　黄芩8g　木香6g　郁金8g　白芍10g　枳壳8g　大黄10g(后下)　芒硝10g(冲)　另加输液补充营养等支持疗法。

治疗经过：入院当天服中药1剂之后，症状即有改善，经服上方13剂后，突然腹痛加剧，下午随大便排出圆柱状以胆色素为主结石一块，结石大小为4.5cm×2cm×2.5cm，重5.2g，当晚体温正常，腹痛消失。1周内又排出圆柱状0.5cm×0.8cm结石1块。自此临床症状日见改善，黄疸消退，体温正常，食欲增加。体检剑突下肝可触及1cm，右季肋下肝仅可触及边缘，质软无压痛，继服调理中药15剂后出院。2个月后随访，情况良好，参加劳动。

【按语】胆囊切除总胆管切开取石已四年，此后腹痛频作，产后9天，湿热黄疸，气血未复。此例明显为胆管残余结石合并感染，考虑邪不去则正不得复。用仲景茵陈蒿汤加减，并加软坚散结之芒硝配大黄相须为用，终至排出巨大结石，邪去正安，体质迅速恢复。

二、硝菔通结汤治疗肠梗阻一例

陈某，女，37岁，教师。

初诊：1993年8月21日。

主诉及病史：腹部手术后，腹痛、腹胀，反复发作已2年。2年前因黄体破裂，在上高县医院手术治疗。术后月余经常肠鸣腹胀，间有腹痛，以胀为主，有转移性软性包块，可自行消失，剧痛时伴恶心，大便每日或隔日一行，先硬后软。

诊查：瘦长体型，上腹稍膨隆，右下腹见手术遗瘢，腹肌软，无按压痛，未触及包块，听诊肠鸣亢进，呈阵发性加强，叩诊无移动浊音。舌质淡红，苔薄白，脉沉细。

辨证：脾虚气机失调。

诊断：粘连性不全肠梗阻。

治法：健脾和胃理气。

处方：白晒参15g　炒白术10g　全当归10g　川郁金10g　江枳壳15g　炒赤芍10g　莱菔子10g　芒硝15g(冲)　甘草6g　3剂

二诊：8月24日，药后第1天，腹泻5次，第2天3次，第3天2次，大便呈泡沫状，腹胀、腹痛明显减轻，舌脉同前。

处方：白晒参10g　炒白术10g　炒赤芍10g　川郁金8g　降香8g(后下)　鸡内金10g

当归尾6g　莱菔子10g　台乌药10g　佛手片10g　生大黄3g(后下)　3剂

三诊:8月28日腹痛腹胀全消,精神食欲增长,大便日行1次,软便。检查腹部平坦,软,肠鸣正常。舌淡红苔薄,脉细有力。再服健脾理气之剂半个月,3个月后随访,恢复工作,一切正常。

【按语】"聚散无常者假物形成,故名曰瘕",患者体形消瘦,久病体虚,手术后脾胃气机升降失司,气虚、气滞并存。处方补脾气者促其运化,降胃气者促其下行,补气与理气,行气与化瘀(肠粘连)相辅相成,取得桴鼓之效,意料中耳。

三、清热解毒、活血化瘀治内痈一例

范某,男,17岁,学生。

初诊:1992年4月28日。

主诉及病史:右侧腹痛,直腰活动受限已10天。20天前突然腹痛,某省级医院诊为急性阑尾炎,经输液及抗生素治疗,腹痛缓解。住院10天后,因参加高考自动要求出院。出院前B超检查提示右腹及盆腔脓肿。神疲乏力,大便干结,右腹振动痛,直腰困难。

诊查:右下腹肌紧张,压痛、反跳痛明显,肠鸣音亢进。肛诊右侧触痛明显。舌红绛,苔薄白。T38.5℃,脉濡数。

辨证:肠痈内溃,湿热流注盆腔。

诊断:局限性腹膜炎伴盆腔脓肿。

治法:清热解毒,活血化瘀消痈。

处方:一,内服方:

蒲公英30g　紫花地丁15g　大连翘20g　金银花20g　鸡血藤10g　炒赤芍12g　红花8g　桃仁泥8g　地榆10g　皂角刺10g　山甲片8g(先煎)　2剂

二,外用方:当归20g　川芎15g　桃仁15g　木香12g　冰片8g　共研末布包,加热敷右下腹。

三,坐浴方:黄柏30g　野菊花30g　红花15g　2剂　煎水热坐浴　2次/日

二诊:4月30日。热退,右腹痛明显减轻,能直腰行走,精神食欲见好,右下腹肌柔软,呈轻压痛,反跳痛消失。舌苔薄白,脉濡软。处理,原内服方同前加党参10g,炒白术10g,外用,坐浴同上,7剂。

三诊:5月18日。诸症消失,生活如常。

【按语】该例急性阑尾炎非手术治疗不彻底,导致脓液外溢,引发局限性腹膜炎及盆腔脓肿,极易扩散穿肠透壁酿成大证,故需迅速控制其发展,促使内消。经采用中药内服、外敷、坐浴三管齐下,经数日治疗诸症消失,达到内消之目的,此乃清解热毒引气活血化瘀之功。

四、益气托毒治半阴半阳证乳痈一例

吴某,女,农民,33岁。

初诊:1991年4月22日。

主诉及病史:左乳房肿痛3个月,久治未愈。哺儿断乳10天后,左乳内上方生一乒乓球大小之痛性硬块,同侧腋下亦有数个痛性蚕豆大肿块。某医院穿刺检查,诊为急性乳腺炎,经抗

生素治疗1个月。无效，又至某处切开排脓，切口未愈，在下方又增一痛性肿块。再至某中医院治疗20天，无效。神疲乏力，纳谷不香，迁延至今，经人介绍特来求治。

诊查：面色少华，右乳房轻度内陷，乳头下陷，内上方有一拇指甲大溃疡，胬肉浮肿突出，周围皮色暗红，内下方有一鸭蛋大肿块，皮色略深，触之边缘清楚，可移动，触痛明显，尚无波动感，左腋下淋巴腺肿，触痛。乳腺红外线扫描，见左乳房上、内侧血管紊乱，提示慢性乳腺炎。舌质淡红，舌尖有散在瘀点。舌中、根部白腻，脉象细数。

辨证：气血两亏，乳郁毒聚。

诊断：西医：慢性乳腺炎；中医：乳痈。

治法：益气托毒，和营通络。

处方：生黄芪30g　全当归10g　大川芎6g　京赤芍10g　桃仁泥8g　蒲公英20g　金银花20g　丝瓜络10g　佩兰叶10g　厚朴花10g　2剂。外用Ⅲ号丹点疮口外敷金黄膏。

二诊：4月24日。溃疡周围皮色由深转淡，胬肉有见消之势。脉细。原方加红花10g　皂角刺12g　路路通10g　细辛3g　甘草6g，去丝瓜络、佩兰叶、厚朴花。3剂，外用同前。

三诊：4月27日。双侧乳房膨大，乳头微痒以左侧为甚，轻揉乳房有乳汁溢出，右乳出白色无异味乳汁，左乳出黄色质稠臭味乳汁。胬肉明显见消，周围皮色红活，内侧肿块有成脓之象，证属乳络已通，败乳得出，病有转机。

处方：上方加炙甲片10g(先煎)。外用鲜芙蓉叶捣烂外敷。3剂

四诊：4月30日。精神食欲增长。检查溃疡胬肉全消，肉芽红活健康，内下方肿块按之应指。

处方：党参15g　白术12g　生地12g　赤芍10g　丹参10g　3剂。

脓肿切开排脓引流。因小孩生病要求回乡，转当地医院换药。1月后随访病已痊愈。

【按语】此例病期较长，患者气血亏虚，乳郁毒聚，正虚邪实，属半阴半阳证。治宜扶正祛邪，若一味苦寒清热则南辕北辙。特别是一味细辛，能开结气，引孔窍，以热药入寒剂之反佐法，值得探讨。

五、和营透疹治疗寻常型银屑病一例

刘某，男，80岁，高级工程师。

初诊：1992年元月13日。

主诉：头部、躯干等多处泛发红斑及鳞屑，瘙痒，已半年。

病史：半年前，头部发现鳞屑样痂皮，以后逐渐增多，并延及胸、腹、背及两侧，大腿呈红斑状皮损，瘙痒，大量脱屑。曾在南京、上海、西安等地医院求治，被诊为银屑病。曾服青黛丸、赛庚啶等药物，并用中药外洗，无效。有高脂血症及高血压病史。

诊查：体格营养尚可，头部及后项皮肤粗糙已苔癣化，有大量银白色鳞屑堆积，剥去云母状痂皮，皮下有筛状出血点，胸、背、腹部有大片红斑，多量皮屑(占体表12.5%)，舌红苔薄，脉弦紧。

辨证：营卫不和，血热与风邪相合。

诊断：寻常型银屑病。

治法：养血祛风，和营透疹。

处方:净麻黄 6g　川桂枝 8g　炒赤芍 10g　紫丹参 10g　白僵蚕 8g　净蝉衣 6g　大川芎 6g　白鲜皮 10g　生牡蛎 20g(先煎)　乌梢蛇 10g(研末冲服)　6 剂

外用银屑Ⅰ号(自拟方药)

二诊:元月 20 日。瘙痒好转,躯干鳞屑减少,舌脉同前。内服外用同上。13 剂。

三诊:元月 28 日。因过春节,自行停药 2 日。又复瘙痒。

处方:防风 8g　荆芥 10g　生地 10g　丹皮 8g　丹参 12g　白僵蚕 8g　净蝉衣 6g　白蒺藜 10g　土茯苓 15g　生石决明 20g(先煎)　12 剂

四诊:3 月 9 日。瘙痒明显好转,皮损鳞屑减少。与健康皮肤界限不明显,舌淡苔薄,脉弦细。原方 7 剂。

五诊:3 月 16 日。瘙痒全消,精神食欲正常,大部皮损消失接近正常,仅遗小块皮损。舌红苔白,脉滑。原方 7 剂。

六诊:4 月 20 日。无自觉症状。头、胸、腹、背皮肤润滑光泽,纹理正常。

处方:乌梢蛇 3g(研末)　白花蛇舌草 30g　7 剂　停处方药。

【按语】经 3 个月治疗,症状全消,皮肤恢复正常,达到临床治愈。此后半年内曾先后 2 次发作头皮瘙痒,并发一分镍币大红斑,经及时处理瘙痒停止,红斑消退,此后长期观察未再复发。此例一直随访 8 年,保持联系,健康正常。本人认为营卫不和是皮肤病之共性,在辨证基础上,运用仲景治太阳表证之法,用于皮肤病确有良效。

六、祛风凉血、调和营卫治疗脓疱型银屑病一例

曾某,女,11 岁,学生。

初诊:1992 年 12 月 7 日。

主诉及病史:(其母代诉)头部、躯干及臀部双侧大腿皮肤瘙痒,发红疹,部分有小脓疱,近一年。今年初,头部瘙痒,起鳞屑斑,不久胸、腹发大片红斑,间发小脓疱,伴发热。曾在某省级医院被诊为脓疱型银屑病,经住院治疗,脓疱及皮疹消退。出院后,时好时发。近半月又有大面积复发趋势,经人介绍来此就诊。既往有蛔虫病史。

诊查:头颈部有指甲大鳞屑块 2～3 处,剥除鳞屑有筛状出血点,臀部有红色粟粒丘疹,胸、腹有钱币大红斑及脓疱多处。舌质暗红,苔薄,脉细数。

辨证:营卫不和,风热血瘀。

诊断:脓疱型银屑病。

处方:防风 6g　荆芥 6g　薄荷 6g(后下)　赤芍 8g　白鲜皮 8g　红花 5g　桃仁 5g　僵蚕 4g　蝉衣 4g　乌梢蛇 5g(研末冲服)　6 剂

外用:银屑Ⅱ号(自拟自配方)。

二诊:12 月 22 日。瘙痒明显好转,前胸红斑消退,臀部部分消退,头部无改善(未剃发用药)。建议剪发用药。内服原方加土茯苓 10g　10 剂,外用同上。

三诊:1998 年元月 11 日。头部鳞屑变薄,躯干、四肢、臀部皮损大部消失,脓疱消失,仅留数枚贰分镍币大红斑。

处方:防风 5g　荆芥 5g　薄荷 4g(后下)　赤芍 8g　红花 4g　桃仁 4g　元参 5g　麦冬 8g　蝉衣 5g　刺蒺藜 8g　生牡蛎 15g(先煎)　乌梢蛇 3g(研末吞)　7 剂。外用同前。

四诊:1 月 18 日。瘙痒消失,仅头部有小指甲大鳞屑块一处,其他皮肤光滑润泽如常人。

原方 21 剂。外用同上。

五诊：3 月 8 日。头、胸、腹、臀皮疹全消。处方：防风 5g　荆芥 5g　薄荷 4g(后下)　玄参 6g　僵蚕 6g　刺蒺藜 8g　白花蛇舌草 12g　生牡蛎 15g(先煎)　7 剂。外用同上。

六诊：6 月 29 日。在 4～5 月间，头部及两侧腹股沟处有小块(0.3cm^2 左右)皮疹，时好时发。从 6 月初开始皮肤瘙痒及皮疹未再发生，全身皮肤光滑润泽，饮食起居正常。

随访：12 月 5 日。患者及其母接受随访说：停药之后至今半年，一切正常，未再复发。

【按语】白疕病众所周知，为不易治愈且易复发之难治性疾病。本例为脓疱型银屑病，为特殊型中之一，病情较重，经单纯中药治疗半年，观察 6 个月未见复发。本人认为营卫不和是本病的共同病理，此例风、湿、热相合为患，借用仲景治太阳表证之法之第二例，此后连续治疗 40 余例，实践证明，确有良好疗效。

【编者评注】余鹤龄主任医师工于外科，造诣颇深，而外病内治尤显功力。擅长仲景之法，化裁经方，每能取效。如例一，以茵陈蒿汤加减治疗巨大胆道结石，10 余剂即获显效，堪称高手。3 个月治愈银屑病使皮肤光滑润泽，且 8 年随访而未见复发，亦属难能可贵。

张志钧医案

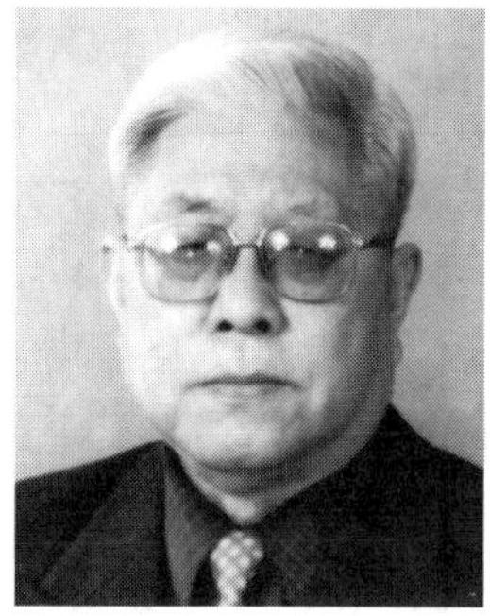

【生平传略】

张志钧，1933年出生，汉族。中西医结合教授，主任医师。江西省横峰县人。1955年毕业于江西医学院医疗系本科，后留江西医学院第二附属医院临床内科任教。1958～1961年参加江西中医学院首届西医离职学习中医班(3年)结业，并获卫生部颁发的优秀学员二等奖。1958年曾在有关科技人员的配合下，主持研制了《赣Ⅰ型》经络测定仪；1961年国家卫生部授予继承和发扬祖国医学优秀个人三等奖、先后还荣获过国家卫生部甲等科技成果奖(87年度)、省科技进步三等奖(87年度)，1990年被批准为国家级首批师承老中医学术经验的导师；江西省首批名中医。1984年在我省率先开展老年虚证与老年医学科研工作，由其主持的"老年虚证与自由基代谢及DNA损伤后修复作用的研究"，获国家自然科学基金资助课题。近半个世纪来，致力于医、教、研工作。坚持走中西医结合之路。现为江西医学院第二附属医院教授、主任医师，中国中西医结合专业委员会委员，江西省针灸学会副理事长。江西省中西结合学会常务理事等职。1993年享受国务院特殊津贴。在临床上坚持实行"中西医相结合"、"古为今用"、"洋为中用"，求新务实和与时俱进的观点。主编《实用中西医结合老年病学》(台北启业书局，1999年出版)，参与《中西医结合神经病学》部分章节的编写，任编委。

一、疏肝和胃、调补心脾法，治愈早搏一例

彭某，女，40岁，已婚。

初诊：2001年8月5日。

主诉及病史：心慌、胸闷，气短，脉有歇止。伴乳房胀痛，胸壁时有抓痛不适已半年。

诊查：每觉心窝部冲气上逆，牵引至喉部时诱发，辄发，自觉运动时减少，安静时期前收缩次数反而增加。夜间烦闷，头晕失眠，白带较多。舌淡红边有齿印，脉促(期前收缩，12次/分)(心电图示：频发房性期前收缩)。

辨证：肝旺气逆，心脾两虚。

治法：疏肝降逆，调补心脾。

处方：柴胡10g　枳壳15g　白芍15g　甘草6g　青皮10g　川楝子10g　甘松12g　陈皮6g　丹皮15g　苦参10g　紫石英15g(另包，先下)　淮小麦20g　公丁香4g(另包，后下)　白芷15g　5剂

另：盐酸小檗碱片0.3g，每日3次，金水宝胶囊4粒，每日3次。

针：新郄门、内关、太冲、安眠穴，留针20分钟，隔日针1次。

注：新郄门穴位于腕横纹上4寸(即内关穴上2寸)以压痛处定穴。

二诊：2001年8月13日，针药兼施5日后，心慌胸闷，气短均有减轻，冲气上逆感减轻，脉歇止现象明显减少，仅余胸骨不适感。夜间睡眠可达4～5小时。刻诊：1分钟内未见期前收缩。脉细略数，舌淡红，边有齿痕，继以前法化裁。

处方：柴胡10g　枳壳15g　白芍15g　甘草6g　紫石英15g(另包，先下)　淮小麦20g　甘松12g　陈皮6g　丹皮10g　丹参20g　黄芪20g　苦参10g　公丁香4g(另包，后下)　合欢皮15g　白芷15g　鸡冠花20g　7剂

继服盐酸小檗碱片，金水宝胶囊用量及用法同上。

刺取穴及针刺手法，留针时间同上。

三诊：7日后再次复诊，自诉未发现脉有歇止现象，一般情况稳定，按前法针药兼施，经治疗观察2个月，期间患者曾出现两次大便秘结，似有热气上冲咽喉感，有期前收缩复发现象，随即停服金水宝胶囊一周并加用草决明20g(另包，炒打后入煎)，大便转正常后，症状悉除，以后，期前收缩一直未发，并经心电图予以证实。

【按语】心律失常证，多为心阳不足，痰瘀阻络所致，本例则为肝气横逆，克脾犯胃，胃失和降，浊气上逆，犯心所致。然本病属本虚标实，故初诊以四逆散疏肝行气，加甘松、青皮，以助行散肝气和胃之功，丹皮、川楝子清肝宁肝，丹参、紫石英镇心安神降逆，公丁香和胃降逆，白芷引药入胃；苦参清热燥湿，为治期前收缩之要药，黄芪、淮小麦补益心脾之气，鸡冠花为治白带之要药。盐酸小檗碱片与金水宝胶囊两药合用为本人治疗期前收缩常用有效成药，(金水宝胶囊对少数患者有引起便秘的不良反应，停药后大便可复常)，内关穴为调治心律失常之要穴，新郄门穴(内关上2寸，以寻找压痛点为准)，为本人治疗胸闷、胸痛之经验穴，针太冲穴乃取泻肝、平逆之意。安眠穴亦为治疗失眠常用的经外奇穴。总之上述方药结合施针共奏疏肝行气，和胃降逆，调补心脾，故期前收缩可平，冲气可降，心气得宁，诸症可除。

(张刚整理)

二、平肝熄风、养血和络法，治愈小儿点头症一例

朱某，男，8岁。

初诊：2002年8月24日。

主诉及病史：近2年来患孩常作不自主点头动作，伴有眨眼及头皮抽动感，睡眠时上述动作静止。

诊查：学习、饮食及二便正常，性情急躁，有时注意力不集中。神态多敏，语言快速，舌嫩红，脉弦细略数。

辨证：肝风内动，络脉失和。

治法：平肝熄风，养血和络。

处方：鹿含草 8g　生龙骨 10g（另包，先下）　牡蛎 10g（另包，先下）　钩藤 8g　桑枝 8g　僵蚕 8g　蜈蚣 1 条　蝉衣 6g　龟甲 10g（另包，先下）　当归 8g　白芍 8g　熟地 8g　7 剂

针：头维　印堂　风池　合谷　太冲　以上诸穴除太冲穴，采用泻法外，余均采用平补平泻手法，留针 30 分钟，隔日针 1 次。

二诊：2002 年 8 月 31 日针药兼施 7 日后，患孩不自主点头动作及头皮抽动感明显减少，宗上法加减化裁。

处方：鹿含草 8g　当归 8g　白芍 8g　蜈蚣 1 条　桑枝 8g　钩藤 8g　天麻 8g　生龙骨 8g（另包，先下）　生牡蛎 8g（另包，先下）　蝉衣 8g　夏枯草 8g　龟甲 10g（另包，先下）　7 剂

7 日后再次复诊，患孩点头不自主动作基本停止，头皮抽动感及性情烦躁、注意力不集中也基本消失，为巩固疗效，按上法针药兼施继续治疗两周。

【按语】不自主点头抽动动作，现代医学称为抽动与抽动秽语综合征，严格来说该病证是一种既不同于中医"痉病"，又不属于"痫证"的病证，本人认为乃属将息失宜，五志化火导致肝风内动，络脉失和，治宜平肝熄风，养血和络。方中生龙骨、牡蛎镇肝潜阳，全蝎、蜈蚣、白僵蚕、桑枝、钩藤熄风通络，龟甲、熟地、白芍滋养肝肾之阴，当归养血和络，鹿含草补虚益肾，夏枯草、丹皮清心肝之热。针印堂能镇惊熄风，头维，风池祛风通络，合谷、太冲，俗称四关穴，有通关调神之功，为本人治神经系统病和精神病的常用要穴，更兼针以泻法能收平肝熄风之效。

（张丽玲整理）

三、调补肝肾、益气养阴法，治愈绝经前后诸症一例

刘某，女，49 岁，已婚。

初诊：1981 年 5 月 16 日。

主诉及病史：近 1 年来经期不准，忽前或忽后，经量渐少。

诊查：头晕耳鸣，心悸气短，腰背酸痛，面部潮热，时有血冲于上，须臾而返，彻夜烦躁难眠，多汗，四肢乏力，下肢作麻，纳差，口干，大便稍结。舌暗红，脉细略数。

治法：调补肝肾，益气养血。

处方：鹿含草 15g　旱莲草 15g　女贞子 15g　丹皮 15g　百合 20g　知母 15g　龟甲 10g（另包，先下）　黄精 15g　何首乌 15g　淫羊藿 10g　淮小麦 20g　珍珠母 15g（另包，先下）　丹参 20g　合欢皮 15g　4 剂

针：神门　太谿　三阴交　行间　安眠穴　行中等刺激，留针 30 分钟，隔日 1 次。

二诊：5 月 21 日针药兼施 4 日后，头晕失眠、烦躁症状有所减轻，面部潮热亦见减缓，舌暗红，脉细。惟近日来，大便较结。仍宗上法原方进退。

处方：鹿含草 15g　女贞子 15g　百合 20g　丹皮 15g　知母 15g　草决明 20g（另包，炒打后入煎）　丹参 20g　何首乌 15g　淫羊藿 10g　夏枯草 15g　山萸 10g　夜交藤 15g　柏子仁 15g　酸枣仁 20g　龟甲 10g（另包，后下）　珍珠母 10g（另包，先下）　黄精 15g　7 剂

针：神门　太谿　三阴交　行间　安眠穴　行中等刺激，留针 30 分钟，隔日 1 次。

服药剂后患者睡眠可达 3～4 小时，头晕已去大半，稍感烦躁，阵发性面部潮热感发作及程度大为减轻，继续按前法进退，针药兼施历时 40 天，上述症状基本消失。

【按语】本病又称更年期综合征，多由于天癸将竭，肾气渐衰，冲任脉虚，以致阴阳失调，脏

腑气血失和，治宜以调冲任为本，而调冲任又当调和脏腑阴阳气血为首务，其中尤需注重肝、脾、肾三脏。方中女贞子、旱莲草、鹿含草、何首乌补肝肾之阴，滋水涵木；龟甲、珍珠母平肝潜阳，百合、淮小麦、黄精补益心脾，百合、合欢皮宁心安神治失眠，淫羊藿入肾，而助元阳，益肾气，在整个处方中还具有阴中求阳，从阳治阴之意。针神门、太谿、行间，三阴交以调和心、肝、肾、脾四脏阴阳、气血之功能，失眠穴为治失眠常用要穴，取针药之长互补，以全其功。

（钟光稳整理）

四、养肝健脾、化瘀行水法，治愈臌胀一例

金某，男，43岁，已婚。

初诊：1999年2月3日。

主诉及病史：平时有饮酒嗜好，1998年2月初腹部胀满，伴有胁部隐痛不适，头晕乏力，心烦口干，失眠纳少，尿少。

诊查：形体消瘦，面部呈暗褐色，腹部胀大，经当地县医院B超示中度腹水，肝功能检查中度受损，舌红少津，脉弦细数。

辨证：肝脾两虚，瘀水停滞。

治法：养肝健脾，化瘀行水。

处方：鹿含草15g　半边莲15g　丹参20g　鳖甲15g（另包，先下）　薏苡仁20g　酸枣仁20g　白术10g　何首乌15g　熟地15g　百合20g　桃仁15g　黄芪60g　陈皮6g　防己15g　陈葫芦壳30g　茯苓15g　益母草30g　枳壳20g　5剂

二诊：2月8日5剂后尿量增多，腹胀略有减轻，头晕失眠均有改善，仍按上法化裁：

处方：鹿含草15g　半边莲15g　丹参20g　鳖甲15g（另包，先下）　防己15g　黄芪100g　茯苓15g　薏苡仁20g　益母草30g　陈皮6g　白术10g　大腹皮15g　合欢皮15g　5剂

另：金水宝胶囊5粒，每日3次；田参氨基酸胶囊2粒，每日3次。

三诊：2月13日，服药五剂后，一般情况继续好转，尿量较前继有增多，头晕，烦躁，失眠，腹胀减轻，惟四肢仍乏力，神疲气短懒言，大便已畅，舌暗红，脉细，除继按前法化裁外，黄芪用量加重为120g。

处方：鹿含草15g　半边莲15g　丹参20g　鳖甲15g（另包，先下）　黄芪120g　陈皮6g　白术15g　薏苡仁20g　益母草30g　熟地15g　鹿角胶10g（另包烊化）　龟甲胶15g（另包烊化）　槟榔15g　砂仁6g　7剂

金水宝胶囊5粒/次，每日3次；田参氨基酸胶囊2粒/次，每日3次。

后记：嘱患者服上方7剂，并加服中成药胶囊后，病情大有改善，由于家住外地令其带药并嘱每2周莅诊1次，在长达3个月的治疗观察中除按中医辨证在原方基础上加减化裁外，其中有3点应作补充：①重用黄芪，用量渐加至200g（一般均配用陈皮6g）。②大腹皮为利水消肿除胀之要药，本人根据腹胀情况增量至30g。③鹿角胶能补肾益精，配阿胶则养血生血，配紫河车则治虚劳羸弱，临诊时根据病情酌用。通过治疗腹胀已消除（B超显示无腹水，肝功能检查亦基本正常）精神状态良好，饮食和睡眠情况正常。追踪观察近3年，患者现上半日班已1年，能适应工作，状态基本正常，此间患者仍坚持服用金水宝胶囊和田参氨基酸胶囊（用法按原），根据情况间断服用中药（按原方为基础化裁）和必要时接受白蛋白治疗。

【按语】肝硬化腹水属中医“臌胀”范畴，病机复杂，临床症状变化多端，证候重叠交错，纵

观全局，仍以“本虚标实”为主，所谓“本虚”，涉及肝、脾、肾3脏，所谓“标实”仍以水停、气结、血瘀的病邪变化为主，治宜养肝健脾，化瘀行水。初诊以鹿含草、熟地、何首乌补养肝肾，黄芪、茯苓、白术、薏苡仁，健脾利水，加防己，半边莲、陈葫芦壳、益母草利水消肿，桃仁、丹参、鳖甲活血化瘀，软坚散结，百合、合欢皮、酸枣仁宁心安神，枳壳、大腹皮行气消胀。鹿角胶益精补血，配阿胶则养血生血，配紫河车则治虚劳羸弱。黄芪生用益气固表，为利水消肿常用要药，特别是肝硬化失代偿期重用生黄芪能收到利水不伤正之功。根据本人经验，生黄芪用量可增至200g，为了防止重用黄芪后可能发生气壅、气滞中焦的副作用，适当加用陈皮类行气药，以全其功。

（张刚整理）

五、温肾固涩、益肺健脾法，治愈遗尿症一例

刘某，女，58岁，已婚。

初诊：1963年5月8日。

主诉及病史：小便失禁已3个月，以夜间遗尿为主，轻时每晚1次，重则一夜3次，痛苦不堪。昼日常因咳嗽而小便自遗，伴有神疲乏力，气短懒言，耳鸣腰酸，畏寒肢冷。

诊查：形体虚胖，面皖气弱，舌淡，苔薄，脉沉细。

辨证：肺肾两虚，膀胱失束。

治法：温肾固涩，益肺健脾。

处方：菟丝子15g　补骨脂15g　益智仁15g　覆盆子15g　金樱子15g　淮山药10g　黄芪60g　升麻15g　牡蛎15g（另包，先下）　五味子15g　桑螵蛸15g　生麻黄6g　鹿角霜15g　5剂

针：夜尿点（手），鱼际，行补法留针30分钟，隔日1次，注：夜尿点：手小指第一节掌面横纹中。

二诊：5月13日针药兼施5日后，症状减轻，尤以昼间咳嗽、喷嚏后尿自遗现象已止。夜间遗尿现象五天来仅夜间遗尿2次，家中喜不胜言，继按上法化裁。

处方：菟丝子15g　补骨脂15g　益智仁15g　覆盆子15g　金樱子15g　淮山药10g　黄芪60g　升麻15g　牡蛎15g　桑螵蛸15g　制马钱3g　鹿角霜10g　生麻黄8g　5剂

针：夜尿点（手），鱼际，针法及留针时间同上。

经治10天后，患者夜间遗尿及咳嗽喷嚏后引尿自遗现象已止，为巩固疗效，嘱每周莅诊针夜尿点，鱼际2次，继服原方，历时2周，以奏全功。

【按语】遗尿一证多涉及肺、脾、肾、肝及督脉虚损。本例患者年近花甲，肾督渐衰，肺脾气虚，不能约束膀胱，则尿自遗，原方遵《济生方》菟丝子丸方加减，方中菟丝子、补骨脂、鹿角霜温补肾阳、牡蛎、五味子、桑螵蛸、覆盆子、金樱子、益智仁、山药固涩缩尿，黄芪、升麻补肺健脾，以升举下陷之气。生麻黄、制马钱子，以助约束膀胱括肌之力。本案不用鹿茸而取鹿角霜，乃虑鹿茸系纯阳之品，防其助阳太过，化燥伤阴之虞。又鱼际穴根据本人多年临床经验，对肺气虚患者嗽、嚏则引尿自遗者针之屡验。

（张丽玲整理）

六、疏肝理气、调经止痛法，治愈痛经一例

张某，女，20岁，未婚。

初诊：1986年10月11日。

主诉及病史：行经腹痛已4年。

诊查：本次月经来潮少腹剧痛，连及腰部胀痛不适，得热则减，经量少，色稍暗红，伴有少量血块。行经前乳房胀痛，畏寒肢冷。刻诊正值经期，腹痛如引，舌暗红，脉沉弦。

辨证：肝郁气滞，冲任虚寒。

治法：疏肝理气，温经止痛。

处方：当归10g　川芎10g　熟地15g　白芍15g　阿胶10g(另包烊化)　吴茱萸6g　制香附15g　台乌药6g　黄芪20g　肉桂6g(另包，后下)　琥珀末15g(另布包，入煎)　延胡索15g　柴胡10g　月季花15g　代代花15g　4剂

针：十七椎下，三阴交，太冲、留针30分钟，每日1次。

二诊：10月15日，服药3剂后，少腹剧痛，已减七、八，腰部酸痛已缓，惟仍觉畏寒肢冷，仍按上法化裁三剂，并配针刺(取穴同上)，并嘱其每月临经前3天来诊。仍按上法针药兼施，拟连续追踪观察4个月经周期。

处方：当归10g　川芎10g　熟地15g　白芍15g　阿胶10g(另包烊化)　艾叶10g　吴茱萸6g　制香附15g　延胡索15g　代代花15g　月季花15g　丹参20g　桂枝8g　3剂

针：十七椎下，三阴交，太冲。

后记：患者遵嘱每届经前3天来诊，每诊服药1周，并在经前3天配合针刺(按原方去桂枝、玳玳花，针刺穴位同上)，连续观察4个月经周期，行经未发生腹痛现象，月经量亦较前增多，血色转红。

【按语】本例痛经缘涉及肝郁气滞，冲任虚寒所致，由于肝郁气滞，冲任虚寒，寒凝于经，气滞血瘀，以致经血凝滞，行而不畅而致痛经。本方崇艾附暖宫汤合胶艾四物汤之意加减化裁，方中胶艾四物，调经和血，吴茱萸、肉桂、温经散寒，柴胡、制香附、台乌药、延胡索疏肝行气止痛；黄芪益气，琥珀散瘀以助益气散瘀通经之功。月季花、代代花调经和血。

针：十七椎　根据本人经验以压痛明显为准，不拘泥于十七椎下亦可上下移1～2椎体下)，强刺激留针30分钟，及治痛经常用要穴。

(钟光稳整理)

七、活血通络、理气止痛法，治愈坐骨神经痛一例

何某，男，46岁，已婚。

初诊：1993年4月8日。

主诉及病史：腰腿痛已3月余，咳嗽，行走时疼痛加剧，坐卧、屈膝时则痛稍减。

诊查：疼痛如刺，痛有定处，痛处拒按，伴有畏寒肢冷，下肢麻木。无外伤史，X光摄片、CT片均提示未发现有椎间盘脱出，椎间内肿瘤，椎管狭窄等病变。呈减痛姿势，直腿高举试验45°～75°阳性，拉塞格氏征呈阳性。舌暗红、边有瘀斑，脉细涩。

辨证：寒凝气滞，瘀血阻络。

治法:温经行气,活血通络。

处方:当归10g 桂枝10g 白芍20g 土鳖虫10g 蜈蚣2条 姜黄10g 制马钱子3g 鸡血藤30g 没药10g 制川乌3g 知母15g 木瓜15g 豨莶草15g 4剂

针:坐骨神经点,环跳,阳陵泉,承山,留针30分钟,隔日1次。

注:坐骨神经点位于肱骨内踝上(离喙突上约2寸处)沿肱骨边缘斜针向前下方进针,刺入骨隙中。尽量使患者局部重酸胀感为准。

二诊:4月12日,针药兼施2日后,坐骨神经痛明显减轻,下肢麻木亦有减缓,直腿高举试验阴性,继宗上法进退。

处方:当归10g 桂枝10g 白芍15g 知母15g 姜黄10g 制马钱子3g 路路通15g 鸡血藤30g 宣木瓜15g 没药10g 土鳖虫10g 蜈蚣2条 川牛膝15g 4剂

针:刺坐骨神经点,阳陵泉。留针30分钟,隔日1次。

三诊:4月18日,患者坐骨神经痛已基本缓解,行走无碍,为继续巩固疗效,再续上方4剂后,每日送服小活络丸1丸,每日3次,温黄酒送服,连服20天,以全其功。

【按语】坐骨神经痛属中医"腰腿痛"、"痹证"的范畴,本案辨证属"寒凝气滞,瘀血阻络"。处方以身痛逐瘀汤合乌头汤化裁,方中当归、川芎、没药、桃仁活血化瘀,广地龙、路路通通络止痛,制川乌、桂枝、姜黄,温经散寒止痛,蜈蚣、制马钱子搜风通络止痛,白芍,宣木瓜柔筋缓急止痛。知母滋阴润燥,可反制川乌、桂枝,姜黄之热性,以防助温太过,化热伤阴。

另:坐骨神经点,乃本人多年自行探索出治疗坐骨神经痛之经验要穴,针之屡验。

(张刚整理)

八、益气升阳、和胃降逆法,治愈胃缓症一例

朱某,女,58岁,已婚。

初诊:1998年11月5日。

主诉及病史:素有胃疾,近年来,渐感食后腔腹胀痛,有坠感,嗳气不舒,吞酸泛呕,纳差大便稍结。

诊查:形体瘦小,胃脘部稍胀,舌淡、苔薄腻,脉沉细。经B超检查,提示:胃轻度下垂。

辨证:中气不足,脾胃失和。

治法:益气升陷,和胃行气。

处方:黄芪60g 升麻15g 党参15g 白术15g 干姜6g 刀豆壳20g 甘草6g 砂仁6g 蔻仁6g 枳壳20g 陈皮6g 柴胡10g 公丁香4g(另包,后下) 4剂

针:胃下垂点,足三里、公孙。以上诸穴均用补法,隔日1次。

注:胃下垂点,位于脐上5寸(即上脘穴向右旁开5分处,以压痛点为穴处)。

二诊:11月9日。痛胀均减,嗳气亦缓,针药已见效,仍按前法化裁为治。

处方:黄芪100g 升麻15g 党参15g 白术15g 干姜6g 柴胡10g 甘草6g 砂仁6g 蔻仁6g 枳壳15g 台乌药6g 法夏6g 陈皮6g 4剂

针:胃下垂点,足三里,针法及留针时间宗前法。

三诊:11月14日,针药兼施,刻诊,胀痛基本缓解,吞酸泛呕已止,惟有时仍稍作嗳气,舌淡,脉细,仍按上法,拟制成丸药进服。

处方:黄芪100g 升麻30g 党参30g 白术30g 柴胡30g 干姜5g 甘草15g

砂仁 6g　蔻仁 6g　枳壳 10g　台乌药 15g　公丁香 4g(另包,后下)　陈皮 15g　刀豆壳 30g　生麦芽 30g　4 剂

上药共研细末,蜜制成丸,每次 6g,每日 3 次,饭后半小时服。

后记:经服丸药历时 1 个半月,患者上述症状均消失,食欲如常,大便畅,B 超复查提示已复常。

【按语】胃下垂,属中医"胃缓"的范畴,总因饮食、七情、劳累以致形体肌肉瘦弱,加之脾胃失和,纳食减少,味不能归于形,以致形体更行瘦削,肌肉不坚,中气不足,致生"胃缓"。治宜益气升陷,和胃行气为主,案中处方以补中益气汤合理中汤加减化裁,方中重用黄芪,配伍党参、升麻、柴胡益气升阳举陷,白术健脾,台乌药、陈皮理气,刀豆壳、枳壳理气泄浊,砂仁、蔻仁行气和中,暖胃消食,干姜温中散寒,公丁香温胃降逆,甘草和胃,共奏益气升陷,和胃行气之功。

(张丽玲整理)

九、疏肝理气、化痰降逆法,治愈咽异感症一例

孔某,女,36 岁,已婚。

初诊:2001 年 5 月 15 日。

主诉及病史:近半年来,时作胸肋闷胀,有时作痛,嗳气,咽喉中如有物梗,咳吐不出,饮食与吞咽动作无障碍。

诊查:舌淡红,苔薄腻,脉弦细。

辨证:肝郁气滞,痰气搏结。

治法:疏肝理气,化痰散结。

处方:柴胡 10g　制香附 15g　青皮 10g　公丁香 4g(另包,后下)　苏梗 10g　莪术 15g　法夏 6g　陈皮 6g　代赭石 20g(另包,先下)　甘松 12g　4 剂

针:二间、三间、平癔球穴,针法均采用强刺激后留针半小时,平癔球穴每隔 5 分钟,平癔球穴针加捻 1 次。

注:平癔球穴位于食指与中指之间沿掌面皮下进针 1 寸。

二诊:5 月 19 日。针药兼施后第 1 天自诉咽部异物感明显减轻,胸胁胀痛及嗳气感亦轻,继按原法化裁。

处方:柴胡 10g　制香附 15g　青皮 10g　苏梗 10g　莪术 15g　法夏 6g　陈皮 6g　代赭石 20g(另包,先下)　甘松 12g　厚朴 15g　4 剂

针:二间、三间,平癔球穴,针刺手法时间及留针时间同上。

针药兼施服药 4 剂后,咽部异感症状已基本解除,为巩固疗效遵上方加减化裁继续针药结合施治 1 个月,诸症悉除,达到临床治愈。

【按语】咽部异感症,又名咽神经官能症,属中医"梅核气"范畴,多见于成年女性,自汉·张仲景以半夏厚朴汤,治疗"妇人咽中如有炙腐",宋·杨士瀛明确提出梅核气病名,并主张以导痰开郁,清热顺气为治,为历代医家所借用。本案例乃肝郁气滞,痰气搏结而致,方中柴胡、制香附、甘松疏肝理气,半夏化痰开结,下气降逆为主,辅以厚朴、陈皮、青皮行气和胃,代赭石镇肝降逆,公丁香温中降逆,苏子降气消痰,诸药协同半夏共奏散结降逆,行气和中之功。为虑及久病及血加莪术破血行气功能,以全其功。

(钟光稳整理)

十、疏肝理气、养肝健脾法，治疗肝癌一例

李某，男，68 岁，已婚。

初诊：2001 年 6 月 21 日。

主诉及病史：患者 2 个月前已确诊为肝右叶原发性肝癌(大小约 2cm×3cm)。

诊查：自诉右胁胀痛不适，腹胀气纳差，神疲乏力，大便溏，尿黄。形体略瘦，面色稍暗，舌淡边有齿痕，脉细弦，CT 肝癌大小约 2cm×3cm，AFP280μg/L

辨证：肝郁气滞，肝脾两虚。

治法：疏肝健脾，理气活血。

处方：当归 10g　白芍 15g　党参 15g　白术 10g　茯苓 15g　甘草 6g　川楝子 10g　柴胡 10g　陈皮 6g　黄芪 30g　丹参 20g　石见穿 15g　鼠妇 20g　7 剂

加服西黄丸 1 瓶(每瓶 3g)每日 2 次，小金丹 1 瓶(每瓶 3g)，每日 1 次。

二诊：6 月 28 日。服上丸药 7 剂后，腹胀减轻，右胁胀痛亦见减缓，仍按上药加减化裁。

处方：柴胡 10g　白芍 15g　党参 15g　白术 10g　茯苓 15g　当归 10g　陈皮 6g　黄芪 30g　丹参 20g　莪术 15g　鼠妇 20g　枳壳 20g　7 剂

加服西黄丸 1 瓶，每日 2 次，小金丹 1 瓶，每日 1 次。

三诊：再进丸药 7 剂，胁痛腹胀已减去大半，纳食较前有进步，病情渐有起色，因患者系外地，故守上药进退，每月带药回当地治疗。

后记：2002 年 11 月 8 日，患者前后陆续按上法取丸药治疗历时 1 年半余，曾先后 3 次赴上海复查，经前后 CT 片对肝癌大小无改变 AFP46μg/L，肝功能正常，患者表情自如，神色如常，胁痛腹胀基本消失，食欲增加，体重增加 10kg，现仍继续治疗观察中。

【按语】本例原发性肝癌尚属早期发现，辨证为肝郁气滞，肝脾两虚，治宜疏肝理气，养肝健脾，方中归芍养肝，参、术、苓、草健脾益气，柴胡、川楝子、陈皮疏肝理气，黄芪益气扶正，丹参活血化瘀，鼠妇、石见穿清热解毒、散瘀止痛为治肝癌之常用要药。西黄丸、小金丹为本人治疗肝癌常用中成药，小金丹根据个人临床经验，似有一定防止肝癌进一步扩散转移的作用，对此，尚须作进一步研究。

(张刚整理)

【编者评注】张志钧教授系西医出身，离职学习中医 3 年后以中西医结合之临床见长。在辨病与辨证有机结合的前提下，化裁有方，针药并施，疗效显著。行针遣药既有继承而不失规矩，又能有所创新而独出己见。是以读其验案应受启迪。

陈瑞春医案

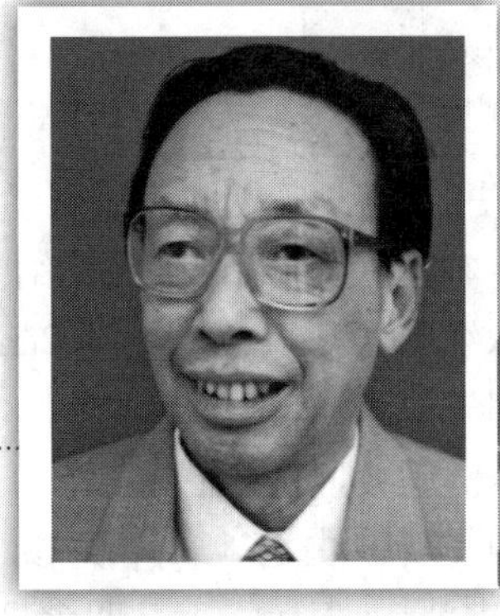

【生平传略】

陈瑞春，男，1936年生，汉族。中医主任医师、教授。博士生导师。江西省铜鼓县人。曾任江西中医学院伤寒教研室主任，附属医院第一副院长并主持工作。现兼任中国中医药学会理事，全国中医内科学会顾问，全国仲景学说研讨会委员，全国中医内科疑难病专业委员会副主任，江西中医药学会副会长。1993年开始享受国务院特殊津贴，1997年被国家中管局批准为全国名老中医带徒第二批导师。1999年4月江西省卫生厅确认为首批江西省名中医。从事中医伤寒论的教学、临床、科研工作40多年，临床长于内科心、肝、胆病，以及内、妇、儿科部分疑难杂病的治疗，临证擅用经方。1989年研制的健脾益气冲剂在院内外广泛使用，对提高免疫力，放化疗后白细胞减少症，经临床与实验观察均有显著疗效。在用中药加血透治疗尿毒症方面也取得一定成效。发表学术论文100余篇，有《陈瑞春论伤寒》、《陈瑞春伤寒实践论》等中医专著。

一、益气通阳法治疗冠心病一例

张某，男，65岁，退休干部。

初诊：1996年10月9日。

主诉及病史：病者已确诊为冠心病，“房颤”。2年多来心慌、心悸不安，胸闷短气，活动后加剧。

诊查：夜寐不安，容易惊醒，醒后难以复睡，常自汗出，其汗黏腻。饮食、二便均正常，舌淡暗略青，苔薄白满布于舌，脉弦而促，左寸不足。

辨证：气虚血瘀、胸阳痹阻。

治法：益气通阳，方选桂枝甘草汤加味(实即参桂保元汤)。

处方：生黄芪20g　生晒参15g　桂枝10g　炙甘草10g　柏子仁10g　丹参15g　远志10g　浮小麦30g　每日1剂，久煎浓汁温服。

二诊：1996年10月28日。服上方15剂后，心慌、心悸减轻，仍有胸闷、气短，以午后4、5

点钟为甚，夜寐仍欠安，食纳、二便均正常，舌淡红，苔薄白腻，根部黄腻，脉促，右脉略弦。守上方加郁金 10g，生龙牡各 10g。每日 1 剂，水煎服。

三诊：1996 年 11 月 11 日。服前方 15 剂后，心悸，心慌未发作，午后偶有胸闷，劳累后可出现短气。夜寐尚安宁，饮食、二便正常。舌淡苔薄白，脉滑数，两寸偏沉。守原方加茯苓 15g，汉防己 10g。每日 1 剂，久煎取浓汁温服。

四诊：1996 年 12 月 2 日。服前方 10 剂后，人已感安和，唯夜寐欠安，容易惊醒，舌淡苔薄白，脉细缓(脉律齐)。

处方：生黄芪 20g　生晒参 15g　桂枝 10g　炙甘草 10g　柏子仁 10g　丹参 15g　远志 10g　郁金 10g　汉防己 10g　茯苓 15g　酸枣仁 15g　浮小麦 30g　每日 1 剂，久煎温服。

五诊：1996 年 12 月 15 日。服上药 10 剂后，心慌心悸未发，胸闷气短减轻，夜寐亦安宁。但近日出现颜面轻度浮肿，行动则有轻度气逼，饮食、二便均正常，舌胖苔淡润。脉促，两寸不足。守上方加防风 10g，白术 10g，海桐皮 15g。每日服 1 剂，浓煎分 2 次服。

六诊：1997 年 1 月 13 日。前方已服 20 剂，心悸心慌一直未发，但午后仍有胸闷气短，颜面及两下肢轻度浮肿间断出现，精神无恙，近有鼻塞，轻微咳嗽。舌淡红，苔薄腻，黄白相间。脉缓有力，寸尺均不足。缘因体虚兼表，故在益气助阳中兼以宣肺解表。

处方：防风 10g　苏叶 10g　瓜蒌壳 15g　白术 10g　生黄芪 15g　生晒参 15g　桂枝 10g　炙甘草 10g　柏子仁 10g　生龙牡各 15g　茯苓 15g　汉防己 10g　酸枣仁 15g　海桐皮 15g　每日 1 剂，久煎浓汁温服。

七诊：1997 年 1 月 28 日。服药半月病情稳定，唯今日清晨又发心悸心慌，心神不宁，面色浮红，口苦，夜寐多梦，舌暗淡，苔薄黄，脉促。视其症情，虚中有实，热有炎上之势。

处方：生晒参 15g　生黄芪 15g　炙甘草 5g　北沙参 15g　丹参 15g　苦参 10g　玄参 6g　柏子仁 10g　浮小麦 30g　酸枣仁 15g　郁金 10g　茯苓 15g　桂枝 6g　代赭石 20g。

八诊：1997 年 2 月 1 日。服 3 剂，心悸平定，自觉无任何不适。舌淡苔薄白，脉弦而促。视其病情稳定，仍恢复原方：防风 10g　白术 10g　生黄芪 15g　生晒参 15g　桂枝 10g　炙甘草 10g　柏子仁 10g　丹参 15g　浮小麦 30g　远志 10g　瓜蒌壳 15g　郁金 10g　生龙牡各 15g　茯苓 15g　汉防己 10g　酸枣仁 15g　每日 1 剂，久煎温服。

九诊：1997 年 2 月 19 日。服上药半月，病情稳定，春节期间停药数日，病情未波动，心悸发作极少，饮食、二便、睡眠均正常，舌淡质偏暗，苔薄白，脉浮弦缓有力，偶见结代。

处方：生黄芪 20g　生晒参 15g　桂枝 10g　炙甘草 15g　丹参 15g　柏子仁 10g　郁金 10g　远志 10g　生龙牡各 15g　浮小麦 30g　每日 1 剂，或隔日 1 剂，久煎分 2 次温服。

病者用上方间断服用近 1 年，病情稳定，1997 年 12 月 10 日来诊随访，心悸心慌未复发作，其他均正常，脉缓有力，舌淡红而润。临床痊愈，继续观察。2000 年 3 月 8 日来诊，病情稳定，这些年很少发作，偶尔发病，仍守上方服 5～10 剂停药，即恢复正常。

【按语】冠心病属中医胸痹范围，房颤隶属“心悸怔忡”，这两者在中医辨证均可归属胸痹证。对本病治法，笔者主张以补气为主，以通阳为先，不宜更多用活血化瘀药。因为凡冠心病患者均为老年，气虚是本，补气是首要的，以桂枝甘草汤为基础，加黄芪益气，消除胸闷气短极快，胸中大气运转如常，血行自然流畅，即气行则血行之理。桂枝甘草通阳温而不燥，故以此 4 药组成益气通阳方药，视病情加化痰药，加镇静安神药，加活血药(以丹参、郁金为好)，使之补而不腻，温而不燥，行不伤正，是治冠心病的几全之策。笔者多年的摸索，经治病例甚多，是一条好的思路。

二、肝硬化一例

邹某，男，56岁，农民。

初诊：1995年12月11日。

诊查：病者就诊时症状：面色黧黑，形体瘦弱，食纳尚可，四肢浮肿，腹大青筋暴露，肠鸣气滞，大便软，日3～4行，小便黄，口不苦，淡而无味。舌薄苔，舌质稍红，脉缓稍弦。有血吸虫病史。B超提示：①肝硬化中度腹水。②脾大。③胆中壁粗糙。胃镜：十二指肠球部溃疡。血压正常。血RT：WBC：12.5×10/C　N：76%　L 19%尿RT：（一）。患者在乡里多次服利尿药，腹水及四肢浮肿暂时消退，精神疲惫。

辨证：气滞血瘀、气化不利。

临床诊断：血吸虫病肝硬化腹水。

治法：疏肝理气，健脾和胃法。

处方：四逆散加味：柴胡10g　赤白芍各10g　枳壳10g　青陈皮各10g　郁金10g　白术10g　广木香10g　大腹皮10g　海桐皮20g　佛手10g　旱莲草15g　益母草15g　炒内金10g　炒谷麦芽各15g　炙甘草5g　嘱服7剂，每日1剂，分2次温服。

二诊：12月25日，服前方15剂，腹胀减轻，按之柔软，下肢浮肿消退，食纳可，多食则腹胀，大便稀软，日行1次。小便黄，口不干苦，舌质淡红，苔白略腻，脉缓不弱。守上方去海桐皮，谷麦芽改为10g。每日1剂，水煎服。

三诊：1996年2月5日。前方共进30余剂，症状基本消失，头面四肢均无浮肿，食纳正常，脸色转为清亮有光泽，精神好转，舌质淡红，苔白，脉缓有力。守上方加三棱6g，莪术6g。每日1剂，水煎，分2次服。

四诊：5月15日。患者服前方60余剂，自觉无任何不适，饮食、二便、睡眠均正常，精力充沛，能从事轻体力劳动，舌淡苔稍厚，脉缓有力。嘱其仍以上药巩固，每日1剂。

五诊：1997年5月13日。病者自行隔日服上药1剂。1年多均未中断服药，自觉无任何症状，饮食、二便、睡眠正常，面色清亮有泽，脉舌均属正常。

处方：柴胡10g　太子参15g　枳壳10g　赤白芍各10g　炙甘草5g　白术10g　郁金10g　木香10g　佛手10g　炒谷麦芽各10g　炒内金10g　旱莲草15g　益母草15g　三棱6g　莪术6g　生龙牡各15g　嘱仍隔日1剂，水煎服。

1997年9月23日复查B超：①肝硬化；②胆囊壁毛糙；③脾稍大。与1997年2月27日B超对照，肝无坏的变化。质中等，略缩小。自觉皆无不适，能参加劳动，可负重100多斤。病情稳定，临床痊愈。

【按语】本案肝硬化腹水，其治疗过程循序渐进，未见任何反复。中药治则为疏肝理气，健脾和胃，适度加入软坚散结药，始终以四逆散加味，本着补而不壅，疏而不利，行气不伤气，活血不动血，软坚不伤正的原则。总之，以柔克刚，取其平淡建功。值得一提的是，笔者治疗肝硬化病例甚多，唯此例一举成功，并已观察追访近六年，病者健康如常，仍能参加体力劳动，未复发病，对该病的治疗，有如此疗效者，尚属首例。细推之，除了上述病证相宜，治疗得当而外，还有一个重要因素，病者为农民，平素很少用药，对中药的敏感性高，只要药中肯綮，疗效稳定。

三、急性胰腺炎一例

徐某，男，45 岁，干部。

初诊：2001 年元月 20 日。

主诉及病史：患者 3 天前腹痛住县城医院，痛剧时先后用杜冷丁 2 次。至元月 20 日入住省城医院，查胰淀粉酶 400 多。

诊查：诉腹痛难忍，大便 3、4 天未解，时而呕吐。脉弦实偏数，舌黄白腻。

辨证：热毒内蕴，阳明腑实。

治法：清热通便。

处方：柴胡 10g　白芍 15g　枳壳 10g　厚朴 10g　生大黄 10g(后下)　郁金 10g　炙甘草 5g　每日 1 剂。

二诊：2 月 13 日服第 1 剂后，每 2 剂大黄减为 5g，大便泻下数次，腹痛减轻，舌苔黄腻退，脉缓有力。守上方去大黄，加香附 10g，川楝 10g，每日 1 剂，分 2 次服。嘱服 3 剂。

三诊：2 月 26 日。服前方 3 剂后，腹痛减轻，胀痞不适，大便通畅量少，因不允许进食，靠输液维持，精神尚可，但有恍惚现象，睡眠不实，脉缓有力，舌苔白厚腻。宜燥湿健脾。

处方：柴胡 10g　党参 10g　黄芩 6g　法半夏 10g　厚朴 10g　苍术 10g　广皮 10g　郁金 10g　青皮 10g　炙甘草 5g　每日 1 剂，2 煎混合分 2 次服。

四诊：3 月 1 日。服前方 5 剂，腹胀减轻，精神清爽，语言清晰，睡寐安静，脉缓有力，舌苔前半部稍薄，舌根部仍白厚腻。守前方加砂壳 5g，每日 1 剂。

五诊：3 月 8 日。服前方 7 剂后，腹部的胀痞集中在胰腺部位，痛感不甚，大便极少(没进食)，小便清长，睡眠安静，精神状态良好，舌苔前半部薄白，后半部厚腻减少，脉缓有力，不弦不数。

处方：党参 10g　柴胡 10g　法半夏 10g　黄芩 10g　郁金 10g　瓜蒌壳 10g　川楝 10g　赤芍 10g　枳壳 10g　香附 10g　延胡索 10g　炙甘草 5g　每日 1 剂。水煎，分 2 次服。本方前后服 50 余剂，中途 CT 发现胰腺有小囊肿 1 个，未更改药物，仍守原方继进。亦未用西药。后调理休息月余，恢复上班。

【按语】中医无胰腺炎，属急腹症，并有生命危险。在治疗中已下病危通知。西药：抗生素，输液、禁食常规处理。但在这种情况下，中药只能是背着西医，入院即服四逆散合小承气汤，2 剂，大便即泻下多次，腹痛减轻。病有转机，继之因输液太多，出现湿困中焦，精神恍惚，故而转用小柴胡汤合平胃散，前后服 10 余剂，重在化湿，起到了运转中焦的作用，扭转邪困湿阻之大忌，舌苔逐步化解，病机好转。继之以小柴胡汤加味治疗而终，取得临床痊愈的效果。

这里有两个问题值得探讨：

一是禁食的问题。西医的常规应当禁食，但连水也不能喝，似乎于理于病都不通。起初如不用四逆散合小承气汤，疏肝理气，通里攻下。病邪无以外达，不通则痛，如靠抗生素围歼胰腺的炎症，恐于病不利，大便一通，整个病势好转，这种中药汤剂，恐怕应属不禁之列。

二是大量输液，造成湿邪朦胧，使病人出现昏迷，恐用西药未必能力挽狂澜。输液无可非议，既是给药的方法，又能补充体液，维持水液平衡。但输入的水(尤其是数九寒天，天寒地冻)有个转化问题。即便是生理盐水，仍是死水。如脾胃输布职能受阻，水即成湿，困阻三焦，出现昏迷，西药的化解就很难。所以本案用了 30 多天的平胃散化湿，舌苔能退，说明其运化有权，虽有朦胧的神志症状，好在及时掌握其湿邪进退，而用苍术、厚朴，燥湿运脾，起到了关键作用，使病机步入坦途，我认为这一招功不可没。实际上，这也充分说明，中药能治疗急症，中西医如不能合情合理地结合，不能充分发挥各自的优势，而简单地将两者相加，那是有害无益的。

四、慢性肾盂肾炎一例

丁某，女，13岁，学生。

初诊：1996年11月14日。

主诉及病史：患孩于4年前患肾盂肾炎，经中西药治疗，病情缓解，基本恢复正常。本次发病前，连续感冒多次，服抗感冒药后，病情得以控制。

诊查：眼睑浮肿，且浮肿很快波及两下肢，精神疲乏，饮食减少，四肢无力，小便偏少，大便软，日1行。小便常规检查：蛋白（+++）。脉浮缓有力，舌质红苔薄白。

辨证：湿邪内聚。

治法：渗湿利尿。

处方：生黄芪15g　防风10g　白术10g　茯苓皮15g　大腹皮10g　陈皮10g　海桐皮10g　防己10g　生苡米15g　僵蚕10g　玉米须20g　旱莲草15g　益母草15g　杏仁10g　桔梗10g　白茅根15g　苏叶6g　每日1剂，水煎，分2次温服。

二诊：11月25日。服前方10剂后，浮肿消退，眼睑及下肢基本消退，精神好转，食纳增加，二便正常，脉缓有力，舌苔薄白。守上方去杏仁、桔梗、苏叶、白茅根，加杜仲10g，菟丝子10g，川断10g，每日1剂，水煎，分2次服。

三诊：12月12日。服前方15剂后，蛋白（±）。自觉症状除感觉稍有疲劳外，其他诸症悉平。脉缓有力，舌苔薄白润。

处方：生黄芪15g　白术10g　防风10g　茯苓15g　防己10g　生苡米15g　僵蚕10g　玉米须20g　杜仲10g　菟丝子10g　旱莲草10g　川断10g　葫芦巴10g　枸杞10g　每日1剂，水煎，分2次。另服杞菊地黄丸（浓缩），每日2次，每次6粒。

四诊：1997年1月5日。服前方201剂，蛋白阴性，自觉精神振奋，精力充沛，饮食、二便、睡眠均正常，脉缓有力，舌苔薄白。嘱其汤药按上方每日1剂，丸药如上法服用。每半月查小便常规1次。

经治1年余，蛋白未见反复。服药超200余剂，服丸药若干瓶。病情稳定，未见反复。1997年2月月经初潮，发育良好。为防止再次复发，嘱其间断服上药，至1997年完全停药，病告痊愈。随访至1998年5月底，病未复发。

【按语】慢性肾盂肾炎在中医治疗过程中，仍应辨证施治。基本方可择防己黄芪汤，有表证加宣肺药，浮肿消退后加补肾药，但不宜竣温，可配合汤剂用杞菊地黄丸。俟浮肿、蛋白完全消退后，仍坚持长期服药，少则半年，多则1年，巩固性治疗非常必要。

五、食管癌一例

喻某，男，68岁，退休工人。

初诊：1998年6月19日。

主诉及病史：进食时梗阻已2月余。既往有肺癌病史，并行右肺叶切除术。

诊查:稍进粗糙食物则梗阻更甚,有时即食即吐,吐出物为涎痰,偶尔又能进食而不呕。食欲尚可,大便量少,小便正常,睡眠尚可。舌淡苔薄白,脉细弦。摄片检查提示:食管癌。

辨证:毒邪凝结、阻闭食管。

治法:化痰消癥。

处方:柴胡 10g 瓜蒌壳 15g 枳壳 10g 黄连 5g 法半夏 10g 赤芍 10g 旋覆花 15g 代赭石 15g 郁金 10g 香附 10g 陈皮 10g 党参 15g 白术 10g 水煎服,每日 1 剂。并嘱再作钡餐检查。

二诊:6 月 26 日。服上方 7 剂后,进食仍梗阻,食面条可通畅。病者有嗜酒习惯,且量大,每餐 4～5 两。肺 Ca 术后改喝米酒,量少。钡餐显示,食道中下段 Ca,(髓质型),十二指肠憩室。胃镜显示:局部有溃烂,色淡红,不肿。曾有胃溃疡病史 5、6 年,症状不显著,午后及夜半疼痛。舌质偏青淡,苔薄白。脉细稍弦。因上药服后未见副作用,且梗阻略有减轻,故守原方再进 7 剂,以观动静。

三诊:7 月 7 日。服前方后,略有进步,进食面条等软食,较前顺畅,呕吐物痰涎减少,精神状态有所好转。舌脉仍前。守方加全蝎 2g(研末冲服),地龙 10g,僵蚕 10g。嘱服 7 剂,水煎,日 2 次。

四诊:7 月 28 日。近日食量增加,痰涎减少脉舌仍前。

处方:法半夏 10g 黄连 5g 枳壳 10g 瓜蒌壳 15g 赤芍 10g 生甘草 5g 白术 10g 陈皮 10g 香附 10g 郁金 10g 旋覆花 10g 代赭石 15g 党参 15g 柴胡 10g 田三七 6g 蚤休 10g 全蝎 3g(冲服) 僵蚕 10g 地龙 10g 嘱服 7 剂,水煎,分 2 次服。

自 8 月 4 日起至 8 月底,上方服 28 剂,可正常进软食,食量接近正常,二便正常。共诊 4 次处方未变。

五诊:9 月 1 日。服前方后,食软食通畅无梗阻感,粗硬食物仍不能进,食量已接近正常,不呕吐,食纳更香,二便正常,口不苦,舌淡苔薄白,脉缓稍弦。

处方:党参 15g 白术 10g 茯苓 15g 法半夏 10g 陈皮 10g 炙甘草 5g 柴胡 10g 赤芍 15g 枳壳 10g 郁金 10g 旋覆花 10g 香附 10g 代赭石 15g 田三七 6g 蚤休 10g 全蝎 3g(研末冲服) 僵蚕 10g 地龙 10g 每日 1 剂,水煎分 2 次服。

本方自 9 月 8 日开始,至 10 月 23 日止,前后服 40 剂。病者饮食量正常,能食稀饭面条,二便正常,精神畅舒,无所痛苦,自行停止服药。只选用田三七,每周服 1～2 次,每次 5g 左右,冲服或炖肉食。

随访:2000 年 8 月 10 日,病者护送一位胃癌术后患者来诊。告之,自停药后,服田三七近 4 斤。目前体态丰满,面容红润,已年逾七旬,耳聪目明,一如常人,实为庆幸。

【按语】本案食管癌,应当是肺癌术后转移。当时只显示食管癌的特点,通过钡餐和胃镜的检查认定是食道中下段癌,临床症状亦符合。患者已经做过肺癌手术,且老年体弱,不愿再手术,要求中药治疗。

首诊和二诊,对其病情的诊断是客观的,物理诊断与临床诊断是相吻合的。从中医辨证看,应属于肝郁犯胃,痰热中阻,气机横逆所致。故从疏肝理气,化痰清热,降逆顺气的原则选方,以四逆散、小陷胸汤、旋覆代赭石汤三方合用,取得初步疗效。经近 2 个月的治疗,痰热中阻的现象得到明显改善,食量增加,病情得以稳定。从 9 月开始改为六君子汤合四逆散与旋覆代赭石汤加减,这一方案至 10 月底,经 2 个多月的调治,病情一直向好的方向发展,逐渐趋于稳定,身体好转而停药。

这一成功范例，有如下几点体会，一是辨证：本案开始从疏肝理气，清热化痰，调畅气机入手治疗，换言之，尽管其为食管癌，在辨证上仍应从肝胃相连的脏腑生理、病理来论证，而不被癌症束缚。因此，在治疗上取得扶正固本，因势利导的主动权，并实践证明治疗思路是正确的。

二是用药的尺度掌握恰当。从接诊到停药，原则都在整体辨证的基点上，不用"抗癌药"去伤害脾胃，符合《黄帝内经》无毒治病十去其九的原则，所用方药均平淡无奇，既可以治病，又可以扶体。增强抗病能力，有利于身体恢复。经过两个月的治疗，为病情好转奠定了基础。

三是用抗癌药的问题。笔者自始至终，只用僵蚕、地龙、全蝎、蚤休、田三七等味。这几味药均有抗癌的功效，除蚤休外，其他4味药对胃皆无刺激作用，且配合在疏肝理气，健脾和胃的药中，而不至于损害脾胃，所以患者自服药后，食量一直增加，呕吐渐次缓解，这足以证明，在调补脾胃药与抗癌药合理配合的同时，上述运用是相得益彰之举。反之，如不固护脾胃，一味抗癌（多数是清热解毒，攻坚破积药），势必元气大伤，正气衰败，何以治癌？

这里还特别值得提出的是，患者先后（特别停服汤药后）服用田三七4斤之多，这条经验十分可取。田三七是去腐生新，活血化瘀之上品，是不是本例食管癌就得益于田三七？而田三七又如何能使癌变组织由坏变好（或许是其有效的药物成分所起的作用）？这是值得研究的问题。

四是患者的毅力。病者自从投我就医之日起，已铁心要用中药治疗，俗语说死马当活马医。所以除认真服好每一次药之外，其坚强的意念，以及积极配合治疗的精神十分重要。在初起梗阻难以进食时，病者强忍疼痛，吃了吐，吐了又吃，食量由少到多。这完全是病者的毅力所为。今天体态丰满，红光满面，体魄健康，这是医患合作的结果。

至此，病者已存活4年多，且生活质量很好，实感欣慰。

六、下肢静脉曲张一例

蔡某，女，53岁，退休工人。

初诊：2000年9月25日。

主诉：病者逐渐发现左下肢肿胀重，由膝至肘上行加重。

诊查：左下肢从臀部以下肿大，开始只知下肢沉重乏力，由踝而上，在腓肠肌处，明显有静脉曲张疙瘩，随着浮肿加重，屈曲的静脉逐渐内隐，肿势上行，皮肤按之随即隆起，感觉酸胀乏力，行走不便，一只脚沉重一只脚轻松，很不协调，左脚比右脚大2.9cm（患者自己测量的）。询问后知其为磨工，长期站立。生育两胎，月经停止。未发现相关病史。饮食、睡眠正常。小便常规未检出蛋白和白细胞。血压、心电图正常。脉缓有力，舌质淡苔薄白而润。根据所述病证和病史以及职业等因素综合分析，本病应是静脉曲张。西医检查：①左下肢静脉回流障碍。②血栓形成。建议其手术治疗，患者惧于手术，要求中药治疗。

辨证：气虚且滞、湿阻脉络。

治法：益气健脾，除湿通络的大法，选用黄芪防己汤合四妙散加味。

处方：生黄芪15g　汉防己15g　茯苓15g　桂枝10g　牛膝15g　木瓜15g　络石藤15g　赤白芍各15g　炙甘草5g　苍术10g　黄柏10g　生苡米15g　蚕砂15g　海桐皮15g　每日1剂，水煎，分2次温服。

二诊：10月9日。病者服上药15剂，自述服药后腿肚子（即腓肠肌部位）有蚁行感觉很舒服，浮肿有所消退，精神略见好转，饮食正常，其他无不良反应。脉缓有力，舌苔薄润。守原方加晚蚕沙 20g，每日 1 剂，水煎，分 2 次温服。

三诊：11 月 5 日。服上药 25 剂，自觉左脚沉重感去之七八，浮肿明显消退，膝以下柔软，看不到屈曲的静脉，行走较前更协调。其他饮食、二便、睡眠皆正常，脉缓有力，舌淡润苔薄白。根据效不更方的原则，仍守前方再进。

四诊：12 月 10 日。服上药 30 剂，自述左脚浮肿消退，两脚大小一致，无任何不适，脉舌如常。嘱再服前方加桑枝 15g，寄生 20g，每日 1 剂，水煎分 2 次服，以资巩固疗效。

【按语】下肢静脉曲张，是外科疾病，按常理应当手术治疗，因患者惧于手术。要求用中药试治，这也是一种尝试。视其漫肿从臀部至脚底均匀肿大，可以排除其他炎性肿块，且无色块脓肿之虑。故从气虚脾湿困阻的病机着眼，以黄芪防己汤加味，补虚健脾利水，加络石藤、桑枝合芍药甘草汤与四妙散，取其清利湿热，通络柔筋，抑或还有化瘀滞，加木瓜、蚕砂既可柔筋，亦可祛风胜湿，诸药合并，起到补益气虚，祛除湿浊，消散瘀滞。经治后，浮肿消尽，两脚大小相对称，左脚屈曲之静脉已消散。2004 年 4 月 10 日追访，病未复发，左下肢光滑柔软，无任何痕迹。

这一收获，外病内治，从中医的病机、治则看是解释清楚的。如前所述补益气虚，祛除湿浊，消散瘀滞，起到应有的疗效。不过，这只是个案，不具有普遍性，如有同样的病例，不妨一试。

【编者评注】陈瑞春教授从事伤寒论教学、以及临床和科研 40 余年，能灵活化裁经方，在内、妇、儿科的疑难病证的治疗上具有丰富的临床经验。在辨证明确的基础上能守方十余剂乃至数十剂，且方药平淡，体现了医尚和缓的传统理念。如例五，对肺癌术后转移食管癌的 68 岁患者的治疗，其中一方用了 2 个多月，并没有用很多强抗癌药，相反在固护正气方面下了较大功夫。这一点给我们留下了深刻的印象。

魏稼医案

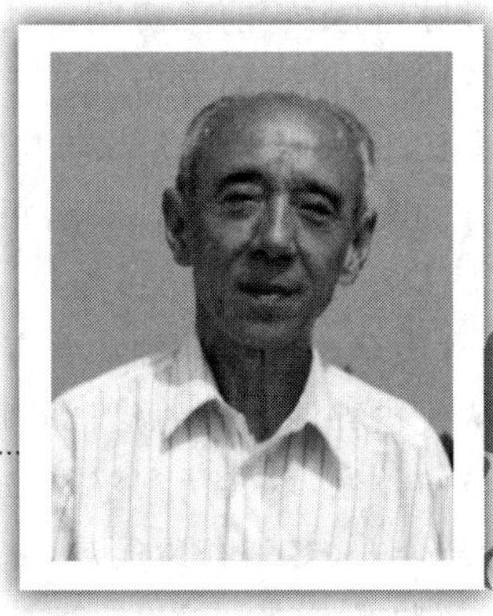

【生平传略】

魏稼，1933年生，汉族，教授、主任医师，江西都昌人。少从叔父学中医，1954～1959年入江西中医进修学校及南京中医学院深造。之后一直在江西中医学院从事医疗、教学；对治疗痛症、炎症、癫痫、偏头痛、坐骨神经痛、各种瘫痪、扭挫伤、妇科病、儿科病、五官科疾病经验较多。发表论文98篇；主编《各家针灸学说》、《魏稼针灸经验集》等书。魏氏桃李满园，学生遍布世界五大洲，曾应邀赴美国、西欧（比利时、荷兰……）、突尼斯、东南亚访问、讲学、应诊。先后任国家卫生部医学科学委员会中医针灸委员，中国针灸学会常务理事等，从1991年起享受国务院津贴。

一、手法调气案一例

邹某，女，46岁，干部。

初诊：1990年4月30日。

主诉及病史：5年前因右上腹突发剧痛而入某医院作B超检查，发现绿豆大胆囊结石3枚，经消炎镇痛处理后，2日痛止。但每隔数日痛又反复发作，进油腻食品则诱发加剧。

诊查：平时腹部胀闷，食少，少气懒言倦怠，大便常结，2～3日一次。伴有惊悸、失眠、头昏、健忘等症。服中药半年，未见明显好转，复经胆囊造影2次摄片复查，显示结石未进入胆管。乃前来求针，患者素体较丰，称脘部右侧隐痛，牵引两胁，胸闷不舒，恶心，纳少，舌苔白黄相兼而厚腻，舌质淡，脉沉弦而滑。

辨证：胆胃失调，气机郁滞，湿热蕴结。

治法：调理肝胆脾胃，行气止痛，清热降浊。

处方：取阳陵泉，阴陵泉，肝、胆、脾、胃俞，期门，支沟，加上有明显压痛的胸椎下方棘突旁0.5寸处夹脊穴，先用一般毫针施"凤凰展翅"法，使有较强针感，留针约30分钟。

二诊：治1周后，上腹胀痛稍减，余症如前；复针4次，疗效仍不明显，乃加"飞针"调气法，反复捻转提插，随时调整针刺角度与深度，使夹脊感传向下或向前沿肋放射。由于针法较重，针感较强，患者颇难忍受，且症情仍未见减轻，反有加重趋势。次日复诊，细思患者乃虚实夹杂之症，气虚较为明显，单纯用泻未必适宜，乃于背部穴改用“饿马摇铃”补法。治3日后，患者称腹部甚感舒适，诸症好转，继针1周后，疼痛大减，进食增加，精神转佳，不恶心、大便正常。再针1周，诸症悉除。经B超复查，胆囊仅剩一枚结石，守上法治10次，患者因外出停诊，乃于耳穴胆、肝、交感、神门等穴用王不留行子贴压，嘱平时用指按其上每日3次，每次约3分钟，坚持勿间断，左右两耳交替贴敷，每3日轮换1次。2月后，患者来告，又经B超复查，结石全部消失。

【按语】此例按气至病所要求进行调气，说明首先应按虚补实泻原则应用补泻手法，针感并非越强越好，过强不仅使患者难以忍受，甚至可能使病情加重。魏氏调气，用“苍龟探穴”法较多，即将针刺入穴后，反复提至皮下，然后转换角度向四周钻剔探找，必要时再辅以捻转搓……诸法，使病人感到舒适为度。

二、穴法圆机案一例

吴某，男，15岁。

初诊：1966年4月20日。

主诉：以头痛、发热、恶寒、咳嗽等上呼吸道感染症状而入院。（母代诉）：患儿晨起称头痛甚，先畏寒，继而发热，关节酸痛，咽痛，咳嗽有痰。约10时许，寒战作，体温升至39.1℃，喷射性呕吐2次，大便1日未解，小便短黄、头痛如破。

诊查：有项强、脑膜刺激征明显，布氏征、克氏征阳性，腹部皮肤多处有瘀点。周围血象：白细胞总数升高，中性粒细胞增多，诊为普通型流行性脑脊髓膜炎。中医诊查：面色苍白，发热恶寒，无汗口渴，舌质红苔白薄，脉数。

辨证：温病初起，邪在上焦卫分，开始转入中下焦营血分。

治法：清热止痉。

处方：针刺大椎、脑静（睛明与攒竹中点）、合谷、曲池、列缺、三阴交、太阳等用“凤凰展翅”手法，长期卧针不取出，每数分钟运针1次，并以三棱针刺十宣放血少许。同时严密观察瞳孔血压等变化。当晚12时许，诸症未减，且呕吐频繁、畏光、烦躁、口渴多饮、尿少、口周出现疱疹，体温升至40℃，用退热药仍不退。思十宣放血退热虽为常法，但此患者乃大烦热，遵刘完素治大烦热于十指间“八关大刺”说，以及《黄帝内经》、张子和《儒门事亲》亦有刺十指间出血退热记载，乃用圆利针于十指间指蹼上缘约1cm处刺出血0.5ml左右，当晚3时许，体温降至38.6℃，诸症渐减，次日上午再刺1次，汗出热退身凉神清。其余诸穴留针仍未拔出，坚持间歇运针，第4天痊愈出院。

【按语】针刺退热，今人常用十宣放血。但此例始用乏效，继而改用“八关”放血，并加大放血量而奏功。说明魏氏既重视已有经验，又不固守前人经验；善于吸收他人成就，用于临床，体现了其穴法圆机思想。

三、刺络刺营案一例

张某，男，22岁，学生。

初诊：1991年6月2日。

主诉及病史：右侧咽痛4天，吞咽尤甚，并可连及同侧耳痛。

诊查：发热，不恶寒，口干渴，自觉吐痰有金属味。舌红、苔黄，脉数。见右侧扁桃体充血肿大（Ⅱ°），其上有小块状溃疡且表面附有少许假膜，可触及颌下肿大之淋巴结。体温37.5℃。

辨证：热结咽喉。诊断为溃疡膜性咽峡炎。

治法：宣泄热毒，消肿利咽。以刺营治疗，日1次。

处方：以毫针丛刺右侧扁桃体5下，微出恶血；以三棱针点刺三商穴，出血约2ml；以三棱针点刺耳轮三点出血约2ml。针毕顿觉痛减。次日复诊，咽痛减，仍发热，进食感转痛不适。检见扁桃体上假膜减少，舌红、脉数。仍按前法刺营放血。三诊：热退，仅感进食时轻度不适。检见假膜已退，溃疡面缩小，扁桃体红肿大减（Ⅰ°），舌红嫩、脉细数。继按前法治疗。四诊：诸症悉除，检见扁桃体恢复正常，病告痊愈。拟养阴清热法善后，用王不留行子贴压耳穴肺、肾、神门、扁桃体等穴，每次一侧，每穴按揉1分钟，每日3次。3日后咽喉部一切正常，而终止治疗。

【按语】“三商”穴，距拇指甲根部约1/3cm。其桡侧缘指甲角后为少商，尺侧缘指甲角后为老商，少老商之中点为中商。“耳轮三点”穴，即于耳轮上部最高点与下部最低点各1穴，二点之中点为1穴。

四、热证用灸案一例

刘某，男，28岁，农民。

初诊：1994年7月18日就诊。

主诉及病史：因昨日进食腐败食物2小时后而现出恶心呕吐，继而腹痛，发热，腹泻并里急后重。

诊查：阵发腹痛加剧，约半小时泄泻一次，泄下物呈水样，含有少许黏液脓血，一日未进食，神倦少气懒言，舌质红，口干，尿少而黄，苔白腻，脉濡数，面色憔悴，触诊腹部左侧有压痛。粪便送检报告：有散在红细胞及脓细胞，并有巨噬细胞，痢疾杆菌阳性。血检：白细胞总数及中性粒细胞增加。

辨证：湿热毒邪，侵袭肠道，下痢脓血。中医亦诊为痢疾。

治法：清热化湿解毒补气，本拟给予针刺，因患者畏针特甚，拒绝用针，乃改用隔蒜灸天枢、神阙、中脘、足三里（均双）等穴，每穴灸7壮，每3～4小时灸1次。第1次灸后泄泻次数已减至每小时1次，且量少；灸至第3次，泄泻已止，能进食，诸症大减，精神渐佳，再灸3次善后。

【按语】本例乃湿热气虚之证，今用灸而愈，似有悖常理，有悖“寒者热之”治则。魏氏认为艾灸之热与温热药性之热不能等同起来看待，二者给药途径方法不同，调节作用亦异。现代实验证明，艾灸作用是双向调节，与药物进入人体多是单向调节者不能同日而语。许多热证之所以用灸并不引发副作用，当与此作用特点有关。

五、疗法互补案一例

龙某，男，57岁，干部。

初诊：1991年2月22日。

主诉及病史：从1978年起，腰部酸痛持续至今，经某医院检查尿液、血液等排除泌尿系炎症、结石及风湿病。腰椎摄片示骨质增生，曾使用中西药物及理疗均未获效。1990年4月腰痛加剧，再次摄片检查提示：第3～4腰椎前缘轻度唇状改变，又经多方治疗，疼痛未能缓解而转来治疗。

诊查：形体消瘦，面色少华，稍弯腰行走，腰部活动受限，在第2～5腰椎处有明显压痛点，受寒及劳累则腰痛加重，得温与休息则减轻。夜尿频频，尿清，大便稀溏，少腹时痛，脉细弱，舌质淡，苔白薄，饮食正常。

辨证：肾虚腰痛。

治法：温肾壮骨，通经散寒，舒筋活络。

处方：针灸夹脊(腰椎1～5)补阳通经，肾俞以温肾壮骨强腰，委中以通经止痛舒筋，针刺行"饿马摇铃"法，10天为一个疗程，每日1次，连治2个疗程。另用王不留行子贴压耳穴、肾、腰、神门、左右交替，每3～5天轮换1次。

二诊：用此法治3疗程，虽诸症均减，但肾阳不足之象未见明显好转，且仍有酸痛，乃结合用中药治疗。

处方：乌梢蛇40g、威灵仙60g、透骨草、土鳖、当归、牛膝、血竭各25g，共研细末，日服2次，每服3g。另加鹿胶250g，每次服6g，每晚睡前烊化内服。针灸加上药治20天后，诸症明显好转，因感冒腰痛有小反复，加针曲池、风池、合谷等，至1991年3月21日，腰痛消失，活动自如，半年后随访未发。

【按语】魏氏认为，针药互施之法，适用于许多病症，尤其是虚证，针灸加上内服中药，往往疗效更佳。此例肾虚明显，虽施针灸获效，但不能尽如人意，辅以中药内服后，则疗效明显，直至痊愈。

六、借鉴"各家针灸学说"案一例

魏氏临床，常借鉴古今学者的学说而获得良好的疗效，如师王叔和治小肠热小便赤热刺后溪；师葛洪用大椎下穴灸治咳嗽；师刘完素用"八关大刺"治大烦热；师郑宏纲、夏春农针治急慢性咽喉病；师孙思邈用阿是及王执中按压酸疼处取穴及窦汉卿、徐凤、杨继洲针刺手法理论用于临床，均获佳效。

张某，女，38岁，职员。

初诊：1995年9月20日。

主诉及病史：3年前患中耳炎，治愈后出现眩晕，近年发作次数增多，每年发3～4次，每次持续十余天。每因劳累或生气诱发，发时面色苍白，站立不稳，不能行走，需人扶掖，周围景物旋转，摇摇欲坠，天昏地倾，如坐舟中，转动头部加重，十分痛苦。曾诊为迷路性眩晕，经中西医反复治疗，未能根治。

诊查：上周发于骑自行车途中，卒感头昏目花，恶心欲吐，出汗，全身不支而倒地，只好在路旁休息，约1时许，经人扶回家中。平时耳中似有物堵塞，听力下降，偶伴耳鸣，左侧较明显。睡眠不佳，血压一般在14.7/9.3kPa左右。现饮食无味，面色苍黄，形体消瘦，舌质淡红苔白，口苦口干，脉细弦数。前医诊为痰浊中阻、蒙蔽清阳，以化湿祛痰为治，进半夏、天麻、白术、陈皮、茯苓等，配合针合谷、外关、丰隆等穴，收效不明显。细询患者，称此次发作前曾气恼情绪不佳，加以平时急躁易怒。

辨证：肝阳上亢。

治法：平肝祛风潜阳，师宋代窦材治头风眩晕呕吐法。

处方：风府穴针入 2 寸(针尖稍向前下方)，并向两耳后乳突下入 2 寸余，使针感较重，加用听会、外关、太冲等，每日 1 次，施“凤凰展翅”手法，留针约 1 时许，每 10 分钟捻运 1 次，针 3 次后，诸症渐减，不恶心，能进食，稍有晕眩。再针 1 疗程(10 次)，除耳中堵塞感仍存外，余症消失。

【按语】关于眩晕，中医有无痰不作眩，无风不作眩，无虚不作眩诸说，此例患者前医从痰论治未效，魏氏改从风论治，师古人治法针之而愈。说明借鉴《各家针灸学说》，对于提高临床疗效，有重要意义。

七、应用“无创痛穴疗”案一例

黄某，女，35 岁，工人。

初诊：1991 年 4 月 7 日。

主诉：患者声音嘶哑已 1 年半，近 4 月来，声音嘶哑更甚，有时失音。

诊查：咽喉干痛，紧束不适，干咳，痰少黄黏难出，夜寐口干欲饮，少饮则舒，午后颧红，腰膝酸软。舌红，苔少，脉细稍数。检查见声带淡红，边缘轻度肥厚，前中 1/3 处有对称性小结(双侧声带)，约针帽大，色白，声带上附少许黏稠分泌物，声门闭合不全，诊断为声带小结(慢性喉喑)。

辨证：肺肾阴虚，喉嗓失濡。

治法：清热降火，化痰散结。

处方：以耳穴贴压疗法施治，以王不留行子贴压肺、肾、咽喉、声带、神门等穴，每次一耳，嘱患者回家后常以手指压王不留行，每穴每次约 1 分钟，以微痛为度，每日 3 次。5 日换贴另耳，每换贴 4 次为 1 个疗程。换贴 2 次后，声嘶改善，咽喉干痛消失，复检声带不肥厚，且黏液附着物消失，继续治 1 次以善后，半年后随访未复发。

【按语】声带小结和息肉，均属慢性喉炎类型，乃由局限性喉炎组织形成。主要表现为声音嘶哑，属中医慢性喉喑范围。魏氏早年治失音，乃据中医大师叶天士推荐用针之说(见《苏州府志》“叶天士传”)多针肺俞及肺经穴、任脉天突穴等获效。近年来，乃改用“无创痛穴疗”法，深受患者欢迎，且疗效甚佳，治验颇多。一西医五官科主任医师患声带小结，因不愿手术治疗，前来求治而愈，深表赞叹。

(以上均由魏海整理)

【编者评注】魏稼教授幼承家学，及长复经中医学院深造，医技大进，遂从事针灸临床和教学，对治疗各种痛证有丰富经验，疗效颇著。本集所收验案，皆为魏氏颇具巧思而十分得意者。尤其值得借鉴的是魏氏针刺手法如“飞针”，如“饿马摇铃”，如“凤凰展翅”，皆其擅长者也。

河北名医医案

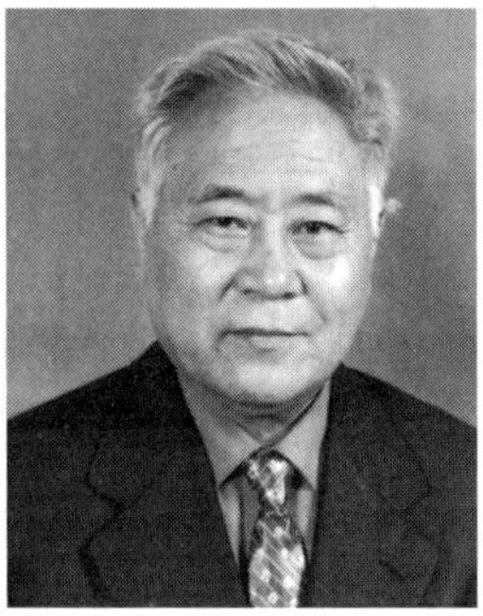

万政医案

【生平传略】

万政，1933年11月生，汉族，主任中医师。北京市顺义区人。1962年毕业于河北中医学院。分配到河北省迁安县工作。在县人民医院工作20年，历任中医师、主治中医师、中医科主任。1982年奉命组建县中医医院，历任中医院院长兼党支部书记。仍致力于临床，科研和教学工作。培养造就一批中医临床和科研骨干。曾任迁安县中医学会理事长，唐山市中医学会常务理事，河北省中医学会理事。

在临床上善于内科，1980年曾在北京东直门医院进修。有幸受全国名老中医董建华、焦树德、王永炎、杜怀堂老师在热病区的亲临教带，对业务技术水平受益匪浅。

临床工作40余年，对常见病总结出一系列的经验方，在本院制剂室制成制剂，效果显著。曾撰写《失眠证论》等10余篇论文，在各级刊物发表交流。1987年与王双同志合作研制“耳炎灵滴耳液”获河北省科技进步二等奖，1993年与崔金海等合著《实用护理指南》(中医药科技出版社出版)。

1996年被评为第二批500名全国名老中医之一。

1994年退休，现反聘在中医院专家门诊工作。

一、益气养阴、交通心肾，佐以清热除湿法治愈慢性肾盂肾炎一例

陈某，女，49岁，已婚。

初诊:1997 年 4 月 11 日。

主诉及病史:“小便淋漓涩痛反复发作 10 年,加重 3 年。”患者于 10 年前因感外邪而现小便淋漓涩痛、发热、腰痛,当地医院诊为“肾盂肾炎”,经用“青霉素针、庆大霉素针”静点半月,症状缓解。此后,小便淋漓涩痛反复发作。近 3 年加重,每于劳力或劳心时诱发,伴失眠多梦、心慌气短、乏力,经服用中西药效不著,求治于万老。

诊查:T36.8℃,双肾区叩击痛,两下肢无浮肿,神情倦怠,气色欠华,舌尖红,苔薄黄,寸口脉细,尿 WBC 10—20 个/HP,B 超肾输尿管膀胱未见异常。

诊断:中医:淋证一劳淋。西医:慢性肾盂肾炎。

治法:益气养阴,交通心肾,佐以清热除湿。

处方:清心莲子饮加减。

人参(先煎)10g 黄芪 30g 麦冬 10g 莲子肉 15g 黄芩 10g 地骨皮 12g 云苓 15g 泽泻 10g 车前子 15g 牛膝 15g 夜交藤 30g 甘草 10g 7 剂,日 1 剂水煎 300ml,早晚分服,嘱注意休息,清淡饮食。

二诊:1997 年 4 月 18 日,患者精神好,小便淋漓、涩痛已除;心慌气短,乏力减轻,夜能寐但多梦。舌尖红,苔薄黄,脉细。查肾区无叩击痛,尿 9A 正常,效不更方,继服 20 剂。

三诊:1997 年 5 月 8 日,患者精神好,诸症除,舌淡红苔薄白,脉细,嘱勿劳,此后每月服前方 5 剂,连服 3 月,巩固疗效。随访 4 年无复发。

【按语】淋症日久,反复发作,损伤正气,而为劳淋。思虑劳伤于心,心气心阴亏虚,肾阴亏于下,心肾不交,水火失济,肾失固摄,虚火下移膀胱,则小便淋漓。正虚邪侵,湿热扰于膀胱则小便涩痛。气阴两亏,心肾不交,则心慌气短乏力,失眠多梦。舌脉为气阴亏虚,虚热内生之象。久病多瘀,病程长则瘀血内阻,故该患为本虚标实,心之气阴亏虚为本,湿热瘀阻为标,病在心肾膀胱。万老认为,劳淋病机多为虚损为本,兼有瘀血,湿困,三者相互为患,故治疗时均在补虚基础上加牛膝、车前子等药,以化瘀利湿,使全方共奏补虚化瘀,利湿之功。另外,病情缓解后,嘱每月服药 5 剂,连服 3 月,以巩固疗效,未病先防,未发先治,缓图治本。

(陆中新整理)

二、温阳利胆法治愈慢性胆囊炎一例

张某,女,61 岁,已婚。

初诊:1997 年 7 月 29 日。

主诉及病史:右胁拘急疼痛 3 年,加重月余。患者于 3 年前因劳累而现右胁拘急疼病,当时未曾介意,而后每因劳累或受凉,症状加重,经服中药效不著,于 1 月前复因受凉症状加重,伴纳呆恶心,二便调。

诊查:神情倦怠,气色欠华,右胁按痛,未及癥块,舌淡胖,苔白,脉沉。肝功能正常,B 超示:胆囊炎。

辨证:肝虚胆寒。

诊断:中医:胁痛。西医:慢性胆囊炎。

治法:温阳利胆。

处方:柴胡 10g 半夏 10g 吴萸 10g 干姜 10g 郁金 10g 厚朴 10g 川楝子 10g 元胡 10g 白术 10g 云苓 15g 砂仁 10g 炙草 10g

7剂，日1剂水煎300ml，早晚分服。

二诊：1997年8月5日，患者精神好，右胁疼痛明显好转，纳可，无恶心，二便调，舌脉同前，效不更方，继服7剂。

三诊：1997年8月15日，患者精神好，诸症除，舌脉正常，查体无异症。

随访3年未复发。

【按语】该患劳累伤及正气，肝虚阳气不足致胆寒，肝虚、肝胆经脉失于温养，肝升不及，疏泄失常，故右胁拘急疼痛，遇劳着凉，肝虚胆寒加重，故症状加重。舌脉亦为肝虚胆寒之象。故拟上方共奏温阳利胆之功。万老认为，胆囊炎、肝胆疏泄不利，胆腑通降失调，胆汁排泻不畅，贯穿始终，故疏肝利胆之郁金、木香各型均可应用。胆为“中正之府”疏泄胆汁以通调下降为顺，故宜通不宜滞，宜下降不宜上逆。故治疗本病应以通为主，但切不可拘泥于西医的“炎”字而单纯清热通腑。如肝寒而致者，温肝即谓通，正如《医学真传·心腹痛》曰：“夫通者不痛，理也。但通之之法，各有不同，调气以和血，调血以和气，通也……”寒者温之使通，无非通之之法也。若必以下泄为通，则妄矣。

（陆中新整理）

三、桂枝汤加味治愈荨麻疹一例

王某，男，51岁。

初诊：1998年5月3日。

主诉及病史：患者近3月来，周身皮肤泛发“风团”，瘙痒难忍，常因遇风寒而发作，每次发作需注射葡萄糖酸钙等药以缓解症状，而后常复发，平素纳食可，二便调。

诊查：周身皮肤泛发大小不等的风疹块，色泽淡红，扪之碍手，疹块瘙痒，舌质淡红，苔薄白，脉浮细。

辨证：营卫失和，风邪侵袭。

治法：调和营卫，祛风止痒。

处方：（桂枝汤加味）桂枝12g　白芍12g　生姜13g　大枣5枚　炙草10g　全虫10g　4剂

二诊：5月7日，服药4剂后，风疹消退，为巩固疗效守方治疗。共服药15剂，风疹已无发作。随访半年，此病一直未发。

【按语】“荨麻疹”是一种伴有剧痒的、暂时性、过敏性、水肿性皮肤病，中医称为“隐疹”、“风团”、“风疹块”等，本病特点是：起病骤然，消退迅速，此起彼伏，疹块奇痒，形态大小不一，扪之碍手。本病起因虽然复杂，但据病位及症状特点，营卫失和，风邪为患，在发病中占有重要地位。桂枝汤加全虫治疗本病效果颇佳，盖桂枝汤能调和营卫，全虫以熄风擅长。然用此方治疗“荨麻疹”的审证要点为：风团色泽淡红，遇冷或遇风吹而发，得热可缓解，舌淡红，苔薄白，脉浮缓。若风团色红，伴口干、口渴、舌红、苔黄、脉数或滑数则非本方所宜。

（张晓文整理）

四、逍遥散加味治愈“小儿瞬目频数症”一例

王某，女，8岁。

初诊:1999 年 3 月 21 日。

主诉及病史:患儿近半年来无明显诱因出现双眼频频眨动,不能自制。曾在眼科检查无异常发现,服调节神经药无效而求治于万老。纳食如常,无其他不适感。

诊查:眼睑频频眨动,不能自制,面色少华,舌质淡,苔薄白,脉弦细。

辨证:肝旺脾虚风动。

治法:抑肝扶脾熄风。

处方:逍遥散加味。

柴胡 10g　当归 12g　白芍 12g　茯苓 15g　白术 10g　党参 12g　薄荷 5g(后下)　双钩藤 12g(后下)　全虫 5g　僵蚕 10g　炙草 10g　5 剂

二诊:3 月 26 日,患儿服药后眼睑眨动次数略有减少,舌脉同前,守方治之,共进药 25 剂,眼睑频频眨动消失,疾病告愈。

【按语】小儿瞬目频数症临床并非少见,中医称为"目劄"。临床特点为:"胞睑频频眨动,不能自制。"多数小孩并无其他明显伴随症状,眼科检查也常多无明显异常。究其病因,盖"小儿脾常不足,肝常有余"胞睑内轮为脾所主,肝旺生风,克犯脾土,则现胞睑频频眨动,逍遥散具有扶脾抑肝之效,再加全蝎、双钩、僵蚕等熄风之品,药中病机,故疗效卓著。

(张晓文整理)

五、平补肝肾、凉血解毒治慢性肝炎一例

赵某,男,19 岁,未婚。

初诊:2000 年 4 月 21 日。

主诉及病史:发现 HBsAg 阳性 3 年,近 4 个月转氨酶升高,面部出现痤疮,色红如赤小豆大,有脓尖,此起彼伏,连绵不绝,经西医保肝降酶治疗,病情反复波动,痤疮日渐增多,无胁痛、乏力,腹胀,纳差等不适主诉。

诊查:白睛不黄,面部痤疮,朱砂掌蜘蛛痣未见,腹部未触及痞块,舌淡,边尖可见少量赤点,苔白,脉稍弦。

辨证:肝肾不足,邪毒瘀积。

治法:平补肝肾,凉血解毒。

处方:黄芪 30g　当归 12g　寄生 15g　黄精 10g　鸡血藤 30g　陈皮 10g　生地 15g　丹皮 12g　薏米 30g　赤芍 30g　桑白皮 12g　地丁 15g　天葵 10g　公英 15g　大黄 10g　7 剂

二诊:2000 年 4 月 28 日,患者目前仍无不适主诉,痤疮较前有所增加,胸腹四肢亦有散见。前方加苦参 15g　7 剂。

三诊:2000 年 5 月 6 日,患者口服前方后,饮食二便均无异常,新发痤疮较前减少,近日因劳累而有轻度乏力,夜寐不实,仍以前方加夜交藤 15g、黄连 4g。

四诊:2000 年 5 月 12 日,患者面部痤疮大部结痂,消失,未见新出痤疮,精神食欲好,拟以二诊方,诸药减量而施。

处方:黄芪 15g　当归 10g　寄生 15g　山萸 10g　赤芍 15g　地丁 10g　天葵 10g　苦参 10g　生地 10g　丹皮 10g

此时肝功恢复正常,连续复查 6 个月未见病情波动,而赴外地就学。

【按语】慢性肝炎发病，常在青春期之后，发病早期常无明显外象，仅表现为肝功能转氨酶异常。查此类患者多有痤疮出现，而辨证治之，取得良效。慢性肝炎感染，常发于幼年之时(甚至于胞中)，正气不足，难以驱邪外出，天癸至，生机渐旺，与邪相争。邪毒蓄积日久，深入络脉，正气抗之，从孙络外发皮毛而成痤疮。此时病机在于正气渐旺而未达极致，驱邪外出而不能一蹴而就，故痤疮此起彼伏，肝功反复波动。肝乃刚脏，主藏血与疏泄，体阴而用阳。以阴血为本，以气机充实通畅为用，故补肝当气血双补，方中黄芪、当归、陈皮、赤芍同用，在补益气血同时，加行气活血凉血之品，以免气旺生火，血充助瘀，寄生、黄精、山萸、鸡血藤同用，则使补肾而不致肾强火动，地丁、天葵、公英乃五味消毒饮之底方，使邪毒可除，桑白皮清泻肺热，大黄苦寒泻下，使邪得出路，薏米健脾利湿，固护中焦。诸药同用，抛开一味苦寒之泄法，补益先后天，轻泄邪毒，凉血活血，疏通气机，下泄外达开辟通路，使补不助邪，泄不伤正，最后阴平阳秘，精神乃治。吾父在熟练运用中医方法论的基础上，密切结合现代医学的病因病理观点，不断为中医治疗疾病开拓新思路，新方法，取得了宝贵的临床经验。

(万柏松整理)

【编者评注】万政主任医师临床40余年，经验十分宏富。辨证精慎，深谙仲景《伤寒论》之法，药少力专而疗效显著，如桂枝汤加全蝎治荨麻疹、逍遥散加味治目瞬动，均能显现其辨证施治之功力。

刘亚娴医案

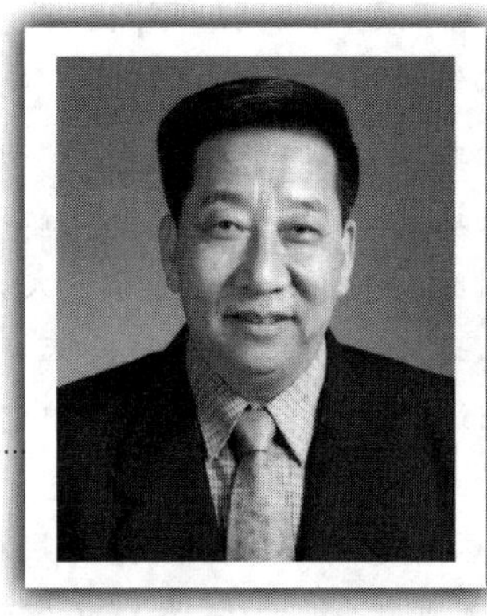

【生平传略】

刘亚娴，男，河北霸州人，1944年6月生。汉族，农工党员，省人大常委。1970年毕业于天津中医学院，1980年毕业于陕西中医学院研究生班，现任河北医科大学四院中医科主任、教授、主任医师、博士研究生导师，兼中国中医药学会内科学会委员、肿瘤学会委员，名医学术思想研究会常委，河北中医药学会副会长、肿瘤专业主任委员，《河北中医》杂志编委会副主任等。

曾获河北省有突出贡献的中青年专家称号，为省管优秀专家，享受国务院政府津贴，并曾获河北省卫生系统先进工作者称号。出版著作11部，发表论文64篇。多次获河北医科大学及四院模范教师称号，获省科委科技进步三等奖6项及卫生厅科技成果一等奖3项，二等奖2项，乙级成果奖1项，三等奖3项，优秀论文最佳奖1项，三等奖1项，医科大学教学成果二等奖1项。

一、益气血、和枢机治无汗症一例

王某，男，42岁，已婚。

初诊：1990年7月18日。

主诉及病史：皮肤干燥无汗3个月，伴口苦、咽干、目眩、心烦欲呕，不能胜任体力劳动，尤在热环境中劳动后痛苦难言，多方求治，皆诊为“自主神经功能紊乱”，服用谷维素及维生素B_1等药物无效。

诊查：症同主诉；舌淡红，苔薄白，脉沉弦。

辨证：气血亏虚，少阳邪郁。

治法：补气养血，和解少阳。

处方：方用小柴胡汤合当归补血汤加减：柴胡10g　黄芩10g　党参清半夏各10g　生黄芪60g　当归20g　熟地黄30g　枳壳6g　砂仁6g　水煎服，每日1剂。

二诊：1990年7月24日，服药6剂，鼻尖、前胸、头部活动后微汗出，余症亦减。上方继服6剂。

三诊:1990年8月2日,汗出正常,诸症悉除,停药观察未再复发。

【按语】《景岳全书》云:"医者治法有曰:有痰休治痰,见血休治血,无汗不生汗。"本案详审病机,仔细辨证,脉沉弦乃正气不足,病深在里;口苦、咽干、目眩为少阳郁热之征。盖气血亏损无作汗之源为病之根本,汗源不足不能强发其汗,应求助于阴血。当归补血汤补气生血,益汗之源,且黄芪生用有"无汗能发,有汗能止"之双向调节作用;小柴胡汤疏利少阳枢机,透解郁热,二方合用,汗源得充,枢机得利,郁热得解,玄府开阖有度,故诸症悉除。

二、头皮大部撕脱后剧烈头痛治验一例

张某,女,18岁,未婚,工人。

初诊:1989年10月20日。

主诉及病史:1989年7月23日因头部被机器损伤而致头皮大部撕脱,遂急诊住院手术治疗,于8月23日出院。住院期间头部阵发性疼痛,对症治疗可以缓解。出院后,头部阵发性疼痛加重,且发作次数日益增多,用一般止痛药效果不佳,痛剧时抱头在床上翻滚,痛缓时又嗜睡,故于1989年10月20日请中医治疗。

诊查:头痛难忍,辗转不安,舌红苔白,脉弦滑。

辨证:血虚瘀阻,邪扰清空。

治法:养血活血,佐以潜降。

处方:当归　川芎各10g　生地　赤芍　茯苓各15g　怀牛膝30g　生龙牡各20g　4剂,水煎服,每日1剂,早晚分服。

二诊:1989年10月24日,服药期间头痛持续发作,早晚较重,昼间略缓,仍嗜睡。遂以上方加羌活、远志、防风、藁本各10g,石菖蒲15g,改生龙牡为各30g。

三诊:1989年11月7日,原方又服12剂,头痛大减,脉弦,舌红苔白,嘱原方继服。

四诊:1989年11月21日,原方又服15剂,头痛逐渐好转,已5日未发作,且发现头部有细小毛发生长。原方再服6剂而停药,随访半年头痛未发,且头发已生出,几如常人。

【按语】该例头皮大部撕脱后而剧烈头痛,易诊为瘀血头痛。初诊时考虑有外伤之因,而经手术治疗,因此有血虚之虞,加之痛缓时嗜睡,故拟养血活血,以四物汤主之,头为诸阳之会,痛剧而致抱头翻滚,有阳亢于上之征,故以潜降佐之,怀牛膝引血下行,生龙牡潜降镇逆,服药后,昼间头痛略缓而疾未除,因思"巅顶之上惟风药可及",故以羌活、防风、藁本加于原方中,更以石菖蒲、远志开窍醒神,服药后头痛大减而续服之,以致痊愈,且头发生出,实为始料未及。处方之中潜降之品与风类药并用,各司其职,并行而不悖,实非常法乃变法也。皆言羌活、防风、藁本疏散外风,而其功用并非仅此。《雷公炮炙药性解》称羌活:"……善行气分,舒而不敛,升而能沉,……";《本草汇言》称羌活:"……通畅血脉……";《药类法象》称防风:"……散头目中滞气……";李杲称防风为:"风药中润剂";对于藁本,《本草正义》称其"……疏达厥阴郁滞……";张元素更指出:"巅顶痛,非此不能治……"。该病例用此之药,既可上达头部又可行气血而止痛,且有四物汤之养血活血主之,可不拘于"血虚头痛者勿用"之诫。

三、桂枝加桂汤治疗疑难重症一例

索某,男,54岁,已婚,干部。

初诊：1982年5月11日。

主诉及病史：1978年7月18日以藤椅上乘凉翻身为诱因，突感右上腹刀割样疼，渐涉及右中、下腹，且伴束带样感觉，每次发作约10～40分钟。多种检查未见异常，对症治疗，病无稍减。乃于1979年2月15日转北京某医院住院。经椎管碘油造影疑“胸椎管狭窄”而行胸2～4椎板切除术。术后剧烈疼痛有增无已，且束带样感觉扩展为胸、腹、下腹三条，并在相当于11肋间神经分布区出现明显敏感带，稍刺激即诱发腹部剧痛伴胸闷气促。乃于1979年7月25日自动出院。其后又再次住院，先后予B族维生素，进口“痛痉灵”口服，利多卡因局封，氟美松椎管内注射，仍无减轻，腹部束带样痉挛性抽痛频繁发作。遂于1980年3月25日再次赴北京，先后在首都4家大医院就诊，诊断未明，乃再次住某医院，并行胸7～11椎板减压，脊髓探查术，术后痛无稍减。又以东莨菪碱，0.25%奴夫卡因静点，吗啡硬膜外封闭和背部肋间神经封闭，疼痛不见好转。3条束带样抽痛区范围越来越大，且出现沿坐骨神经刀割样痛，行走困难，腹部常围着腹带及暖水带以求稍舒，于1981年10月6日自动出院。出院诊断：颈椎病？蛛网膜炎待除外。出院后又静点氢考10天，并服中药及针灸治疗，病情仍无缓解。4年来，曾先后服用温中健脾，行气活血，疏肝柔肝，肝肾两调，化痰通络等中药无效。

诊查：除腹痛如主诉外，细询情况得知痛发时每伴气上冲感，且每于针灸后针孔周围出现红肿，诊脉沉而少力，尺部尤甚，舌质淡胖嫩，苔薄白。

辨证：据病情分析，与《金匮要略》及《伤寒论》117条所言：“奔豚病，从少腹起，上冲咽喉，发作欲死……”，“烧针令其汗，针处被寒，核起而赤者，必发奔豚，气从少腹上冲心……”相仿，证属阳虚阴乘，冲气上逆。

治法：温通阳气，降逆平冲。

处方：桂枝15g　甘草6g　白芍10g　生姜10g　大枣6枚。水煎服，每日1剂，早晚分服。

二诊：服药1剂即觉腹部坠胀感减轻，原有“心里哆嗦样感觉”亦消失，连服18剂，腹部坠胀感消失，疼痛减轻。

三诊：6月1日因两胁痛甚，脉沉弦，舌淡苔白。暂予柴胡疏肝散5剂，又予活血化瘀剂8剂，服药后自觉四肢串痛，遂继服桂枝加桂汤。2剂后，见有黄苔，乃改服奔豚汤：甘李根白皮15g　葛根6g　黄芩6g　白芍10g　甘草5g　生姜9g　川芎6g　当归12g　半夏9g。服药后腹胀痛加重并牵及后背痛，又在右腰部出现一痛甚点。停服奔豚汤，仍予桂枝加桂汤(5月11日方)。并用：白芥子15g　细辛10g　延胡索10g　甘遂10g　川乌8g　麝香1g为末，黄酒调敷腰部痛点。每次敷药4～5小时，隔2日1次。经上述治疗疾病渐入坦途，诸症基本消失，再予桂枝加桂汤5剂，隔日1剂，以巩固疗效。停药半年来，患者情况良好，已恢复正常工作，其后3年多次追访，病无再发，遂停止追访。

【按语】

1. 该病人腹痛可谓“奇”而“重”(痛甚时曾予梅花针打刺，竟因腹皮绷紧致打刺针难于拔起)。辨证时抓住气上冲感，痛如“欲死”。而予桂枝加桂汤后始见转机，坚持以该方为主治疗获满意疗效。证明仲景方运用得当，收效颇奇。也提示奔豚气病及桂枝加桂汤之作用，值得深入研究。

2. 桂枝加桂汤，奔豚汤同治奔豚气病，然寒热迥异。治疗中仅因见黄苔，未详细辨证而改服奔豚汤，使腹痛加重。足证二方作用之泾渭分明，亦见“黄苔未必尽属热”。

3. 外用药取法《张氏医通》白芥子涂法，意欲调气机，疏经脉，在该病治疗中似有一定作用，其应用值得进一步探讨。

四、睑痉挛治验一例

李某，女，32岁，护士，未婚。

初诊：1976年2月15日。

主诉及病史：患者于1975年10月4日无明显诱因突发左眼睑痉挛，日渐加重，先以针灸，理疗、维生素B_1、B_{12}、普鲁卡因封闭等治疗4个月无效。后予全蝎、蜈蚣、僵蚕、地龙等熄风之剂反加剧。

诊查：患者除左眼睑痉挛外，余无不适，诊脉无异常，查舌正红，苔薄白，舌前及中部微见薄黄润苔。

辨证："外风"夹"内热"扰动经脉。

治法：疏散外风，兼清内热。

处方：选奇汤加味：羌活10g　防风10g　黄芩5g　甘草5g　川芎5g　水煎服。每日1剂，分2次服。

二诊：1976年2月19日，上方服药1剂症状大减，再剂痉挛若失，3剂痊愈。药效出乎意料，嘱停药观察，竟未再发，随访10余年，病无复发。

【按语】中医基础理论认为风为阳邪，其性善动，因而有"动乃风证"之语。然风有内外之分，内风多系脏腑功能失调所致。该患者病发4月余，接诊后沉思良久：动乃风证，风有内外风之别，从症状及舌脉表现看，无血衰气弱之象，显非内风。遂以选奇汤加味施治，方以羌活、防风疏风，川芎行气通络，甘草调和诸药，据舌象分析，有内热之微征，故少加黄芩以清之。全方取其"轻可去实"，疏风清热以制"动"，疗效出乎意料，后眼科以此施治，亦有收效者。

五、频频点头案治验一例

马某，女，39岁，已婚，教师。

初诊：1982年6月12日。

主诉及病史：患者无明显诱因，突发频频点头已2个多月。且发作日渐频繁，经西医多次诊治，未能确定诊断，转中医治疗。

诊查：患者脉舌无异常表现，除不时点头外无任何不适，细询之始言稍觉颈部拘急，因思频频点头亦属善动，与风证类似，而患者无内风表现，故拟从外风施治。

辨证：外风扰经。

治法：疏风通络。

处方：羌活10g　防风10g　藁本10g　甘草6g　赤芍10g　当归10g　3剂，水煎服，每日1剂，分2次服。

二诊：1982年6月15日，服药3剂症状大减，效不更方，原方继服。上方连服12剂症状消失，随访3年未见复发。

【按语】该患者频频点头亦属"善动"之征，与风证相仿，然无内风之据，故从外风施治，意取羌活、防风、藁本散风，赤芍、当归养血通络，甘草和之，药取轻灵而收捷效。内风、外风之鉴别点虽多，有时按脉查舌是十分重要的，此例即是明证。

六、贲门癌术后泄泻纳呆治验一例

任某,女,60岁,已婚。

初诊:1984年6月3日。

主诉及病史:患者于就诊前7周,因贲门癌而行手术治疗,术后即出现食欲极差,进食则欲呕出,大便溏薄,日3～4次,伴乏力、心烦少寐、下肢指凹性浮肿,西药对症治疗乏效。

诊查:症状如主诉,切脉虚数,舌尖红,苔薄白欠润。

辨证:胃阴不足,脾失健运。

治法:滋养胃阴,降逆和中。

处方:麦门冬汤加减:麦冬10g　清半夏10g　沙参10g　山药10g　荷叶10g　炒麦芽10g　芦根10g　薏仁10g　甘草6g　水煎服,每日1剂,分2次早晚服。

二诊:1984年6月10日,服上药1周,食欲大增,呕吐几无,溏便已好转,舌正红苔薄白,脉仍虚数,上方稍事化裁巩固之。

【按语】《金匮要略》之麦门冬汤主治肺胃阴亏、虚火上炎、气机逆上之证。麦门冬甘寒,滋养肺胃之阴而清虚火为君,半夏降逆化痰为臣,与麦门冬相配,其燥性减而降逆之性存,且又使麦门冬滋而不腻,佐以人参补益中气与麦门冬配伍,补气生津,复加粳米、大枣、甘草补脾益胃、健运中气,全方滋降相宜,主次有序。《方函口诀》说:麦门冬汤亦治"老人津枯食物难以下咽似膈症者。"该患者年逾花甲,加以贲门癌术后胃中津枯,故不食,食则欲呕;脾不健运,水湿停蓄故泄泻肢肿。以麦门冬汤养胃中津液而降逆气,以沙参易人参,山药易粳米润胃益脾,加荷叶醒脾升清,芦根生津安胃、升清渗湿,薏仁健脾利湿、止泻消肿,三者健脾升清渗湿而不温燥,与麦门冬汤兵分两路,各施其长,故收效矣。食管癌,贲门癌患者因术中切断迷走神经干,不少人出现纳呆,泄泻,以麦门冬汤为基础方加减化裁施治,每获良效。

七、益胃阴开噎塞治疗皮肌炎吞咽困难一例

弓某,女,57岁,已婚,工人。

初诊:1992年1月11日。

主诉及病史:患者于2年前因右乳癌行扩大根治术,术后化疗2个疗程,入院前8个月又因宫颈癌行子宫切除术。近5个月来,出现皮肤泛发性片状红斑伴瘙痒,四肢无力,曾以息斯敏、赛庚啶治疗无效,于1991年11月23日收入院。入院时面及眼睑红肿,躯干四肢散在大小不等,形状不一的片状红斑,有细薄鳞屑及抓痕,经查谷丙转氨酶,尿肌酸,肌电图及病理检查,确认为皮肌炎,即予激素,免疫抑制剂,抗生素,转移因子,消炎痛等药物治疗,皮损有所减轻。1992年1月6日患者开始出现吞咽困难且逐渐加重,不能进食,可饮水,经西药治疗症状不减,考虑为吞咽肌炎症,麻痹无力,认为状况不佳,家属惶恐,遂请中医会诊。

诊查:患者吞咽困难且无食欲,口干渴,躯干四肢散在片状红斑及米粒大小丘疹,身痒,乏力,不能下床活动且懒于转动体位,自觉有难以维持之感,脉滑,舌淡红嫩苔白。

辨证:血虚不足,经络失荣,胃阴虚损,气机失畅。

治法:养血疏络止痒,以治原发病,养胃阴开气机以缓噎塞。

处方:麦门冬15g　清半夏10g　沙参15g　生山药15g　鸡内金10g　威灵仙10g

当归 10g　蝉衣 10g　生甘草 10g　桔梗 10g，嘱水煎煮沸 20 分钟，2 次煎后共得药汁 300ml 左右，分 3～4 次缓缓服之，每日服药 1 剂。

二诊：1992 年 1 月 17 日，服上方 6 剂后，食欲大开，咽下通顺，仍疲乏无力，不能下床活动，躯干四肢皮损未退，但瘙痒减轻，继服原方。

三诊：1992 年 1 月 30 日，原方继服 13 剂，饮食如常，口渴亦减轻，且乏力明显减轻，可扶持下床活动，躯干四肢皮损大部分消退，仍有散在片状红斑及小丘疹，偶有轻微瘙痒。2 月 10 日及 2 月 26 日复诊情况良好，饮食吞咽如常人，活动增加，惟皮损尚未完全消退，仍以原方巩固治之。

【按语】本例皮肌炎，据证分析乃血虚不足，经络失荣，此为本也；而现吞咽困难，不能进食乃胃阴虚损，气机失畅所致，又为当务之急也。故当急开噎塞以治其标，方以麦门冬汤益胃阴而启纳谷，威灵仙开噎塞而调气机，其疗效之好确属未料。再者，有言脾虚不运或气虚血弱无风寒湿邪者忌服威灵仙，以本例观之，在辨证基础上加用威灵仙，似可不拘上说。

八、下气健脾治疗胃扭转一例

王某，女，50 岁，已婚，工人。

初诊：1981 年 3 月 9 日。

主诉及病史：患者于 1 周前出现上腹胀满，经服用胃药(其名不详)，症状不见减轻，且出现恶心欲呕，思食而食后胀满加重，经 X 线检查，诊为胃扭转，建议手术治疗，因惧之而请中医治疗。

诊查：刻诊脘腹胀满，时有胁胀，恶心欲呕，大便欠爽，脉弦，舌淡红苔薄白，舌中部苔薄黄。

辨证：气滞脾虚。

治法：下气健脾。

处方：柴胡 10g，枳实 15g　白芍 10g　炙甘草 8g　2 剂，水煎服，每剂服 2 次，嘱每 4～6 小时服 1 次，日服 2 剂。

二诊：1981 年 3 月 10 日，服药 2 剂，脘腹胀满明显减轻，恶心未作，排便已爽矣，惟食后仍有胃不舒感，脉弦，舌淡红苔白，上方加炒麦芽 10g，茯苓 15g，水煎服，每日 1 剂，早晚分服，3 剂。

三诊：1981 年 3 月 14 日，服药后诸症若失，脉缓，舌淡红苔白，复查上消化道造影，未见胃扭转，嘱服逍遥丸以调之，1 月后随访，已停药，诸症未作，1 年后随访，病未再发，嘱复查上消化道造影，未见异常。

【按语】该例胃扭转，西药保守治疗乏效，中医辨证要点在于“调气”，胃以通降为顺，气机调畅则胃自安。本例“调气”又重在降气，散结，借用《伤寒论》四逆散方以治之。处方重用枳实下气破结，佐以柴胡理气疏郁，二药合用升降相宜，白芍柔肝，少用炙甘草益气健脾。降气散结之中，寓调和肝脾之意。初诊恐症急药缓，故日服 2 剂，一日即见显效。再诊加茯苓、炒麦芽以增健脾开胃之力，而病入坦途。六腑以通为顺，然“上逆者使之下行”，“中结者使之旁通”，无非通之之法，诚哉，斯言！

四逆散为《伤寒论》方，治阳气内郁之四逆，有透邪解郁，疏肝理脾之效，《金匮要略》又有枳实芍药散，行气和血而治腹痛(产后)，本例遵仲景之意，用仲景之方，药专而效捷，贵在变通。

九、益气阴涤痰浊治疗肺痈一例

底某，女，25岁，已婚，农民。

初诊：1977年12月16日。

主诉及病史：发烧、咳嗽、胸痛1月余，吐脓性臭味痰半月。1月前突发恶寒发烧，咳嗽胸痛多汗，经抗菌素治疗(青霉素，链霉素等)病情无好转，胸大片(X线号31618)示两下肺炎症合并左胸腔积液，肺脓疡。

诊查：患者发热稍恶寒，有汗而热不减(T：38.7℃)，咳吐脓痰，胸痛纳差，尿赤便干，口干渴而苦，慢性消耗病容，左背部第5～7肋间稍膨隆(左中下肺叩实，呼吸音减低)，脉细，舌淡红少苔，右半舌布薄黄苔。

辨证：痰浊热毒蕴肺，气损津伤。

治法：涤痰浊而清肺，益气阴而补肺。

处方：芦根15g　桃仁10g　冬瓜子10g　生薏仁15g　花粉12g　沙参15g　生黄芪15g　银花12g　鱼腥草15g　败酱草12g　水煎服，每日1剂，分2次服。

二诊：1978年1月2日，守上法治疗半月余(其间停用抗菌素等西药)，诸症渐好转，现自觉无明显不适，脉缓，舌正红苔白，12月15日胸大片复查示肺部炎症处吸收期，未见胸腔积液影像，遂痊愈出院，随访月余情况良好。

【按语】本例患者病情非轻。初感外邪，肺气失宣，失治而邪入，蕴热于肺，邪热内蕴灼津成痰而多痰腥臭，病延月余已耗气伤损，故现面苍白气短，口干渴而便干。此时清肺排痰即为要务，而补益肺之气阴亦不容缓。故方以苇茎汤清肺热而行瘀排痰，更加银花，鱼腥草，败酱草加强清热解毒，祛痰排脓之功效；再以生黄芪，花粉，沙参既可益肺之气阴，又可增解毒排脓之力，组方并无多大奇妙，奇在服药半月余而收功，实乃抗生素所不及者。

值得说明的是，本方为纯中药组方，突出了中医特点，然在组方过程中，确亦受到西医治疗的启发，有中西结合之思路。按西医治疗肺脓疡有三大原则：即：足量有效的抗生素治疗，顺位排痰，支持疗法。临床体会，苇茎汤有很好的排痰功效，而以生黄芪、花粉、沙参益肺之气阴，符合支持疗法之旨，然强于西药的支持疗法；而银花、鱼腥草、败酱草清热解毒，行瘀排脓又优于单纯抗菌素治疗，可见上述组方有中医特色而不悖西医治疗原则，参考西医治疗又优于其作用。中西医结合，重要的是思维上的取长补短，临床广开思路，那种中药、西药杂投实乃不可取也。

十、肺癌术后转移治验一例

秦某，男，66岁，已婚，干部。

初诊：1992年12月10日。

主诉及病史：因右上支气管肺癌于1991年3月18日手术治疗(术后病理：肺鳞癌)，因双锁骨上淋巴结转移，于1991年4月30日行姑息放疗，其间出现黄疸，肝功能损伤，停放疗1周，1991年7月24日结束放疗，左锁骨上病灶基本消失。1992年11月14日胸大片及肺部CT检查示右肺及上纵隔加宽，纵隔淋巴结明显肿大，考虑肺癌术后转移，经非手术治疗效果不著。

诊查：刻诊咳嗽频作，吐黄痰黏稠，胸痛，口干渴(患者有糖尿病史)，胸闷气短(B超示心包积液），疲乏无力，脉滑，舌红苔白。

辨证：气阴不足，痰阻气机，伤肺扰心。

治法：先予排痰肃肺，调畅气机，继之补益气阴。

处方：芦根 10g　桃仁 10g　生薏苡仁 15g　浙贝 10g　枇杷叶 10g　百部 10g　紫菀 12g　桔梗 10g　陈皮 10g　杏仁 10g　生甘草 10g　水煎服，每日 1 剂，分 2 次服。

二诊：1992 年 12 月 14 日，服药 4 剂，咳嗽减轻，余症同初诊，继服原方。

三诊：1993 年 1 月 7 日，服药后咳嗽及咳黄稠痰明显减轻，仍有口干乏力，胸闷气短，脉滑，舌淡红苔白。以初诊方加生山药 15g，鸡内金 10g，益脾肺之中寓培土生金之意，用药尚须避壅补。上方服至 1993 年 2 月 4 日，咳嗽咳痰基本好转，食欲增加，胸痛未作，仍有口干渴，气短胸闷乏力，脉缓，舌淡红苔白，遂以上方加花粉 10g（15 剂后改为 20g），生黄芪 10g（1993 年 4 月 2 日后生黄芪改为 15～20g）。遵上法服药至 1993 年 5 月 6 日（其间间断服用自拟"金仙液"）诸症若失，B 超检查示：原心包积液亦恢复正常。仍以上法施治至 1993 年 9 月 2 日复诊，患者一如常人，胸部 X 线检查报告为术后改变。患者不愿再作其他检查，遂间断服药至 1994 年 12 月上旬。1997 年 12 月随访，患者古稀之年仍健在如常人。

【按语】曾闻中医名家说过：癌乃非常之病，治当用非常之法，此确系金玉之言。笔者体会，非常之法常脱胎于常法，或受常法之启迪，因此治疗癌症仍应注意辨证施治和常法常方的灵活运用。患者肺癌手术，放疗后转移，又有消渴宿疾，气短乏力而口干渴，气阴不足已属无疑。然刻诊咳嗽频作，痰黄稠而胸痛，脉滑，痰阻肺已见化热之兆，痰阻气机而肺失肃降，痰湿之邪又扰心，因此"排痰肃肺，调畅气机"当为首务，虽有气阴不足，暂不宜壅补，用药当"避温燥，远滋腻，舍甘温"，以"清灵"而调"娇脏"，然后再图别法。该例初诊采用"排痰（非化痰）肃肺，调畅气机"，所拟方药平淡无奇，却为继续治疗创造了良好的条件。

癌，特别是晚期癌，由于患者大多体质衰竭，治疗中使用补法自无可厚非，特别是出于提高患者"免疫"功能的考虑，补法的运用十分普遍。笔者以为使用补法，对于癌症患者来说，要注意几点：①要分清气血阴阳之虚，结合脏腑之虚而施补。不分何者之虚，虚在何处，动辄人参、黄芪、灵芝……未必恰当。②补法的运用应适时、适当。所谓适时，是要掌握时机，"适时"不等于"不及时"，错过时机不对，操之过急亦有害；所谓适当，就是要根据患者具体情况，有时要循序渐进地施补，"一口吃个胖子"是不行的。③运用补法，要特别注意脾胃功能，很多癌患者脾胃功能较差，有些甚至"虚不受补"，因此不能壅补、呆补。笔者体会要注意甘淡药物的选择。该病例施治中亦使用了补法，治疗中由甘淡药物到甘温药物，先调脾胃后增补益，先注意益阴而后益气阴，且着眼于调补肺金，即是基于上述考虑。

十一、借"吐血三要法"治疗肺癌咳血一例

李某，男，56 岁，已婚，干部。

初诊：1995 年 11 月 24 日。

主诉及病史：因患肺癌而行放疗，放疗前后即间断咳血，放疗后咳嗽频作，痰吐不爽伴咳血胸痛，咽干，乏力，纳差，用西药治疗效果不著。

诊查：患者咳嗽频作，痰吐不爽，咳血时作，胸痛乏力，口干纳差，神疲气短，面色晦滞，时有午后低热，脉细，舌淡红，苔薄白。

辨证：痰瘀阻滞，气逆络伤。

治法：化痰行血，降逆宁络。

处方：茜草10g　紫草10g　桃仁10g　生薏苡仁15g　知母10g　浙贝母10g　降香10g　芦根10g　紫菀10g　山药15g　地骨皮10g　水煎服，每日1剂，早晚2次分服。

二诊：1995年11月26日，服药2剂，咳血次数已减少，效不更方，原方再进5剂。

三诊：1995年12月3日，服上方5剂已2日未见咳血（仍在放疗中），除午后低热，气短乏力外，余症均明显减轻，脉细，舌正红苔白。原方加花粉15g，公英10g服用2周，咳血始终未作，低热好转，诸症若失。1996年1月底随访，一般情况改善，咳血未再出现。

【按语】咳血为肺癌患者常见症状之一，常给患者带来恐惧和很大的思想压力，对其治疗，医者见仁见智。先贤缪仲淳氏曾提出治"吐血三要法"："宜行血不宜止血，宜补肝不宜伐肝，宜降气不宜降火"，可谓金玉之言。此虽为治吐血者设，然借用之治疗肺癌之咳血，其效亦佳。盖肺癌咳血多为气逆痰阻，故宜降气（肺苦气上逆）化痰，肺癌咳血者乃毒踞络伤，故宜行血；患者多体质虚弱，尤其放化疗后气阴亏损，胃纳呆滞，故宜养肝而不宜攻伐。缪氏吐血之要法对肺癌咳血颇为合拍。以此组方，基本药物茜草、紫草、桃仁、生薏苡仁、知母、浙贝母、降香、紫菀、芦根，每获良效。

该患者用药中，以降香、茜草降气行血止血，以桃仁、生薏苡仁、芦根排痰逐瘀，此为苇茎汤主药，先贤张秉成曾赞苇茎汤："方虽平淡，其通瘀化痰之力，实无所遗。所以病在上焦，不欲以重浊之药重伤其下也。"二母、紫菀化痰止咳，山药与薏苡仁甘淡健脾而不壅滞。本方用紫草，盖取其活血解毒之功。《医林纂要》言其"补心缓肝，散瘀活血"，《药性论》言其"治恶疮"（就某种意义上讲，"癌"也是一种"恶疮"）。紫草虽苦寒利大肠，有薏苡仁之健脾（且方中薏苡仁用量独大）配合，可免伤胃滑肠之虑。

十二、宁肾运体治滑胎一例

靳某，女，26岁，已婚，工人。

初诊：1981年10月25日。

主诉及病史：既往流产3胎，均在妊娠50日左右，本次妊娠后即请假病休，极少活动，就诊前一天午睡时，因风将窗户吹开，起床关窗遂"见红"而住内科病房。妇科会诊，建议终止妊娠。

诊查：刻诊患者神情默默，已2餐未进食矣，脉滑而少力，舌正红苔薄白（正予补液治疗）。

辨证：肾气虚胎元不固。

治法：补肾气以固胎元；下床活动（拔掉输液）以运体。

处方：自拟固胎饮：菟丝子30g　桑寄生30g　杜仲15g　水煎服，日进2剂，分4次服。

二诊：1981年10月25日，服药2剂，并在户内适当活动，1剂后"见红"减少，2剂后出血已止，孕妇神情始舒，已思进食，且活动稍加反感身体舒适，嘱以原方间断服之（1～2日1剂），并每日坚持适当活动，至妊娠3月停药，后足月生一男婴，母子康健。

【按语】对习惯性流产（滑胎），不少医生强调孕妇休息，若"见红"则主张绝对卧床。孕妇及家属也把休息作为保胎的关键，似乎活动则动胎，因而恪守一个"静"字。其实，固胎之要不在静而在动，何以言之？

人之气血贵在流通，气血怫郁，百病生焉。适当地活动可使气血流通而利于固胎，若过于休息或卧床，"久卧伤气"使气血壅滞，胎何以固？此其一。

脾胃为气血生化之源泉，脾胃健，气血充，胎得养，始易固。适当地活动可促进食欲，利于脾胃之受纳与运化。若过于休息或卧床,则影响食欲,不利于气血之滋生,此其二。

欲使胎固,调神十分重要,神宁则胎安。适当地活动可使神畅,若过于休息或卧床,常使孕妇体安而神不宁。躺在床上,时时担心流产,精神常处于紧张状态,“恐则气下”,不利于固胎,此其三。

谚云:山野村妇坠胎者少,其理安在?即在于农妇有较多的活动,体动而神安,气血畅而脾胃健,则胎健而固。由于生活条件的改善,不少妇女怀孕之后常注重膏粱厚味和休息,所谓保养身体,其实,恰恰保养失当。

笔者临床遇到习惯性流产病人,常强调适当地活动,反对过多卧床,兼服自拟固胎方(菟丝子 30g,桑寄生 30g,杜仲 15g),屡屡获效。

十三、薏苡附子散加味治疗心肌炎危重症一例

王某,男,40 岁,已婚,干部。

初诊:1989 年 3 月 9 日。

主诉及病史:1981 年至 1989 年因胸闷痛间断性加剧先后 10 次住院治疗。本次住院已 10 日(住院号 206145),诊为病毒性心肌炎(后遗症期),病态窦房结综合征。现症:胸痛憋闷,气短有欲绝之感,心悸阵作,心悸时心率可达 180 次/分,心悸缓解时心率在 38 次/分左右,但胸闷痛难忍,每于夜间 11 时症状加重,心率最低可达 30 次/分,经西药治疗症状控制不理想,于 1989 年 3 月 9 日动员患者安置永久性心脏起搏器,患者及其家属犹豫不决而请中医会诊。

诊查:胸痛憋闷,气短有若欲绝,脉迟,舌淡红苔白。

辨证:心阳不足,心阴亏损;阴阳不和,气血乖戾。

治法:缓急和中,调和阴阳,补益气阴。

处方:薏苡仁 40g　炮附子 10g　柴胡 10g　清半夏 15g　生黄芪 20g　知母 10g　桂枝 10g　生甘草 10g　茯苓 15g　降香 6g　赤芍 10g　水煎服,每日 1 剂,分 2 次服。

二诊:1989 年 3 月 13 日,服上方 4 剂诸症大减,已决定不安置心脏起搏器,脉缓,舌正红苔薄白,原方继服半月诸症若失(心率稳定在 50～70 次/分左右),后间断服药月余,随访 10 余年病情平稳,工作如常人。

【按语】该病例病情可谓急而重,据证分析:患者胸闷痛而急迫,当缓之;子时为阴阳交替之时,此时症状加重,当和之;脉迟无力乃心阳不足,心阴亏损;心悸阵作,心率快时达 180 次/分,慢时仅 30 次/分,呈阴阳不和,气血乖戾之状,当调之。尤在泾曾言:“求阴阳之和者必求于中气,求中气之立者必以建中也。”因“中者四运之轴,阴阳之机也。”故取薏苡附子散缓急,小柴胡汤和之,黄芪建中汤调之(以知母代小柴胡汤中之黄芩并与黄芪相配,取张锡纯氏用黄芪之意)而获捷效,可见危重证的治疗更需坚持中医理论指导,灵活变通而辨证施治,尤为重要。

十四、白色葡萄球菌败血症治验一例

于某,女,32 岁,已婚,农民。

初诊:1977 年 10 月 5 日。

主诉及病史:1 个月前因过度劳累月经提前来潮,量多。翌日经净,随即发烧(T:40℃以上),用抗菌素,退热药及补液无好转,体温仍持续在 39℃以上而住院(住院号 109168)。查体:

T:39.8℃,P:96次/分,BP:100/50mmHg。神靡,消耗病容。心尖部闻及收缩期吹风样杂音。肝在剑突下3cm可触及,质软,无压痛。余无阳性发现。辅助检查:白细胞计数9800/mm^3,中性:86%。血沉:34mm/第一小时。肝功能正常。血培养:白色葡萄球菌生长。西医诊断:白色葡萄球菌败血症。

诊查:患者发烧虽历月余,刻下仍发热恶寒,寒得衣被不减,热无稍减之时。少汗,且伴纳呆口干便难,脉细数,舌正红苔白。

辨证:正虚邪侵,留恋不解,脾失健运。

治法:辛温疏解,兼调脾胃。

处方:杏仁10g　苏叶10g　淡豆豉10g　神曲10g　陈皮10g　荆芥10g　方以杏仁宣肺达表兼润肠;苏叶、豆豉、荆芥轻宣疏表;神曲、陈皮、豆豉调中和胃健脾。水煎服,每日1剂。

二诊:10月8日,服药3剂,体温渐降,饮食稍增。现午后低热,脉如前,舌红,苔白微黄。以上方去苏叶之辛温,加青蒿10g,地骨皮15g,黄芩6g,蒲公英12g清热解毒。2剂后体温降至正常。

三诊:10月12日,体温又升高(T:38.2℃),脉小数,舌红苔白腻。热有缠绵之势,舌有湿盛夹热之征。上方加苍术6g,茯苓12g,竹叶6g,忍冬藤15g以湿热兼顾施治。

四诊:上方服3剂后体温恢复正常,至10月20日痊愈出院(血沉、血培养均恢复正常)。随访月余,情况良好。

【按语】患者高烧月余表证仍存,脾运欠佳,湿热内蕴,初用辛平偏温而不过温以疏表,继清伏热而不过苦,再祛湿浊使邪无所恋,力求轻灵取效。

高烧,血培养有细菌生长,自然要想到清热解毒药的应用。如不辨证,一开始即大剂苦寒,势必更伤胃气,表实难解。故初取疏解和胃,当胃气渐强再辨证加用清热解毒药,说明辨证施治之重要。该患者纯系中药取效,说明中医治急症值得重视。

【编者评注】刘亚娴教授长期在临床第一线工作,又善于汲取先贤之成果而加以发挥和总结,因此临床经验丰富而疗效显著。本集所收10余则医案皆其平素治验而颇多心得者,后学者读之应受启迪。

许占民医案

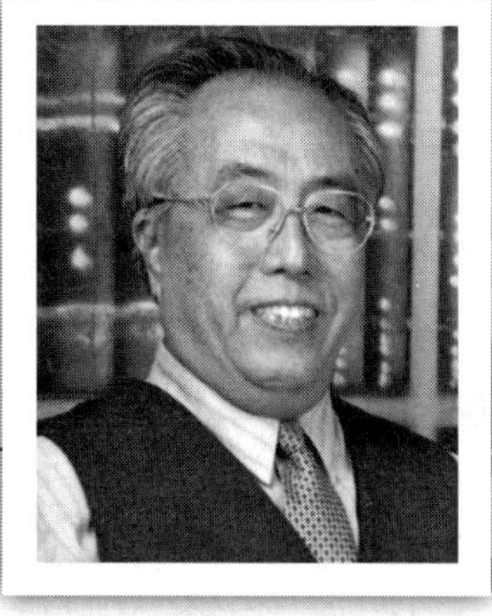

【生平传略】

许占民，1939年4月出生于中医世家，天津市人。1963年天津中医学院首届本科毕业生。现任河北医科大学中医学院教授、主任医师。兼任中国中医药学会中成药分会副主任委员、河北分会理事，中国中西医结合学会中药专业委员会委员，中国药学会河北分会理事，《河北中医》、《河北中医药学报》常务编委。1993年获国务院颁发的有突出贡献专家证书，并享受政府特殊津贴。1997年被国家人事部、卫生部及国家中医药管理局批准为全国老中医药专家学术经验继承人导师。

许氏长期致力于中药学及方剂学的教学与研究工作，对中医经典著作——《神农本草经》做过深入的研究，颇有造诣。在中医内科临床方面，继承了其父许子文及天津名医董晓初、邢锡波的学术思想和临床经验，以治疗心血管及消化系疾病见长。同时，又长期从事中医药文献的研究工作，担任《中国药物大全·中药卷》主编，《中医药学高级丛书·中药学》副主编，《中国医学百科全书·中医学》及《中医大辞典》编委，为编纂具有中国医学特色、代表中国医学水平的大型工具书做出了贡献。许氏主编或参编了12部中医药学专著，公开发表了30余篇学术论文。

一、化瘀消痰法治愈厥心痛一例

张某，女，70岁。

初诊：1997年3月7日。

主诉及病史：胸骨后及胃脘部闷痛3年余。每于劳累后发作，牵及左侧肩背部不适，经服用消心痛、心痛定等西药，症状仍未缓解。同时伴有心悸、气短、失眠等症。

诊查：舌质暗红，苔白腻，脉弦。心电图示：Ⅰ、Ⅱ、Ⅲ、aVL、$V_1 \sim V_5$，T波普遍低平，ST段下移；aVF，T波倒置。西医诊断为冠心病心绞痛（广泛前壁、下壁心肌缺血）。

辨证：痰瘀互结，阻滞心脉。

治法：消痰化瘀，宽胸利气。

处方：全瓜蒌 15g　清半夏 10g　白芥子 10g　旋覆花 10g　枳壳 10g　生黄芪 15g　川芎 10g　赤芍 10g　丹参 15g　三七粉 3g(冲)　炒枣仁 30g　另随汤药送服冠心苏合胶囊 2 粒。

二诊：3 月 21 日。服药 14 剂后，胸骨后及胃脘部疼痛未作，仅劳累后自觉胸脘憋闷，睡眠好转。但近日又见口干咽燥，舌暗红、苔白而少津，脉沉弦。

处方：上方加太子参 30g　麦门冬 10g　五味子 10g

三诊：4 月 11 日。症状基本消失，胸脘部不觉憋闷，亦不觉心悸气短，精神渐觉舒畅，舌质暗红、苔薄白，脉沉弦。心电图示：各导联 ST 段上移；V_5，T 波耸起；aVF，T 波由倒置转为低平。

处方：3 月 21 日方加川厚朴 10g　桂枝 10g　薤白 10g

四诊：5 月 6 日。病情转愈，舌脉同前，无不适。心电图示：V_1～V_5，T 波高耸，前壁缺血已转愈。

处方：4 月 11 日方改作蜜丸，每丸重 10g，每次 1 丸，每日 2 次。连续服用 3 个月，以巩固疗效。

【按语】该病证属胸痹、厥心痛，为痰瘀互结，心脉淤阻，胸阳不振所致。症见心胸闷痛，日久不愈，心悸气短，舌暗红，苔白腻，脉弦。治宜痰瘀并治，兼以行气通阳。初诊予化瘀消痰汤（自拟方），加酸枣仁安神。方中瓜蒌、半夏、白芥子、旋覆花、枳壳，利气祛痰而消胸中痰结；丹参、川芎、赤芍、三七，活血化瘀而通血脉；黄芪益气通阳以利痰瘀的运除。二诊时有气阴两虚的表现，故与生脉饮合用。三诊时为增强宽胸理气之效，又加入枳实薤白桂枝汤。该患者经服用 2 个月汤剂，3 个月丸剂，基本痊愈。随访 3 年，未见复发。

二、炙甘草汤加减治愈心动悸一例

孙某，女，16 岁。

初诊：1994 年 6 月 11 日。

主诉及病史：心动悸、乏力 1 月余。一月前患上呼吸道感染，出现发热，全身疲乏无力，心动悸，自觉心搏频繁脱漏，气短盗汗。经西医诊断为病毒性心肌炎，曾用激素治疗无效。

诊查：舌质紫暗，少苔，脉促而代。心率 100 次/分。听诊：心尖部第一心音减弱。心电图示：窦性心律伴过速，室性期前收缩呈三联律。

辨证：气阴两虚，心脉淤阻。

治法：滋阴益气，活血复脉。

处方：炙甘草 15g　太子参 15g　麦门冬 10g　生地黄 45g　炒枣仁 30g　阿胶 10g(烊化)　丹参 15g　川芎 10g　山萸肉 10g　杭白芍 10g　生龙骨 15g　生牡蛎 15g

二诊：6 月 25 日。服药 14 剂后，期前收缩明显减少，但仍感心动悸、乏力，伴有畏寒肢冷，脉促而无力。心率 83 次/分。心电图示：窦性心律，偶发室早。此时患者不仅气阴两虚，又现心阳不振。

处方：上方太子参改作红参 5g，并加桂枝 10g。

三诊：7 月 25 日。服药 1 个月后，患者症状、体征明显改善，脉弦细数。心率 83 次/分。心电图示：窦性心律，未见“室早”，但各导联 T 波普遍低平。

处方:6月25日方白芍改作赤芍10g,并加五味子10g。

四诊:8月30日。患者基本痊愈,心电图恢复正常。上方改作蜜丸,每丸重10g,每次1丸,每日2次,连服3个月,以巩固疗效。半年后曾因感冒发烧而复发,再经治愈,追访3年未再复发。

【按语】该病证为气阴两虚,心脉瘀阻所致,故选用《伤寒论》的炙甘草汤以滋阴益气,活血复脉。方中炙甘草,《名医别录》载:“通经脉,利血气”;生地黄,《神农本草经》载:“逐血痹”,《名医别录》载:“通血脉”;麦门冬,《神农本草经》主“胃络脉绝”。“胃络”,为胃之大络,名曰虚里(指心尖搏动的部位);“脉绝”,乃指脉有间歇状(即指有期前收缩,如结、促、代脉),故《珍珠囊》谓麦门冬能“生脉保神”,以使脉搏跳动规律流畅而有神。以上三药皆为方中主药。初诊脉现促而代,故炙甘草汤去桂枝,合张锡纯的来复汤,并加入丹参、川芎以增活血复脉之功。二诊出现心阳不振之象,故选用红参,并采用原方中的桂枝,以增温心阳之力。三诊时为恢复期的调养,方中加入五味子,乃仿生脉饮之意。

三、益气养阴法治愈痞满一例

冯某,男,61岁。

初诊:2001年2月6日。

主诉及病史:上腹部饱胀不适1年余。每于进食后加剧,偶有反酸,甚则胃脘疼痛,并伴有食欲不振,腹部有时胀满。

诊查:舌淡红,苔薄白少津,脉沉弦细。触诊:上腹部轻度压痛。纤维胃镜示:胃窦部黏膜充血、水肿。西医诊断为慢性浅表性胃炎。

辨证:脾气虚衰,胃阴不足,运化无力。

治法:益气养阴,行气除痞。

处方:沙参15g　丹参10g　党参10g　白术10g　陈皮10g　丁香10g　黄连3g　白芍15g　甘草10g

二诊:2月27日。服药21剂,症状显著减轻,但胃脘部仍痞满,嗳腐,已无反酸、胃痛及食欲不振。舌淡红,苔薄白,脉弦。

处方:上方加藿香10g　川厚朴10g　肉豆蔻10g　白豆蔻5g(后下)　生麦芽15g

三诊:3月6日。服药7剂后,胀满减轻,但仍觉胃脘不适,口干便燥,舌红苔薄白少津,脉弦。

处方:2月27日方去川厚朴、肉豆蔻、白豆蔻,加沙参10g、麦门冬10g、干地黄10g、当归10g。

四诊:3月20日。服药14剂后,痞满口干便燥等症状消失,但仍有胃脘嘈杂不适。舌淡红,苔薄白,脉弦。

处方:2月6日方加云茯苓10g、紫苏10g、白豆蔻5g(后下)　怀山药15g。

患者服药14剂后,全部症状消失。经胃镜检查:胃窦部黏膜充血、水肿消失,无其他异常发现,病已基本痊愈。

【按语】脾胃同居中焦,阴阳脏腑相济,共司受纳运化、腐熟泄浊之职。若脾阳不运,或肝胃不和,或郁而化热,或久伤胃阴,均可影响胃肠气血之运行,使其通降功能失常,而致脘腹痞满之症。该病案初诊予三参养胃汤(自拟方),方中沙参、白芍、甘草养阴柔肝;党参、白术健脾养胃；丹参、陈皮调畅胃中气血；黄连、丁香通降胃气。该方不仅气阴双补，且能通降胃气。二诊时痞满症状较为突出，故又合用了丁沉透膈汤(《和剂局方》)，以增健脾养胃、行气散结之功。三诊时有肝阴不足，肝气犯胃的表现，故与一贯煎(《柳州医话》)合用，以养阴柔肝。四诊时脾气虚损未复，故又合胃爱丸(《外科正宗》)以补养脾胃，作为后期调养。服药后病已痊愈，随访至今未见复发。

四、养阴清热法治愈积年口疮一例

王某，女，63岁。

初诊：2000年9月7日。

主诉及病史：口舌唇颊等处生溃疡点8年余。此起彼伏，反复发作，经年不愈。溃疡局部灼热疼痛，于进食酸、辣、咸、热等物，疼痛尤甚。

诊查：舌红少苔，脉沉细数。溃疡所发部位为上颚、唇舌、两颊及舌下黏膜等处，如黄豆或豌豆大小，甚者溃烂成疮。两医诊断为复发性口腔溃疡。

辨证：阴虚火旺，虚火上炎。

治法：滋阴益肾，清心泻火。

处方：生地黄15g　山萸肉15g　怀山药15g　泽泻10g　云茯苓10g　牡丹皮10g　肉桂5g　木通5g　黄连5g　竹叶10g　甘草15g　玄参15g　麦门冬10g

二诊：9月17日。服药10剂后，下唇内侧溃疡减轻，舌体两侧及下部各有溃疡1处，周围红肿。舌淡红少苔，脉沉细。

处方：上方加蒲黄10g(包煎)　西洋参10g

三诊：10月12日。服药2周后，口舌溃疡消失。但停服1周后又复发。舌淡红，苔薄白，脉沉缓。

处方：9月7日方加太子参15g。

四诊：10月19日。服药7剂后，口舌溃疡转愈，舌脉同上。再予9月7日方继服2周，以巩固疗效。

【按语】积年口疮，西医名为复发性口腔溃疡，是临床常见的一种杂病。其病程迁延，此愈彼起，影响患者的饮食、工作和生活。本病主要是由于阴虚火旺所致。患者平素心脾有热，气冲上焦，重发于舌。又久病及肾，肾阴不足，水不制火，而虚火上炎，熏蒸于口，形成口疮。初诊时选用加减八味丸(《审视瑶函》)合二阴煎(《景岳全书》)，养阴清心泻火。方中山萸肉、茯苓、山药滋肾健脾；泽泻、丹皮、黄连、木通、竹叶、甘草清心泻火；生地黄、麦冬、玄参可增强养阴清热之效；加入少量肉桂，以引火归原。二诊时溃疡局部红肿，故加蒲黄以活血散结。三诊时加太子参以增补气扶正之力。随访患者得知，以后又继续服前药1个月，病已痊愈，至今未见复发。

五、柔肝祛风止痉法治愈痉病二例

例一　陈某，女，69岁。

初诊：1997年10月6日。

主诉及病史：舌体不自主颤动4月余。患者于4月前，因感冒后出现口唇及舌体不自主细微颤动，每日发作数次，持续时间长短不等，以夜间为甚，重时口舌发出轻微响声，影响睡眠，无其他不适。

诊查:舌淡红,苔少,脉弦细。

辨证:阴血亏虚,筋脉失养。

治法:酸甘化阴,柔肝舒筋,祛风止痉。

处方:白芍 15g　木瓜 15g　乌梅 10g　甘草 10g　天麻 10g　钩藤 10g(后下)　玄参 15g　生牡蛎 30g　怀牛膝 10g　炒枣仁 30g

二诊:服药 5 剂,症状得以缓解。再进前方加山茱萸 15g,继服 5 剂而安。

例二　聂某,女,22 岁。

初诊:1998 年 11 月 27 日。

主诉及病史:右侧面颊憋胀微颤、作响 2 年余。2 年前因患外感,头胀痛,恶风鼻塞,后致右侧面颊憋胀不适,发作时患处细微颤动,甚则伴有轻微响声,每日发作 10 余次,每次持续数秒,发作后患者面颊仍有憋胀感。

诊查:舌淡红,苔薄白,脉沉缓。

辨证:风寒外邪壅滞经脉,而致面颊气血运行受阻。

治法:发散外邪,活血通络,祛风止痉。

处方:防风 10g　葛根 15g　桂枝 10g　白芷 10g　天麻 10g　钩藤 10g(后下)　全蝎 5g　白僵蚕 10g　地龙 10g　当归 10g　赤芍 10g　川芎 10g　薄荷 10g(后下)

上药连服 10 剂,病痛全除。

【按语】痉病的临床症状多见拘急、颈项拘急、独头动摇、口噤、角弓反张等,而表现为口舌、面颊拘急作声响者,古今医籍鲜见记载。本病西医名为"感染性多发性肌痉挛综合征",多在感冒后突然出现口—舌—咀嚼肌三联征。即不自主地反复伸舌,过度地张口、闭口及下颌偏斜,呈阵发性,持续时间数秒至数分钟不等,日发 1~2 次,或数分钟发作一次。对神志无影响,间歇期如常人。中医认为本病多为邪气外袭,循经入络,或阴血亏虚,筋脉失养所形成。例一,为年老体弱,阴血亏虚,筋脉失于濡养所致,故用养阴柔肝,祛风舒筋之品;而例二,则为外邪侵袭,壅滞经脉所致,故用发散外邪,通络止痉之药。二者一虚一实,异曲而同工。

六、酸甘化阴法治愈小腿酸胀一例

李某,女,68 岁。

初诊:2000 年 11 月 7 日。

主诉及病史:双侧小腿肌肉酸胀不适 10 年余。夜间卧床时症状尤甚,白天活动后稍缓解。

诊查:舌质暗红,苔薄白,脉弦。肌电图无异常发现。

辨证:阴血不足,肌肉失养,经脉不畅。

治法:酸甘化阴,调和气血,疏通经脉。

处方:杭白芍 15g　甘草 10g　木瓜 10g　乌梅 10g　生黄芪 15g　桂枝 10g　威灵仙 15g　透骨草 15g　伸筋草 15g

二诊:11 月 13 日。服药 6 剂,症状明显好转。但夜间仍略觉腰腿酸胀,口干咽燥。舌质暗红,苔薄白,脉弦。

处方:上方加天花粉 10g。

三诊:11 月 20 日。服药 7 剂后,症状消失,舌脉同前。再服 11 月 7 日方,以巩固疗效。

患者继服药14剂而愈。

【按语】该病证现代医学名为“不安腿综合征”。本病多因气血不和，血虚失于濡养，肌肉筋脉失荣所致。肝主筋脉，为“罢极之本”，全身筋腱关节的运动功能，皆依赖于肝的气血滋养。若肝经阴血不足，则筋脉不舒，而出现小腿酸胀不适。故初诊时予芍药甘草汤合黄芪桂枝五物汤加减。方中以白芍、甘草、木瓜、乌梅酸甘化阴，养血柔肝，缓急止痛；黄芪、桂枝、威灵仙、透骨草、伸筋草补气活血，舒筋活络。二诊时出现阴虚有热，口干咽燥之象，故加天花粉以清热生津。《长沙药解》谓天花粉又能“舒痉病之挛急”，故该药用于治疗本病，亦为合拍。该病常反复发作，但本病例经治愈后，随访至今未见复发。

【编者评注】许占民教授出生中医世家，既承家学，又拜名师，造诣颇深，学验俱富。于仲景学术，体会良多，故临证辨治多精审准确，用药不繁而疗效显著。若非深得仲景心法者，孰能如此！

杨牧祥医案

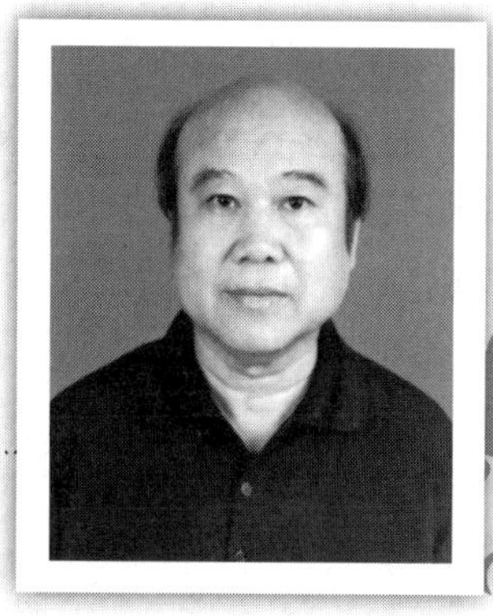

【生平传略】

杨牧祥，男，1940年生，汉族，中共党员，天津市人。现任河北医科大学中医学院中医诊断学教研室主任、教授、主任医师、博士生导师。1962年毕业于天津中医学院，以其品学兼优而留校任教。从事高等中医教育至今40余年，努力拼搏在教学、临床、科研第一线，培养了大批高级中医药人才。1993年被国家中医药管理局聘为全国普通高等教育中医药类规划教材《中医诊断学》副主编，1994年被国家教委及国家中医药管理局批准为建设国家试题库《中医诊断学》命题组副组长，1997年被国家人事部、国家卫生部、国家中医药管理局遴选为全国老中医药专家，2000年被国家中医药管理局聘为国家中医执业医师资格考试命审题专家，并兼任国家级科技成果鉴定评审专家，全国中医诊断教学研究会副主任委员等职，为中医高等教育做出了突出贡献。在学术上崇尚温病学派，擅于舌诊，长于内科。著有《中医诊断学》等40余部医学著作，在省级和国家级学术刊物公开发表论文40余篇，承担"九五"国家科技攻关课题1项，荣获科技进步奖及教学成果奖16项，其中省部级科技进步二等奖2项，三等奖1项，省教学成果一等奖1项，三等奖1项。1992年被国务院批准为享受政府特殊津贴专家，1995年被河北省委、省政府批准为省管优秀专家。

一、自拟眩晕方治疗"脑动脉硬化症"一例

刘某，男，52岁，农民。

初诊：1997年4月8日。

主诉及病史：头晕5年，加重7天。头痛、耳鸣、失眠多梦、急躁易怒、腰膝酸软，每因劳累或情绪急躁而诱发。曾服眩晕停、六味地黄丸等药，未见明显效果。

诊查：血压23.5/13.4kPa(175/100mmHg)。眼底检查：动脉硬化Ⅱ级，动、静脉交叉压迹明显。血脂：胆固醇7.2mmol/L，甘油三酯2.7mmol/L。舌红少津，脉弦细略数。

辨证：肝肾阴虚，肝阳上亢，脉络瘀滞。

治法：滋水涵木，平肝潜阳，活血通络。

处方：眩晕方加减：天麻　刺蒺藜　旱莲草　石菖蒲　郁金各10g　钩藤(后下)　夏枯草　益母草　女贞子　丹参　怀牛膝　决明子各15g　虎杖　桑寄生各30g　地龙6g　水煎服，每日1剂，分2次温服。

二诊：服药7剂，头晕、头痛等症大减，血压18.9/11kPa(140/83mmHg)，舌淡红，脉略弦细，唯少寐多梦明显。上方加远志10g，酸枣仁15g，生龙牡(先煎)各30g。

三诊：连续服用28剂，诸症消失。6周后复查，血压18/11kPa(135/83mmHg)，眼底检查：动脉硬化Ⅰ级，动、静脉交叉压迹不明显。后以杞菊地黄丸、天麻丸善其后。随访1年，头晕、头痛无大发作。

【按语】脑动脉硬化症属于祖国医学"眩晕"范畴。对于本病的认识，历代医家论述颇多。如《素问·至真要大论》认为"诸风掉眩，皆属于肝"，《丹溪心法》提出"无痰不作眩"，《景岳全书》强调"无虚不作眩"等，各从不同角度论述了本病病机。杨老在继承前人理论基础上，依据本病病变特点及其多年临床经验，认为本病证型虽异而病机则一，即肝肾阴虚，以致肝阳上亢或化风，瘀血阻滞而成。尤其是脉络瘀滞，是整个病机过程中的终端结果，不容忽视。因此，自拟眩晕方作为本病治疗的主方。以女贞子、旱莲草、怀牛膝、桑寄生滋阴补肾以培其本；天麻、钩藤、夏枯草、刺蒺藜、决明子平肝潜阳；丹参、益母草、虎杖、地龙活血化瘀、通经活络，以治其标；石菖蒲、郁金解郁开窍。诸药合用，共奏补益肝肾、平肝潜阳、活血通络之功。再诊，诸症大减，唯少寐多梦明显，乃阴虚阳亢之故。以生龙牡平肝潜阳，镇心安神；配远志、酸枣仁养血安神，以达阴血复、亢阳潜之效。本案标本同治，相得益彰，效如桴鼓。

(王占波整理)

二、运用生水蛭治疗"脑出血"后遗症一例

刘某，男，63岁。

初诊：1997年6月16日。

主诉及病史：罹患高血压、脑动脉硬化18年，因情绪激动突然昏仆，不省人事，伴口眼㖞斜、左侧肢体偏瘫、语言謇涩。在某医院经颅脑CT检查示：右侧脑实质内有一1.6cm×2.7cm的血肿，确诊为脑出血。经对症处理，虽生命得救，但左半身不遂已达2月。

诊查：眩晕欲仆、口舌歪斜、口角流涎、语言謇涩，舌体强硬，舌色紫黯，脉弦。颈软，瞳孔等大，光反射存在，左侧上下肢肌力均为Ⅰ级，血压24.5/13.5kPa(184/100mmHg)。

辨证：肝肾亏虚，脉络瘀滞。

治法：滋补肝肾精血，活血化瘀通络。

处方：当归　赤芍　川芎　桃仁　红花　地龙　续断　淫羊藿　木瓜各10g　丹参　怀牛膝　山萸肉　桑寄生　鸡血藤各15g　全蝎3g　蜈蚣2条　水煎，分2次温服，日1剂。另配生水蛭粉，装入胶囊，以汤药送服，每次5g，每日2次。

二诊：经连续治疗20日，患者语言较清，口眼无明显㖞斜，上肢肌力Ⅲ级，下肢肌力Ⅳ级。守原方继续治疗月余，肢体功能基本恢复正常，复查颅脑CT示：颅内血肿已完全吸收。

【按语】本例由于长期高血压致小动脉微血管破裂而致脑出血，血液溢出后，立即形成血肿。按中医辨证肝肾阴虚为本，脉络阻滞、以致出血为标，证属虚实夹杂。祖国医学认为瘀血性出血或出血而伴血瘀时，瘀血不除则新血难安，故有"活血止血"之说。脑出血治当活血逐

瘀，杨老长期临床经验，认为此症非一般活血通络之品如桃仁、红花、川芎、赤芍、地龙等所能奏效，这是瘀血程度较重之故。认为治瘀血之重症，非强力攻逐瘀血而不达，故以生水蛭每日5～10g，冲服而获显效。水蛭能破瘀血而不伤新血，用于治疗脑出血恰合病机，并强调宜生用。水蛭药性平和，祛瘀之力甚宏，而几无伤正之弊，运用愈早，颅内血肿吸收、神经功能恢复愈快，可减少病残率、降低病死率。因水蛭腥味甚大，入煎、散、丸剂常致人恶心呕吐，不易被患者接受，故宜将生水蛭研成细粉，装入胶囊，用汤药送服，以除其腥味之弊端。

（王占波整理）

三、滋肾固本治愈“面黑”一例

王某，男，43岁，某市外贸学校工人。

初诊：1998年3月18日。

主诉及病史：因近20天来家人及同事察觉其面色渐变暗黑，搽用“美容增白之剂”无明显改善而慕名求治。

诊查：望其面色暗黑，如罩黑气，均匀无斑。舌色瘀暗少津，脉象沉缓，余无他症。询问病史，患者自述两年前曾患“糖尿病Ⅱ型”，经服用“优降糖”等药物治疗后，“三消”症状逐渐消失，3个月前查空腹血糖为6.2mmol/L，尿糖阴性，即已停药。停药后病情未再复作。杨老认为，患者素有“糖尿病”史，该病属中医“消渴”范畴。从病态来看，目前虽无“燥热”标病之虞，但有“阴虚”本病之忧。黑为水色，肾亦属水，而黑又主瘀。

辨证：精亏血瘀。

治法：滋肾补精，活血行瘀。

处方：山萸肉20g　熟地黄15g　怀山药15g　龟甲胶(烊化)15g　鹿角胶(烊化)9g　怀牛膝15g　女贞子15g　枸杞子15g　菟丝子15g　旱莲草10g　全当归10g　桃仁10g　红花6g　虎杖15g　日1剂，水煎，分2次温服。

二诊：用药1周，复诊其黑色渐淡，续以前方加减，迭进28剂，精气来复，血色荣面，面呈红润，病情告愈。随访1年，未再复发。

【按语】本例患者因面色暗黑而就诊，经仔细询问病史，知其曾患消渴病，虽病证已无，但据消渴病之发展演变规律(阴虚为本，燥热为标)，知其当属“阴虚”之体；舌质瘀暗少津，当为血瘀精亏；又据中医“五色应五脏”的理论，故“面黑”实与肾病有关。《黄帝内经》曰：“精不足者，补之以味”，故药用“左归”，以其功擅滋阴补肾，增精益髓。值得推崇的是方中所用龟甲胶、鹿角胶二味，龟甲胶重在补阴，鹿角胶偏于补阳，在补阴药中伍用助阳药，取“阳中求阴”之义。以怀牛膝易川牛膝，并加用“二至”，更增滋补肝肾之力，怀牛膝兼有活血通经之妙。配用当归、桃仁、红花、虎杖，旨在活血行瘀。辨证准确，遣方精当，故收桴鼓之效。

（方朝义整理）

四、清利湿热治愈“阳痿”一例

牛某，男，39岁，已婚，某市外贸局干部。

初诊：1997年8月27日。

主诉及病史：患：“阳痿”半年，经治无效来诊。自述半年来性欲减退，阴茎举而不坚，近两月来房事全无。

诊查：阴囊潮湿浸衣，健忘，咽干，大便稍干，排出不爽，舌质略红，苔微黄厚腻，脉缓乏力，西医诊为“性神经衰弱”。

辨证：湿热郁蒸，注于宗筋。

治法：清热利湿，宣气起阳。

处方：用三仁汤加减：薏苡仁 30g　白蔻仁　炒杏仁　川厚朴　清半夏各 10g　滑石（包煎）15g　木瓜 10g　猪苓 10g　栀子 10g　水煎温服。

二诊：调治 7 剂后，阳事渐兴，性欲渐增，但恐失败，未敢合房，囊湿亦减，苔薄白微腻，脉缓少力。

三诊：因虑及阳气久困、阴精或亏，上方加淫羊藿、鹿角霜各 10g，继服 7 剂。

四诊：病情大见好转，精神亦佳，记忆力增强。因感药效颇佳，再服原方 7 剂，房事欣悦。诊察舌苔薄白，脉缓有神，知其湿热已退；继用六味地黄丸滋补肝肾以善其后，并嘱其节制房事。

【按语】 杨老临证问诊，常以“便感”作为湿阻气机之旁证。叶天士曾以“粪燥为无湿”而立论，专以“大便溏”作为湿温病“邪未尽”之征，但非绝对。盖因湿热合病之时，常有湿重于热、热重于湿以及湿热并重之不同，而大便质地可偏软或偏硬，故察湿问便，当重便感，即以大便排出不畅为准。治疗时，妙用“三仁”宣上、畅中、渗下；木瓜、猪苓、滑石、栀子清利湿热，厚朴、半夏既助行气化湿之功，又以其辛苦性温，监制它药寒凉之性，以免碍湿。诸药合用，气机得畅，湿热自除，阳痿则愈。

（方朝义整理）

【编者评注】 杨牧祥教授对内科疾病的辨治颇为擅长，本集所收几则医案数量虽少，却不难看出杨氏辨证准确，用药精当之特色。

何秀川医案

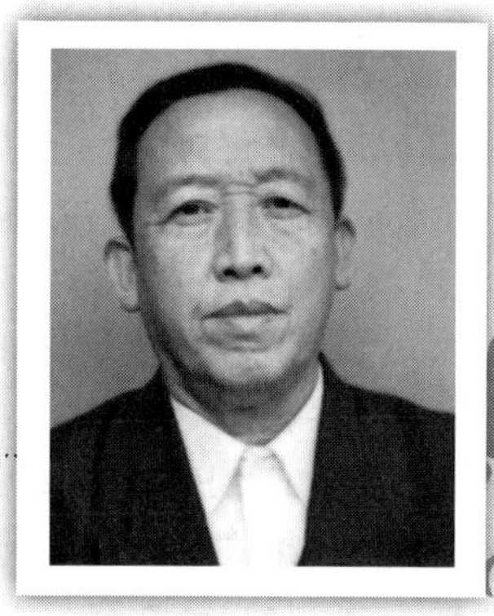

【生平传略】

何秀川，男，1939年生，汉族。主任中医师。河北省河间市人。1962年毕业于天津中医学院。曾任沧州市中医医院业务副院长；沧州地区中医学会理事长；河北省第七届、第八届人大代表，全国第二批老中医药专家学术经验继承指导老师。现任沧州市中医医院技术顾问、沧州市中医药肝病研究所所长、河北省中医学会理事、河北中医杂志编委、河北省中医专业高级职务任职资格评审委员会委员。从事中医临床工作达40余年，擅长中医内科、妇科及一些疑难杂症的治疗，如肝胆消化系统的疾病，结石、不孕、经前期综合征，慢性疲劳综合征等。发表学术论文40余篇。曾获沧州地区科技进步奖。

一、肝宁汤治疗乙型肝炎一例

李某，男，44岁。沧州市地方铁路职工。

初诊：1995年7月28日。

主诉及病史：患者有乙肝病毒携带史。

诊查：近10余日因工作劳累出现四肢乏力痿软，纳差，脘腹胀满，胁疼。肝功化验：GPT246U/L，TTT12.2U。乙肝五项HBsAg+HBeAg+，抗-HBc+(大三阳)，脉沉弦，舌质稍暗，苔薄白。

辨证：肝郁脾虚，且有瘀毒。

治法：养肝健脾、疏肝化瘀、解毒降酶。

处方：自拟肝宁汤加减治之。

白花蛇舌草30g　公英15g　丹参20g　柴胡15g　泽兰15g　虎杖15g　生黄芪20g　五味子8g　砂仁8g　白术12g　丹皮12g　土茯苓20g　枳壳12g　甘草6g　水煎，分2次早晚服，日1剂。

二诊：8月16日，服上药加减1月。肝功化验，GPT降至67U，TTT为10.8U，再以原方加减治之继服。

三诊：9月13日，肝功为GPT42U，TTT6.4U，效不更方，拟原方加减再进。

四诊：10 月 4 日，肝功化验，各项指数均转正常，乙肝五项中 HBeAg 也转阴，嘱以原方每隔日 1 剂，再服 1 月。后追访 1 年未见再发。

【按语】病毒性乙型肝炎，是因感染乙肝病毒而致，其特点是毒邪从人体的血液和体液传入，又专侵着于肝脏，肝主藏血，藏而不泄，故毒邪侵入肝脏后很难驱除，这是该病日久难愈的主要原因。病毒入肝必先伤肝，从而导致肝脏的疏泻失常，血瘀不畅。因此疏肝化瘀是治疗肝炎的重要环节，肝气疏达，血行通畅，再配合解毒祛邪的药物，才能使肝功恢复，病毒清除。但用药不可过于辛燥、苦寒攻伐伤正之品，以免正损，邪气弛张。

自拟肝宁汤，由蛇舌草、公英、丹参、柴胡、泽兰、虎杖、枳壳、白术、云苓、甘草等药组成，方中蛇舌草，公英清热解毒，蛇舌草抗癌抗病毒，公英具有保肝利胆降酶的作用，二药性平和且味甘，故虽清热解毒而不伤正。丹参活血化瘀兼能补血养肝，古人有“一味丹参、功同四物”之说。泽兰活血化瘀但性平和，又有疏肝解郁的作用，高等医药院校中药教材中说“泽兰辛散温通、不寒不燥，性较温和，行而不峻，能疏肝气而通经脉，具有祛瘀散结而不伤正的特点”。虎杖苦寒，亦为活血化瘀药，兼能清热祛湿解毒，现代研究有抗病毒之功能。泽兰与虎杖，一温一寒，两药配伍可以互制其偏，并能增其活血化瘀之效。与丹参三药同用又能防治肝脏的纤维化。柴胡、枳壳疏肝解郁理气，能条达肝气，以利驱邪外出，同时又能引诸药入肝经以达病所。白术、云苓、甘草健脾补中，即“见肝之病当先实脾”之意，脾健则正气充，以利肝脏的恢复和病毒的清除，该方的特点是“疏肝化瘀解毒祛邪不伤正，养肝健脾，扶助正气不恋邪”。此方可以用于各种类型的肝炎及早期肝硬化，可根据临床的症状及化验情况进行加减。如转氨酶增高者加五味子、垂盆草、土茯苓、生山楂等；TTT 增高加丹皮；肝硬化加鳖甲、当归、桃仁等。

二、加味麦门冬汤治疗经前期综合征三例

例 1：经前期哮喘案

王某，女，29 岁，已婚，铁路局职工。

初诊：1985 年 4 月 18 日。

主诉及病史：患者自 1 月份经期患感冒后，每至月经来潮前 10 余日则咳嗽、喘急，甚则痰鸣不得平卧，月经过后诸症悉减，曾在某医院住院治疗，经用抗生素和止咳平喘药治之不效，后出院来我院门诊治疗。

诊查：患者呼吸急促，张口抬肩，喉中痰鸣、痛苦异常，并伴有午后寒热不适，舌质红、苔薄白、脉细数。

辨证：经期外感，热入血室。

治法：调经降逆。

处方：麦冬 30g　半夏 15g　代赭石 20g　党参 15g　川牛膝 10g　甘草 10g　粳米一撮引　水煎，分 2 次温服。

复诊：4 月 20 日，患者服上方 2 剂后，咳喘已平，唯午后寒热未除，于原方加柴胡 12g、黄芩 9g、桔梗 12g、百合 20g。再进 3 剂而愈。追访月经再至时未见咳喘发作。

例 2：经前期眩晕案

田某，女，25 岁，河北省河间市农民。

初诊：1984 年 2 月 12 日。

主诉及病史：每月经来潮前 3～4 天即头目眩晕，欲呕，经过后则诸症若失，如此已年余。

诊查：月经来时量少色暗，经行少腹微痛，其脉沉弦，苔薄白，舌红而微暗。

辨证：冲脉瘀阻不畅，挟肝胃之火上冲清窍。

治法：调冲降逆。

处方：川牛膝 15g　代赭石 20g　麦冬 20g　半夏 10g　台参 10g　荷叶 10g　甘草 6g　水煎服，每日 1 剂，分 2 次服。于经前 4 天连服 4 剂。

复诊：2 月 18 日，服上方 4 剂后眩晕症状大减，欲呕消失，仍有少腹痛但其势亦轻，于原方加延胡索 12g、蒲黄 9g、灵脂 9g。调冲脉之瘀滞，服法同上，经再至时诸症已失。

例 3：经前期衄血案

徐某，女，41 岁，沧州市郊区经委干部。

初诊：1988 年 5 月 18 日。

主诉及病史：患者每月经来前则乳房胀痛、心烦，已数年，近几个月出现鼻衄，于经前 1、2 天则衄血，虽用药也不能止，经过后不药自止。

诊查：其脉弦细而数，舌质红，苔薄白。

辨证：冲脉上逆，不能下行。

治法：固冲降逆，予加味麦门冬汤治之。

处方：麦冬 30g　党参 15g　清夏 15g　赤芍 12g　川牛膝 15g　当归 12g　香附 12g　柴胡 12g　薄荷(炒)9g　代赭石 15g　甘草 6g　嘱患者每月经前 3～4 天连服 3 剂。

二诊：5 月 23 日，服药 3 剂经来未见鼻衄。

8 月 30 日，患者来告，连服上方 3 个月经周期，每期 3 剂，均未见鼻衄发作，此次月经期前未服药也未见衄血。

【按语】妇女经前期综合征是指妇女在行经前所出现的一系列精神和情绪方面的改变：如头痛、烦躁易怒、失眠、乏力嗜睡、浮肿、恶心呕吐、衄血、乳胀、腹胀腹痛，性欲异常等。于经前 1 周左右逐渐加重，行经后逐渐消失为特点。据有关世界卫生组织调查，世界上大约有 30%的妇女饱受此症之苦。造成此症的原因目前尚不明确，多数医家认为可能与精神过度紧张引起大脑皮质下功能紊乱，或体内激素代谢障碍，雌孕激素失调及月经毒素有关。对此症的治疗尚无特殊有效方法。

祖国医学认为此症与冲脉的功能失调有关，冲为血海，主月事。《黄帝内经》云“女子二七天癸至，任脉通，太冲脉盛，月事以时下”。冲脉为人体十二经气血汇聚之处，冲脉的按期盈亏来潮主要依靠五脏六腑的充荣来调节，故五脏六腑发生病变时会引起冲脉的失调，冲脉的失调也会引起脏腑的气机异常。但由于冲脉的独特功能及其经络的走向，所以冲脉为病多表现与月经有关(冲为血海)，表现有气机上逆、腹痛腹急的症状(冲脉起于气街，并足阳明之经、挟脐上行、至胸中而散)。早在 2000 多年前的《难经》中就已经指出“冲脉为病，逆气而里急”。我们在临床观察经前期紧张综合征的表现，大都以气机上逆(如头眩、头痛、乳胀、吐衄、呕吐、咳喘、烦躁失眠……等)里急(痛经)为主，与《难经》所描述的冲脉为病极为相似，故治疗当以调冲降逆为主要法则，自拟加味麦门冬汤治疗该证，是在陈修园及张锡纯的治疗倒经的基础上化裁而来的，麦门冬汤是仲景的《金匮》方，主治肺萎。《金匮》云：“大逆上气、咽喉不利、止逆下气，麦门冬汤主之”。陈修园首先借用此方治疗倒经，张锡纯先生拟加味麦门冬汤治倒经，在麦门冬汤中加入活血调经的丹参、桃仁、杭芍等药，临床应用有较好效果，笔者在临床实践中认为倒经属于经前期气机上运，与其他经前期证状虽表现不同，但其机理则一样，故又借用此方治之，果然奏效，因此方调冲降逆之力薄，故又加入川牛膝、代赭石等，自拟了“加味麦门冬汤”。组成为：

川牛膝 15～20g　代赭石 20g　麦门冬 15～30g　半夏 10～15g　党参 10～15g　当归 12g　杭芍 15g　甘草 6g

用法：水煎，分 2 次服，经前 1 周左右连服 4 至 6 剂。

加减：头痛、头眩者加川芎、菊花、荷叶、天麻等；

烦躁失眠者加枣仁、夜交藤、川连等。

乳胀、胁痛者加延胡索、柴胡、橘叶、川楝子、郁金等；鼻衄加白茅根、栀子；面部湿疹加防风、藿香；咳喘者可加杏仁、厚朴；腹痛加延胡索、蒲黄、灵脂。

方义：方中川牛膝、当归、杭芍入血分调冲脉，能降冲脉之血；半夏、麦冬、代赭石、党参和胃益气、降逆止呕。因为冲脉隶属阳明，阳明胃气充足则胃和气降，冲脉之气亦降，因此治阳明也即治冲脉也。杭芍、甘草能缓急治痛，根据笔者体会，此方可能对调节妇女雌孕激素，减少月经毒素的产生，缓解精神紧张有一定的作用。如杭芍、当归、甘草等药据现代药理研究有镇静、镇痛的作用，在缓解精神紧张方面有一定的疗效，党参、寸冬、杭芍、甘草含有糖类、淀粉、黏液质及维生素类成分，可能对减轻月经毒素的反应有一定作用，川牛膝、当归、杭芍又是妇科调经的主要药物，是否有调节雌孕激素的功能尚待进一步研究。

【编者评注】何秀川主任医师擅长中医内妇科疑难杂病的治疗，对消化系统疾病造诣尤深。对治疗胆结石、不孕证及经前期综合征有独到之处。如例一之“乙肝”的自拟之肝宁汤治疗而有显效；例三以加味麦门冬汤治疗倒经亦颇具巧思。可以看出何氏中医根基较厚而经验较丰。

河南名医医案

吕靖中医案

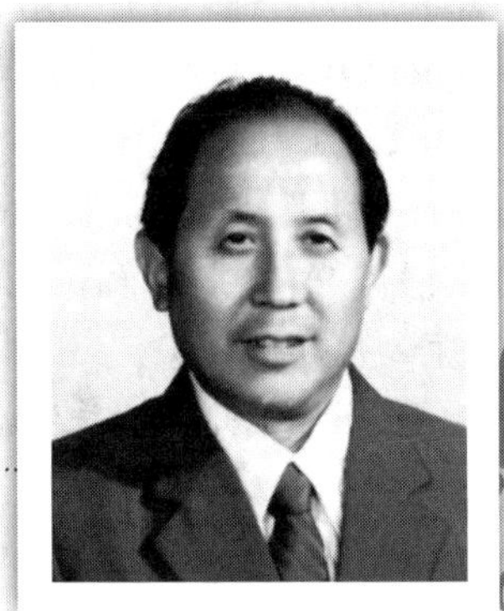

【生平传略】

吕靖中，男，73岁，中共党员，博爱县上庄乡西庄村人，1945年焦作高中肄业，后随武陟县名中医杨兴春学习眼科。1950年回县在上庄乡跟随县名中医郝世甫学中医内科并在药铺学习制药。1952年转入上庄乡地段医院工作。1954年调博爱卫生工作者协会工作。1958年考入河南中医学院深造6年，毕业后留校从事医、教、研工作，历任助教、讲师、内科教研室主任、教授、主任医师。1982年任河南中医学院第一附属医院院长，1987年被评为“全国医院优秀院长”，受到卫生部嘉奖。主要社会兼职有：中华人民共和国中药品种保护委员会委员、卫生部第二、三届新药审评委员会委员、河南省卫生厅新药评委、中国中医药学会糖尿病学会副主任委员等。从医50年，精于中医内科，擅长于糖尿病、脾胃病。多采用中西医结合治疗。强调复合辨证立法，宏观与微观辨证相结合，并注重症前辨治、体质辨治、四管齐下、治病多取得好的效果。研制出2种新药，并获省级科技进步奖3项，省优秀新技术新产品奖1项。主要著作有：《中医治疗糖尿病新进展》、《中医传统脾胃病学》、《传统老年医学》等8部，发表论文30余篇。现仍在河南中医学院第一附属医院国医堂上班。

一、糖尿病并发皮肤痛治验一例

马某，男，50岁。

初诊：2003年1月20日。

主诉及病史：全身皮肤痛3月加重月余。2003年1月20日出现口渴、烦躁、多食易饥，乏力。空腹血糖：7.4mmol/L，餐后2小时血糖：19.6mmol/L 尿糖（＋＋＋＋），酮体（＋＋），在某医院诊断为糖尿病。服二甲双胍片0.25g、每次1片，每日3次。达美康80mg、每次1片、每日2次。服活血化瘀中药10剂，症状有所减轻，但疼痛不减。

诊查：现症：消瘦、乏力、全身皮肤疼痛，以躯干为重。痛苦面容、不得抚摸、昼不能穿衣、夜不能盖被。家人做一罩，人卧其中，苦不堪言。

辨证：肺胃阴虚，气血淤滞，肺为水之上源主皮毛，脾胃主肌肉，阴津不足肌肤失养，气血瘀滞，不通则痛。《黄帝内经》："邪在肺，则皮肤疼。"

治法：清胃热养肺阴，佐以活血通络。

处方：当归12g　川芎15g　葛根15g　地骨皮15g　鸡血藤30g　水蛭10g　黄芩12g　生地15g　麦冬15g　15剂，水煎服。西药照前服不变。

二诊：7月5日，服上药后，空腹血糖6.5mmol/L、餐后2小时血糖8.9mmol/L，尿糖（＋），酮体（－）。精神好，疼痛减轻。用上方加知母15g、桑白皮15g、荆芥12g、防风12g，10剂疼痛大减。治疗2月疼痛痊愈。

【按语】糖尿病为慢性病，尤怕并发症，并发皮肤疼为少见，更为难治。本案加桑白皮即是遵《证治准绳类方·第八册》"桑皮饮"之意。方中用桑白皮、知母、麦冬、葛根润肺生津，走皮肤。用当归、川芎、水蛭、鸡血藤活血化瘀，用荆芥、防风辛散入肺走皮肤。增强活血化瘀作用。用黄芩、生地清热防燥。津液生、皮肤润、气血活、疼痛自愈。

二、祛风通络、活血止痛法治愈头风一例

张某，女，28岁，已婚。

初诊：2000年12月5日。

主诉及病史：左侧偏头痛1年余，加重1周。患者1999年12月5日因劳累出现头痛，随后每遇情绪激动、生气或劳累时诱发，左侧太阳穴处跳痛，疼痛剧烈难忍，疼痛波及巅顶，甚则全头痛，常伴有急躁易怒，胸胁胀满，月经不调，夜寐不安。神经系统检查未见阳性体征。

脑CT：未见异常。脑血流图示：左侧低平波，两侧波幅不对称，脑血管紧张度增高。西医诊断为血管神经性头痛，曾口服盐酸氟桂利嗪、正天丸等药物疗效欠佳。

诊查：偏侧头痛，触之有跳动感，舌质淡暗，苔薄白，脉弦紧。

辨证：此属肝风上扰，风邪入络，络脉瘀阻。

处方：川芎15g　当归10g　白芷10g　细辛3g　菊花6g　钩藤20g　香附30g　白僵蚕10g　全蝎10g　6剂，水煎服，日1剂。

二诊：12月11日，疼痛明显减轻，稍有急躁胁胀，夜眠难安，治以前法化裁。

处方：川芎15g　当归10g　白芷土10g　细辛3g　菊花6g　钩藤20g　香附30g　枳实6g　炒白芍10g　全蝎10g　10剂。头痛止。

【按语】《证治准绳·头痛》谓"医书多分头痛、头风为二门，然一头痛也，但有新久去留之分耳……深而远者为头风，其痛作止不常，愈后遇触复发。"头为诸阳之会，又为髓海，五脏六腑之精气皆上注于头，故外感、内伤皆可致头痛。其病理因素以风、火、痰、瘀、虚为主。根据多年临床经验，认为头风的病机为肝风上扰，病久风邪入络，络脉瘀阻。不通则痛，病为实邪，故见疼痛剧烈；本例头风缘于肝阳素亢，肝风内动，故每逢情绪波动而加重；肝为刚脏，喜调达而恶

抑郁，肝脉布两胁而抵少腹，木郁不舒，故胁胀且月经不调。治疗上以祛风活血止痛为大法，方中川芎为“诸经头痛要药”。善于祛风活血而止痛，长于治少阳、厥阴经头痛。羌活治太阳经头痛，白芷治阳明经头痛，细辛治少阴经头痛，加菊花、钩藤平肝熄风，白僵蚕、全蝎搜风通络，缓急止痛之效，随症加减，治多种头风，疗效卓著。

三、祛湿化痰、健脾活血法治疗糖尿病顽固性高血糖一例

曾某，男，54岁，已婚。

初诊：2002年1月13日。

主诉及病史：口干渴、乏力、多尿6年。患者于1996年体检时发现糖尿病，当时空腹血糖12.5mmol/L、尿糖（＋＋＋），仅有口干渴、乏力症状，口服优降糖2.5mg、降糖灵0.25g，每日2次，血糖可控制正常，1998年3月出现口服药物失效，改为诺和灵30R注射每日24U，血糖控制在4.8～5.7mmol/L，2001年11月，患者血糖又升高，胰岛素用量逐渐增至每日50U，血糖仍居高不下。症见头重如裹、口渴但不欲饮，胸闷脘痞，眩晕嗜睡，小便频数，大便干结。

诊查：形体肥胖，大便3～5日一行，舌质暗，舌边有瘀斑，舌底脉络色暗怒张，舌苔白腻，脉滑。

辨证：痰湿阻滞，瘀血内停。

治法：祛湿化痰，健脾活血。

处方：佩兰10g　大黄12g　黄芩10g　黄连10g　当归10g　川芎10g　郁金15g　泽泻30g　鬼箭羽30g　10剂，并配合饮食、运动疗法。

二诊：1月23日。因湿性黏滞，缠绵难愈，服药10付，大便通畅，嗜睡消失，眩晕好转，效不更方，治以上方化裁。

处方：藿香10g　佩兰15g　大黄12g　黄芩10g　当归10g　丹参30g　泽泻30g　鬼箭羽30g　水蛭10g　20剂。

三诊：2月13日，诸症减轻。头重眩晕消失，纳食有味，口不渴，二便自调，患者体重下降3kg，胰岛素用量减至每日30U，测空腹血糖6.3mmol/L，餐后2小时血糖7.8mmol/L，血清胰岛素17.6MIU/L。

【按语】叶天士《临证指南医案·消渴》谓“三消一证，虽有上中下之分，其实不越阴亏阳亢，津涸热淫而已。”历代医家论治消渴多拘泥于阴虚燥热之论。证之临床，常见一些患者身体超重或肥胖，病程长，血糖顽固不降，口服药失效，注射胰岛素量大且不敏感，西医称之为胰岛素抵抗。这类病人大多体态丰腴，恣食贪杯，喜静懒动，苔腻，脉弦滑，恰与祖国医学：“肥人多湿”相吻合。养阴清热实难奏效，常用化痰除湿法，竟收到意外之效，桴鼓之应！本例消渴缘于素体肥胖，痰湿内蕴，过用养阴，助湿腻胃；过服寒凉，伤脾败胃，中上虚弱，湿浊内生，湿性黏滞，阻滞气机，脾为湿困，胃纳失常，故胸闷脘痞，呕吐痰涎；湿阻气滞，气不化津，津不上奉则口渴不欲饮；经云：“伤于湿，首如裹”故见眩晕嗜睡。本例以佩兰、藿香、苍术辛温行气，燥湿健脾。黄芩、黄连、大黄苦寒坚阴，清利湿热，又苦辛相合，辛开苦降，调畅气机，疏理中焦。瘀血日久，故伍当归、川芎、丹参、鬼箭羽活血化瘀。全方辛温而不伤胃，标本兼顾，祛湿活血，醒脾和胃，故渴止而诸症自愈。

四、补中益气汤加减治愈腰椎间盘突出一例

朱某，男，42岁，已婚。

初诊：1999年6月20日。

主诉及病史：间断性腰痛2年，劳累后易发，卧则减轻，常感肢体酸困。倦怠乏力，腰椎CT示：L4～L5椎间盘中央型突出，L5～S1椎间盘左侧方突出。曾长期服用金匮肾气丸，并按摩、牵引等，效果不佳。

诊查：腰骶部叩击痛明显，舌质淡胖、边有齿痕，苔薄白，脉沉。

辨证：脾肾亏虚，摄纳不力，筋脉不利。

治法：健脾益气，补肾活血。

处方：党参15g　白术20g　黄芪60g　升麻10g　柴胡10g　陈皮10g　当归10g　黑杜仲10g　川断15g　红花6g　土鳖虫10g　甘草6g　6剂，水煎服，每日1剂。

二诊：6月27日，服药3剂后，腰痛明显减轻，肢体酸困，倦怠乏力也有所改善，治以前法化裁。

处方：党参15g　白术20g　黄芪60g　升麻10g　柴胡10g　陈皮10g　当归10g　黑杜仲10g　川断15g　红花5g　甘草6g　连服18剂后，患者腰痛完全消失，肢体酸困，倦怠乏力也明显改善。嘱其加强腰部功能锻炼，并间断服用上方调整，1年后腰椎CT复查示：腰椎间盘正常。随诊2年未见明显腰痛。

【按语】腰痛者，常因寒湿、湿热、血瘀和肾虚所致，且肾虚者居多。《素问·脉要精微论》指出“腰者，肾之府，转摇不能，肾将惫矣。”然肾为先天之本，脾为后天之本。肾中精气须赖水谷精微的充养才不致匮乏。本案患者腰痛非独肾虚所致，肢体酸困、倦怠乏力、舌体胖大等明显是脾虚的征象，且脾虚较肾虚更为突出。是以单一补肾其效较差，而以补中益气汤加味脾肾双补，收效颇佳。

五、五虎汤减石膏治愈马脾风（小儿支气管肺炎）一例

患儿，男，6月。

主诉及病史：（其母代诉）以发热、咳喘10日为主诉来诊。10日前受寒后见发热、无汗、咳嗽、气急，在当地诊为“支气管肺炎”静滴青霉素6日，病情不轻渐重，发热甚。

诊查：刻诊：面赤、烦躁、无汗、鼻煽、口唇青紫。喉中痰鸣，呼吸困难。两肺满布湿性啰音。

辨证：痰热壅肺，肺失宣肃。

治法：清热宣肺，化痰止咳。

方药：炙麻黄3g　杏仁3g　炙甘草2g　防风2g　绿茶1捻。煎后频频灌服，每日3～6次。服药2剂后好转。继服上方2剂，诸症大减，5剂即愈。

【按语】婴儿六月，诊为“支气管肺炎”静滴青霉素已6日，效果差。此时诊治需要有胆有识，有识才能有胆，有胆有识才能解决危、急、重症。本证属中医“咳喘”重症，亦称马脾风。《素问·通评虚实论》云：“乳子中风热，……喘鸣肩息者，脉实大也。缓则生，急则死。”《医宗金鉴·幼科心法》：“暴喘俗名马脾风，胸高胀满胁作坑，鼻窍煽动神闷乱，五虎一捻服最灵。”治疗此病，辨证要准，用药得法，服药不拘时。药用炙麻黄为君，以宣肺平喘，臣用杏仁止咳平喘，润

肺化痰。同麻黄一宣一降，增强解郁平喘之功。炙甘草调和麻、杏之肃降，又能缓和麻黄之峻烈。方用防风祛风解表，以祛外邪，用绿茶清神化痰。辨证准确，法药得当，效果明显。

【编者评注】吕靖中主任医师行医 50 余年，临床经验丰富，对糖尿病和脾胃病有较深研究。本集所收验案，虽只 5 例，但观其章法井然有序，确有独到之处。其辨证之详准，方药之精当，不无启迪，可资取法。

吴林鹏医案

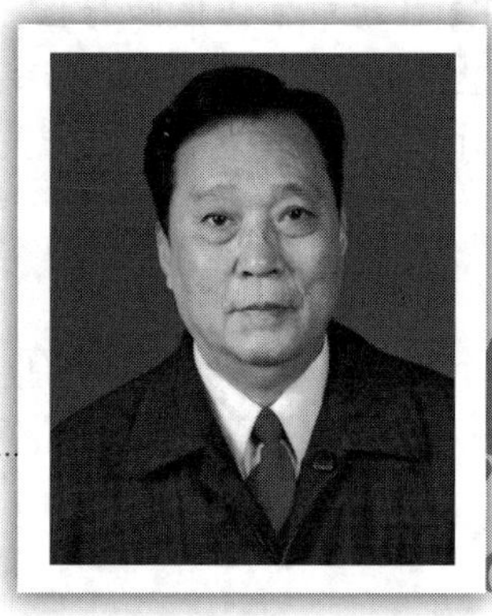

【生平传略】

吴林鹏，男，1936年12月生，河南唐河人，出身于中医世家。1963年毕业于北京中医学院（现北京中医药大学）中医系。现任南阳中医药学校主任中医师、南阳张仲景研究会副会长、南阳中医学会理事长、《国医论坛》杂志主编、中华中医药学会仲景学说分会委员。

吴氏从事中医教学、临床、科研40余年，推崇仲师，博采众长，理论联系实际，辨病与辨证相结合，用药精专，组方谨严，临床多获奇效。擅治内科疾病，对肝病、肾病、心血管病尤有独到之处。

发表"乙肝清丸治疗慢性乙型肝炎的临床研究"、"论《金匮》妊娠病的治疗法则"等学术论文30余篇。出版了《伤寒论检索》、《中药简史》等著作13部。"《伤寒论》微机多功能检索系统"、"冠心病的中医治疗"等4项科研课题获省、市科技进步奖。

由于成绩斐然，贡献突出，1992年荣获国务院颁发的政府特殊津贴。1997年又被国家人事部、卫生部、中医药管理局遴选为第二批全国500位名老中医药学术继承导师之一。

一、慢性乙肝一例

吴某，男，40岁，已婚，干部。

初诊：1991年10月9日。

主诉及病史：两胁胀痛，恶心，纳呆，乏力，尿黄，便溏月余。1989年底患慢性乙型肝炎，曾两次住院治疗，均无明显好转。近1月来诸症加重，且出现黄疸。

诊查：患者精神萎靡，面色晦暗。巩膜、皮肤中度黄染，颈、胸部蜘蛛痣多个，两手掌大小鱼际色红。脾大肋下约3cm。舌质紫暗，畔有条索状瘀斑，苔黄腻，脉滑数。化验肝功能：ALT 431U/L、TBIL 102.60μmol/L，HBV标志物呈"大三阳"，HBV-DNA(＋)。

辨证：湿热交结，气滞血瘀。

治法：清热利湿，理气化瘀。

方药：醋柴胡15g　黄芩15g　栀子15g　黄柏15g　虎杖15g　白花蛇舌草30g　八

月札 15g　郁金 15g　鸡骨草 20g　赤芍 20g　白蔻 10g　佛手 15g　炒薏米 30g　桃仁 10g　甘草 10g　6 剂，水煎服，日 1 剂。

二诊：1991 年 10 月 15 日。服药 6 剂之后，食欲增进，胁痛缓解，黄疸减轻，精神好转，大便正常，舌苔薄黄。原方加醋鳖甲 20g，丹参 15g，6 剂，水煎服，日 1 剂。

三诊：1991 年 10 月 22 日，症状明显改善，复查肝功能基本正常，但 HBV 标志物仍呈“大三阳”。嘱上方再服 6 剂。加用“乙肝清丸”（含牛黄、三七参、血竭等），早晚各服 6g。

此后在上方基础上随症化裁，治疗 3 月余，诸症消失，肝功复常，仅 HBV 标志物呈“大三阳”，恢复工作，正常上班。停服中药汤剂，但仍坚持服用“乙肝清丸”。半年后复查肝功仍正常。HBV 标志物 HBsAg、HBeAg 抗-HBC 及 HBV-DNA 均转为阴性，嘱停服药。经 10 年的跟踪随访，虽工作繁忙劳累，经常饮酒亦未出现反复。每半年复查 1 次肝功能及 HBV 标志物均无异常。为进一步研究，曾于 1997 年和 1998 年分别给予血源性和基因工程乙肝疫苗加倍量免疫注射均无保护性抗体产生。此例实属罕见，尚在继续随访观察中。

【按语】慢性乙肝总属湿热毒邪侵入人体，潜入营血，留着于肝，而引起肝脏损伤。其基本病机为肝失疏泄，气机不利，血行不畅，肝络瘀阻，肝体失养，久之可演变为积聚、鼓胀等病。吴师临床上以清热解毒利湿、理气活血化瘀和益气固本扶正为治疗大法。守变随症，灵活变通，不可拘泥。本案属湿热交结，气血淤滞。吴师用自拟之柴芩清肝汤加白蔻、薏米、佛手、丹参、赤芍，桃仁、鳖甲等治之，意在既清湿热毒邪，又兼醒脾和胃化浊，理气活血化瘀，理法方药环环相扣，故能迅速获效。

（吴军　崔爽整理）

二、心力衰竭一例

庄某，男，66 岁，已婚，干部。

初诊：2001 年 11 月 4 日。

主诉及病史：胸闷心悸，气喘乏力，脘胁䐜胀，下肢水肿 4 月有余。西医诊为“风湿性心脏病，心房纤颤，心力衰竭”。曾用“地高辛、双氢克尿噻等”治疗。病情未见好转，且有加重之趋势，而就诊于吴师。

诊查：患者呈二尖瓣病容，面色晦暗，呼吸喘促，张口抬肩，语音低微、缓慢。腹部尚软但肝脾明显肿大。两下肢凹陷性水肿，舌质紫暗，有瘀斑，苔白厚腻，脉滑数、结代，强弱不等。患者 40 年前曾患风湿性心脏病。

辨证：此属心气（阳）不足，鼓动无力，血脉运行不畅而流缓、瘀滞；水湿停滞不化而凌心、射肺。

治法：补气温阳强心，活血化湿利水。

方药：强心汤加减。

制附片 10g　黄芪 30g　炒白术 20g　益母草 30g　北五加皮 10g　桂枝 10g　红花 10g　车前子 10g　桃仁 10g　泽兰 10g　丹参 15g　川芎 15g　薏米 30g　3 剂，水煎服，日 1 剂。

二诊：11 月 7 日，服药 3 剂，呼吸平稳、水肿减轻。原方去车前子，3 剂，水煎服，日 1 剂。

三诊：11 月 11 日，诸症明显缓解，自觉体力倍增，11 月 7 日方去桂枝加党参 15g，北五加皮减为 5g，6 剂，水煎服，日 1 剂。

【按语】遵从以上治法，药物稍作增减，治疗月余，心衰控制，症状消失。吴师认为，本病属于怔忡、喘证范畴，以气虚、阳虚、血瘀、水停为主要病机。应用自拟之强心汤加减化裁，补气温阳强心、活血化湿利水。标本同治，收效颇著。

吴师一再强调用温阳强心之制附子，一定要先煎以减缓其毒副作用。现代研究亦证实，制附片的强心作用不因久煮而减弱，其致心律失常的副作用，则因久煮而减弱或消失；用强心、利水、祛风湿之北五加皮治疗"风心衰"最为合拍。因其毒性与洋地黄类药物相似，故不可过量或长期服用。病情危重，当慎思酌处。

（崔爽整理）

三、功能性子宫出血一例

康某，女，30岁，已婚，农民。

初诊：1999年8月28日。

主诉及病史：阴道出血，淋漓不断，3月有余。平素体健，月事正常。1999年2月28日，以孕7月余行引产术，术后月经来潮2次。5月中旬开始阴道无规则出血，血色鲜红，量时少时多，淋漓至今。且伴头晕，汗出，倦怠乏力，心悸，气短等症。

诊查：患者面色皖白，舌淡苔白，脉细数。

辨证：气不摄血，胞宫不固。

治法：益气健脾，固宫止血。

处方：补气固宫汤加减：

生黄芪30g　炒白术30g　当归炭20g　黑香附20g　黑生地15g　侧柏炭15g　仙鹤草15g　生甘草10g　阿胶(烊化)15g　3剂，水煎服，日1剂。

二诊：8月31日。服药3剂，诸症明显缓解，出血基本停止。效不更方，原方再服6剂。

三诊：9月7日，血止病痊。嘱停服中药汤剂，改用归脾丸（浓缩丸），早晚各服6g，用药两周，以善其后。

随访2年，患者月事如常，亦无其他不适。

【按语】本案引产术后，气血俱虚，治用益气健脾，固宫止血法，标本兼顾，效如桴鼓。吴师认为崩漏乃月经不调之重症，治疗应调经止血并重，特别是在重用妇科恃为调经要药之当归、香附，且炒黑存性，具有调经、止血双重功能。用此自拟的补气固宫汤加减化裁治疗"无排卵型功能失调性子宫出血"，临证多获奇效。

（崔爽整理）

【编者评注】吴林鹏主任医师系北京中医学院第二届毕业生。以其学习成绩优异毕业后曾留校任教，40余年的医、教、研经历，早已使之步入学验俱丰的中医专家行列。由于工作繁忙，本集仅收医案3例，虽不无遗憾，但也略窥其辨证施治之一斑。如案一乙肝之治，仅三个月竟使大三阳全部转阴，随访10年而未见复发，实属成功之范例。

秦继章医案

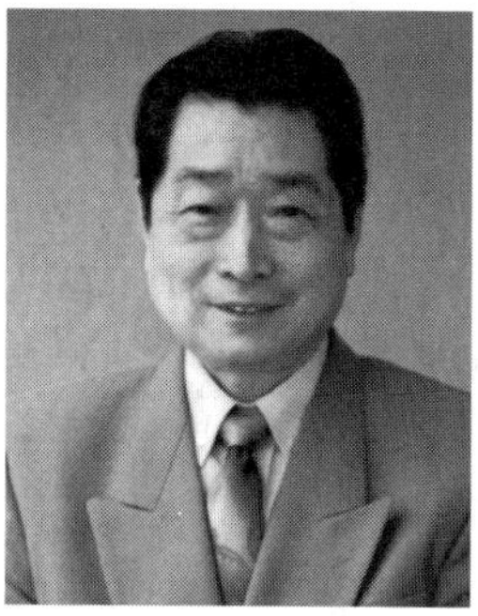

【生平传略】

秦继章，1930年生，汉族，主任医师，河南省洛阳市人。出身于中医世家，幼承庭训、攻读经典。1950年参加全国中医考试以优异成绩获得中医师职业证书，悬壶洛阳行医。1952年起先后在洛阳地区人民医院、洛阳地区中医院工作，从事临床科研及教学工作已50余年。历任洛阳地区人民医院中医科主任、洛阳地区中医院业务院长、党支部书记、洛阳地区卫生局顾问、河南省第5、6届政协委员等职，现任中国中医药学会河南省妇科学会会长、张仲景国医大学教授、洛阳市中医学会名誉会长、洛阳市第二中医院主任医师、名誉院长、全国名老中医专家学术经验继承导师等职。秦老是妇科世家医术祖传7代，擅治妇产科疑难病，医术精湛、医德高尚、治学严谨、遣方用药独具一格。他对子宫肌瘤、子宫内膜异位症、闭经、习惯性流产、不孕症等有较深研究，疗效奇特。对妇科病总结出一套治疗法则即“重脾胃、调气血、疏补肝肾”为主的“补、温、清、疏、活、攻”六法。他自创有：血痛灵1、2、3号治疗月经不调、功能性子宫出血、闭经、慢性盆腔炎、子宫内膜移位症、不孕症；消癥丸治疗子宫肌瘤、卵巢囊肿；孕育丸治疗习惯性流产、久婚不孕疗效较佳。在省级以上医学杂志发表论文80余篇，著有：《秦继章妇科医论集》一书，参与编写《中国当代名医经方大全》、《中国中医名家文选》等书。

一、清热凉血疏肝理气法治愈月经先期一例

李某，女，25岁，已婚。

初诊：1977年9月1日。

主诉及病史：近1年来，月经提前每次月经5～7/18～21天，量多、色紫、质稠伴有小血块，行经第一天少腹痛、骨蒸发热、心烦急躁，经前7天左右两乳房胀痛，经后疼痛自然消失，胃纳尚可，二便自调。

诊查：刻诊正值经期，腹痛如引、脉象滑数而稍弦，舌质淡红。

辨证：血热、血瘀、肝郁气滞。

治法：清热凉血，疏肝理气，佐以活血止痛。

处方：生地 15g　熟地 15g　地骨皮 15g　丹皮 15g　醋炒白芍 15g　黄柏 10g　柴胡 10g　醋炒香附 15g　丹参 20g　醋炒延胡索 10g　薄荷 3g　水煎服，6 剂

二诊：于 9 月 29 日月经来潮，周期已准，经量减少，行经腹痛消除，骨蒸发热心烦急躁减轻，脉象滑数舌质红，苔薄黄，治以前方化裁。上方去丹参、醋延胡索再服 6 剂。

三诊：除自感骨蒸发热外其他诸症消失。嘱继服 5 剂以固疗效。

【按语】本则月经先期属于实热迫血妄行，故月经错前而量多，血为热灼，故见经质粘稠而伴有血块，冲任有热，势必影响心、肝、肾三经，因此出现骨蒸发热、心烦急躁、经前两乳房胀痛、行经腹痛，仍为肝郁气滞所致，舌红苔薄黄、脉滑数而弦，均属气滞血瘀之证。方中地骨皮、生地养阴、凉血、清热，配白芍酸甘化阴、养阴凉血，丹皮、黄柏清热凉血。熟地滋肾养肝，柴胡、醋香附、薄荷疏肝解郁，丹参、醋延胡索活血化瘀。此方虽属清热之品，多为滋阴之药，使火清而不伤阴，加行气活血之剂而不伤正，是配方之妙也。

二、温经理气补养气血法治愈月经后期一例

张某，女，35 岁，已婚。

初诊：1982 年 3 月 3 日。

主诉及病史：原因不明致月经错后。1 年来，每次月经 3～4/45～50 天量少、色暗红、行经下腹隐痛、喜按，平时四肢无力、头晕、腰酸、溲白便软，纳谷不香。末次月经 2 月 25 日。

诊查：面色稍黄、精神不振，舌质淡红，脉象沉细。

辨证：血寒气滞、气血双亏。

治法：温经理气、补养气血。

处方：熟地 24g　醋白芍 24g　炒川芎 10g　焦白术 15g　黄芪 15g　川断 10g　柴胡 3g　醋香附 10g　吴茱萸 10g　肉桂 5g　丹参 24g　水煎服，7 剂

二诊：3 月 10 日服药后患者全身有力气，头晕、腰酸减轻，以上方继服 7 剂。

三诊：4 月 19 日复诊，月经于 3 月 29 日来潮持续 5 天，量比上次增多，周期基本正常，行经腹痛消失。脉象沉而有力，舌苔薄白，上方又进 7 剂以固疗效。

【按语】本例属血寒气滞，气血双亏之证。《景岳全书》曰："凡血寒者，经水必后期而至。"由于寒邪侵袭，客于胞中，血得寒则凝、气为血帅，气滞则血亦滞，故经血不能按期而至，由于气血双虚，冲任失养，血海不足，故月经量少。腰为肾之府，肾虚则头晕、腰酸、四肢无力，脉象沉细仍属气血双虚之证。方中吴茱萸、肉桂以温经散寒，熟地、白芍、炒川芎、黄芪、白术以补气养血，川断补肾，加柴胡、醋香附、丹参以舒肝理气、活血化瘀，促经血之流通，总之，温经理气，使气血通畅，补气血以滋冲任，如此则月经才能得以自调。

三、疏肝补肾健脾养血法治愈月经先后不定期一例

王某，女，38 岁，已婚。

初诊：1978 年 4 月 2 日。

主诉及病史：患者月经提前错后无定期，每次月经 2～3/22～42 天，量少、色淡、质稀，行经

不畅，头晕耳鸣，腰酸腿软，胸闷不适等。

诊查：脉象沉弱稍弦，舌质淡，苔薄白。

辨证：肝郁肾虚、冲任失调。

治法：疏肝补肾、健脾养血。

处方：熟地 20g　当归 15g　醋白芍 15g　生山药 20g　菟丝子 20g　茯苓 10g　柴胡 3g　陈皮 6g　醋香附 12g　枸杞子 15g　丹参 20g　水煎服，7 剂

二诊：4 月 24 日复诊，患者全身有力，头晕、腰酸、胸闷明显减轻。4 月 17 日月经来潮持续 4 天，量中，色暗红，质较稠。脉象沉而稍有力，舌质淡苔白。同上方继服七剂。月经于 5 月 8 日来潮持续 5 天、量中、色暗红。诸症悉除，脉象沉而有力、舌质淡，苔薄白。为巩固疗效，照上方继服 7 剂后，随访月经正常。

【按语】本例为月经先后无定期、量少、色淡红、质稀、行经不畅、胸闷不适，乃属肝郁肾虚、冲任失调之证；头晕耳鸣为阴虚肝旺之象。腰酸腿软为肾虚精亏所致。所以治以疏肝补肾、健脾养血。方中当归、白芍、丹参养血柔肝，熟地、菟丝子、杞子滋补肝肾以培本，山药、茯苓以健脾。柴胡、香附、陈皮疏肝理气而收功，全方具有疏肝、脾、肾之气，补肝、脾、肾之精。气疏精旺月经自调。凡治月经先后无定期，必先治肾兼调肝脾。因肾主藏精、肝主藏血、脾主统血，肝、脾、肾若出现不调则失其开阖，藏统失司。若是其三脏协调，月经自然正常。

四、理气化瘀温经燥湿法治愈慢性盆腔炎一例

张某，女，29 岁，已婚。

初诊：1983 年 5 月 6 日。

主诉及病史：小腹隐痛、腰骶坠痛已 3 年余，3 年前人工流产 2 次后始小腹胀痛，腰骶坠痛，平时白带时多时少、质清稀，时感少腹发凉。曾在某医院确诊为慢性盆腔炎。静脉点滴大量抗生素治疗 3 个月收效甚微。近半年来因劳累过度症状加重，故来我院就诊。

诊查：患者营养不良、体质较差、精神不振、表情淡漠、面色黄白，肝、脾未触及。妇科检查：外阴及阴道正常、宫颈一度糜烂、宫体前位，正常大小，活动受限，压痛（＋＋）、双侧附件增厚，压痛（＋＋）。彩超提示为：慢性盆腔炎。

辨证：气滞血瘀、寒湿瘀结。

治法：理气活血、温经化湿。

处方：当归 15g　醋白芍 15g　柴胡 5g　焦白术 15g　炒川芎 10g　香附 15g　醋延胡索 15g　陈皮 10g　乌药 10g　干姜 6g　吴茱萸 10g　生山药 30g　水煎服，7 剂。

二诊：5 月 15 日复诊服上药 7 剂后，小腹胀痛、腰骶坠痛减轻。脉舌同上，继服原方 7 剂，加炒苡米 30g，炒芡实 30g，于 5 月 22 日复诊患者下腹胀痛、腰骶坠痛明显减轻、白带减少。继服上方 10 剂。6 月 12 日复诊下腹痛及腰骶坠痛基本消失，白带极少，小腹感到温和舒适，身有力气。此后嘱其每月经后照一诊方服 7 剂，继服自制血痛灵一号，每次服 6 粒、每日服 3 次。意在健脾补肾，理气温经、清热。连续治疗 5 个月后妇科检查、B 超复查后子宫附件恢复正常。

【按语】慢性盆腔炎多由急性盆腔炎治疗不当或误治迁延日久而转为慢性的，但亦有部分病人急性期不明显，开始发现即为慢性者，是为少数。病情缓慢、病程较长、病久之虚、病久之寒，以寒为主，但有少数病人余热未尽夹有热的表现，但本例慢性盆腔炎系人流感染所致迁延已达 3 年之久，属寒邪客于胞中、血为寒凝，瘀血内停不化以致气机不畅，故常下腹隐隐胀痛，

腰骶坠痛、纳差神疲、肾气不足、脾失健运、任脉不固、带脉失约，则白带量多。血为寒凝，经脉不畅故少腹发凉、月经后期，故方中吴茱萸、干姜温经散寒，香附、延胡索、乌药、陈皮、柴胡以疏肝理气止痛，当归、川芎补血活血能使子宫松弛改善血液循环缓解疼痛。白芍养血敛阴，缓急止痛、抑制子宫收缩迟缓紧张有较强的镇痛作用，白术燥湿、山药益肾补中，全方共奏理气化瘀温经燥湿之功，使寒则散、气则顺、瘀则化、湿则消，诸症消失，则病自愈。

五、益气活血法治愈多发性子宫肌瘤一例

金某，女，48岁，已婚。

初诊：1984年5月23日。

主诉及病史：患者因经期涉水致行经小腹坠痛、经量多、色鲜红伴黑色血块，持续7～10天左右，平时头晕目眩、四肢乏力，白带量多、质稠伴有腥气。末次月经5月10日，曾在某医院做B超、妇科检查诊断为多发性子宫肌瘤，建议手术治疗，患者恐于手术而来我院就诊。

诊查：身体较胖、面色无华、精神不振，脉象沉而无力、舌质暗苔薄，血常规检查红细胞 $2.55\times10^{12}/L$，白细胞 $4.4\times10^{9}/L$，血红蛋白80g/L，血小板 $80\times10^{9}/L$。妇科检查：外阴(—)，阴道畅，宫颈肥大二度糜烂，宫体前位增大如孕两个月大小，质硬，活动差，压痛(＋)，附件均有明显增厚压痛(＋＋)。B超检查：子宫前壁可见35mm×27mm×20mm及19mm×17mm×12mm两个回声增强区提示为多发性子宫肌瘤。

辨证：气虚血瘀、脾虚湿盛。

治法：益气健脾利湿、活血化瘀消癥。

处方：黄芪30g　生山药30g　茯苓30g　桂枝10g　桃仁10g　三棱15g　莪术15g　当归15g　甘草3g　水煎服，每日1剂，连服15剂。

二诊：6月12日复诊，患者6月7日月经来潮，行经腹痛明显减轻。经量仍多、腰痛乏力，脉象沉而稍有力，宗上方加川断、寄生各15g，连续服用30剂。

三诊：7月15日复诊，月经于7月8日来潮，经量减少，经期腰腹痛基本消失，头晕乏力明显减轻，体力改善。

处方：黄芪30g　当归15g　赤芍10g　炒川芎10g　三棱15g　莪术15g　穿山甲10g　水蛭6g　桂枝10g　茯苓10g　水煎服。连服30剂后其临床症状基本消失。B超提示：子宫前壁可见9mm×7mm×6mm异常回声区。为减轻患者煎药麻烦，故拟方配制丸药继服，

处方：黄芪500g　当归200g　赤白芍各120g　三棱150g　莪术150g　丹皮150g　桃仁60g　茯苓100g　炒川芎150g　炒枳壳150g　甘草60g　以上共研为细末，炼蜜为丸，每粒10g每次1粒，日服3次。连续服药3个月，诸症悉除。妇科检查、B超检查提示：肌瘤消失，子宫恢复正常。

【按语】子宫肌瘤、附件包块均属中医癥瘕的范围，癥瘕的病因多属郁怒伤肝、疏泄失职、血循不畅、气滞血瘀所致。癥者坚硬成块固定不移，推揉不散，其病在血分。瘕满无形，急聚急散、推揉移动，其病在气分。虽然病名和症状不同，但发病机制都是气、血、痰湿为患。凡治诸癥瘕宜先审身形之壮弱，病势之缓急而治之，如病人体弱，攻伐病势，当先扶正若形症俱实，当先攻之。根据本例患者采取标本兼治扶正祛邪，以祛邪为主的治疗法则，方中黄芪性味甘温，能温养脾胃而生肌，补益元气而托毒；配山药、茯苓健脾补肾渗湿，加三棱、莪术、丹参、丹皮、桃仁以活血化瘀，当归补血活血、桂枝能通阳化气，甘草和诸药而解毒。共奏健脾益气渗湿活血

化瘀之功,气滞与血瘀是子宫肌瘤的重因。血液能在经脉内运行周流全身,有赖气的推动,气为血帅、气行则血行。若气虚无力推动血液,则血行不畅,积而成瘀,正如王清任云:“元气既虚,必不能达于血管,血管无气,必停留而瘀。”所以益气可促使血运,有助于化瘀消癥,本例重用黄芪也是据现代药理研究,黄芪可加强毛细血管抵抗力,扩张血管、改善血行,使久坏之肌细胞恢复活力,亦可治疗慢性溃疡痈疽等。

六、补肾健脾疏肝养血法治愈不孕症一例

孙某,女,30岁,已婚。

初诊:1977年3月12日。

主诉及病史:结婚5年未避孕而未娠,患者17岁月经初潮,月经先后无定期每3～4/20～60天,量少色淡红偶伴有小血块,经前两乳房涨痛,经后消失。平时腰酸软四肢无力,头晕耳鸣,少腹发凉,平时白带较多,胃纳不佳,末次月经2月25日。

诊查:营养欠佳,身体消瘦,面黄,精神不振,脉象沉细无力,舌质淡,舌苔微白。妇科检查外阴发育正常,阴道通畅无明显炎症,宫颈光滑,宫体如核桃大小,质弱无明显压痛,双侧附件(—)。

辨证:脾肾虚弱,肝郁血虚。

治法:健脾补血,疏肝养血。

处方:熟地24g　当归15g　醋白芍15g　生山药30g　菟丝子30g　茯苓15g　巴戟肉15g　淫羊藿24g　丹参24g　柴胡6g　太子参15g　焦三仙各10g　水煎服10剂。另加服复方益母膏4瓶。

二诊:3月18日复诊药后胃纳大增,精神好转,四肢有力,腰腿酸软减轻,脉象沉细,舌质淡,舌苔白。综上方去焦三仙,继服10剂。于3月29日复诊,月经恢复正常,于3月23日来潮,量中,色红,无血块,持续4天。经净后则改服血痛灵1号,每次服6粒(胶囊)每日3次。另服滋肝补肾丸(蜜丸)每次服1粒,1日3次,连服1个月,意在健脾补肾,养血柔肝、调经。

三诊:5月3日复诊精神已振,胃纳正常,体重增加6斤,月经周期正常唯感少腹发凉,治法改用补肾壮阳,温宫散寒。

处方:熟地24g　山萸肉12g　黑杜仲24g　淫羊藿24g　仙茅10g　肉桂10g　吴茱萸10g　艾叶10g　醋香附10g　当归10g　醋白芍15g　水煎服,15剂。

四诊:于7月20日复诊,患者身体健壮,面色红润,精神尚佳。月经停止50天,脉象沉滑、舌质红,苔薄白。青蛙试验(+)。于1978年2月15日足月顺产一男婴。

【按语】本例不孕症为素体瘦弱,营养不良,月经失调,四肢无力,白带量多,腰腿酸软,少腹发凉等症。此属脾肾虚弱,肝郁血虚,后天之本失养,不能供养肾脏,致肾气虚弱。肝藏血,喜条达,因情志不舒肝失条达,气血失调冲任不能相资,则月经失常故不受孕。阳虚则寒,致少腹发凉。方中熟地滋补肾阴,填骨髓,生精血。当归苦温,补血活血;白芍养肝阴补肝血;山药补脾益肾,益气养阴;茯苓淡渗利湿健脾;太子参扶正益气;丹参一味功同四物,功能补血,又能活血化瘀;菟丝子温补三阴经以益精髓,其性柔润,故补而不燥,既益阴精又助肾阳,使阳生阴长,有促进性腺功能的作用,辅以淫羊藿、巴戟肉以加强温肾壮阳作用,柴胡舒肝解郁,焦三仙健胃消食以增加食欲。诸药合用共奏健脾补肾调肝养血,使其脾得健、肾气充、肝得舒、元阳复、精髓盈、冲任固,而受孕得子。

七、补肾化湿活血化瘀法治愈多囊卵巢综合征一例

肖某，女，32岁，已婚。

初诊：1998年9月28日。

主诉及病史：月经15岁初潮，基本照月。结婚后月经不调，每3～5/40～60天，量少色深红伴有小血块，经期小腹痛，绵绵不已，平时白带量多，色白质稀，无明显气味，腰酸腿困，结婚7年一直不孕。近3年来月经稀少，每年2～3次，每次来1～2天，量极少，面颊及乳头旁出现多毛。

诊查：体较肥胖，脉象沉细，舌苔微白，舌质红绛。妇科内诊检查：外阴(一)，阴道：畅，宫颈：光滑；宫体：前位、如核桃大小、质软、活动可；附件：可触及双侧卵巢增大，富有弹性柔韧感。基础体温呈单相；阴道脱落细胞无周期性变化，宫颈黏液结晶少、拉丝现象差；彩色B超显像见：子宫偏小、双侧卵巢增大，内有多个小卵泡。

辨证：脾肾虚弱，痰湿瘀结。

治法：补肾健脾化湿、活血化瘀。

处方：熟地20g　山萸肉10g　生山药20g　茯苓15g　姜半夏10g　陈皮10g　菟丝子20g　杞子20g　仙茅10g　淫羊藿20g　丹皮15g　丹参30g　夏枯草15g　桃仁10g　水煎服，7剂

二诊：10月9日服药后患者精神好，白带明显减少，腰酸腿困亦减轻。宗上方继服14剂，配合血痛灵1号(胶囊)每日服3次，每次服6粒，白开水送下。另加服宫舒丸(蜜丸)每日服3次，每次服1粒，白开水送下，意在养血柔肝益肾调经，治疗6个月，诸症悉除，月经恢复正常，继而受孕。

【按语】多囊卵巢综合征是由月经调节机制失常导致的综合征，它的表现即月经稀发、久不受孕、多毛、肥胖等。按照祖国医学观点属脏腑功能紊乱导致脾肾虚弱，痰湿瘀结有关。因为肾主水、主骨、主生殖，为冲任之本，冲为血海、任主胞胎；脾主肌肉、主四肢，主运化，是后天之本。所以选方用药：熟地、山萸肉、杞子滋肝补肾、填精补血；菟丝子温补三阴经以益精髓、补而燥，既益阴精又助肾阳，使阳生阴长有促进性机能的作用。淫羊藿、仙茅温补肾阳；生山药、茯苓、姜半夏、陈皮健脾补肾、化痰利湿；夏枯草软坚散结；丹参、丹皮、桃仁、补血凉血、活血化瘀诸药合用共奏补肾健脾化湿，软坚活血之效，使其肾气充、元阳复。精充血足，冲任得养，胎孕乃成。

【编者评注】秦继章主任医师从青年起有志于医，从医50余年。本为七代世医，专攻妇科，对子宫肌瘤、子宫内膜异位症、月经不调、闭经、习惯性流产、不孕症等研究较深，又自创专药“血痛灵”Ⅰ、Ⅱ、Ⅲ号，用于临床，多获显效。本集所收验案7则，均经得住推敲，足资效法。

崔玉衡医案

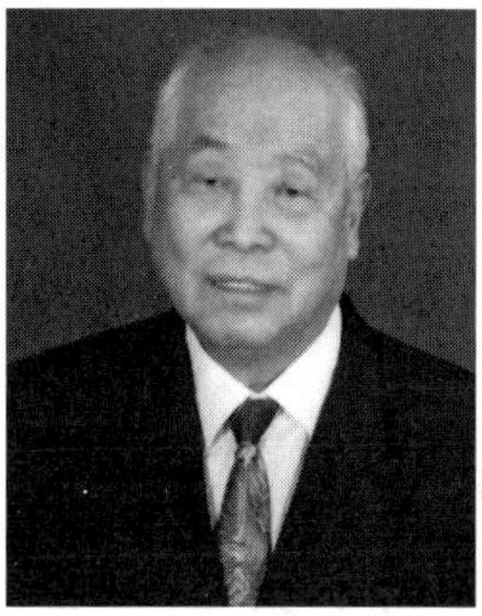

【生平传略】

崔玉衡，1929年出生，河南长垣县人，现为河南省开封市第二人民医院中医内科主任医师，全国名老中医学术经验继承导师。享受国务院特殊津贴。生于世代业医家庭，幼读经史，稍长随父崔雨生教授兼习医学。1950年经开封市中医考试取得优异成绩，获中医师证书，悬壶于汴。1954年毕业于卫生部主办北京中医进修学校。1956年奉调至开封市第二人民医院。历任中国中医药学会内科肺系专业委员会顾问，血证专业委员会委员，河南分会理事等职。业医50余年，致力中医理论和临床研究，并吸收现代医学知识，勤求博采，师古创新，能独出机杼，尤擅长肺系病，血证及妇科病的调治，临证强调标本，重视时间因素。以标本学说为指导，对慢性气管炎诊断分型研究，获卫生部乙级二等荣誉证书，平哮汤为主治疗支气管哮喘研究，获河南省科技进步奖。对妇科病的治疗既有家传秘方，又有自己独到经验，重视冲、任、督、带四脉和肝、脾、肾三脏在妇科病中的作用，认为湿、热、瘀、气是促进妇科各种疾病发生的因素。治疗注重局部与整体结合。共发表学术论文50余篇。

一、健脾补肾法治疗血友病一例

窦某，男，60岁，干部。

初诊：1961年8月14日。

主诉及病史：患者自幼皮下常出紫斑，不易消失，身体若被轻微碰撞即出大片紫斑或出血，数日方止。在市级某医院诊断为“血友病”。平时神疲乏力，气短纳差，口干不欲饮，大便溏泄。

诊查：刻下患者右下肢有一片紫斑若手掌大，皮下时有渗血，左臀部因注射药物而成溃疡。舌质淡红少苔，脉沉细数。实验室检查：凝血时间明显延长。

辨证：脾肾两亏，气不摄血。

治法：健脾补肾，益气摄血。

处方：土炒白术30g　土炒党参21g　炒扁豆15g　建莲肉15g　生黄芪24g　绿升麻

24g　山萸肉 24g　生熟地炭各 15g　炒山药 30g　炒丹皮 9g　龟甲胶(烊化)9g　大红枣 10 枚　7 剂，水煎服，日 1 剂。

二诊：8 月 21 日。服药出血明显减轻，食纳好转，大便已调，体力渐增，效不更方，再进 7 剂。

三诊：8 月 28 日。服药出血已止，脉静身安。在此方基础上加重补肾药力量，间断服药。共服药 25 剂，出血已止，溃疡愈合。

【按语】血友病，现代医学认为是遗传病。从临床表现来看，当属中医“肌衄”范畴。血液渗出毛孔或溢于肌肤，《诸病源候论》称为“汗血”或“发斑”，《证治要诀》始称“肌衄”。崔师认为，此病病机属于脾肾两亏，气不摄血。因肾为先天之本，主藏精，精能化血。脾主统血，脾肾功能正常则血有所统，不致溢于脉外而为出血之患。因此治疗以培补脾肾，益气摄血为大法。用生熟地炭、山药、山萸肉、龟甲胶滋补肾精。土炒党参、土炒白术、黄芪、炒扁豆，莲子肉培补后天，使气血生化有源，血有所统。党参、白术土炒可增强健脾之力，生熟地用炭，取“血见黑则止”之意。丹皮止血兼能化瘀。妙在一味升麻，《本草纲目》谓其“消斑疹，行瘀血”，朱肱《南阳活人书》认为治疗衄血，可代犀角。综观全方，不专用止血药而血自止，与辨证论治，治病求本有很大关系。此方用治原发性血小板减少性紫癜及偏虚型过敏性紫癜，亦有良效。

（刘明照整理）

二、养心活瘀、健脾利湿法治疗风湿性心脏病一例

艾某，男，47 岁，转业军人。

初诊：2000 年 12 月 23 日。

主诉及病史：患者 1 月前因感冒并发支气管炎，咳嗽，吐黄痰，胸闷气短，动即发喘，住院治疗。住院期间，心电图检查发现：①快速型心房纤颤；②左心室肥大。彩超示：风湿性心脏病。①二尖瓣狭窄(轻～中)；②左心房扩大。经抗生素及能量合剂治疗后，支气管炎痊愈出院。刻下仍胸闷气短，心悸怔忡，动则喘甚，周身乏力，四肢酸困，饮食一般，二便正常。

诊查：身材魁梧，颧红唇暗，呼吸气促，舌体胖，舌质黯，苔少，脉结代，或促结互见。

辨证：心气虚衰，兼有血瘀。

治法：益气强心，养心化瘀。

处方：炙甘草 10g　桂枝 9g　党参 20g　麦冬 13g　生地 15g　阿胶(烊化)10g　茯苓 15g　丹参 30g　玄参 15g　制附子 6g　细辛 3g　甘松 12g　桑寄生 15g　川芎 13g　鸡血藤 30g　生姜 3 片　大枣 5 枚　水煎服，日 1 剂。

二诊：2001 年 2 月 28 日。服药 10 剂，心悸胸闷明显减轻。因过春节，饮食不节，近几日又觉胸闷气短，心悸怔忡，且上腹胀满，饭后尤甚，大便稀溏，日 4～5 次，周身乏力，四肢肿胀，舌体胖，质淡暗，苔白腻水滑。遵《内经》“先病而后生中满者治其标”之旨，治以健脾利湿，益气养心之剂。

处方：苍白术各 13g　陈皮 12g　川朴 12g　枳实 12g　猪苓 13g　泽泻 15g　茯苓 15g　大腹皮 15g　砂仁皮 9g　神曲 15g　鸡内金 9g　炒麦芽 15g　太子参 15g　党参 15g　丹参 30g　诃子 13g　五味子 10g

三诊：2001 年 3 月 7 日。服药 7 剂，腹胀大减，胃纳已增，大便正常，仍觉胸闷气短，周身乏力，四肢肿胀，有时心悸怔忡，治用养心活瘀，健脾利湿之剂。

处方：丹参 30g　川芎 12g　茯苓 15g　赤芍 15g　陈皮 13g　苦参 12g　鸡血藤 30g　党参 15g　砂仁皮 9g　干姜 6g　防己 15g　制附子 6g　生姜皮 9g　大腹皮 15g

四诊：2001 年 3 月 21 日。服药 14 剂，体重减轻 10kg，诸症明显好转，上方去苦参、防己，加炙甘草 10g、桂枝 9g、生地 15g，间断服药。

4 月 7 日随访：服药 16 剂。除脉象偶有结象外，别无所苦，已能上班工作。

【按语】风湿性心脏病属中医“怔忡”、“水肿”、“心痹”等范畴。此例初诊以心动悸，脉结代，胸闷气短，动则发喘为主，证属心气虚衰，兼有瘀血阻滞，故治用炙甘草汤合自拟衡心汤加减，炙甘草汤是益气滋阴，补血复脉的名方。衡心汤由党参、丹参、苦参、玄参、太子参、甘松、桑寄生、川芎、茯苓、鸡血藤、甘草组成，为崔师治疗心律失常的经验方，具有益气养心，阴阳双补，活血化瘀，调整心律作用，对多种心律失常，辨证加减，多收良效。如心动过速，重用苦参、玄参，心动过缓加附子、细辛、桂枝等。二诊以腹胀纳差便溏为主，用健脾利湿胃苓汤加大腹皮、砂仁皮、炒麦芽、神曲、鸡内金、诃子等理气消胀，消食止泻之品，急则治标，加党参、丹参、太子参、五味子益气活瘀兼顾其本。三诊以心悸怔忡，四肢肿胀为主，治用养心化瘀，健脾利湿之剂，方中诸皮利水消肿，理气健脾，使体重减轻 10kg，胸闷心悸等症状随之缓解。崔师治此病，不囿于西医病名，根据中医理论，辨证论治，随症用药，但又不忘风心夙疾，处处以养心化瘀之药顾之，辨证与辨病相结合，使病情较快得以控制。

（刘明照整理）

三、活血化瘀、清热利湿法治愈子宫内膜异位症合并肾结石、肾积水一例

李某，女，22 岁，未婚。

初诊：2000 年 4 月 13 日。

主诉及病史：素则行经腹痛，持续至经净，经血色暗，有血块，少腹痛拒按，周期尚规律。一月前，因痛经剧烈，腰酸痛，尿频、尿急、小便混浊，在市级某医院诊断为“子宫内膜异位症”“肾结石伴肾积水”。10 年前因处女膜肥厚，宫膜积血，行处女膜切开术。

诊查：刻下月经甫净，腰酸痛，小便频数，色黄，大便干。舌质暗，苔根部黄腻。X 线腹部平片示：右肾结石 3cm×5cm，伴肾积水。彩超示：子宫内膜异位症，左侧附件巧克力囊肿，直径约 3cm。

辨证：瘀阻胞宫，下焦湿热。

治法：活血化瘀，清热利湿。

处方：桂枝 9g　茯苓 20g　赤芍 20g　桃仁 13g　丹皮 15g　香附 15g　薏苡仁 30g　川牛膝 20g　车前子(布包)30g　金钱草 30g　海金沙 15g　鸡内金 9g　郁金 12g　大黄(后入)9g　甘草 6g　水煎服，日 1 剂。嘱其多饮水，多活动。

二诊：5 月 9 日。服药 20 剂，X 线拍片复查结石已下移至输尿管下端，接近膀胱。现将至经期，少腹有胀感，上方加红花 13g、王不留行 15g、川朴 12g　5 剂。

三诊：5 月 17 日。服药月经来潮，腹痛大减，腰痛基本消失。彩超、X 线拍片复查：左侧附件巧克力囊肿，右侧肾结石均已消失。现经净 3 日，自觉口臭、口干、腰部酸沉，大便干，脉弦略数，舌质红，苔薄干，治以清热调经之剂巩固善后。

处方：生地 15g　当归 13g　川芎 12g　赤芍 20g　丹皮 13g　栀子 12g　大黄(后入)9g　坤草 12g　桃仁 13g　红花 10g　麦冬 13g　大贝 15g　甘草 6g　10 剂

三月后随访：病情基本稳定，行经时有轻微腹痛，不影响生活和工作。

【按语】子宫内膜异位症属中医"血瘀痛经"、"血瘕"范畴，《证治准绳》："血瘕之聚，……腰痛不可俯仰，……小腹里急苦痛，……此病令人无子。"是目前比较难以根治的疾患，本例患者又合有肾结石，治疗更为棘手，崔师从整体着眼，认为此病总的病机为瘀血阻滞胞宫，湿热蕴结下焦，治当遵《内经》"结者散之"、"留者攻之"之旨。用桂枝茯苓丸方消瘀散结利湿，合以自拟治结石五金承气汤加减，其方由金钱草、海金砂、金银花、鸡内金、郁金、大黄、川朴、枳实组成，对胆、肾结石，辨证加减，皆有良效。鸡内金善化结石，又消瘀血，张锡纯谓其善通血脉，治男子痃癖、女子癥瘕。二诊将至经期，加入红花、王不留行、川朴活血通经理气。服药25剂，瘤消石排，继以清热调经之剂善后，疗效得以巩固。

（刘明照整理）

四、滋肾养肝、凉血祛风法治愈斑秃一例

李某，女，36岁，工人。

初诊：1999年9月20日。

主诉及病史：3天前晨起发现左鬓角处头发脱落一片，不痛不痒。因担心脱发进一步扩展，非常焦虑。素则性情急躁易怒，头痛，头皮屑多，失眠多梦，大便干。月经提前，量多。

诊查：左侧鬓角处有一铜钱大脱发区，中间皮肤光滑。舌边尖红，苔少，脉沉细而数。

辨证：肝肾阴虚，血虚受风。

治法：滋肾养肝，凉血祛风。

处方：夜交藤30g　何首乌20g　生熟地各15g　当归13g　川芎12g　白芍15g　女贞子15g　茯苓10g　白芷13g　侧柏叶15g　栀子6g　甘草6g　10剂，水煎服，日1剂。

另用鲜侧柏叶1把，煎水外洗患处，日2次。

二诊：10月4日。服药头发不脱、头屑减少，新发已长出，细而柔软，淡黄色、睡眠较好。现略感乏力，腰酸腿沉，上方加黄芪20g、川牛膝15g、木瓜20g　10剂，隔日1剂。外洗同前。

共服药20剂，新发变粗黑，斑秃痊愈。

【按语】斑秃，因发病突然，多在晨起后发现，民间又叫"鬼剃头"，轻者成片，重者全脱。多因肝肾虚亏，血热受风所致。肝主藏血，发为血之余，肾主藏精，其华在发，精血不足，不能上荣，发失所养，可致脱发；或情志不畅，肝郁化火，扰及营血，血热受风，根基不固，亦可突然脱落。方中何首乌、女贞子、熟地、白芍、川芎、当归滋养肝肾，白芷活血祛风，侧柏叶、栀子凉血清上。脱发患者，睡眠多不佳，佐入安神之品，亦属必要，用夜交藤、茯苓安神定志。用药紧扣病机，故获效甚捷。另侧柏叶清香味辛，煎水外洗，疏通脉络，促进局部血液循环，也有助于新发生长。此方曾治疗多人，皆获良效。

（刘明照整理）

五、益气养阴、活血解毒法治疗老年性糖尿病一例

高某，女，66岁，退休工人。

初诊：1999年6月10日。

主诉及病史：2年前因口渴、多饮、多食，多尿，身体逐渐消瘦，在市级某医院化验血糖，尿

糖值均高于正常，被确诊为Ⅱ型糖尿病。口服降糖西药后，三多症状减轻，但空腹血糖一直在7mmol/L以上不降。

诊查：刻下周身乏力，心慌气短、口干口渴，口鼻出气灼热，纳差、大便干，皮肤瘙痒较甚，夜难入眠。患者形体消瘦、精神不振，皮肤有抓痕血痂，下肢尤甚，舌质红、苔薄，脉沉弱，血糖7.1mmol/L尿糖(＋＋＋＋)。

辨证：气阴两虚、毒蕴肌肤。

治法：益气养阴、活血解毒。

处方：生黄芪15g　党参15g　玄参20g　黄连6g　土茯苓15g　丹参15g　葛根15g　太子参12g　鸡内金15g　附子6g　甘草6g　4剂，水煎服，隔日1剂。

二诊：6月17日。服药周身乏力气短好转，大便已不干结，仍纳差，皮肤瘙痒，上方加神曲15g、麦芽15g、砂仁6g、徐长卿15g、鬼箭羽15g、皂刺10g、当归12g。

三诊：7月8日。共服12剂，身已基本不痒，精神振奋，昨日饮食不洁，腹泻呈水样，日4～5次，上方去玄参、丹参、神曲、麦芽、加苍白术各13g、陈皮12g、厚朴12g、猪苓13g、泽泻13g、肉桂4g、生山药20g。

共服8剂，纳食已增、结痂脱落，皮肤光泽，复查血糖4.1mmol/L、尿糖(－)。上方继服4剂，以六味地黄丸，每次6g，日2次，巩固疗效。嘱其控制饮食，适当活动，戒郁怒，定期复查。

【按语】糖尿病属中医消渴范畴，老年性糖尿病多不典型，有的以并发症为主要表现，所以治疗不能拘泥于上中下三消之说，必须根据具体情况，灵活辨治。崔师认为老年性糖尿病主要是由于脏腑功能低下，脾肾虚衰所致，多虚、瘀、毒共存，故治疗注重益气养阴，活血解毒，以黄芪、党参、太子参益气健脾，玄参、葛根养阴生津，黄连、土茯苓解毒，丹参活瘀为基本方，脉弱加附子，食欲不振加神曲、麦芽、鸡内金、砂仁，皮肤瘙痒加当归、皂刺、徐长卿、鬼箭羽、腹泻加胃苓汤。方中徐长卿、鬼箭羽具有很好的祛风止痒、活络降糖之功，对糖尿病皮肤瘙痒者屡用有效，诸药合用，标本兼顾，故收效甚捷。

(刘明照整理)

六、清热化痰、泻肺平喘法治疗肺心病一例

敬某，男，70岁，退休工人。

初诊：2000年3月2日。

主诉及病史：原有肺心病史五年，五天前受寒凉后，致胸闷气喘加重，不能平卧，咳嗽胸痛，吐痰黄稠，腹胀纳差，下肢水肿，压之凹陷(＋＋)，大便干结，3、4日1次，现已3日未行。

诊查：形体丰腴，面色红赤，声音重浊，胸呈桶状，口唇紫暗，舌质暗红，苔黄腻，脉弦实有力。

辨证：痰热阻肺，邪实气逆。

治法：清热化痰，泻肺平喘。

处方：全瓜蒌18g　清半夏12g　胆南星12g　黄连6g　丹参20g　鱼腥草30g　杏仁12g　炙桑皮15g　地龙13g　南北沙参各15g　葶苈子(布包)30g　百部15g　川浙贝各6g　水煎服，日1剂。

二诊：2000年3月23日。服药8剂，咳嗽、胸闷气喘均已明显减轻，大便通畅，日1次，自感病愈八九。近几日又咳嗽，吐白粘痰。上方诸药减量，加陈皮12g、甘草6g。另嘱核桃1～2

个，早晚嚼食，常服。

2个月后随访：自述上方服8剂后，除尚感动则气短，时微咳外，余无所苦。

【按语】患者原有肺心病史，今受寒后引动夙疾，虽年届高龄，然体质不虚，辨证属痰热阻肺，邪实气逆，故以小陷胸汤的瓜蒌、黄连、半夏清热化痰，宽胸散结，加鱼腥草、川浙贝、杏仁、百部，有较强的清热化痰，止咳平喘作用。葶苈子、地龙、炙桑皮通调水道，泻肺平喘，丹参活血化瘀，南北沙参养阴益气兼能清肺化痰，症减后药小其制，加陈皮、甘草健脾理气，核桃仁常服益肾平喘，取得较好的近期疗效。方中葶苈子、地龙、炙桑皮、丹参4药，凡肺心病胸闷气喘，下肢肿胀者，大胆重用，多收良效。

（刘明照整理）

【编者评注】崔玉衡主任医师幼承家学，行医50余年。对肺心疾病、血证及妇科疾病有较深研究。且能博采众长而独出心裁。本集所收验案如血友病之从脾肾治；风湿性心脏病之从心脾治；活血化瘀治疗子宫内膜异位；滋肾养肝、凉血祛风治疗斑秃等皆显功力，既不失其准绳而又有独到见解。

陕西名医医案

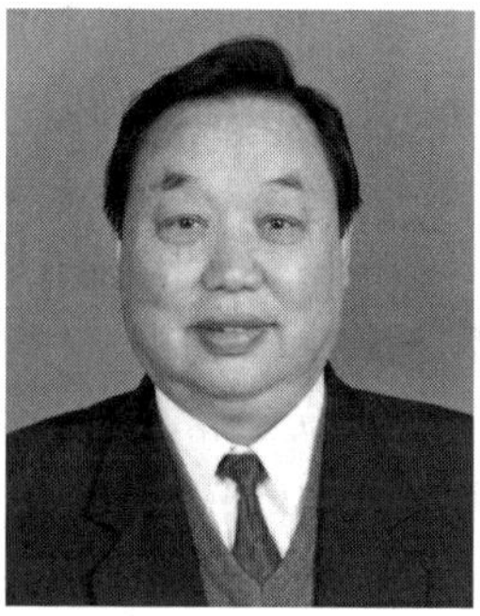

张学文医案

【生平传略】

张学文教授1935年生于陕西汉中，从医50余年，主要从事中医内科临床、教学、科研工作。

擅长运用中医药学理论治疗疑难杂症、老年病、心脑血管病，对中风先兆证，中风病的防治和一些急性病治疗，以及食物疗法合理使用等有较丰富的经验。曾运用中医药方法治疗和抢救成功许多急重危证和一些疑难顽症。

自1959年起除给陕西中医学院所有本、专科、函授生上课及临床指导外，自1978年起重点培养指导内科、温病两个专业硕士研究生及内科专业博士生共74人。

编著出版有《医学求索集》、《疑难病证治》等十余部，先后发表70余篇论文。

1990年被国家人事部、卫生部、中医药管理局首次确定为全国需要继承学术的500位名老中医药工作者之一。1991年被批准为首批享受国务院政府特殊津贴者，陕西省第二批有突出贡献专家。现任中华中医药学会三届常务理事。陕西中医学院专家委员会主任委员等职。曾任陕西中医学院院长、国家中医管理局医政司全国脑病急症协作组组长等职。

一、疏肝解郁、化痰熄风法治疗气厥抽搐证一例

翁某，男，42岁。某油田招待所干部。

初诊:1980年5月12日。

主诉及病史:因劳累过度,情志怫郁,突觉头晕眼花,心里难受,身冒大汗,遂即失去知觉,并四肢厥逆,不时抽搐,经卫生所针灸及其他急救苏醒后仍觉眩晕,不时瘛疭。

诊查:面色青黄,口唇发紫,两目直视,烦躁易怒,善太息,饮食明显减少,舌淡暗有深裂纹(系生理现象),脉弦数,二便正常。

辨证:气郁不解,血瘀痰凝,郁而不宣,肝风内动。

治法:疏肝解郁,行气活血,化痰熄风,并坚持作好思想开导工作。

处方:丹参30g　檀香6g　砂仁6g　羚羊角6g(另煎)　钩藤12g(后下)　郁金12g　赤芍10g　僵蚕10g　川芎10g　川贝母10g(冲服)

清水煎服。日夜各1剂。并用丹参注射液,每日4ml,分2次肌内注射。

上药仅服4剂,则抽搐诸症渐除而愈,至今未再复发。

【按语】“勇者气行则已,怯者着而为病”,劳累过度,正气已衰,七情怫郁,尤易犯肝,肝失疏泄而郁结不解,气机不行而阳郁不达,进而血瘀不行,痰湿阻滞,心脑失养,窍闭不宣,故肢冷厥逆遂发;肝为风木之脏而主筋,阳郁血瘀痰凝,筋脉闭郁失养,虚风随之内动,故抽搐、瘛疭即作。治以疏肝解郁,活血通络,化痰止痉,平肝熄风。肝主条达,病由气生的特点,重视做好思想工作,配合精神疗法,从而起到了相得益彰的作用。

二、益心除痹法治疗胸痹(冠心病心绞痛)一例

段某,男,65岁,陕西彬县农民。

初诊:1992年3月5日。

主诉及病史:胸闷、心慌已有2年多,近半年来胸闷加重,有时心前区疼痛,发作不定时,疼痛时心慌出汗,不能动。

诊查:自感疲乏无力,纳少,消瘦,舌质淡而暗,苔薄白,脉细弱而涩。在本地医院诊断为“冠心病心绞痛”。

辨证:心脉瘀阻,气虚血弱。

治法:益心除痹,畅通血行。

处方:炙黄芪30g　当归12g　川芎18g　赤芍15g　桃仁6g　红花6g　地龙10g　瓜蒌15g　薤白10g　炒枣仁15g　生山楂15g　6剂

二诊(1992年4月5日):患者述上方服6付后感到有明显疗效,胸闷胸痛减轻,四肢有力,纳食增加。因路程较远,交通不便,当地医生建议不必更方,继续服上方约30付。二诊时,诸症大减,胸闷偶发,胸痛已未发作,再求巩固之方。鉴于年岁偏大,按气虚血瘀已获良效,故仍以上方为主加补肾药如鹿衔草、杜仲、寄生,作成散剂,每冲服6g,以防再发。

【按语】冠心病心绞痛临床有瘀血阻滞、痰湿痹阻、气阴两虚、胸阳不振等型,分型施治,多有效验。然此例病人除心脉痹阻外,气虚症状甚为明显,气虚无力鼓动心脉,亦可造成心脉瘀阻;再一点,心气不足,饮食减少日久,心血亦虚,血不养心,则可出现心慌心悸脉细等症。故治以补阳还五汤补气活血为主,加瓜蒌、薤白以宽胸行气通痹,炒枣仁配当归以补养心血,生山楂既活血化瘀又消食健胃。故用后效果十分显著。人但知补阳还五汤多用于中风之证,却不知凡气虚血瘀之证,包括胸痹心痛也可应用,只要病机相合,用后效果甚佳。用时抓住气弱乏力、纳差,脉弱、自汗等气虚之证,再加瘀血症状,即可放心使用。此即异病同治之理论的又一具体应用。

三、清热解毒、消痰化瘀法治痰核症（淋巴反应性增生症）一例

代某，男，52岁。某教育厅干部。

初诊：1981年6月13日。

主诉及病史：近1年来，颈及锁骨上、腋下等处淋巴结肿大如枣核，疼痛不适，抬肩扭头即著。且周身疼痛，以两肩为甚。伴有疲倦无力，下肢浮肿，食欲不振等。曾在西藏某医院化验检查，见白细胞 $3.0\times10^{9}/L$，淋巴细胞80%，有异形（大淋巴细胞多见），故以淋巴结炎收住入院，治疗40多天，经用青霉素、红霉素、螺旋霉素、激素等药后，白细胞及淋巴细胞暂降。但停药3天，即复回升。遂转内地在咸阳、四川、南京、上海等地被确诊为“淋巴反应性增生”，迭经治疗而症状如故，白细胞与淋巴细胞丝毫未降，即回咸阳转中医诊治。

诊查：主证同上，舌质暗淡，舌底布有瘀点，苔白略腻。脉沉细涩略数。

辨证：气虚血少，血凝湿聚，瘀久化热。

治法：益气生血，活血化瘀，清热解毒，佐以燥湿。

处方：炙黄芪30g　当归12g　赤芍10g　川芎10g　丹参15g　土茯苓12g　白花蛇舌草30g　连翘15g　苍术10g　白术10g　生草6g　山楂20g

每日1剂，水煎，分2次服。丹参注射液，每日2支，肌内注射。

复诊（1981年6月19日）：上方服用6剂，诸症大减，唯觉双肩及右膝盖疼痛依然，喉咙有辛辣感，脉舌已见起色。属气血初复，瘀血初去，湿阻之象初露，然药偏温燥，转以活血化瘀，胜湿解毒，佐以开结润肺处方。

处方：丹参15g　姜黄10g　独活10g　苡仁15g　土茯苓15g　白花蛇舌草30g　连翘15g　玄参15g　麦冬12g　桔梗10g　生草6g　焦楂15g

服法同上。丹参注射液如前继用。

三诊（1981年7月13日）：上方10剂，肿大淋巴结全消，不再疼痛，下肢浮肿已无，诸症基本痊愈，唯右膝盖略痛不舒。血常规化验：白细胞 $0.69\times10^{9}/L$，嗜中性粒细胞58%，嗜酸性粒细胞1%，淋巴细胞36%，单核细胞5%，红细胞 $3.7\times10^{9}/L$，血红蛋白110g/L，血小板 $0.69\times10^{9}/L$。各项正常，遂拟下方嘱继服以巩固疗效。

处方：炙黄芪30g　玄参15g　麦冬12g　桔梗10g　丹参20g　赤芍10g　川贝母10g（冲服）　夏枯草30g　白花蛇舌草30g　土茯苓12g　连翘15g　生草6g

服法同上。

四诊（1981年8月20日）：肿消，精神好转，自觉诸症消除，查血：血红蛋白120g/L，红细胞 $4.3\times10^{9}/L$，白细胞 $0.06\times10^{9}/L$，嗜中性粒细胞65%，单核细胞1%，淋巴细胞34%，血小板计数：$1.44\times10^{9}/L$，血沉26mm/h。基本正常，以上方稍事加减，带回西藏观察治疗。

【按语】祖国医学无“淋巴反应性增生”之病名，而淋巴结肿大即属“痰核”之范畴，但此案绝非寻常之痰核，其颈核肿大以疼痛为甚，且见舌暗，舌底有瘀点等，则知瘀血凝结为其主因。再据周身疲倦，下肢虚浮等症，可知气虚血损。苔白而腻，湿阻显然。脉象兼数，瘀渐化热，瘀毒内生。故以当归补血汤益气生血，四物汤减地黄加丹参活血化瘀。白花蛇舌草、连翘、土茯苓清热解毒。苍术、白术、山楂健脾燥湿。据病机而辨证处方，不见痰治痰，见咳治咳去寻求降“淋巴增生”之对症药，而诸症痊愈，说明对于疑难怪病的治疗，更当遵守辨证施治的原则。

四、化瘀涤痰、滋阴潜阳法治疗惊叫症一例

马某，男，48岁。某县委干部。

初诊：1980年4月21日。

主诉及病史：患者于每夜酣睡后（约2～5点左右），则突然惊叫而醒，遂两手掌心相对，猛力拍击，两足内侧相对，用力碰撞，甚或起来以拳击墙，以脚使劲乱踢，心中明了，不能自制。不仅全家不能安睡，邻舍亦不得安宁，每次约20分钟过后，渐复如常。平素头痛眩晕，胸中痞闷，右半身肢体麻木，写字手颤，但能上班工作。

诊查：诊见颜面晦暗，两手掌斑点紫红如朱，舌质紫暗，舌下脉络粗张，舌苔厚腻而滑。脉弦硬。

辨证：痰瘀交结，肝肾阴亏，亢阳化风。

治法：活血化瘀涤痰，滋肾潜阳熄风。

处方：生地12g　川牛膝15g　丹参30g　琥珀6g（冲）　川贝母10g（冲服）　地龙12g　僵蚕10g　乌梢蛇12g　豨莶草30g　枸杞10g　寄生15g　女贞子10g　鳖甲10g　羚羊角5g（先煎）

每日1剂，水煎，分2次服。肌内注射丹参注射液每日2次，每次2ml。

初服2～3付，发作反而转频，坚持服上方15付，惊叫、拍掌、踢脚、以拳击墙诸症逐渐消失，睡眠转佳，胸闷已无，惟手足心发烧（足心为甚），右半侧肢体麻木。舌暗好转，滑腻之苔略减。脉尚弦硬。药中肯綮，效不更方。故守法以原方加龟甲10g、五加皮10g，令继续服用。至30付后，诸症消失，精神转佳。拟养肝滋肾，化痰活血以善后。

【按语】舌暗而晦，手掌朱砂斑点隐隐，为瘀血内阻所致。苔腻而滑，肢体麻木，为痰湿内聚之象。脉弦硬，手震颤乃肝肾之阴不足，阳亢化风之兆。综合分析，良由患者工作操劳，暗耗肝肾阴精，阴液不足，血行凝滞，渐而成瘀，瘀阻痰凝，瘀痰交结，且肝肾阴亏，阳亢化风，风痰瘀血上阻清窍，内侵血络使然。此案乃一“怪病”。虽迭经中西诸法治疗效微，而从活血化痰取效。由此悟及“怪病”不仅多痰，“怪病”也可多瘀。余对癔病、阳痿、严重恶寒、惊厥、抽搐、翻甲等诸疑难病证，凡见舌质紫暗或舌下有瘀点，或舌下脉络粗张等瘀血见症，并经久用多法治疗不著者，每以活血化瘀着手论治，往往可收到卓效。至于“怪病”为何多瘀，除因病久正虚不能充达经脉，脉络不能畅通等因外，尚不能得出确切的结论，有待今后进一步研究。

五、活血化瘀、化痰通络法治疗点头症一例

王某，男，51岁。西安市新城区运输某厂。

初诊：1979年4月18日。

主诉及病史：1978年来每晚睡觉后（约午夜12点许）不自主的点头，遂即致醒，连续点10余次而过。有时则连续不断，得出户外游转，习以揉按颈部令止后再行入睡。但有时则抑制不住，严重影响休息，经在西安市某医院多次诊治，未找出病因，化验也无异常，故服以谷维素、维生素等药。

诊查：自1979年4、5月开始，伴胸闷气短，心前区疼，记忆力差等，但经西医检查，排除心血管疾患。观舌暗红，诊脉沉涩。

辨证：痰瘀交夹不解，阻络引动肝风。

治法：活血化瘀，化痰通络，熄风止痉，佐以升津解肌。

处方：丹参 30g　川牛膝 10g　川芎 10g　山楂 15g　瓜蒌 15g　薤白 10g　茯苓 15g　天麻 12g　钩藤 12g　僵蚕 10g　菊花 12g　葛根 12g

每日 1 剂，水煎，分 2 次早晚服。

丹参注射液，每日 2 支，分 2 次肌内注射。

复诊(1979 年 5 月 6 日)：上方连服 8 付，点头基本痊愈，气短胸闷大减，原方去茯苓加降香 10g，桂枝 6g，再服 7 剂，诸症悉除而愈，未再复发。

【按语】无原因点头，实属少见，"怪病多痰"，"怪病多瘀"，故以瘀痰考虑。舌暗苔腻，脉沉见涩，更可证明。肝为风木之脏而主筋，瘀痰交结，日久阻络，引动肝风，风甚则动。且风痰瘀血交阻，筋脉凝滞不利，故点头乃作。治以丹参、牛膝、川芎、山楂活血化瘀；瓜蒌、薤白、云苓除湿化痰理气；菊花、钩藤、天麻、僵蚕平肝熄风。点头揉颈则减，说明是阳明经气不利，中焦津液不升，故加葛根以升津解肌舒筋。全方化痰活血，熄风止痉，佐以解肌舒络，药投病机，故如此"怪病"也数剂见愈。

六、益气活血、平肝熄风法治疗中风(脑梗死)一例

王某，男，63 岁，西安市饮食公司干部。

初诊：1993 年 4 月 10 日。

主诉及病史：左半身麻木，无力 3 个月，伴疲乏无力，气短，健忘，无精神，在西安住院 1 个月，诊断为①脑梗死；②颈椎病；③高血压。

诊查：舌质淡，苔白，脉弦缓。

辨证：气虚血瘀，风中经络。

治法：益气活血通络，兼以平肝熄风。

处方：黄芪 30g　当归 10g　赤芍 10g　川芎 10g　桃仁 10g　红花 10g　地龙 10g　丹参 15g　生山楂 15g　天麻 10g　远志 10g　水蛭 5g　路路通 15g　桑寄生 15g　川牛膝 15g　天竺黄 10g

上方共服 20 多剂，刚服时自觉效果很好，久服则效差。症状如前。1993 年 6 月 6 日 3 诊时，去天竺黄、远志加葛根、伸筋草、太子参。至 1993 年 9 月 6 日诊时，共经 2 个月吃药，病情大为好转，半身麻木消失，气短乏力改善，半身功能无障碍。嘱平时常服复方丹参片，定期检查并仍按上方加减常服，以巩固疗效。

【按语】此病人是一个比较典型的风中经络的病人，以半身麻木、乏力、神疲、健忘等为主要症状。他既有脑梗死形成，又有高血压，还有颈椎病等。我从中找出其病机要点为气虚血瘀，风中经络。故以补阳还五汤为主化裁，取其补气以通络，此种活血通络法，化瘀而不伤正气，再加丹参、生山楂、水蛭、路路通等化心脑瘀血，桑寄生、川牛膝补肝肾之虚并可化瘀，天麻、天竺黄、远志等平肝熄风化痰。坚持以此方加减，常服近 3 个月，终使病情得以控制。老年人中风病情较杂，风、痰、瘀虚交织于一体，辨治有一定困难。且病情虽突现而得病却非一日，故不少人欲图速效者往往欲速不达，我对此证只要辨证用药无误，常坚持用药，方显奇功。

七、温补脾肾、祛湿通络法治疗严重恶寒证（自主神经功能紊乱）一例

贾某，女，46岁。铺镇三号信箱工人。

初诊：1977年7月19日。

主诉及病史：患者1972年冬作人工流产术时，衣着单薄受凉，时感恶寒，背冷尤甚。自服“银翘丸”数日未愈，且日趋加重，后虽经医调治，仍感恶寒，但冬重夏轻。延至1976年病情骤增，身若置冰室之中，寒冷彻骨，虽叠增衣物，近靠火炉，亦属罔然。伴见脘胀纳差，气短倚息不能平卧，胸痛心悸。近四月来渐而天暖，诸症未减，又腰痛甚剧，遍身悉肿，按之如泥，头身困痛，尿频便溏，小腹冷痛，自觉唾液及二便均有凉感。发病至今，月经未行。经汉中某医院X光胸透及小便化验检查均无重要发现，诊断为“自主神经系统功能紊乱症”。曾按“肾虚”、“附件炎”等用中西药及理疗治疗而未效。

诊查：诊时虽为盛夏，仍穿冬寒之衣，其室内仍生火炉，发枯无泽，皮肤干燥覆有鳞屑，颜面滞暗，舌暗红不鲜，舌底有瘀点，脉沉细涩。

辨证：风寒稽留筋骨，延久脾肾两虚，瘀血内阻不行。

治法：温补脾肾，祛湿通络。

处方：黄芪24g　制附片9g　桑寄生15g　杜仲15g　骨碎补12g　当归9g　鸡血藤30g　丹参15g　红花9g　川芎9g　桂枝6g　狗脊12g　独活9g　细辛3g

每日1剂，开水煎，分2次服。

复诊（1978年1月25日）：上方略有加减连服100余剂后，（并服虎骨酒0.5kg）已获大效。于1977年11月25日已上班工作。原诸症大部已除，现仅觉背部凉，有时泛酸便溏。舌正常，脉沉略细。仍宜健脾益肾，调和气血。

处方：制附片9g　党参12g　黄芪15g　白术15g　茯苓15g　肉桂3g　巴戟天9g　丹参15g　红花9g　扁豆15g　山药15g　炙甘草6g

用法同上。

三诊（1978年3月1日）：上方服10余剂，自觉记忆力较前转佳，心气平和，但背部及少腹部仍微有凉感。诊见：头发润泽，面色红润，舌正常，脉沉缓。仍宗上方加川芎9g、芦芭子9g、益母草15g，以善其后。1978年12月份去信询访，诸症悉除，正常上班。

【按语】此案有感受风寒史，风寒留恋肌表，入侵筋骨，寒主收引，气血凝涩不畅，卫气不能宣发所致。故多年来严重恶寒，暑天亦需要厚衣烤火御之方可。治此若纯以温经散寒，忽视瘀血阻络，则血不行而气不达，病虽可减而未已。此时，若纯用补剂，则更会瘀阻络道，有增于浮肿。审之证情，拟温补脾肾以壮阳，祛湿活血以通络，逐散风寒，扶正祛邪，显见好转。

单纯恶寒，一般认为“阴盛则寒”，或为“阳虚则寒”，其治疗无非祛除寒邪，扶助阳气。但此案如法施治无效，根据“久病顽疾多瘀”的体会，结合舌下瘀点，脉细涩之见症，断为瘀血内留为癥结。由此分析，其恶寒之机理，由于寒凝血瘀，阻滞脉络，脏腑阳气失于畅达，肌表卫气不能输布，阳遏寒邪继生，寒瘀凝滞而成。据此，我认为除“阴盛则寒”，“阳虚则寒”外，临床如遇此类特殊顽固之病证，尚应注意久病入络“血瘀则寒”之病机。不过“瘀血恶寒”之说，尚缺乏大量依据，有待进一步验证与探讨。

八、疏肝理气、化痰散结法治疗乳腺增生一例

贡某，女，29 岁，西安航空专科学校职工。

初诊：1993 年 3 月 13 日。

主诉及病史：两乳胀痛 5 年，每次月经前 15 天即感两乳房胀痛，拒按，以左侧为甚，经后逐渐减轻，伴失眠，心烦口干，纳呆便稀溏，腹部胀痛。

诊查：口腔、咽喉、牙龈糜烂，舌质淡红，苔薄黄，脉沉弦细，西医诊断乳腺小叶增生，并排除癌变。

辨证：肝气不疏，痰热搏结。

治法：疏肝理气解郁，化痰散结解毒。

处方：柴胡 10g　枳实 10g　赤芍 10g　香附 10g　川芎 10g　陈皮 10g　玄参 15g　夏枯草 15g　露蜂房 10g　僵蚕 10g　土贝母 10g　山慈菇 12g　穿山甲 6g(冲)　麦芽 12g　6 剂

二诊(1993 年 3 月 20 日)：上方服用后胀痛明显减轻，失眠、心烦、口干亦减。仍以上方不变，连服 20 余剂，症状基本消除，月经来时偶有胀满感，余无不适。

【按语】乳腺增生是比较常见的妇科杂病，多与肝气不舒，郁热搏结，或兼痰凝、毒留有关。治法总以疏肝解郁为主法，适当配合他法。此病以柴胡疏肝散疏肝解郁为主，加夏枯草、玄参清郁火，土贝母、山慈菇、露蜂房散结滞，化痰郁，穿山甲通肝络，麦芽回乳和胃，故用后效显。

九、健脾利湿、清热法治疗黄汗一例

李某，女，58 岁，咸阳市郊农民。

初诊：1993 年 9 月 11 日。

主诉及病史：遍身出黄汗，色黄量多，质粘，使内衣沾黄，目黄。前医按“湿热证”论治服药 15 付无效。

诊查：语言低微，疲乏无力，纳差，脉细弱，舌体胖。

辨证：脾虚湿热。

治法：健脾利湿清热。

处方：茵陈 30g　白术 12g　云苓 15g　郁金 10g　焦三仙各 10g　黄连 3g　苍术 10g　栀子 10g　6 剂

复诊(1993 年 9 月 25 日)：服上方后效显，黄汗减少，目已不黄，现仍纳差，乏力，发热，睡眠不佳。继用上方加炒枣仁 30g、炙黄芪 15g、党参 10g、白芍 10g、丹参 15g，6 剂。药尽而愈。

【按语】黄汗比较少见，偶见个案报道。前医按湿热论治，服药 15 付无效，关键是忽视了疲乏无力、脉细弱、舌体胖，语言低微等脾气虚症状，而是一个脾虚湿热夹杂证。故方中加用白术、茯苓、苍术及党参、黄芪后，症状迅速改善。此病例说明中医辨证准确对于疗效的重要作用。对于黄汗这种少见奇病，只要遵循中医理法，也是可以取得较好疗效的。

十、清肝平肝、活血通络法治疗脑萎缩一例

魏某，女，60岁，陕西咸阳市文汇路，退休教师。

初诊：1992年4月26日。

主诉及病史：近1年来记忆力减退，反应迟钝，头顶抽痛，有沉重压迫感。经针刺治疗一阶段后症状有所减轻。

诊查：近来头顶抽痛重物压迫感加重，纳食可、多梦，二便自调，舌质暗红，舌苔灰白而腐，舌下静脉曲张，脉象沉弦。

辨证：肝热血瘀，脑脉不利。

治法：清肝活血化瘀，兼以平肝通络。

处方：天麻10g　钩藤12g(后下)　川牛膝15g　草决明30g　地龙10g　菊花10g　豨莶草15g　栀子10g　炒麦芽15g　川芎12g　丹参15g　生甘草6g　磁石30g(先煎)　6剂。

二诊(1992年5月3日)：症状同前，头顶仍有重物压迫感，记忆力减退明显，反应迟钝，有时恶心欲吐，舌红苔白腻，脉沉弦。

仍用上方去栀子、生甘草，加夏枯草、山楂、僵蚕、半夏，6剂。

三诊(1992年5月11日)：症状同前，经咸阳某医院“CT”检查诊断为“脑萎缩”。现头顶仍沉重疼痛，舌暗红胖，苔灰白而腐，舌下脉络迂曲怒张，脉沉细。

处方：枸杞子10g　菊花10g　熟地10g　山萸肉10g　当归12g　川芎15g　山药15g　茯苓12g　泽泻10g　磁石30g(先煎)　生山楂15g　五味子10g　6剂。

四诊(1992年5月18日)：服药后头顶抽痛减轻，睡眠好转，已无恶心欲吐，脑子自觉清醒。仍以5月1日处方化裁，并嘱买杞菊地黄丸常服，由于痰湿较重，用陈皮泡水冲服成药。半年后随访，诸症减轻，头已不痛，记忆力减退、反应迟钝亦有明显好转。

【按语】“脑萎缩”是西医的病名，由于“CT”的广泛应用，此病诊断日益明确。此证属中医“健忘”、“头痛”、“痴呆”等范畴。多因长期痰瘀互结，脑脉缺血缺氧所致，治疗比较棘手。中医对健忘的论治有所谓“老人健忘脑渐空也”的说法。多由于脑脉不利，失去气血濡养而逐渐空虚失用。但此症初诊肝热上冲，血瘀于上，兼有痰浊比较明显。故用拙拟“清脑通络汤”为主，稍加平肝化痰之品，连服12剂。继用杞菊地黄汤加川芎、山楂、磁石等补肝肾化瘀平肝之药，坚持用药，故收到一定效果。若前一阶段不用清肝平肝通络化痰之品，则痰瘀阻滞之势不去，肝阳肝火上冲之机不解，不可骤用滋补肝肾之法。否则前后不循标本之法，急于滋补以治本，必然痰瘀未去，脑窍更加壅塞。

十一、益气活血法治疗中风(脑血栓形成)一例

辛某，男，64岁。退休干部。

初诊：1979年9月6日。

主诉及病史：看电影时，突感全身不适，继则右侧肢体活动失灵，即去西安某院就诊，诊断为脑血栓形成，给静脉点滴“低分子右旋糖酐”治疗四日不效，故于9月10日来我院诊治，随即以“脑血栓形成”收院治疗。住院号62933。

诊查：神志清楚，语言謇涩，右侧鼻唇沟变浅，伸舌偏右，右侧肢体不完全性瘫痪，头昏眩晕，倦怠乏力，肢体发麻，口舌歪斜，舌红苔黄腻，脉弦滑。颈软无抵抗，心肺腹无异常，肌力上肢Ⅰ级，下肢Ⅲ级，肌胀力略增，腱反射稍亢进，病理反射未引出。血压 15.9/10.6kPa(120/80mmHg)(否认既往高血压病史)。

辨证：气血亏虚，郁热致瘀。

治法：益气活血，佐以清热除湿。

处方：用“通脉舒络汤”去桂枝加大黄、白术、苡仁。(本方根据王清任的补阳还五汤加减而成，由黄芪、红花、川芎、地龙、川牛膝、丹参、桂枝、山楂等组成)每日1剂，水煎服。

在口服中药的同时，每日静滴250ml“通脉舒络液”(本液体，系我们自拟方，内由黄芪、丹参、川芎、赤芍等组成，由陕西中医学院附属医院制剂室制作的静脉滴注剂)。经第一疗程(10天)结束时，肌力和全身状况都有显著进步，休息4天，继续第二疗程，共住院28天。出院时，上下肢肌力均达Ⅴ级，行动自如，肌张力及腱反射均正常，口舌不偏，语言清晰，脉舌正常。近日随访仍一切正常，可参加家务劳动，并可独身走10余华里路。

【按语】患者年过六旬，正合“八八肾气衰”之候。肝肾不足，气血衰少，经脉血液流行不畅，加之烦劳过度，使气血更损，以致气不得运，血不得行，形成血瘀经脉之证，轻则血流缓慢，重则瘀滞不通，发为半身不遂、口眼㖞斜之中风证。故用上方益气活血通络，去桂枝辛温，佐大黄泻热祛瘀，白术、苡仁健脾除湿。法投病机，见效较速。

“通脉舒络液”是我们按照中医传统理法方药，结合现代一些药理认识，改变剂型，改变用药途径的一个新方法。从1979年9月至1981年8月收院治疗的110例来看，在28天的统计期内，总有效率为98.2%，其中近期临床治愈52例，为47.3%，显效36例，为32.7%，好转20例，为18.2%，无效2例，为1.8%。另外从观察的100例脑血管疾患后遗症来看，78%有不同程度的进步。因此，我们认为，本病在急性期运用复方静脉滴注和内服汤剂加减，将起辨证施治，相得益彰，方便患者，疗效满意的特点，是一个有发展前途的方法。

十二、和解少阳法治疗无名定时高热一例

惠某，女，26岁，工人。

初诊：1980年3月8日。

主诉及病史：近1月半来每日下午3时许发高烧39℃，3小时后可自行消退，曾住院治疗效不著，亦未查明原因，体重锐减10余kg。

诊查：每次发病，先觉背疼，继之发冷发烧，手足心热甚，恶心胸痛，四肢末端发凉。素纳差，日进食150g许。舌淡略暗，脉沉细略数。

辨证：少阳枢机不利，瘀血内阻不行，兼太阳之表阳气虚，少阴之里阴液亏。

治法：和解少阳，活血化瘀，并温补太阳之表，清滋少阴之里，以小柴胡汤化裁处方。

处方：银柴胡10g　黄芩10g　沙参15g　姜半夏10g　丹参15g　山楂15g　桂枝10g　黄芪15g　狗脊12g　白薇12g　胡黄连10g　瓜蒌15g

4月16日随访，上方6剂，热退告愈，再未服药。

【按语】本例患者之高烧，病机颇为复杂，寒热交作，发热有时，少阳枢机不运，故用小柴胡汤以和解之；因属虚热，阴液有亏，特以柴胡易为银柴胡，党参易为沙参；背为阳，发热先有背疼，即阳气虚而不能，故用芪、桂、狗脊温补而通；午后发热，即阴液亏而虚热生，白薇、胡黄连胜

其任;瘀血内阻,热郁不宣,丹参、山楂当其用;胸闷为阳郁,瓜蒌可宣阳,诸药合用,不乱其法,故幸而奏效。

十三、补气活血、兼清虚热法治疗发热证一例

刘某,男,62岁,农民。

初诊:1981年3月15日。

主诉及病史:1980年2月曾患前列腺肥大。行手术治疗后,渐觉周身发烧,为阵发性,每日6、7次,以上半身为甚。发烧时心中烦乱不堪,伴有汗出(皮肤发烧,体温不高)等。需急急解开衣襟,甚至脱掉上衣,让风吹之始能缓解,不论春夏秋冬,基本规律皆如此。

诊查:口不渴,烧后如常,舌质暗红而淡,舌下有瘀点数枚,苔白而润,脉沉细弱。

辨证:气虚血亏,瘀血内阻。

治法:益气补血,活血化瘀,兼清虚热;以丹参桃红四物汤化裁处方。

处方:丹参30g　桃仁10g　红花10g　生地10g　赤芍10g　川芎10g　当归10g　黄芪30g　牡蛎15g　胡黄连10g　白薇10g　五加皮10g

复诊(1981年3月21日):上方服用3剂,发热诸症大减,每日仅作1次,且热势轻微,很快即过,脉舌略有起色,唯药后大便稍稀,遂于原方中去桃仁,减丹参、当归之量,并加茯苓15g嘱继服,共进10剂,而烧退病愈。

【按语】患者发烧时起时伏,烧时心烦不安,而无脉弦、口苦、往来寒热之症,知病机不在少阳;热甚汗出,但口不发渴,苔不黄燥,知病机不在阳明;舌无红赤少苔,五心并不烦热,知亦非阴虚骨蒸。据舌质暗淡,舌下瘀点等,分析此为术后瘀血不行,瘀郁生热;且患者年逾六旬,气血已衰,鼓动无力,瘀血日甚,故阳郁外发作烧。治以当归补血汤益气生血;丹参桃红四物汤活血化瘀;并佐胡黄连、白薇、五加皮以退虚热。药合病机,故三付即效。二诊大便略稀,故去桃仁减当归、丹参等滑肠滋润之品,加茯苓之扶脾,而病归痊愈。

十四、疏经活络法治疗面痛一例

怡某,男,38岁。某市某局干部。

初诊:1979年2月10日。

主诉及病史:半年前因情志不遂,工作劳累,夜不入寐,数日后右侧头面部阵发性剧烈疼痛,伴见周身汗出,心慌,右眼流泪,右鼻孔流清涕,每次持续15～30分钟,其痛可骤停。每因进食、洗脸等可诱发,1日发作3～4次。曾用针刺、西药治疗,开始尚有效果,而后亦不能制止,故找中医诊治。

诊查:舌暗,脉弦硬,面色略青滞。

辨证:阳明经脉郁滞,气血凝涩不行。

治法:疏经活络,畅行气血。仿通窍活血汤之义处方。

处方:桃仁10g　红花10g　川芎15g　赤芍12g　麝香0.1g(冲服)　白芷12g　僵蚕12g　蜂房12g　丹参15g　菊花15g　谷精草15g　元胡10g(同时自服谷维素、维生素B_1片)　每日1剂,每剂2次。水煎服。

复诊(同年3月14日):上方服9剂后,头面痛止,夜寐亦安,现觉时头胀、心慌气短、胸闷

不舒，食纳不佳，脉较前为软，舌仍暗。此宜继续宣畅脉络，养心安神，以善其后。

处方：瓜蒌 15g　薤白 10g　川芎 12g　丹参 30g　赤芍 12g　白芷 10g　山楂 15g　鸡血藤 30g　炒枣仁 15g　夜交藤 30g　合欢花 15g　玉竹 12g　5 剂。

并肌内注射丹参注射液 30 支。每日 2 支，病愈停药。1980 年 2 月 28 日随访，病已痊愈，再未复发，身体亦较前好。

【按语】本例头面部疼痛之势剧烈，乃由情志不遂，郁而化火。夜不入寐，阴血暗耗，风阳夹瘀上扰，导致头面部疼痛时作。故选用丹参、川芎、桃仁、麝香、白芷等，疏气活血而通络。配菊花、谷精草、蜂房、僵蚕以清熄风阳而止痛。复诊时痛势虽缓，但阴血暗耗，心失所养之症仍存，故再用瓜蒌、薤白、丹参、川芎等宣畅气机，活血通络之基础上，酌情重用鸡血藤、夜交藤、炒枣仁、合欢花、玉竹等。以滋补阴血，养心安神而善其后。

十五、蠲痹化瘀法治疗痛痹（风湿性关节炎）一例

杨某，女，37 岁。扶风县揉谷公社社员

初诊：1977 年 4 月 17 日。

主诉及病史：今年元月份起，左腕、右肩部先后作痛，自用白酒点燃擦熨患部暂效。至 2 月中旬突然右腿抽麻痛剧，不能转动屈伸，痛牵腰部，伴发冷发烧。在当地曾用针灸、中西药治疗身热稍退，但疼痛未减。

诊查：诊见舌暗红，脉沉缓涩。

辨证：风寒湿邪为患，经脉瘀滞不通。

治法：蠲痹邪，和营卫，化瘀血，益肝肾。

处方：独活 9g　细辛 3g　柴胡 9g　黄芩 9g　桂枝 9g　甘草 9g　川牛膝 9g　制乳没各 9g　川芎 9g　桑寄生 15g　杜仲 15g　3 剂。

每日 1 剂，水煎 2 次。早晚分服。

复诊：3 剂后，诸症减轻，寒热退尽，遂去柴胡、黄芩，加土元 9g、丹参 15g。服至 11 剂（并针灸、按摩各 1 次），疼痛消失，行走自如，能正常参加生产劳动。1978 年 8 月随访，病无复发。

【按语】中医有“痛则不通”的说法，但不通的原因较多，凡风寒湿邪、热毒、瘀血、痰阻、气虚皆可形成不通则痛的病理。此例既有风寒湿邪阻滞，又有瘀血，同时伴有肾亏，故处方三法兼顾而取效。

十六、祛风除湿、活血清热法治疗行痹（风湿性关节炎）一例

王某，女，67 岁。

初诊：1978 年 7 月 21 日。

主诉及病史：患者周身肢体关节游走性肿痛已 2 年，近来逐渐加剧，时而走窜上肢，时而流注腰腿，关节屈伸不利，疼痛难忍，肌肉时起肿块，但无定位。

诊查：颈项强痛，纳差不食，性情急躁，大便干结，舌尖红有裂纹，舌下有瘀点，苔薄白，脉弦劲。

辨证：风寒湿邪侵入经络，阻碍血行，郁久化热，发为行痹。

治法：祛风除湿、活血通络、兼以清热。

处方：秦艽 12g　威灵仙 12g　苡仁 24g　乳香 10g　没药 10g　赤芍 10g　白茅根 24g　川芎 12g　丹参 15g　山楂 15g　连翘 15g　大黄 10g(后下)。

复诊(8 月 11 日)：上方连服 9 剂，诸症皆愈，脉舌如常。再用上方稍事加减 3 剂，以固疗效。

【按语】痹证虽与风寒湿邪有关，但治疗不可墨守祛风散寒，除湿通络之法，而应重视“因人制宜”。据患者平素性情急躁，大便干结，舌红有裂，脉搏弦劲等症，知其乃阴亏有热之体。风寒湿邪一经侵入，则随阴亏而化热，形成风、湿、热、瘀四因相搏之证。故以秦艽、威灵仙祛风通痹；苡仁、茅根渗利湿邪；大黄、连翘清泄邪热；丹参、乳香、没药、赤芍、川芎活血化瘀，可使风散、湿利、热泄、瘀化而病告痊愈。

十七、祛瘀通络、补益肝肾法治疗着痹(风湿性关节炎)一例

王某，女，28 岁，农民。

初诊：1978 年 2 月 3 日。

主诉及病史：去年 9 月因患间日疟，经治 6 天，寒热退净，复感外邪而觉头昏，微发寒热，手足指(趾)关节渐发肿胀作痛。经某医院按“风湿性关节炎”用针灸及中西药治疗数月疗效不显，病变逐渐波及全身各关节，疼痛加剧，身困乏力，生活难以自理，病后至今月经未行。

诊查：诊见面黄肌瘦，脉沉，舌暗红苔白，舌下有 10 余个小米粒大小之紫黑瘀点。

辨证：风寒湿邪乘虚侵袭，瘀阻脉络，发为着痹，损及肝肾。

治法：祛瘀通络，兼益肝肾。

处方：独活 9g　细辛 3g　威灵仙 9g　乌梢蛇 9g　丹参 24g　红花 9g　川芎 9g　牛膝 9g　生地 9g　僵蚕 9g　桑寄生 15g　杜仲 15g　连服 10 剂。

二诊(3 月 17 日)：经上方调治，月经已行，关节肿胀明显消退，疼痛大减，能下床走动，唯觉足跟仍痛。面色较前红润，舌面正常，舌下尚有数个瘀点，脉缓。再予上方 10 剂(去杜仲加女贞子 15g)，诸症告愈。同年 9 月随访，病未再发。

【按语】本例疟疾初愈，正气未复，复感外邪，风寒湿三气杂至，瘀阻脉络，着而为痹，并损及肝肾。治以独活、细辛、威灵仙祛风散寒胜湿，更加乌梢蛇、僵蚕入络搜风剔邪，且配丹参、红花、川芎等活血祛瘀通经，杜仲、桑寄生、生地、牛膝益肝肾强筋骨，诸药合用，共奏固本蠲邪之功。

十八、清化湿热、活血通络法治疗热痹(风湿性关节炎)一例

韩某，男，24 岁，教师。

初诊：1978 年 1 月 20 日。

主诉及病史：2 月前双膝关节开始肿痛，并伴全身发冷、发热、出汗等，在某医院检查血沉为 110mm/h，诊为“风湿性关节炎”。先后曾用抗生素、激素、抗风湿药等西药及羚羊角、高丽参、龟甲等中药治疗，体温有所下降。但关节红肿疼痛未减，且波及肘、腕、指(趾)各关节。

诊查：关节疼痛较甚，并见纳呆、盗汗，舌暗红有瘀点，脉沉弦数。

辨证：风湿热痹，脉络瘀阻，肝肾亏损。

治法：清化湿热，活血通络，兼益肝肾。

处方：苍术 9g　黄柏 9g　苡仁 24g　独活 9g　当归 9g　川芎 9g　丹参 15g　牛膝 9g　巴戟天 9g　桑寄生 15g　山楂 15g　水煎服。

二诊(2 月 5 日)：上方连服 16 剂，热退汗止，各关节肿胀消退，唯膝关节遇风微痛，舌红略暗，脉细数。辨证属余邪未清，仍予上方加清解之品。

处方：苍术 9g　黄柏 9g　苡仁 24g　独活 9g　桑寄生 15g　当归 9g　川芎 9g　生地 12g　牛膝 12g　丹参 30g　山楂 15g　甘草 6g　杜仲 15g　玄参 15g　连翘 15g。继服 15 剂。

三诊(3 月 12 日)：近日外感风邪，体热复燃，右膝、踝关节又发肿胀热痛，纳少，口渴，咽痛，小便短赤，舌红绛，脉沉数。仿白虎桂枝汤加减，以清热通络，祛风胜湿。

处方：生石膏 60g(先煎)　知母 12g　甘草 6g　桂枝 9g　生地 12g　丹参 15g　桑寄生 15g　黄芩 9g　山楂 15g　麦芽 12g　神曲 9g　牛膝 15g　6 剂。

四诊(3 月 30 日)：上方调治 1 周，体热已退，但关节肿痛如前，遂重用活血通络之品。

处方：豨莶草 15g　当归 9g　川芎 9g　丹参 15g　乌梢蛇 9g　地龙 9g　姜黄 9g　桑寄生 15g　黄柏 6g　苍术 9g　苡仁 24g　独活 9g　山楂 15g。再服 4 剂。

五诊(4 月 28 日)：始服上药时自觉胃脘不适，6 剂后反应减轻，关节肿痛消失，行走自如，唯觉乏力。用上方，去苍术加巴戟天 9g 以善后。同年 9 月随访，一切正常。

【按语】本例症见发热，关节肿痛较甚，脉沉弦数，诊为风湿之邪郁而化热，瘀阻血脉之热痹；因病已两月，兼致肝肾亏损，故治以清化湿热，活血通络，兼益肝肾而初见效果。三诊时因复感外邪，其与余邪相合，化热化火，使体热复燃，急投清热通络之剂，药后体热虽退，但关节肿痛不消，重用活血通络之品，方使瘀祛痹开而病告痊愈。

十九、祛风散寒、除湿通络法治疗皮痹一例

师某，男，55 岁。兰州空军某部干部。

初诊：1980 年 1 月 24 日。

主诉及病史：患者春节探亲期间，突然感觉周身困痛不舒，食饮不好，微觉发冷发热，但体温如常。曾以感冒自服银翘解毒丸，某卫生所也予柴胡注射液、安痛定肌注等见效甚微。至第 4 日感冒症状不明显。

诊查：周身皮肤肌肉疼痛犹如针刺，穿衣、解手、触物即疼痛难忍，坐立不安，转侧亦难。诊见口唇略紫，舌暗苔白略腻，脉浮弦。

辨证：风寒湿邪郁表，血络凝涩不通。

治法：祛风散寒除湿，活血化瘀通络。

处方：防风 6g　葛根 12g　秦艽 10g　威灵仙 10g　白芷 9g　桂枝 6g　当归 10g　丹参 15g　川芎 10g　甘草 3g　生姜 3 片　葱白 9cm

水煎服。上药 3 剂，2 日内服完。

药汁未尽，即全身肌肉疼痛告愈。

【按语】此患者以周身肌肉疼痛如针刺为主症而就诊，参考病史可知此由风寒湿邪外袭，稽留肌表不解，以致营血阻滞，脉络不通，不通则痛。且肌表络瘀，营血不能，则风寒湿邪难以速祛，而风寒湿三气阻滞不去，则肌表络脉复加痹郁，以致风、寒、湿、瘀四因相搏而使小病酿成苦疾，故方拟防风、葛根、白芷、姜、葱宣散风寒，秦艽、灵仙、桂枝除湿通痹。当归、丹参、川芎活

血化瘀,俾风邪疏而寒邪散,湿邪祛而瘀滞通,故3剂未尽,周身肌肉疼痛告愈。

此证用药虽属简单,但取效于解表化瘀之法却能开发人之心思。因前贤虽有益气解表、扶阳解表、滋阴解表、养血解表、理气解表诸法,而解表化瘀之说提及不多,今据此案可以设想,凡属表证兼瘀,于解表剂中略施化瘀之品,以期疏畅营卫,或可达到事半功倍之目的。是否妥当,有待临床进一步验证和探讨。

二十、清热解毒、化瘀平肝法治疗毒瘀交结抽搐证(磷化锌中毒)一例

李某,女,25岁。泾阳某公社社员。

初诊:1979年9月1日。

主诉及病史:因误服磷化锌中毒,随送附属医院急诊室给以洗胃,解磷定,液体疗法等救治,但2日后开始全身不时抽搐。

诊查:观其面色苍黄,神志时清时昧,吐字不清,痛苦病容,腹胀如鼓,2日未解大便,小便黄浊。脉象沉数,舌暗红。(体温37.5℃,其他尚可)。

辨证:毒热内聚,气血逆乱。

治法:解毒清热,平肝化瘀。

处方:绿豆甘草解毒汤化裁。

绿豆120g　生甘草30g　草石斛30g　白茅根30g　连翘30g　大黄30g　丹参30g　赤芍12g　焦山楂15g　羚羊角6g(另煎)　钩藤15g(后下)

丹参注射液1日1次,每次4毫升,肌内注射。

上方日夜两剂(液体仍给),大便通畅,腹胀减轻,抽搐减弱。次日再进1剂,则诸症悉除,第3日从急诊室痊愈出院。

【按语】本例系药毒内留,聚而生热,阻血为瘀,热毒瘀血聚于肠道,气机不利,则腹胀如鼓;熏灼肝经,肝热动风则不时抽搐;上扰心脑,瘀阻心窍则神志不清。诸症皆由热毒瘀血而生,故以绿豆甘草解毒汤(自拟方),重加活血化瘀、凉血解毒、熄风止痉而使患者转危为安。

【编者评注】张学文教授从医50余年,临床经验颇为丰富,对治疗老年病、心脑血管病、怪病等疑难杂病确有独到之处。本集所辑20则验案均系张氏得意之例,每案记载都十分详审,理法方药丝丝入扣。所加按语朴实无华,却能深入浅出、面面俱到。认真体味,能无教益?

姚树锦医案

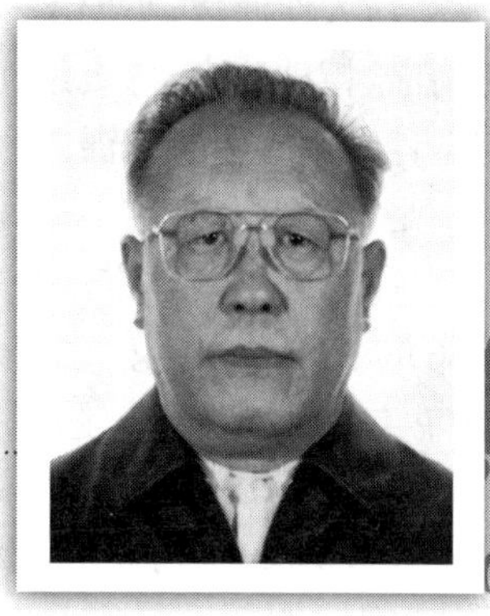

【生平传略】

姚树锦，1936年生，河北省武安市人。清代“太和医室”第四代传人。为继家学，1958年随父姚兴华先生学习襄诊于西安市第二医院。1965年毕业于陕西中医学院师资班，1978年调西安市西医离职学习中医班任教师，1992年晋升为主任医师，1997年被国家人事部、卫生部和中医药管理局审定为第二批全国名老中医专家学术经验继承人导师。现为西安市中医医院内科主任医师，西安市中医药学会名誉会长，西安市文史研究馆馆员。历任光明中医函授大学陕西分校副校长，中国中医药学会基础理论委员会委员，陕西省卫生厅新药审评委员会副主任委员，省中医药学会常委理事，西安市中医药学会副会长，香港中医药研究院研究员，马来西亚海鸥集团总公司医药顾问，西安市政协委员等职。

从事临床、教学、科研40余年，秉承祖训，博采众长，儒医兼通，学验俱丰，擅长内科疑难杂病及妇、儿科疾病的诊治，尤其对系统性红斑狼疮、肾病、肝病及肿瘤有独到的临床经验，崇尚“扶正固本”的学术观点，强调“祛邪勿伤正，扶正勿留瘀，治病勿犯胃气”的治疗原则。主要著作有《姚树锦临床经验集》、《太和医室秘录》，其医论、医案、医话、验方、业绩分别载于《陕西省名老中医经验荟萃(第四辑)》、《中医走向世界大会论文集(新加坡)》、《黄河医话》、《名医名方录》，《陕西验方新编》、《当代名老中医图集》中。发表学术论文40余篇，获省、市级优秀论文奖及科研成果奖12项，其中研制的新药固本咳喘丸、胆胃通降片及健身先天宝系列成果已转让药厂生产，行销国内外，获得良好的社会效益和经济效益。曾赴新加坡、马来西亚等国家讲学及学术交流，在医学界享有盛誉。

一、补中益气汤合生脉散加减治愈心悸怔忡一例

韩某，男，48岁。

初诊：1988年11月5日。

主诉及病史：阵发性心慌不宁、胸闷气短、头晕目眩已 1 年，加重 1 月余。1 年来上症间断发作，未予重视，近 1 月来因过度劳累后加重。自觉乏力倦怠，腹胀纳呆，眠差多梦，腰膝酸软，发干易脱，容易感冒，大便溏薄，小便不利。经西医治疗效差而慕名求治。

诊查：面色晦滞，精神萎靡，脉沉细而迟，舌胖质淡红，苔薄白。经某医院查心电图示：窦性心动过缓，不完全性右束支传导阻滞。心率 45～60 次/分。

辨证：心气不足，脾肾阳虚。

治法：补益心气，健脾温肾。方选补中益气汤合生脉散加减。

处方：生黄芪 60g　白术 15g　党参 15g　当归 10g　升麻 3g　柴胡 5g　陈皮 6g　甘草 10g　麦冬 10g　五味子 10g　防风 6g　杜仲 15g　12 剂

二诊：11 月 18 日。药后精神好转，面色有光泽，唯心慌不宁、胸闷气短无明显减轻，脉舌同前，上方党参易红参 10g，加鹿茸 1g，桂枝 10g 以鼓舞阳气，6 剂。

三诊：11 月 25 日。服药后诸症大为减轻，心率 66～72 次/分，唯纳呆、脱发仍存。脉沉细有力，舌胖苔薄白。一诊方去后 6 味，党参易太子参 30g，制首乌 30g，生地黄 15g，砂仁 6g，鸡内金 10g。

守上方服 20 剂，诸症消失，心率 68 次/分，心电图复查正常而治愈。

【按语】本案西医诊断为窦性心动过缓，不完全性右束支传导阻滞，是心律失常的一种临床表现，属于中医“心悸”、“怔忡”范畴，从其症状分析，因心气不足则不能鼓动血液正常运行，心失所养，加之病久伤正，过劳精亏，使脾肾两虚，先天后天均损，阳气不能上达，而致本病发生。治宜补中益气汤以健脾益气，升举清阳；生脉散补益心气，养心安神；玉屏风散以扶正固表，濡养阴精；加杜仲、鹿茸、桂枝温肾助阳，从而使脾胃健运，气血充足，心气旺盛，肾阳得补而诸症悉除。

二、生脉散合左金丸加味治愈燥证一例

朱某，男，56 岁。

初诊：1990 年 4 月 19 日。

主诉及病史：口干舌燥、无唾液已半年余。自述无明显原因渐起口舌干燥，唾液减少，时轻时重，晨起舌面干涩，昼则口干且粘，口味异常，至夜尤甚，需常饮水，纳食欠馨，每逢出差便病情加重。形体消瘦，面色苍白不华，二便尚调。经某医院诊断为：干燥综合征，多次治疗罔效而求诊。

诊查：脉沉而弱，舌红苔白略厚。

辨证：肺脾两虚，气阴亏伤。

治法：益气养阴，健脾润肺。方选生脉散合左金丸加味。

处方：沙参 15g　麦冬 10g　五味子 10g　黄连 3g　吴茱萸 3g　党参 15g　黄芪 15g　生薏仁 30g　玉竹 15g　花粉 10g　金石斛 3g　葛根 12g　怀牛膝 15g　车前子 15g　泽泻 10g　砂仁 6g　5 剂

服药后诸症明显减轻，守方出入再服 30 剂症状消失。随访 3 年未复发。

【按语】干燥综合征为一种慢性炎症性自身免疫性疾病，常累及腮腺、唾液腺、泪腺等。本例主要在唾液腺，属于中医“燥证”范畴，亦有称“燥毒证”者，究其病在肺脾二脏，因肺主气而治节，为水之上源，而脾主运化水湿，肺脾若虚则水湿分布失常，腺体不能濡养而发生燥证。用生

脉散合左金丸调理气阴两虚，佐以疏肝理气，清热利湿之法，方中于大队滋阴药中特加参芪以阴得阳助之意。又加渗利之品，使升降有序，如此动静兼顾，守变呼应，标本同治，从而使本病得以痊愈。

三、自拟定眩饮治愈眩晕一例

方某，女，56 岁。

初诊：1973 年 3 月 13 日。

主诉及病史：患梅尼埃病已半年，头晕目眩加重 1 周，以致卧床不起，闭目攒眉，痛苦异常。自觉如坐舟车，天旋地转，呕恶频频，泛吐黄绿苦水。询知其素喜肥腻厚味，嗜好烟酒。

诊查：六脉弦滑有力，舌质红，苔黄腻。

辨证：湿郁痰热，胆胃失降。

治法：清胆和胃，利湿化痰。方用自拟定眩饮。

处方：僵蚕 10g　蝉衣 10g　片姜黄 10g　枳实 10g　天麻 10g　白术 10g　清半夏 10g　茯苓 12g　陈皮 6g　甘草 6g　吴茱萸 3g　焦山栀 3g　龙胆草 3g　寒水石 10g　晚蚕砂 6g

服药 3 剂后，眩晕症状消失，患者已能下地，前后判若两人，健康如初，病告痊愈。

【按语】眩晕一证，病因多端，常责之于肝。本案乃胃失和降，水湿中阻，化痰生热，胆腑失宁，升降失常，清阳不升，浊阴不降，三焦不利，夹风上扰清空所致。自拟定眩饮采用升降散、半夏白术天麻汤等方化裁，方中升降散之僵蚕、蝉衣升清解郁宣达，姜黄降浊行气，枳实易大黄通腑降浊；半夏白术天麻汤加茯苓、陈皮、甘草化痰息风、燥湿利水、健脾和中；吴茱萸暖肝和胃、降逆化浊；龙胆草、焦山栀清利肝胆之热，以助和中；晚蚕砂、寒水石宣清导浊、行滞通腑、分利湿热。全方共奏暖肝和胃，清胆安中，升清降浊，理气化痰之功。方精效宏，诚经验之谈。

四、通阳化气行水法治愈悬饮一例

王某，男，84 岁。

初诊：1998 年 9 月 29 日。

主诉及病史：右侧胸胁胀满，咳嗽已半年。近半年来渐觉胸闷气促，不能平卧，纳食减少，脘腹胀满。经医院多次检查确诊为：丙型肝炎，肝硬化腹水，右侧胸水，并排除肿瘤因素。西医常规治疗后腹水消失，肝功能正常，唯胸水不消，曾抽十三次，量达 13000ml，患者体力不支，要求中医会诊。10 年前曾做膀胱癌手术后痊愈。

诊查：症见形体消瘦，两颊潮红，右胸胀满，咳唾白痰量多，日食量仅 50g，大便干结，2 至 3 日 1 行，夜尿频数，无浮肿、低热征象。右侧胸部饱满，肋间隙消失，第 7 肋以下叩诊呈实音，语颤减弱，呼吸音消失。双手潮红呈肝掌。脉细弦而滑，舌质鲜红无苔。

辨证：脾肾阳虚，饮邪凌胸。

治法：茯苓 15g　桂枝 6g　白术 10g　甘草 10g　白芥子 10g　葶苈子 10g　莱菔子 10g　西洋参 15g　金石斛 6g　海沉香 3g　三七粉 6g　西红花 1.5g　珍珠粉 1g　大黄 6g　芒硝 6g　川牛膝 10g　6 剂

二诊：10 月 5 日。服药后大便通畅，日行 1 次，食欲略增，舌质暗红，余症同前。腑气下行，气阴来复，上方去大黄、芒硝等，加砂仁 6g，鸡内金 10g，当归 15g，瓜蒌仁 10g，大芸 15g。以此方加减：口干甚加麦冬 10g，五味子 10g；咳痰不利加浙贝母 15g，天竺黄 10g。共服 41 剂。期间抽胸水 2 次，每次 900ml，输白蛋白减至 2 周 1 次，精神好转，夜寐安宁，右胸胁无明显不适，颧红耳鸣，大便偏干，夜尿减少，脉细滑，舌质红，苔薄白。表明胃气已复，宜健脾益气利水。

处方：黄芪 30g　生薏仁 30g　太子参 15g　白术 10g　茯苓 15g　甘草 10g　砂仁 6g　鸡内金 10g　山楂 15g　葶苈子 15g　白芥子 10g　白茅根 30g　车前子 15g　泽泻 10g　当归 15g　瓜蒌仁 10g　大芸 15g

以此方化裁服药 56 剂后，胸胁胀满、咳痰症状消失，精神转佳，行走自如。X 光片示：右侧胸膜肥厚粘连，胸水消失。随访 1 年未复发。

【按语】本案丙型肝炎、肝硬化腹水经治疗腹水消失，肝功能正常，但胸水不消，愈抽愈多，耗气伤阴，遂成痼疾，当属中医“悬饮”范畴。《金匮要略》云：“饮后水流在胁下，咳唾引痛，短气不得卧谓之悬饮”。究其病机，为脾虚不能运化水湿，肾虚不能化气行水，故而水饮泛滥，上凌于胸，久聚凝痰。且痰饮为阴邪，得温乃化，故分二步治疗，选用苓桂术甘汤以通阳化气，散结利水；配三子养亲汤以涤痰降气，逐饮泻水。加之渗湿利水、行气活血、通腑泻下诸药配合，使病情得以缓解，后以芪薏四君子汤及开胃醒脾、利水渗湿等药的应用，终获全功。体现出气血津液辨证在临床治疗中的优势。

五、芪薏四君子汤加味治愈腰痛一例

张某，男，65 岁。

初诊：1986 年 4 月 20 日。

主诉及病史：腰痛、浮肿、蛋白尿 10 月余。病初以感冒，发热后引起腰痛，下肢浮肿，尿中多泡沫。某医院查尿常规：蛋白（＋＋＋＋），红细胞（＋），颗粒管型（＋）；血浆总蛋白 3.4g%，白蛋白 1.6g%，总胆固醇 380mg%。诊断为：慢性肾炎肾病型。予泼尼松及对症治疗，查尿蛋白定量 2.6g/24h，故延请会诊。

诊查：症见双下肢浮肿，腰酸困痛，烦渴引饮，小便不利，尿中多沫，四肢倦怠，动则气促，纳谷不馨。脉虚而弦，舌质红，苔白燥。

辨证：脾肾两虚，气阴亏乏。

治法：健脾益气，滋肾养阴。方用芪薏四君子汤加味。

处方：黄芪 30g　生薏仁 30g　西洋参 15g　白术 15g　茯苓 15g　金石斛 6g　冬虫草 6g　鹿角胶 10g　阿胶 12g　怀牛膝 12g　白茅根 20g　甘草 3g　14 剂

二诊：5 月 5 日。服药 14 剂后，口渴气促、下肢浮肿减轻，仍觉倦怠，小便增多。查尿常规：蛋白（＋），红细胞、颗粒管型（－）。上方加砂仁 6g，鸡内金 10g，桑寄生 15g，沙苑子 15g。

三诊：6 月 5 日。服药 30 剂后，诸症消失。血浆总蛋白 5.8g%，白蛋白 3.1g%；尿常规复查 3 次均正常。脉弦滑，舌质红苔白。上方加西红花 6g，紫河车 10g，海马 1 对，海狗肾 10g，配制成丸剂服以巩固疗效。随访 2 年未见复发。

【按语】慢性肾炎肾病型属“肾病综合征”之类，属中医“腰痛”、“水肿”、“淋浊”等证范畴。其发病与脾肾二脏至关，因肾为元气之根，水火之宅，五脏之阴非此不能濡养，五脏之阳非此不能升发；脾气旺则水湿自化，肾气足则气化自强。治疗采用芪薏四君子汤为主加味，健脾益气以化水湿，加冬虫草、鹿角胶、阿胶、怀牛膝补肾填精以利气化。并遵“观其脉证，知犯何逆，随症治之”经旨，遇心衰时加生脉散(重用西洋参)；蛋白尿甚时重用自拟四胶饮(龟甲胶、鹿角胶、阿胶、鱼鳔胶)以固摄之；久瘀未离西红花之用，阴亏非金石斛不解；视证选血肉有情之品以补养之。辨证精确，药用上乘，从而有起死回生之效。

六、清肺益胃固肾法治愈消渴一例

陈某，女，30岁。

初诊：1975年1月27日。

主诉及病史：口渴、多饮、多尿3月余。病初因感冒后出现口渴多饮，逐渐加重，日饮水15000ml，排尿量15000ml。某医院确诊为：垂体性尿崩症，西医治疗2个月效果不著。

诊查：症见烦渴引饮，小便量多，乏力消瘦，头晕目眩，心悸眠差，食欲不振，腰膝酸软，白带较多。脉细而数，舌质红少津无苔。

辨证：肺胃热盛，气阴两虚。

治法：清肺益胃，养阴生津。

处方：玉竹10g　芦根15g　沙参15g　麦冬9g　石斛12g　知母5g　生山药30g　生薏仁30g　百合15g　生杭芍15g　建曲12g　莲子12g　怀牛膝15g　泽泻9g　车前子12g　6剂，加服成药麦味地黄丸。

二诊：2月3日。服药后口渴大减，日饮水已减至7500ml，排尿量6000ml，唯心悸失眠加重，脉细而缓。上方去石斛、知母、建曲、莲子、怀牛膝，加茯苓12g，远志9g，合欢皮6g，夜交藤15g，琥珀1.5g，灯心1.5g，6剂。加服成药六味地黄丸。

三诊：2月10日。服药后心悸失眠好转，仍觉乏力倦怠，纳差腰困，白带量多，日饮水量减至5000ml，排尿量4000ml。脉缓，舌胖苔白。药已中的，气阴渐复，宜健脾益气，利湿止带。

处方：黄芪15g　生薏仁30g　太子参15g　白术9g　茯苓12g　生山药30g　车前子12g　鸡内金9g　谷芽12g　麦芽12g　山楂15g　建曲12g　10剂，加服成药人参健脾丸、补中益气丸。

四诊：2月20日。服药后口干欲饮明显减轻，饮水量及排尿量基本正常，纳食增加，精神好转，腰酸减轻，白带减少，舌质淡，苔薄白。宜益气养阴，健脾固肾。上方去白术、山楂，加鸡冠花15g，桂圆肉15g，黑豆15g，黑芝麻15g，胡桃肉15g。服10余剂后，诸症消失，以此方倍量蜜丸，每丸9g，每次1丸，日服2次。2年后随访未见复发。

【按语】尿崩症是由于抗利尿激素缺乏，肾小管重吸收水的功能障碍，从而引起多尿、烦渴、多饮与低比重尿为特征之病，多由下丘脑—神经垂体部位病变所致。此症属于中医“消渴”范畴，因素体阴虚，饮食不节，情志失调，劳欲过度引起。病在肺、脾、肾三脏，诸脏既伤，气血化源不足，水湿代谢紊乱，精微收藏匮乏，上不能奉养心肺，中不能健运脾土，下不能温养肝肾，故出现消渴之证。本例治疗先选甘寒之品，使肺胃之火速降；次用补益之药，使脾胃得以健运；后以温润之味，使肝肾精微充足。由于紧扣病机，方随证出，故获全功。《医学心悟》云：“三消之治，不必专执本经，但滋其化源，则病易痊矣。”

七、清热解毒、化痰止咳法治疗肾脏风毒一例

许某，女，32岁。

初诊：1999年2月10日。

主诉及病史：反复性发热、局部红斑、蛋白尿2月余，伴咳嗽、咯黄痰1周。发病后在某医院确诊为：系统性红斑狼疮，狼疮性肾炎。经治疗发热缓解，面部红斑转淡，但精神极差，纳食减少，故来求诊。

诊查：症见午后发热(体温38℃)，两颊蝶形红斑，手及下肢皮肤潮红，咳嗽咯黄痰，恶心欲呕，纳呆腹胀，胸闷心慌，四肢欠温，精神萎靡，闭经3月。查血沉89mm/h；尿蛋白(+++)；抗SM抗体(+)，抗双链DNA抗体(+)，抗核抗体(+)；血压13.2/10kPa；血常规检查正常。脉细数，舌质红，苔黄腻。

辨证：气阴俱损，瘀热内伏，复感外邪，痰热阻肺。

治法：清热解毒，化痰止咳。

处方：陈皮6g　杏仁10g　苏子10g　茯苓10g　半夏10g　浙贝母10g　太子参10g　白芷10g　丹参10g　紫草10g　土茯苓30g　生薏仁30g　砂仁6g　山楂10g　鸡内金10g　甘草10g　14剂。加服解毒丹1号(由牛黄、羚羊角、珍珠、金石斛、西洋参等组成，每次3g，日服2次)。

二诊：2月24日。服药后发热咳嗽减轻，全身酸痛，心烦易怒，四肢肿胀，皮肤红斑合并脓疮，舌质暗红，苔黄腻花剥。治宜益气养阴，清肝固摄。

处方：黄芪30g　防风6g　白术15g　秦艽10g　青蒿10g　白薇10g　地骨皮10g　银柴胡10g　川牛膝10g　金樱子10g　锁阳10g　莲须15g　白茅根30g　龟甲15g　鳖甲10g　以此方化裁服60剂，配服解毒丹2号。

三诊：4月25日。服药后精神好转，纳食增加，月经来潮，量少色暗，因情志不畅而致右胁隐痛，心烦易怒，腰膝酸软，红斑此起彼伏，脉弦数，舌苔薄黄。复查尿蛋白(++)，红细胞(+)，隐血(+++)。治宜疏肝理气，养阴益肾。

处方：丹皮6g　焦山栀6g　柴胡5g　川牛膝10g　川芎10g　枳壳10g　远志10g　菖蒲10g　生龙骨15g　龟甲15g　杜仲15g　川续断15g　白芍15g　丹参15g　白茅根30g　21剂，配服解毒丹2号。

四诊：5月16日。服药后月经来潮，经量正常、色暗红，手足心热，腰困盗汗，眠差多梦，又感冒后咽痒、咳嗽、咯少量白痰。脉细数，舌苔黄，根部腻。治宜益气养阴，疏散风热。

处方：黄芪30g　白术10g　龟甲10g　鳖甲10g　龙骨10g　白薇10g　地骨皮10g　银柴胡10g　远志10g　菖蒲10g　桑叶10g　甘草10g　21剂

五诊：6月6日。服药后症状大部消失，肝、肾功能复查正常，血沉23mm/1h；尿蛋白(+)，红细胞(+)；血常规正常。上方去后4味，加龟甲胶3g，鹿角胶3g，阿胶6g，鱼鳔胶10g，浙贝母10g，天竺黄10g。服14剂后诸症消失，红斑范围缩小色淡，各项检验指标复查均正常。

【按语】狼疮性肾炎是系统性红斑狼疮最主要并发症之一，属于中医"肾脏风毒"等范畴。本病基本病机是气阴两虚，津枯血瘀，毒邪伤肾，络脉瘀阻，久之阴损及阳，阳虚水泛，水湿弥漫，发为水肿，进而阴阳俱衰，肾损至极，气化不利，浊毒内蕴，毒瘀交结，伤及他脏。由于本例虚实错杂，变证纷纭，故视证立法，但一直将顾护中焦脾胃之法贯穿于治疗始终，抓住根本，综合调理，配合解毒丹增强药力，从而获得满意疗效。

八、养阴清热、活血止痛法治疗痛痹一例

吴某，女，18岁。

初诊：1997年4月18日。

主诉及病史：颜面红斑、低热、关节肿痛反复发作已4年，右髋关节疼痛1年余。述发病初出现双颊红斑，继而低热，游走性关节肿痛，至去年上症加重，某医院确诊为：系统性红斑狼疮。予泼尼松治疗后症状减轻，药量撤减后右髋关节剧烈疼痛，跛行且活动障碍。X片示：右股骨头无菌坏死。在多家医院用中西药治疗效果不著，慕名求治。

诊查：症见右足拖地，无法行走，需人搀扶，患肢肤色发紫、胀麻酸痛，难以负重，动则多汗，心慌气短，头晕胀痛，身热口干，两颊红斑，脸呈满月状，纳差腹胀，大便溏薄，小便短少。脉沉细，舌质淡红，苔黄略厚。

辨证：肝肾阴虚，瘀热痹阻。

治法：养阴清热，活血止痛。

处方：龟甲15g　鳖甲15g　苏木10g　丹参15g　川芎10g　地龙10g　川牛膝10g　天麻10g　太子参15g　清半夏10g　厚朴10g　降香10g　海沉香3g　甘草10g　生姜5g　7剂

二诊：4月25日。服药后腹胀减轻，纳食增加，不慎摔倒而右肢疼痛加重，余症、脉舌同前。上方去太子参、厚朴、半夏、甘草、生姜，加全蝎10g，僵蚕10g，蜈蚣1条，土鳖虫10g，甘松10g，细辛3g，乳香10g，没药10g，血竭10g，杜仲15g，川续断15g。21剂。

三诊：6月6日。服药后患肢疼痛减轻，去乳香、没药、血竭又服14剂。症见身热多汗，两颊潮红，月经来潮、量多色红，纳食减少。脉细数，舌苔薄白。药已中病，宜健脾和胃，活血止痛。

处方：黄芪60g　白术15g　防风6g　浙贝母15g　白芷10g　赤芍10g　丹皮10g　生薏仁30g　土茯苓15g　紫草10g　山萸肉15g　土鳖10g　砂仁6g　鸡内金10g　山楂15g　14剂

四诊：7月5日。服药后患肢仅觉困痛，可弃杖缓行，腹胀消失，纳差多汗，脉舌同前。

处方：黄芪60g　生薏仁30g　太子参30g　白术15g　茯苓15g　杜仲15g　川续断15g　地龙10g　海沉香3g　三七粉6g　西红花1.5g　丹参15g　川芎10g　砂仁6g　鸡内金10g　甘草10g

上方出入服30剂后，泼尼松全部撤除，弃杖行走轻快，间断服上方以巩固疗效。1年后随访已正常上班，骑车行走自如。

【按语】本例患系统性红斑狼疮4年，长期服用激素，导致骨质疏松，继发股骨头无菌坏死。本病属于中医“蝴蝶丹”、“痹证”范畴，由于先天禀赋不足，肝肾阴亏，精血不足，加之情志内伤，劳倦过度，六淫侵袭，瘀血阻络，血脉不通，皮肤红斑，渐及关节、筋骨、脏腑而致。治疗应标本兼顾，重视脾胃，治本以补肝肾、强筋骨、益气阴、健脾胃为法，治标以活血化瘀、通络止痛为法，根据标本缓急、脾胃功能而定。本例初以阴虚痹痛为主，宜养阴清热，活血止痛；后期以脾胃虚弱为主，宜健脾和胃，活血止痛。治疗中始终不忘活血止痛，方中可选用苏木、土鳖虫、乳香、没药、血竭、细辛，这均为治疗各种痹痛而设。虽病程较长病情复杂，同样能取得显著疗效。

九、健脾益气、养阴法治愈失音一例

张某，男，64岁。

初诊：1979年11月8日。

主诉及病史：声音嘶哑3个月，失音1周。家属代诉，患者半年前因吞咽困难，在某医院确诊为：食管癌。经大剂量放射线治疗后由声音嘶哑直至失音，服润喉片，清音丸，胖大海及多方治疗罔效。

诊查：症见面色黧黑，形体消瘦，精神萎靡，饥不欲食，行动困难，抬入诊室。脉沉弱而细涩，舌质淡红，苔白少津。

辨证：脾胃虚弱，化源不足，大剂放疗，耗气伤阴。

治法：健脾和胃，益气养阴。

处方：红人参3g　金石斛3g　绵黄芪15g　生薏仁30g　茯苓12g　白术10g　砂仁6g　鸡内金10g　炙甘草6g　7剂

二诊：11月15日。服药后食量增加（由50g增至250g/日），精神逐渐好转，仍张口无声，行走困难，溲赤便秘。上方加麦冬10g，五味子10g，10剂。

三诊：11月25日。服药后能缓慢行走，语音低微，脉沉细，舌苔白略润，上方加青果10g，蝉衣10g，14剂。

四诊：12月12日。服药后面色红润，两目有神，肌肉渐丰，语声正常，日食500g，舌苔薄白。嘱晨服人参健脾丸，晚服六味地黄丸1月。6年后随访病未复发，年逾七旬语声琅琅。

【按语】本例失音之因，究其根源乃脾胃之疾久治不愈，气血生化之源不足，加之放疗后气阴耗损，故气虚无力鼓动，阴虚喉失濡养。其病以中焦气虚为本，失音无声为标，治从中焦入手，舍末求本，用健脾和胃、益气养阴之品，使脾胃健运，纳谷旺盛，气血充足，阴阳互根，正气渐复，喉部滋润，声音自出。

十、益气养阴、解毒散结治疗肺癌一例

杨某，男，58岁。

初诊：1980年3月4日。

主诉及病史：咳嗽、胸痛、痰中带血加重半月，午后发热1周。有吸烟史20余年。

诊查：刻见形体略胖，面色晦滞，精神萎靡，咯痰色白量多，其气腥臭，咳声连连，胸脘郁闷，不思饮食，口中臭秽，头晕多汗，周身酸痛，黎明恶寒，小便深黄，大便不爽。脉虚浮，数而无力，舌胖质红，苔黄腻。

辨证：邪热壅肺，气阴虚衰。

治法：清肺解毒，益气养阴。

处方：浙贝母12g　瓜蒌仁10g　西洋参3g　白术10g　茯苓15g　黄芪15g　生薏仁30g　龟甲15g　鳖甲15g　生杭芍15g　三七粉3g　阿胶10g　桂枝10g　鸡内金10g　甘草10g　10剂

二诊：3月13日。胸透示：右肺门上方新生物待排；后前位断层片示：右上肿块显示清晰，下位光滑，上位毛糙，外部可见脐样切迹、空隙，内壁光滑，未见液平。嘱继续检查确诊，守上方

再服 12 剂。

三诊：3 月 26 日。3 月 14～20 日在痰中找到可疑细胞；3 月 25 日同位素检查示：右肺门上方新生物。服药后胸痛、咳嗽、痰血明显减轻，发热汗出消失，食欲增加。脉弦滑，舌苔薄黄略腻。药已奏效，气阴渐复，治宜扶正固本，益气养阴，健脾和胃，佐以解毒散结，祛邪抗癌。

处方：红人参 6g　白术 10g　茯苓 15g　黄芪 15g　生杭芍 15g　阿胶 10g　三七粉 3g　白茅根 30g　蛇舌草 15g　重楼 10g　浙贝母 15g　海沉香 3g　鸡内金 10g　甘草 10g　14 剂

四诊：4 月 12 日。4 月 8 日查痰中找到癌细胞（鳞癌）；4 月 11 日 X 断层片示：肺癌（鳞状伴癌性空洞）。建议外科手术治疗。患者考虑体弱而不愿做手术。症见胸痛、咳嗽明显减轻，痰中夹血亦少，痰色淡黄量少。脉后同前。上方加砂仁 6g，瓜蒌 12g。服药 30 余剂后，症状消失，5 月 2 日复查 X 片对比；右肺上阴影大部吸收。继续服上方百余剂，自感一切良好，要求正常上班。X 片复查示：右肺门上阴影已完全吸收。20 年后随访身体健康，饮食起居正常。

【按语】癌症之病机，多因正气不足，气血瘀结，痰浊阻滞，久蕴成毒而致。本例发病与长期吸烟有关，未经化疗、放疗与手术，采用纯中药治疗，根据病程正邪消长之变化灵活辨证，始终抓住气阴虚衰之本进行调理。方中芪薏四君子汤加砂仁、鸡内金健脾益气；龟甲、鳖甲、生杭芍、阿胶养阴清热；蛇舌草、重楼、三七解毒散结；浙贝母、瓜蒌仁、白茅根清肺化痰。且现代药理证实，健脾益气药能增强人体免疫功能，提高抗病能力。由于标本兼治，坚持服药，终获良效。表明中药不仅治疗癌症效果肯定，而且能延长患者生存期。

（王维英　姚永平整理）

【编者评注】姚树锦主任医师出身中医世家，又在陕西中医学院师资班系统学习中医各科。对内科疑难病颇有创见，如生脉散和左金丸加减治愈干燥综合征；自拟定眩饮治愈梅尼埃综合征；清热解毒化痰止咳法治疗系统性红斑狼疮等案例均能体现其深厚的中医功底和灵活机变的临证水平。

贺永清医案

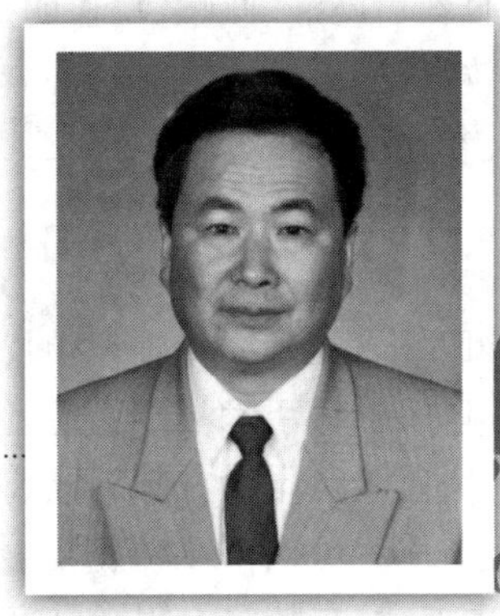

【生平传略】

贺永清，男，汉族，生于1941年2月，陕西省汉中市人。1965年毕业于陕西中医学院六年制中医专业，现任陕西省汉中市医学科学研究所所长，中医内科主任医师，陕西省中医学会常务理事，汉中市中医学会理事长。曾当选为陕西省六届人大代表，被陕西省卫生厅授予“全省卫生先进工作者”称号，被陕西省中医管理局评为“陕西省中医药科学研究有显著成绩的科技工作者”称号，国家二部一局批准的第二批全国名老中医药专家学术经验继承指导老师。

贺永清主任医师，长期生活、学习、工作在防病、治病、科研第一线，先后在南郑县医院，南郑县中医院工作。从医40多年来，博览古今医籍，集众家之长，融会贯通，灵活运用，善将古今之方灵活化裁，并创制新方，其立意新颖，配伍精当，疗效突出。重脾胃，着眼纳运升降；重整体，辨证求准；主张辨证与辨病相结合，祖国医学与现代科学技术相结合。重视民间中草药挖掘、整理、研究工作；既重视继承，又注重创新；治疗温病推崇截断扭转方药；重视中医护理，倡导辨证施护。擅长治疗肾脏病、肝病、脾胃病等。

在临床实践中，勇于探索，不断总结经验，学术论文、科研成果颇丰。曾先后获省政府科研成果奖二项，地厅级科研成果奖四项。他撰著的《南郑医案选》、《中医辨证护理学》、《实用中医内科治疗手册》、《慢性肾功能衰竭中医疗法》、《贺永清临床经验辑要》等5部专著，均由陕西科技出版社出版发行。撰写“仙鹿口服液抗衰延寿作用的研究”等35篇学术论文。在省级以上学术刊物上发表交流。

一、大清气热，治愈乙型脑炎一例

李某，男，10岁。

初诊：1972年8月19日入院。

主诉及病史(母代):头痛、呕吐、发烧3天,抽风半天。初病发烧,自觉头痛,继则头痛如劈,恶心、呕吐4次,全身不适,嗜睡,18日晨突然抽风。

诊查:面赤气粗、两目上视、两手紧握、抽搐频作,呼之能应。正值检查、突然烦躁,牙关紧闭,瞳孔两侧不等大,对光反应迟钝,旋即昏迷,额汗出,颈项强直。布氏征(+),克氏征(+),巴氏征(+),腹壁、提睾反射(+),膝反射亢进。T 41℃,心率146次/分,两肺(-)。血象:WBC 11×10^9/L,N 0.68,L 0.32。脑脊液:清亮、蛋白微量,糖定量0.5mmol/L,红细胞数120×10^6/L。舌质红绛,苔薄黄,脉洪数。

辨证:暑温时毒,发至阳明,气血两燔。

治则:清热解毒,凉血息风。

方剂:银翘知膏大青汤加减。

药物:金银花30g　连翘12g　知母9g　生石膏90g　大青叶30g　黄芩12g　黄连6g　生地30g　丹皮12g　全蝎6g　钩藤15g(后下)　3剂,浓煎600ml,分4次鼻饲,每日1剂。并用脱水、止痉、吸氧、降温等对症处理。

8月21日:病情加重,3天内发生呼吸衰竭3次,重度昏迷,呼吸表浅,病初至今未大便。舌质红绛乏津,苔黑,舌中生芒刺。腹部触诊,有条索状硬块,即用肥皂水灌肠,并用原方加生大黄12g,芒硝9g,元参30g,水煎鼻饲未果。改用自拟"增液灌肠汤"(生地、元参、大青叶、莱菔子泥各30g,大黄、芒硝、枳实、黄芩各15g,浓煎800ml)保留灌肠,半小时后,便出硬粪块10余枚,热势始降。

8月25日:呼吸均匀,两目有神,T 37.6℃,失语,舌红,苔薄微黄,脉细数。改为恢复期益气养阴通络汤加减,孩儿参12g、沙参15g、麦冬9g、扁豆20g、丝瓜络12g、竹叶9g,金石斛9g、生地20g、丹皮9g、郁金9g、石菖蒲9g。并针大椎、哑门、上廉泉、翳明,给促进脑细胞代谢药维生素B_1、C,γ-氨酪酸;加强语言,吞咽等功能锻炼。住院41d,痊愈出院。

【按语】乙型脑炎属祖国医学温病中"暑温"、"暑风"、"暑厥"、"暑痉"的范畴。急性期所出现的高热、抽风、昏迷三大主症,具体反映热、痰、风的病机。然而热是产生痰和风的根本,小儿"肝常有余"故极易动风,"脾常不足"极易停积、生痰。暑温时毒在卫分停留短暂,旋即入气,邪入气分则每多留滞一定时间,所以大清气热,则是治疗此病的重要环节,故以自拟银翘知膏大青汤大清气热,伍黄芩、黄连以加强清热解毒之功,生地、丹皮滋阴凉血,全虫、钩藤以平肝息风,并以自拟增液灌肠汤以滋阴增液通里攻下,具有釜底抽薪之妙。

二、益气健脾、解毒化瘀治疗慢性粒细胞白血病一例

霍某,女,41岁,农民。

初诊:1987年10月14日。患者自觉脘腹胀满,疼痛难忍,不思饮食,食后胀痛尤甚,气短乏力,夜难安寐,睡则噩梦纷扰,骤然惊醒。齿龈出血、小便黄少,大便不爽,半年前曾按胃疼治之罔效。后经某院诊为肝硬化,查血象时发现血红蛋白60g/L,白血球49.6×10^9/L,幼稚细胞0.31,经骨髓检查,确诊为慢性白血病急变,即入汉中某医院治疗。经化疗、对症、支持、中药及靛玉红治之3月,因病情加重,故自动出院求余诊治。

诊查:精神萎靡,形羸体弱,面色萎黄,眼眶青紫,肤色不泽,腹部膨隆,脾大入盆,质硬;肝大锁骨中线肋缘下4cm,质硬,双侧下肢浮肿。舌红苔黄腻,脉虚细而数。

辨证:脾气虚弱,邪毒壅盛,瘀血阻络所致虚劳、瘕积之证。

治法：益气健脾，解毒化瘀。

处方：黄芪 30g　孩儿参 15g　炒白术 15g　生苡仁 30g　云苓 15g　半枝莲 30g　白花蛇舌草 30g　蒲公英 30g　蚤休 15g　青黛 6g(冲服)　北豆根 15g　丹皮 12g　紫花地丁 20g　丹参 30g　制鳖甲 15g　甘草 5g　水煎服，每日 1 剂。兼服自拟解毒化瘀丸(当归、山栀、赤芍、鳖甲，生地、黄芩、青黛、大黄、山甲、蚤休、山慈菇、川芎、麝香、木香等)，每次 1 丸，日 3 次。

10 月 22 日，连服 7 剂，腹满减，疼痛轻，夜能睡眠 4 小时，齿衄止，日进食六两，小便转清，大便已爽，脾回缩脐上 2 寸，舌红苔薄黄，脉沉细数。上方去蚤休、豆根、紫花地丁，续服 3 月，丸药继服。1988 年 2 月 1 日再诊，脾已回缩肋下，肝大肋缘下 2cm，质硬中等，饮食，二便如常，精神、面色转佳，眼眶青紫已退，舌红苔薄白，脉细弱。此乃毒瘀渐消，气血肝肾尚虚，治当益气健脾，滋补肝肾，化瘀解毒法。

处方：黄芪　孩儿参　炒白术　云苓　麦冬　女贞子　墨旱莲　鸡血藤各 15g　酒当归 12g　苡仁 30g　半枝莲　白花蛇舌草各 20g　青黛 5g(冲服)　制鳖甲 10g　甘草 3g　水煎服，并服解毒化瘀丸，每日 3 次，每次 1 丸。

1989 年 3 月 20 日复查血象：血红蛋白 110g/L，白血球 8.8×10^9/L，中性多核 0.68，淋巴细胞 0.32。骨髓象：有核细胞增生活跃，粒系占 0.388，红系占 0.208，粒系增生减低。早、中幼细胞比例减低，分叶核细胞比例增加，胞浆颗粒可见增粗现象。红系增生活跃，比例正常，淋巴细胞比例略增，形态正常，白细胞总数及分类基本正常。慢性粒细胞性白血病完全缓解。

【按语】慢性粒细胞性白血病，属祖国医学虚劳、癥瘕、积聚、恶核之范畴，而急变期又和急劳，温毒相似。究其病因，不外正虚脾弱，邪毒内攻，搏结气血，气滞血瘀，脉络阻滞所致。其临床表现多为正虚邪实，虚实夹杂之证。虚者、脾也，实者、瘀毒也，正不胜邪，毒瘀痹着，日久不去，故虚劳、癥瘕、积聚、恶核等症则成矣；治当益气健脾，化瘀解毒，软坚消癥，标本兼顾，扶正祛邪。方用自拟的益气健脾解毒汤为主化裁，并服自拟解毒化瘀丸治之。方中芪、术、苓、草、苡仁、孩儿参等药，既可补中气，升清阳，渗脾湿，又可调营卫，益气血，畅三焦，资后天，助化源，扶正气，具有增加吞噬，纠正免疫缺陷，改善机体蛋白代谢，使红细胞和血红蛋白量增加，改善贫血，保护骨髓造血功能，可增强机体的抵抗力。白花蛇舌草、半枝莲、青黛、蒲公英等药解毒凉血，抗癌消肿，清热利湿，具有促进机体免疫功能恢复，增强癌细胞抗原性等作用。再辅以解毒化瘀丸啖之，其扶正攻毒，凉血化瘀，抗癌除湿之力更强。如是汤丸并进，交替服用，共奏益气健脾，化瘀解毒，软坚散结，抗癌除湿之功，故获得较好的疗效。

三、健脾益心法治疗席汉综合征一例

李某，女，29 岁。

初诊：1977 年 3 月 12 日。

主诉及病史：头昏、心悸、毛发脱落 1 年多，加重 1 月。1975 年冬，因双胎难产，出血过多，当即昏倒，急送当地医院急救脱险。继而出现头昏，畏寒，精神萎靡，心慌心跳、食欲不振，间歇性腹泻，以致性欲丧失，毛发脱落，月经闭止。先后在当地和外地医院就医不效，邀余诊治。

诊查：T 36.5℃。呼吸均匀，P 68 次/分，血压 12/8kPa。精神萎靡，面色苍白，头发稀疏，干枯无泽，眉毛稀少，阴毛、腋毛脱落。四肢、腹背肌肉松弛。乳房、会阴萎缩，脂肪垫消失。心尖区可闻及Ⅱ级吹风样杂音，两肺(一)。舟状腹、无包块、肝大右侧锁骨中线肋缘下 1cm，剑突下 3cm，边锐质软，有压痛。脾大左肋缘下 3cm。妇科检查：外阴已产型，无阴毛，阴道通畅，宫颈小，宫体约 2cm。后位，可活动。肝功能检查：TTT 10μ/L，GPT 125μ/L。血象：RBC 2×10^{12}/L，Hb 40g/L，WBC 8.6×10^{9}/L，N 0.6，L 0.4，BPC 60×10^{9}/L。骨髓检查：缺铁性贫血。舌质淡白，脉细数。

辨证：心脾肝肾，气、血、阴、阳，俱损之证。

治法：补心脾、益气血，养肝肾。

处方：归脾汤化裁。

黄芪 30g　归身 9g　党参 15g　白术 9g　茯苓 12g　陈皮 9g　熟地 15g　白芍 9g　川芎 3g　枣仁 30g　远志 3g　炙甘草 6g　水煎服，每日 1 剂，连服 4 剂。

并输新鲜全血 300ml，给氢化可的松、丙酸睾丸酮和支持治疗。

3 月 17 日，病情明显减轻，脱离危象，能进饮食。腹泻。舌苔淡白，脉沉细弱。原方又进 16 剂。

4 月 5 日，毛发渐生，皮下脂肪积聚，畏寒消失，能下床活动。唯近日食欲不振、呃逆，咽中梗阻不顺，舌质淡红，苔薄白腻，脉细弱。乃脾胃不足，积滞于中，胃失和降。治宜和胃降逆，健脾消积。

处方：半夏 12g　厚朴 9g　苏梗 12g　茯苓 12g　陈皮 12g　党参 15g　竹茹 9g　焦楂 30g　炒麦芽 12g　生姜 2 片　甘草 3g　进 5 剂

4 月 28 日，呃逆除，食欲增，咽中无异常感觉。舌质红、苔薄白，脉象沉弱。改进 4 月 15 日方加减。用去氧己烯雌酚、黄体酮进行人工月经。共住院 101 天，面色转华，眉毛、阴毛大部分长出、腋毛稀少，爪甲有光泽，性欲恢复。月经于住院 98 天来潮，量少色紫。心肺（一）。血压 13/9kPa，内诊检查：宫体中位约 6cm。血象：Hb 64.9g/L，RBC 3.2×10^{12}/L，PLT 108×10^{9}/L，肝功能检查：GPT 100μ/L，TTT 10μ/L。

一年后检查，肝功能正常，已能参加轻体力劳动，性欲正常，唯月经仍有错后。

【按语】本病由于产后大出血等原因导致垂体功能减退，以致引起性腺、甲状腺、肾上腺皮质功能减退等症状。一般认为采取各有关补偿激素疗法，疗效不佳，疗程冗长，易有抗激素形成。对性功能恢复，月经正常化均不理想。

综观诸症，属祖国医学“虚损”范畴，追溯发病原因：乃有形之有血，因难产而损，“一损损于皮毛，皮聚而毛落；二损损于血脉，血虚脉少不能荣养五脏六腑；三损损于肌肉，肌肉消瘦，饮食不为肌肤；四损损于筋，筋缓不能收持；五损损于骨，骨萎不能起床”（《难经》十四难）。临床虽表现皮聚毛落，血脉虚少，肌肉瘦弱，筋弛，骨萎，涉及心脾等症，但关键乃脾胃气虚，化源不足，故健脾胃，生气血，气血双补，则诸症去矣，故以归脾汤化裁。方以四君子汤（党参、茯苓、白术、甘草）健脾益气，当归补血汤（黄芪、当归）补气生血，更用枣仁、远志养血安神，木香醒脾行气、阿胶、女贞子、五味子等峻补其血，调理冲任，结合补偿激素疗法，取得一定疗效。

四、活血化瘀治疗不孕症一例

张某，女，28 岁，已婚，汉中市焦山乡人。

初诊：1981 年 6 月 20 日。

主诉及病史：结婚 4 年未孕，月经推后，每 40～50 天 1 行，经来量少色暗，少腹右侧有积块，扪之疼痛，畏寒肢末不温，腰膝酸软，舌淡紫，苔白腻，脉沉迟缓弱。

诊查：子宫前位，较正常小 1/3，右侧附件区增厚压痛，右侧输卵管阻塞。其夫精液检查：

属正常范围。

辨证：寒凝血瘀，气机阻滞，肝肾虚证。

治则：活血化瘀，温经止痛，补益肝肾。方用少腹逐瘀汤化裁。

处方：小茴香 9g　干姜 9g　制没药 9g　赤芍 9g　川芎 9g　官桂 9g　制蒲黄 9g(另包煎)　醋延胡索 12g　五灵脂 12g　制苍术 12g　制附片 12g　当归 15g　丹参 15g　桑寄生 20g　益母草 30g　月经来时服，每日 1 剂，连服 10 天。

二诊：8 月 20 日月经来潮，错后 4 天，量少色暗，少腹痛减轻，右侧积块缩小变软，腰膝酸困，舌淡苔薄白，脉沉缓。上方去苍术、小茴香、干姜，加淫羊藿 30g，菟丝子 20g，巴戟天 12g，续服 10 剂。3 月后妊娠试验阳性，怀孕已 2 月矣。

【按语】妇女不孕症，乃指婚后夫妇同居 3 年以上，未避孕而不受孕者。祖国医学多从肾虚精亏、肝脾不足、胞脉失养，或肝郁气滞，气血不和、冲任失调，或湿阻痰郁、胞脉阻滞，不能摄精成孕而来诊治，而从瘀血辨治者较少。笔者在长期的临床实践中发现，诸多不孕症妇女常伴有痛经，月经紊乱、输卵管阻塞、子宫发育不良等症，与王清任少腹逐瘀汤证相似，常出现少腹瘀血积块疼痛或不痛，或痛而无积块，或少腹胀满；或经期腰酸少腹胀，或月经 1 月见三五次，接连不断，断而又来，其色或紫或黑，或有瘀块，或崩漏兼少腹疼痛等症，故认为寒凝气滞，血脉瘀滞，冲任不调，胞脉失养，温煦失常，是引发本病的主要原因。治当活血祛瘀，温经止痛，以少腹逐瘀汤加减主之。方中五灵脂，蒲黄、丹参、延胡索、川芎、赤芍、没药活血化瘀，行气止痛，流通气血，通利血脉；小茴香、干姜、官桂、当归补血活血，温经散寒，行气燥湿，调理冲任；以上共奏活血化瘀，温经止痛，消散炎症，溶解吸收纤维组织之功。如是治之，冲任调，气血温，血脉畅，种子孕成矣，故获得满意疗效。

五、清火解毒、凉血法治疗急性坏死性小肠炎一例

彭某，男，8 岁。

初诊：1978 年 11 月 16 日。

主诉及病史(父代)：发热、腹痛、泻棕色便 2 日。因饮食不节，次日恶寒发烧、阵发性腹痛，以脐周、左中腹为重，恶心呕吐。吐出食物残渣，大便日 4～5 次，呈赤豆汤样，急入院治疗。入院输新鲜全血 200ml，并用维生素 C，止血敏、支持抗感染治疗。观察 4 日，症状较差，肢末欠温，腹痛稍胀、无明显压痛点，肠鸣音亢进。T：37.4℃，P：120 次/分，血压：13/9kPa，血象：Hb：34g/L，RBC：1.7×10^{12}/L，WBC：14×10^{9}/L，中性：0.72，淋巴：0.28。大便褐色、糊状、脓细胞(＋)，红细胞(＋＋＋)，隐血试验(＋＋＋＋)。舌质红，苔黄而腻，脉细数。

辨证：饮食不节，外感毒邪，湿热蕴结，入血伤络。

治则：凉血、祛瘀、止血。

处方：制大黄 15g　炒黄芩 10g　黄连 6g　炒黄柏 9g　炒金银花 20g　焦栀 12g　丹皮 10g　生地炭 20g　地榆炭 20g　炒苡仁 20g　小蓟 10g　甘草 3g　每日 1 剂，浓煎 600ml。每次服 200ml，日服 3 次，连服 2 剂。

二诊：11 月 22 日，大便深黄色糊状，精神明显好转，舌淡红，苔薄白，脉细，T：35.6℃，大便隐血(－)。瘟毒已去，则以参苓白术散改汤化裁，调理脾胃。党参 12g，茯苓 9g，炒白术 9g，炒扁豆 15g，陈皮 9g，山药 9g，莲子 15g，炒麦芽 12g，甘草 3g，4 剂。并用铁制剂，以纠正贫血。

11 月 29 日出院。检查：Hb：48g/L，红细胞 2.4×10^{12}/L。嘱出院后继续服用铁剂，加强

营养。

【按语】本案乃饮食不节，损伤肠胃，湿热邪毒壅滞于中，气血凝滞，阴络受伤而为病。发热、腹痛、恶心、呕吐、便血、病情危笃、故给予对症支持、输新鲜全血疗法。并以黄连解毒汤加制大黄、炒金银花、丹皮、生地炭、地榆炭、小蓟、甘草清热解毒，涤荡胃肠之秽浊，凉血，止血。炒苡米健脾和胃祛湿。2剂后病去大半。继则以参苓白术散收功。

六、健脾益气、补肾举陷治疗肾下垂一例

杨某，男，24岁，农民。

初诊：1995年3月17日。

主诉及病史：右侧腰酸疼痛已半年。半年前因腹泄、劳累，则身体逐渐消瘦，后又觉右侧腰疼，季肋下疼痛，空腹时则扪见一肿块，进食或平卧后，则扪不见。后在汉中某医院作B超检查提示：左肾正常，右肾下缘低于第三腰椎约6cm。经以中西药物治疗效果不显，求余诊治。

诊查：现患者自觉身困乏力，嗜睡，腰酸腰痛，不思食，胃腹作胀，大便稀，有未消化之食物残渣，畏寒，过劳则病情加重，小便夜间多，尿常规正常。面色苍黄无华，形体瘦削，腹肌松弛，坐位触诊可扪及肾体，舌质淡红，苔薄白，脉沉细弱，体重46kg。

辨证：先天禀赋不足，复因腹泻，脾胃气虚，以致中气下陷，肾气虚弱，而致肾脏下垂。

治法：健脾益气，补肾举陷。

处方：补中益气汤加味。

黄芪30g　白术12g　陈皮10g　升麻10g　柴胡12g　党参15g　当归身10g　枳壳20g　白芍15g　杜仲12g　附块(先煎)15g　补骨脂12g　桑寄生15g　炙甘草3g　水煎温服，每日1剂。

二诊：1995年3月28日，连服10剂后，自觉精神好转，腰酸腰痛减轻，畏寒消失，脘腹胀满消失，食欲增进，大便正常。下垂之肾无明显变化。舌质淡红，苔薄白，脉沉细弱。

上方去附块，陈皮，加熟地黄24g，山药20g，继进。

三诊：1995年4月18日，自觉精神明显好转，腰部已不疼痛，仅觉酸困，食欲尚可，多食脘腹不觉胀，夜尿次多，大便正常，形体已较前壮实，舌质淡红，苔薄白，脉沉细尺弱。治以补肾填精举陷为主：

黄芪30g　白芍15g　熟地黄24g　当归身10g　党参15g　山药20g　杜仲12g　升麻10g　山萸肉12g　枸杞子15g　补骨脂12g　覆盆子12g　枳壳12g　淫羊藿15g　炙甘草3g　水煎温服，每日1剂。配紫河车粉10g，日分3次冲服。

共服药4个月，于1995年7月20日复查，右肾下缘已平第三腰椎，体重增至55kg。

【按语】本例肾下垂，初以脾胃气虚，中气下陷，并肾阳亏虚，经以补中益气汤加枳壳、白芍、杜仲、补骨脂、桑寄生、附块，以健脾益气、理气、升举清阳、补肾壮阳。从而使脾胃之气得健，虽症状获得改善，但下垂之肾不复。根据临床表现，又以芪芍补元煎加补骨脂，覆盆子、淫羊藿、升麻、枳壳、紫河车粉以补肾填精、升举清阳，顾护脾肺之气，守方治疗，以获痊愈。

七、补脾固肾法治疗慢性肾炎长期蛋白尿一例

胡某，男，32岁，工人。

初诊:1997 年 7 月 17 日。

主诉及病史:反复浮肿 3 年。

患者 3 年前秋,因感冒后自觉眼睑,面部浮肿,继则双下肢浮肿,曾在汉中某医院诊治,尿检验:尿蛋白(+++),红细胞(++),Hb 120g/L,血压 18/12kPa,门诊以对症、抗感染治疗 3 月,浮肿消退,尿化验:蛋白(++),红细胞(+)。以后病情时好时坏,患者每因劳累或受凉则浮肿加重。

诊查:自觉身困乏力,脘腹不适,恶心欲呕,浮肿以下肢为甚,腰部酸困,阴囊汗出,大便稀,小便短少。面色萎黄,轻度浮肿,舌质淡红,苔白腻,脉象沉缓。血压 18/12kPa,尿检查:蛋白(++),红细胞(++),RUN 7.9mmol/L,Scr 186μmol/L,总蛋白 58g/L,白蛋白 30g/L,球蛋白 28g/L。

诊断:慢性肾小球肾炎(氮质血症)。

辨证:阴水日久,脾肾气虚,统摄失职,清阳不升,浊阴不降,清浊互混,精微下注为病。

治法:健脾益气,利湿降浊。

处方:以自拟参芪消白饮化裁。

黄芪 30g　党参 15g　白术 15g　山药 15g　茯苓 15g　苡米 30g　黄精 15g　莲子 15g　怀牛膝 12g　朱砂七 12g　半夏 12g　陈皮 12g　车前子(布包煎)20g　水煎温服、每日 1 剂、连服 2 周。

二诊:7 月 31 日检查:尿蛋白(+),红细胞(++),BUN 4.4nmol/L,SCr 120μmol/L,CO_2P 22.1mmol/L。尿蛋白(+),红细胞(±)。患者面部浮肿全消,精神恢复,饮食增加,脘腹已无不适感,阴囊潮湿消失。仅有入暮手足轻度浮肿,腰酸,舌质淡红,苔薄白,脉沉缓。上方去朱砂七、半夏、陈皮,加丹参 20g,益母草 30g,以活血化瘀利水,水血同治,再服 2 周。

三诊:8 月 13 日检查:尿蛋白、红细胞消失。继用上方治疗至 10 月 27 日,反复检查尿常规、肾功能正常。以自拟益肾丸(仙灵脾、鹿含草、黄芪、人参、白术、黄精、枸杞子、金樱子、干地黄、冬虫夏草、桑皮、石韦等)每次 9g,日服 3 次,以巩固治疗。

【按语】阴水日久,脾肾气虚,统摄失职,湿浊内停,以致升降失衡,清阳不升,浊阴不降,不但浊毒内停,且精微下注,此为慢性肾小球肾炎,伴氮质血症,故以参芪消白饮加朱砂化瘀降浊,加车前子、怀牛膝、益肝肾强腰膝,利下焦之水湿;半夏,陈皮以和胃降逆燥湿。连续服药 2 周,湿浊得降,清阳得升,脾胃功能得复故肾功能恢复正常。水病累血,血水同源,故加丹参、益母草以活血化瘀利水,共服药近 3 月,以获完全缓解。

八、温阳利水法治疗肾病综合征一例

郑某,男,15 岁,学生。

初诊:1995 年 10 月 20 日。

主诉及病史:浮肿,尿少 1 年余。1994 年 10 月,因受凉则觉咽喉不适,发热,轻咳,继则眼睑浮肿,并发展至四肢浮肿,即到厂医院诊治,以青霉素等抗感染对症治疗,1 周后浮肿消退,但 1 月后又感冒,发热,浮肿又起。每因感冒发热,而病情加重。1995 年 6 月去西安某院诊治,经检查:诊断为肾病综合征,以激素等治疗月余,疗效不佳,又回汉中,经介绍求余诊治。

诊查:现患者高度浮肿,以下半身为重,自觉身体困重,不思饮食,畏寒肢冷,小便短少不利,大便稀有未消化的食物残渣。精神萎靡,面色苍白,颜面及四肢高度浮肿,下肢按之凹陷,无腹水,舌质淡红,苔白滑而腻,脉象沉细弱。尿常规:蛋白(+++),红细胞(++)。尿蛋白定量 3500mg/d。血浆蛋白 5.12g/L,白蛋白 28.3g/L。胆固醇 6.9mmol/L。血压 18.3/12kPa。

辨证:脾肾阳虚,水湿不化,开阖失司,水液内停,溢于肌肤。

诊断:肾病综合征(脾肾阳虚,水湿停聚)。

治法:温阳利水。

处方:以自拟温肾利水汤化裁。

黄芪 30g　红参 6g　白术 12g　茯苓皮 30g　附块(先煎)12g　白芍 12g　桑白皮 30g　仙灵脾 12g　车前子(包煎)30g　冬瓜皮 30g　大腹皮 12g　益母草 20g　草果仁 10g　连皮生姜 10g　水煎温服,每日 1 剂。并配合强的松,每天 1 次顿服 50mg,利尿药以双氢克尿噻和安体舒通联用。

二诊:1995 年 11 月 16 日,连续用药近 1 月后,浮肿明显消退,已不觉畏寒,肢末变温,饮食增进,精神明显好转,尿多利,大便成形。血压 16/11.3kPa。连续进行 3 次尿检查,蛋白(++),红细胞(—)。舌淡红苔薄白,脉沉细弱。上方去冬瓜皮、大腹皮,红参改党参 15g,加金樱子 12g,芡实 20g,丹参 20g。并以食疗法,食服党参芡实粥:党参 20g,芡实 30g,苡米 30g,白果 10 枚,煮粥,日分 2 次服用。

三诊:1995 年 12 月 10 日,患者服药两周后检查尿液:蛋白(±),3 周后查:蛋白(—),水肿完全消退,精神、饮食、二便如常,服药两个多月以来,从未感冒,舌质淡红,苔薄白,脉象沉缓。嘱每周检查尿液 1 次。内服:原方去桑白皮、草果仁,茯苓皮改茯苓 12g,加山萸肉 12g,紫河车粉(冲服)10g,党参芡实粥继续食用,以资巩固。

四诊:连续服药 3 个半月后,激素开始减量,并逐步撤退。1996 年 3 月 2 日复查:尿液正常,尿蛋白定量:60mg/d。血浆蛋白:62.8g/L,白蛋白 38.4g/L,血胆固醇 4.2mmol/L。

【按语】温补脾肾之阳,以利水湿,采用中药加激素二联治疗,以获疗效。张景岳曾说:"温补而愈,愈出自然;攻破而愈者,愈出勉强。"治疗肾病综合征,若温补运用得当,自能提高疗效。

九、健脾益气、利湿降浊治疗慢性肾功能衰竭一例

吴某,男,38 岁。

初诊:1983 年 7 月 25 日。

主诉及病史:全身浮肿,尿少 20 天。20 天前因感冒,则觉恶寒发热,咳嗽,头昏头痛,周身酸痛,尿少不利,全身浮肿加剧,恶心呕吐,汤水难进。曾来医院门诊治疗病情不减,即收入住院治疗。入院后即以风水相搏辨证,以麻黄连翘赤小豆汤化裁,并抗感染、对症、支持治疗,3 天后外证已解,但仍感恶心呕吐、干呕频频、不思饮食,身困乏力,气短懒言,腹部胀满,畏寒,尿少,全身浮肿,大便溏。即辨证为脾肾阳虚,水湿内停,以实脾饮合五皮饮加减,治疗 20 余天,仍未获明显效果,肾功能维持在入院水平上,症状不减,邀余诊治。

患者确诊为慢性肾衰已 2 年有余,先后在汉中、西安等医院住院治疗,但未获明显疗效。

诊查:精神萎靡,面色苍白,全身浮肿,腹水症(+),下肢按之成坑,舌质淡红,苔白腻,脉沉细弱,心音弱。血压 16/12KPa。CO_2CP:19.1mmol/L,BUN:20.17mmol/L,SCR:442μmol/L。尿常规:蛋白(+++),红细胞(++),颗粒管型(++),白细胞(+),Hb 75g/L。

辨证:脾肾气虚,气化不利,水湿泛滥。

中医诊断：阴水(脾肾气虚，水湿内停，浊阴上逆)。

西医诊断：慢性肾衰(肾功能衰竭期)。

治法：健脾益气，利湿降浊。

处方：黄芪30g　党参18g　茯苓皮30g　大腹皮30g　陈皮12g　益母草30g　附块(先煎)15g　车前子(包煎)30g　冬瓜皮30g　干姜10g　泽泻15g　桑白皮15g　桂枝12g　沉香4.5g　水煎服，每日1剂。

以5%碳酸氢钠静脉滴注。并间断以速尿静脉推注。

大黄30g　牡蛎45g　蒲公英30g　丹参30g　槐花20g　浓煎成400ml，日分2次保留灌肠。

二诊：8月24日，患者精神好转，食欲增进，腹胀减轻，浮肿大消，畏寒减轻，恶心呕吐消失，腹水消失。舌质淡红苔白腻，脉细弱。上方去泽泻，桑白皮加至30g继用。

三诊：8月26日，患者精神明显好转，卧床月余后，今已下床活动，畏寒消失，食欲增进。复查肾功：BUN 8.5mmol/L，SCr 132.6μmol/L，CO_2CP 23.13mmol/L。尿液：蛋白(+++)，颗粒管型(+)，红细胞、白细胞各少许。原方去冬瓜皮、大腹皮、附块、桂枝、干姜、沉香，加仙灵脾15g，黄精15g，熟地黄24g，白术12g继服。灌肠药停用。

四诊：10月10日，精神恢复，气短消失，食欲增进，二便如常。舌质淡红，苔薄白，脉沉细弱。复查肾功：BUN 4.7mmol/L。SCr 88.4μmol/L，Hb 84g/L，尿常规：蛋白(++)，红细胞、白细胞、颗粒管型各少许。出院回家调理。

本例今已追访近20年，健在。

【按语】本案系笔者在南郑县中医院工作期间的住院病例。入院辨证为脾肾阳虚，水湿内蕴，仿实脾饮合五皮饮加减服用，治20余天，无明显效果。笔者通过临床观察，认为正虚以脾肾气虚为主。虽有阳虚，但并非主要；邪实以水湿内聚，泛溢肌肤，膀胱气化不行。故重在补益脾肾之气，助气化之功。方以参芪健脾益气，桂附姜温阳以助肾之气化，诸皮利尿消肿，大剂量桑白皮，利水湿，降湿浊，与诸皮相伍以达到利水湿、祛浊邪的目的。沉香降气行水，“温而不燥，行而不泄，扶脾而运行不倦，达肾而导火归原，有降气之功，无破气之害”(《本草通玄》)。综观治疗全过程，入院辨证为脾肾阳虚，仿实脾饮合五皮饮加减应用，因虑桑白皮“泄肺”伤正之忧而未用。经反复推敲，重用桑白皮，辨证以气虚为主，调整用药，从而收到较好的效果。此后，治疗慢性肾衰，每用桑白皮，都收到较好的效果。

十、益肾降浊法治疗晚期尿毒症一例

王某，男，26岁，工人。

初诊：1994年7月15日。

主诉及病史：恶心呕吐1月，频频呃逆1周。1月前，因恶心呕吐，头昏头晕，尿少不利，大便秘结住入3201医院，被诊断为尿毒症，行血液透析治疗，每周1次，已透析4次。7月12日第4次血透后检查肾功能：BUN 11.2mmol/L，SOR 770.3μmol/L，CO_2CP 19mmol/L，HB 75g/L。在第4次血透后，突然呃逆频频，恶心呕吐，汤水难进，脘腹胀满，不思饮食，溲赤短少不利，大便秘结。患者于1990年曾因浮肿，贫血在略阳县医院住院治疗，被诊断为慢性肾功能不全。

诊查：精神萎靡，面色苍白，频频呃逆，时有恶心呕吐，吐出清水，双下肢轻度浮肿，舌质略红，苔白腻，脉虚滑。血压18/12kPa。

辨证：阴水日久，脾肾衰败，水湿内聚，湿郁化热，阻滞气机，湿热浊邪不降，上逆犯胃，胃气上逆，发为本病。

中医诊断：关格（湿热阻中，浊邪犯胃）。

西医诊断：慢性肾衰（尿毒症期）。

治法：清热化湿，和胃止呕，降逆泄浊。

处方：黄连温胆汤加味。

黄连 12g　枳实 12g　竹茹 12g　陈皮 12g　茯苓 12g　旋覆花（包煎）15g　代赭石 30g　焦山楂 12g　半夏 15g　大黄 10g　降香 15g　生姜 15g　水煎服，少饮多次。

并以益肾灌注液保留灌肠：大黄 30g，牡蛎 30g，蒲公英 30g，槐花 20g，浓煎 400ml，日分 2 次使用。

二诊：7 月 22 日，用药以后，患者精神好转，呃逆、恶心呕吐止，小便利，大便通畅，脘腹胀满减轻，自觉身困乏力，不思饮食。舌质略红，苔白腻，脉滑缓而虚。上方去旋覆花、代赭石、降香、加党参 15g、白术 15g、砂仁 10g，桑白皮 30g，以健脾益气，利水湿浊邪。并配合益肾降浊丸（黄芪、人参、白芍、黄精、冬虫夏草、大黄、干地黄、桑皮、丹参、朱砂、川芎等），每次 9g，日服 3 次。灌肠方继用。

三诊：8 月 9 日，经用中药后，20 余天未作血液透析，精神较前好转，饮食转佳，脘腹已不胀，自觉头昏，身困乏力，腰膝酸软，气短，小便利，大便略稀，舌质淡红，苔薄白，脉象滑缓。中焦气机得畅，升降功能得复，但脾肾之气亏虚，故以益肾降浊汤化裁：

黄芪 30g　党参 15g　白术 12g　仙灵脾 15g　白芍 15g　黄精 15g　桑白皮 30g　连皮茯苓 15g　制大黄 10g　丹参 30g　陈皮 12g　半夏 10g　砂仁 10g　水煎服，每日 1 剂。

并服益肾降浊丸，保留灌肠方继用。

四诊：8 月 15 日，检查肾功：BUN 8.56mmol/L，SCR 235μmol/L，CO_2CP 22mmol/L，Hb 78g/L。尿液：蛋白（+），红细胞（+）。自接受中医中药治疗以来，停用血透治疗。现自觉身困乏力，气短，腰膝酸软，舌淡红，苔薄白，脉沉缓。继续以内服，灌肠和自拟益肾降浊丸治疗。

五诊：8 月 18 日，患者出院，回家调养。

【按语】本例以血透治疗 1 月，不但恶心呕吐未除，还并发呃逆，患者十分痛苦。综观诸症，脾肾衰败，湿热浊邪蕴阻，脾胃升降失衡，浊邪不降上逆犯胃，胃气上逆。故用黄连温胆汤清热化湿，和胃止呕，加旋覆花、代赭石、降香降气以平上逆之湿浊痰涎。大黄以通腑泄浊，使湿热痰浊从大便排出。焦山栀泄热除烦。配合中药保留灌肠，使脾胃功能得复，气机升降有序，浊邪降而清气升，故恶心呕吐、呃逆除。继以益肾降浊丸补肾健脾益肾，泄浊利湿化瘀，从而取得一定疗效。

【编者评注】贺永清主任医师长期工作在临床第一线，医疗经验十分丰富自不待言。又能注重学习，博览群书，融会各家之长，因此在临证时每能辨证精审，识得癥结所在；又能化裁古方勇于创新，以是配伍精当而疗效颇著。本集所收“乙脑”、“白血病”、“席汉综合征”、“肾病综合征”等皆属疑难重证，而贺氏却能从容诊治，方药平淡而疗效神奇。

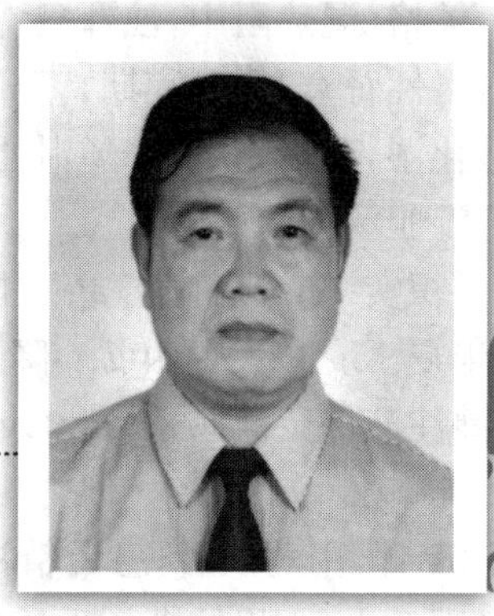

殷克敬医案

【生平传略】

殷克敬，1941年9月生，陕西三原人。1963年毕业于陕西中医学院。现为陕西中医学院教授，主任医师，硕士研究生导师，全国第二批老中医药专家学术经验继承导师。并任中国针灸学会临床专业委员会副主任，中国康复医学会中医、中西医结合专业委员会委员，中国孙思邈学术研究会研究员、中国针灸讲师团教授、全国针灸临床研究中心陕西中心主任、陕西省针灸学会副会长，中国咸阳针灸推拿研究所所长，西安东方传统医药研究会副会长，全国高等中医院校《针灸学》教材编委，《针灸临床杂志》、《陕西中医函授》编委，日本国群马中医研究协会顾问，加拿大国际医药协会医事顾问，香港中华中医药学院客座教授。

从事中医针灸事业33年，有较高的专业理论。对针刺手法操作有独特的见解，多年来从事针刺治疗急症与痛症的研究，积累了丰富的临床、教学经验。特别是对瘫痪、神经性头痛、癫痫、面神经麻痹等各种痛症治疗有独到之处。主编出版著作《急症针灸治疗学》、《针灸治疗急症验案》、《中国针灸指南》、《中国磁极针》、《中国传统保健疗法荟萃》、《360首方剂速成趣记》、《中国针灸歌诀》、《内、难针灸阐释》、《实验针灸学》、《实用颈背腰痛中医治疗学》等多部。在国内、外刊物上发表学术论文98篇，其中“针刺腧穴的双向良性调节作用”、“急症针灸治疗原则”“针灸治疗急症常用配穴方法”、“针灸治疗急性缺血性脑血管病150例临床观察”等10余篇被评为优秀论文；主持“针刺治疗中风急性期临床疗效观察与机理研究”、“针刺治疗中风血瘀型临床与机理研究”获陕西省中医药科技成果二等奖；“针刺治疗高血脂症的临床治疗与机理研究”获陕西省中医药科技成果三等奖；参与研制的“多功能无痛进针器”获国家实用新型专利和陕西省中医药科技成果三等奖，“实验针灸学课程开设和教材建设探索”获陕西省教委优秀教学成果一等奖。教学中认真负责，一丝不苟，曾多次评为院“教书育人优秀教师”；1985年获“陕西省优秀教师，先进工作者”称号。其业绩载入《陕西省高级医药专家名人志》、《中国名医列传·当代卷》、《中国当代医药名人》、《东方之子》等志书中。

一、血痹(红斑性肢痛症)一例

马某,男性,29岁,工人。

初诊:1979年2月8日。

主诉及病史:双上肢肘关节以下阵发性疼痛、红肿3月余。患者3个月前无明显诱因而发生双上肢肘关节以下阵发性疼痛、红肿,遇冷痛减,得热加重,甚则疼痛难忍,疼痛以夜间为甚,常因疼痛剧烈而影响睡眠。曾用理疗、服维生素B_1、谷维素等药物治疗不著。

诊查:肘以下皮肤潮红,按之微热,触痛,上肢关节活动自如,舌质红,苔薄白,脉弦细数。

辨证:热壅血瘀乃血痹之证。

治法:清热通络、活血化瘀。

取穴:大椎、曲池、外关、合谷、十宣(放血)。

操作:曲池、外关、合谷针刺用泻法,每日1次,大椎刺络拔罐,十宣放血(隔日1次),经3次治疗疼痛减轻,红肿渐消,治疗7天后,疼痛红肿基本消失,改用针刺曲池、外关、合谷,又针7次而愈。

【按语】红斑性肢痛病,也称肢端红痛症。临床较为少见,尤以上肢单独发病者更少,现代医学认为系自主神经功能紊乱性疾病,至今原因不明,可能为血管舒缩功能障碍所致,该病与气候关系较大,多因寒冷诱发,祖国医学将其归入"血痹"范畴,多因外邪郁久化热,阻滞经脉,气血痹阻所致。取大椎乃督脉与手足三阳经交会穴,具有祛邪泻热之功;曲池、合谷清泻阳明热邪,疏通经脉,十宣放血泄热通络、活血止痛,诸穴合用,以祛邪散热,活血化瘀,通经止痛,调和阴阳而收良效。

二、发作性嗜睡症一例

党某,男性,20岁,学生。

初诊:1974年3月21日。

主诉及病史:食后欲睡,周期性发作近3年。患者3年来无任何原因而致食后乏力欲睡,醒后又如常人,多在上午发作,发作时烦躁易怒,周身乏力,急不可待,常不择地点坐卧入睡,严重时行走亦欲睡而摔倒,睡约一小时左右即醒,醒后无任何不适感觉,自觉记忆力明显减退,注意力不集中,饮食二便正常,无头痛、头晕等症状。

诊查:体健神清,舌质红、苔薄白,脉象弦细。

诊断:嗜睡症。

治法:宣发心阳、交通心肾,补阳泻阴。

取穴:百会、大陵、太溪、交信、跗阳。

操作:每日1次,每次留针30分钟。百会、大陵、太溪用平补平泻法,跗阳用补法,交信用泻法,针刺2次后病情好转,连续10次治疗效果明显,继续治疗半月后发作性的嗜睡症再未发作。

【按语】发作性嗜睡症,祖国医学称之为"嗜卧"、"善眠"等,最早见载《李向·诊要经略论》篇,认为是人体阴阳失调的现象,《奇经八脉考》云:"阳入于阴则寐,阴出于阳则寤"。《素问·六节藏象论》云:"心者,生之本,神之变也……为阳中之太阳",心阳宣发,气血通达;故聚百会和心包经原穴大陵调理阴阳，通达气血，宣发心阳；肾经原穴太溪，交通心肾；交信、跗阳乃阴阳跷脉之郗穴，阴阳二跷脉会于目内眦，补阳泻阴调理阴阳之动态平衡，亦是经脉标本、根结、气街理论的应用体现。

三、耳鸣(咽鼓管开放异常症)一例

史某，男性，38岁。

初诊：2000年3月18日。

主诉及病史：耳鸣、头目胀痛半月余。患者半月前自觉耳鸣，头目有胀痛感觉，擤鼻时耳部有刺激感，自觉行走时稍快双耳有震响感，睡眠欠佳，疲乏无力，心烦易怒，口干、咽部有干涩感觉。在本院耳鼻喉科检查：耳鼓膜正常，耳咽管隆突，诊断为咽鼓管异常开放症，服用阿莫西林、维生素 B_1、B_6、谷维素等药物，并用杨酸涂抹咽鼓管开口处，经5～6天治疗，效果不著而转针灸科治疗。

诊查：忧虑痛苦状，口唇干裂，血压16/12kPa，耳鼻喉科检查，鼓膜正常，咽鼓管隆突，舌质红，少津，脉象细数。

诊断：耳鸣(咽鼓管开放异常症)。

治法：平肝潜阳，养阴补肾，通窍聪耳。

取穴：听会、翳风、中渚、太溪。

操作：听会、翳风，运用发荫手法，即行针时用押手关闭耳窍，有闷胀感向耳内放散，中渚斜向上行针用泻法，使针感通关过节、气至痛所，太溪穴用补法，每日1次，每次留针30分钟，间断5～6分钟行针1次，针后耳鸣减轻，走路耳内震感减轻，共针10次，诸症消失而愈。

【按语】咽鼓管是中耳通气引流的唯一通道，受鼓管咽肌、腭帆张肌、腭帆提肌的作用，由咽丛神经和三叉神经下颌支支配。如果肌肉、神经受损，则咽鼓管口失约而异常开放，目前无特效药物治疗。中医认为耳为肾窍，手、足少阳经脉循耳之前后，进入耳中，根据症状表现，本病乃肝胆火旺，循经上扰，少阳经气闭阻，清窍壅遏，肾虚、经脉闭阻，精气不能上充。取足少阳经听会，手少阳经翳风、中渚，以疏导少阳经气，取足少阴肾经原穴太溪，滋阴补肾以聪耳。诸穴合拍，收效满意。

四、中心视网膜炎(视瞻昏渺)一例

何某，男性，53岁，干部。

初诊：1996年6月20日。

主诉及病史：10天前外出突然自觉左眼视力模糊，自以为连日加班劳累而未在意。第二天视物时感觉中间有黑影遮挡，看自行车带反凹，即到医院眼科治疗。诊断为左眼中心性视网膜炎，服用肌酐，维生素 B_1 等西药无效，来诊。

诊查：面色稍萎暗，神疲体倦，左眼底黄斑区水肿，光反射不明，并见有渗出物，视力0.2，右眼正常，舌质淡，苔薄白，脉沉细。

辨证：气血虚弱、目精失充。

治法：调补气血、通窍名目。

取穴：球后、攒竹透睛明、风池、臂臑，三间、足三里。球后进针1.3～1.5寸以酸胀感为度，针不离手间断进针，少留针，风池穴要求针感放散到前额部位，足三里穴用补法。每日1次，每次留针30分钟，经3次治疗后，自觉中心暗点黑影明显缩小，20次治疗后症状消失，视力恢复，黄斑反射正常，仅残存二小点硬化斑，继续巩固治疗10天，而愈。

【按语】中心性视网膜炎归属中医“视瞻昏渺”范畴，本例由于精血不足，不能上荣于目，目睛失养所致；目得血而能视，气血不足，眼内脉络失养而生瘀滞；球后、攒竹透精明通络明目以消局部瘀阻；促进眼内气血流畅，改善眼部滋养；风池为目之脉络要穴，疏通眼窍经气；臂臑、三间是治疗眼底疾病的经验效穴，使气机升降有序；配足阳明合穴足三里、调补气血，气血充足，目窍得养，视物清澈。

五、中风（脑血栓形成）一例

陈某，男性，46岁，已婚，工人。

初诊：1988年3月10日。

主诉及病史：3天前早晨起床时感到左侧半身活动不灵、麻木。在本厂医院以“脑血栓形成”曾点滴“低分子右旋糖酐”治疗，于3月10日来诊治。

诊查：神志清楚，语言不謇，左侧鼻唇沟变浅，人中沟偏斜，伸舌偏向左侧，左侧肢体不完全瘫痪，心肺无异常，左上肢肌力Ⅰ级，左下肢肌力Ⅲ级，肌张力偏高，左侧腱反射活跃，霍夫曼征中性，巴氏征阳性，血压18/12kPa，病前血压偏高，舌质红，苔稍黄，脉弦滑。

辨证：风中经络、气滞血瘀。

治法：行气活血、熄风通络、兼化痰浊、针药并用。

处方：活血通瘀汤（自拟）。

丹参20g　桃仁10g　红花10g　水蛭6g　土鳖虫6g　制半夏10g　钩藤20g　川断10g　川牛膝15g　鸡血藤15g　皂刺9g

针灸处方：神庭、印堂、上肢瘫痪异功点（自拟穴位，曲池与手三里之间）、云骨穴（合谷穴上1寸）、阳陵泉、申脉。10天为一疗程。

复诊：3月16日。5次治疗后，左侧上、下肢活动较前有力，中枢性面舌瘫已不明显，左上肢肌力Ⅲ级，下肢肌力Ⅳ级，效不更方，针灸配合，经2月治疗告愈。

【按语】中药方中丹参通血脉、利窍络，化滞行瘀；桃仁、红花通经逐瘀，利血润燥；水蛭、土鳖虫活血逐瘀，行血化滞，通经活络，土鳖虫性寒以防血瘀久而化热；半夏化痰祛湿，降逆散结；钩藤祛风舒筋，平肝潜阳；川断以补肝肾而壮筋骨；牛膝益肝肾、强筋骨，引血下行以疗足痿；鸡血藤行血补血，舒筋活络以清血中瘀滞；皂刺通络搜风，消瘀散结。

取穴神庭，督脉与足太阳、阳明之会，配印堂醒脑开窍、祛风通络、平肝潜阳，自拟瘫痪异功点、云骨通经活络；阳陵泉为筋之所会，舒筋活络，消瘀行滞；申脉阳跷脉始生之处，舒筋活血以疗足痿。针药并用，相得益彰。

【编者评注】殷克敬教授自陕西中医学院毕业后30余年来一直从事中医针灸临床，经验丰富，手法娴熟，有颇多心得体会和独到见解，对瘫痪、神经头痛、癫痫等证之治疗体会尤多。本集所收验案5则，病种不一，均获良效，实可窥其针灸技艺之一斑。

广东名医医案

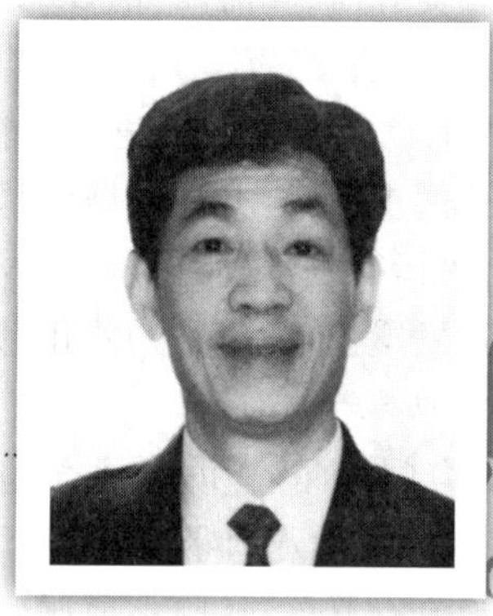

陈金新医案

【生平传略】

陈金新，1933 年出生，男，广东广州人。大学本科毕业。现任广州中医药大学、广东省中医院教授、主任医师，中国针灸学会常务理事，广东省针灸学会会长，广东省人民政府授予名中医称号。

1955 年毕业后从事针灸临床、教学科研工作至今。提倡对中医学要善于继承，勇于创新，在技术上精益求精，其施治崇尚华佗“针灸不过数处”及运针“针游于巷”。故选穴少而精，刺用导气补泻手法，独创无污染、准确、快速无痛旋转进针法。

勤于写作，善于总结，先后在国内外发表专业论文 80 余篇，出版专著《针灸临床选要》等三本。

一、宁心、养血治斑秃一例

刘某，男，48 岁，已婚。

初诊：1987 年 5 月 20 日。

主诉及病史：头顶及前顶脱发 2 天。近日因精神受过度刺激而坐卧不宁，昨感头胀用手抓头，发现头发随抓而脱，局部头皮痹，伴心悸、眩晕求诊。

诊查：患者情绪不稳，神疲焦虑，面色苍白，心、肺、腹检无异常，肢节活动正常，食欲不振，二便调，头顶及左颞两片脱发区如银元大小圆形，表皮光滑，浅感觉存在。舌质淡，苔薄白腻，脉细数。

辨证：患者平素体弱，复受精神创伤，心藏神、心主血脉，脾统血，而头发为血之余，血虚则发失所养而枯脱成斑秃。

治法：宁心、养血，用补法，针灸并施。

主穴：神门(左)内关(右)三阴交(左)。

配伍治疗：(1) 梅花针从斑秃中心向外环形中度叩刺(致轻度渗血为度)后，艾条温灸 20 分钟。

(2) 耳穴贴压：神门、心、脾点。

翌日复诊：诉昨夜能宁睡，头胀、晕间现，脱发无扩展。检见头部脱发表皮稍潮红。舌质淡，苔薄白，脉细。

经治后心脾得养，诸症稍平。仍用原法，补刺神门(右)，足三里(左)，百会。梅花针轻叩刺斑秃区。艾条温灸肝俞、脾俞，心俞 30 分钟。

第 3～6 诊按上法交替施治。

7 诊时患者面色渐红润，神态安详，能宁睡，头胀、晕、心悸诸症若失，舌淡红、苔薄白润，脉缓。头顶原斑秃区皮色常，见疏落绒毛状头发长出。

心神得养，脾运得复，气血得调，毛发得长。论治合适，仍用原法治疗 2 周后，原斑秃光滑头皮已为黑色短发覆盖，病愈。乃停止针灸治疗，嘱患者每日自行用指揉抓头皮，艾条温灸足三里、三阴交，曲池。

1 月后患者登门致谢，喜诉诸症悉平，体力胜病前，毛发乌亮，病瘥矣。

【按语】导致脱发的原因很多，不同的病因其治法与预后也各异。斑秃脱发的表现是头发局部或成片迅速自行脱落，或随抓随脱，病灶大小不等，多成圆形，表面光滑。与常见的头发稀疏脱落伴头皮痒的脂溢性脱发有别。

本例平素体弱，复受精神刺激，致心、脾失调，血虚则头发失养而枯脱。取神门、内关、心俞，肝俞以宁心，通调血脉；针灸三阴交、足三里、脾俞以健运脾胃气机生血有源，头发得濡养则可长；斑秃区梅花针叩刺可直接疏通经气，经络气血调和则病可除。

在针灸期间，辅导病员保持乐观情绪，作适当户外活动，对病康复有助益。

二、疏肝利胆、理气止痛治胆道蛔虫一例

近年余于下乡巡回医疗教学期间，收治确诊为胆道蛔虫病人 52 例，经针刺后症状缓解，1 周内无复发临床痊愈 46 例；显效 3 例；有效 1 例；无效 2 例。总有效率达 97.17%。

选录病例如下。

黄某，男，8 岁。

初诊：1978 年 8 月上旬。

主诉及病史：病孩昨日腹泻，早餐后突现阵发性上腹剧痛，甚时随地翻滚，约数分钟后疼痛停止如常人，但旋即复发，一小时内发作 5～6 次。经在卫生所注射药液未效而到诊。有大便排蛔虫史。

诊查：病孩发育营养中等，面色淡白，眼巩膜灰点(虫斑)(＋)，颌内黏膜可见散在性小晶粒(虫瘰)，上腹微胀，胆囊区按痛(＋)，舌质淡，苔白腻浊，脉滑。

当体检时病孩突用手按压右上腹，号哭呼痛，额汗淋漓，肢微厥。

辨证：胆腑气机疏泄失调，诊为蛔厥。

治法：宽中解郁，理气止痛，针用泻法。

主穴：阳陵泉、日月、迎香透四白。

刺法：刺阳陵泉针尖斜向腹部，得气后行逆捻导气泻法，当针感上行时再平刺日月、迎香，待疼痛改善后，阳陵泉及日月加电针仪选密波，通电量以针下肌肉微跳动患者能耐受为度，留针40分钟。在针刺期间胆囊区疼痛未现。退针后耳穴胆囊点贴压磁珠，刺左指四缝挤出粘黄液。

经治后病孩神情活泼，与同伴嬉笑玩乐，前症若失。嘱病发即再诊，并给予驱蛔药按医嘱服。

翌日复诊：患儿家属喜诉经昨日针治后，腹痛未现，晨起排大便时同时排出蛔虫6条，食欲增，视患儿病气尽失，胆囊区无触痛，舌淡，苔薄腻。

胆腑气机得疏泄，虫得驱，故痛止。为巩固疗效，刺胆俞、足三里、四缝(右)，调和胆腑与胃肠气机及消虫积，并给予艾条嘱家属每日为其悬灸足三里20分钟，而终止治疗观察。

2周后病儿家属应查询称：经前治疗后，病儿大便时再排出蛔虫2条，腹痛未现，食欲明显增加。患儿神情活泼，面色红润，眼巩膜虫斑及颌内黏膜虫积消退，病愈矣。

【按语】胆道蛔虫患者既往多有蛔虫病史，发病多由于胃肠功能紊乱或药物刺激(如内服驱虫药量不当)等，致寄生于肠道的蛔虫上窜，钻入胆道。引起胆道痉挛和梗阻的一种急腹症。由于发病时心窝部出现钻、顶样阵发性剧痛，四肢凉厥，故中医学称为“虫心痛”或“蛔厥”。认为发病多因饮食不节，虫积瘀阻，或湿热蕴结等原因，引起胆肝气郁，疏泄失调所致。

针用导气泻刺阳陵泉(或胆囊穴)、日月、胆俞可疏泄胆腑气机而止痛；刺迎香透四白能通调阳明经气，缓解胸胁痛；刺四缝可清虫积而驱蛔；温灸足三里可健运脾胃气机而祛湿热。

进针得气后宜加用电针仪，选疏密波，输出强度以病人能耐受为度，留针时间一般为30～40分钟，或据病情适当延长。每日可针治1～2次。

症状消失后，应配合驱蛔治疗，防止复发。

实验证明，针刺阳陵泉或胆囊穴，可增强胆囊收缩和缓解胆道括约肌痉挛，可使窜入胆道蛔虫退出。故此穴可同时适用于胆囊炎或胆绞痛。

三、活血通络、理气止痛治心绞痛一例

黄某，男，62岁，已婚。

初诊：1998年6月12日。

主诉及病史：因精神受刺激后，突感心前区闷痛半小时，继现阵发性钳夹样疼，并向左肩、上臂内侧放射，每次约持续数秒，经服止痛片未愈由家属送诊。既往无同样病史，有高血压史。

诊查：病者形体胖，神情焦躁，面色暗淡，伴头痛气短，胸骨剑突左侧触痛(+)，心律齐，率稍促，双肺呼吸音稍粗，肝、脾未扪及。血压165/90mmHg，舌质暗紫，苔浊腻，脉弦滑。

辨证：平素患肝阳上亢，复受情绪刺激，致血气瘀滞心络而发，病为真心痛(心绞痛)。

治法：活血化瘀，行气止痛，针用泻法。

主穴：郄门、太冲、膈俞。

刺法：患者取侧卧位，先刺左侧郄门穴，针尖斜向上臂，进针得气后用逆捻导气，行针时患者自觉针下有微凉感向肘及臂徐徐上行，抵胸后顿感胸闷、疼痛渐失。继用轻提插针法泻刺右侧太冲、膈俞，留针30分钟。留针期间每隔10分钟运针1次。

针刺后胸痛未现，头痛若失。复检血压为145/80mmHg。

配伍治疗：耳穴磁珠贴压心、肝、肾点。嘱每隔1小时许，自行按压2～3分钟。

田七末 3g 冲服,早晚 1 次。

翌日复诊:患者神气清爽自行到诊。诉昨日经针治后胸痛未犯,偶感胸闷揉按耳穴后则可缓解,食欲、二便如常。

诊见病人面色转红润,心前区触痛消失,血压 150/80mmHg,舌质淡紫,苔薄黄,脉弦缓。症脉合参,气血得通,瘀滞去则心痛止。仍用原法,取内关(右),太冲(左),心俞(双)用平泻捻转手法。

第 3 日复诊;患者病气尽退,面色红润,心前区疼痛消失,生活如常,舌质淡红、苔薄白,脉弦缓。血压 145/80mmHg。

脉症合参,病势已去,为巩固疗效,继续针刺 3 次,终止治疗观察。嘱注意生活作息及保持情绪乐观。一月后复诊,心痛未现,晨起登山活动无不适,血压正常,病愈矣。

【按语】心绞痛是由于冠状动脉血流量减少,心肌一时性缺血、缺氧而出现阵发性的胸骨下段后面和心前区钳夹样短暂剧痛。本例有肝阳上亢史,复因情绪过激而诱发,证见脉弦,舌紫,苔浊,其病机为血瘀阻滞心络而成病,故用活血祛瘀法,血瘀去气机和利则痛止。

郄门为心包经"郄穴"对相关脏腑急痛有相对独特疗效。泻刺太冲、膈俞(血会膈俞)可活血祛瘀通络。

刺郄门或内关,针刺方向斜向上臂,运针得气后用逆捻导气法,如患者经络较敏感,则可感到针下有痹或凉感过肘、抵胸,心痛则缓。

心绞痛如属虚证(证见神疲气短,面色苍白,头晕耳鸣,心前区绞痛隐隐,舌质淡或淡紫,脉细数或不整)。治法宜用通阳行气,补益心血。针用平补平泻法,取内关、膻中、足三里,艾条温灸心俞、膈俞。

配伍治疗:

(1) 穴位注射:选心俞,肝俞,膈俞,肾俞,脾俞,每次选一穴,实证用丹参注射液,虚证用当归或参麦注射液,每穴注入 1ml。

(2) 耳穴贴压:选心、肝、脾、肾、三焦点,用磁珠贴压,每次 2～3 穴。

(3) 在治疗期间,可内服田七末或苏合香丸、丹参片等,并嘱保持乐观情绪,以巩固疗效。

笔者近年采用上法治疗心绞痛 28 例,经针刺当时症状即有明显缓解,治疗 10 次后临床症状消失,追踪 3 个月无复发 20 例,有效 7 例,无效 1 例,有效率达 96.5%。

四、益肺肾、健脾运治过敏性鼻炎一例

余年前赴美国讲学期间,应洛杉矶一医院邀诊一鼻疾病人。

患者女性,28 岁。

主诉及病史:月前患感冒,经治热退,但咳嗽、鼻通不畅未愈。2 周前郊游受冷雨淋袭后,鼻通气不畅、流涕加剧,每于外出吸入冷空气则清涕不断渗出,故离开居室或外出,需佩戴空气过滤面罩方可减轻症状,伴间歇头昏耳鸣、腰酸肢怠,食欲不振。

诊查:见患者神疲焦虑,面色㿠白,语带鼻调,虽在室内仍有喷嚏,鼻渗清涕。右脉寸细而尺沉,舌质淡而苔白腻。

辨证:病因卫阳不固,寒邪袭肺致气机失调,肾虚不纳气,致气壅成液而成病。

治法:固本调肺肾气机。

主穴:孔最、合谷、印堂。温灸肺俞、肾俞、大椎、脾俞。

刺法：平补平泻，导气刺法。

当用导气补刺孔最、合谷穴时，病者诉针下有一丝暖感缓慢沿手上抵胸鼻区，刺印堂时则鼻顿通畅；再温灸背俞约 20 分钟、清涕止。退针后用磁珠贴压耳穴神门、肺、肾点而结束第一诊。

翌日第二诊：神疲、喷嚏流涕明显改善。仍按原旨调选穴位。

第四诊患者已不戴面罩到诊室，并兴奋而抱歉地诉昨晚外出参加聚会，以“检验针灸效果”，幸而一切平安。当时神态与初诊时判若两人。视之，神清气爽、面色泛红、语音清而鼻疾症状消失，六脉缓。舌淡红苔薄。治后脏腑经络气血得调和，病邪得祛，病将愈矣。因需转他州讲学。嘱该院医生参照原法再巩固治疗 1 周。

2 个月后，加州医生组团来院进修并带来病者致谢函，诉经治后病已愈，近创办一地产公司，工作劳倦亦无所苦。

【按语】此例病人患感冒未愈，卫阳不固，复受冷雨淋袭，致气机失调而成病，缠绵日久未愈。肺、肾、脾虚损，故治以固本为主。穴选孔最、合谷为表里经取穴，通调肺与大肠气机；印堂通鼻窍止涕；温灸大椎、肾俞能益督养之兼扶正气；脾为后天之本，温脾俞可旺盛脾运而固本。

刺印堂针尖向鼻端，宜轻捻使针感向鼻，如刺法得当，可收立竿见影之效。

耳穴贴压神门、肺、肾点有安神，调节肺（肺主气）、肾（肾主纳气）气机作用。

在治疗期间，应注意保暖，避免受寒和防止致敏原刺激，经常参加适量体育锻炼，对增强体质，促进康复有助益。

【编者评注】陈金新主任医师以针灸临床为业几十年，经验丰富手法轻灵，选穴精当，其导气补泻手法堪称独到。本集所选数则验案皆以针刺为主，辅以温灸、压耳豆等法而速效者。学者循之可窥全貌。

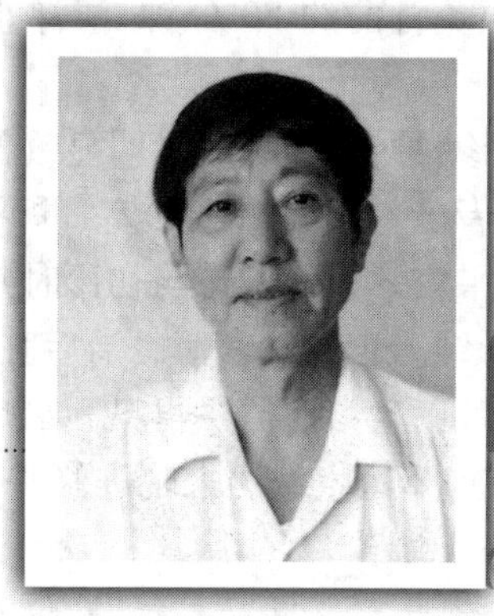

郑志道医案

【生平传略】

郑志道，男，61岁，广东省汕头市人。原任湛江市第二中医医院院长，主任中医师，广州中医药大学兼职教授，全国第二批500名老中医药专家学术经验继承人导师。1964年毕业于广州中医药大学医疗系本科，一直从事中医内科临床、教学、科研、管理工作，医德高尚，医理娴熟。对于胃肠病、咳喘病、不寐、眩晕等疾病的治疗有丰富经验，处方用药灵活。对糖尿病、过敏性鼻炎、痹证等内科病的治疗，能理论联系实际，认真辨证，灵活运用古方，临床疗效显著，深受广大病人的信任。担任已公开出版《现代中医急症内科学》一书副主编，发表学术论文10多篇，获得省中医药管理局科研成果奖一项，地市级科研成果奖一项，1993年被评为广东省名中医及湛江市有突出贡献专家，并先后2次被评为广东省优秀中医院院长，广东省中医药先进科技工作者。

一、补中益气法治疗溃疡病一例

陈某，男，40岁，工人。

初诊：1997年11月27日。

主诉及病史：反复胃脘部疼痛已有10多年，2个月前始婚宴时进食过多油腻后复作，曾经多方治疗未效。

诊查：饥饱均觉胃脘疼痛，以饥饿时为明显，伴时恶心、嗳气、疲乏、短气、口涩、纳差、大便溏烂、秽臭，日1到2次，舌淡红、苔微黄滑、脉沉细。上腹剑突下偏左偏右均有轻压疼。胃镜示：①慢性浅表性胃炎；②十二指肠球部溃疡。

辨证：脾虚湿阻，虚实夹杂。

治法：扶正祛邪并举。

处方：补中益气汤合香连丸加减：北芪12g　党参　白术　白芍　枳壳　苏梗　麦芽各10g　升麻　柴胡　黄连　木香　炙甘草各6g。3剂，日1剂，水煎2次分服。并嘱病人注意休息，定时定量进餐，少吃油腻、甜食及番薯、芋头等。

二诊：诉胃脘疼痛稍有减轻，精神较好、胃纳好转，余同前，效不更方，日1剂，连服14剂。

三诊：12月15日，诉胃脘疼已有明显减轻，嗳气、恶心、口涩、便溏等症状仍存，但亦有减轻，舌淡红、舌苔渐化，脉沉细。守方去枳壳，苏梗，加砂仁5g，陈皮4g，日1剂，连服7剂。

四诊：1998年1月5日，诉胃脘痛、嗳气、恶心、口涩等症状已基本消失，精神较好、胃纳好、舌淡红、苔薄白、脉沉细。考虑其已无胃痛等其他不适症状，故守方去川连、木香加大枣4只，隔日1剂，连服20多剂以巩固疗效，追踪半年未见复发。

【按语】胃肠是水湿与水谷运化的场所。胃肠慢性炎症病人可致脾胃升降转输失职，造成水湿内停或水谷不能化生精微，停滞于体内产生了"湿滞"，由于其病情多反复发作，日久不愈，故"湿滞"则日久停留不去，进而必影响脾胃功能，逐渐导致脾胃功能的减退，正气的不足。脾胃正气不足，则脾胃升降转输功能失常进一步加重，更易于体内产生"湿滞"。因而脾胃正气不足及湿滞内停为慢性胃肠疾病病人的主要病机。由于感受外邪，或饮食不节，或劳累，或情志不畅等原因均可损伤脾胃正气产生"湿滞"，使病情复作或加重，出现虚实并存的局面。治疗上均可采取扶正与祛邪并举的方法。临床上可根据不同病情选用四君子汤、参苓白术散、补中益气汤、理中丸、益胃汤、四神丸合香连丸或温胆汤、或四逆散、或三仁汤等。本患者为脾气虚弱的慢性胃肠疾病病人，复因饮食不节，损伤脾胃，使脾失健运，水湿停聚于内，湿郁日久化热，湿热内蕴。此时造成了脾气虚与湿热并存的局面。治以补中益气汤合香连丸加减，一以扶正，一以祛邪，相辅相成，遂获显效。

二、和胃汤化裁治疗胃脘痛一例

陈某，男，29岁。

初诊：1999年4月12日。

主诉及病史：有慢性反复胃脘灼热样疼痛病史10多年，近1月多来复作。

诊查：作胃镜示：①十二指肠部多发性溃疡（活动期），小心穿孔；②浅表性胃炎（糜烂、出血）；③胆汁反流。间歇性胃脘部灼热样疼痛，多于饥饿时出现或加重，进食后减轻或缓解，喜暖喜按，喜食热食，嗳气吞酸，疲倦、纳差、口干口苦、大便时硬时溏，小便黄，舌淡红，苔白滑、脉弦数。

辨证：寒热夹杂。

治法：寒热并用、和胃止痛。

处方：和胃汤化裁：半夏　黄芩　党参　枳壳　白芍　乌贼骨　麦芽各10g　黄连　木香　川贝　炙甘草各6g　干姜5g　大枣4枚，每天1剂，水煎，分2次服。服药7剂，胃脘疼痛，嗳气吞酸稍减，精神较好、胃纳好转，余症同前。守方去木香、白芍，先后以和胃汤加减服药三四剂，后以补中益气汤化裁，隔日服药10余剂，3个月后复查发现溃疡已愈合，但浅表性胃炎仍有，此后用补中益气汤化裁以巩固疗效，追踪半年未见溃疡复发。

【按语】消化性溃疡作为慢性胃肠疾病之一种疾病，其病理改变有各种慢性胃肠疾病的共性及代表性，其病因病机虽较复杂，但根据中医辨证，大体上可按五型论治，即肝胃不和、寒热夹杂、胃阴不足、脾胃虚寒、气滞血瘀等五种证型，其中寒热夹杂证型病人占多数，本人曾作过统计，在1998年至2002年接诊之消化性溃疡病人中，此类病人约占55%。近年来，有人以纤维胃镜、X线、脑电图及生化（血真性胆碱酯酶、17-酮、17-羟类固醇以及唾液钾、钠测定）等对寒热夹杂型消化性溃疡病人的病理机理进行研究，发现其大致相当于急性活动期，且此时大脑皮层兴奋过程较强，交感神经兴奋占优势。因此，我认为，消化性溃疡属寒热夹杂证型病人“炎症”存在的机理已非常明确，“炎症”于临床上或多或少会有中医之“化热”症状表现。另一方面，消化性溃疡病人可致脾胃升降转输失常，造成水湿内停或水谷不能化生精微，停滞于体内产生了“湿滞”。由于其病情又多反复发作，日久不愈，故“湿滞”则亦日久停留不去，进而必困遏脾土，逐渐导致脾胃功能的减退，阳气的不足，寒从中生而出现“寒象”。当然，由于感受风寒之邪或过食生冷寒凉等亦可使寒邪直中中焦而出现“寒象”。由于以上所述之种种原因，所以，消化性溃疡患者于临床上常有寒热夹杂表现。本患者为十二指肠球部多发性溃疡，证见：间歇性胃脘部灼热样疼痛，多于饥饿时出现或加重，进食后减轻或缓解，喜暖喜按，喜食热食，嗳气吞酸，疲倦、纳差、口干口苦、大便时硬时溏，小便黄，舌淡红，苔白滑、脉弦数，上腹剑突下正中偏右偏左均有轻微压痛，脉症合参，考虑为寒热夹杂型胃脘痛，给予寒热并用之半夏泻心汤化裁治疗。半夏泻心汤由黄芩合干姜，党参、大枣、炙甘草合半夏不同药对组成，每对组合均选用性味功效相反的药物组成如黄连、黄芩之清热合干姜之温中，党参、大枣及炙甘草之补益健脾合半夏之燥湿消痞，在辨病与辨证基础上达到以下的目的：①通过凉药与温热药之间的相互反佐，健脾与燥湿的主次协调，防止过寒伤阳、过热伤阴等之副作用。②本病是寒热夹杂，而寒与热并非对等的，往往有所侧重，我们可以根据病情的需要，孰轻孰重、灵活变换双方的剂量比例起到双向调节药的功效，从而使药证丝丝入扣，用药更恰如其分。近年来，许多实验研究已证实，半夏泻心汤对溃疡确有保护性作用及明显的治疗作用。亦有报道，溃疡病人连服半夏泻心汤，可调整胃肠功能，促进溃疡愈合，并可防止已愈合的溃疡复发。方中半夏辛温暖胃散寒，黄连苦寒除胃热，同为主药，辅以黄芩、党参、干姜、大枣、炙甘草等则可达到脾胃调和，气得升降，愈合溃疡的目的。

三、调理脾胃法治疗慢性结肠炎一例

庞某，男，26岁，工人。

初诊：1999年1月4日。

主诉及病史：有反复左下腹疼痛，解黏液血便5年余，近半年来症状复作且较明显，曾多方求医未效。

诊查：左下腹阵发性疼痛，痛则欲便，便后痛减，大便溏烂、夹有较多黏液脓血、秽臭、疲倦乏力、身体瘦弱、面色苍白、口干口涩、纳差、舌淡红、苔微黄滑、脉濡。左中下腹部均有轻微压痛。作肠镜示：慢性溃疡性结肠炎。

辨证：寒热错杂、升降失调。

治法：调和脾胃。

处方：半夏泻心汤加减：半夏12g　黄连　木香各6g　黄芩　党参　白芍　厚朴各10g　干姜5g　大枣4只　甘草3g　冬瓜仁20g　苡仁30g。3剂，日1剂，水煎内服。

保留灌肠方：保留灌肠1方加减：黄连8g　黄芩　黄柏　紫草　槐花　白芍　银花　大青叶各10g，仙鹤草12g，三剂，水煎保留灌肠。并嘱其注意情志及饮食调理。

二诊：1月7日诉左下腹疼痛稍有减轻，大便每天3～4次，仍夹有较多黏液脓血，余同前，效不更方。内服、保留灌肠中药各7剂，日1剂，煎服法同前。

三诊：1月14日，诉左下腹疼痛明显减轻，大便每天2～3次，黏液脓血明显减少，精神、胃纳好转，少许口干口涩，舌淡红，苔渐化，脉濡。内服方去冬瓜仁，苡仁加入茯苓10g，麦芽10g，保留灌肠中药不变，各连用 16 剂，日 1 剂。

四诊：2 月 1 日，诉左下腹疼痛已较轻微，大便每天 1～2 次，偶有少许黏液，无脓血，精神、胃纳明显好转，面色转红润，无口干口涩，舌淡红，苔白稍厚，脉沉细。考虑其实证已除，故改为给予补益胃肠为主。

处方：北芪 15g 党参 白芍 淮山各 12g 白术 茯苓 厚朴各 10g 柴胡 升麻 炙草各 6g 肉蔻 5g 大枣 4 只 日 1 剂，水煎内服。

保留灌肠方：北芪 20g 党参 白术各 12g 防风 5g 淮山 白芍 白及各 15g 大枣 5 只 黄连 地榆各 10g 日 1 剂，水煎保留灌肠。

五诊：2 月 11 日，诉连用中药 10 剂后已无腹痛，大便日 1～2 次，无黏液脓血，精神胃纳好，舌淡红，苔薄白，脉沉细。考虑其病程较长，虽症状消失，但仍应给予补益胃肠内服一段时间以巩固疗效，故继续守方，隔日 1 剂，连服 1 个多月。追踪 3 个月未见复发。

【按语】内服与保留灌肠并举的方法主要应用于慢性结肠、直肠炎病人，尤其是对非特异性溃疡性结肠炎的病人。因为保留灌肠可使药物直接作用于病变的结肠直肠黏膜，能最大限度地发挥药效。此时，若配合中药内服则相得益彰，疗效更明显。但是，无论是内服还是保留灌肠，均应根据疾病的不同阶段消炎。依据“先消后补”的原则，即先用消炎导滞，后用补益健脾。保留灌肠消炎用自拟保留灌肠 1 方加减：药物用黄连、黄芩、黄柏、紫草、槐花、白芍、银花、大青叶、地榆、大黄、枳实、槟榔、冬瓜仁等选用；保留灌肠补脾则用自拟保留灌肠 2 方加减：药物用北芪、防党、白术、茯苓、淮山、白芍、白及、麦冬、大枣、炙甘草等选用。考虑本病人慢性溃疡性结肠炎的诊断已明确，且大便带有较多黏液脓血，故采用内服与保留灌肠并举的方法，根据不同的病期选用不同的药物进行分阶段治疗。

（苏余平整理）

【编者评注】郑志道主任医师长期从事中医内科临床工作，对消化系统疾病有较深研究，经验丰富，疗效显著，对于心血管、呼吸、神经等系疾病也颇见功力。本集所收 3 则验案均系胃肠病案，均为灵活运用古方而取得十分满意的效果。

莫愚医案

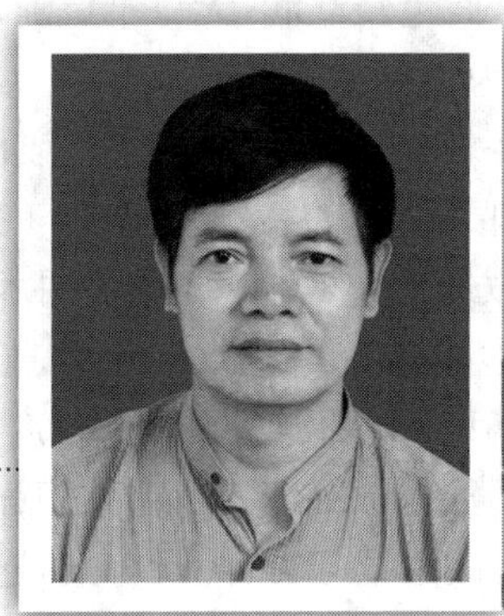

【生平传略】

莫愚，1944年生，汉族。广东省名中医，广州市名中医，主任中医师。广东省广州市人。1970年毕业于广州中医学院，30余年来，他致力于临床、科研、中医和中西医结合教育事业，培养大批中医人才。70年代初期，从事临床工作的同时，为培养中西医结合骨干，担任西医学习中医班教学工作3年。70年代中期参加由广州中医药大学主编的《中医简明辞典》的编写工作，并已由人民卫生出版社出版。他长期从事内科临床工作，在内科急症、心血管内科、消化内科、风湿科、热病和疑难病等专科专病的中西医结合诊治方面，有丰富的临床经验。在学术上崇尚中西医结合，坚持古为今用，洋为中用，辨病辨证相结合，在继承的基础上创新和发展。对风湿、类风湿、系统性红斑狼疮和骨关节病尤有研究，他提出痹证以五体痹分证为主，风、寒、湿、热、虚痹和气血痹为辅，要定(病)位和定(证)性相结合，善用经方和古方治疗风湿类和免疫性疾病。认为热病兼从痰瘀痹论治，多用虫类药治热病。疑难病大多与气机升降出入的紊乱有关，重建正常的升降气机是提高疗效的关键。参加多项中西医结合科研课题的研究，获市科委科研成果3等奖1项。现任广州市中医医院主任中医师、技术指导，广州中医药大学兼职教授，中国中西医结合学会广东分会理事，省中西医结合学会热病专业委员会副主任，省风湿病专业委员会常委，广州市干部医疗保健专家组成员。

一、补肝肾、通阳化湿治愈腰椎炎并膝关节骨关节炎一例

徐某，女，56岁。

初诊：2001年10月30日。

主诉及病史：右膝疼痛1年。右膝行走痛，下楼痛明显，屈膝困难，行走乏力，不能跑步，腰酸痛，下肢畏寒，进食寒凉食品后关节痛加剧。夜尿4～5次/晚。长期从事炊事工作，接触水湿。X线检查：腰椎4、5轻度突出，膝关节退行性变。血糖正常。血沉25mm/h，抗“O”正常。

诊查：右膝轻度肿胀，屈膝受限，伸膝疼痛，踝关节内侧肿胀。舌质淡红，薄苔，脉细弦。

诊断：筋骨痹，风湿性关节炎，膝关节骨关节炎，腰椎炎。

辨证：肝肾不足，脾虚湿困，寒湿痹阻。

处方：补肝肾，健脾化湿通络。以逍遥散加银花藤30g　钩藤20g　川萆薢30g　淮牛膝15g　威灵仙30g　淫羊藿15g　熟地30g　延胡索10g　木瓜15g　4剂，1剂/日，水煎内服，药渣复煎外洗。配服G－Zn、B_6，乐力胶囊。经治疗，膝痛减轻。

二诊(2002.4.30)：因未能连续治疗，1个月前上病复发，症如前。

桂枝芍药知母汤加二藤30g　熟地30g　杜仲15g　生地30g　汉防己15g　鹿角霜15g　淫羊藿15g　4剂，1剂/日，水煎内服，药渣复煎外洗。配服G－Zn、B_6，乐力胶囊。

三诊：自述服药后第二天腹泻黏液便，左膝痛明显减轻，屈膝改善。

中药照30/4方，4剂。

四诊：左膝痛继续减轻，下肢乏力改善，可连续行走20分钟。下楼或下蹲仍膝痛。中药照上方减生地加羌活15g、麦芽30g，4剂。

五诊：左膝痛继续减轻，可连续行走30～60分钟，下肢畏寒减轻，夜尿减少。右踝关节内侧肿胀，舌质淡红、舌边齿印，脉细。

中药桂枝芍药知母汤加二藤30g　黄芪40g　杜仲15g　寄生20g　泽泻15g　羌活15g　鹿角霜15g　淫羊藿15g　7剂，1剂/日，水煎内服，药渣复煎外洗。

六诊：右踝关节仍轻微肿胀，膝关节拘紧，行走痛稍增，进食寒凉食品后关节痛加剧。桂枝芍药知母汤加银花藤30g　黄芪40g　杜仲15g　熟地30g　防己15g　鹿角霜15g　淫羊藿15g　川足粉1g(另冲)　6剂，1剂/日，水煎内服，药渣复煎外洗。

七诊：踝肿明显减轻，下肢可灵活下汽车，可连续行走2小时，膝关节轻度拘紧。中药照上方，其中白术增至20g，白芍增至35g，6剂。

八诊：踝肿基本消退，已可正常下楼梯，下肢已不再怕冷，怕空调，心情和精神舒畅，诸症基本缓解。中药照上方6剂以巩固。

九诊：精神气色明显改善，踝肿消退，可正常下楼梯，久行膝酸软，继服上方6剂并用药渣外洗以善后。

【按语】根据患者关节疼痛、肿胀、功能障碍和关节畸形的临床表现，当属中医“痹证”。其病位在骨和关节，故属于五体痹中的“骨痹”。《素问·五脏生成》：“诸筋者皆属于节”，膝为筋府，故膝关节骨关节炎即筋病，也属于“筋痹”。“能屈不能伸”属肝，亦属于筋痹的表现。本病的论治，清·傅青主首倡治肝。傅曰：“手足，肝之分野。盖肝木作祟，脾不敢当其锋，气散于四肢，结而不伸，所以作楚，今平其肝气，则脾气自舒矣”。用逍遥散加减治“满身痛”、“腰痛不能直”、“手足痛”“两臂肩膀痛”等症。可见，膝关节痛与肝郁、肝血虚有关。肝血不足，则肝风内动，旁窜四肢，引起手足拘急疼痛，膝关节能屈不能伸。标症较急，故首用逍遥散方加减治疗，有一定疗效。二诊根据患者腰膝乏力伴屈膝受限、膝踝肿胀，下肢畏寒，显属肝肾不足、寒湿痹阻，用桂枝芍药知母汤加味方治疗，方中白芍、杜仲、寄生补肝肾，鹿角霜、淫羊藿、附子温肾散寒止痛以治本；方中桂枝、羌活、白术、泽泻祛风除湿以消肿。

桂枝芍药知母汤出自《金匮·中风历节病脉证》篇，原主治历节，寒痹，多表现在下肢者。本人经验认为，该方是祛风胜湿，通阳行痹治痹证的常用方，临床应用较广，只要配伍精当，风寒湿热痹证不论偏寒偏热均可使用，疗效确切。附子每用15克以上，镇痛作用明显。因附子含有乌头碱类化合物，有一定的毒性，但与生姜先煎，安全性好，临床上未发现有毒副作用，可放心使用。

肾的研究表明，肾虚的共性是细胞免疫功能低下和宏量元素钙、微量元素锌的不足。故用补肾中药以增强细胞免疫功能，并同时配用西药钙片和锌剂。锌剂也有良好的调节免疫功能的作用。

二、补气养阴、补肝肾、凉血化瘀治愈系统性红斑狼疮一例

林某，女，37岁。

初诊：1997年8月26日。

主诉及病史：四肢关节痛4年。4年前关节痛，伴发热、甚或高热，全身淋巴结肿大。某医科大学二附院诊断为"系统性红斑狼疮"，用泼尼松，硫唑嘌呤，雷公藤多苷片等治疗后，关节痛基本缓解，但激素减量则关节痛发作，持续尿蛋白（+++）。月经不调，激素减量则关节痛发作，需长期不间断服用激素。病后容易感冒，自觉短气乏力，腰膝酸痛，晨起床时明显，头晕心悸，耳鸣，视物模糊、畏光。白天视力明显下降而无法读报，烦热多汗，低热，盛夏穿棉衣仍畏风肢冷，有颈椎病史。

查体：精神萎靡，面色潮红，肢掌斑片隐现，下肢轻度浮肿，舌暗黄白苔，脉沉细弱。X线检查：颈椎、膝关节骨质增生。抗"O"（－）、血沉65mm/h。

诊断：中医　虚痹，西医　系统性红斑狼疮、狼疮性肾炎、视神经炎。

辨证：肝肾不足，气阴两虚，热瘀痹阻。

治法：补气养阴，补肝肾，凉血化瘀。

方药：杞菊地黄汤加僵蚕15g　黄芪30g　钩藤20g　陈皮5g　生地40g　水牛角30g（先煎）　生牡蛎30g（先煎）。4剂。配服龙蛎壮骨冲剂2包，3次/日。葡萄糖酸锌20mg，3次/日。Vit B_6 20mg tid。泼尼松、硫唑嘌呤暂按原剂量继续服用。

二诊（8.29）：头晕心悸和出汗减轻，余症同前。中药照前方加三七粉3g（冲服）。

三诊（9.2）：心悸已除，晨起床腰痛减轻，汗多即头晕。面色暗红，舌暗少苔，脉细略数。中药照8/26方加五味子15g，仙鹤草20g。

四诊（9.5）：睡眠改善，下肢冷减，仍白天多汗。知柏地黄汤加仙鹤草30g，黄芪30g，五味子15g，川芎15g，钩藤20g，细辛5g。

五诊（9.9）：出汗腰倦减，仍有头晕，既畏热又畏寒。中药照9/5方。4剂。

六诊（9.12）：颈痛头晕减轻，仍多汗。查尿10项：蛋白（+），上皮细胞（+），红细胞（－），中药照上方。7剂。

七诊（9.19）：出汗减少，但出汗时觉内热，头晕，左上肢麻痹。照9/5方去钩藤加银花藤30g，葛根40g，天麻10g。7剂。

八诊（9.26）：精神好转，出汗和颈痛减。中药照9/19方。4剂。

九诊（9.30）：左手偶发麻痹，头晕颈痛偶发，出汗减少。复查抗"O"（－）、血沉28mm/h。中药照上方去泽泻加延胡15g。7剂。嘱停服硫唑嘌呤，泼尼松减为5g/日。若疗效平稳，嘱按9/30方继续治疗。

十诊（10.7～10.14）：出汗明显减少，腰痛明显减轻。中药照9/19方减泽泻、丹皮，加三七粉3g，夜交藤30g。

十一诊：出汗减少，颈痛明显减轻。尿常规蛋白（－）。中药照上方。

十二诊：上肢麻痹已除，出汗已很少。中药照上方。

十三诊：出汗已不明显。余症未发，疗效稳定。复查抗“O”(—)、血沉 20mm/h。照 10/14 方加桑寄生 15g 继续治疗。嘱泼尼松减量为 1/2 片。连续治疗 4 周，精神大振，已无腰酸头晕颈痛。1998 年 1 月 9 日复诊，无出汗头晕，疗效稳定，精神好。到中山二院复查，各项正常。随访至 2001 年 12 月，未复发。

【按语】系统性红斑狼疮，属中医的痹证范畴，既属五体痹，又属五脏痹，外伤经络关节，内伤气血脏腑，是本虚标实证，以阴虚内热，血热瘀阻互见。本例病人，低热时轻时重，腰酸肢倦，气短头晕，心烦多汗，脉细弱，显属气阴两虚证。颈痛、腰膝关节痛，视物昏暗，X 线示骨质增生，又当属肝肾不足，与气阴两虚同为本证。肢掌斑片隐现，关节肿痛，自觉烘热、烦躁，舌暗、苔薄白等，证属瘀热痹阻的标证。长期服用激素、免疫抑制剂，正气受损。激素还可助热生湿(水钠潴留)。以知柏地黄汤滋阴降火补肝肾，黄芪、仙鹤草补气治本。有研究发现，无论肾阴虚或阳虚均表现为血黏度增高，红细胞泳动变慢，时间延长，血小板粘度升高等血液流变学的异常。还有研究发现，肾虚可导致超氧化物歧化酶活性下降，致氧自由基过量而破坏关节软骨，氧自由基过量又可导致微循环障碍。患者确有瘀热证，故补肾的同时以生地、丹皮、水牛角、川芎、三七凉血活血，僵蚕、银花藤通络除痹治标。有文献报告认为，生地、知母、知柏地黄汤有拮抗激素副作用和防治因激素导致的肾上腺皮质的萎缩，防止激素撤退时的反跳等，保证顺利撤停激素，还有调节人体免疫功能的作用。

过去认为红斑狼疮是危重疑难病证，但只要临证思路正确，合理采用中西医结合治疗方法，守法守方，医患双方合作，积极治疗，最终也可完全缓解。

三、健脾养胃为主治疗脑血管性痴呆一例

曾某，女，84 岁。

初诊：2002 年 5 月 26 日。

主诉及病史：性格改变、烦躁不安 2 年，食欲不振 3 个月。2 年前患脑血栓形成，由此而性情暴躁，性格改变，经常无故骂人，不听劝告，情绪不稳定。后又发现高血压病、冠心病，半年前因心肌梗塞到省人民医院救治，病情好转。但性格改变，躁动不安，经常不肯服药，进食少，常便秘，身体日渐消瘦，行走无力，生活不能自理。3 个月前因咳喘、肺部感染曾先后 2 次住某医院和市中医医院，病情好转后出院，仍性情暴躁，不肯服药，不肯进食，食欲不振，喂糜粥或牛奶时多呕吐，便秘，时时左下腹疼痛，夜睡不安，夜尿频。现每日服科索亚、倍他乐克、脑络通、肌苷等西药维持治疗，食欲不振，便秘，有大便则特臭秽，失眠，夜尿频。

诊查：P 92 次/分，呼吸 20 次/分，Bp 118/80mmHg，营养差，体质重度消瘦，神疲怠倦，检查合作，语言清，无口眼㖞斜。听力明显减退。双下肺可闻及湿性啰音，心率 92 次/分，心音低钝，心律规整，未闻及病理性杂音。腹平软，左下腹压痛(+)，肠鸣音存在。右上肢肌力Ⅲ级，右手握力稍差，右踝关节轻度肿胀。舌质淡红，少苔，脉细弱。EKG：心肌劳损(缺血?)。实验室检查：血糖、血脂正常，非蛋白氮、肌酐正常。

诊断：虚劳病。高血压病Ⅲ期，冠心病，脑血管意外后遗症(轻度)，脑血管性痴呆症，肺气肿并感染，腰椎炎。

辨证：气血两虚，脾胃虚弱，肝肾不足。

治法：健脾养胃为主，使胃能受纳，脾能运化，复其气血生化之源，以“灌四旁”，养心肺。

处方：用香砂六君子汤合四消饮（神曲 15g、山楂 15g、内金 10g、麦芽 30g）加百合 30g、北杏 10g、橘红易陈皮 10g，6 剂，1 剂/日，水煎内服。配服 G－Zn、B_6，乐力胶囊。另嘱每天用百合 30g、淮山 30g、莲子 30g、苡仁煲瘦肉汤，饮汤。

二诊：经上治疗，胃纳明显改善，知饥，主动要求进食，食后不呕吐，情绪渐平，睡眠改善。照上方 14 剂，继续治疗 2 周，饮食调和，每餐能食米饭 1 小碗，无烦躁不安发脾气，睡眠安，夜尿频明显减少，约 3～4 次/夜，无下腹痛，大便基本恢复正常，大便奇臭消失，下肢肿胀消除。

三诊：按原方继续治疗 2 周，诸症继续改善，倦容消失，面色转红润。愿意交谈，思维清晰。每日早晨起床后及傍晚坐轮椅到江边散步。自己可站行几步。心肺未见异常。舌质淡红，脉细不弱，脉率 76 次/分。嘱照上方隔日 1 剂继续治疗 2 周以善后。

【按语】虚劳是五脏、气血阴阳不足的总称。虚劳作为证，多见于多种慢性病的后期，涉及多个脏腑，见症纷繁。本例年老多病，累及心肝脾肺肾，气血阴阳俱虚，虚实夹杂，病情复杂，延久失治。治疗此证，必须以脏腑气血阴阳为纲，历代相传的虚劳证治大法，均以脾胃和肾为重点。患者神疲怠倦，面色萎黄，骨削肉消，食欲不振，四肢无力，胃失和降而呕吐不纳，腑气不通而便秘，所谓“有胃则生，无胃则死”。本病以补脾益胃为治疗重点，使胃能受纳，脾能运化，复其气血生化之源以奉养五脏，故用陈夏六君子汤加味方治疗。但肺主气，脾主升，宣理肺气即升脾，脾升则健，故加北杏、橘红以宣肺升脾，加百合养胃阴以安脏躁。

四、行气活血、清热利湿、通络止痛治愈跟痛症（足底腱膜炎）一例

梁某，女，65 岁。

初诊：2002 年 2 月 6 日。

主诉：左足跟痛 1 年。

现病史：1 年前发现晨起床下地时左足跟痛，行走痛明显，渐发展为静息痛，左足平放地面亦足跟痛，常要足外翻以减轻疼痛，其痛拘紧，伴膝痛。

体查：左足跟足背红肿热痛明显，肿胀部软硬度中等，轻度压痛。舌质淡红，薄苔，脉弦。血沉增快，X 线检查未提示跟骨骨刺形成。

诊断：痹证性跟痛症（跟骨高压型），足底腱膜炎？筋骨痹，气滞血瘀，湿热痹阻。

治法：行气活血，清热利湿，通络止痛。

方药：身痛逐瘀汤减没药、五灵脂，加银花藤 30g　汉防己 15g　生地 40g　蚕砂 15g　苡仁 30g　泽泻 15g　4 剂，1 剂/日，水煎内服，药渣复煎外洗，每次熏洗 20 分钟，2 次/日。另配服葡萄糖酸锌、VitB_6。仙灵骨葆胶囊，嘱治疗期间尽量减少站立或行走。

二诊（3.1）：经治疗足跟足背肿痛明显减轻，左足已可平放地面，踩地痛明显减轻。照上方 4 剂继续治疗。

三诊（3.5）：左足跟痛继续减轻，行走时足痛明显减轻、足背拘紧，肿胀部红热明显减轻，软硬度中等，上方加骨碎补 12g、全蝎 5g，4 剂。

四诊（3.12）：左足跟下痛缓解，左足底内外缘踩地轻度疼痛，左足背肿胀轻度，压痛不明显，继服上方 7 剂。嘱坚持用药渣外洗。

五诊（4.2）：仍左足背灼痛，行走时明显，改用升降散合五苓散加羌活 20g、灵仙 30g、汉防己 15g、淮牛膝 15g、桑寄生 30g、金钱草 30g、土茯苓 40g　4 剂。经治疗足背灼痛基本缓解。

【按语】本病证以足跟红肿热痛为主症，为湿热流注下焦经络，气滞血瘀而为痹。先以王

清任《医林改错》身痛逐瘀汤治疗，该方功能行气活血，祛瘀通络，通痹止痛。主治气血痹阻经络所致的肩痛、臂痛、腰痛、腿痛或周身痛，经久不愈。本方是原方减没药、五灵脂后加味组成。方中当归、川芎、桃仁、红花为王清任逐瘀系列方的基础药，有补血活血化瘀止痛的作用，当归亦有和血活血之功，但当归得川芎补肝血而不滞，川芎得当归活血而不伐，既治血虚又治血瘀，适治本病劳损瘀滞症。秦艽、羌活、地龙祛风散寒、通络止痛。连续治疗19天，足跟痛基本缓解。但足背灼热痛，属下焦湿热流注，气机出入升降受阻，出现气滞、水停、热郁的病机，也是本病的病机。故用清·杨栗山《伤寒温疫条辨》升降散方，以疏调气机，疏利三焦，流行气血，解郁泄热，所谓"善治水者，不治水而治气"。方中蝉蜕透散郁热之邪开上焦气机；僵蚕轻浮升阳、清热解毒、化痰散结，姜黄行气散郁止痛，二药合用则升阳解郁调中；大黄攻积导滞，降胃泄浊，疏导三焦。《景岳全书》："湿在中下焦，宜疏利二便，或单用淡渗利小便。"明·方隅《医林绳墨》："治湿不理脾胃，非其治也。"故合五苓散利尿以消足肿，而方中白术、茯苓益气健脾燥湿。加银花、汉防己、蚕沙以清热化湿。升降散中大黄合生地活血凉血泄热以消红肿热痛。淮牛膝补肝肾而活血，引药下行。全方有行气活血、清热化湿、通络止痛的功效。

药渣局部熏洗，通过药物的直接作用和水蒸气及水的温热效应，增强局部组织的血液循环，促进毒素的排泄和炎症的吸收。同时由于血运的建立，使纤维组织得以软化。

五、祛风解毒、化痰活血治愈面神经麻痹一例

区某，女，26岁。

初诊：2001年2月15日。

主诉及病史：口眼㖞斜2天。2天前因不慎受凉出现左侧面部麻紧微痛，嘴角向右㖞斜，饮水刷牙时水外溢，有食物残留在右侧口腔颊内。左头痛，左侧面部麻痹，左眼流泪。已妊娠5个月。

诊查：说话时口角向右歪斜明显，不能吹气吹哨，语言欠清。左眼睑不能紧闭，不能皱眉，左侧鼻唇沟变浅。伸舌微向右偏歪，舌质淡暗红，薄黄苔，脉弦。

诊断：中医：口㖞，中经络；西医：面神经炎。

辨证：风寒痰瘀痹阻。

治法：祛风解毒，化痰活血。

处方：(1) 银花10g 连翘10g 荆芥10g 防风10g 白蒺藜20g 钩藤15g 僵蚕15g 甘草5g，5剂，1剂/日，水煎服。

(2) VitE 100mg，VitC 300mg，3次/日。纳米钙片0.5，1次/日。

(3) 川芎嗪针80mg加入5%葡萄糖注射液500ml中静脉点滴，1次/日，连续5天。

二诊：治疗5天后，左头痛已除，左侧面部紧痛明显减轻，眼睑闭合改善，嘴角向左歪斜程度减轻，溢水明显减少，改用川芎嗪针120mg加入5%葡萄糖注射液500ml中静脉点滴，1次/日，连续治疗15天。其余照前中西药继续治疗15天。

三诊：连续治疗15天后诸症消失。嘱避风寒，注意保暖。继续服锌剂和钙剂15天以巩固疗效。

【按语】治疗本病的文献报道，多认为要从"虚、风、痰、瘀"立法，首选牵正散以祛风化痰，因气虚风袭加黄芪，又据"治风先治血，血行风自灭"之理，用当归、川芎养血行血。本人认为，本病的病理核心是血瘀，因风寒和气虚皆可致瘀，瘀又可致气血两虚，形成恶性循环，所以关键

的治法是活血化瘀。因此，只有活血化瘀改善血运，神经组织的缺血、水肿和炎症自然消除。

川芎近代临床广泛用治心绞痛、心肌梗塞、脑血栓、缺血性中风等心脑血管疾病，而未见治疗面神经炎的报道。但《神农本草经》首言：川芎"主中风入脑头痛"。李时珍指出："此药上行，专治头脑诸疾"。能"补血行气，上行头目"，活血止痛。所指的"头目"，应当包括面神经炎的口、眼、面病变部位，故可引申用于面神经炎。动物实验证明，川芎嗪和川芎生物碱，可使麻醉犬外周血管阻力降低，主动脉及以下动脉的血流增加。经家兔球结膜和软脑膜微循环观察实验，亦证明川芎对慢性微循环障碍有明显的改善效应，故用川芎嗪针为主药治疗。由于患者妊娠，禁用活血化瘀中药内服，而改用川芎嗪针静脉点滴，初用中小剂量治疗，确无副反应后加至中大量，内服祛风解毒化痰药，疗效好。

六、散火解毒、凉血活血、祛风化湿治愈带状疱疹一例

郭某，女，48岁，和平西路139号。

初诊：2001年9月25日。

主诉及病史：颈前、胸部、双乳下及腋下丘疹灼痛2周。2周前双腋下发红疱疹烧灼样疼痛，渐向胸部、双乳下蔓延，后发至颈前、双眼眼睑，经我院皮肤科治疗，未见明显疗效。

体查：颈前、胸部、双乳下及腋下、双眼眼睑疱疹，皮色暗红或深红，部分有脓头、血痂。舌质红、少苔，脉细。

诊断：中医　蛇丹　西医　带状疱疹。

辨证：血热湿毒。

治法：散火解毒，凉血活血，祛风化湿。

方药：升降散合生四物汤加连翘15g　银花15g　地肤子15g　白鲜皮30g　防风10g　全蝎5g(另洗)　丹皮12g　土茯苓40g　6剂。药渣复煎外洗患处，3次/日。配服葡萄糖酸锌20mg，3/日。Vit B_6 20mg tid。赛庚啶2mg tid。外涂炉甘石洗剂，3次/日。

二诊(2001.10.2)：经上方药治疗，颈前疱疹基本消退，双腋下脓头已退、无分泌物，双眼上下眼睑疱疹减少，疱疹灼痛减轻。照前方继服6剂及前西药。

三诊(2001.10.9)：颈前、双乳下及腋下、双眼眼睑疱疹消退，皮色淡紫。继服前方6剂及西药巩固。

【按语】带状疱疹属中医的"蛇丹"范畴，分干湿二型，本例属湿型。《内经》："诸痛痒疮，皆属于心。""风胜则痒"，心主血脉，伏热内蕴，扰动心火，热郁血络，则疱疹灼痛。《内经》："火郁则发之。"故用升降散宣散郁火，银花、连翘清热解毒。《内经》："诸湿肿满，皆属于脾。"脾主肌肉，湿蕴化毒，流注皮肉，则疱疹痛痒，滋液外渗，故用地肤子、白鲜皮、防风、全蝎、土茯苓祛风化湿毒，全蝎有解疮消肿除毒之功，又有熄风定痒止痛之力。皮色紫暗，示血热久郁成瘀，故以生四物汤、丹皮凉血活血。

【编者评注】莫愚主任医师系广州中医学院早期毕业生，科班出身，中西两法兼备，宜乎作为中国中西医结合学会理事。对内科急症、心血管、消化、风湿病等均具丰富临床经验，而对风湿、类风湿、系统性红斑狼疮尤多研究。本集所收验案，皆具特色而颇显功力，对临床科研均有参考价值。

彭胜权医案

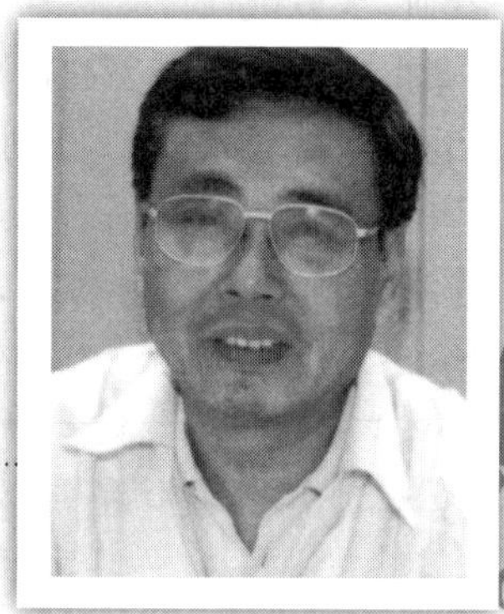

【生平传略】

彭胜权，1939年生，江西人，温病学教授，博士生导师，广东省名中医，国家重点学科学术带头人，全国第二批名老中医药专家学术继承人导师。中国中医药学会传染病专业委员会副主任委员，广东省中西医结合学会理事兼热病专业委员会名誉主任委员，《广州中医药大学报》主编，1964年毕业于广州中医学院留校任教。从事医疗、教学、科研工作40余年，成绩斐然。1993年进行温病教学改革，创立三位一体的教学模式，获广东教学改革优秀成果二等奖。主持岭南温病理论和临床系列研究13年，该科研成果1998年获广东省中医管理局中医药科技进步一等奖，2000年又获广东省科技进步二等奖。公开发表学术论文30多篇，主编高校中医药规划教材《温病学》、《实用温病学》、《岭南温病研究与临床》等著作12部，参编《中医大辞典》、《中国医学百科全书》(中医分册)等专著15部。先后被广东省人民政府、国家教委、人事部等单位授予"广东省先进工作者"、"全国优秀教师"、"南粤教书育人优秀教师特等奖"等多种荣誉和称号。1992年起享受国务院特殊津贴。

一、阴阳失调一例

刘某，女，23岁，某县糖厂工人。

初诊：1997年4月8日。

主诉及病史：半身汗出不止两年余。患者两年多来半身汗出不止，不分冬夏。于1994年8月到糖厂高温车间工作，时值夏季，出汗甚多，自以为气候和工作环境关系，未介意，入冬仍见汗多而固定于右半身，以工作时为甚，下班则减。曾服多种维生素，注射肝精以及止汗药物未见好转。以后右半身出汗加剧，在家亦然，夜间更甚。来广州某医院诊治，西医诊断为"植物性神经功能紊乱"，服西药不详。曾服过中药六味地黄汤、牡蛎散之类，汗出如故。来诊时天气尚冷，右边内衣被汗水湿透，从头至足汗出亦均在右侧半身，饮食二便自调。舌右淡胖起皱，左则干瘦，右脉虚，左脉细小。

诊断：植物性神经功能紊乱。

辨证：阴阳失调，气血两虚。

治法：双补气血，佐以敛汗。

处方：党参12g　云苓15g　炙甘草6g　当归6g　白术9g　白芍12g　川芎6g　熟地25g　浮小麦30g　麻黄根9g　3剂

疗效：复诊汗出见减，尤以夜间为明显。再进3剂以后，汗出逐渐递减，共服药月余而愈。

【按语】《内经》云："阴阳者，血气之男女也；左右者，阴阳之道路也。"以人体气血分阴阳，则右主气，左主血；以性别分阴阳，则男以气为本，女以血为本。在暑热之季和高温环境的影响下，汗出太过则阳气泄，津液伤。久之，阳气耗损，气不护津，津液太过则血亏。血愈亏而气更耗，故汗出难止，遂成气血两虚之证，用双补气血之八珍汤以调和阴阳正是治病求本之旨。

二、蛛网膜下腔出血之头痛一例

陈某，男，55岁。

初诊：1999年3月。

主诉及病史：头痛眩晕一年余。曾患蛛网膜下腔出血，经当地医院诊治好转，无肢体后遗症，但时觉头痛、眩晕，Bp：150/90mmHg，性情急躁，便闭，舌红少苔，脉弦细。

中医诊断：头痛。

西医诊断：蛛网膜下腔出血后遗症。

辨证：阴虚阳亢、升降失常。

治法：滋阴潜阳，调和气机。

处方：升降散和羚角钩藤汤加减。生地25g　白芍12g　山萸肉12g　女贞子15g　天麻12g　钩藤15g　白蒺藜12g　杭菊15g　大黄8g（后下）　姜黄10g　僵蚕10g　蝉蜕12g　服药7剂，头痛除、目眩减，再服14剂诸症悉除。

【按语】蛛网膜下腔出血后遗头痛，辨病辨证相结合，当属虚实夹杂，肝肾阴亏、肝阳上亢，用生地、白芍、山萸肉、女贞子养肝肾之阴，天麻、钩藤、白蒺藜、杭菊以清泄肝火，升降散散郁热而升清阳，降乘阳位头部之浊邪，标本兼顾，虚实兼治。

三、糖尿病之并发症一例

吴某，男，70岁。

初诊：1999年2月14日。

主诉及病史：患糖尿病10年。素体胖，现觉视物昏朦、耳鸣、四肢麻木，以上肢为甚，右肩皮肤如蚁行感，口渴喜饮，四肢乏力，短气懒言，舌略红瘦小，苔少有裂纹，脉细微。空腹血糖：13.5mmol/L，尿糖（＋＋＋），血压：150/92mmHg。

中医诊断：消渴病（气阴两虚，肺热伤津）。

西医诊断：2型糖尿病。

治法：益气养阴，泄热存津。

处方：玉泉丸合并升降散加减。北芪30g　生地25g　麦冬12g　花粉15g　葛根30g　蝉蜕10g　僵蚕10g　姜黄12g　大黄8g　谷精草12g　石菖蒲10g　7剂，配合用消渴丸、白内停。

复诊觉口渴减，皮肤蚁行感消失，四肢麻木减。嘱继续服药共3个月，视朦、耳鸣均有减轻。6月4日复查，空腹血糖：7.1mmol/L，尿糖(－)、血压：154/90mmHg。

【按语】肥胖而患糖尿病患者临床多见气阴两虚型者，一般用玉泉丸加减合并升降散，即可令肺之郁热得以疏解，又可通降清窍之浊邪。而僵蚕祛风化痰，大黄活血祛瘀，有降血糖之功；蝉蜕祛风解毒，可明目止耳鸣；姜黄能横走肩臂、祛风通痹，有降血脂作用。故此对糖尿病合并目暗、耳鸣、周围神经炎者有效。

四、慢性荨麻疹之瘙痒一例

吴某，女，28岁。

初诊：1998年12月11日。

主诉及病史：反复出现周身风疹块1个月余。曾在某医院诊为荨麻疹，静脉注射葡萄糖酸钙可减轻。此后遇风又起，以头面颈部为甚。局部皮肤灼热、红肿，皮肤干燥，大便秘结，小便短赤，口干欲饮，舌红苔少，脉弦细。

中医诊断：瘾疹。

西医诊断：荨麻疹(慢性)。

辨证：血分伏热，风邪袭表。

治法：清热凉血散郁、疏风止痒。

处方：升降散合犀角地黄汤加味。大黄8g　僵蚕10g　姜黄10g　蝉蜕10g　水牛角30g(先煎)　生地黄30g　赤芍12g　丹皮12g　玄参15g　芥穗10g　防风12g　蛇衣10g　白蒺藜12g　3剂后痒大减，12剂后不再见疹块，观察半年未见复发。

【按语】本例荨麻疹责之血分伏热，复感风邪，则痒难止。用升降散散血分之郁火，驱在表之风邪。犀角地黄汤加玄参，清热凉血养阴以治本，防风、荆芥穗、蛇蜕、蒺藜助僵蚕、蝉蜕以祛风止痒。

五、病毒性脑炎后继发性癫痫一例

朴某，女，15岁。

初诊：1999年5月28日。

主诉及病史：反复四肢痉挛性抽搐伴智商降低、烦躁6月余。患者于1998年11月18日出现发热(体温不详)、头疼等症状，自服“感冒药”后体温降至正常，但头痛不减，次日晨起出现语言不利、胡言乱语、强哭强笑、诉被人欺负等精神神经症状，送到武汉某精神病院就诊，拟诊“脑炎”而转诊于武汉同济医科大学附属同济医院神经科，病情渐加重，呈昏迷状态，经行头颅MRI和腰穿等辅检确诊为“病毒性脑炎”，住院期间病情继续加重，出现严重肺部感染、心衰、癫痫等并发症，一度因呼吸停止而行气管切开术后呼吸恢复，经抗感染、纠正心衰、抗癫痫、营养脑细胞等治疗和特护，病情逐渐稳定，但一直发热不退、四肢间断抽搐，于1999年2月遂加服“清热解毒、养阴止痉、开窍安神”类中药后，发热渐退，神识渐清，继续中西医结合治疗到1999年5月7日时神志清楚，可独立到处行走，对答基本如常，但智力及反应力均较差，烦躁少眠，二便时时不能自主，时有抽搐，遂出院，出院后又见哭笑无常，经友介绍来我处诊治。就诊症见：形体瘦长，面色红多痤疮，躁狂，嚎啕大哭不能自主，四肢痉挛性抽搐，由3名家属强行抬入诊室，无发热，其母代诉纳差难眠，大便数日未解，小便黄。舌质红，苔黄腻，脉弦滑数。查体及辅检患者不能配合，无法进行。

辨证：痰火扰心。

中医诊断：痫证。

西医诊断：病毒性脑炎后遗症、继发性癫痫。

治法：清热化痰开窍、止痉宁心安神。

处方：以黄连温胆汤化裁：川连12g　法夏12g　云苓20g　陈皮6g　甘草5g　枳实10g　竹茹10g　胆星12g　磁石30g(先煎)　龙骨30g(先煎)　共7剂，水煎服，每日1剂，翻渣服。同时予安宫牛黄丸1粒/日；片仔黄1/2粒/次，每日2次，均以温开水化服。1周后见患者情绪基本平静，随其母步入诊室，面色偏红，诸症均减，纳增，眠转安，大便通畅1次/日，抽搐发作间期延长、持续时间缩短、强度减轻，舌质红，苔黄腻，脉弦滑。续守上治疗方案。

二诊：9月5日：病情继续好转，舌偏红，苔黄腻，脉弦滑，续以黄连温胆汤加减合服安宫牛黄丸1粒/日(停片仔黄)，半月后，患者因故未来诊，而以电话告知病情继续好转，抽搐减少，纳食增加，烦躁减轻，睡眠四五小时/日，二便调。舌脉未见。令其停安宫牛黄丸，汤剂酌情续服，最好尽快来复诊。

三诊：9月17日：面色红润，痤疮基本除，目睛有神转动灵活，对答基本正常但反应稍差，记忆力仍较差，易生气，近日抽搐未发作，纳食可，二便通调，体重增加，舌尖稍红，苔薄黄微腻，脉弦细。考虑现为痰浊蒙清窍，处方以涤痰汤加减：法夏12g　云苓20g　陈皮6g　甘草5g　枳实10g　竹茹10g　胆星12g　天竺黄12g　钩藤15g　远志10g　石菖蒲10g　郁金12g　水煎服，每日1剂，翻渣服，另予西黄丸1/2粒/日同服。

四诊：9月24日：1周内未发抽搐，易生气症减，记忆力有所恢复，在人提醒下可忆起刚做的事情和以前某些事的片段，纳眠如前，二便调，舌质淡红，苔薄白，脉细滑。处方：法夏12g　云苓20g　枳实10g　竹茹10g　胆星12g　天竺黄10g　赤芍12g　丹皮12g　钩藤15g　石菖蒲10g　远志12g　柏子仁15g　共7剂，续予西黄丸。

五诊：10月6日：未发抽搐，记忆力继续恢复，急躁易生气，每日睡眠5～6小时，多梦，纳食增加，二便调，舌尖红苔薄黄，脉弦细滑。考虑为脾气虚、肝火盛，治宜疏肝健脾泻火，处方：北芪30g　太子参15g　云苓20g　柴胡10g　枳实10g　白芍10g　佛手10g　赤芍12g　泽兰12g　夏枯草15g　桑叶12g　停服西黄丸。

六诊：10月13日：急躁易生气减，记忆力改善，能回忆起此次生病前的大部分事情，能背少量英语单词，纳食偏少，二便调，舌质淡红苔薄白，脉弦细缓。治以健脾补肾、益气养血为主，佐以化痰祛瘀。至此，继发性癫痫基本治愈，此后以健脾补肾、益气养血、益智养心安神善后。

随访3年后，患者已痊愈，并已考上某外语学院。

【按语】本验案是采取纯中医疗法，四诊合参，谨守病机，随证治之。中医认为肝脾肾的损伤是痫证发生的主要病理基础，而风阳痰浊，蒙闭清窍，流窜经络，则是痫证发生的基本病理因素。本例患者病程6月余，久热不退，气阴耗伤，亦为其本虚，然观其时症，则是一派痰热内盛，蒙蔽清窍，扰乱心神之证，标实为其急，故予清热解毒，豁痰开窍之功的安宫牛黄丸和片仔黄，中药汤剂黄连温胆汤为基本方，方中黄连、胆星、竹茹清热化痰除烦；法夏、陈皮则理气健脾，燥湿化痰；云苓健脾渗湿，湿去痰消；磁石和龙骨性寒质重，能平潜肝阳，镇静安神；诸药相伍相协，共奏清热除烦，涤痰定痫之功。经治疗一段时间后，痰热渐清，肝郁脾虚，气血不足，脑髓失养等本虚症状变为治疗的主要目标，故及时调整治疗方案，以健脾补肾、益气养血、益智养心安神巩固治疗，正所谓“缓则治其本”。

六、乳糜性腹水一例

李某，女，38岁，干部。

初诊：1975年12月20日。

主诉及病史：腹部膨隆伴尿少3月。患者因复发性腹膜后神经纤维瘤，曾分别于1967年、1972年、1973年三次在某医院手术切除。术后于1974年12月又复发，1975年7月8日再入某医院外科。入院时右下腹肿物增大至12cm×8cm，于9月9日再次手术。术后第十天腹胀似“十月怀胎”，经多方会诊检查，诊为“乳糜腹水”原因不明。曾用各种利尿剂（HCT、利尿酸钠、速尿等）、水解蛋白及服活血祛瘀、五苓散、行气泻水中药20余剂，腹水不减。后又经全科会诊试用胸导管颈V吻合，及大隐V腹腔转流（11月7日和11月29日），术后腹水又很快增加，最大腹围达94cm，患者饮食难入，呼吸急促，心跳，自汗，尿少每天约300～500ml。血压常处于70～80/50mmHg，每天靠补液和抽腹水对症维持，从10月14日～12月20日，两个月来共抽腹水64200ml，全身处于衰竭状态。12月20日来邀会诊，症见：形体消瘦，面色㿠白，呼吸气短，语声低微，四肢欠温，纳呆，腹胀，食后尤甚，腹大如鼓，下肢浮肿，按之凹陷，身重肢倦，自汗心悸，尿短而黄，大便不成形（每日2～3次），舌淡苔薄白，质小而嫩，脉沉细无力。

辨证：脾肾阳虚，水湿内停，臌胀。

西医诊断：(1) 乳糜腹水；

(2) 复发性腹膜后神经纤维瘤。

治法：益气温肾，利水消肿。

处方：防己黄芪汤合萆薢分清饮加减图治。北芪12g　防己12g　甘草梢6g　川萆薢15g　益智仁9g　台乌药3g　石菖蒲6g　茯神15g　玉米须30g　川朴6g(3剂)。另：黄芪四两、糯米二两煎水代茶饮。

二诊12月22日：服药后小便增多，每日10余次约3000ml，腹胀见减已不用抽腹水，以上诸症见减，惟吐涎多，舌苔厚腻，质淡脉细弱。方已中的，仍守前法，减去甘草、玉米须，加法夏9g、陈皮6g，燥湿化浊和胃。3剂。

三诊12月24日：服药后小便仍多，肿续见消，精神好转，但觉胃脘胀闷不舒，纳差，大便干，舌淡苔薄腻，脉细弱，用健脾燥湿，行气利水之法。法夏12g，云苓15g，橘红6g，枳壳9g，川朴6g，藿梗6g，莱菔子9g，防己9g，川萆薢30g，北芪12g，石菖蒲6g。

四诊12月26日：上方加减。

五诊12月30日：腹水已消，腹围76cm，每天午后发热38.5℃，口难张开，盗汗，口干，小便微黄，舌稍红苔薄白，脉细数，治宜养阴清热。鳖甲30g(先煎)，地骨皮30g，象牙丝6g(先煎)，白芍15g，干地黄18g，龙骨30g(先煎)，石斛12g，小环钗12g，花粉15g。

（六、七诊）元月5日、9日：症同前，照上方加减。

八诊元月16日：低热渐除，胃纳渐好，精神日佳，能下床活动，腿软气短，口淡，大便干燥，尿多而清，腹不胀，舌淡红，苔薄微黄，脉细略数，用八珍汤调理善后。党参12g，白术9g，炙甘草6g，白芍12g，干地黄18g，淮山药30g，何首乌30g，女贞子12g，柏子仁12g。此后，均以上方为基础，调理脾胃，双补气血，患者于元月26日出院。

【按语】祖国医学认为，本病主要是由于脾阳不足，不能运化水湿，故聚而为水肿。加上病情缠绵，久病及肾，肾阳不足，开阖不利、故腰以下肿为剧。又肾阳虚，蒸化无权，浊中之清的津液不能上输于肺，供身体重新利用；浊中之浊的津液不能下输膀胱、以排出体外，故出现清浊不分的腹水。治疗原则重在治脾、兼顾治肾，所以采取益气健脾利水为主，佐以温肾阳以分清化浊，服药后小便明显增多，腹水逐渐消退。本例在出现乳糜腹水 3 个月来，曾服过中药 20 余剂，但效果不理想。寻找教训，主要是忽视了中医辨证论治的整体观念。患者 4 次手术，术后又大量放腹水，饮食难入，息微声低，精神疲倦，足见正气大伤。且连续抽腹水，仍腹胀如故，说明水邪较甚，造成正虚邪盛之势。在这种形势下，只顾攻伐，则犯虚虚之戒；只顾扶正，则肿势难消。故用扶正祛邪之法，既扶中阳之气，又化蓄积之水，由于顾及了正邪两个方面，又突出了扶正为重点，故能收到较好效果。患者在以往治疗中，虽然亦用过健脾祛湿的方药，但多重在活血祛瘀上，自揣可能受现代医学怀疑本病因肿瘤压迫所致的观点影响，偏重于局部而忽视了整体。本例在治疗中用萆薢分清饮，也结合了现代医学的诊断是乳糜性腹水。此种腹水，在中医理论看来，当属肾阳不足，无法蒸化津液，致清浊不分，这和首次辨证脾肾阳虚是一致的，萆薢分清饮有温阳化浊之效，故合而用之，收到预期效果。

【编者评注】彭胜权教授主攻温病，造诣颇深。对其他内科疾病之辨治亦皆精良。本集所收医案虽只 6 则，但四诊详细，辨证准确，治法得当，方药精良，因此能效如桴鼓，能于平淡之中而显神奇也。

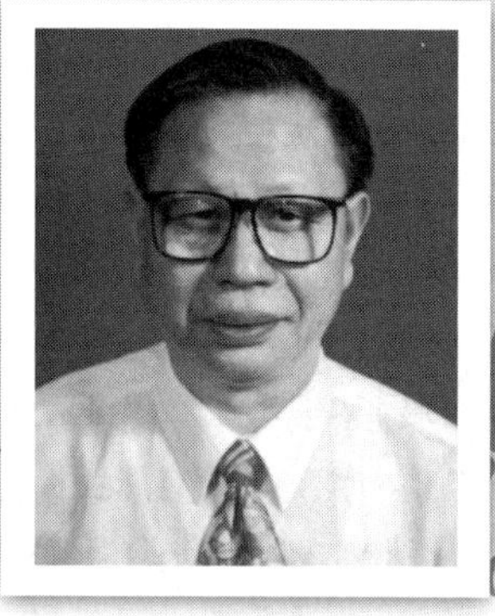

禤国维医案

【生平传略】

禤国维，1937年生，汉族。中医教授。广东省三水人。1957年广东省广雅中学毕业后，即立志投身祖国中医药事业，精研医籍，潜心岐黄。1963年大学毕业后服从国家分配在湖南中医学院附属第一院工作十余年，后至广东省中医院（广州中医药大学第二附院）工作，1983年以后历任该院皮肤科副主任、副院长。30多年来，他身兼数职，以振兴中医为己任，忘我投入，在临床、科研、教学和管理方面均有不凡建树，深得大家赞誉。临床上，他治学严谨，继承先贤理法，吸取现代新知，尊古而不泥古，对中医补肾法的理论深入研究，并用之得心应手，使诸多疑难病疗效颇佳，对中医外治法的运用也积累了很多心得。教学上一直承担着中医高等院校中医外科、皮肤性病学课堂教学、临床带教及研究生培养，他精心施教、诲人不倦，堪称“桃李满园”；他平易近人、关心他人，有着仁道、仁义、仁人之心；担任广州中医药大学第二临床医学院副院长期间，建立了完善的教学制度、学生管理体系，为培养高质量、高层次的中医人才做出了很大贡献。现任广州中医药大学首席教授、博士生导师，广东省名中医、广州中医药大学学位委员会委员、中国中医药学会外科委员会副主任委员、广东省中医药学会皮肤科专业委员会主任委员等职，学报、新中医、实用医学杂志等多家杂志编委。发表《皮肤病证见解》等50多篇论文，主编《皮肤性病中医治疗全书》等多部著作。

一、清热利湿法治愈婴儿湿疹一例

连某，女，6个月。

初诊：1997年7月13日。

主诉及病史：患儿出生后不久面颊部即出现红丘疹，逐渐增多，融合成片，并扩展到眉间、额部、头部、胸背等处，局部糜烂、流汁，遇热加重。曾于外院多方诊治，仍反复发作。哭闹不止，胃纳尚可，睡眠欠佳，大便溏泄，小便短赤。

诊查：颜面、头皮、胸背部多处粟粒状红斑、丘疹、水疱，部分融合成片，破溃处糜烂渗液，并结有油腻性鳞屑和痂皮。舌淡红苔白，脉细数。

辨证：湿热困阻。

治法：清热利湿。

处方：金银花 8g　炒莱菔子 3g　鱼腥草 5g　焦山栀子 3g　淡竹叶 3g　布渣叶 6g　灯心 2 扎　生薏仁 8g　车前子 3g　紫草 3g　甘草 3g

二诊：服上方 7 剂，皮损渗液减少，已逐渐干涸、结痂。患儿哭闹减少，睡眠安。守上方减鱼腥草，加太子参 8g，继服 14 剂，皮损全消，临床治愈。

【按语】婴儿湿疹是发生于婴儿的过敏性皮肤病，中医又叫“婴儿湿疮”、“奶癣”、“胎疮”，究其病因病机，为禀赋不耐，脾胃运化失职，内有胎火湿热，外受风湿热邪、蕴阻肌肤所致。本病多与过度营养、消化不良、伤食等因素有关，食滞是本病的一个主要诱因，治疗应以健脾消导、清利肠胃湿热为主要治则。同时，“诸痛痒疮，皆属于心”，小儿“阳刚之体”，往往心肝火旺，适当选用清利心肝实火之品，有助皮损的消退，然清热药亦不可过用苦寒，要以甘寒清热为主。初诊以金银花、淡竹叶、灯心草甘寒清热，又无苦寒碍胃之弊，炒莱菔子、焦山栀子、生薏仁健脾消导、清利肠胃湿热，既健脾胃运化之功，又消其食滞阻遏之实。鱼腥草、布渣叶清热解毒、利湿，一善清上焦之毒，以利肺气之宣，二善利下焦之湿，通胃肠之运，车前子淡渗利湿，使积滞内毒从小便解，紫草解毒清热，疗疮毒，则皮疹可退矣，甘草调和诸药，又兼具清热解毒、补脾缓急之功。

二、补肾法为主治疗顽固性瘾疹一例

张某，女，46 岁。

初诊：1997 年 11 月 3 日。

主诉及病史：风团反复发作 10 余年，近日加重。患者形体消瘦，面色苍白，风团一般在劳累时加重，感冒或着凉受风时也偶有发作，以躯干、四肢为甚，神疲乏力、纳差，睡眠不佳，多梦，手足心常有汗出，并常有面部烘热感，宿有哮喘病史，各种西医药物、疗法皆尝试，当时有效，但多不能完全控制。

诊查：面色㿠白，唇甲不华，四肢及面部有数片皮疹及榆钱大小红斑，色淡红，稍扁平，扪之无灼热感，可见抓痕，皮肤划痕征(±)，舌淡尖红，苔少，脉弦细。

辨证：肾之阴阳两虚。

治法：滋阴补肾、益气固表。

处方：山茱萸 15g　丹皮 15g　山药 15g　茯苓 15g　防风 15g　黄芪 15g　熟地黄 20g　鱼腥草 20g　乌梅 20g　泽泻 12g　龙骨 30g　甘草 10g

二诊：11 月 11 日。连服 7 剂后，疹退，睡眠转佳，但胃部稍有不适，上方去泽泻、山茱萸、乌梅、加蕤仁肉 15g、生薏仁 30g。

再进 7 剂而愈，继续服药半月，随访半年未见复发。

【按语】慢性荨麻疹与中医文献记载的瘾疹、风疹等相似，其发病中医多认为与素体禀赋不耐，加之风湿热诸邪侵犯肌肤有关，一般急性瘾疹多为实证，慢性则多为虚证，虚证多从气血不足、血虚受风、心脾两虚等论治，而以补肾法治疗却是独辟蹊径。治皮肤病切不可守一方治一病而失中医之根本，如本例病人以瘾疹求治，医家往往予以解表疏风、凉血清热、散寒之剂，每每无甚疗效，主要原因是诊病不以辨证论治。皮肤病虽多以皮肤病损为外在表现，但总有内在之因，脏腑气血变化之由，不审因求由，何能治病？此例为肾之阴阳两虚，故以补虚为主，滋阴补肾，益气固表，用六味地黄汤加味，熟地黄滋肾水、填真阴，山茱萸养肝血、涩精敛汗，使水旺足以制火；山药滋益脾肾；茯苓、泽泻健脾渗湿，丹皮凉血和营止痒。此六味着重滋阴补肾，壮水之主以制阳光；防风、黄芪寓玉屏风散之意以益气固表祛邪；龙骨安神镇惊；甘草调和诸药，辨证用方准确，10余剂之方药解10余年之沉疴。

三、清热泻火、解毒凉血法治愈银屑病一例

董某，男，3岁。

初诊：1998年3月21日。

主诉及病史：1年前先于头皮及双肘部出现红色皮疹，表面有少许鳞屑，皮疹渐增多，泛发全身。曾在外院诊为“银屑病”，治疗后病情无好转。近3天外感高热，皮疹转为粟粒状脓疱疹，患儿高热烦躁，哭闹不安，便结，尿黄。

诊查：体温38.8℃，急性重病容，全身状况差，全身皮肤弥漫性潮红肿胀并密布粟粒状脓疱，部分融合成脓湖，双腋下、腹股沟淋巴结肿大轻压痛。舌红苔黄，脉弦滑数。

辨证：火毒炽盛。

治法：清热泻火、解毒凉血。

处方：羚角粉0.3g(冲服)　板蓝根10g　紫草10g　白茅根15g　茜草根10g　白花蛇舌草15g　滑石15g　金银花10g　连翘10g　青蒿6g(后下)

二诊：3月28日。服上方7剂，体温降至37.5℃左右，皮肤潮红肿胀明显减轻，脓疱、脓湖面积减少。上方减青蒿、板蓝根、连翘，加生薏仁15g、茯苓15g。

三诊：服上方14剂，体温已恢复正常，脓疱大部干涸，皮肤无肿胀。舌淡红少苔，脉细数。

处方：太子参15g　玄参15g　生地黄15g　麦门冬10g　紫草根10g　茜草根10g　白芍15g　麦芽15g　炒莱菔子8g　山栀子6g

四诊：服上方28剂，脓疱干涸，皮损基本消退，临床治愈。随访1年未复发。

【按语】银屑病在中医文献中又被称做“白疕”、“干癣”、“松皮癣”等。本病乃因素体肌肤燥热，复为外邪所袭，致局部气血运行失畅，或风寒所伤，营卫失调，郁久化燥，肌肤失养，或七情所伤、气机受阻，气血壅滞成瘀，或热蕴日久，化火炎肤而成本病。本例中羚角粉、紫草清热凉血，其中紫草甘寒入血分，功能解毒凉血透疹，善入血分而清血分之热，对血热毒盛皮肤病治疗效果较好，用之可凉血而透热出表。白茅根、茜草根助上药共奏其功，金银花、连翘、白花蛇舌草、板蓝根清热解毒、泻火凉血，青蒿清热解毒退热。

四、滋阴清热、生津润燥法治疗干燥综合征一例

林某，女，48岁。

初诊：1997年12月7日。

主诉及病史：口、眼干燥3年余，近2个月加重。该患者于3年前收经时始出现口眼干燥，眼内有异物烧灼感，目赤，视物模糊，泪液少，伴口干咽燥，时有咽痛，吃干食困难。曾在外院眼科、口腔科多次就诊，查“滤纸眼泪试验”、“唾液腺流量测定”等检查均异常，诊为干燥综合征。

近2月症情加重，乃至口腔溃疡反复发作，颌下肿大，舌尖发红干裂触痛，皮肤瘙痒干燥脱屑。渴喜冷饮，大便干结，小便黄赤。

诊查：眼结合膜干燥充血，睑缘及角膜轻度糜烂，腮腺肿大，口腔颊黏膜及舌乳头黄白色溃疡。舌红少苔，脉细数。

辨证：内燥阴伤，虚火内炽。

治法：滋阴清热、生津润燥。

处方：乌梅30g　熟地20g　丹皮30g　生地30g　玄参20g　黄柏15g　知母15g　麦冬20g　石膏20g(先煎)　泽泻20g　山萸肉10g　天花粉15g

同时予润舒眼药水滴眼，肤必润软膏外擦皮肤，3%硼酸液漱口，四黄膏外敷腮腺。

二诊：12月22日。服上方14剂，口眼干燥症状减轻，口腔溃疡已愈，腮腺已无肿大，舌发红症减，守上方减石膏、黄柏、知母、天花粉，加白芍30g，沙参20g，太子参20g。

三诊：服上方28剂后，口眼干燥症状已明显缓解，口腔分泌物增多，舌头已无红燥。嘱服上方，间服六味地黄丸或杞菊地黄丸善后。

【按语】本病重在阴虚，燥之本质在于精血下夺，血少火多，虚火内炽，真水方败，血海枯燥，故燥疾丛生。口为脾之窍，涎为脾之液，脾主运化升清，若脾虚失运，津不上承，则口干涎少。脾与胃互为表里，脾为胃行其津液，胃恶燥，脾阴不足，则胃燥津调。然“善补阴者，必于阳中求阴”，且“阴损及阳”，病程迁延日久，燥邪郁热必耗气伤阴，故此时治当健脾益气，升阳布津。本例初诊方中：乌梅归肝、肺、脾经，味酸性平，酸甘化阴，生津润燥；山萸肉、熟地、泽泻滋阴补肾，固本培元；生地、丹皮、玄参、天花粉滋阴清热、凉血生津润燥，黄柏、知母滋阴清热，麦冬清热而润肺胃之燥，生津以培上焦之源，石膏清泻胃热之同时，又可固护胃津，全方配伍，健脾养阴于清热润燥之中，俾得阴津之助而虚火自泯；降火解毒于滋阴生津之后，亦使内燥虚火除而阴津自保。

（已上均为陆原整理）

【编者评注】禤国维教授治学严谨，工皮外科。理法方药规范，内治外治结合，临床经验丰富。且继承前贤，躭嗜经典，尊古不泥，勇于创新，故能多有良效。银屑病、干燥综合征均属疑难病证，在禤教授手中竟能效如桴鼓，不亦奇乎！

甘肃名医医案

王德林医案

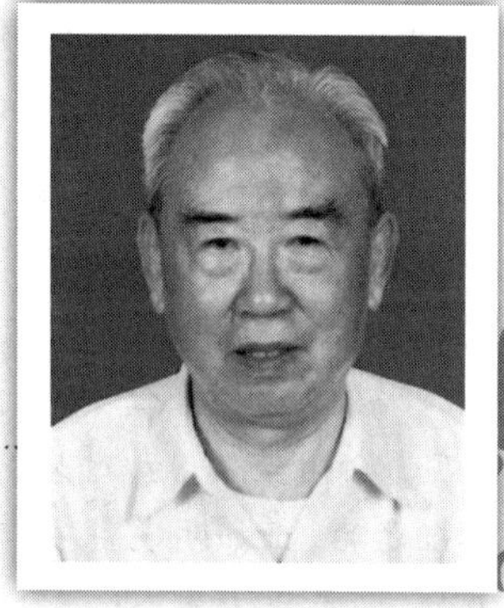

【生平传略】

王德林，1927年生，汉族。中医主任医师。江苏泰州人。15岁起习医制药，攻读医籍，刻苦钻研。18岁始，自设诊所，行医乡里。为求深造，考入南京中医学院学习。1958年毕业后分配到北京中医学院任教。自编了《喉科讲义》，参编了《外科讲义》教材。1969年从北京遣调到甘肃工作。1985年任中华全国中医学会第二届理事。1987年在甘肃中医学院退休。现为全国500名名老中医师带徒导师之一。60年来致力于中医临床与教育事业，为祖国培养了大批的中医人才。学术上，他博采众长、广览医籍、注重临床，具有扎实的中医内科功底，并擅长治疗中医外科、喉科、妇科疾患，恪守中医整体观念，辨证论治。在长期的医疗实践中，以救死扶伤为己任，曾多次挽救过危重病人的生命。代表论文有《小烙铁治疗咽喉病》、《清瘟败毒饮治验》、《耳病证治》、《六味汤治疗咽喉病经验》、《生殖器疮疡证治》、《喉科内治用药特点》等。

一、清热凉血、泻火救阴法治愈鼻衄重症一例

唐某，女，30岁，已婚。甘肃省古浪县土门人。

初诊：1972年8月。

主诉及病史：以往经常头痛、流鼻血，近几日病情急剧加重，鼻衄如注，头痛如劈。经古浪两家医院鼻腔填塞，内服止血药无效。由于病情危重，院方主张转兰州治疗。由于古浪县至兰州有200多公里路程，加之当时路况、车况较差，家人害怕患者经不起时间的拖延及路途颠簸

而要求中医治疗。

诊查：患者鼻部严重膨隆、内有大量填塞物，面部血迹斑斑。清洁后，见患者面部、口唇、眼睑结膜、舌质均苍白无华，肢冷；脉弦细弱、苔黄腻。患者呼号头痛不已。

辨证：气血两燔，火热上攻，血不循经。

治法：清热凉血，泻火救阴。

处方：生地 45g　生石膏 30g(先煎)　赤芍 15g　丹皮 10g　犀角 6g(磨汁和服)　黄连 10g　黄芩 10g　山栀 10g　知母 10g　桔梗 6g　元参 10g　川牛膝 10g　甘草 6g　3 剂

治疗期间，由于患者病情危重，用药量在前方基础上循序渐进，生地用至 120g，生石膏用至 250g，除见腹中漉漉作响，未见其他不适。经服 6 剂后，鼻衄头痛即减轻，服 10 余剂后，鼻衄完全停止，但头痛未完全消除。继服 20 余剂而痊愈。10 多年后询访，未曾复发过。

【按语】本例鼻衄头痛重症，缘于气血素有蕴热，平时未作有效治疗，导致急性发作，火热上攻，血不循经而外溢。治疗本症，认证精当是关键。鼻衄严重是其主症，但由于失血过多，脉证往往没有阳热证表现，反而出现四肢发冷，面色、口唇、眼睑结膜、舌质淡白无华，脉沉细弱等阳虚证候。此时切勿投以温补，否则就是火上浇油，加重鼻衄。本症初诊以小剂量清瘟败毒饮加牛膝，清热凉血，泻火救阴，引血下行；然后循序渐进、加大剂量，此乃万全之策。特别是生地渐用至 120g，生石膏渐用至 250g，对此例火热上攻重症，起到了釜底抽薪的效果。方中未用一味明显的收敛止血之品，正如明·张介宾在《类经·论治类》中所云："见痰休治痰，见血休治血……明得个中趣，方是医中杰"。

（王吉新整理）

二、凉血解毒、清热养阴法治愈少儿全身性剥脱性皮炎一例

南某，男，10 岁。

初诊：1989 年 3 月 27 日。

主诉及病史：因发热 4 天，发疹 1 天，于 3 月 21 日以"麻疹"在某铁路局医院住院。住院期间曾用青霉素、氨苄青霉素、白霉素、红霉素、氢化可的松(最高 120mg/日)，地塞米松(最高 6mg/日)及输注血浆等治疗。但仍继续发热、体温常在 39℃左右，最高达 41℃，同时全身皮肤渐红、肿胀，出斑疹。住院 7 天，病危通知已下达 2 次。病因未查明。应家长及院方之邀会诊。

诊查：高热，全身皮肤猩红肿胀，并呈多形性红斑损害及水疱、丘疹，口腔、阴茎、手部、脚掌均有水疱、丘疹滋生，眼睛被渗出物粘合，畏光、怕睁眼，真可谓体无完肤。烦躁、口渴欲饮，咳嗽、有痰难以咳出，纳呆、大便极少、小便色黄，神志尚清，舌红、苔黄、脉数。

辨证：气血两燔，热毒熏蒸。

治法：清热解毒，凉血泻火。

处方：生地 25g　丹皮 10g　赤芍 10g　黄芩 10g　黄连 8g　黄柏 8g　生山栀 8g　生石膏 30g(先煎)　知母 10g　元参 10g　双花 15g　菊花 15g　生军 2g　生甘草 6g　2 剂

医嘱：饮食宜清淡，忌食肉类、鱼虾及辛辣之物。

二诊：3 月 29 日。服上方 2 剂后，体温下降，皮肤红肿及疱疹有所减退。夜里睡眠佳，未烦躁。能食少量流质，尿色正常，大便日 1 次，稍成形、量少，精神可。服药见效，以前方加味：黄连、黄柏增至 10g，生军减至 1g，加紫花地丁、蒲公英各 15g。4 剂。

三诊：4 月 9 日。体温正常，病情稳定。全身皮肤肿胀消退，大部分疱疹干涸结痂，有些开

始脱落，真皮生，但有燥痒感。夜间烦躁，睡眠欠佳。饥饿感重，虽及时进食，亦感心慌不适。尿道口有一扁豆大之溃疡，包皮粘连，排尿有阻力感，微痛。舌红不润，脉细弱微数。

处方：生地 15g　元参 8g　麦冬 8g　玉竹 8g　花粉 10g　北沙参 10g　焦麦芽 10g　怀山药 10g　银花 10g　生草 6g　3 剂

四诊：4 月 19 日。患儿体温正常，食纳增，主食每日达 500g 左右，无腹胀腹痛，大便日 2 次，成形，气色正常。全身坏死皮肤大片脱落，大者如破手套，小者如米糠，新生皮肤自觉瘙痒、烦躁。二十个手脚指(趾)甲也先后变青、变灰、脱落，新生指(趾)甲粉红色。唯眼结膜有少许渗出物。口鼻自觉干燥。舌淡、苔薄白、脉虚细。

处方：炙龟甲 20g　牡蛎 15g　熟地 15g　生地 15g　麦冬 10g　玉竹 10g　花粉 10g　生黄芪 10g　炙黄芪 10g　炙甘草 6g　5 剂

该患儿自 3 月 27 日服中药后，病情就逐渐好转，所住医院基本未用什么关键性药物，只作了些护理和眼睛的局部用药以及激素的减量。5 月 7 日患儿康复出院。家长将患儿所剥脱掉的死皮、指(趾)甲用报纸包了一包。1998 年患儿考上大学，未再复发。唯眼睛见风流泪。

【按语】王老先生认为治疗疮肿疱疹首先应分阴阳；阴阳不分，则动手就错。本例全身性剥脱性皮炎(红皮病)，当时就诊医院，虽未查明原因，但从患者的临床表现辨证为阳证、热毒证，是气血两燔，热毒熏蒸肌肤而使皮肤猩红、肿胀，继而发为疱疹的。所以一诊二诊用生地、玄参、石膏、知母、黄连、黄芩、蒲公英、紫花地丁之属以清热凉血解毒，全方位清除体内火毒，故能急救患儿的生命于垂危。三诊病情稳定之后，死皮始脱，新皮渐生，表现为阴虚津伤兼有余毒之征，故以麦冬、玉竹、北沙参、生地、玄参、怀山药、银花等润肺养阴、益胃生津兼以清解余毒。四诊指(趾)甲及皮肤正在新生，急需大量肝肾之阴以助之，加之热病之后气阴皆伤，津亏液燥，故需补肝肾、益气阴、生津液。方中重用龟甲，加熟地、生地、炙黄芪补肝肾之阴，养气血之精，合以生黄芪托毒生肌，以促进指(趾)甲及皮肤新生；辅以牡蛎潜阳安神，以解阴血亏虚、风阳上扰之烦躁；麦冬、玉竹、花粉生津、润燥、清热，以解津亏液燥之苦。

此病例为少见难治之症。王老行医 50 年亦仅见 1 例。故患儿家长给王老先生送匾一块，上书“罕症奇术，垂危复甦”。

（王吉新整理）

三、燥湿化痰、平肝熄风法治愈少儿眩晕头痛一例

赵某，女，10 岁，兰州某部队子女。

初诊：2001 年 4 月 3 日。

主诉及病史：眩晕头痛半月。半月前，在学校突感眩晕头痛，几分钟后缓解。以后 1～2 日发作 1 次。为此，在某总医院住院检查治疗 10 余日。经该医院作头颅核磁、脑脊液、血液及神经系统等多项检查，均未查出任何疾病。故该总院某大夫认为此儿无病，是太娇气所致。治疗上该院给予去痛片、维生素、安定、病毒唑等，但眩晕头痛非但未减，发作次数反而越频繁，现 1 日发作 3～4 次，每次 10 分钟左右。另外，经常恶心，饮食少，烦躁，时有失眠。

诊查：在诊查时，正值眩晕头痛发作，患儿依偎其父怀中，头低垂，头面稍热。苔质白腻，脉弦滑数。

辨证：脾湿生痰，肝阳偏亢，风痰上扰。

治法：燥湿化痰、平肝熄风。

处方：半夏10g　苍术8g　厚朴8g　藿香8g　茯苓10g　黄芩10g　山栀8g　白芷10g　川芎10g　钩藤10g　菊花8g　泽泻10g　生姜3片　大枣3枚　甘草4g　3剂

二诊：4月6日。眩晕头痛减轻许多，发作时间次数均减。昨天1天只发作过1次，恶心也基本消除，苔由厚转薄，但饮食增加不明显。脉弦滑。治以前方加味。

处方：半夏8g　茯苓10g　苍术8g　厚朴8g　陈皮10g　黄芩10g　山栀8g　白芷10g　川芎10g　钩藤10g　菊花8g　麦芽15g　神曲10g　甘草4g　3剂

嘱上药服完后，如眩晕头痛痊愈可再继服香砂六君子丸以巩固疗效。近几个月未再复发。

【按语】王老先生认为本例眩晕头痛，缘于脾湿生痰，并肝阳偏亢，肝风内动，风阳上扰所致。风痰上扰清空、痰浊蒙蔽清阳，故眩晕头痛。正如古人云："无火不动痰，无痰不作眩。"至于经常恶心、饮食少、舌苔白厚腻、烦躁、头面稍热、脉弦滑数皆是痰湿滞脾、肝阳偏亢所致。初诊以半夏燥湿化痰，降逆止呕；钩藤、菊花平肝熄风；黄芩、山栀清热泻火，使肝经之热不致偏亢，从而火清风熄；苍术、厚朴、藿香、泽泻、茯苓，燥湿、化湿、行湿、渗湿、利湿、健脾，以祛湿邪，治痰之本；白芷、川芎上行头目而止痛；姜枣草调和脾胃及诸药。二诊加陈皮、神曲、麦芽，加强理气化湿，消食健脾化痰。总之，两诊均以燥湿化痰、平肝熄风为治，故眩晕头痛止。

（王吉新整理）

【编者评注】在大医院临床分科颇细，但基层医院或者仅分中西两科。中医虽分内、外、妇、儿、五官等科，但皆以大内科为其基础。王老在北京中医学院附属医院工作时专攻喉科，转到甘肃基层，则为多面手。如无坚实的中医理论和广泛的临床实践胡可为之？本书所采病案3则，皆为危重之症，由于辨证精准，故能获得奇效。而生石膏用到250g、生地用到120g之多亦属艺高胆大之举措也。

吴立文医案

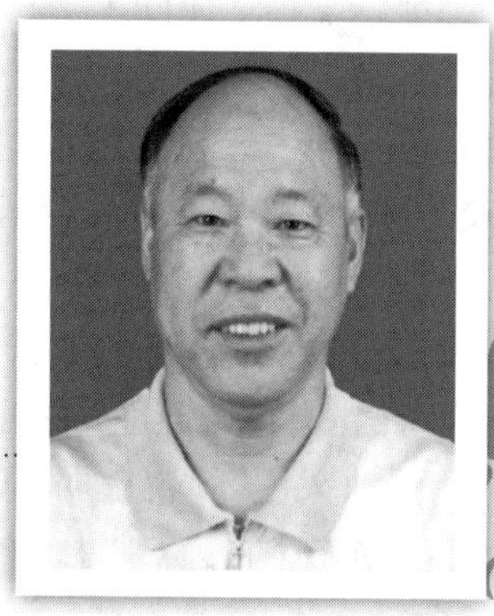

【生平传略】

吴立文，1944年生，汉族，河北南和人。中医教授，1970年北京中医学院中医专业本科毕业，从事中医临床工作。1980年考取中国中医研究院硕士研究生，跟随时振声、方药中等名医从事中医内科方面的临床与理论的学习研究，1983年获医学硕士学位。毕业后，在甘肃中医学院从事中医内科学的教学、临床及科研工作。任中医系主任，中医内科学教研室主任，甘肃中医药学会内科分会理事。中医内科学硕士研究生导师，导师组长。治学严谨，注重兼采各家之长，汲取古今医家经验。中医内科学教学、临床经验丰富，善于运用中医理论，指导内科杂病的辨证论治，对咳喘病、肝胆病、脾胃病、肾病等方面多有独到的见解和实践经验。公开发表中医药专业学术论文30余篇，主编全国自考专科《中医内科学》教材及辅导教材，参加了《现代中医内科学》、《中医胃肠病学》、《中医名方临床秘用》、《中医内科学》等10部著作的编写。

一、清热化湿、辛散透泄法治愈发热一例

岳某，男，45岁，已婚。

初诊：2002年4月26日。

主诉及病史：20天前患感冒，发热恶寒，周身酸痛不适。自取西药治疗，症状减轻，但仍然发热，且以午后夜间为甚，自测体温38.4℃。又经输液治疗一周，仍未见明显效果。目前，头昏朦不清，食纳欠佳，小便短赤，大便尚调。

诊查：面色不华，舌质稍红，舌苔满布，黄而厚腻，脉弦无力。

辨证：湿热内蕴、三焦郁滞、气机失畅。

治法：清热化湿、辛散透泄。

处方：杏仁10g　白蔻(后下)10g　生薏米30g　厚朴15g　清半夏10g　滑石(包煎)18g　通草6g　秦艽30g　青蒿20g　柴胡12g　黄芩10g　生甘草6g　3剂。

二诊：4月29日。药后仍然发热，转为后半夜4时左右为甚，自测体温38.2℃，约2小时

左右，发热渐退，白日测体温 37.4℃。舌苔稍有减退，仍黄腻，脉如前，上方加佩兰(后下) 10g　4剂。

三诊：5月3日。发热规律同上，发热时测体温 37.4℃，约1小时渐退，白日已不发热。舌苔明显减退，但仍黄腻，食纳较差。上方加焦楂曲 10g　3剂。

四诊：5月6日。自述已不发热，体温 36.7℃。仍面色不华，纳差，倦怠乏力，舌苔已不黄，稍厚腻。热虽退，但中焦脾胃湿浊壅滞，改拟化湿运脾和胃之法，以平胃散加味：苍术 10g　陈皮 10g　厚朴 15g　生薏米 30g　白蔻(后下)10g　黄芩 6g　藿香梗(后下)10g　佩兰(后下) 10g　青蒿 15g　秦艽 20g　焦三仙各 10g　生甘草 6g　4剂。

五诊：5月10日。未再发热，食纳稍有改善，但面色不华，倦怠乏力，头晕，自汗，腻苔基本退净，脉弦无力。湿浊久困，脾胃虚弱，拟益气健脾法调理，方用六君子汤加减：党参 20g　白术 10g　茯苓 15g　陈皮 10g　厚朴 10g　焦三仙各 10g　鸡内金 10g　炙黄芪 30g　浮小麦 30g　3剂后食欲改善，精神好转，体力有增，汗出明显减少，舌苔薄白，脉转有力。继以上方3剂，以资巩固。

【按语】本例发热，初因于外感，以午后夜间为甚，临床表现呈潮热规律，但分析其症状，并无阴虚之征，而以湿热为主。湿热内蕴，壅滞三焦，气机失畅，郁热内盛。《温病条辨》指出湿温发热"状若阴虚"，此患虽非湿温，然湿热之性相同。治以三仁汤加味，清化湿热，宣畅三焦。加用秦艽，因本品辛散，《本经》谓其"主寒热邪气"，《本草纲目》言其"去阳明之湿热"，故重用以达去湿热、透邪热之功。青蒿苦寒，气味芳香，《医林纂要》认为善治"郁火不舒之证"，可清暑化湿，疏达透热，故伍之。合以柴胡、黄芩，意在和解少阳，运转枢机，畅和三焦，使湿去热透而解。湿性缠绵，热为湿遏，胶结难解，故清热化湿应重视配合宣畅气机，透邪于外，以退其热。热退后，则以调理中焦、运脾和胃为主，渐除其湿，恢复脾运，以臻康复。

二、养阴疏肝、清利肝胆法治愈胆瘅一例

赵某，男，62岁。

初诊：2001年12月3日。

主诉及病史：口苦异常1年余，1年多来时感口中甚苦，伴有口干，食纳尚可，大便偏干，小便色黄。曾作胆囊B超造影，仅胆囊壁稍不光滑，未查出其他异常。

诊查：右上腹未有触痛。舌红，苔黄稍腻，脉弦细。

辨证：胆失和降、湿热内蕴。

治法：疏肝利胆、清化湿热。

处方：柴胡 12g　黄芩 10g　清半夏 10g　枳实 15g　郁金 20g　金钱草 20g　茵陈(后下)15g　全瓜蒌 20g　青黛(包煎)10g　竹茹 10g　滑石(包煎)18g　生甘草 6g　6剂。

二诊：12月10日。服药后仍感口苦，无明显减轻，且口干愈甚，食纳如前，大便仍干，舌红，苔黄稍腻，脉弦细。思患者肝胆郁热，久伤于阴，乃阴虚湿热相兼，遂改拟养阴疏肝、清利肝胆之法，方用一贯煎加清利之品。

处方：生地 15g　沙参 15g　麦冬 15g　当归 10g　枸杞子 10g　川楝子 10g　郁金 15g　全瓜蒌 20g　青黛(包煎)10g　夏枯草 15g　蒲公英 30g　金钱草 30g　生甘草 6g　4剂。

三诊：12月14日。服上药后口苦、口干明显减轻，舌苔亦有减退，大便亦调。上方继进，3剂。

四诊：12 月 17 日。药后口苦基本消除，口亦不干，亦无其他不适。患者要求继续服药，以求根除，原方再进 6 剂。

【按语】本患以口苦异常为临床主症。《灵枢·经脉》曰："胆足少阳之脉……是动则病口苦"。《素问·奇病论》指出："病口苦"者，"病名曰胆瘅"。本患口苦为主，无右胁下胀痛、善太息等症，故不诊为"胆胀"，依《黄帝内经》之意，诊为"胆瘅"。初据苔黄而腻，从湿热论治未效。后从分析舌红、脉弦细入手，辨为郁热伤阴，兼有湿热，以一贯煎加味，养阴疏肝，清热化湿，口苦明显减轻，进而得以消除。由是可见，胆腑之病，不尽属实，不皆为湿热，应注意虚实兼夹为患，病久亦有伤阴之证。

三、滋阴养血、清肝通络法治愈偏头痛一例

金某，男，27 岁，已婚。

初诊：2001 年 10 月 22 日。

主诉及病史：右侧颞部胀痛 10 余年。自 17 岁时出现右侧颞部胀痛，疼痛数日后可自行缓解，虽经治疗，未有明显改善。近两年来，每日上午 9 时左右开始胀痛，逐渐加重，10 时左右胀痛最甚，12 时后逐渐缓解，每天痛约 3 小时左右，日日如此。痛甚时头右侧胀痛不适，有时呈刺痛感，痛时右侧目赤干涩不适。平时睡眠差。脑电图显示血流减慢。

诊查：形体偏瘦，右侧眼睑红赤、白睛偏红，舌质红，脉弦细。

辨证：阴血亏虚、肝火上炎兼瘀。

治法：滋阴养血、清肝通络。

处方：生熟地各 15g　山药 12g　山萸肉 12g　当归 20g　白芍 30g　川芎 15g　白僵蚕 15g　钩藤(后下)20g　生龙牡(先煎)各 30g　夏枯草 15g　菊花 15g　草决明 15g　蔓荆子 15g　4 剂

二诊：10 月 26 日。药后胀痛时间缩短，上午 10 时左右痛约 1 小时左右，眼睑红赤略减，睡眠亦有好转。上方加丹参 15g 继进。6 剂。

三诊：11 月 2 日。胀痛明显减轻，上午 10 时左右，已不连续胀痛，时痛时止，痛胀不甚，眼睑、白睛红赤已不明显，干涩亦减轻。上方蔓荆子减为 10g，继进调理。6 剂。

【按语】本例偏头痛病程 10 年余，发病于青年之时，且形体偏瘦，体质偏于阴虚；就舌脉而言，舌红，脉弦细，亦为阴虚之征，故从阴虚论治。肾阴亏虚，水不涵木，肝肾阴虚，阴虚则火旺，肝火上炎，故致颞部胀痛，且每至阳气旺盛时症状加重，故每日 9 时至 12 时胀痛为甚。肝开窍于目，肝火上炎则目赤干涩不适。久病兼瘀，故胀痛为主，有时呈刺痛感。由于肝藏血，阴血互生，故滋阴养血并进，结合清肝通络。以六味地黄丸三补之品合四物汤滋养肝肾治其本；以钩藤、夏枯草、菊花、草决明清肝火，川芎、白僵蚕、蔓荆子活血通络，生龙牡重镇安神，皆治标之举。标本兼治，阴复火降，久患渐愈。

四、清热化湿、健脾升清法治愈酒泻一例

王某，男，46 岁，已婚。

初诊：2002 年 6 月 17 日。

主诉及病史：自述饮酒后即发生泄泻。3 年来，每于饮酒后即泻，约 1～3 日后逐渐好转。

素嗜饮酒，不能自制，年饮酒量至少在125kg以上。酒后即泻，或轻或重，饮酒多则泻次多，不饮酒则大便干。前日又因饮酒较多，次日腹泻10余次，泻下物如水样，今日未止。脘腹胀闷不适，腹不痛而胀满，口干欲饮。

诊查：舌质偏红，舌苔薄黄而腻，脉缓。

辨证：湿热内蕴、脾失健运。

治法：清化湿热、健脾升清。

处方：黄连5g　黄芩10g　白蔻(后下)10g　生薏米30g　滑石(包煎)15g　车前子(包煎)15g　白扁豆15g　木瓜15g　泽泻10g　山药15g　葛根30g　荷叶6g　石榴皮10g　生甘草6g　4剂

二诊：6月21日。虽嘱其服药期间要禁酒，但不能自持，其间又饮酒1瓶(500ml)。药后，腹泻由10余次转为1日1次，大便偏软，饮酒后也未见腹泻次数增加。小便仍黄，腹部稍胀，经常晚间睡觉前口干，需饮水1大杯，舌苔稍黄微腻，脉缓。湿热已减，病久伤阴之征显露。上方减泽泻，山药加至20g，白扁豆加至20g。6剂。

三诊：6月28日。服上药期间，即使饮酒，酒后仅腹泻1～2次，大便软，腹稍胀，晚间口干稍减，但仍干渴欲饮，舌苔转薄，脉缓。上方减石榴皮，生薏米减为20g，加枳壳10g，继进6剂。

【按语】酒性湿热，长期嗜酒，湿热内蕴，困阻脾胃，脾失健运，则酒后易泻。湿热阻滞气机，故腹部胀满。湿热久蕴，化热伤阴，故舌红、晚间口干。初治以清化湿热为主，兼以健脾升清，助其运化。方中黄芩、黄连、白蔻、生薏米、滑石、车前子、木瓜清热化湿、淡渗利湿；白扁豆、山药健脾而不温燥；葛根、荷叶升清以助运化；酌加石榴皮酸涩止泻，清化淡渗为主，酸涩为辅。淡渗之品偏寒而不助热，利湿而不伤阴。其中车前子与山药相伍，乃《医学衷中参西录》中"薯蓣苤苢汤"，意在利水而不伤阴。药后湿热化而泄泻减，阴伤之征显著，继治注意养阴而不滋腻，故加大山药、白扁豆的用量，养阴健脾并重。湿热缠绵难尽除，阴复较缓须渐生，且患者仍嗜饮不止，故养阴不图其速，重调脾运，湿热除而脾升健运，自可化生阴津，此从本之治也。

五、清肝宣肺、止痉活血法治愈阵发性咳嗽一例

杨某，男，32岁，已婚。

初诊：2000年7月13日。

主诉及病史：阵发性咳嗽半年余。去年12月感冒后，未及时治疗，逐渐出现阵发性频繁咳嗽，经输液、内服中西医药物治疗，无明显效果，胸透、化验检查未见明显异常。咳则连连作声，咳嗽甚剧，咳状惊人，持续半个多小时，咳嗽有所缓解，继而复发，1日数作。近来天气炎热，咳嗽愈发频剧，且时有烦躁，愈咳愈烦躁，愈烦咳愈甚，咳时有粘痰，色白或黄，不易咳出。

诊查：舌质紫暗偏红，舌苔薄黄，脉弦。

辨证：肝郁化热、瘀热阻肺、肺失宣肃。

治法：清肝宣肺、止痉活血。

处方：桔梗15g　炙紫菀20g　制百部20g　杏仁15g　浙贝母15g　瓜蒌15g　青黛(包煎)10g　木瓜10g　当归30g　桃仁10g　钩藤(后下)15g　白僵蚕10g　生甘草6g　4剂。

二诊：7月17日。服药后咳嗽次数有所减少，咳发时间亦有缩短，但咳时仍然剧甚，痰少难出，口干，舌脉同前。上方钩藤加至20g，加沙参15g，继服，7剂。

三诊：7月23日。药后咳嗽明显减轻，偶尔有几次大声咳嗽，痰少仍粘，色白不黄，口干，舌仍偏紫稍红，舌苔薄白，脉弦。既已见效，宗上法稍事加减，去桔梗、白僵蚕，酌加养阴润肺之品。

处方：炙紫菀20g　制百部20g　杏仁15g　川贝母10g　瓜蒌15g　青黛(包煎)10g　木瓜10g　当归30g　桃仁10g　钩藤20g　沙参15g　麦冬15g　生甘草6g　7剂。

【按语】本患发病前，情志郁闷，肝郁蕴热，复因感冒失治，肺郁失宣，以致肝肺气郁，蕴热趋甚，肝络失和。瘀热互阻，肺失宣肃而咳嗽。肝热郁甚则犯肺，可致气道挛急，故咳逆剧甚。剧咳则郁热得泄，其咳暂缓，郁热复蕴则气道挛急而再发。治从清肝宣肺、止痉化瘀之法，透泄郁热，缓其剧咳。药用桔梗、杏仁、紫菀宣降肺气，化痰止咳；郁热煎熬津液，以致痰黏难出，以浙贝母、瓜蒌清热化痰散结；以青黛清肝肺蕴热，《本草求真》谓其“大泻肝经实火，及散肝经火郁”，近世认为本品“内服用治肺热咳嗽”，与木瓜同用，为祝谌予老师治咳之经验药对，乃泄降酸敛并用之法，顺应肺行敛降的生理特性；以钩藤、白僵蚕止痉；百部配浙贝母、瓜蒌润肺止咳；药证相合，故咳嗽较快缓解。肺气得宣，虑及郁热伤阴，患者口干、舌红，故减桔梗、白僵蚕，渐加养阴润肺之品，如沙参、麦冬，复其润降清肃之职，以臻康复之功。

六、益气养阴、健脾固肾法治愈消渴一例

张某，女，21岁，已婚。

初诊：1971年4月10日。

主诉及病史：烦渴多饮12年余。家住腾格里沙漠周边农村，9岁那年秋天，到沙漠里采摘沙葱，当日天气炎热，烦渴而无处饮水，归来后因渴甚，急吊井中冷水痛饮。其后，即出现烦渴欲饮不止，不能控制，至今12年已过，经多方治疗未愈。经某大型企业职工医院检查血糖、尿糖，均属正常，诊为“尿崩症”。目前，口渴欲饮，日饮水达15、6碗(每碗约500ml以上)，困倦乏力，食欲不振，尿频色清，月经从未来潮。

诊查：患者面色不华，形体消瘦，舌体偏瘦稍红，边有齿痕，舌苔薄腻稍黄，脉沉细无力。

辨证：燥热伤津，饮冷伤肺，气阴两虚。

治法：益气养阴、生津止渴。

处方：生黄芪30g　生山药20g　麦冬15g　生地20g　玄参15g　天花粉30g　沙参15g　葛根30g　生甘草6g　6剂。

二诊：服上方后未见明显效果，思其病程较长，初发燥热、饮冷伤肺，但10余年中日日多饮，必伤脾运而积湿。困倦乏力，食欲不振，舌有齿痕而苔腻，显示湿困脾土之征，若纯用甘寒之剂，必然助湿滞脾，不能转输津液。又思水液下趋，须经肾之气化，病久及肾，气化失常，肾不固藏，水液并入膀胱而下泄。气化不行，饮水不为肌体所用，必然索饮缓渴，如是反复，病何能止？治当益气养阴，与健脾固肾并用。原方加菟丝子10g，沙苑子10g，五味子10g，金樱子10g，益肾固摄。4剂。

三诊：服上方后，小便次数有所减少，口渴亦减。因纳差，苔腻，原方加苍术10g，继服。6剂。

四诊：上方服4剂后，症状明显好转，饮水量开始减少。患者又以原方取药继服，平均每服2剂，可减少饮水1碗，服16剂后，日饮水量减至每日八碗左右，面色转润，精神亦佳。既已见效，原方继用。

五诊：又服用1周后，病人来诊，告知近来服药未见明显效果，饮水量未见继续减少。予思

方未变更，为何前效而近又不效？细加询问，患者告知1周前，因食用扁豆饭，熬饭时加碱过多，自此后，服药即未再见效。因病情未有其他改变，舌苔已不腻，原方减苍术、菟丝子，加党参15g继服。

六诊：服上方10剂，病情稳定，但未有新的进展，予思而不解，患者执着求方继治，经考虑忆及一民间老中医，用天花粉、甘草水煎，代茶饮用。原方减天花粉继用，另以天花粉90g，生甘草10g，多加水煎，渴时则饮，不用白水，配合调治。

七诊：上法施治月余，日饮水量降至6碗。又调治月余，饮水量维持在5～6碗，较常人稍多，体力明显增强，食纳较好，月事已潮，已能参加正常劳动。

【按语】此案乃予下乡期间所遇患者，所住生产队为其娘家所在，因来就诊。治疗消渴，滋阴清热为其常法，但病久要注意分析其演变。阴虚病久及气，以致气阴两虚；肺虚子病及母，肺肾金水交亏，水液代谢关系肺、脾、肾三脏，且以肾为本。渴饮为患，早期以肺失治节为主，病久及肾，肾失气化之职，不能封藏固摄，故久病应重视治肾。《医贯》强调"治消之法，无分上中下，先治肾为急"，本案在治疗过程中，配用益肾固肾之法，尿频减少，口渴减轻。久病阴虚及气，脾虚失于升清，津液失于转输，亦是消渴久病的重要病机转变，还要虑及久饮伤脾，故应重视治脾，助其运化，使津液升腾，食欲增强，且可助肺而行治节。饮食禁忌是消渴治疗过程中不可忽视的环节，本患因食用碱食而药效大减，虽非单由是因所致，但不论何类消渴，均应高度重视。

【编者评注】吴立文教授读研究生时师从方药中、时振声等名中医内科临床，深获教益。故于内科杂病的辨治方面能熟练运用中医理论指导临床实践，取得较多经验，疗效显著，间有独到见解，足以启发后学。

郑魁山医案

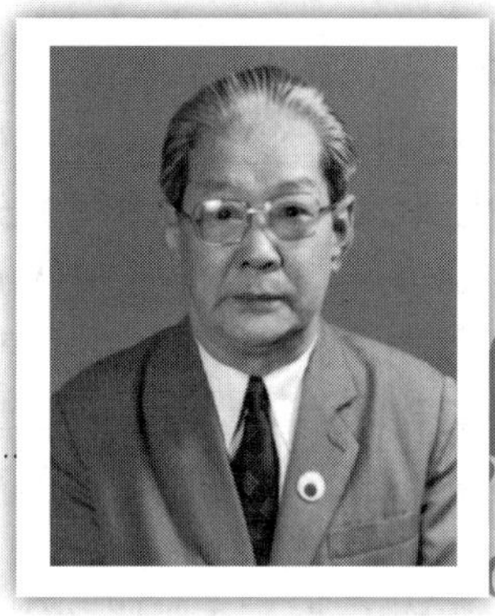

【生平传略】

郑魁山，男，1918年12月生，汉族，共产党员，针灸教授，河北安国人。出身于针灸世家，16岁跟家父学医，1947年在北京考取中医师，独立开业，1951年卫生部中医进修学校毕业，1954年任华北中医实验所主治医师，并在政务院医务室为中央首长诊疗，1955年合并中国中医研究院针灸研究所任三室主任，并给针灸高师班，外国专家班，国际班任教，十年浩劫，1970年下放成县医院任副主任医师，1982年调甘肃中医学院任教授、针灸系名誉主任、硕士研究生导师、国家从全国遴选500位名老中医师带徒的指导老师。兼任中国针灸学会荣誉理事、针法灸法分会顾问、甘肃针灸学会名誉会长、甘肃郑氏针法研究会会长、日本后藤学园和英国东方医学院客座教授、中国针灸专家讲师团教授，世界针灸杂志英文版编委等。曾任甘肃省政协第四、五、六届委员。发表论文66篇。其中"热补针法对视网膜出血的研究，"1958年获卫生部科研成果奖，"烧山火针法对家兔实验性类风湿关节炎的实验研究"，获美国96国际传统医学学术会议杰出论文奖，"热补针法对肾阳虚小鼠肾上腺皮质影响的研究"，1999年9月获新医药华佗杯国际论文大赛金奖，"热补针法对家兔高脂血症防治作用的研究"，载入《中华名医高新诊疗通鉴》并获名医金奖。专著14册，其中《针灸集锦》，甘肃科技出版社，1978年9月出版，获甘肃省新长征优秀作品一等奖，修订再版2次，日本京都中医研究会1983年翻译成日文出版，《子午流注与灵龟八法》修订再版3次。1988年获省园丁奖，1989年获全国优秀教师奖，1992年享受国务院政府特殊津贴，"针灸硕士研究生临床能力培养的教学研究"1999年获甘肃省省级一等奖。近年来多次应邀赴日本、美国、墨西哥、新加坡等国讲学、医疗，备受欢迎，享誉国内外。

一、活血化瘀、清头明目法治愈视网膜出血一例

张某，男，30岁，已婚，干部。

初诊：1953年11月18日。

主诉及病史：眼底反复出血、视力减退2年。患者1951年11月初，赛球被球打中左面部当时流泪发晕，1952年3月初左眼突然出血，经某医院眼科用结核菌素及链霉素等治疗，症状加剧，至9月间，共出血10次，10月到某医院诊断为青年反复性视网膜出血，增殖性视网膜炎，用氯化钙及生理盐水注射，1953年4月又出血2次，视力大减，玻璃体混浊程度加重，又经某中医师用中药100余剂，但视力仍无好转，至今左眼出血共13次，已形成增殖性视网膜炎，而来我所诊治。

诊查：两眼视物不清，下午眼胀，经常头痛，感冒引起眼底出血，失眠、腰痛、周身无力，并有腹胀、黎明泻。眼底检查，左眼玻璃体轻度混浊，有陈旧性出血及结缔组织增殖，右眼玻璃体亦轻度混浊，能看到乳头和血管。视力：右眼0.8，左眼0.02，舌质红有紫斑，舌苔薄白，脉微弱，56次/分，血压14.7/10.4kPa，血小板73×10^9/L。

辨证：络脉受损，瘀血停留，睛目被蒙。

治法：活血化瘀，清头明目。

取穴：风池、大椎、颅息、角孙，用"烧山火"手法，内睛明，用压针缓进手法。

治疗至1954年4月29日计5个月，针达70次时，自觉症状基本消失。检查：眼底，左眼玻璃体混浊已减轻，陈旧性出血大部分已吸收，血管安静，炎症消失，结缔组织冲开两裂口，右眼玻璃体混浊减轻，乳头和血管大致正常。视力：右眼1.5，左眼0.08，血小板165×10^9/L。为继续观察，每星期针1～2次，至1955年4月2日，共观察11个月，共针113次，即恢复了工作。经常联系情况良好。

【按语】1957年6月总结41例，51只眼中，有效率为90.2%，治愈率为29.2%，视网膜出血疗效佳，增殖性视网膜炎疗效差，根据临床统计，针治10～20次疗效差，针治需要半年以上，疗效才能巩固。

二、补肾益肝、养血明目治愈视神经萎缩一例

王某，女，32岁，北京市甘家口118号市民。

初诊：1958年11月3日。

主诉及病史：左眼失明半月。患者半月前左眼突然失明，并伴有头痛，腰酸，全身疲乏无力。

诊查：视力，右眼1.2，左眼前手动，左眼瞳孔对光反射迟钝，眼底，右眼正常，左眼视乳头水肿，黄斑正常，舌苔薄白，脉浮稍数，82次/分。西医诊断为左眼视乳头水肿，视神经萎缩。

辨证：肝肾阴虚，血不营目。

治法：补肾益肝，养血明目。

取穴：风池，用热补法，使热感传到眼底，肝俞，肾俞，用热补法，不留针，内睛明，用压针缓进法，留针10分钟；并配球后，攒竹，鱼腰，太阳，用平补平泻法，留针20分钟，两组穴位交替轮换使用，每日针1次。针治32次后，头痛，腰酸消失，全身有力，亦不疲乏。眼科检查：视力，右

1.2，左 0.1。眼底，左眼视乳头水肿消退，颜色稍浅，边缘清楚，动静脉迂曲，黄斑中心凹可见，光反射消失，周边未见异常，诊断为视神经萎缩。又用前法治疗到 1959 年 1 月 23 日，针达 66 次时，视力：左 0.7，眼底：左眼视乳头边缘清楚，颜色淡黄视网膜动脉轻度狭窄，静脉正常。视野：左中心视野生理盲点扩大，2/1000 白，绝对性环状暗点 1/1000 白。治疗到 1959 年 2 月 25 日，针达 90 次时左眼视力恢复到 1.0，即停诊。同年 6 月 15 日随访情况良好。

【按语】根据 1964 年 3 月总结的 76 例 130 只眼中针刺风池感传到眼区的 44 只中，有效率占 77.3%。感传到额的 41 只，有效率占 68.3%。针感在局部的 45 只中有效率占 42.2%，并发现原眼患者，针风池时，健侧感传到眼区，患侧多为局部。双眼患者，如感传不同时，则感传到眼区的效果好，局部的疗效差，但局部的感觉如逐渐传到眼区，则视力随之好转。可以看出针刺感应快，传的远，能到病所的疗效佳，感应迟，传的近，或只限于局部的疗效差。

三、补中益气、培元固肾治愈胃下垂一例

王某，男，33 岁，徽县某中学教员。

初诊：1974 年 6 月 23 日。

主诉及病史：腹胀 1 年。患者九年前患阳痿早泄，去年夏季开始腹胀，饮食减少，现在食量每天不足 250g，食后饱满腹胀，嗳气、上腹部坠痛，大便时干时稀。身体逐渐虚弱，疲乏无力，有时心慌。

诊查：X 线钡餐检查，胃小弯在髂骨嵴连线下 4cm。心电图检查，窦性心率过缓及心律不齐。身体消瘦，面黄，脐周压痛，舌苔黄厚腻，脉迟无力，48 次/分，左不及右。

辨证：中气不足，肾气虚损。

治法：补中益气、培元固肾。

取穴：中脘向下斜刺透下脘，天枢向下斜刺透外陵，气海向下斜刺透关元，足三里、肾俞、用补法。

治疗至 7 月 5 日，针达 10 次时，腹部即不胀，饮食增加，心慌和疲乏减轻，治疗至 7 月 13 日，针达 17 次时，阳痿逐渐好转，精神体力增加。X 线钡餐检查，胃小弯在髂骨嵴连线下 0.5cm。治疗至 7 月 29 日，针达 27 次时，每天食量增至 500g 以上，脉缓有力。X 线钡餐检查，胃小弯在髂骨嵴连线上 2cm。治愈回原籍，恢复了工作。同年 10 月 6 日复查，情况良好。

【按语】1986 年 1 月总结的 91 例。痊愈 25 例，占 27.5%；显效 27 例，占 29.6%；进步 37 例，占 40.7%；无效 2 例，占 2.2%；有效率为 97.8%。其中胃小弯在髂嵴连线下 1.5～3.5cm50 例中，治愈 15 例，未见无效者。在 4cm 以下的 41 例中，治愈 10 例，无效者 2 例。可以看出胃下垂轻的疗效佳，重者疗效差。

四、清热养阴、宣通肺气法治愈传染性多发性神经炎两例

例 1：王某，男，18 岁，成县立新公社孟坪大队农民。

初诊：1974 年 10 月 16 日。

主诉及病史：四肢瘫痪，咯脓痰 10 天。患者 10 天前发烧、咳嗽，胸痛，继则口吐痰涎，四肢瘫痪，住某医院诊治，住院 9 天，诊断为传染性多发性神经炎，经用氢化可的松、青霉素、链霉素、维生素 B_1、维生素 B_{12} 等药物及吸氧、输液各方面治疗，病情继续加重。即以病危而转来

我院。

诊查：嗜睡，体温 39℃，颈无抵抗，瞳孔等大，对光反射存在，喉中痰鸣、呼吸微弱，两肺满布中小水泡音和痰鸣音，心音较钝，律齐、心率快，110 次/分，未闻及明显杂音，腹柔软，肝脾未解及，四肢瘫痪、不能活动、不能翻身，膝腱反射消失，病理反射未引出，四肢痛觉明显减退，脉细数，舌伸不出，脑脊液无色透明，蛋白阳性，糖 1～5 管阳性，细胞总数 34 个/mm^3，白细胞 4 个/mm^3，西医诊断为感染性多发性神经炎。

辨证：肺热叶焦，津液消耗。

治法：清热养阴、宣通肺气。

取穴：大椎、肺俞、列缺、少商、照海，用点刺法出血，每日 2 次。

治疗至 10 月 17 日，喉中痰鸣声消失，痰涎减少。

六诊：治疗至 10 月 20 日，针达 5 次时，精神好转，无痰涎上涌，呼吸平稳，两肺湿啰音不明显，心音较前有力，律齐，每日 3 餐，每餐能吃半碗米粥，但自觉腰痛，四肢酸软不能动，头昏发晕，四肢肌肉萎缩，脉弱，舌红少苔。

辨证：肝肾阴虚，筋骨失养。

治法：补肾益肝，疏通经络。

取穴：曲池、列缺、合谷、足三里、三阴交、照海，用补法，留针 10 分钟，每日 1 次；手三里、关元俞、秩边、血海，做穴位埋线，每 7 天 1 次，治疗至 10 月 29 日，又针治 9 次，埋线 2 次，患者四肢稍能活动，下肢可屈伸，手能抬高至胸，握力仍差，扶起能坐半小时左右，饮食良好；治疗至 11 月 15 日，又针治 16 次，埋线 2 次，患者能自己坐起，并能站立，自己能端碗吃饭，治疗至 11 月 22 日，针达 36 次，埋线 5 次时，患者能下床散步，走路端正，手能抬高过头，握力良好，症状完全消失，检查恢复正常而出院，3 月 1 日随访，一切良好，已参加生产劳动。

例 2：李某，女，12 岁，成县支旗公社农民。

初诊：1974 年 10 月 12 日。

主诉及病史：四肢软弱无力 2 天。患者 10 月 9 日白天劳动过累，晚饭时发现手不能拿筷，10 日发现下肢疼痛，11 日起床时发现坐不稳，腿不能站，手不能上举，握力差，在医疗站治疗无效，症状逐渐加剧而来我院。

诊查：患者神志清楚，体温 37.2℃，颈部无抵抗，瞳孔等大，对光反射灵敏，心肺一般正常。腹部柔软，肝脾不大。感觉障碍和肢体疼痛不明显，手不能握物，上肢不能抬举，不能翻身，不能坐立，下肢不能屈伸，四肢肌力差，四肢远端皮肤温度低，腱反射明显减弱，未引出病理反射。入院当天脑脊液检查：无色透明，蛋白阳性，细胞总数 24/mm^3，白细胞 2/mm^3，糖 1～5 管阳性。面色苍白，舌尖红，不能伸舌，脉细弱。

辨证：肺热叶焦、肾阴亏耗、肝失濡养、致成痿躄。

治法：清热养阴、保肺布津。

取穴：大椎、肺俞、列缺、少商，用点刺法出血。针治 2 次，病情稳定，则改取列缺、外关、命门、肾俞、关元俞、秩边、血海、足三里、三阴交用平补平泻手法，以保肺养阴，疏通经络。

针治 9 次即能翻身，下肢能屈伸，腿能抬高 3 寸，即加八邪，针治 12 次，手即能握物。治疗到同年 11 月 13 日，针达 22 次时，不用手扶即能坐起，并能站 1 分钟，足趾能屈曲，即改取外关、阴市、足三里、三阴交、作穴位埋线。治疗到同年 12 月 4 日埋线 3 次时，上肢即能抬举，手能提 1000g 重物，腿能抬举，并能走路。检查基本正常，即出院。因路途太远，往返不便，停诊 3 个月未进行治疗，于 1975 年 3 月 15 日来门诊，检查发现：患者蹲下不能自起，两大腿肌肉明显萎缩变细。则取关元俞、秩边、血海、梁丘作穴位埋线，以补肾培元，调和气血，改善血管神经的营养状态，治疗到1975年9月10日，又埋线24次，症状完全消失，检查恢复正常，即停止治疗。经1975年12月8日及1976年3月10日二次随访，能跑、能跳、能走10km路，体力劳动完全恢复正常。

【按语】1985年总结的24例中，经过2～50次的治疗，并经3个月随访。治愈9例，显效6例，进步7例，死亡2例，由于开始治疗时不认识这种病，前两名患者入院后患儿四肢不会动，不会说话，吞咽困难，入院的当天晚上，其母喂孩子一块蛋糕，没咽下去，孩子就没气了，进行抢救无效死亡。此后20多例注意到这种现象，嘱家属加意护理，事故未再发生。

五、温通经络、补益气血、固肾健脑法治愈脑瘫一例

患儿牛某，男，3岁，住铁路局小车队。

初诊：1996年8月21日住院。

主诉及病史（其母代诉）：患儿出生后发育慢，动作慢未注意，2岁后上肢活动不灵，行走不稳，经常摔倒，语言不清，与同龄儿童相比智力低下，于1996年8月18日在兰铁中心医院做核磁共振，提示“右侧脑室旁脑白质病变”。介绍来院治疗。

诊查：语言模糊，咬字不清，呐吃，后头骨扁平，无枕后粗隆，两上肢上举欠佳，以左侧较重，只能抬至腹部，两下肢有时发生搐搦，肌肉痉挛，患儿表情痛苦，膝、踝反射亢进，行走时步态不稳，向前倾状，双脚尖着地，常跌跤，舌淡，苔薄白，脉细。西医诊断为脑瘫。

辨证：先天不足，肝肾亏损，后天失养，气血虚弱，属《黄帝内经》的五迟、五软证范畴。

治法：温通经络，补益气血，固肾健脑。

取穴：风池、哑门，用温通法，不留针，百会、四神聪、肾俞、臂臑、曲池、风市、阳陵泉、足三里、绝骨，用热补法，留针20分钟，点穴按摩20分钟。

每周5次，治疗30次时，患儿上肢能抬举至头，下肢肌肉较前有弹性，活动有力，能蹬小三轮车玩耍，又治疗50次，上下肢活动自如，走路较平稳，能跑，能跳，说话清楚，治疗观察到1977年10月8日，治愈出院。

【按语】共治8例只一例无效，其余7例均有不同程度的疗效。年龄越小，治疗越早，效果越好。年龄越大，治疗越晚，效果越差，甚至无效。针灸点穴按摩可刺激萎废局部的血流加速与全身气血融会贯通，激发尚未坏死的脑细胞发育再生，共奏疏经活络、强身健脑之效。故能使萎废的肢体功能得以改善。

【编者评注】郑魁山主任医师，针灸世家，功力深厚，临床经验丰富，辨证立法准确，针刺手法独特，故每能收到良好疗效。注意临床统计，认真总结经验的科学态度尤为可贵。

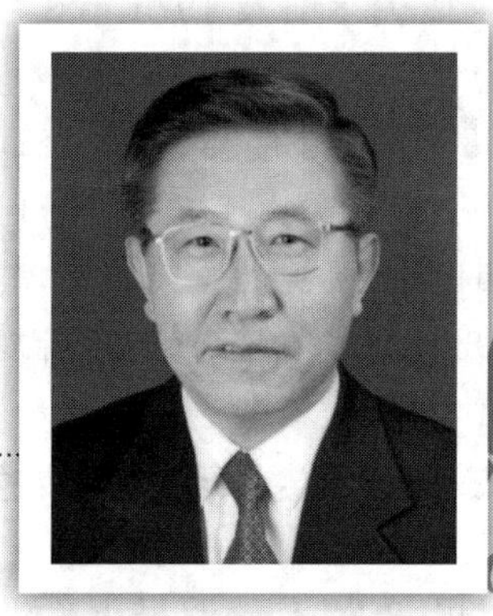

赵健雄医案

【生平传略】

赵健雄,1942 年生,汉族。中西医结合教授,博士研究生导师。陕西省榆林市人。16 岁考入大学,1965 年兰州医学院毕业留校任教。1970 年“6·26”下放到会宁县河畔医院,师从当地名中医胡耀先学中医。1974 年在甘肃省西医离职学习中医班学习 2 年毕业,得到甘肃省名医于已百、周信有的亲传。1978 年考取中国中医研究院首届中医研究生,导师为全国著名中医岳美中、方药中、时振声,毕业后获硕士学位,主动要求回甘肃中医学院任教。主办 3 期甘肃省中医经典著作提高班,培养全省中医骨干 150 余人。1983 年任甘肃中医学院副院长,1985 年调任兰州医学院副院长,1999 年任院长至今。创建了甘肃省第一个中西医结合专门科研机构—兰州医学院中西医结合研究所,为中西医结合学科带头人。该学科为省教育厅、省卫生厅省级重点学科,甘肃省第一个医学博士学位授权点。赵教授是全国著名的敦煌医学研究和中西医结合临床专家。主持敦煌医学研究获国家科技进步三等奖,世界传统医学突出贡献国际一等金奖。中西医结合抗肿瘤、防治镍毒和慢性胃炎的研究,获甘肃省科技进步二等奖 4 项,三等奖 3 项,研制出国家准字号新药“扶正补血颗粒”。1989 年起,已培养硕士研究生 31 人,博士研究生 4 人。出版专著《敦煌医粹》等 2 部,主、参编教材《中医学》3 种,发表学术论文 100 余篇。为全国第二、三批老中医学术经验继承指导老师,国家有突出贡献的中青年专家,全国五一劳动奖章获得者,国家药品审评专家,享受国务院政府特贴。临床擅长中西医结合内科、妇科。临证特色:病证结合,中西汇通;娴熟经典,善用经方;熟悉西医,融入证治;组方精炼,多方化裁,相反相成,对立统一。

一、滋肾清热、益气通络法治愈骨痹(骨质疏松症)一例

蒲某,女,46 岁,工人。

初诊:1975 年 6 月 12 日。

主诉及病史:1969年生第八胎。1971年始受风寒,腰脊酸痛,右腿骨痛,步履无力。继之1972年5月右腿跛行,不能上班。

诊查:消瘦乏力,腰腿酸疼,右腿跛行,口干纳呆,头昏耳鸣,手足心热,大便燥结,舌红欠润,脉细数无力。1975年甘肃省中医院X片示骨盆、腰椎、肋骨、锁骨、肩胛骨、髋关节、蹠趾骨骨质均脱钙稀疏,见假性骨折线。化验血钙9.2mg%,血磷4.8mg%。

辨证:肾精不足,气阴两虚,骨髓失养,络脉失和。

治法:滋肾清热,益气通络。

处方:虎潜丸合活络效灵丹加减:

生地24g　黄柏10g　知母10g　龟甲12g　当归10g　白芍24g　川牛膝10g　陈皮10g　丹参15g　乳香6g　没药6g　炙黄芪15g　桑枝30g　鸡血藤18g　炙甘草6g　苁蓉15g　补骨脂10g　鹿角霜10g　虎骨3g(研冲)　水煎服,每日1剂。

二诊:1976年4月2日。前药服逾200剂,进虎骨60g,豹骨300g。腰腿酸痛、右腿跛行大效,诸症悉减,已上班工作。舌淡红,脉转有力。仍守前旨,加狗脊12g、续断12g、仙灵脾15g、桑寄生15g、生龙牡各18g、阿胶10g,蜜丸,每服10g,日2服。

三诊:1978年8月4日。行如常人,惟过劳周身酸困,头昏耳鸣,烦热便结均瘥。县医院X片复查:骨质已无明显稀疏,原假性骨折线较模糊,见骨痂形成。嘱间断服前丸药。

1981年随访,一直上班。

【按语】肾主骨生髓,患者产育过多,肾气衰弱,精血亏损,复感风寒,内着入骨。《素问·长刺节论》云:“病在骨,骨重不可举,骨髓酸痛,寒气至,名曰骨痹。”《素问·痹论》云:“骨痹不已,复感于邪,内舍于肾。”肾精不足,骨髓失养,阴虚热蒸,骨枯髓减,故腰腿酸痛,足不任身,骨质疏松。治重滋肾填精,兼清虚热,辅以益气通络。缘阴阳互根,阳生阴长,又选加温柔之品,助阳而不伤阴。病久入骨舍肾,非缓图难以起沉疴,守方服逾三年而瘳。

二、通腑泄热、荡实破结法治实热结(肠梗阻)一例

梁某,男,52岁,农民。

初诊:1976年7月16日。

主诉及病史:1月前因饮食不节,时觉腹痛。近两日腹痛加重,阵阵胀痛如绞,恶心欲呕,无大便及矢气。

诊查:体温38℃,血压正常。腹胀如鼓,痛而不可触及,时见肠型起伏,可闻高调肠鸣及气过水声。舌暗红,苔黄燥,脉实数有力。腹部透视见肠腔积气及气液平面,诊为肠梗阻。

辨证:实热内结,腑气不通。

治法:通腑泄热,荡实破结。

处方:大承气汤加味:

枳实9g　厚朴12g　生大黄9g(后下)　木香6g　炒莱菔子15g　桃仁9g　赤芍15g　川牛膝15g　元明粉6g(冲服)　水煎服。

二诊:初诊后4小时。前药服一煎后,顷即吐出,遂于当日下午住院。入院后禁饮禁食,予胃肠减压,补液,青、链霉素肌注,肥皂水低压灌肠。胃管注入前药二煎,未吐,但病情更重,从心下至少腹硬满而痛,目陷唇干,苔黑焦燥。予前方减丹参、木香、元明粉,加生地、麦冬各9g,元参12g,水煎,另兑甘遂末0.6g,从胃管注入。

三诊：二诊半小时后。排出污水宿垢十余次，诸症顿失。继予养阴益胃善后，于7月19日痊愈出院。

【按语】本案腑热与积滞互结成实热结，以大承气汤加行气活血之品峻下热结，然病重未纳，进而腹满痛从少腹延及心下，已兼水热互结成实，仿大陷胸汤意，加甘遂清热逐水荡实。又见目陷唇干，苔黑焦燥，示热结阴亏，加增液汤滋阴益液，应手而效。临证体验，内服中药2～3小时后，配合大承气汤煎液灌肠，直达病所，能增强开结之力。

三、健脾化饮、理气和胃法治痰饮（“倾倒”综合征）一例

张某，男，35岁，本院药工。

初诊：1977年12月25日。

主诉及病史：罹胃溃疡10余年，此次住院行胃大部切除术后3日，追进流食，觉胃脘胀满，旋即恶呕，吐出食物，并眩晕乏力，心悸汗出，四肢麻木。患者畏不敢进食，绵延半月不愈。手术者称吻合口稍大，邀中医诊处。

诊查：心下痞坚，辘辘有声，舌淡，苔白稍腻，脉沉弦。

辨证：脾虚气滞，饮停心下。

治法：健脾化饮，理气和胃。

处方：枳术汤合小半夏加茯苓汤加味：

枳壳15g　白术15g　茯苓15g　炒麦芽12g　姜半夏9g　川楝子9g　木香9g　大腹皮9g　白蔻仁9g　赤芍9g　菖蒲9g　鸡内金9g　生姜6g　3剂，水煎频服。

二诊：12月28日。服药3剂后，诸症明显减轻。效不更方，前药继进6剂而愈。

【按语】此案因手术吻合口过大所致，西医称“倾倒”综合征。析其病机乃脾虚不运，饮停心下，胃失和降而呕，气滞不行而痞，清阳不升而眩，水上凌心而悸。忆《金匮·水气病脉证并治》云：“心下坚，大如盘，边如旋盘，水饮所作，枳术汤主之。”《金匮·痰饮咳嗽病脉证并治》云：“卒呕吐，心下痞，膈间有水，眩悸者，小半夏加茯苓汤主之。”本案契合两条经文，故以前两方为主，酌加理气活血、醒脾消食之品。仅服9剂，竟收意外之效。

四、和解少阳法治慢性泄泻（非特异性溃疡性结肠炎）一例

段某，女，50岁，工人。

初诊：1982年8月25日。

主诉及病史：反复泄泻5年余，每逢秋季易发。1980年经甘肃省人民医院乙状结肠镜检，诊为结肠炎。近4日寒热往来，口苦咽干，日行溏便四、五次，时有黏液脓血，下腹疼痛，便后痛减，乏力，纳呆。

诊查：体温36.7℃，左下腹压痛，肠鸣音亢进，舌淡红，苔白腻，脉弦细。粪检：脓细胞2～5个，红细胞2～4个。

辨证：少阳病兼湿热下利。

治法：和解少阳，清热化湿，行气和营。

处方：小柴胡汤合黄芩汤加减：

柴胡15g　黄芩9g　姜半夏9g　党参9g　甘草6g　生姜6g　大枣6枚　白芍15g

黄连 6g　木香 6g　陈皮 9g　枳壳 9g　白头翁 9g　鸡内金 9g　3 剂，水煎服。

二诊：8 月 28 日。感冒已愈，大便减为日 3 次，稀溏而无脓血，少腹不适，纳呆乏力，舌淡红，苔薄白，脉沉细。予温中健脾，清热利湿，调气和营。以连理汤加味：

党参 9g　白术 15g　干姜炭 3g　炙甘草 6g　黄连 3g　茯苓 24g　山药 30g　扁豆 9g　白芍 15g　木香 3g　草豆蔻 9g　焦山楂 9g　鸡内金 9g　水煎服。

三诊：9 月 15 日。前药连服 18 剂，大便恢复正常，予健脾消导药善后。

1984 年 3 月追访，未再复发。

【按语】本案初因外邪引发痼疾，少阳之邪不解，湿热下迫大肠，以《伤寒论》小柴胡汤合黄芩汤加减对证。3 剂后外邪已解，脉象转沉，脾虚本证外露，湿热标证仍在，寒热错杂，虚实并存，治以连理汤寒热并用，清补兼施，效在意中。临证体验慢性结肠炎、慢性痢疾呈寒热错杂者颇多，屡用连理汤获效。

五、补脾益肾、活血止血法治血小板减少性紫癜一例

杨某，男，12 岁。

初诊：1983 年 6 月 8 日。

主诉及病史：近半年鼻衄、尿血、便血，全身散见针尖样瘀点。住院经血、尿常规、骨髓穿刺、生化、补体等检查，确诊为原发性血小板减少性紫癜，予激素治疗。地塞米松曾用至每日 9mg，然激素量大有效，减量即复发，血小板曾骤降至 6×10^9/L，全身广泛出血，急用地塞米松 6mg，每日 1 次，输血，止血，病情缓解，血小板 66×10^9/L，但出现类库欣病，浮肿，体重由 28.5kg 增至 41.5kg，血压升至 130/90mmHg。医者提出作脾切除，家长不同意，请中医诊治。

诊查：患儿面圆如盆，虚浮少华，卧床不起，头晕目眩，动则汗出喘促，二便须人搀扶，舌淡红紫暗，苔薄白，脉细数。

辨证：脾肾不足，气血亏虚。

治法：调补脾肾，益气养血，佐以活血止血。

处方：胶艾汤加减：

阿胶 9g(烊)　生地 12g　白芍 15g　当归 9g　炙甘草 6g　炙黄芪 15g　黄精 15g　山萸肉 9g　鸡血藤 9g　茜草 9g　紫草 9g　白茅根 15g　侧柏叶 12g　陈皮 9g　大枣 10 枚　水煎服，每日 1 剂。嘱激素渐减量。

二诊：6 月 21 日。前方服 12 剂，精神渐振，气急见轻，可下地行走，舌脉如前，地塞米松已减为 1.5mg，每日 3 次，血小板 110×10^9/L。患儿已出院，门诊续治，前方加丹参 9g 继服。

三诊：7 月 20 日。前方服 25 剂，晕眩已瘥，可院外活动，面色红润，浮肿减轻，惟大便稍溏，咳嗽有痰，舌淡红稍暗，苔薄白，脉细不数。地塞米松已减为 0.375mg，每日 3 次，血小板 152×10^9/L。前方减丹参，加车前子 15g、茯苓 30g、贝母 9g 继服。

四诊：8 月 28 日。前方服 36 剂，咳嗽已愈，病情明显好转，血小板 116×10^9/L。前方减贝母、车前子、茜草，加草蔻、神曲、鸡内金各 9g。嘱停激素。

五诊：9 月 30 日。前方服 31 剂，面形如常，肤色红润，行动自若，食纳香馨，全身各处未再出血，舌淡红，苔薄白，脉细缓。体重 31kg，血压 106/64mmHg，血小板 162000/mm^3，血红蛋白 128g/L。予原方加减化裁善后。

1984 年 3 月 10 日随访，健康如常，化验血红蛋白、血小板正常。1989 年追访，再未复发。

【按语】本案面浮少华，肤色萎黄，气短乏力，食欲不振，下肢水肿，系脾气虚弱；动则喘促，头晕目眩，脉细数，为肾阴不足；散见瘀点，舌紫暗，乃血瘀之征。瘀血不去，新血不生。唐容川《血证论》云："故凡血证，总以祛瘀为要。"遂用胶艾汤加减，益气养血为主，活血止血为辅，补而不留瘀，消而不伤正，加之遵法守方，虽为顽症终获痊愈。

六、温肝和胃、化饮止呕法治呕吐（胃炎、胃黏膜脱垂）一例

白某，女，36 岁，教师。

初诊：1984 年 12 月 27 日。

主诉及病史：1 月前感冒，服克感敏等药，引起胃脘痛，呕吐，食纳渐减。从 12 月 4 日起病情加重，食已即吐，吐出清水，饮水亦吐，不能进食，脘痛频发，牵引胁背，喜热喜按，伴头痛目眩，畏寒战栗，手足厥冷，大便溏薄，色呈黑绿，1 周来食饮未进，曾服多种中、西药不效。12 月 14 日胃肠钡餐透视提示："胃炎、胃黏膜脱垂"。西医建议手术治疗，患者畏不接受。

诊查：面布愁容，精神萎靡，左上腹轻度压痛，舌暗红，有瘀斑，苔白腻，脉沉弦弱。

辨证：肝寒夹饮犯胃，胃虚寒凝。

治法：温肝和胃，化饮止呕。

处方：吴茱萸汤合小半夏加茯苓汤加减：

吴茱萸 9g　生姜 6g　姜半夏 9g　茯苓 30g　陈皮 9g　水煎，小冷，频服。

二诊：12 月 31 日。服 1 剂，呕吐即止，可少进食。3 剂后胃脘痛大减，头痛目眩顿失，手足回暖，泄泻亦止。昨不慎食韭菜饺子过量，加之夜间受凉，又致恶心，胃脘隐痛，舌暗红，苔白厚腻，脉弦细。仍遵前旨，上方加藿香、白蔻仁、白术、鸡内金、炒麦芽各 9g 继服。

三诊：1985 年 1 月 3 日。3 剂后，恶心呕吐止，脘痛亦解，仅觉心下痞满，食纳不佳，苔转薄白，脉弦细，以枳术汤合保和丸加减，3 剂而愈。

【按语】本案为肝寒夹饮犯胃，胃气上逆而呕，肝气循经上冲巅顶，故头痛目眩。胃虚寒饮内停，中阳不宣而寒战下利；阳气不达四末，故手足厥冷。肝寒血凝而舌暗有瘀斑，寒饮内停而苔白腻、脉弦弱。治以吴茱萸温肝降逆为君，佐以小半夏加茯苓汤化饮止呕，加陈皮理气和胃，取小冷频服，避免热药与寒证格拒而不纳，方药对证，应手而愈。

七、养阴祛风法治顽痹（强直性脊柱炎，多发性皮肌炎）一例

周某，女，31 岁，汽车司机。

初诊：1996 年 4 月 5 日。

主诉及病史：1994 年 3 月出现腰脊、全身关节、四肢肌肉疼痛，以腰痛最著，与气候有关，遇寒痛增。现关节僵硬，活动不便，不能开车，右小腿浮肿，皮肤呈大理石样花纹，口干，纳呆，乏力，便结。曾服泼尼松、消炎痛等效不著。

诊查：舌红少苔，中部干裂，脉细数无力。血沉、抗"O"化验正常，类风湿因子阳性。右小腿肌电图提示：肌源性改变。右小腿皮肤活检：多发性肌炎（慢性期）。骶髂关节 X 片示：关节间隙模糊。

辨证：肝肾不足，风寒湿邪郁久化热伤阴。

治法：滋补肝肾，益气养阴，祛风除湿。

处方：左归饮加减：

生地 30g　山药 10g　山萸肉 10g　杜仲 15g　续断 15g　枸杞 15g　桑寄生 15g　当归 10g　生黄芪 30g　麦冬 15g　太子参 15g　狗脊 10g　苁蓉 20g　仙灵脾 10g　川牛膝 15g　威灵仙 15g　木瓜 10g　防己 10g　桑枝 10g　鸡血藤 15g　秦艽 10g　香附 10g

每日 1 剂，水煎服。

二诊：5 月 12 日。前药服逾月余，腰痛及关节疼痛明显好转，右小腿皮肤花纹渐退，口干、便结均减轻，舌红欠润，脉细数。前方继进，嘱减泼尼松。

三诊：8 月 15 日。前药服 80 余剂，大效，腰脊和全身关节疼痛基本缓解，行动如常，右小腿皮肤花纹近消失，食纳好转，大便不干，仍口干乏力，舌红欠润，脉细数。前方减苁蓉、秦艽，加丹参 15g，继服。嘱停泼尼松。

四诊：9 月 20 日。中药已服逾百剂，腰脊关节疼痛完全缓解，右小腿皮肤正常，已能开车前来就诊。仍用前方制成丸药缓图善后。

1997 年 5 月追访，已开出租车营业，诸症若失。

【按语】本案为结缔组织疾病，侵及腰脊和全身多个关节，病情缠绵，近于中医顽痹。究其病机，本虚标实，肝肾不足为本，风寒湿邪外侵为标，且外邪郁久已化热伤阴。治则紧扣病机，补益肝肾，益气滋阴，祛风除湿，养血通络，守方缓图，终获全功。足见辨证论治，诚不我欺。

八、健脾补肾法治癥积(卵巢癌)一例

Mary Brann，女，61 岁。

初诊：1996 年 8 月 9 日。

主诉及病史：患卵巢癌术后 15 年，复发 1 月，在美国华盛顿某医院化疗过程中，外周血象下降，到华盛顿国际中医及针灸中心求治。自觉神疲乏力，纳差，心悸，腹痛，便溏，肢体麻木，经中草药及针灸治疗月余，效不著。

诊查：面色萎黄，舌淡红，脉沉细。血常规：WBC 2.9×10^9/L，Hb 8.1g/dL。

辨证：脾气不足，气血两虚。

治法：健脾补肾，益气补血。

处方：扶正补血冲剂(自制，由红芪、当归、山茱萸、阿胶组成)，每次 15g，每日 2 次。

二诊：9 月 5 日。前药服近 4 周，自觉精神改善，食纳香馨，惟劳累时腹部不适，舌淡红，脉较前有力。血常规：WBC 5.4×10^9/L，Hb 10.2g/dL。

继续观察 1 月，WBC 一直在正常范围，保证了化疗的顺利进行。

【按语】扶正补血冲剂是赵教授研制的国家准字号新药，组方兼顾精、气、血立法，重在健脾补肾、益气补血。动物试验表明，该药具有明显的免疫调节和免疫增强作用，促进骨髓造血和脾脏髓外造血，延长腹水瘤小鼠生存时间，抑制实体瘤的生长。临床用于肿瘤放化疗、放射线及重金属毒等引起的血象和免疫功能下降，以及久病体弱的气血两虚患者，国内外已应用数千人次，疗效满意。本案为赵教授在美国参加世界传统医学大会时赠药诊治的病人。

九、疏肝和胃法治愈胃脘痛(慢性萎缩性胃炎)一例

李某，女，58 岁。

初诊:1997 年 9 月 8 日。

主诉及病史:胃脘痛 10 年余,服中、西药效不著。半年前胃镜及病理检查提示:胃黏膜重度萎缩伴腺体重度异型增生及中度肠上皮化生。现胃脘痞满胀痛,两胁时痛,与情绪有关,嗳气,反酸,口干,口苦。

诊查:胃脘有压痛,舌淡红,苔薄白,脉弦。

辨证:肝胃不和。

治法:疏肝和胃,行气活血。

处方:疏肝和胃汤(自拟)加味:

柴胡 10g　枳壳 10g　白芍 15g　生甘草 5g　木香 5g　郁金 10g　当归 10g　延胡索 10g　白芷 10g　鸡内金 10g　佛手 10g　乌贼骨 15g　煅瓦楞子 10g　每日 1 剂,水煎服。

二诊:9 月 20 日。前方服 12 剂,胃脘和两胁疼痛明显减轻,反酸消失,舌脉如前,前方减乌贼骨、煅瓦楞子继服。

三诊:10 月 24 日。前方服逾 1 月,临床症状消失,胃镜及病理检查胃黏膜萎缩、腺体异型增生及肠上皮化生均有好转,嘱仍守前方巩固善后。

【按语】疏肝和胃汤以四逆散疏肝理脾为基础,加木香、郁金、当归、延胡索行气活血,白芷散结消肿,鸡内金消食化积,共奏疏肝和胃、行气活血、消食止痛之功。我们的动物试验和临床研究表明,该药改善慢性胃炎肝胃不和型的临床症状,可显著升高胃蛋白酶活性,降低转氨酶,使胃黏膜萎缩性病变逆转恢复,胃窦部黏膜厚度明显增加,胃黏膜腺体异型增生和肠上皮化生逆转或消退,对胃黏膜超微结构的改变也有良好疗效。此方临证广泛用于两胁脘腹胀满疼痛,对慢性胃炎最多见的肝胃不和型疗效尤佳。

十、健脾温胃法治胃脘痛(十二指肠溃疡病)一例

葛某,男,60 岁。

初诊:1998 年 10 月 5 日。

主诉及病史:20 年前因十二指肠球部溃疡行胃大部切除手术,术后尚好。3 年前出现胃脘胀痛,喜温喜按,大便稀溏,日 1 至 2 次,有时发黑,食纳不佳,畏寒乏力。

诊查:面色萎黄,脘痛喜按,舌淡红,苔薄白,脉沉弱。粪潜血试验阳性,胃镜检查提示吻合口胃端炎症,肠端浅表溃疡。

辨证:脾胃虚寒。

治法:健脾温胃,益气止血。

处方:健脾温胃汤(自拟)加味:

党参 10g　茯苓 15g　白术 10g　甘草 6g　木香 5g　砂仁 5g　高良姜 10g　姜半夏 10g　延胡索 10g　炒麦芽 10g　白及 10g　藕节 10g　侧柏叶 15g　地榆炭 10g　旱莲草 10g　每日 1 剂,水煎服。

二诊:10 月 12 日。前药服 6 剂后,诸症减轻,粪潜血试验转阴,舌如前,脉稍有力。仍遵前旨,前方减白及、藕节、侧柏叶、地榆炭、旱莲草继服。

三诊:11 月 10 日。前药服用 1 月,诸证悉失,每周化验粪常规及潜血 1 次,均为阴性。

【按语】健脾温胃汤由香砂六君子汤减陈皮,加高良姜温中散寒,延胡索活血止痛,炒麦芽消食和中,共奏健脾温胃、理气活血、降逆止痛之功。我们的动物试验和临床研究表明,该药改

善慢性胃炎脾胃虚寒型的临床症状，可显著升高胃蛋白酶活性，使胃黏膜萎缩性病变逆转恢复，胃窦部黏膜厚度明显增加，腺体异型增生和肠上皮化生逆转或消退，改善胃黏膜的超微结构改变。临证常用于胃、肠、肝、胆、胰等病表现脾胃虚寒证者，对慢性胃炎脾胃虚寒型效果尤佳。

十一、补益肝肾、祛风除湿法治尪痹(类风湿关节炎)一例

马某，男，46岁，农民。

初诊：2001年4月6日。

主诉及病史：3年前因受凉感冒引起膝、肩、踝、指关节游走性疼痛，与气候有关，经抗“O”、类风湿因子等化验，确诊为类风湿关节炎。曾用泼尼松治疗，引发胃溃疡病出血两次。现疲乏无力，精神萎顿，全身关节僵硬疼痛，执杖跛行前来求治。

诊查：手指关节畸形，形体消瘦，舌淡，脉沉弱。

辨证：肝肾不足，风寒湿邪外侵，瘀血阻络而成尪痹。气虚不摄而见便血。

治法：补益肝肾，祛风除湿，益气止血。

处方：抗风湿病验方(自拟)加减：

丹参15g　白芍15g　续断10g　桑寄生15g　川牛膝15g　威灵仙10g　木瓜10g　桑枝10g　鸡血藤15g　防己10g　青风藤15g　乌梢蛇10g　白及15g　生黄芪30g　藕节15g　三七6g(冲服)　每日1剂，水煎服。嘱泼尼松渐减量。

二诊：5月8日。前药服逾月余，关节疼痛减轻，大便已由黑转黄，精神转佳，舌淡红，脉沉较前有力。前方减桑枝、藕节，加桂枝10g、没药6g继服。嘱泼尼松继续减量。

三诊：6月10日。又服中药月余，关节疼痛明显减轻，面色转红润，胃脘已无不适，信心倍增，舌淡红，脉沉细。前方白芍改赤芍15g，减白及，加细辛6g，继服。嘱泼尼松再减渐停。

四诊：7月26日。中药已服逾百剂，全身关节除阴天下雨仍感不适，平日已不疼痛，可弃杖行走，泼尼松已停服，舌淡红，脉沉弦。前方加秦艽10g、地龙10g继服。

2002年6月追访，仍遵前方间断服药，关节疼痛基本痊愈，自开小卖部经营。

【按语】风寒湿痹证，因肝肾不足，风寒湿邪外侵，闭阻经脉，气血运行不畅而致。病久瘀血阻络，出现关节畸形，称为尪痹。自拟抗风湿病验方，以桂枝、细辛、威灵仙、木瓜、防己、青风藤、乌梢蛇祛风散寒除湿，疏经活络止痛；丹参、赤芍、没药、鸡血藤活血化瘀，通络舒筋；续断、桑寄生、川牛膝补肝肾，强筋骨，祛风湿，全方合用，共奏补益肝肾，祛风散寒除湿，疏经通络止痛之功。临床应用多年，屡用屡效。寒重关节疼痛剧烈者，可加附片。

十二、补益脾肾、清热止血法治妊娠下血(先兆流产)一例

牛某，女，31岁，农民。

初诊：1975年9月30日。

主诉及病史：停经3日，末次月经7月1日。停经40余日出现纳呆择食，脘胀恶呕，诊为早妊。两天前因劳累致阴道流血不止。无血块，少腹坠痛，阵发性加重，腰酸腿软，头晕耳鸣，口干喜饮，溲黄便结。患者19岁结婚，婚后曾流产四次，均发于孕4月内。

诊查：面色萎黄，形体消瘦，精神倦怠，舌红，苔薄白欠润，脉滑细数。

辨证：妊娠下血。肾脾不足，血虚内热，冲任不固。

治法：补肾健脾，养血清热，止血安胎。

处方：胶艾汤加减：

阿胶 9g（烊化） 艾叶炭 5g 当归 9g 白芍 12g 生地 9g 续断 12g 桑寄生 15g 白术 9g 黄芩 9g 菟丝子 15g 仙鹤草 12g 补骨脂 9g 甘草 6g 2 剂，水煎服。

二诊：10 月 2 日。阴道流血已止，腰酸腹痛、头晕口干减轻，舌红，苔薄白，脉细滑。似守原法，前方减仙鹤草，白芍增为 15g，加香附 9g，继服 2 剂。

三诊：10 月 5 日。诸证均愈，舌淡红，苔薄白，脉细滑。以泰山磐石散加减，每周煎服 2 剂，连服 2 月。

1976 年 5 月随访，顺产一女孩。

【按语】胶艾汤为《金匮要略》治漏下和妊娠下血要方。今用治先兆流产，减去活血行气之川芎，加白术、黄芩、续断、桑寄生、菟丝子，增其补肾固本、健脾清热之力，屡获效验。溯术、芩源于《金匮要略》当归散，丹溪誉为"安胎圣药"，健脾清热以安胎；断、寄、菟三味，合阿胶即张锡纯寿胎丸，补肾以固胎之本，张氏称"此乃于最易流产者屡次用之皆效。"气虚下坠甚者，可加黄芪、党参、升麻；血热甚者，加侧柏叶、地榆炭；有滑胎史者，予泰山磐石散善后。

【编者评注】赵健雄教授西学中之后受到周信有、岳美中、方药中等著名教授指导，受益良多。既能中西汇通辨病与辨证相结合，又能将经典理论运用于临床、指导理法方药之衔接，故能获得较好疗效。

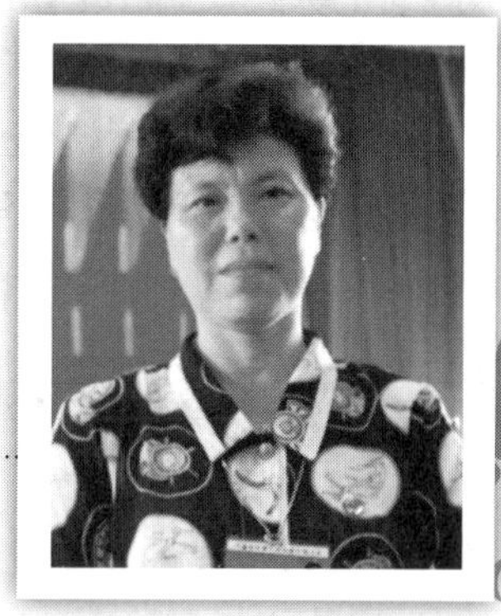

韩芳林医案

【生平传略】

韩芳林，1941年生，汉族。儿科主任医师。四川省南充市人。1965年毕业于兰州医学院，1975年结业于兰州军区兵团西医离职学习中医班，1987年结业于全国中医儿科提高班。40年来致力于儿科临床、科研和教学工作。曾任中国平衡医学会保健专业委员会委员、中国中医儿科学会第三届理事、中华儿科学会甘肃分会第三、四届委员、中国中西医结合儿科专业委员会甘肃分会委员、兰州地区儿科研究会理事。1999年授予“甘肃省卫生系统优秀专家”称号，同年指定为全国第二批老中医专家学术经验指导老师带徒。现任中华中医儿科学会顾问、中华儿科学会甘肃分会顾问、兰州地区儿科研究会理事，被聘为甘肃省医学会医疗事故技术鉴定专家库成员。至今仍不遗余力攻读医笈，坚持在儿科临床第一线，从事培养研究生、师带徒工作。在学术上崇尚仲景学说，重视钱乙学术思想及中医整体观，辨证论治，承古创新，善于辨治小儿常见病、疑难病。撰写《重用水蛭救治危重证举偶》、《儿科治法琐谈》、《清胃散治验介绍》等30余篇论文。

一、宣肺化瘀、祛痰止咳治愈小儿肺炎一例

李某，女，3岁8个月。

初诊：2003年3月18日。

主诉及病史：咳嗽半月余，痰黄而多，大便干2日1行，无涕不热。

诊查：咽部发红，喉核略大，双肺闻及多量痰鸣及大中水泡音，舌红苔黄，脉滑数。

辨证：小儿肺炎，痰热闭肺。

治法：宣肺化瘀、祛痰止咳。

处方：麻黄6g　杏仁9g　石膏9g　水蛭4.5g　败酱草9g　甘草3g　3剂

二诊：3月20日。服药后，咳嗽减轻，双肺湿啰音减少，余如前。治以前法，同方再予2剂进服。

三诊：3 月 23 日。咳嗽已止，痰无便通，双肺湿啰音全部吸收，病情临床痊愈，舌红苔薄黄，脉数，予泻白散加味调理 1 周安康。

【按语】肺为“多气少血”之脏，喜宣通恶壅塞，系清虚之体；又“肺朝百脉”。小儿肺炎一旦发生，邪热则郁闭肺气，壅阻气道，而肺气郁滞，血络则瘀，故症见咳嗽痰多，双肺湿啰音多量，舌红苔黄，脉数。故清痰热、宣肺气、化血瘀，方可切中病机，提高临床疗效。临证取麻黄宣肺平喘，杏仁止咳润肠，石膏清解肺热，水蛭化瘀行气，败酱草清热祛瘀，甘草和中调和诸药。从而达到痰热清、闭郁解、血瘀除，而使肺部湿啰音吸收，咳嗽消除而痊愈。

二、清火凉血、通便止痛治疗小儿口疮一例

王某，男，1 岁 9 个月。

初诊：1989 年 8 月 16 日。

主诉及病史：发热啼哭伴拒食流涎 2 日，大便 2 日未解。

诊查：体温 38.7℃，患儿哭啼辗转，流涎不止，口内黏膜及舌面散在大小不等溃疡，色泽鲜红，口臭尿少，舌红苔白，指纹浮青过风关。

辨证：小儿口疮，脾胃积热。

治法：清火凉血、通腑止痛。

处方：黄连 6g　生地 9g　丹皮 6g　当归 6g　石膏 9g　升麻 6g　大黄 3g

3 剂，水煎服。

二诊：8 月 19 日。体温降至正常范围，口内舌面溃疡完全消退，安睡玩耍，纳增便解，舌红苔薄黄，停上方。改泻白散加味，维生素 B_2 口服调理而愈。

【按语】口疮是婴幼儿时期常见的口腔疾患，该例为脾胃积热之实热证，系脾胃湿热内蕴，热郁化火，循经上冲口舌而致。故以黄连直清胃火，使胃腑火清，脾脏热去；生地、丹皮凉血清热切断传变；当归活血止痛，使儿能安；石膏清热生津以防伤津有利康复；大黄导热下行解脾胃蕴阻之实热；升麻解毒清热为引和之品。全方共奏胃火降，血热清，肠热去之效，口疮当愈。用此方治疗该证其效如桴鼓。然用此方宜中病即止，以免伤脾胃生生之气。

三、酸甘敛阴、运脾止泻治愈幼儿泄泻一例

张某，女，8 个月。

初诊：2001 年 9 月 4 日。

主诉及病史：腹泻蛋花样水便 4 日，日行 6～8 次，内无脓血，伴腹鸣，纳乳减少，不吐不热，尿少。

诊查：精神欠佳，哭闹不宁，皮肤弹性好，前囟凹，口内少津，唇干而红，舌红苔黄少略腻，指纹浮青过风关。

辨证：幼儿泄泻，湿热伤阴。

治法：酸甘敛阴，运脾止泻。

处方：黄连 4.5g　乌梅 9g　苍术 4.5g　焦楂 9g　马齿苋 9g　诃子 4.5g　甘草 3g　4 剂。佐以盐米汤口服，每日 500ml，连用 3 日。

二诊：9 月 8 日。大便转溏薄，日行 3～4 次，纳增尿多，精神转佳，前囟已平，口内有津，唇

润不干，舌红苔薄黄。宗前方化裁：黄连4.5g，乌梅9g，苍术4.5g，焦楂9g，扁豆6g，诃子6g，甘草3g，4剂。

三诊：9月12日。大便转实，日行1～2次，嬉笑纳增，余无异常所见。

【按语】小儿患病容易，传变迅速，且又“阴常不足”。是其生理病理特点之一。湿热泄泻一旦发生，极易伤阴。该例患儿腹泻水样便4日，伴有口内少津，唇干、前囟凹、尿少之伤阴之症。故拟酸甘化阴救其急，使小儿阴伤得以缓解纠正，切断继续传变途径，再以运脾止泻治其本，使脾气启运，输布有序，津足脾健，水液代谢正常，泄泻当止。酸甘化阴，运脾止泻是数十年来临证常用之法，其效卓著。方中黄连味苦清解湿热，乌梅味酸，涩肠生津，一苦一酸泄热敛阴；再入马齿苋强清热解毒之力，苍术燥湿运脾，焦楂消食和中，诃子涩肠止泻。二诊大便已转溏薄，日行3～4次，阴伤已解，舌苔也不腻，湿热有解，故去马齿苋，入扁豆强健脾止泻之功，共用1剂大便转实而愈。

四、清热利咽、解毒散结治愈扁桃体炎一例

魏某，男，6岁。

初诊：1999年8月20日。

主诉及病史：反复咽疼，发热2月余，诊为扁桃体炎，多方治疗未能收效。现咽不适，如有异物黏附，伴大便干，3～4日1行，纳可，偶咳，入眠鼾声，无涕无嚏。

诊查：精神尚可，咽部发红，喉核肿大Ⅲ°，肌肤略热，体温38℃，心肺脾无异常所见，舌红苔黄中厚，脉滑数。

辨证：风热邪毒，蕴结咽喉。

治法：清热利咽，解毒散结。

处方：玄参9g　浙贝9g　牡蛎9g　石膏12g　桔梗9g　射干9g　大黄4.5g　甘草3g　4剂

二诊：8月25日。发热渐退，体温在正常范围波动，咽喉发红、咽部不适减轻，喉核仍大为Ⅱ°，大便仍干，但1～2日1行，舌红苔黄津少，脉数。原方去石膏，加柴胡6g，再进4剂。

三诊：8月28日。体温正常，咽不适消失，咽部不红，喉核Ⅰ°大小，大便1日1行，舌红苔薄黄少，脉细数。遵上方去大黄、射干，入沙参、桑皮，三剂进后，喉核不大，舌薄黄有津，大便畅软，病解。继以华素含片调理长安。

【按语】本例患儿，反复感受风热之邪，熏蒸咽喉，以致咽部不适，喉核红肿。治疗重点应以清热利咽，解毒散结并进。取方用玄参清热解毒，浙贝母清热化痰，牡蛎收敛软坚，石膏清热泻火，桔梗利咽祛痰，射干清热利咽，大黄通腑泻热。全方共奏热清毒解，痰去咽利，喉核软而结散之功。该患儿经服中药先后11剂而痊愈，随访年余未有再发。

五、理脾止泻、益气消导治疳积一症一例

王某，女，3个月。

初诊：1999年6月29日。

主诉及病史：消瘦腹胀，烦哭不宁数月，腹泻半月余。患儿出生后纳乳时多时少，日渐消瘦，面黄，烦哭不宁，夜不安眠，揉眼咬牙。近半月来大便呈绿黄水样稀便，每日8～10余次，

"能吃能拉",尿少,易惊。

诊查:患儿消瘦发稀,面黄哭闹,体重3kg,前囟凹,皮肤弹性差,腹膨如鼓,触及软无包块,青筋暴露,腹鸣阵阵,面颊脂肪球可见,臀肌几无,唇舌津少而干,四肢细短,舌淡苔白,指纹淡红近气关。

辨证:脾虚胃强,气虚食滞。

治法:理脾止泻,益气消导。

处方:山药9g　茯苓9g　陈皮6g　苡米6g　扁豆6g　焦楂9g　诃子6g　甘草3g　4剂,水煎服。佐以盐米汤每日250ml口服,连用3日。

二诊:7月3日。大便转溏稀,色黄,日行3～4次,腹鸣有减,前囟平,口内有津,唇干有减,尿较前有增,余无变化。继用前方3剂。

三诊:7月6日。患儿大便转实,日行2～3次,尿增,精神较前好转,面黄毛稀未解,余仍如前。今起更方:太子参6g、白术6g、茯苓9g、陈皮9g、山楂9g、神曲9g、扁豆6g、甘草3g,6剂。再见患儿烦哭不宁缓解,夜眠能安,则守此方去扁豆,入白芍6g,服至3岁见患儿精神佳,面润显华,夜安日玩,行走喜说,体重达14kg,身高80cm,生长发育正常。

【按语】《幼科发挥》曰"太饱则伤胃、太饥则伤脾"。疳证若不治,可传他脏,儿科临证脾胃病并发尤多。本例患儿因疳积,脾虚胃损,脾胃升降功能失司,致泄泻半月余,加重了疳积之证的发展,故先予理脾止泻治其标,以山药平补脾胃而不蕴滞中焦,陈皮理气化滞,茯苓健脾和中,苡米健脾止泻,扁豆化湿健脾,诃子涩肠止泻。当泄泻止,脾胃已和后,以益气消导之法疗其本。脾胃为后天之本,是气血营卫的源泉。胃气损伤百病丛生,胃气充盈五脏安和。故以太子参之甘平微苦,补气养阴扶脾胃。白术之苦甘温健脾,燥湿为辅;茯苓之甘平淡渗健脾安神;陈皮之辛苦温理气健脾;山楂之酸甘消食散瘀;神曲之甘平消食和胃,白芍之苦酸微寒柔肝养血;入甘草为引和,共奏益气消导之效。正气足,积滞去,气机转复,中焦畅舒,脾胃升降有序,五谷精微输布,气血生,五脏安。使该患儿恙除渐转康健而获痊愈。

(沈玉鹏整理)

【编者评注】韩芳林主任医师本为西医,离职学习中医后专攻儿科。注重整体观而辨证论治。治小儿肺炎善用水蛭活血化瘀,除肺气之壅滞,改善肺功能,救治危重患儿颇多经验之谈。医案5则,各具特色,辨证合理,方药中机,化裁经方,平淡而奇。

裴正学医案

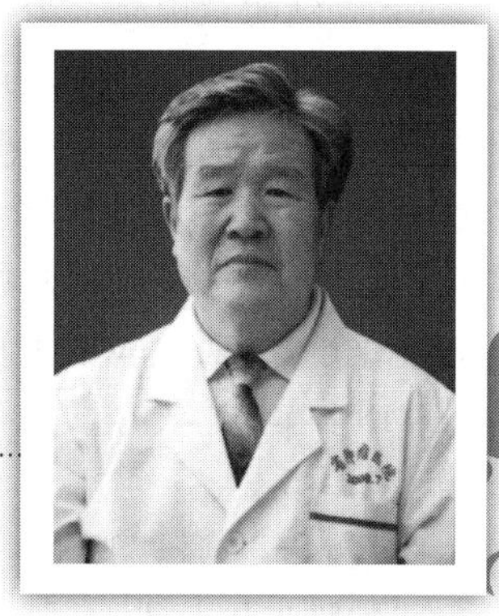

【生平传略】

裴正学，主任医师。生于1938年2月，甘肃武山人，1961年毕业于西安医科大学医疗系。曾任甘肃省医学科学研究院副院长，现任甘肃中西医结合进修学院院长。《中国中西医结合杂志》编委、《中西医结合研究》杂志总编辑，甘肃中西医结合学会名誉理事长，甘肃省中医、中西医结合高级评委会委员，甘肃省政协委员，甘肃省文史馆馆员。主要著作有《血证论评释》、《新编中医方剂学》、《大黄的药理与临床》、《乙型肝炎的诊断与治疗》、《裴慎医案选》、《新编温病学》、《中西医结合实用内科学》、《高血压的中西医结合治疗》、《糖尿病的中西医结合治疗》、《肝病的中西医结合治疗》、《胃脘痛的中西医结合治疗》等11部医学专著，另外，在全国各地医学刊物共发表医学论文70余篇，多年来共获国家级优秀论著一等奖一项、省级优秀论文奖五项、省科技进步奖二项。还荣获"世界百名民族医药之星"的殊荣。1997年国家中医药管理局认定为全国500名著名老中医之一，先后被香港中医大学等三所国内中医院校聘请为客座教授，1992年起是政府特殊津贴享受者。1994年被评为全国中西医结合先进工作者。

一、疏肝理气、活血化瘀法治疗原发性肝癌二例

例1：张某，男，56岁。

初诊：1996年1月。

主诉及病史：肝区疼痛3月伴胃脘不适、纳差。

诊查：患者形体消瘦，皮肤及巩膜轻度黄染，心肺（－），腹微膨隆，肝大剑下4cm，质硬表面欠光滑，腹水（＋），脾肋下不可及，舌淡红，苔黄腻，脉弦细。B超示：肝左叶可见5.0cm×4.2cm之占位性病变，多考虑肝癌，肝功化验示：总胆红素为18μmol/L，麝香草酚浓度试验为6^{n}，谷丙转氨酶为45U/L，总蛋白为59g/L，白、球蛋白比例为1.2∶1。甲胎蛋白为400mg/L。

西医诊断：原发性肝癌。

辨证：肝郁气滞，肝木克土。

治法:疏肝健脾。

处方:柴胡 10g 白芍 10g 枳实 10g 甘草 6g 川芎 6g 香附 6g 青陈皮各 6g 丹参 30g 黄芪 30g 延胡索 10g 川楝子 15g 海藻 10g 昆布 10g 龟板 10g 木香 3g 草蔻 3g 水煎,日 1 剂,分服。服用上方 14 剂后纳差、胃脘不适减轻。但仍感肝区疼痛,故原方去木香、草蔻、龟板、鳖甲,加三棱 10g、莪术 10g、姜黄 10g、制乳没各 3g,又服用 20 剂后肝区疼痛缓解,但仍有肝区及胃脘不适。查全身仍有轻度黄染、舌淡红、苔黄腻、脉弦,上方又去姜黄、制乳没加生苡仁 30g、鸡内金 10g,总服 20 剂后复查 B 超示:肝左叶可见 3.0cm×2.4cm 之占位性病变,已较前缩小,肝功化验也恢复正常。后在门诊按上方加减治疗,至今存活。

例 2:王某,男,48 岁。

初诊:1995 年 10 月 5 日。

主诉及病史:肝区疼痛一月伴腹胀。

诊查:患者皮肤黏膜未见黄染,心肺(一),肝大剑下 5cm,质硬,腹水征(一)、脾未及,舌紫暗有瘀点,苔薄黄,脉弦。CT 检查示:肝左叶可见 6.0cm×5.0cm 大小之肿块,考虑为肝癌,肝功化验示:总胆红素为 15μmol/L,麝浊为 4^n,谷丙转氨酶为 82U/L,甲胎蛋白大于 400mg/L。

诊断:原发性肝癌。

辨证:肝郁气滞,瘀血内阻。

治法:疏肝行气、活血化瘀。

处方:柴胡 10g 白芍 10g 枳实 15g 甘草 6g 香附 6g 川芎 6g 三棱 10g 莪术 10g 海藻 10g 制乳没各 3g 丹参 30g 黄芪 30g 龟板 10g 鳖甲 6g 水煎服,1 日 1 剂分服。服后 20 剂。

二诊:患者腹胀减轻,肝区疼痛稍有好转,查肝大同前。

处方:生地 12g 山药 10g 山萸肉 10g 茯苓 12g 泽泻 10g 丹皮 10g 人参须 15g 太子参 15g 北沙参 15g 党参 15g 麦冬 10g 五味子 3g 丹参 30g 黄芪 30g 当归 10g 白芍 10g 水煎分 2 次服,并配合西药 5-Fu,500mg 静滴,1 日 1 次,连用 5 天,停 9 天后再连用 5 天,总量 5g。生理盐水 200ml 加先锋Ⅴ号 210g,静滴,1 日 1 次,10%葡萄糖溶液 500ml 加维生素 C 200g、维生素 B_6 0.2g、10%氯化钾溶液 10ml,胰岛素 8U、静滴、1 周 2 次。

三诊:治疗 21 天后肝区疼痛明显缓解;查肝大剑下 2cm,质地变软,但出现乏力、纳差之症;故又改用柴胡疏肝散加减。

处方:柴胡 10g 白芍 10g 枳实 10g 甘草 6g 丹参 30g 黄芪 30g 木香 3g 草蔻 3g 当归 10g 海藻 10g 昆布 10g 龟板 10g 鳖甲 10g 青陈皮各 6g 水煎,日 1 剂,分服。又治疗 20 天后患者饮食精神好转,出院时 CT 提示肝脏肿块缩小至 2.0cm×1.5cm,肝功化验也完全恢复正常,此后又用中药调理治疗,至今存活。

【按语】肝癌患者,无不气滞,无不血瘀,故其治法,莫不以疏肝解郁活血化瘀为要。此二患者皆系原发性肝癌,较之转移性肝癌之治疗要简单,治愈率也高。行滞祛瘀的基础上应予健脾以增正气,亦宜兼用软坚以消其瘤。

二、滋阴补肾、活血化瘀法治疗再生障碍性贫血二例

例 1:马某,男,54 岁。

初诊:1992 年 5 月。

主诉及病史:头晕乏力、纳呆便溏、形寒肢冷、腰膝酸软。

诊查:形体消瘦,心、肺未见明显异常,腹平软,脾大胁下可及,舌淡少苔,脉沉细。化验示:红细胞 2.1×10^{12}/L,血红蛋白 63g/L,血小板 50×10^{9}/L,白细胞 2.0×10^{9}/L,网织红细胞 1.2%。西医经骨髓片诊断为:再生障碍性贫血。

辨证:心脾两虚。

治法:益气健脾。

处方:黄芪 30g　当归 10g　党参 10g　白术 10g　茯苓 12g　甘草 6g　木香 3g　桂圆肉 20g　附子 6g　肉桂 3g　鸡血藤 15g　补骨脂 15g,水煎日 1 剂。

二诊:服 20 余剂后,精神饮食好转,大便已成形。但仍畏寒腰困、耳鸣、遗精,查舌脉同前,化验示:血红蛋白 10g/L、血小板 60×10^{9}/L、红细胞 2.8×10^{12}/L、白细胞 2.4×10^{9}/L,故又改为右归丸加味。

处方:山药 15g　鹿角胶 15g　枸杞子 15g　杜仲 10g　山萸肉 30g　当归 10g　菟丝子 15g　附子 6g　肉桂 3g　生地 15g　丹参 10g　木香 3g　草寇 13g,水煎服日 1 剂。服 20 余剂,畏寒,腰困之症均明显改善,复查血常规:血细胞 84g/L,血小板 64×10^{9}/L,白细胞 3.4×10^{9}/L,红细胞 3.4×10^{12}/L,接近正常。

例 2:张某,女,44 岁。

初诊:1995 年 4 月。

主诉及病史:10 余年再障病史。

诊查:症见头晕、乏力、目眩、耳鸣、鼻衄、咽干、月经量多,查体:面色苍白,双上肢皮下有散在瘀斑。心肺未见异常,腹平软,脾脏肋下可及。舌淡少苔,脉细涩。化验示:红细胞 1.90×10^{12}/L、血红蛋白 60g/L,血小板 50×10^{9}/L,白细胞 2.4×10^{9}/L,网织红细胞为 1%,西医经骨髓片诊断为:再生障碍性贫血。

辨证:肾阴亏虚、瘀血内阴。

治法:滋阴补肾、活血化瘀。

处方:当归 10g　川芎 6g　生地 12g　仙鹤草 15g　何首乌 15g　土大黄 15g　鸡血藤 15g　丹参 15g　红花 6g　黑大豆 30g　山萸肉 20g　龙眼肉 15g　女贞子 15g　枸杞子 15g　补骨脂 15g　大芸 10g　服上方 20 余剂后头晕目眩之症缓解,但仍有鼻衄、咽干,查红细胞 2.4×10^{12}/L,血红蛋白 68g/L,血小板 60×10^{9}/L,白细胞 2.8×10^{9}/L,故上方去补骨脂加黄连 3g、黄芩 10g。加减继服 40 余剂后,复查血常规示:红细胞 3.5×10^{9}/L,血红蛋白 85g/L,血小板 60×10^{9}/L,白细胞 3.0×10^{9}/L。患者诸症消失。

【按语】裴老治疗再障遵古而不泥古,一方面继承了前人补益气血,调理脾胃之大法,另一方面与现代医学提供的各种微观资料相结合。再障白细胞低下突出者多表现为神疲乏力、少气懒言,红细胞低下突出者多表现为头晕目眩,面色苍白,前者多为气虚,重用黄芪、附子、肉桂等补气之品,如病案 1,后者多为血虚,重用生地、首乌、女贞子等养血之药,如病案 2。然"有形之血难以骤生,无形之气需当急补",故裴老治疗再障升白细胞见效快,而升红细胞当以坚持服药,切不可稍有好转就停止调治,前功尽弃。在健脾补肾、益气养血基础上酌加活血化瘀是裴老治疗再障的又一特色。现代医学证实活血化瘀对改善骨髓微循环有很好的作用。从临床上看大多患者在调补脾肾之基础上加入几味活血药有"画龙点睛"之功。

三、温阳利水法治疗风湿性心脏病二例

例1:患者张某,女,51岁。

初诊:1996年10月10日。

主诉及病史:气短10余年,加重5天,伴心悸,胸闷,乏力,动则更甚,生活不能自理。查体:患者呈二尖瓣面容,端坐呼吸,脉搏82次/分,心脏叩诊心界向左增大,听诊心音强弱不等,心率90次/分,节律不齐,心尖区可闻及收缩期Ⅲ级粗糙的吹风样杂音,双下肢轻度浮肿,舌胖大、苔薄白,脉结代。

诊断:①风湿性心脏病(二尖瓣关闭不全);②心衰;③房颤。

辨证:痰浊内阻。

治法:温阳利水。

处方:茯苓15g　桂枝12g　白术10g　甘草30g　附子6g　干姜6g　白芍10g　生地20g　丹参20g　苦参20g

二诊:服10余剂后气短及端坐呼吸减轻,但仍心悸,胸闷。脉搏74次/分,心率84次/分,节律不齐,舌淡苔薄白脉结代,故上方去附子、白芍,加阿胶10g、大枣4枚、党参10g、麦冬20g、麻子仁10g,又继服15剂,患者症状好转。后又以苓桂术甘汤为主加减服用20余剂诸症消失,生活能完全自理。查脉搏72次/分,心率72次/分,心律较前整齐。

例2:患者雷某,男,30岁。

初诊:1995年10月。

主诉及病史:气短5年,常在感冒或劳累后加重,伴间断咳嗽、咯粉红色泡沫样痰,乏力,双膝关节疼痛。

诊查:双肺可闻及哮鸣音,心脏叩诊心界向左增大,听诊心音清楚,心率80次/分,律齐,心尖区可闻及舒张Ⅲ期隆隆样杂音,舌淡苔薄黄,脉浮数,胸片示左心房增大。

诊断:风湿性心脏病(二尖瓣狭窄)。

辨证:痰饮内阻,肺失宣降。

治法:温阳利水,宣肺平喘。

处方:茯苓15g　桂枝12g　白术10g　甘草6g　葶苈子15g　大枣4枚,银花15g　连翘15g　麻黄6g　杏仁10g　生石膏30g

二诊:服上方20余剂后气短减轻,咳嗽咯痰之症消失。但仍关节疼,且有低烧。故改用苓桂术甘汤合桂枝芍药知母汤加味:桂枝12g　白芍12g　知母10g　白术10g　川乌　草乌各10g(先煎60min),防风12g　麻黄6g　甘草6g　大枣4枚　茯苓15g　地骨皮15g　服20余剂后患者关节疼痛消失,血沉降至正常。后以苓桂术甘汤加味治疗1月,诸症消除。复查胸片左心房较前有所缩小。

【按语】风湿性心脏病由二尖瓣狭窄到闭锁不全乃至心力衰竭,皆由心脏器质性病变所致,其功能表现之心悸、胸闷、乏力、气短等亦受病变轻重而左右,温阳利水、宣肺平喘是该病基本治法,盖水得温乃行,气得阳乃布。气畅则胸得舒,咳喘得平也。

四、中西医结合治愈急性单核细胞白血病一例

马某，男，17岁，战士。

主诉及病史：3个月前自觉头昏、乏力、皮肤现少许出血点。因日趋增多，更伴鼻衄、便血等，当地医院遂以“再生障碍性贫血”之初步印象于1967年2月1日转入某医院，经骨髓穿刺确诊“急性单核细胞白血病”。在该院住院50余天，输血10余次，计3000ml，并服激素及6—MP等，仍未能控制病情之恶化，遂于同年3月15日转入我院。既往身体健康，曾患“伤寒”及时治愈。无放射线及有毒物质接触史。

诊查：体温38.5℃，脉搏112次/分，血压90/50mmHg。发育尚可，营养欠佳，神志清晰，查体合作。苍白，急性病容，全身皮肤黏膜可见散在性大小不等之出血点，压不退色。臀部及小腿外侧可见4cm×6cm及7cm×4cm两处出血斑。巩膜未见黄染。咽不充血，扁桃体不肿大。颈部柔软，未见畸形。胸廓对称胸骨压痛明显，两肺呼吸音粗糙，未闻及干湿鸣。心界不大，心律齐。$P_2>A_2$心尖区可闻及Ⅲ级收缩期吹风样杂音。腹胀，中腹部有压痛，肝脾未触及。四肢未见异常。病理反射阴性。化验：血象：红细胞90万/mm^3，血红蛋白19.2%，血小板10000/mm^3，白细胞1200/mm^3，中性18%，淋巴72%、单核10%，网织红细胞0.1%，出血时间5分20秒，凝血时间24秒。尿、粪常规均正常。骨髓穿刺涂片检查：标本号L—802，骨髓增生明显活跃，粒∶红＝3.1∶1，白∶红＝27.6∶1，白细胞系统显著增生，主要细胞类型为单核细胞，其中原始单核细胞5.0%，幼稚单核细胞69.5%，成熟单核细胞6.0%，共计80.5%。各阶段幼红细胞共计3.5%，成熟红细胞形态基本正常，部分红细胞血红蛋白充填欠佳。未见巨核细胞。诊断意见：急性单核细胞白血病（非白血病型）。舌红少苔，脉细而数。

辨证：气阴两亏，血热妄行。

治法：益气养阴、清热降火、固表止汗、凉血止血。

处方：以Ⅰ号方(1)煎服，每日1剂。8剂后一般情况稍有改善，发热、汗出、口渴均较前减轻，出血症状亦较前好转。（其间输血两次，共600ml）

4月5日复诊，症见夜热早凉，骨蒸盗汗，吐、衄、便等全身出血症状较前稍减轻。舌红少苔，脉仍细数。

辨证：余热未清、气阴两亏。气虚不能统血，阴虚不能制火。

治法：大补气阴，清热除蒸，佐以凉血止血，固表止汗之剂。

处方：用Ⅱ号(2)水煎服，每日1剂。共服10剂后，患者体温下降至正常，鼻衄停止，全身血斑及出血点渐呈干涸。一般情况亦逐日好转，并可在床下作轻微活动（其间亦输血两次，计600ml）。

4月20日三诊，症见颜面苍白，少气乏力，心悸气短，夜寐不安，头晕目眩，骨蒸自汗。舌质红，少苔。脉细数。

辨证：气阴亏损，表里两虚，血不安神，浮阳外越。

治法：大补气阴，镇重安神，佐以固表止汗之剂。

处方：用Ⅲ号方(3)水煎服，每日1剂。连服40余剂。

四诊：患者一般情况明显好转。出血止、斑疹消，颜面稍稍转红，乏力、自汗、心悸、气短、夜寐不安等症状均有一定程度的减轻。（其间输血3次，共计800ml）

6月25日，以继续大补气阴之法改用Ⅳ号方[4]煎汁收膏，日服2次，每次15.0g，开水冲服，共服3料，历时5个月余，至1967年11月，患者体力增加，颜面红润，食欲可，精神佳，发热、骨蒸、口渴、多汗诸症，均初步控制，只是偶有头晕、目眩、心悸。患者尚能从事轻微劳动。（其间先后输血5次，共计1200ml，西药仅使用维生素及泼尼松）血红蛋白持续维持在50%以上。于11月10号作骨髓涂片赴兰州医学院复查，并嘱其在兰期间，每日坚持服Ⅲ号方[3]，1968年1月17日接该院内科张主任函云："患者之骨髓象属急性单核细胞白血病缓解期变化，除单核细胞各阶段尚有轻微异常外，其他各系统均恢复正常"。1968年元月18日患者返家继续服用中药。笔者于1月20日应邀赴患者家中诊视，见患者仍有颜面㿠白，伴乏力自汗，心悸气短，偶有牙龈出血及鼻衄，脉沉细，舌胖淡，给Ⅳ号方[4]配膏一料，白水冲服（服法同上），1968年3月9日，患者以感冒2天，胸闷咳嗽之主诉，二次入我院（住院号3102），体温39.2℃，胸闷咳嗽，痰中带少量血丝，前胸后背可见少量出血点，咽微红，扁桃腺不大，两肺呼吸音粗、未闻及啰音。胸骨有压痛，肝脾未触及，四肢未见异常，病理反射阴性。血象：红细胞345万/mm^3，血红蛋白52%，白细胞3400/mm^3，中性56%、淋巴40%、单核4%。

诊断：(1) 急性单核细胞白血病（缓解），(2) 上感。入院后即给青霉素40万单位，链霉素0.5g，维生素B_1 20mg，维生素C100mg，泼尼松20mg，咳必清2片。

诊查：症见壮热无汗，喘息不宁，头疼恶寒，舌红少苔，脉濡细。此系风寒犯表，热蕴肺经，气阴两虚之证，法当解表清里，益气养阴。投以Ⅴ号方[5]水煎服，每日1剂。服4剂后，一般情况好转，体温降至37.5℃，咳嗽止，痰呈泡沫状，未见血丝。3月15日起改用Ⅲ号方[3]，服40余剂，患者除时有头晕、心悸外，其他症状完全消失，于1968年5月18日出院。出院后在家继续服Ⅲ号方[3]达60余剂，身体恢复健康，于1968年7月重返工作岗位。

1973年春，笔者随访了患者，时患者在金塔县农建三团任班长，精力充沛。当时（1973年3月24日）血象：红细胞420万/mm^3。血红蛋白82%，血小板20万/mm^3。白细胞5600/mm^3，中性65%、淋巴33%，单核2%。当时（1973年3月26日）骨髓象：骨髓增生活跃，白：红＝1.96：1，粒细胞系统中幼粒至带状核阶段比例稍低，幼稚单核细胞及单细胞比较偏高（共17.8%，其中幼稚单核为3.8%）淋巴系统基本正常，红细胞系统基本正常，全片见成熟巨核细胞三个，无血小板形成征象，成熟红细胞形态如常，血红蛋白充填良好。

两次住院血象变化情况见表1、表2。

表1

日期	红细胞/mm^3	血红蛋白%	白细胞/mm^3	分类%			血小板/mm^3
				中性	淋巴	单核	
67.3.15	90	19.2	1200	18	82		10000
4.5	120	25	1750	20	72	8	
4.22	200	32	2100	20	70	10	
5.2	240	40	2120	38	58	6	25000
8.4	320	62	3450				62000
11.2	360	61.5	3250	49	48	3	

表 2

日期	红细胞万/mm³	血红蛋白%	白细胞/mm³	分类			血小板/mm³
				中性	淋巴	单核	
68.3.9	345	52	3400	60	40		
4.9	420	67	4100	62	30	8	

【按语】白血病是骨髓造血功能恶性紊乱之疾患，祖国医学对此病尚无专门命名，此例患者经中西医结合治愈，关于中医中药对本病的作用，笔者有下列体会。

本例患者自始至终具有明显的气虚证候，如面色不华，自汗乏力，少气懒言，头晕眼花等。“气为血帅”“血为气母”，气虚必然导致血虚，因此在此例病程之中期，出现心悸气急，夜寐不安等血虚证候。前贤注《黄帝内经》说：“气为阳，血为阴”“孤阴不生，孤阳不长”，气虚与血虚相互促进，使病程急剧进展，最后发展至阴虚内热，血热妄行；气虚阳脱，不能统血的程度。在这一系列病机的形成中，最早出现的气虚，是一个极为重要的因素。治疗此病必须紧紧抓住补气这一环，才能达到治本的目的。拙拟 5 个方剂，均以补气为主，选用了大剂参须、潞参、太子参、黄芪等补气药。气是什么？用现代医学观点来看，它可能是机体生理功能和防卫力量等一切正常功能活动的总概念。《黄帝内经》说：“邪之所凑，其气必虚”“正气存内，邪不可干”，可知通过全力补气，机体自身的抗病功能，可能得到充分的动员；造血系统的生理机转，指望得到进一步提高，这是治愈本病的主要因素。在补气的同时，还必须养阴，祖国医学的养阴，包含有增加血液、水分、营养之意，这些物质是维持机体生理功能的先决条件。补气与养阴相配合，才能相得益彰，功效卓著。在拙拟 5 个方剂中，均包含有类似六味地黄汤的组成，查六味地黄汤，系宋代钱乙为补阴而专设，有“壮水之主以制阳光”的显著疗效，所谓“壮水之主”指补益肾阴而言，“肾主骨”“骨藏髓”，六味地黄汤既补肾阴，能否对骨髓造血有所补益，这是一个值得进一步研究的问题。除参类补气，六味益阴，方中尚包含着麦冬、五味子二药，此二药与参类配合，是唐代医家孙思邈所定之生脉散，为益气养阴之名方。用于本病可助参类以补气，助六味以养阴，使益气养阴之力更专。Ⅰ号方中加入“白虎”以清热，犀角以凉血；Ⅱ号方中加入青蒿鳖甲以去余热除骨蒸；Ⅴ号方中用麻桂以解表散寒，这些都是适当的对证加减。

附

（1）Ⅰ号方：生石膏 30g　知母 12g　粳米 9g　人参须 15g　棕炭 15g　北沙参 30g　潞党参 30g　犀角(水牛角代)9g　元参 15g　生地 30g　丹皮 9.0g　山药 15g　山萸肉 30g　龙骨 15g　牡蛎 15g　五味子 3g　浮小麦 30g

（2）Ⅱ号方：青蒿 15g　鳖甲 15g　知母 15g　鳖血炒柴胡 15g　人参须 15g　棕炭 15g　北沙参 30g　潞党参 30g　犀角(水牛角代)9g　生地 30g　白芍 30g　丹皮 9g　山药 15g　山萸肉 30g　龙骨 15g　牡蛎 15g　五味子 3g　浮小麦 30g

（3）Ⅲ号方：人参须 15g　北沙参 30g　潞党参 30g　山药 15g　白芍 15g　生草 9g　麦冬 9g　生地 30g　龙骨 9g　牡蛎 30g　五味子 3g　酸枣仁 9g　山萸肉 30g　浮小麦 30g　大枣 10 枚

（4）Ⅳ号方：台党参 90g　太子参 90g　北沙参 90g　元参 90g　生地 15g　熟地 15g　寸冬 90g　白芍 90g　枸杞子 90g　首乌 90g　山药 90g　山萸肉 90g　玉竹 90g　百合 90g　当归 90g　去心白莲子 120g　白薇 45g　白术 90g　炙甘草 90g　牡蛎 90g　酸枣

仁 90g 柏子仁 90g 红枣 250g 五味子 15g 炒丹皮 45g 炙黄芪 150g 上药共煎 4 次,浓汁为膏,加入阿胶 15g 龟甲胶 15g 红糖 2kg 烊化入膏,空腹开水冲服,每服 15g

(5) Ⅴ号方:麻黄 15g 桂枝 15g 杏仁 15g 甘草 15g 黄芩 9g 地骨皮 9g 桑白皮 9g 人参须 15g 北沙参 15g 潞党参 15g 山药 15g 白芍 15g 炙草 9g 麦冬 15g 五味子 3g 生地 30g 山萸肉 30g 犀角(水牛角代)9g 丹皮 15g

五、内伤头痛五例

例 1:赵某,男,70 岁。

主诉及病史:有 10 余年的高血压病史,出现头痛 3 年,伴双手抖颤,视物不清,四肢麻木。

诊查:血压为 21/16kPa,舌红少苔、脉弦数。

治法:平肝潜阳降逆。

处方:用杞菊地黄汤加味:枸杞子 10g 菊花 10g 生地 12g 山药 10g 山萸肉 6g 茯苓 12g 泽泻 10g 丹皮 10g 苦丁茶 20g 干荷叶 1g 生牡蛎 15g 生龟甲 15g 生鳖甲 15g 麦冬 10g 阿胶 10g 火麻仁 10g 川芎 6g 白芷 6g 细辛 3g

服上药 20 剂后头痛及双手抖颤,视物不清减,查血 20/14kPa,上方去川芎、白芷、细辛加生赭石 15g 生白芍 15g 川楝子 20g。继服 20 余剂诸症消失,查血压 20/12kPa。

例 2:张某,女,68 岁。

主诉及病史:头痛 3 年伴目眩、耳鸣、胸闷、记忆力差。曾自诉用维脑路通等药未见好转,故求治于裴老。

诊查:舌淡苔薄白,脉弦涩,血压 18/13kPa,化验示血粘度高于正常,脑 CT 示:有脑萎缩,心电图示:心肌供血不足。

西医诊断:(1) 脑动脉硬化性间痛;(2) 冠心病。

辨证:瘀血头痛。

治法:活血化瘀。

处方:用血府逐瘀汤加味,方药为,桃仁 10g 红花 6g 当归 10g 生地 10g 川芎 6g 赤芍 10g 柴胡 10g 桔梗 20g 牛膝 15g 枳实 10g 蔓荆子 10g 白芷 6g 细辛 3g 降香 10g 丹参 10g 服该方 10 余剂后头痛、胸闷明显减轻,仍感目眩,耳鸣。故上方去降香,丹参加枸杞子 15g、菊花 10g、石菖蒲 15g,共服 30 余剂,诸症缓解。复查全血粘度及心电图均恢复正常,血压降至 16/12kPa。

例 3:郭某,男,51 岁。

主诉及病史:患梅尼埃病、慢性胃炎 3 年。现表现为头痛,动则加重,伴恶心,纳差、胸脘胀满,失眠多梦等。

诊查:舌胖大,舌淡苔白厚,脉滑,血压 16/10kPa。

治法:温中化痰降逆。

处方:吴茱萸 10g 党参 10g 干姜 6g 甘草 6g 泽泻 30g 五味子 3g 山药 10g 当归 10g 元肉 10g 旋覆花 15g 代赭石 20g 半夏 6g 川芎 6g 白芷 6g 细辛 3g

服上方 10 余剂后头痛减,睡眠好转,仍感呕吐、纳差、胸脘胀满,便溏,查舌淡苔白厚,脉滑。故治宜益气健脾,化痰降逆,方用香砂六君子加味。

处方用木香 3g 砂仁 3g 党参 10g 白术 10g 茯苓 12g 甘草 6g 半夏 6g 陈皮

6g　泽泻 30g　旋覆花 10g　代赭石 20g　川芎 6g　白芷 6g　细辛 3g　车前子 6g　钩藤 20g，又服 20 余剂诸症缓解。

例 4：王某，女，32 岁。

主诉及病史：头痛劳累后加重，伴失眠多梦、健忘、乏力，腰膝酸弱，白带多。

诊查：血压 12/8kPa。舌淡少苔，脉沉细。

西医诊断：(1) 低血压；(2) 月经不调。

治法：益气养血。

处方：黄芪 30g　当归 10g　党参 10g　白术 10g　茯苓 12g　甘草 6g　木香 3g　桂圆肉 10g　远志 6g　炒枣仁 12g　生龙牡各 15g　乌贼骨 15g　杜仲 10g　生苡仁 30g　淫羊藿 15g　服上药 10 余剂后白带减少，腰膝酸弱之症消失，头痛等症缓解。故去杜仲、生苡仁、淫羊藿加川芎 6g、白芷 6g、细辛 3g，继服 7 剂，诸症消失，查血压 13/7kPa。

例 5：邱某，男，38 岁。

主诉及病史：不明原因头痛 2 年，近日外感后加重伴恶寒、全身酸困，咽干。

诊查：血压 16/10kPa，舌淡苔薄白，脉浮。

西医诊断：(1) 血管神经性头痛；(2) 感冒。

治法：疏风解表，兼清里热。

处方：羌活 10g　防风 12g　苍术 6g　川芎 6g　白芷 6g　细辛 3g　生地 12g　黄芩 10g　甘草 6g　荆芥 6g　麻黄 6g

服药 3 剂后恶寒，全身酸困消失，头痛减轻。上方去生地、荆芥、麻黄加当归 10g　蔓荆子 10g　菊花 12g　麦冬 10g，又服 10 余剂后诸症缓解。

【编者评注】裴正学教授来稿较多，我们选用了以上四种典型病例，既有纯中医医案，又有中西结合之例，皆属疑难重证。两例原发肝癌，并用疏肝健脾、活血化瘀法治愈，药非奇特，全凭辨证施治。中西结合治愈白血病一案，更显出守法如一而变方灵活的特色。

山东名医医案

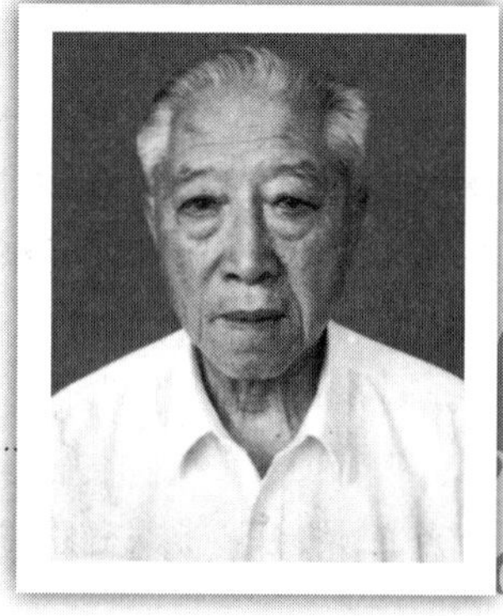

于鹄忱医案

【生平传略】

于鹄忱，1919年生，汉族，山东乳山人。中共党员，北京华北国医学院肄业二年半。主任中医师，1946年任乳山市人民医院（原乳山县立医院）中医师兼医疗预防股长，1962年任该院副院长，1983年任乳山市中医院院长。自1954年至1969年，共带中医徒弟69人，受到烟台地委名誉奖励“在继承祖国医学遗产中做出显著成绩”。曾任中医学会山东分会理事，威海分会副理事长，曾为山东人大五、六届人大代表，乳山人大代表常委委员。1970年曾指导针灸护士针刺章门穴治疗肠梗阻，总结200例，治愈率86%，论文发表于山东中医学院学报，获省三等科技奖。1985年被评为乳山县优秀知识分子，1988年被选为威海市拔尖人才，1989年2月获中华人民共和国国防部“为国防建设做出成绩”证书和纪念章。撰写大蒜液治乙型脑炎45例临床分析，子宫脱垂丸治疗128例子宫脱垂临床观察等十篇论文，参与编写山东中医药志。1991年被推选为全国第一批500名老中医药专家学术继承人带教老师之一。1992年10月起享受国务院特殊津贴。

一、清热燥湿、温阳止血治愈慢性痢疾一例

于某，男，53岁。

初诊：1997年3月10日。

主诉及病史：五年前秋天感寒，小腹隐痛，里急后重，反复便血及粘液，每日4～5次。每当

心情怫郁，精神紧张则粘液血便加重。钡灌肠、结肠镜检查皆无异常发现。

诊查：精神正常、营养一般，舌红苔黄，脉弦细。肛诊：无痔核及瘘管。

辨证：肝胆郁热，湿浊凝滞，阴寒结聚。

治法：清热燥湿，温阳止血。

处方：白头翁 10g　秦皮 10g　马齿苋 30g　乌梅 10g　葛根 30g　黄连 10g　地榆 30g　薏米 30g　苍术 30g　阿胶 10g　肉桂 6g　4 剂。

二诊：3 月 16 日，腹部症状较前舒适，大便次数未减。原方 4 剂。

三诊：3 月 21 日，大便血量减少，便次时多时少。效不更方，嘱其继服 20 剂。

四诊：4 月 15 日，近来症状明显好转，已无粘液血便，大便每日 1～2 次，停服汤药，继服十全大补丸，以恢复体力。

【按语】张锡纯云："痢因于寒者，虽长久不愈，犹可支持，且其后重腹痛较因热者亦轻也。"但本病每因情绪变化，粘液血便转重，乃因肝胆湿热积滞为患，故以白头翁汤加减：白头翁、秦皮、黄连、马齿苋、地榆，清血分湿热，葛根止血痢，苍术健脾燥湿，薏米清热排脓，乌梅、阿胶止血补血，肉桂温阳利血脉，以益白头翁等解毒祛秽，止血镇痛的作用。本症虽因于寒起，但久病必瘀，瘀久化热，故而形成慢性痢疾。

二、活血祛瘀、渗湿通滞治愈左下肢血栓性静脉炎一例

张某，女，30 岁。

初诊：1988 年 11 月 23 日。

主诉及病史：于今年 2 月 3 日分娩后第四天发热体痛。至 3 月 18 日左腿肿胀、沉、无力，行动困难。

诊查：神志清，精神正常，舌暗红苔白，脉沉涩，左腿漫肿，压之无凹陷，大腿内侧压痛明显，两腿皮肤色泽大致相同，左腿明显粗于右腿（增粗 6cm），左脚肿不能穿鞋。

辨证：产后瘀血凝滞，湿浊不化，阻塞经络，血流不畅而出现漫肿。（即现代医学下肢血栓性静脉炎）

治法：活血通络，宣畅气机，清热利湿。

处方：柴胡 10g　白芍 30g　炙草 10g　桂枝 10g　当归 15g　川芎 15g　丹参 30g　红花 10g　木瓜 15g　甲珠 10g　鸡血藤 30g　豨莶草 30g　15 剂水煎服

二诊：1989 年 1 月 11 日，服药后左腿肿较前略消，但少动即肿，关尺脉沉涩，舌质暗红，苔黄腻，改用三仁汤加味。

处方：白蔻 10g　杏仁 10g　薏苡仁 30g　竹叶 10g　厚朴 10g　滑石 30g　姜夏 10g　丹参 30g　桂枝 10g　白芍 30g　黄芪 30g　川牛膝 15g　黄芩 10g　豨莶草 30g，水煎服。

三诊：1989 年 5 月 18 日，上方稍有增减，服药 30 剂，左腿肿胀已消，左脚已能穿鞋，嘱其再服 10 剂，以巩固疗效。

【按语】本病因瘀、滞、湿，为发病之因。治疗中先以祛瘀为主，桂枝汤调和营卫，当归、川芎、丹参、红花、鸡血藤、木瓜、豨莶草，养血、活血、通经，甲珠祛瘀，散结通络，柴胡透表泄热。后以加味三仁汤为治疗之第二阶段。本病显效主要在第二阶段，舌苔黄腻为辨证之关键，乃为湿热壅盛之象，湿热下注与瘀血相结，阻滞经络，则成下肢肿胀。故以三仁汤开上、

畅中、渗下，疏利气机，宣畅三焦，上下分消，使湿热自小便而解，黄芩、豨莶草助三仁汤清利湿热。桂枝、白芍调和营卫；川牛膝、丹参活血化瘀，疏通经络。且牛膝下行引诸药直达病所；黄芪补气以促进血液之运行。诸药合用则湿热清，瘀血除，脉络畅，肿胀消，故效如桴鼓。

三、活血通经、温暖下元治愈行经腿痛七年顽症一例

勇某，女，39 岁。

初诊：1997 年 1 月 19 日。

主诉及病史：自 7 年前，每次行经，左大腿冷痛难忍，痛彻骨髓，必服止痛药方能缓解，久治未愈。昨天左大腿又开始冷痛，预示月经来潮。

诊查：妇科检查：基本正常。B 超示：左侧附件炎。舌红暗苔薄白，脉沉涩，左大腿触之冰冷。

辨证：下元虚寒、脉络凝滞。

治法：活血通经，温暖下元，缓急止痛。

处方：桂枝 10g　白芍 20g　当归 15g　川芎 10g　红花 10g　桃仁 10g　乳没各 10g　鸡血藤 30g　伸筋草 30g　细辛 3g　附子 6g　丹参 30g　水蛭胶囊 10 粒（每粒含生药 0.3g）水送服。4 剂。

二诊：2 月 25 日，服药之后，痛即缓解，本次月经，未服止痛药。嘱其下次月经前期再服药，连续服 3 个月经周期。

后期随访，如法服药后，7 年之顽疾，未再发作。

【按语】经期腰、腹、腿痛多见，而经前一侧腿痛 7 年之久则少见。《举痛论》云："厥气客于阴股，寒气上及少腹，血泣在下相引，故腹痛引腰股。"《调经论》云："血气者，喜温而恶寒，寒则泣不能流，温则消而去之。"故以少量附子温化则血活而通畅。此刻不宜大量辛热温燥之品，以燥必伤阴，阴伤则血凝络不畅，筋脉失养。况久病必瘀，瘀必化热，更不宜燎原之势，煎熬有限之阴血。在附子温化导引之下，以桂枝白芍调营卫，当归、川芎、红花、桃仁、乳没、丹参、水蛭养血活血化瘀，鸡血藤、伸筋草祛风除湿、舒筋活络、补血行血，细辛散寒解表祛风止痛。故七载之疾，得以解除。

四、平肝利胆、祛痰渗湿、安神醒脑法治愈抑郁症一例

王某，男，19 岁，学生。

初诊：2001 年 10 月 3 日。

主诉及病史（其父代诉）：在烟台上学。前接校方通知，因病返乡，经观察，精神恍惚，有时语无伦次，夜间烦躁不眠。可能因同学之间有些小矛盾而酿成。

诊查：表情淡漠，问答尚能应对，无故发笑，舌质红，苔薄黄，脉象弦数。

辨证：此属肝胆火盛，痰湿凝滞，脉络不畅，脑失清灵。

治法：平肝利胆，祛痰渗湿，安神醒脑。

处方：姜夏 10g　陈皮 15g　茯苓 20g　甘草 10g　枳壳 10g　竹茹 10g　郁金 15g　明矾 10g　栀子 10g　连翘 10g　炒枣仁 30g　珍珠母 30g　菊花 30g　黄连 10g，4 剂

水煎服。

二诊：10 月 7 日，服药 2 剂时，夜间可以入睡，但时间较短，语言较一诊时顺畅条理，自语我就是头脑不清，要说的话，常记不起来。症状好转，继服前方 4 剂。

三诊：10 月 12 日，自己来院复诊，“我自感心情平静，脑子也不昏了”。但问其发病原因和疾病过程，仍陈述不清，脉弦已不数，药已中的，未做调整，前方服 4 剂。前后五诊，共服药 20 剂，病情痊愈。

【按语】罗谦甫曰：“胆为中正之官，清净之府，喜宁谧，恶烦扰，喜柔和，恶壅郁”。该因在校与同学龃龉，长期抑郁，胸怀不畅，郁久痰饮凝滞，导致情志违和，精神失常。以温胆汤除痰饮，清胸膈之热，更益以郁金明矾即白金丸豁痰通窍；黄芩、黄连、栀子、连翘清利肝胆燥湿除烦；菊花疏风清热；珍珠母、炒枣仁平肝潜阳，养心安神除烦。

五、补虚祛寒，治愈下肢冷痛一例

周某，女，46 岁。

初诊：2002 年 1 月 10 日。

主诉及病史：自半年前开始下肢冷痛，逐渐加重，治疗 2 月余，症状不见好转，且日见加重，行动困难。

诊查：神志清，舌红苔薄白，双膝以下润凉，喜热恶冷，脉沉细。

辨证：血虚寒盛，下肢逆冷疼痛。

治则：补血祛寒。

处方：桂枝 10g　白芍 20g　甘草 10g　细辛 6g　木通 10g　当归 20g　大枣 6g　鹿角胶 10g　4 剂

二诊：1 月 14 日，药后腿部感到非常舒适，原方继进 4 剂。

三诊：1 月 22 日，服药之后，下肢冷痛明显减轻。冷痛部位由上及下逐渐缩小，原方进 12 剂。

于 3 月 14 日，患者家人伴其来院就诊，顺便谈及她在服药之后，症状逐日改善。刻下双膝已不冷痛，行动自如。

【按语】本病属当归四逆汤症。三阴尽，阳未复，阴阳之气不相顺接，故脉微而厥。以当归补血，桂枝、白芍宣通阳气，调和营卫，细辛散寒止痛，木通通利血脉，又可减桂枝、细辛之温燥，大枣、甘草补益脾胃，调和诸药。另用鹿角胶补肾阴益阴血，以促进阴阳之交接。考；方以四逆命名者，有四逆散，四逆汤，当归四逆汤等，虽同名四逆，而三者理法方药各不相同。周扬俊云：“四逆汤全以回阳起见，四逆散全从和解表里起见，当归四逆汤全从养血通脉起见。”而当归四逆汤脉沉细为用药之症。

六、疏肝解郁益肾固精治愈儿童遗尿症一例

于某，男，13 岁。

初诊：2002 年 6 月 18 日。

主诉及病史（其母代诉）：自幼尿床，直至今日。每晚叫醒二次，终不免尿床，睡眠深沉，很难唤醒，下半年上中学要住校，因而切盼早日治愈，曾多次治疗未效。

诊查:神志清,营养良好,舌红苔白,关脉沉涩。

辨证:肝郁气滞,肾虚不摄。

治法:疏肝解郁,益肾固精。

处方:当归 15g　白芍 15g　柴胡 10g　茯苓 20g　白术 20g　薄荷 10g　桑螵蛸 30g　4 剂,水煎服。

二诊:7 月 18 日,服药 4 剂,遗尿止,效不更方,继服原方 8 剂,以巩固疗效。

【按语】婴幼儿遗尿,本属正常状态,至童年仍遗尿,多缘于肾气虚弱,下元虚寒,膀胱失约。观前医用药如熟地、覆盆子、益智仁、桑螵蛸、首乌、杜仲等多次服用无效。鉴于此,另辟蹊径,观其寡言语,宁静抑郁,性格内向,长期遗尿,家长时有刺耳言语,缺点在目,无法申辩,因而郁结,胸怀不畅。两关脉沉涩,脉证相合,故以逍遥散疏肝解郁,伸展气机,附以桑螵蛸益肾涩精,膀胱摄纳功能自然恢复。其母戏言,服第二剂药后,夜间自醒,呼我伴其外出小便,呼叫者主次移位,据此验证,郁解络活,小便已恢复其自主能力。后经电话询问,再未遗尿。

七、补肾益阴、健脾渗湿治愈湿浊症一例

王某,女,64 岁。

初诊:2002 年 6 月 24 日。

主诉及病史:于 4 个月前曾尿血 1 次,未经治疗,血止后,即小腹坠胀隐痛,小便频、急,尿路烧灼感。小便前后,心烦,全身不适,口干不欲饮。时有心慌气短。

诊查:神志清,精神不振,舌红嫩无苔,脉沉涩。

辨证:气阴不足,脾肾两虚,湿浊阻滞,膀胱失约。

治法:补气益阴,祛湿通络。

处方:太子参 15g　苍术 30g　覆盆子 30g　菟丝子 30g　桑椹 30g　五味子 10g　沙苑子 10g　桑螵蛸 30g　熟地 30g　枸杞 10g　黄芪 30g　肉桂 6g　黄柏 6g　琥珀 2g(研末冲服)　4 剂。

二诊:6 月 28 日,小腹隐痛减,尿频烧灼感未已,仍感体虚,心情不安,自感全身震颤。

处方:原方中加柏子仁 30g　4 剂。

三诊:7 月 4 日,小便频急微减,仍烧灼不适,全身稍轻松。

处方:于原方再加益智仁 10g、山萸肉 10g。之后,继续就诊七次,基本坚持原方。服药 40 剂,厥病始愈。

【按语】叶天士云:“淋属肝胆,浊属心肾,心火下陷,阴火上承,故溺浊不禁。”本症虽不离此范畴,但不同的是,肝胆心火并不为立,而脾虚气弱,肾阴严重不足。故以参、芪、苍术健脾益气,以沙苑子、菟丝子、枸杞、熟地、桑椹、桑螵蛸、覆盆子、益智仁等补肾益精缩小便,五味子、萸肉补益肝肾尚有收敛固涩作用,柏子仁、琥珀、炒枣仁养心益肝,并有安神作用,以小量黄柏清热燥湿,肉桂温阳化气,以解除虚寒湿热所导致的小腹部之隐痛及烧灼感。

八、透邪解郁、理脾伸阳治愈两肋痛一例

于某,女,40 岁。

初诊：2002年7月22日。

主诉：自4个月前两肋痛，如同一个气团各悬浮于左右肋。

诊查：神志清，精神正常，舌红苔薄白，脉沉弦。

辨证：肝气疏泄无力，阳郁气结属痛。

治法：疏肝理气，伸阳调逆。

处方：柴胡10g　白芍20g　枳实10g　甘草10g　郁金15g　香附15g　青皮15g　黄芩10g　丹皮10g　4剂。

二诊：7月26日，药后，症状显著好转，悬浮于肋间之气团，已感消失，只右肋稍感不适，于原方中加丹参15g，以善其后，4剂。

【按语】本证乃肝胆失于疏泄，气机不畅，以致湿热郁滞，结阻于两肋。以四逆散加味，疏肝之阳。柴胡透解郁热，白芍养血柔肝，甘草调和诸药，配白芍缓急止痛，枳实下气除痞，与柴胡升降并用。郁金、香附、青皮疏肝理气，黄芩、丹皮、丹参清热凉血散瘀，则阴阳调和而病愈。

九、芳香化浊、清热解毒、祛暑利湿治愈乙型脑炎一例

仲某，男，16岁，学生。

初诊：1957年8月15日。

主诉及病史（其父代诉）：于4天前头痛发热，第二天下午加重，不省人事，有时抽风。

诊查：神识昏迷，颈项强直，抽搐痉挛，听诊心肺（一），提睾反射消失，巴氏征（＋）克氏征（＋），舌红苔白，脉弦数，体温39.6℃，实验室诊断：白血球$12000/mm^3$，中性78％，淋巴22％，脑脊液：糖50mg％，气化物700mg％，蛋白（一），白细胞$80/mm^3$。

辨证：暑湿熏蒸，三焦火盛，脑失清灵，神昏痉挛。

治法：芳香化浊，祛暑渗湿，辛凉解表，清热解毒。

处方：生石膏60g　知母15g　连翘15g　石决明15g　牛子12g　钩藤30g　菊花20g　公英30g　丹皮12g　赤芍10g　粳米10g　全蝎1.5g　蜈蚣1.5g（研末冲服），水煎200ml，每6小时鼻饲100ml。

二诊：8月19日，高热神昏，抽搐痉挛，舌红苔白腻而厚，脉弦数，体温39.7℃，乃湿邪壅盛，原方稍作调整，再加芳香化浊，利尿渗湿，冀转危为安。

处方：生石膏60g　知母15g　双花30g　牛子12g　钩藤30g　菊花20g　青蒿20g　滑石30g　藿香10g　佩兰10g　石菖蒲10g　全蝎1.5g　蜈蚣1.5g（研末冲服）　粳米10g　水煎200ml，每6小时鼻饲100ml。至8月23日，体温逐渐降至37℃，症状全部缓解。继续治疗观察2日，一切正常，痊愈出院。

【按语】乙型脑炎即祖国医学之暑、湿、温症，《邱氏温病学》云："温病最怕发热不退及痉厥昏蒙神昏，久不清为绝症。"乃急投大剂量之白虎汤加味，以期速效，但在服药4天之后，高热神昏不减。舌现白腻厚苔，乃暑湿伤气，肺先受病，湿乃舌浊之物，热为之熏蒸，蒸淫之气，上迫清窍，则高热不退，神识昏迷，乃在原方清热解毒的基础上，加石菖蒲、藿香、佩兰芳香化湿，疏散表邪，开窍宁神，清蒿、滑石清热解暑，同加味白虎汤，共奏宣肺解表，化气渗湿，清热解毒之效，于是高热退神志清，诸症缓解。石膏、知母清热泻火除烦止渴润燥，牛蒡子、菊花疏风散热解

毒，赤芍、公英、丹皮、双花、连翘清热解毒，凉血散结，钩藤、蜈蚣、全蝎、石决明熄风止痉，粳米和胃解诸药之寒。

【编者评注】于鹄忱老先生受业于华北国医学院，根基颇深，几十年临证，心得经验亦丰。本书所收载的九则医案，个个见功力。辨证精审，立法得当，用药看似平淡，疗效却很神奇。其中借鉴先贤者，自然而巧含蕴致，读者认真玩味能无启迪乎？

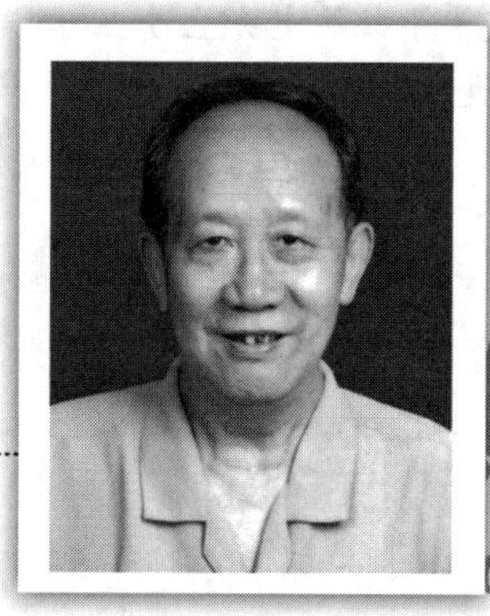

王翘楚医案

【生平传略】

王翘楚，男，1927年2月出生，汉族，江苏省海安县人，师承江苏南通名医陈树森(内外科)，悬壶后屡起沉疴，声誉鹊起。历任上海市徐汇区第二联合诊所所长，上海市第六人民医院、徐汇医院外科住院医师、中医科中医师、上海市卫生局科研处副科长、中医处副处长、正处调研员，上海市中医学会副秘书长、上海市中医文献馆馆长、上海职工医学院兼职教授、全国针麻研究会副理事长、中国中西医结合学会管理专业委员会理事、中国民间中医药研究协会理事、上海市中西医结合学会常务理事、北京光明中医学院顾问、上海市高级职称评审委员会中医专业组成员、卫生部国家中医药管理局中医基础理论研究组专家鉴定委员会委员等职。1995年被评为上海市名老中医，1996年被评为全国名老中医药专家学术经验继承班指导老师，享受国务院有突出贡献专家特殊津贴。现任上海市中医医院专家顾问委员会副主任、中医临床病理和科研方法研究室主任、上海市中医失眠症医疗协作中心主任、上海市中西医结合学会常务理事、上海中医药大学兼职教授。从医50余年，擅长中医内科杂病、临床科研和教学，崇尚中医“天人相应”理论，认为人体阴阳与自然界阴阳消长规律同步运行，不可违背，顺之则生，逆之则害，对临床具有重要指导意义。在临床上提出：“脑主神明、肝主情志、心主血脉”的辨证论治学术思想，立从肝论治为法，治疗各种原因引起的失眠症、抑郁症、焦虑症、神经衰弱、抗精神病药物、安眠药物副作用引起的药源性综合征及其相关的心脑血管病、脾胃病、更年期综合征等内科杂病，采用辨证与辨病相结合，复方与单味药制剂相结合，收效颇好。对民间医药萱草花、花生叶治疗失眠症颇有研究，从生药、药理、毒理、药化等方面做了系统研究，积累了大量资料，正在向新药开发研究。另对中医药科研思路方法和管理有一定研究，发表论文30余篇，主编《中医科技管理学》、《医林春秋——上海中医、中西医结合发展史》、《中医药科研方法》等五部，获奖成果有《中医中西医结合科研管理的探讨》、《针麻研究思路与方法》、《萱草花治疗失眠症临床疗效与实验研究》、《花生枝叶治疗失眠症临床疗效和有关药学研究》等科技进步奖四项、荣誉奖三项。

一、平肝解郁、清热安神法治疗失眠一例

罗某，男，40岁，已婚，经理。

初诊：2001年4月9日。

主诉及病史：失眠10余年，加重2年。始于精神过劳，曾服多种安眠药，现每晚服佳静安定2粒，夜睡2～3小时，不服则睡2小时，白天头晕胀、耳鸣，肩背酸痛，肌肉常跳动。时有胸闷心慌，颈部扳牵、手麻，口干，纳可，大便日行。

诊查：脑血管血液动力学：脑血管痉挛或狭窄，弹性减退，供血不足。PET：左脑颞叶、双侧小脑后叶代谢程度减低。MRI：C_{5-6}颈椎间盘突出；乙肝小三阳。结节性血管炎。苔黄腻，舌质偏紫，脉细微弦。BP：120/80mmHg。

诊断：1. 失眠；2. 颈椎病；3. 脑血管硬化；4. 结节性血管炎；5. 药物毒副作用。

辨证：肝郁瘀热交阻。

治法：平肝解郁，活血清热安神。

处方：桑菊各15g　天麻10g　钩藤$_{后下}$15g　葛根30g　川芎15g　蔓荆子20g　柴胡10g　龙牡各30g　郁金15g　菖蒲10g　灵磁石$_{先下}$30g　焦山栀15g　银翘各15g　赤白芍各15g　丹参30g　夜交藤30g　合欢皮30g　远志肉10g　朱灯芯3g　蝉衣6g　7剂

落花安神合剂　3合　1支qd. po　2支qN. po

二诊：4月16日，服中药后即改服佳静安定1粒，夜睡3～4小时，头晕减轻仍有耳鸣，颈部扳牵不适，时肢体肌肉跳动，手麻，苔转薄微黄，舌质偏暗，脉细。

处方：前方去桑菊各15g，加僵蚕10g，7剂。

落花安神合剂3合　1支qd. po　2支qN. po

三诊：4月23日，本周改服佳静安定1/2粒，夜睡4小时，颈部扳牵缓解，肌肉跳动时有。前额时酸痛。苔薄微黄腻，舌质暗红。咽红(+)，脉细。

处方：前方7剂。

落花安神合剂3盒　1支qd. po　2支qN. po

四诊：4月30日，停服佳静安定，现夜睡5小时，头晕乏力，耳鸣好转，肢体肌肉跳动，手麻时有，结节性血管炎时发作(华山医院仍服异烟肼治疗)苔根黄腻，舌质微暗红，脉细。BP：120/75mmHg。

处方：前方去朱灯芯，加茯神30g，7剂。

五诊：5月7日，睡眠尚可，夜睡5～6小时，耳鸣减轻，时有头晕，肢体肌肉跳动，手麻少，口稍干，大便日行，异烟肼已停服。苔微黄腻，舌质微暗红，脉细。

处方：前方续进7剂。

六诊：5月14日，上药后头晕好转，耳鸣缓解，肢体肌肉跳动少，睡眠基本恢复，夜睡6～7小时。BP：105/70mmHg。苔薄微黄，舌质暗红，脉细。

处方：前方7剂，以巩固疗效。

【按语】本例因患颈椎病，脑供血不足和抗结核药(异烟肼)加精神过劳引起失眠加重。曾服多种安眠药。效果不好，每晚服佳静安定2粒，仅能睡2～3小时，不服则1～2小时，白天头晕头胀。耳鸣，颈部扳牵，手时麻，肢体肌肉走串跳动，口干，纳可，大便日行，苔黄腻，舌质偏紫，脉细微弦。证属：肝郁阳亢，郁热交阻。治以平肝潜阳活血清热安神。服药1周后，即减服

佳静安定1粒，头晕胀减轻，失眠改善，夜睡3～4小时，舌苔薄微黄，舌质微暗，脉细。可见肝郁阳亢之势已缓解，瘀热交阻之像亦好转。唯仍觉肢体肌肉跳动，颈部扳牵，手抖系肝郁化风之证仍未解除，故在前方中去桑叶、菊花，加僵蚕以配蝉衣增强熄风之效。三诊后继续递减佳静安定，直到停服。一夜可睡5～6小时，耳鸣、颈部扳牵，手抖肌肉跳动等亦逐步缓解，自觉睡眠恢复，夜睡6～7小时，其他症状也有相应显著改善。总体来看，此例病程加重2年，曾服多种安眠药无效，且因其副作用(异烟肼)干扰神明及其他脏腑功能，历经2年不愈，病情逐步加重。平肝解郁熄风、活血清热之剂治疗1月余，即诸症均减，睡眠基本恢复，堪称显效。

二、平肝解郁、活血安神法治失眠一例

孙某，女，58岁，已婚，退休。

初诊：2001年1月19日。

主诉及病史：失眠4年。4年前绝经前后即就失眠，并潮热、自汗等症状。妇科检查示：雌激素偏低，服维尼安，开始有效，后无效。现夜睡2～3小时，头晕，心烦易怒，口干，周身关节及脚跟痛。胃纳可，大便日行。

检查：苔薄微黄，舌质浅紫，脉细微弦。BP：115/80mmHg。

诊断：1. 失眠症；2. 更年期综合征。

辨证：肝郁瘀阻，肾气不足。

治法：平肝解郁，活血安神兼益肾气。

处方：天麻10g　蝉衣6g　桑菊各15g　葛根30g　川芎15g　龙牡各先下30g　郁金15g　柴胡10g　菖蒲10g　赤白芍各15g　补骨脂10g　骨碎补10g　丹参30g　威灵仙30g　仙灵脾15g　合欢皮30g　远志肉10g　夜交藤30g　朱灯芯3g　14剂

落花安神合剂3盒　1支qd. po　2支qN. po

二诊：2月2日，睡眠恢复正常，夜睡7～8小时，仍有头晕、周身乏力，腰背酸痛，苔薄，舌质暗，脉细弦。前方有效，再加减续进。

处方：前方加僵蚕10g，山萸肉10g，羌独活各10g，杜仲15g，14剂。

三诊：2月16日，睡眠如前正常，周身酸痛、脚跟痛亦好转，尚时有心烦，胃纳可，大便日行。苔薄，脉细微弦。再续前方14剂，以巩固疗效。

处方：前方14剂。

【按语】此例因更年期综合征引起失眠，服雌激素开始有效，后无效，主要表现严重失眠，心烦易怒，周身关节及脚酸痛。实属：肝郁肾虚之症，治当平肝解郁、活血补肾，标本兼治。方用平肝解郁活血之品以治标，再加仙灵脾、补骨脂、骨碎补、杜仲等以补肾治本，配以落花安神合剂以增强镇静安神之功，果收良效，二诊即恢复正常，1夜睡7～8小时，继续服药3月余，睡眠巩固，周身关节及脚酸痛等肾虚现象亦明显改善。

三、平肝潜阳、活血安神法治失眠一例

李某，男，73岁，已婚，退休工人。

初诊：1999年12月6日。

主诉及病史：失眠6年。6年前因情志不悦而失眠，继则情绪消极、抑郁。曾住上海市精

神病院诊断为抑郁症，服麦普替林、舒乐安定等药，病情缓解出院。2月前又因情志不悦引起复发，再住精神病院治疗2个月，服优克、舒乐安定等，因症状改善不明显，遂出院。现仍继续服优克、舒乐安定等药，但1夜只睡2～3小时，不服则通宵不眠，白天头晕、心烦不安，情绪低落，消极厌世，时有自杀念头，少言寡语，动则自汗，纳可，二便调。有高血压史，常服珍菊降压片。

检查：面色灰暗，两目呆滞。苔黄厚腻，舌紫暗，脉细弦。SDS抑郁量表检测：58分。BP：160/90mmHg。

诊断：1. 复发性抑郁症；2. 失眠；3. 高血压。

辨证：肝郁阳亢，瘀热交阻。

治法：平肝潜阳，解郁活血清热安神。

处方：柴胡10g　生铁落先下30g　生龙牡各先下30g　天麻10g　钩藤15g　郁金15g　菖蒲10g　淮小麦30g　甘草10g　葛根15g　杭白芍15g　丹参30g　夜交藤30g　朱灯芯3g　7剂

落花安神合剂3盒，1支qd. po，2支qN. po。

二诊：12月13日，药后症状改善不明显，仍觉情绪低落，心烦不安，夜睡2～3小时，自汗，烦热，纳可，二便调。苔黄厚腻，舌紫暗，脉细弦。BP：150/90mmHg 再拟平肝解郁活血固表之剂。

处方：前方加必桃干15g、黑大豆30g，7剂。

落花安神合剂3盒，1支qd. po，2支qN. po。

三诊：12月20日，家属代诉：上药服后仍不见显效，但自汗减少。又再去精神病院心理咨询门诊，改服百忧解，1日1片。药后1天嗜睡，卧床不起，问之，回答模糊不清，家属要求再服中药。即予前方加蝉衣6g、僵蚕10g，以增平肝熄风之效。减去必桃干、黑大豆。

处方：前方去必桃干、黑大豆，加蝉衣6g、僵蚕10g，7剂。

落花安神合剂3盒，1支qd. po，2支qN. po。

四诊：12月27日，改服上药后，家属自停舒乐安定和百忧解，神志逐步清醒，并能起床活动，语言对答也如常人，睡眠恢复，1夜睡4～5小时，多梦易醒，白天偶有自杀念头。苔转薄黄微腻，舌暗红，脉细微弦。

处方：前方7剂

落花安神合剂3盒，1支qd. po，2支qN. po。

五诊：2000年1月3日，昨天晨起突然不能站立，手足抖颤，不能步行，意识清楚。用轮椅推来门诊。检查：语言对答如常，两膝反射正常，下肢痛觉、触觉存在，二便正常。苔微黄腻，舌暗，脉细微弦。BP：150/90mmHg。

拟诊：抑郁症癔病性截瘫，仍属肝郁化风，瘀热交阻所致。

处方：前方去生铁落，加焦山栀15g、银翘各15g，7剂。

落花安神合剂3盒，1支qd. po，2支qN. po。

六诊：1月10日，上药服后第二天早晨即能下床站立行走，步态恢复，心情亦平静，自杀念头消失，睡眠正常，夜睡7～8小时，二便调。苔薄微黄，舌微暗，脉细微弦。

处方：前方7剂。

落花安神合剂3盒，1支qd. po，2支qN. po。

至此，连续上方服至4月10日，病情未再复发，睡眠好，心情平静，语言对答如常，唯时稍有头晕，血压时稍高，二便调。苔薄微黄，遂改用解郁Ⅰ号加落花安神合剂续服，以巩固治疗，随访观察。直至2001年11月26日随访：珍菊降压片服维持量，一般情况好，夜睡6～7小时，心情平静，二便调。血压160～150/90～80mmHg之间。

【按语】患者为复发性抑郁症，一般认为较为难治，且因精神病院服过多种抗抑郁、安眠药，效果不显，加之药物有副作用和依赖性，致病情更加复杂多变，故开始先投平肝潜阳解郁活血之剂，其效果不显。但由于辨证定性定位准确，坚持以平肝潜阳、解郁活血、熄风清热安神为基础加减应用，加之家属配合较好，及时停服西药单服中药，所以，坚持服药3周后方逐步见效，继则仍能坚持服用，前后共4月余，病情巩固。随访观察2年余，除因有高血压，常服珍菊降压片外，其他抗抑郁、安眠药均不服，完全依靠中药而巩固了疗效。家属及其本人均十分高兴。

【编者评注】王翘楚主任医师擅治内科杂病，尤其对失眠、抑郁症、焦虑症、神经衰弱等神志疾病有独到之处。本集所录其治愈3则失眠病案均属失眠严重者，分别有4年、6年、10年的病史。除失眠外还伴有其他疾病，如颈椎病，脑血管硬化、更年期综合征、抑郁症、高血压等，治疗方法除采用平肝解郁、清热安神之常规疗法外，均加用了医者自制的“落花安神合剂”其主要成分为花生枝叶、萱草花等，无疑具有一定特色。

王新陆医案

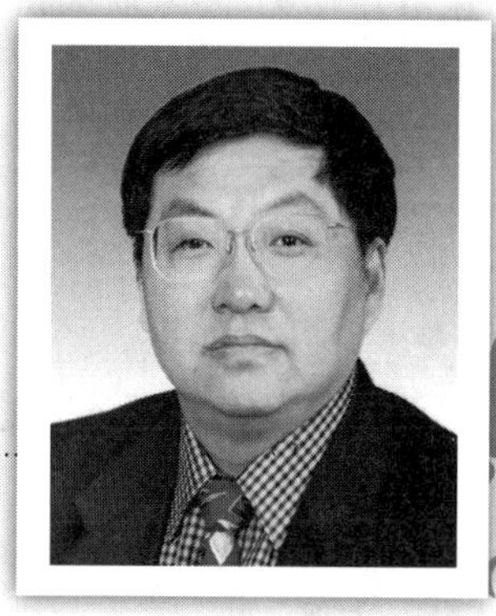

【生平传略】

王新陆，1949年生，汉族，湖南湘潭人。教授，主任医师，博士研究生导师。曾就读于山东中医学院，从师中医名家徐国仟先生、李克绍先生，1981年获得医学硕士学位。多年来，王新陆教授一直从事临床、科研、教学及管理工作。曾任山东省烟台市中医医院院长、烟台市卫生局副局长，烟台市副市长。现任山东中医药大学校长，全国中医心血管学术委员会委员，全国中风病学术委员会理事。近期主要学术成果：①消炎灵糖浆临床及实验研究（山东省2000年医学科技进步三等奖）；②《伤寒论》研究多媒体系统（山东省2000年科技进步二等奖）；③舒尔胃冲剂的临床与实验研究（2000年已经通过山东省卫生厅鉴定）；④祛脂护肝丸的药理研究（山东省2001年科技进步三等奖）；⑤清肺饮排毒机理研究（山东省高校优秀科研成果三等奖）。发表学术论文数十篇，出版专著十余部。目前承担国家自然基金资助课题1项，国家中医药管理局资助课题1项，山东省科委资助课题1项。他长期从事中医内科临床工作并积累了丰富的临床经验，尤其擅长内科杂病和疑难病的诊治，曾多次应邀到国外讲学。

一、从肺论治脱发一例

关某，女，32岁，已婚。

初诊：1995年10月6日。

主诉及病史：脱发半年。患者曾患肺结核，经用抗痨药物治疗后好转，但随之出现脱发，遍求医治，多与滋补肝肾之剂，如七宝美髯丹之类，收效甚微。

诊查：面色皖白，毛发稀疏，干枯无泽。舌体胖大，有齿痕，舌质偏红，苔少，双脉沉弱，尤以寸脉为甚。

辨证：肺之气阴双亏。

治法：养肺阴，益肺气。

处方：党参10g　黄芪10g　天门冬6g　何首乌15g　沙参10g　当归15g　芍药10g

黑芝麻15g　阿胶10g(烊化)。并嘱患者少食过苦过甜之物。服上方1周后,可见有新发产生,继服1个月,可见新生之发黑润有泽,原方炼蜜为丸,又服1月以善其后。

【按语】临床治疗脱发,医者多从肝肾论治。殊不知肺之盈虚与脱发关系也很密切。《素问·五脏生成》云:"肺之合皮也,其荣毛也。"本例患者久患肺结核,肺之气阴亏虚并见,其舌脉也充分说明补肺气,益肺阴是治疗本例脱发的最佳方法。《素问·五脏生成》又云:"多食苦则皮槁而毛拔,……多食甘则骨痛而发落,此五味之所伤也。"故嘱其勿贪食过苦过甜之物。

(周永红整理)

二、清心经之热治愈怪病一例

张某,女,47岁,已婚。

初诊:2001年4月15日。

主诉及病史:舌麻、口拙10余日。10余日前,患者偶感风寒,经治而愈。随即出现舌麻、口拙,多处求医,有医者云为"腔隙性脑梗死",但未获影像学支持,皆云此为怪病。就诊时患者自诉口舌笨拙,舌麻舌胀,苦不堪言。

诊查:舌尖红,舌苔黄燥,双脉滑,寸脉稍数。

辨证:热郁心经,表邪未解。

治法:清热润燥,解表祛风。

处方:莲子心6g　黄连6g　黄芩10g　竹叶6g　麦冬6g。只服3剂,霍然而愈。

【按语】"舌为心之苗",《素问·阴阳应象大论》云:"心主舌。"舌之病症与心关系密切。本例虽为因外感而起,但清泄心经之热而获速效,充分说明了这个问题。《素问·阴阳应象大论》又云:"治病必求于本。"方中莲子心为独清心经之热而设,吴鞠通《温病条辨》云:"莲心,由心走肾,能使心火下通于肾,又回环上升,能使肾水上潮于心。"加之他药配合,共奏清热润燥,解表疏风之功。

(周永红整理)

三、滋补肝肾、益脑填髓法治疗脑梗死后遗症一例

秦某,男,67岁,已婚。

初诊:1998年4月16日。

主诉及病史:右侧肢体活动不灵20个月。20个月前,患者因恼怒过度而致脑梗死,当时曾出现意识不清、头痛呕吐,在某医院住院治疗,经治后病情好转,意识转清,头痛消失,但仍遗留有肢体无力、麻木,时作眩晕,血压不稳,高则210/130mmHg,低则130/70mmHg。遍治无效,蹉跎日久,皆言已无康复可能。

诊查:就诊时患侧肢体疼痛、麻木重滞、手足肿胀,头晕耳鸣,舌强语謇,大便艰涩。右侧肢体肌力为Ⅲ级,颅脑CT示左侧基底节区液化灶、脑萎缩。舌质偏红,苔少,脉细数。

辨证:肝肾阴虚,脑萎髓空。

治法:滋补肝肾,益脑填髓。

处方:何首乌30g　草决明30g　桑寄生15g　海马6g　淫羊藿6g。此方加入赋形剂制成便于服用的浓缩片剂,每次6粒,日3次。服用6周后患者诸症大有好转,右侧肢体肌力

为Ⅳ级，血压平稳，它症消失。此方继服以巩固疗效。

【按语】本例中风于年高之时，叶天士云："高年五液皆少，不主涵木。"阴亏于下，不能上充于脑髓，脑萎髓空，而致时作眩晕，不仅半身不遂、口舌歪斜，日久不复，且恐有复中之虞。当以滋补肝肾，益脑填髓为主要治法。方中何首乌可补肝肾、益精血，《本草纲目》云："此药味苦涩，苦补肾，温补肝，涩能收敛精气，所以能养血益肝，固精益肾……为滋补良药，不寒不燥，功在地黄、天门冬诸药之上。"桑寄生得桑之余气而生，质厚而柔，不寒不热，为补肾利血之要要，可以益肝肾、强筋骨，决明子既补肝肾又清肝热，二者助何首乌以达滋补肝肾之功。海马和淫羊藿均可温补肾元，《本草经疏》谓淫羊藿"温能通气行血"，阳气充足，阴津得以上承，收阳中求阴之效。诸药合用，可滋补肝肾，益脑填髓以图治中风之根本，阴血濡涵，则刚木柔，脑髓得充，而无暴戾之变。本病日久难愈，需要长期治疗，故予以浓缩片剂，徐徐进补，用药平和，稳中求效。

（周永红整理）

四、通络行血醒神法治愈颈型高血压一例

王某，男，49岁，已婚。

初诊：1999年4月2日。

主诉及病史：头晕反复发作3年，加重2天。患者长期从事文字工作，伏案日久，致头目眩晕、视物旋转、耳鸣重听、颈项板滞、动则欲吐，颈椎摄片示颈椎骨质增生、生理曲度变直、椎间隙狭窄，TCD示椎一基底动脉供血不足。血压长期在140～150mmHg/100～110mmHg，遍服降压药无效。

诊查：舌质暗、苔白，脉细涩。

辨证：络脉瘀阻、血滞不畅、脑神不清。

治法：通络行血醒神。

处方：葛根30g　桑枝15g　桑叶15g　川芎10g　牛膝15g　丹参30g　僵蚕15g　蝉蜕6g。3剂药后，患者头目清利，仅感颈项板滞，上方加自然铜30g，鸡血藤15g，又进3剂，已无不适，连日来血压正常。上方化裁配制1料水丸，服用1月，诸症皆消，嘱其注意颈部保健，并教其颈保健操1套，随访2年，坚持锻炼，再无复发。

【按语】颈型高血压治疗较为棘手，一般降压药效果较差。本例患者长期伏案工作，血滞不畅，络脉瘀阻，导致脑神失养，脑神不清，故而时有眩晕。本方通络行血醒神，药到病除。

（周永红整理）

五、制木安金法治愈咳嗽一例

张某，54岁，女，已婚。

初诊：1999年11月24日。

主诉及病史：咳嗽4月余。患者平素性情急躁，4月前患者恼怒郁闷后偶感风寒，随之咳嗽不止。咳嗽时轻时重，每因情志不畅而加重。咳嗽时痰少而粘，常感痰结咽喉，是有阵发性呛咳或阵咳，咳甚则气憋面赤，胸闷，两胁隐痛，且有恶心欲吐之感。口苦便结，烦躁易怒。曾服多种抗生素和止咳糖浆无效。

诊查：舌质偏红，苔薄白，脉小弦。

辨证:木郁伐金,气滞痰阻。

治法:制木安金,调气化痰。

处方:柴胡 10g　郁金 10g　青皮 6g　旋覆花 6g(包煎)　代赭石 30g　黄芩 15g　炙紫菀 10g　橘红 15g　瓜蒌 15g。服上方 3 剂后咳嗽明显减轻,再服 3 剂而愈。嘱其调情志,戒恚怒。再无复发。

【按语】"五脏六腑皆令人咳,非独肺也。"肝与肺乃人体升降之枢纽。肺居上主降,肝居下主升,况肝经循行布胁肋,其支者由下而上贯膈肺。怒气伤肝,肝失疏泄,上逆侮肺,气逆作咳。此咳因于肝,关乎肺,故当制木安金,调气化痰。肝木得平,肺金得安,气行痰消,咳嗽不作矣。

(周永红整理)

六、化浊行血法治愈脂肪肝一例

李某,男,34 岁,已婚。

初诊:1996 年 7 月 28 日。

主诉及病史:右胁胀闷不适半年。患者从事营销工作,平素颇多应酬,常常饮酒、进食肥甘厚味,近半年来渐感右胁胀闷不适,有时隐隐作痛,伴胸脘满闷,纳呆倦怠,大便粘滞不畅。B 超示重度脂肪肝,血脂学检查示胆固醇、甘油三酯、低密度脂蛋白均增高、血流动力学检查示高粘滞血症。

诊查:患者形体肥胖,舌苔厚腻、舌质暗,脉滑。

辨证:血浊不清。

治法:化浊行血。

处方:路路通 10g　虎杖 30g　荷叶 10g　焦山楂 30g　决明子 15g　赤芍 15g　酒军 6g　何首乌 10g　水蛭粉 3g(冲服)。初服药时患者大便稍稀,日 2～3 行,后渐正常。10 剂药后,患者诸症消失,舌苔薄白。上方化裁继服 5 周,患者心舒体轻,体重减少 5kg。复查 B 超、血脂、血流动力学均已恢复正常。嘱其调整饮食结构以防复发。

【按语】生活水平的提高,饮食结构的改变,导致脂肪肝、高脂蛋白血症日益增多。本例患者过多进食膏粱厚味,肥甘醇酒,导致血浊不清,瘀滞脉络,而发本病。其治疗当以化浊行血为法,配合饮食结构调整,戒酒食,远肥甘。

(周永红整理)

七、调血行滞法治愈黄褐斑一例

钱某,女,35 岁,已婚。

初诊:1994 年 11 月 1 日。

主诉及病史:面部出现黄褐色斑片 1 年。患者近 1 年来面颊部不明原因出现对称性黄褐色斑片,颜色逐渐加深,面积逐渐扩大,每于夏季或经前期加重。

诊查:就诊时患者双颊部已呈深褐色,表面光滑,边界尚清楚,伴有胸闷不适,心烦易怒,纳呆食少,夜寐欠安,月经不调。舌质暗淡,有瘀斑,苔薄白,脉弦细。

辨证:血滞不畅。

治法:调血行滞。

处方：当归10g 红花10g 白芍10g 玫瑰花10g 厚朴花6g 玳玳花6g 柴胡6g 葛花6g 菊花6g 女贞子10g 旱莲草6g口服；并予十白美颜膏外敷：白丁香、白附子、白芷、白蔹、白鲜皮、白及、白菊花、白术、白芍、白薇各等份研成极细末，凡士林调和成膏，每晚洁面后外敷。经治1月后，患者颜面深褐色明显减轻，身轻神爽，月经正常，继服2月，患者面部红润，光洁无瑕。

【按语】黄褐斑好发于中年女性，多与日晒、情志不畅密切相关。本方可起到调血行滞，疏理气机，养颜美容的作用，用于治疗本病效果较好。

（周永红整理）

八、巧用援药治愈哮喘一例

季某，11岁，男。

初诊：1994年11月6日。

主诉及病史：喘息反复发作6年。患者自幼患过敏性哮喘，每遇寒冷则诱发，发作时以夜间为甚，用氨茶碱、糖皮质激素等可收暂效。近1年来发作更加频繁，每月数次，常持续数天。

诊查：来诊时患者哮喘持续不解，胸满气急，昼夜不能平卧，喉间痰鸣漉漉，颜面及口唇发绀，不思饮食，大便2日未行。舌质偏暗、苔白腻，脉滑数，听诊双肺满布哮鸣音。

辨证：痰湿蕴肺。

治法：化痰平喘。

处方：陈皮6g 半夏3g 茯苓6g 黄芩10g 橘红10g 鲜竹沥5g 穿山龙10g 淫羊藿6g。2剂后症状明显减轻，继服1周诸症消失。嘱其次年秋季服药10天以防复发。随访数年，再无发作。

【按语】过敏性哮喘与大气污染密切相关，致敏源直接导致了过敏性哮喘的产生。方中陈皮、茯苓、半夏化痰祛湿；黄芩清泄肺热，张洁古云其"利胸中之气，消膈上痰。"鲜竹沥清热降火，滑痰利窍；橘红散寒燥湿，理气化痰。化痰与理气兼顾，既寓治痰先治气之意，又使升降复常，有助于肺气之开合。穿山龙、淫羊藿为援药。援药是现代药理研究证实，可直接作用于靶器官，对主病主症起作用的药物。现代药理研究证明，穿山龙和淫羊藿均有明显的镇咳、平喘、祛痰作用，还有明显的抗病毒以及改善免疫功能的作用。用于过敏性哮喘治疗效果颇佳，因此将其用于本方作为援药，使其直达病所。

（周永红整理）

九、化饮逐水法治愈脑积水一例

刘某，48岁，男，已婚。

初诊：1997年10月21日。

主诉及病史：外伤后头痛2年余。患者2年前外伤后随之头痛，CT示脑积水。曾数次行脑脊液引流术，但屡治屡发，不堪其苦，求治中医。

诊查：现患者常感头痛头晕，嗜睡喜卧，胸脘满闷，大便时溏，或有粘涎。形体肥胖，舌苔白腻水滑，舌质胖大，脉沉而滑。

辨证：水饮上逆。

治法：攻逐水饮。

处方：予十枣汤原3味等份为末，装入胶囊，每服0.5g，日2次，每以大枣煎汤送服。如此1周，共泻下10余次，泻下后头目转清，头痛立止。继以苓桂术甘汤化裁服之而收全功。

【按语】外伤性头痛并非必为血瘀。此即为水饮上逆而致头痛，十枣汤峻剂攻逐，饮化水除，头痛得缓，正如张子和云："饮当去水，温补反剧"，"陈莝去而肠胃洁，癥瘕尽而荣卫昌，不补之中，有大补者存焉。"但需要注意的是，攻下法当注意顾护正气，中病即止，续以缓剂以收全功。苓桂术甘汤方中茯苓健脾渗湿、祛寒化饮；桂枝温阳化气，既可温阳以化饮，又可化气以行水，且兼可平冲降逆，与茯苓相伍，一温一利，实有温化渗利之妙用；水湿源于脾，脾虚则水湿生，故以白术健脾燥湿、助脾运化，俾脾阳健旺，则水湿自除；甘草益气和中，共收饮去脾和、湿不复聚之功。

（周永红整理）

十、滋阴补肾法治愈头痛一例

王某，39岁，女，已婚。

初诊：1998年7月16日。

主诉及病史：头痛缠绵10余年，每至夏季而发，白昼较重，入暮减轻；烦劳加重，休眠减轻；日晒加重，阴雨则缓。医者每予川芎茶调散、加味四物汤等，屡试无功。

诊查：舌质舌苔一如常人，但双侧尺脉稍弱。

辨证：肾阴亏虚，髓海不充。

治法：补肾填精。

处方：熟地10g　山药10g　山茱萸10g　枸杞子6g　人参6g（另炖，兑入）　当归6g　杜仲6g，上方4剂后头痛减轻，继以上方化裁，配丸药1料，服用1月而收全功，随访数年无复发。

【按语】《景岳全书》云："考之《中藏经》曰：阳病则旦静，阴病则夜宁。阳虚则暮乱，阴虚则朝争……阴虚喜阴助，所以朝重而暮轻……"，此患者头痛有夏剧冬缓、昼剧暮缓、晴剧阴缓、劳剧静缓的特点，夏、昼、晴、动皆属阳，冬、暮、阴、静俱属阴，病得阴而安，遇阳则甚，故属阴虚无疑，投以大补元煎，方中熟地、山药、山萸肉、枸杞补肾填精，人参、当归益气养血，杜仲益肾强腰，共奏滋阴补肾之功。正如朱丹溪所言："阴常不足，阳常有余，宜常养其阴，阴与阳齐，则水能制火。"脑为髓之海，肾主骨生髓，肾精得充，头痛止而有期矣！

（周永红整理）

十一、外治法治愈局限性硬皮病一例

李某，36岁，女，已婚。

初诊：1995年8月9日。

主诉及病史：皮肤局限性肿胀、硬韧半年。半年前，患者发现躯干部有多处皮肤局限性肿胀，初起时为淡红斑，边缘略高于皮面，扩大后边缘呈紫红色环，中心渐硬化，病变部呈黄白色，无皱纹，触之有硬韧感，曾就诊于某医院皮肤科，确诊为局限性硬化病，经用激素类药物局部封闭无效。

诊查：舌体胖大，舌质暗，苔黄腻，脉沉，双尺脉尤甚。

辨证：瘀血阻滞，热毒内蕴。

处方：大黄 10g 黄药子 10g 炒山栀 10g 红花 10g 冰片 6g 蜘蛛 5 只。上药共为细末，选择合适大棉布一块，上置一层薄薄的干净棉花，将药末均匀撒于棉花之上，取一较细竹筷，将棉布裹紧于竹筷周围，外缠细麻绳做成一药棒，每天轻轻敲打患处 3 次，每次 20 分钟，每周治疗 6 天，经治疗 40 余天后患者病情明显好转，皮肤硬韧感消失，肿胀减轻，2 个月后完全恢复正常。

【按语】外治法治疗奇难杂症，具有简便验廉的优点，而且可免去服药之苦，使药直达病所，与内服法异曲同工，甚至为内服药力所不及，又可减轻药物的毒副作用。正如吴师机所云："外治之理，即内治之理，外治之药，亦即内治之药，所异者，法耳。"硬皮病是以皮肤进行性肿胀、硬化，最后发生萎缩为特征的疾病，分为系统性硬化和局限性硬化两种，病因尚未明了，无特异性治疗办法，属于"皮痹"范畴。本病多由肾阳不足，气虚血瘀，复感外邪，入里化热，热毒与瘀血壅结、阻滞于皮肤肌肉，导致痹塞不通、营卫失和而致，故用本方活血化瘀，清热解毒，药证相投，可获全功。

（周永红整理）

【编者评注】王新陆教授年富力强身兼行政重担而不放弃临床。积累了丰富的临床经验而又勇于创新，难能可贵。本集所收 11 则医案中遣方用药十分明确。可以反映他擅长内科疑难杂病的诊治。

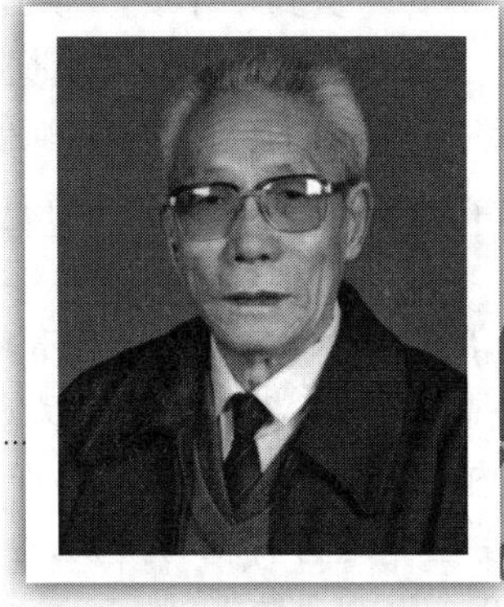

张珍玉医案

【生平传略】

张珍玉，男，1920年11月4日生，汉族，山东省平度县人。出身于中医世家，16岁随父学医。1956年调至济南山东中医研究班学习，1957年调至山东省中医进修学校任教，1958年作为高水平师资培养对象，被选派到南京参加国家卫生部主办的中医教学研究班。1959年调入山东中医学院执教，山东中医药大学中医基础理论学科创始人。历任国家卫生部高等医药院校中医专业教材编审委员会委员，《中医杂志》特约编审，中国医药学会《黄帝内经》、《中医基础理论》专业委员会顾问，山东省卫生厅医学科学委员会委员，山东省高等学校教师职务评审委员会委员，山东省自然科学基金委员会学科组成员。1991年获全国优秀教师称号，山东省第四、五、六届政协委员，1992年山东省人民政府授予山东省科技兴鲁先进工作者荣誉称号，1994年获山东省卫生系统先进工作者荣誉称号，1999年获山东中医药大学终身教授荣誉称号。50多年来，一直致力于中医临床、教学和科研工作，主编书目有《实用中医基础理论学》等20部，发表论文有“脱发治肺”等60余篇，主持指导完成及获奖的科研课题有“肝气逆、肝气郁两证的实验研究”等。现任山东中医药大学教授，博士生导师，全国著名中医基础理论专家，被收入张文康主编《中国百年百名中医临床家丛书》中，享受国务院政府特殊津贴。学术上坚持遵循中医学自身规律，突出中医学特色，临床经验丰富，坚持以中医理论指导临床辨治内科、儿科、妇科病及各种临床疑难杂病，临床用药味少，量轻，配伍精当，疗效显著。堪称理论实践并重，一代中医大师。

一、疏肝益气法治愈腋下多汗症一例

闵某，女，25岁。

初诊：2000年5月16日。

主诉及病史：腋下多汗出日久，加重1周，情绪紧张时汗出明显，汗色偏黄，时有烧心，口苦，泛酸，时胃胀痛。

诊查：舌淡苔薄白，脉数弱。

辨证：肝郁气弱。

治法：疏肝益气。

处方：当归 9g 炒白芍 9g 柴胡 6g 陈皮 9g 人参 10g 炒白术 9g 香附 9g 佛手 6g 黄芪 25g 煅瓦楞 12g 砂仁 9g 甘草 3g。水煎服 3 剂。

二诊：2000 年 5 月 19 日。药后腋下汗出减，烧心，泛酸未作，仍时有胃胀痛牵及背胀，食后甚。舌淡苔薄白，脉数弱。上方加川朴 6g，水煎服 3 剂。

三诊：2000 年 5 月 23 日。药后汗出减，胃脘胀痛及背胀减轻，余无明显不适。舌淡红苔薄白，脉弦弱。上方加广木香 6g，五味子 6g。水煎服 3 剂。药后诸症愈。

【按语】本案患者以腋下汗出为主诉，且汗出色偏黄，属于局限性汗出。先生强调：局限性汗出多与内在相关脏腑功能失常反映于局部所致。腋下为脾之大络所布处，腋下汗出多，是脾气虚不固，结合病人发病以情绪变化为诱发因素及时有胃胀痛、口苦、烧心、泛酸等兼症分析，本案在脾虚的病机下又有木乘，以肝郁脾虚为主，兼有肝胃不和之象。诊断为肝郁（脾胃）气弱。虚则补之未必见功，实则泄之立即见效，本案汗出亦有气津之伤，故治以疏肝益气和胃，处方以逍遥散减白术之燥、云苓之渗、薄荷之散再伤气津（血），以柴胡疏肝解郁，当归、炒白芍以养肝血，养肝体以助肝用，疏肝解郁，同时又防柴胡劫肝阴之弊，肝气得舒，解除了对脾胃的影响，木能疏土，则脾胃功能易复；以四君子汤加黄芪以加强健运脾气之功，同时黄芪还能益气固表止汗；香附疏理气血；陈皮和胃；佛手、煅瓦楞均为肝胃不和而伍；二诊加川朴以加强行气降浊之目的；三诊加广木香以疏理三焦气机；五味子敛肝，以防再伤脾胃。诸药合用，以达疏肝郁健脾胃止汗之治疗效果。

二、疏肝健脾法治疗脑积水一例

盛某，女，31 岁。

初诊：2000 年 9 月 1 日。

主诉及病史：头晕反复发作 4 年余。现头晕头沉，眉棱骨发胀，自觉颈项僵硬，时心慌，胸闷，大便偏稀。

诊查：脑 CT 示：脑积水，第 3、4 脑室间血管狭窄。舌红边有齿痕，苔薄白，脉沉弦。

辨证：肝郁脾虚。

治法：疏肝健脾。

处方：当归 9g 炒白芍 9g 柴胡 6g 云苓 12g 人参 10g 炒白术 9g 川芎 9g 天麻 9g 钩藤 12g（后下） 丹皮 6g 生龙骨 12g 甘草 3g。水煎服 3 剂。

二诊：2000 年 9 月 5 日。药后头晕头沉及眉棱骨发胀，颈项僵硬感均明显减轻，心慌，胸闷亦减，仍大便偏稀。舌红边有齿痕，苔薄白，脉沉弦。上方加泽泻 6g。水煎服 3 剂。

三诊：2000 年 9 月 8 日。药后诸症基本消失，头脑清利，体力好转，唯劳累后觉枕部不适，易疲劳。舌淡红边有齿痕，苔薄白，脉沉弱。

处方：当归 9g 炒白芍 9g 柴胡 6g 云苓 9g 人参 10g 炒白术 9g 川芎 9g 藁本 6g 天麻 9g 生龙骨 12g 钩藤 12g（后下） 甘草 3g。水煎服 6 剂。药后自觉症状消失。复查脑 CT 结果示：脑积水及第 3、4 脑室间血管狭窄未有改变。

【按语】脑积水是临床易于诊断，但无特效治疗方法的疾病。对于这种临床诊断清楚，且有明确客观指标的疾病，先生常说：临床检查的客观指标要为我们临床辨证服务，而绝不能因其而束缚了我们的思路。如脑积水的诊断有助于我们确定病变部位，但仅有此不能遣方用药。确定了病位后必须按照中医理论的思路去分析病情，脑积水病位已定，且肝脉上抵巅顶与督脉相通入于脑，督脉为阳脉之海，调肝通督脉，督脉一通，人体阳气顺畅则积水自消；脾主运化水湿，水液积聚是肝失疏泄，脾失健运之理明矣。又因通督脉之药为阳药，阳药上行之力强不利于本病。故以舒肝健脾为治。方以逍遥散合四君子汤加减，其中以逍遥散加减以疏肝解郁，肝郁得解气机调畅而利于津液输布；四君子汤加减以健脾益气，气旺脾健，则利于水湿运化；方中川芎、丹皮之类，则是治气不忘血，照顾到津血、气血、气津的关系；泽泻一味入肾，以利水下行，归其常道；天麻、钩藤、生龙骨、藁本等均为治标所设。诸药并用以达疏肝健脾之目的。用药9剂诸症愈。虽然检查结果未有明显改变，但从现代系统科学观点分析，归根结底结构与功能是一回事，因此，随着症状的消失，功能的改善，结构会有一个逐渐恢复的过程。

三、益气固表法治愈自汗一例

杜某，男，23岁。

初诊：2000年10月6日。

主诉及病史：自汗日久，加重伴头汗多3个月。现动则周身大汗，头汗尤甚，无明显乏力，纳、眠可，二便调。

诊查：舌红苔薄白，脉数弱。

辨证：表虚自汗。

治法：益气固表止汗。

处方：生黄芪25g　五味子9g　当归9g　炒白芍9g　柴胡6g　煅牡蛎12g　砂仁9g　甘草3g。水煎服3剂。

二诊：2000年10月10日。药后汗出明显减轻，唯动则汗出，量亦减少，偶咳少量白痰。舌红苔薄白，脉沉弱。上方加枳梗6g，炒枳壳6g。水煎服3剂。

三诊：2000年10月13日。药后汗出异常基本已止，唯活动后稍伴汗出，大便质不稀，但日行2～3次，空腹时胃脘隐痛。余无不适。舌红苔薄白，脉沉弱。

拟上方意，处方如下：生黄芪25g，人参10g，五味子9g，炒白术9g，陈皮6g，香附9g，砂仁9g，佛手6g，甘草3g。水煎服3剂。药后汗出正常，诸症愈。

【按语】《素问·阴阳别论》有“阳加于阴谓之汗”之说，强调指出：阳加于阴谓之汗，即汗的正常排泄是人体阴阳合和的结果，明确了汗虽为阴液实为阳气所化之理。因此，对于多汗症的认识，不能仅着眼于气虚不固，应考虑到气津的关系，更应考虑到在多汗出的病变过程中伴随发生的继发病机。气虚不固则汗出，但气分阴阳，具有阴阳两方面的属性，气虚不固汗出，此不固实际是气中之阴的属性，即气的固摄作用不足，是气中之阴虚不固不敛，况且津液为气的载体，多汗出既耗气又伤津，既损阳又伤阴，从而使气津俱伤；而津血同源，气血同源，在气津有伤的病变过程中，又有伤血之趋势。因此，治疗多汗症必须以治气为主，兼顾血津，疗效才能显著。本方一诊以生黄芪益气固表，头汗出明显，故配柴胡升举阳气，两者配伍以达在上之气虚，需“气虚宜掣引之”(《素问·阴阳应象大论》)之意，以补在上阳位不足之气；五味子、炒白芍既敛阴和血，以补充阴液之不足，又能防柴胡之升散太过；当归和血补血以助汗源；砂仁芳香醒脾，以调中州，培补气血生化之源；煅牡蛎收敛固涩以治标，甘草调和诸药；二诊由于有痰湿之象，故加桔梗、炒枳壳，一升一降，升降相因，调中州气机之枢纽，以利于气行痰消；三诊多汗症治已收效，故去柴胡之散；患者胃脘隐痛有气滞之象，去煅牡蛎之敛，加香附、陈皮、佛手，以加强行气理气之功，加人参、炒白术以健脾和胃，培补后天气血生化之源，以收治本之功。诸药合用，气虚得补，气血得和，滞得通，汗得止。

四、清热疏风解表法治愈左耳前疼痛一例

丁某，女，27岁。

初诊：2000年10月3日。

主诉及病史：左耳前疼痛周余，1周前不明原因出现左耳前疼痛，经服抗生素无效。现仍左耳前疼痛，张口痛甚，压痛明显，局部灼热感，有痰，偶咳，咽痒，咽干。

诊查：左耳前局部无红肿。舌淡红苔薄白，脉数。

辨证：左颊风热。

治法：清热疏风解表。

处方：银花12g　连翘6g　薄荷6g　板蓝根6g　桔梗6g　芦根6g　淡竹叶3g　麦冬6g　紫菀6g　川贝6g　生白芍6g　甘草3g。水煎服3剂。

二诊：2000年10月6日。药后左耳前疼痛、灼热明显减轻，仍偶咳，咽痒，咽干。舌淡红苔薄白，脉数。上方加炒枳壳6g。水煎服3剂。药后病愈。

【按语】对于本病的诊治过程体现了先生慧眼独识的敏锐洞察力，见微知著的精湛医术和坚实的理论基础。先生根据伤于风者，上先受之，抓住本病之病程短且病位在上、局部热痛的发病特点，作出了外感风热结于左颊的诊断。并指出在上在表之热应采用“火郁发之”之法以因势祛邪，而不能苦寒直折，风热并见应透风于热外，故选用银翘散加减为主，以达清热解表疏风之治，加麦冬、紫菀、川贝、生白芍为偶咳，咽痒，咽干，肺失宣降而设；二诊热痛减，加炒枳壳以加强调理肺之宣降，肺宣降正常，亦助疏风解表。此病辨证准确，用药得当，故治疗效果明显。

五、清心泻肝法治愈舌体热辣痛一例

申某，女，57岁。

初诊：2000年11月21日。

主诉及病史：舌体热辣痛感周余，1周前出现舌体热辣痛，自服三黄片等治疗效不显，现仍舌体热辣痛，以舌尖及舌体两侧为甚，口渴欲饮，小便色黄有异味。

诊查：舌淡边有齿痕苔薄白腻，脉数弱。

辨证：心肝火旺。

治法：清泻心肝之火。

处方：黄连6g　生白芍9g　柴胡6g　郁金9g　黄芩6g　淡竹叶3g　花粉9g　石斛9g　甘草3g。水煎服3剂。

二诊：2000年11月24日。药后舌体热辣痛感明显减轻，近日伴有体倦乏力，双足踝浮肿，午后甚，纳少。舌淡边有齿痕苔薄白腻，脉数弱。上方加黄芪25g，炒白术9g。水煎服3剂。

三诊:2000年11月28日。药后舌体热辣痛感消失,体力渐增,双足踝浮肿亦减,自述近2日腹泻,现已止。舌淡边有齿痕苔薄白,脉数弱。健脾疏肝以善后。处方:人参10g,炒白术9g,云苓9g,陈皮6g,郁金6g,当归9g,炒白芍9g,柴胡6g,黄芪25g,砂仁6g,甘草3g。水煎服3剂。

【按语】舌为心之苗,舌热辣疼痛则属于心火上炎;从舌配五脏,则舌尖属心,舌体两侧属肝胆,舌体中央属脾胃,舌根属肾。本病以舌尖及舌体两侧热痛明显,则是心肝火旺之征。关键是先生对于本病的治疗应用了实则泻其子之法,以黄连、黄芩、淡竹叶以清泻心火;配生白芍、柴胡以抑肝旺,郁金散郁行气。为何不直接泻肝之热而泻心,先生指出心为阳中之阳脏,较耐苦寒所攻;而肝喜条达,过于苦寒降泄,则不利于肝升发条达之性;况且患者舌象之征表示有脾胃虚弱存在,过于苦寒则伤脾败胃。故方中配花粉、石斛以清热生胃津;二诊患者脾虚之象已现,故加黄芪、炒白术以健脾益气;三诊郁火已消,以健脾疏肝善其后。防郁热再生。

六、补气法治愈肢体窜痛一例

方某,女,25岁。

初诊:1999年3月26日。

主诉及病史:肢体窜痛3月余,3月前行人工流产术,术后不久出现上述症状,现肢体窜痛,以手指关节及右膝疼痛明显,怕冷,乏力,目涩,时心悸,有痰,大便时干时稀,小便调。

诊查:舌淡红少苔,脉沉弱。

辨证:气虚。

治法:补气。

处方:黄芪25g　人参10g　炒白术9g　云苓9g　当归9g　陈皮9g　姜半夏6g　郁金9g　砂仁9g　甘草3g。水煎服3剂。

二诊:1999年3月30日。药后肢体窜痛明显减轻,体力好转,仍怕冷,大、小便好转。舌淡红少苔,脉沉弱。拟上方意,加炒苡米9g,炒白芍9g。水煎服3剂。药后诸症愈。

【按语】本案是流产后肢体窜痛,流产后失血,从血分考虑治疗本病是临床常用的思路,但先生提出:血为气之母,失血必气耗,是以血虚为主,还是以气虚为主治疗,要视临床具体病症表现,具体问题具体分析,绝不能一成不变。气为阳,血为阴,阴静阳躁。本病患者肢体窜痛且怕凉,乏力是气虚无疑;脾主四肢,右为阴主气,其肢体窜痛部位,以手指关节及右膝部甚,故此气虚以脾气虚为主;肝开窍于目,膝为筋之聚,筋为肝之余气所化,目涩,右膝窜痛甚,表明土虚木乘之症已现;有痰,大便时干时稀,则说明有痰湿之象。因此,治疗以四君子汤加黄芪健脾益气为主,佐以当归、郁金、炒白芍以疏肝和血,达气血相和,姜半夏、炒苡米为祛痰湿而加。诸药配伍,脾得健,气得补,痰湿得化,气血和调而病愈。

七、疏肝健脾益气、固冲止血法治愈经期延长二例

例1:刘某,女,32岁。

初诊:1999年3月30日。

主诉及病史:经期延长日久,素有崩漏病史,月经周期可,唯经期延长,现阴道流血10天未净,血量偏少,色偏暗,小腹时痛,体倦。

诊查:舌红苔薄白,脉沉弱。

辨证:冲脉不固。

治法:疏肝健脾益气、固冲止血。

处方:当归 9g　炒白芍 9g　柴胡 6g　云苓 9g　人参 10g　黄芪 25g　炒白术 9g　生阿胶 9g(烊化)　女贞子 9g　旱莲草 9g　甘草 3g。水煎服 3 剂。

二诊:1999 年 4 月 2 日。阴道流血基本已止,全身乏力及小腹痛亦明显好转。舌淡红苔薄白,脉沉弱。上方去旱莲草,加三七粉 3g(分 2 次冲服),炒山药 9g。水煎服 3 剂。药后血止,诸症愈。

例 2:周某,女,26 岁。

初诊:1999 年 11 月 9 日。

主诉及病史:阴道流血半月,素有经期延长病史,自述 10 月 14 日行药物流产,20 日阴道流血止,干净 1 周,10 月 27 日始又阴道流血,经用药治疗效不显。现仍阴道流血量少色暗,外阴局部红肿疼不甚。

诊查:舌淡红苔薄白,脉弦数弱。

辨证:冲脉不固。

治法:疏肝健脾益气、固冲止血。

处方:当归 9g　炒白芍 9g　柴胡 6g　云苓 9g　人参 10g　黄芪 25g　炒白术 9g　女贞子 9g　旱莲草 9g　生阿胶 9g(烊化)　砂仁 9g　甘草 3g。水煎服 3 剂。

二诊:1999 年 11 月 12 日。药后阴道流血明显减少,外阴局部红肿亦减轻。舌淡红苔薄白,脉弦弱。上方加三七参 3g(分 2 次冲服)。水煎服 3 剂。药后血止。

【按语】经期延长是妇科常见病证。虽然临床有虚实寒热之别。但冲为血海隶属于肝,任主胞胎归主于肾,且肝肾同源,"主封藏者,肾也,主疏泄者,肝也"(《格致余论·阳有余阴不足论》),脾主统血。肝肾藏泄有度,脾统摄有权是维持妇女经行有常度的关键所在;肝失疏泄、肾封藏不及、脾失统摄,从而导致妇女经期延长。先生临床以逍遥散合二至丸及四君子汤加减治疗经期延长及量多疗效显著。其中以逍遥散疏肝解郁,以复肝之疏泄之常;二至丸配阿胶以补肝肾之阴,肝肾藏泄有度则血止;配以四君子汤加减,益气健脾,既培补肝肾精血之源,使肝肾得养以复其藏泄之功,又能益气以复脾气固摄止血之职。

先生强调:阴道流血过多时间过长之病,虽然为出血病,但对于止血药的选用必须注意二点:一是不能一味用止血药,应以调节自身固血机制以止血。前者为治标之法,后者方为治本之举。肝藏血,脾统血,肾主封藏,是人体维持血行脉中而不逸出的主要脏腑。考虑到女子的生理特点,临床治疗阴道流血应以肝脾肾同治,以治肝为主,这样既体现了女子以血为本,以肝为先天之生理特点,又调动了自身统血固血摄血之生理机制,以达治本止血之目的。二是出血止血是为常法,止血药并非不可用,但止血药都有收敛之性,过早过多应用止血之品,有留瘀之弊。因此运用止血药关键是把握好运用的阶段性。但是出血则又意味着体内血行瘀滞,因此,排除临床上崩漏大失血迅速危急生命的急则治标病状外,止血药应在适当调理自身维持血行生理机制的前提下运用,才能收效。故临床治疗阴道流血,止血药应在阴道流血量较少且无瘀滞的情况下应用,以助自身收敛之性,否则易于闭门留寇,以致瘀血不去而出血不止。故先生应用止血药多选三七参,因本品既有止血又有活血之性,而且多在治疗后期及血少无滞时应用以收止血之功。

更值得一提的是:先生治疗本病,以二至丸配阿胶以补血滋阴而止血,通过补血达到滋阴之目的，而非单用收敛之品。对此，先生强调：阴虚不等于血虚，血虚亦不等于阴虚；补血药都有滋阴作用，但滋阴药不一定补血。此阴虚从失血而致，故以补血药配补肝肾之阴药，以补血滋阴，是顺其生理而复其常。同时，血得寒则凝，得温则行，先生强调应用止血药不可过寒，即使血分有热，选药亦不能过于苦寒，否则不利于血行，应以选用辛寒药为主，寒则清热，辛则行散，既清热，又不碍血行，如丹皮之类。先生治病之所以疗效显著，由此可窥见一斑。

八、疏肝理气养血法治愈经期头痛一例

陈某，女，38岁。

初诊：1999年11月19日。

主诉及病史：经期头痛3～4年，每于经期第1天始头痛，1～3天缓解，月经先期1周左右，行经7天，经量多，色可，有块。

诊查：现月经将至，乳房发胀。舌红苔薄白，脉弦数。

辨证：肝气上逆。

治法：疏肝理气养血。

处方：生白芍9g　柴胡6g　川芎9g　炒枳壳6g　香附9g　人参10g　炒白术9g　郁金9g　生阿胶9g(烊化)　砂仁9g　甘草3g。水煎服3剂。

二诊：1999年11月23日。已行经第3天，经期第1天稍觉头痛，现无不适，经量偏多，色质可，稍觉乏力，大便偏稀。舌淡红苔薄白，脉弦数。上方加炒山药9g。水煎服3剂。

三诊：1999年11月26日。现月经基本已净，无明显不适。舌淡红苔薄白，脉弦数。处方：炒白芍9g　柴胡6g　川芎9g　炒枳壳6g　人参10g　炒白术9g　郁金9g　香附9g　当归9g　生阿胶9g(烊化)　砂仁9g　甘草3g。水煎服3剂。

【按语】经期头痛是气血为病，血不上荣或血瘀不通是其主要病机，因此补血活血是目前临床常见的治疗方法。先生深明人体气血可分不可离的密切关系。结合女子的生理特点提出：经期头痛虽是气血为病，但肝气逆为其基本病机的新观点，并以此指导临床取得了显著的效果。先生指出：妇女行经是正常生理现象，素体气血调和之人，行经期不会有头痛的表现，患者之所以出现经期头痛，多是患者素体气血关系中，虽能维持气为血帅，血为气母的生理状态，但气偏胜。当行经之时血行于下，血对气的凝敛作用降低，则气相对更胜而行于上。即经期头痛是人体气血关系不调和，以气逆为主的表现。妇女行经以肝为先天，因此，先生明确提出：经期头痛肝气逆是关键。在此理论指导下先生应用柴胡疏肝散以平肝之气逆太过为主，同时，佐以养血益气理气以调整人体气血关系使之恢复正常。先生之见，可谓抓住了经期头痛的本质，故临床治疗效果显著。

九、补中益气法治愈食后头痛一例

盛某，女，52岁。

初诊：1999年3月30日。

主诉及病史：食后头痛月余，一个月前不明原因出现食后头痛，现食后头痛伴胸闷憋气，嗜睡，纳呆，咽部物阻感，目干涩，无心悸，大便偏稀。

诊查：舌红苔白稍腻，脉沉弱。

辨证:中气虚。

治法:补中益气。

处方:黄芪 25g　人参 10g　当归 9g　炒白术 9g　炒枳壳 6g　陈皮 9g　炒白芍 9g　柴胡 10g　炒山药 9g　砂仁 9g　甘草 3g。水煎服 3 剂。

二诊:1999 年 4 月 2 日。药后食后头痛及胸闷憋气稍减,大便好转,仍纳呆,咽部物阻感。舌红苔薄白,脉沉弱。上方加广木香 6g,苏梗 6g。水煎服 3 剂。

三诊:1999 年 4 月 6 日。药后诸症明显减轻,食后头痛及胸闷憋气基本缓解,纳食好转,咽部物阻感亦减,余无明显不适。舌淡红苔薄白,脉沉弱。

拟上方意,处方如下:黄芪 30g　人参 10g　炒白术 9g　云苓 9g　当归 9g　炒白芍 9g　柴胡 6g　炒山药 9g　苏梗 6g　陈皮 9g　砂仁 9g　甘草 3g。水煎服 3 剂。药后诸症愈。

【按语】头痛是临床常见病证,但食后头痛临床少见。先生从人体生理实际出发,详陈病情,思路明确,用药循章法,治疗效果显著。先生指出:由于人体自身具有生理调节机能,因此,适度的饮食、劳作、情绪等特定的生理干扰因素不至于导致人体不适。而当人体调节功能低下时则会出现不适表现,食后头痛即属此例。人体饮食在体内的转变过程是各脏腑组织协同作用的结果,但主要由脾胃负责完成。脾胃在人体通过升清降浊、升降相因、燥湿相济、阴阳相合等相互协调关系,从而完成饮食物在体内的转化过程,而脾胃之间的协调相因由中气主持,中气虚不能正常主持脾胃的协调功能,则出现清不升浊不降而头痛。故治疗以补中益气为治。一诊用黄芪、人参、炒白术补中益气;加当归以和血益气;陈皮、炒枳壳理气降浊,以助胃降;砂仁芳香醒脾,炒山药益气,二药合用以助脾升;炒白芍敛肝,以土中泻木,防土虚木乘。二诊症减,中气虚有所缓解,加广木香以加强行气之功,苏梗以宽胸理气,而行气药则伤气耗气,故一诊未用。三诊诸症减,仍以补中益气舒肝以收其功。

十、清利肝经湿热法治愈阴肿一例

巩某,女,28 岁。

初诊:1999 年 4 月 13 日。

主诉:阴唇外翻红肿疼痛 2 天,伴尿痛,白带多,腰痛。

诊查:舌红苔薄白而干,脉数弱。

辨证:肝经湿热下注。

治法:清利肝经湿热。

处方:龙胆草 6g　炒山栀 6g　黄柏 6g　柴胡 6g　生白芍 9g　当归 9g　瞿麦 9g　萹蓄 9g　琥珀 3g(分 2 次冲服)　砂仁 9g　茅根 9g　甘草 3g。水煎服 3 剂。

二诊:1999 年 4 月 16 日。药后阴唇外翻头痛明显减轻,唯腰痛,下腹痛伴下坠。舌红苔薄白,脉弦数弱。上方加人参 10g,炒白术 9g。水煎服 3 剂。诸症愈。

【按语】阴肿是临床常见妇科杂证,常见于肝经湿热下注,临床治疗此证多以祛邪为首务。先生强调:此证虽然表现为肝经湿热邪胜的一面比较明显,但"邪之所在,皆为不足",这正说明潜在有肝失疏泄的因素存在,因此,标本兼治方为全面。况且邪越盛,祛邪药物的作用越强,但祛邪药或有伤正的副作用,故治疗时必须考虑正虚的一面。如本病,应用清热利湿药,既苦寒,又苦燥渗利,易耗气伤阴,而肝体阴用阳,性喜条达而恶抑郁,大剂苦寒降泄之品,又易于抑肝之升发之性。故先生以龙胆泻肝汤加减以治肝经湿热之标,逍遥散加减以顾肝主疏泄之本,湿热壅滞于下焦,故配以萹蓄、瞿麦、琥珀、茅根亦为治标所设,加强渗湿泄热作用,导湿热下行,使邪有出路。二诊,阴肿明显减轻,邪祛大半,加人参,炒白术健运脾气,既绝湿热内生之源,又缓苦寒伤脾胃,一诊邪重恐其敛邪故未用。诸药配伍,既标本兼顾,又先后主次分明,而达祛邪而不伤正,诸症相应而愈之治疗目的。

十一、健脾益气法治愈夜半子时手足不适一例

马某,男,57岁。

初诊:1999年4月20日。

主诉及病史:夜半子时手足不适、木乱5年,发作时持续10分钟左右,子时后则自行缓解,大便偏稀,春季易上火。

诊查:舌淡红苔薄白,脉沉弱。

辨证:脾气不和。

治法:健脾益气。

处方:黄芪25g　人参10g　炒白术9g　当归9g　郁金9g　云苓9g　丹参9g　砂仁9g　甘草3g。水煎服3剂。

二诊:1999年4月27日。服上方6剂,药后症状减轻,近3日夜半子时手足木乱及不适程度减轻,发作持续时间亦缩短,大便仍偏稀。舌淡红苔薄白,脉沉弱。上方加炒山药9g。水煎服3剂。药后症愈。

【按语】夜半子时手足不适,是临床较少见的病证。先生从天人相应角度出发,指出:人与自然相应,表现出人体自身对于自然界的影响具有调节适应的功能,特定时间状态下人体的不适现象,主要是人体顺应自然的这一调节机制减退或障碍而造成。人体阴阳适应自然阴阳的消长有一个生理限度的盛衰现象,昼则阳盛阴消,夜则阴盛阳消,这是人体生理所必需,违背这一规律,则出现不适。

昼为阳,夜为阴;而阴中有阳,阳中有阴,夜为阴,而上半夜为阴中之阴,下半夜为阴中之阳,子时是阴阳交结之时,是人体阳始生,阴始衰之际,阳气虚不能盛,故出现子时不适。脾主四肢,四肢手足木乱不适,正是脾气虚的表现。故治以健脾益气为治。黄芪、人参、炒白术、云苓均为健脾益气所设;血为气母,无血之载,则所补之气为阳,易于散,故当归、丹参为气血相和而伍;郁金行气活血散结为气血虚而有滞所用;砂仁芳香醒脾,以利于脾气之复。二诊加炒山药,既助于健脾,且山药有涩性,加强脾气既补又固的需要。方中诸药合用,既补脾虚,又顺应了人体自身阴阳气血的关系,顺性补虚,疗效显著。

十二、疏肝理气法治愈痛经三例

例1:潘某,女,17岁。

初诊:1997年4月1日。

主诉及病史:痛经2年余,月经15岁初潮,月经周期基本正常,量偏少,色红有血块,每于经前腹痛,经至痛减,白带偏多,色、质均可,无异味。

诊查:舌红苔薄黄,脉弦弱。

辨证:肝郁气滞。

治法:疏肝理气。

处方:当归 9g　炒白芍 9g　柴胡 6g　川芎 9g　台参 15g　香附 9g　陈皮 9g　炒川楝子 9g　炒白术 9g　砂仁 9g　菟丝子 9g　甘草 3g。水煎服 3 剂。

例 2:王某,女,24 岁。

初诊:1998 年 8 月 28 日。

主诉及病史:痛经日久,经前少腹痛、胀、坠,伴腰痛,月经周期量均可,色偏暗,有血块,白带偏多,大便偏稀。

诊查:舌红苔薄白,脉弦弱。

辨证:肝郁气滞。

治法:疏肝理气。

处方:当归 9g　炒白芍 9g　柴胡 6g　云苓 9g　台参 15g　炒白术 9g　香附 9g　陈皮 6g　砂仁 9g　甘草 3g。水煎服 3 剂。

例 3:张某,女,27 岁。

初诊:1998 年 11 月 3 日。

主诉及病史:痛经日久,正值经期第 2 天,经少,色暗有块,经前经期腰痛,乳胀,少腹坠痛,白带偏多,异味。

诊查:舌淡红苔薄白,脉弦弱。

辨证:肝郁气滞。

治法:疏肝解郁。

处方:当归 9g　炒白芍 9g　柴胡 6g　云苓 9g　桔梗 6g　人参 10g　炒白术 9g　香附 9g　炒延胡索 6g　菟丝子 9g　台乌药 9g　甘草 3g。水煎服 3 剂。

【按语】痛经是妇科常见病证。历代医家论述较多,《景岳全书·妇人规》云:"经行腹痛,证有虚实。实者,或因寒滞,或因血滞,或因气滞,或因热滞;虚者,有因血虚,有因气虚。然实痛者,多痛于未行之前,经通而痛自减;虚痛者,于既行之后,血去而痛未止,或血去而痛益甚。大都可按可揉者为虚,拒按拒揉者为实。有滞无滞,于此可察。但实中有虚,虚中亦有实,此当于形气禀质兼而辨之,当以察意,言不能悉也。"张氏之论可谓详矣。但先生结合临证指出:痛经虽然有虚实寒热之辨,但不通则痛是其共同病机,调理患者体内不通畅之状态,使其恢复其畅,是治疗痛经的最终目的。因此,痛经的治疗,应以调理气血为主。而女子月经既行,以肝为先天。而肝之疏泄不及,肝气郁结不通则痛,是痛经之脏腑归属。先生临床以逍遥散为主方,根据患者疼痛发生的时间、部位、性质及程度,再结合月经周期、量、色、质及兼症、舌脉、体质状态等适当加减每获良效。同时,先生根据自己多年的临床经验提出了痛经按时用药的治疗思路,先生认为:痛经为病,既痛治疗为治标,未痛调理是治本。因此,对于痛经病人先生主张分期调理,不论何种性质的痛经,每于行经前 3～5 天服药 3 剂。连用 3 个月为一疗程。共服药 9 剂。上述 3 则医案即是经先生一个疗程,3 次用药共 9 剂后,痛经治愈者之举例。均是以逍遥散疏肝理气为主,配以四君子汤加减培补后天,以土中泻木,再根据具体症状适当配伍。先生常用配伍药物有:偏于调血加川芎、香附、延胡索等,偏于调气配以广木香、香附、陈皮、云苓、延胡索、桔梗等,偏寒配台乌药、炒小茴香等,偏热配炒山栀、炒川楝子,经量偏少配菟丝子、坤草等,经量偏多配女贞子、旱莲草、生阿胶等等。

十三、健脾化湿法治愈手足胀麻一例

李某，女，45岁。

初诊：1998年8月17日。

主诉及病史：手足胀麻4月余，现手足胀麻木，时有下肢浮肿，失眠，多汗，大便偏稀，日行1～2次。

诊查：舌红苔薄黄，脉沉弱。

辨证：脾虚湿盛。

治法：健脾化湿。

处方：黄芪25g　人参10g　炒白术9g　云苓9g　炒苡米9g　桂枝6g　泽泻6g　当归9g　砂仁9g　甘草3g。水煎服3剂。

二诊：1998年8月21日。药后手足胀麻减轻，眠好转，仍多汗，大便偏稀。上方加炒山药9g，炒白扁豆6g。水煎服3剂。

三诊：1998年8月24日。药后手足胀麻明显减轻，大便好转，汗出减少，眠尚可。舌淡红苔少，脉沉弱。上方加炒白芍9g，柴胡6g。水煎服3剂。

四诊：1998年8月28日。药后手足胀麻基本已愈，其余诸症明显好转。舌淡红苔薄白，脉沉弱。

拟上方意，处方如下：黄芪25g　人参10g　炒白术9g　云苓9g　炒苡米9g　桂枝6g　炒山药9g　当归9g　炒白芍9g　柴胡6g　砂仁9g　甘草3g。水煎服3剂。药后诸症愈。

【按语】脾主肌肉四肢，手足为病从脾考虑是为正法。但关键在于营气虚则不仁，卫气虚则不用，营卫俱虚则不仁且不用；胀则病在气分；营者血也，卫者气也，故脾虚气血不足是为病本，同时兼见多汗，则表示以气虚为主；大便偏稀及下肢浮肿是气虚兼有湿之象。故治疗以健脾化湿为治。方用黄芪、人参、炒白术以益气健脾，当归补血，云苓、炒苡米健脾化湿，泽泻淡渗利湿，均为有湿而伍，下肢浮肿，则是湿偏于下，故用泽泻渗湿于下，桂枝温通血脉以利气血运行，砂仁芳香醒脾以助脾运湿化。二诊加炒山药，炒白扁豆以加强补气健脾祛湿的作用，且炒山药有涩性，对脾虚所致多汗便稀者更为适宜。三诊加炒白芍，柴胡以敛肝和营，又防脾虚肝乘之变。本病诊断较易于掌握，但分清楚轻重缓急，针对病情分先后用药，却是先生治疗本病取效快之关键所在。先生常说：扶正药不等于祛邪药，祛邪药亦不能等于扶正药；但在一定条件下扶正可达祛邪之目的，祛邪亦可起扶正的效果；在一定条件下又有邪不先祛则扶正无意，正不先扶则祛邪无以助。因此，临床上必须以分清邪正主次，掌握应用扶正祛邪药的先后主次方能起到明显的治疗效果。针对本病是脾虚与湿邪并存的病机，先生指出：健脾药都有祛湿作用，但祛湿药不一定健脾，有的还能耗伤脾气。因此，把握好益气健脾与祛湿化湿的轻重先后是先生治疗本病取效的关键。这一点更值得我们去细心体会、理解、把握。

十四、疏肝理气、解郁清热法治愈右目胬肉一例

袁某，男，57岁。

初诊：1997年7月8日。

主诉：右目胬肉3天，现右目胬肉攀睛，伴目红不痛，目干涩，眵多。

诊查：舌红苔薄黄，脉弦数。

辨证：肝经郁热。

治法：疏肝理气，解郁清热。

处方：当归 9g　炒白芍 9g　柴胡 6g　郁金 6g　菊花 6g　木贼草 6g(包煎)　生地 9g　密蒙花 6g　炒车前子 9g(包煎)　砂仁 6g　甘草 3g。水煎服 3 剂。

二诊：1997 年 7 月 18 日。服药 9 剂，右目胬肉明显减轻，唯感目眵多，时有视物模糊感，眠少。舌红苔薄黄，脉数弱。亦拟上方意，上方去炒车前子、郁金，加丹皮 6g，黄芩 6g。水煎服 3 剂。

三诊：1997 年 7 月 22 日。药后右目胬肉基本已退，目眵多减少，眠好转，唯时头晕。舌红苔薄微黄，脉弦数。拟疏肝益气养阴为法，以善后。

处方：当归 9g　炒白芍 9g　柴胡 6g　黄芪 25g　台参 15g　炒白术 9g　生地 9g　木贼草 6g(包煎)　丹皮 6g　砂仁 9g　甘草 3g。水煎服 3 剂。药后诸症愈。

【按语】肝开窍于目，目疾从肝治是中医临证治疗之常法，但先生指出：中医学的发病思想是“正气存内，邪不可干”“邪之所凑，其气必虚”，因此，临床分析病情不能忘记任何疾病都必须有邪正两面。对于右目胬肉这一类确有“有形之物”存在的病变，亦不能只把目光盯在此有形之物上，而应该分析这一有形之物产生之内在机制。因此，对于本病的治疗不能一味劫夺，扶正祛邪方为要法。故先生以逍遥散疏肝解郁以治病之本，密蒙花、木贼草之类以祛邪治标；邪祛大半之后，以四君子汤加减，以培补后天之源，从而使肝目得养，以防再发。本病治疗，扶正祛邪为原则，但主次先后分明，用药有的放矢，从而达到邪祛正复，病愈。

（以上均由魏凤琴整理）

【编者评注】张珍玉教授幼承家学，复经培训，中医功底颇深，临证经验丰富。著作等身，影响较大。内、妇、儿科，皆能得心应手，理法方药丝丝入扣。用药轻灵，配伍精当。时有圆机活法，匠心独具之妙。后学者仔细研读，定获启迪。

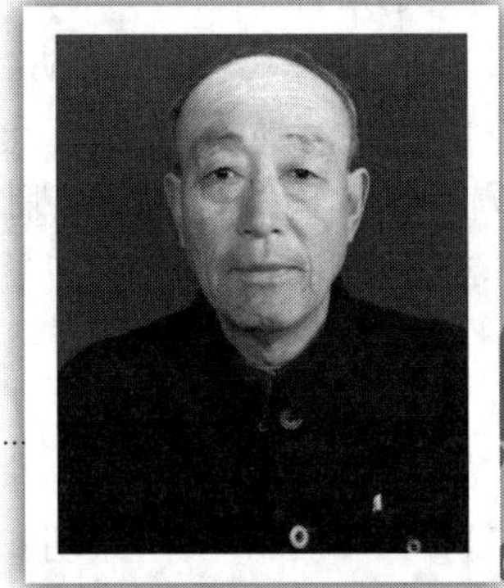

曲衍海医案

【生平传略】

曲衍海，男，汉族，山东文登人。1919年11月出生，中医主任医师，教授。15岁从师于地方名医曲华莲(字苡瑭)先生学习中医，尽得其传，19岁(1937年)通过当时国民政府组织的医师资格考试取得中医师证书，遂悬壶乡里。1939年4月受地下党进步思想影响参加革命工作，1940年9月加入中国共产党，历任文登县及牟海行署职工抗日救国会宣传委员，东海工作队员，黄海渔民抗日救国会干事，乳山县工商管理局海产股干事。1945年抗日战争胜利后，先后任乳山县政府卫生科长兼县医院院长，东海担架团卫生队队长，乳山县支前指挥部政治处副主任。建国后历任乳山县卫生院院长，文登专署肺病疗养所所长及中医进修班主任。1955年调山东省卫生厅中医处分管中医教育工作，后任山东省中医进修学校教务主任。1958年遭受冤案后弃政专医，先后在山东中医学院、泰安中药学校、山东省中医药学校任教。1979年7月平反后任山东省中医药学校门诊部主任，1990年被国家人事部、卫生部、国家中医药管理局确定为首批名医带徒导师，1991年被授予“国家有突出贡献专家”称号，经国务院批准享受国家政府特殊津贴。2002年5月21日因病医治无效不幸去世，享年83岁。理论上宗《黄帝内经》、《难经》、《脉经》，功底深厚，临床上辨证审因，用药精当，故能屡起沉疴。自40年代又专攻针灸，在理论和临床上进行了精深的研究，并以其为专长。重视经络作用，强调腧穴功效，讲究手法运用，取穴动态变化，善治疑难奇症和急性痛症，形成独特的学术风格。多年来他数次参加全国中专教学大纲和教材的编写和审定工作，主编了《经络学》及其教学大纲，两次参加《针灸学》的编写，为针灸教学和学术发展做出突出贡献。

一、针刺阳池穴治疗三焦气化不行之消渴证一例

姚某，女，60岁，已婚。

初诊：1982年9月25日。

主诉及病史：烦渴多饮30余年。初时常自觉口舌干燥无津，心口烦热，急欲饮冷水，量多而渴不解，饮后胃脘胀满，继而多尿。其后病情逐年加重，日饮水量约5L余，否则烦渴难忍，恶寒，腹部胀痛，尿急数，痛而不畅，伴头皮发麻，神昏肢倦，软弱无力，必倍量饮水方可。近年来，日饮水量增至10L余，每日早8时许开始烦渴，顿饮4.5～5L，直至腹胀，待慢慢小便后方休，早饭亦废。下午5时许烦渴复作，需顿饮水3.5～4L，不能进食，至晚9时许再饮水3.5～4L，夜间小便频数，腹胀，睡眠只1～2h，噩梦纷纭，大便干燥，2～3日一解。曾去多处医院检查，原因未明，排除"糖尿病"及"尿崩症"，服中西药治疗未效。

诊查：患者精神萎靡，面色㿠白，全身浮肿，面部尤甚，腹部膨隆，小腹发凉，肌肤不热。舌质淡，苔薄黄腻，脉沉滑无力，右尺左关有力。出入量测定：日饮水量12L，排尿量8L，血、尿RT、尿比重、电解质等及肾图、肾超声波检查均正常。

辨证：三焦气化不行。

诊断：消渴。

治疗：此证属三焦本经自病，遵"不盛不虚以经取之"之旨，应取三焦之原——阳池，以激发三焦之气化功能。按中医气血子午流注理论，定于9月26壬子日午时，取气纳三焦"阳池"所过之时针刺治疗。时至26日11时30分，患者因限量饮水，以致烦渴难忍，全身瘫软，窘迫不堪。即予先刺双后溪穴，再刺双阳池穴，最后刺双京骨穴。行针30分钟后，患者自述口中泛出津液（30年来从未有过此感觉），触其小腹转温，12时起针后，患者诸症消失，不觉烦渴，多年痼疾竟获速效。

二诊：9月27癸丑日，患者未见烦渴，早晨不再饮水，但仍不思纳食，腹胀如前，按之觉痛。午饭后3时，按灵龟八法取双照海穴，并加双足三里穴以消胃胀。针刺10分钟后胃胀消失，无有烦渴。

三诊：10月26日，患者自述口中津液始终如常，未有烦渴感觉出现，除吃饭时少量饮水外，不想多饮，纳食如常，为口中微苦，乃中焦余热未清所致。仍按当日壬戌午时子午流注针法刺前三穴，巩固疗效。

【按语】首先，本例消渴证乃三焦气化不行所致，上焦不雾则口干烦渴，中焦不沤则腹胀，下焦不渎则小便不畅也。阳池穴乃三焦经之原穴，本经自病，理当取其"原"，且《备急千金要方》也有阳池穴治疗"消渴口干"的记载。可见中医三焦理论虽简而义繁，确有其临床指导价值。二是针刺阳池穴治疗此证并非偶然，笔者1973年夏也曾针刺双阳池穴治愈此证一例，发作时顿饮水量3～4L，经多处医院检查否认糖尿病及尿崩症。可见中医所谓消渴主要指消水渴饮，不单与西医糖尿病等相对应。

（曲生健整理）

二、不自主抖动症的经络诊断与针刺治愈一例

某女，15岁。

初诊：1975年8月5日。

主诉及病史：肢体抖动不已3天。病因于3天前午间酣睡，突被唤醒，遂惊恐不安，肢体抖动不已，伴有喉中不断地哼哼叫声，3昼夜不能进食，不得卧眠。经当地各医院诊查未明，无从治疗来诊。

诊查：患者少年女性，神志清楚，神色不安，形体瘦弱，肢体颤抖不能自制。腹背俞、募及上

肢相关特定穴循按未见异常，当按压下肢踝前丘墟穴时，则颤抖立止，否则颤抖复作。

辨证：情志所伤，心胆虚怯。

治疗：温壮胆气，安神定志。双取足少阳胆经所过为“原”——丘墟穴针刺，应针而愈。

【按语】足少阳胆经经脉“主骨所生病”。惊损胆气，胆经经气虚损则骨软，骨软则身震摇不安，“肝气虽勇，非胆不决”，所谓“吓破了胆”是也。丘墟乃足少阳胆经“原”穴，主治本经自病，今取其“原”穴，自当桴鼓相应。

（曲生健整理）

三、膀胱蓄血一例

某女，35岁，已婚。

初诊：1973年11月29日。

主诉及病史：小腹急痛1天。患者于2天前因冒风寒，恶寒发热，汗不得出，是夜自觉小腹拘急，刺疼难忍，小便通利。

诊查：患者目光直视如狂，小腹疼痛拒按，脉弦急而涩，但语言逻辑条理，应答并无异常。

辨证：太阳伤寒，膀胱蓄血。

处方：桃仁承气汤：桃仁10g　大黄12g　芒硝6g(冲服)　桂枝6g　甘草6g　水煎服。

二诊：次日清晨，患者言夜间血尿半盂。查：患者神情如常，腹软无痛，脉象和缓。观其小便果然如是，色鲜红，尿镜检红细胞＋＋＋＋。嘱患者停药，3日后复查尿RT正常，膀胱B超未及异常。半年后随访检查未见异常。

【按语】膀胱蓄血证治，首见于仲景《伤寒论》所叙，谓“太阳病不解，热结膀胱，其人如狂，血自下，下者愈。……外解已，但少腹急结者，乃可攻之，宜桃核承气汤”。即外感伤寒，邪在太阳不解，热循经入腑，与血互结于膀胱，表现其人如狂，少腹急结。可用桃核承气汤治疗，如邪热随血而下则愈。然今临床因外感病致膀胱蓄血证实乃鲜见，故方书皆以“下焦蓄血”论桃仁承气汤证治，而此方之用遂广。本案患者因太阳外感之邪不解，热与血互结膀胱，脉证相印，确如仲景之言。然膀胱出血因何发于外感病中？病随血解缘由？值得细究。

（曲生健整理）

四、针药合用治愈胃下垂一例

刘某，女，52岁。

初诊：1992年5月24日。

主诉及病史：胃脘部灼痛，嘈杂，坠胀年余。时有泛酸，嗳气频作，食欲不振，食后腹部坠胀，口干，便秘。

诊查：面晦形弱，舌质干红，少苔，脉弦细数。钡餐透视：胃黏膜粗乱，小弯切迹位于髂嵴连线下8cm。

辨证：肝胃不和，中气下陷。

治法：滋阴疏肝和胃，升提中气。中药内服，合用针刺。

处方：中药用生地15g　当归12g　麦冬12g　沙参20g　枸杞子12g　川楝子12g　柴胡10g　郁金12g　枳壳10g　乌贼骨30g　甘草6g

日1剂，水煎分2次服。针刺取胃乐穴（水分穴上0.2寸，旁开4寸）、足三里穴，均用双穴。胃乐穴沿皮透刺阴交穴，进针3～4寸。足三里穴直刺1.5寸，行捻转补法，隔日针1次。

二诊：服药8剂，针10次后症状消失。巩固治疗月余后，钡透复查，炎症大减，胃下垂愈。

【按语】医无常法，当依辨证而灵活施治。胃下垂临床多表现为脾胃气虚，中气不足之象。然本例患者则因肝气不舒，横逆犯胃而胃痛嘈杂，嗳气泛酸；胃阴不足则灼痛便秘口干，故方以一贯煎化裁以取效。方中柴胡、当归、郁金、川楝子、枳壳疏肝理气解郁；生地、麦冬、沙参、枸杞子益阴清热，肝胃同补；乌贼骨制酸；甘草和中。合用针刺胃乐、足三里穴升提举陷，健胃理气。针药结合，补泻兼施，故能在短时间内显效。

（张志忠整理）

五、针刺驱蛔一例

于某，女，42岁，农民。

初诊：1972年10月11日。

主诉及病史：右上腹疼痛半日。因饮冷以致是夜腹痛，溏泻1次后遂愈。次日早餐后突感右上腹剧痛，呈钻顶样，伴胸口发热，恶心，呕吐蛔虫1条。

诊查：病人疼痛时缓时急，表情痛苦，辗转不宁，额头汗出，手足不温，T：37.1℃，舌淡苔薄白，脉沉紧。

辨证：上热下寒，蛔扰胆胃。

诊断：蛔厥（急性胆道蛔虫症）。

治疗：取穴：胆囊穴（右）；配穴：日月（右）、期门（右）。先以2寸毫针取胆囊穴，得气后行提插捻转泻法，使气至病所，其痛立止；继以1寸毫针分别针日月、期门穴，得气后连接“6805”电针仪，选用40～60Hz连续波治疗60分钟。但闻患者上腹部噜噜作响数次，未见疼痛复作，起针。

二诊：10月12日。病人疼痛未作，晨起大便排出大量蛔虫（未服用驱蛔药）。

【按语】蛔厥证治，首推仲景伤寒厥阴病篇所论，曰：“厥阴之为病，消渴，气上撞心，心中痛热，饥而不欲食，食则吐蛔，下之，利不止”。本案乃饮冷寒客肠间，以致腹痛而泻。蛔不耐寒而上趋，扰动胆胃，故心胸痛热，呕恶吐蛔。系上热下寒之乌梅丸证无疑，而今刺胆囊穴，电针日月、期门穴不但疼痛立止，且未药蛔虫自下者实属罕见。可见此法不仅缓急止痛，且能增强胆囊收缩，胃肠蠕动，有祛邪行滞之功。

（曲生健整理）

六、针刺突发目痛一例

王某，女，68岁。

初诊：1992年8月30日。

主诉：突发右眼剧痛3天，痛自目内眦始，流泪不止，不敢睁眼，昼夜不休。

诊查：患者痛苦面容，右眼紧合，结膜充血。眼科检查，诊断未明。

辨证：跷脉病，阴阳不相协调，阴缓阳急。

治疗：取申脉穴，毫针刺用泻法。刺右申脉穴得气后，目痛立止，眼睑开合如常，留针30分钟，结膜充血随之消失，1次而愈，未再复发。

【按语】《素问·缪刺论》："邪客于足阳跷之脉，令人目痛，从内眦始，刺外踝之下半寸所"；《难经·二十九难》："阳跷为病，阴缓而阳急"。此证为邪客于阳跷脉，阳跷脉盛，阴阳跷不相协调，阴缓阳急，以致目中急痛，从内眦始。针泻申脉穴可疏泄阳跷之邪气，协调跷脉之阴阳，故应针而愈。

（曲生健整理）

【编者评注】曲衍海老先生临床60多年，长于针灸。子午流注与灵龟八法均很娴熟。辨证精审，取穴用药十分精当，故能得心应手，屡起沉疴，其胃下垂一案，针药并施，颇见功力。

病名病证索引

F

G

H

I

J

K

L

M

S

T

W

X

Y

Z